原书第 2 版

GLAUCOMA

青光眼
手术治疗学
Surgical Management

原著 [瑞士] Tarek M. Shaarawy   [美] Mark B. Sherwood
　　 [英] Roger A. Hitchings   [澳] Jonathan G. Crowston
主译 王宁利　王　涛　段晓明

中国科学技术出版社
·北 京·

图书在版编目（CIP）数据

青光眼手术治疗学：原书第 2 版 /（瑞士）塔里克·M. 沙拉维等著；王宁利，王涛，段晓明译 . —
北京：中国科学技术出版社，2021.1

ISBN 978-7-5046-8814-9

Ⅰ . ①青… Ⅱ . ①塔… ②王… ③王… ④段… Ⅲ . ①青光眼—眼外科手术 Ⅳ . ① R779.6

中国版本图书馆 CIP 数据核字 (2020) 第 188349 号

著作权合同登记号：01-2018-7559

策划编辑	焦健姿　王久红
责任编辑	黄维佳
装帧设计	佳木水轩
责任印制	李晓霖

出　　版	中国科学技术出版社
发　　行	中国科学技术出版社有限公司发行部
地　　址	北京市海淀区中关村南大街 16 号
邮　　编	100081
发行电话	010-62173865
传　　真	010-62179148
网　　址	http://www.cspbooks.com.cn

开　　本	889mm×1194mm　1/16
字　　数	1019 千字
印　　张	35.75
版　　次	2021 年 1 月第 1 版
印　　次	2021 年 1 月第 1 次印刷
印　　刷	天津翔远印刷有限公司
书　　号	ISBN 978-7-5046-8814-9 / R · 2621
定　　价	350.00 元

ELSEVIER

Elsevier (Singapore) Pte Ltd.
3 Killiney Road, #08–01 Winsland House I, Singapore 239519
Tel: (65) 6349–0200; Fax: (65) 6733–1817

译校者名单

主　译　王宁利　王　涛　段晓明

副主译　唐　炘

译校者（以姓氏笔画为序）

才　瑜	万　月	王　峰	王　涛	王　瑾	王大博	王书华	王玉宏
王宁利	王冰松	王军明	王怀洲	王凯军	王洪涛	王雅怡	方　严
方　蕊	尹　鹏	石　砚	石晶明	申家泉	田佳鑫	乐融融	朱益华
刘　妍	刘　璐	刘丹岩	刘旭阳	刘祥祥	孙　红	孙　霞	孙　懿
孙兴怀	孙芸芸	牟大鹏	严　然	杜　蓉	杜佳灵	李　丽	李　猛
李　静	李树宁	李艳霞	李晓霞	杨一佺	杨晓晗	杨新光	吴　建
吴仁毅	吴慧娟	余敏斌	辛　晨	汪建涛	宋　宁	宋云河	张　旭
张　军	张　纯	张　青	张　虹	张　烁	张　悦	张　慧	张秀兰
张绍丹	张敬学	陈　琴	陈　琳	陈君毅	陈薏涵	范肃洁	林凤彬
林彩霞	卓业鸿	周　琦	周和政	周柔兮	郑雅娟	郝　洁	钟　华
段宣初	段晓明	耿云云	贾红艳	原慧萍	卿国平	郭文毅	唐　炘
唐　莉	唐广贤	桑景荏	黄丽娜	康梦田	章　征	梁　亮	梁远波
葛　坚	程伟靖	温　馨	谢　琳	谢　媛	裴雪婷	熊　健	颜繁诚
潘英姿	潘晓晶	戴　超	魏士飞				

　　本书引进自 Elsevier 出版社，是一部经典实用的青光眼手术治疗著作，由 Tarek M. Shaarawy 等四位国际知名教授联合众多青光眼领域顶级专家倾力编著。

　　本书为全新第 2 版，共含十篇 63 章，分别从青光眼激光治疗、小梁切除术、伤口愈合调节、非穿透性青光眼手术、青光眼合并白内障的治疗、引流装置、先天性青光眼手术治疗、循环破坏手术、新设备与新技术等方面进行了细致阐释，内容全面系统，并包含大量精美高清图片，方便广大眼科医师深入了解青光眼激光治疗、手术治疗的原理、操作、并发症、术后处理，是一部不可多得的眼科案头工具书。

补 充 说 明

　　本书收录图片众多，其中部分图片存在第三方版权限制的情况，为保留原文内容完整性计，存在第三方版权限制的图片均以原文形式直接排录，不另做中文翻译，特此说明。

　　书中参考文献条目众多，为方便读者查阅，已将本书参考文献更新至网络，读者可扫描右侧二维码，关注出版社"焦点医学"官方微信，后台回复"青光眼手术治疗学"，即可获取。

原著者简介

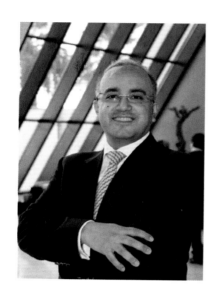

Tarek M. Shaarawy 是日内瓦大学附属医院青光眼科和青光眼手术研究组的负责人。他在开罗大学获得医学学士和眼科硕士学位，在洛桑大学获得 MD 学位。他在开罗眼科研究所接受眼科培养，并在洛桑大学和巴塞尔大学完成了两项青光眼专科培养。目前，他担任国际青光眼手术协会主席，同时还是世界青光眼协会副主席。

他的主要研究方向是青光眼手术技术、正常眼压型青光眼，以及发达国家和发展中国家的青光眼实践模式。他是 6 本青光眼教科书的作者，撰写了超过 100 篇的同行评议期刊论文和著作章节。他担任 *Journal of Current Glaucoma Practice* 期刊主编和 *International Journal of Ophthalmology*、*Journal of Glaucoma*、*Canadian Journal of Ophthalmology*、*Middle East African Journal of Ophthalmology*、*Asia-Pacific Journal of Ophthalmology* 等多种眼科期刊的编委。Tarek Shaarawy 是在埃及南部提供青光眼护理的 Baladi 基金会的创始成员之一。他还积极参与了一些全球预防失明的非政府组织。

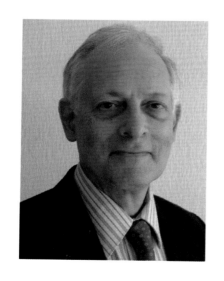

Mark B. Sherwood 是佛罗里达大学眼科与细胞生物学的丹尼尔斯荣誉教授、视觉研究中心主任。他在伦敦圣托马斯医院的曼彻斯特皇家眼科医院和摩尔菲尔德眼科临终医院接受眼科培训，并在伦敦摩尔菲尔德眼科医院和费城威尔斯眼科医院完成了青光眼专科培训。他于 1986 年加入佛罗里达大学，并于 1994—2004 年担任眼科系主任。他与他人合著了 6 本书，参与编写了 18 个章节，在同行评议期刊上发表了 100 多篇论文。

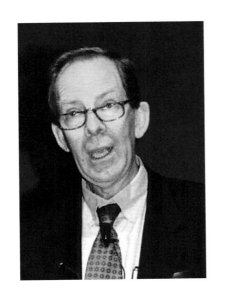

Roger A. Hitchings 是伦敦摩尔菲尔德眼科医院的名誉眼科顾问医师、伦敦大学学院青光眼及相关研究的荣誉教授。曾任摩尔菲尔德眼科医院的研发主任。作为一名青光眼专家，他的主要研究方向是视神经成像、视野进展、青光眼手术和正常眼压型青光眼。他还对局部应用药物对结膜的影响和青光眼手术的成功进行了研究。他前后撰写了4本书，参与编写过15个章节，发表过250余篇关于青光眼的同行评议论文。将摩尔菲尔德眼科医院的青光眼科发展成为英国最大的青光眼科和世界上最大的青光眼科之一，作为眼科医生和科学家代表着青光眼亚专业的各个研究高度。他是欧洲青光眼协会的前任主席，也是世界青光眼协会 (AIGS) 的创始人。他建立了临床试验小组和相关阅读中心，这一中心已成为英国眼科临床试验评估的关键中心之一。他负责制订皇家眼科学院眼科研究的5年战略计划，该计划设定了本专业的研究目标。

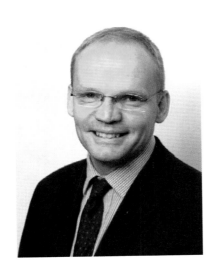

Jonathan G. Crowston 是一名临床科学家，任墨尔本大学的眼科主任和澳大利亚眼科研究中心主任，他在皇家自由医院获得医学学位，在伦敦大学学院眼科研究所获得博士学位。他在摩尔菲尔德眼科医院接受眼科培训，并在悉尼的韦斯特米德医院和圣地亚哥的加利福尼亚大学完成了青光眼专科培训，随后在加利福尼亚大学任职。2006年，他被任命为澳大利亚第一位青光眼教授。他的研究方向包括年龄对视神经损伤和神经保护的影响。

原著参编者

Leslie Abrams-Tobe, MD
Clinical Research Fellow, Glick Eye Institute, Department of Ophthalmology, Indiana University Medical Center, Indianapolis, IN, USA
Ch 24 Spotlight: Value of Blood Flow in Studies

Samer A Abuswider, MBBCh FRCS(Glasg)
Clinical Glaucoma Fellow, Department of Ophthalmology, University of Alberta, Edmonton, AB, Canada
Ch 71 Selective Laser Trabeculoplasty

Jorge Acosta, MD
Consultant Professor of Ophthalmology, CEMIC University, Buenos Aires, Argentina
Ch 101 Results of Nonpenetrating Glaucoma Surgery
Video 101-1 Phacoviscocanalostomy and Sclerectomy

Pavi Agrawal, BSc MBBChir(cantab) FRCOPhth
Consultant Ophthalmic Surgeon, Nottingham University Hospital, Nottingham, UK
Ch 17 Angle Imaging: Ultrasound Biomicroscopy and Anterior Segment Optical Coherence Tomography

Oscar Albis-Donado, MD
Glaucoma Assistant Professor, Instituto Mexicano de Oftalmología, Queretaro, Mexico
Ch 117 Glaucoma Implants: Results
Video spotlight 106-1 Combined Ahmed Valve and Phacoemulsification

Luciana M Alencar, MD PhD
Assistant Physician in Ophthalmology, University of São Paulo, São Paulo; Director, Glaucoma Department, Hospital Oftalmológico de Brasília, Brasília, Brazil
Ch 13 Function Specific Perimetry

R Rand Allingham, MD
Richard and Kit Barkhouser Professor of Ophthalmology, Director, Division of Glaucoma, Duke Department of Ophthalmology, Associate Faculty, Center of Human Genetics, Durham NC, USA
Ch 25 Genetics of Glaucoma
Ch 31 Exfoliation Syndrome and Exfoliative Glaucoma

Annahita Amireskandari, MD
Clinical Research Fellow, Glick Eye Institute, Department of Ophthalmology, Indiana University Medical Center, Indianapolis, IN, USA
Ch 24 Spotlight: Value of Blood Flow in Studies

Nitin Anand, MBBS MD(Ophth) FRCSEd FRCOphth
Consultant Ophthalmology and Glaucoma Specialist, Calderdale and Huddersfield NHS Trust, Lindley, Huddersfield, UK
Ch 45 Target Intraocular Pressure
Ch 97 Spotlight: Enhancing Deep Sclerectomy Result with Antimetabolites

Florent Aptel, MD PhD
Professor, Joseph Fourier University; Hospital Practitioner, Department of Ophthalmology, University Hospital, Grenoble, France
Ch 89 Cataract Following Trabeculectomy

Makoto Araie, MD PhD
Director, Kanto Central Hospital of the Mutual Aid Association of Public School Teachers; Professor Emeritus, The University of Tokyo, Visiting Professor, Ophthalmology, Saitama Medical University, Kamiyoga, Setagaya-ku, Tokyo, Japan
Ch 43 Management of Normal Tension Glaucoma

Enyr S Arcieri, MD
Professor of Ophthalmology, Presidente Antônio Carlos University (UNIPAC), Araguari, Minas Gerais; Medical Assistant, Glaucoma Service, University of Campinas (UNICAMP), Campinas, São Paulo; Medical Assistant, Glaucoma Service, Federal University of Uberlândia (UFU), Uberlândia, Minas Gerais, Brazil
Ch 106 Combined Cataract Extraction and Glaucoma Drainage Implant Surgery

Ehud I Assia, MD
Director, Department of Ophthalmology, Meir Medical Center, Kfar-Saba; Medical Director, Ein-Tal Eye Center, Tel-Aviv; Affiliated to the Sackler Faculty of Medicine, Tel-Aviv University, Ramat-Aviv, Tel-Aviv, Israel
Ch 97 Spotlight: CO2 Laser Assisted Sclerectomy Surgery (CLASS) for Open-Angle Glaucoma Treatment

Tin Aung, FRCS(Ed) PhD
Professor, Senior Consultant and Head, Glaucoma Service, Singapore Eye Research Institute and Singapore National Eye Centre, Yong Loo Lin School of Medicine, National University of Singapore, Singapore
Ch 30 Spotlight: Angle-Closure

George Baerveldt, MD
Ophthalmologist, NVision Centers, Newport Beach, CA, USA
Ch 112 Surgical Technique 2 (Baerveldt Glaucoma Implant)

Nafees Baig, FCOphthHK FHKAM
Clinical Assistant Professor (Honorary), Department of Ophthalmology and Visual Sciences, The Chinese University of Hong Kong; Associate Consultant, Hong Kong Eye Hospital, Hong Kong SAR, People's Republic of China
Ch 72 Peripheral Iridotomy for Angle-Closure Glaucoma
Ch 103 The Role of Lens Extraction in Primary Angle Closure Glaucoma

Annie K Baik, MD
Assistant Clinical Professor of Ophthalmology, UC Davis Eye Center, Sacramento, CA, USA
Ch 124 Spotlight: Sympathetic Ophthalmia

Rajendra K Bansal, MD
Associate Clinical Professor of Ophthalmology, Department of Ophthalmology, Columbia University Medical Center, New York, NY, USA
Ch 79 Intraoperative Complications of Trabeculectomy

Mirko Babic
Assistant of Ophthalmology, University of São Paulo, São Paulo, Brazil
Ch 114 Other Glaucoma Implants

Anita Barikian, MD
Research Fellow, Ophthalmology Department, American University of Beirut, Beirut, Lebanon
Ch 60 Glaucoma Secondary to Trauma

Howard Barnebey, MD
Glaucoma Specialist, Specialty Eyecare Centre, Seattle, WA, USA
Ch 21 Retinal Nerve Fiber Layer (RNFL) Photography and Computer Analysis

Keith Barton, MD FRCP FRCS
Glaucoma Service and NIHR Biomedical Research Centre for Ophthalmology, Moorfields Eye Hospital, and Department of Genetics and Epidemiology, UCL Institute of Ophthalmology, London, UK
Ch 36 Uveitic Glaucoma
Video spotlight 88-2 Diagnosis and Management of the Cyclodialysis Cleft
Ch 110 Aqueous Shunts: Choice of Implant Video spotlight 112-1 Baerveldt Implantion without Ligation
Video spotlight 116-2 Blocked Tube and Ahmed Extender
Ch 118 Aqueous Shunts after Retinal Surgery
Video 118-1 Aqueous Shunts after Retinal Surgery

Christophe Baudouin, MD PhD
Professor and Chair of Ophthalmology, Department of Ophthalmology, Quinze-Vingts National Ophthalmology Hospital, Paris; University of Versailles Saint-Quentinen-Yvelines, Versailles; Institut de la Vision, Paris, France
Ch 91 Modulation of Wound Healing: Choice of Antifibrosis Therapies

Allen Beck, MD
Professor, Department of Ophthalmology, Emory University, Atlanta, GA, USA
Ch 34 Childhood Glaucomas

Sonya L Bennett, MBChB FRANZCO
Consultant Ophthalmologist City Eye Specialists; Ophthalmology Clinic, Greenlane Clinical Centre, Auckland District Health Board; Senior Clinical Lecturer, Ophthalmology Department, University of Auckland, Auckland, New Zealand
Video spotlight 88-2 Diagnosis and Management of the Cyclodialysis Cleft

Stanley J Berke, MD FACS
Associate Clinical Professor of Ophthalmology, Hofstra North Shore-LIJ School of Medicine, Chief,

Glaucoma Service, Nassau University Medical Center, East Meadow, NY, USA
Ch 123 Endophotocoagulation
Video 123-1 The Combined Procedure Phaco and ECP

Tui H Bevin, MPH
Research Fellow in Ophthalmology, Department of Medicine, University of Otago Dunedin School of Medicine, Dunedin, New Zealand
Ch 111 Surgical Technique 1 (Molteno Glaucoma Implant)

Shibal Bhartiya, MS
Consultant, Glaucoma Services, Fortis Memorial Research Institute, Haryana, India
Ch 96 Principle and Mechanism of Function
Ch 97 Spotlight: If Primary Deep Sclerectomy Fails
Ch 100 Postoperative Management of Nonpenetrating Glaucoma Surgery

Philip A Bloom, FRCS FRCOphth
Consultant Ophthalmologist, Western Eye Hospital, Marylebone Road, London, UK
Ch 122 Cyclodestructive Techniques
Video 122-1 Transcleral Cycloblation with Diode Laser

Dana M Blumberg, MD MPH
Assistant Professor of Ophthalmology, Columbia University College of Physicians and Surgeons; New York-Presbyterian Hospital and Columbia University Medical Center, New York, NY, USA
Ch 67 When to Perform Glaucoma Surgery

Kathryn Bollinger, MD
Assistant Professor in Ophthalmology, Department of Ophthalmology, Georgia Health Sciences Health System, Medical College of Georgia, Augusta, GA, USA
Ch 40 Glaucoma and Intraocular Tumors

Christopher Bowd, PhD
Research Scientist of Ophthalmology, Director of the Hamilton Glaucoma, Center-based Visual Field Assessment Center, UC San Diego Shiley Eye Center, La Jolla, CA, USA
Ch 20 Optic Disc Imaging

John W Boyle IV, MD
Partner, Gulf South Eye Associates, Metairie, LA, USA
Ch 113 Surgical Technique 3 (Ahmed Glaucoma Valve Drainage Implant)

James D Brandt, MD
Professor of Ophthalmology & Vision Science, University of California, Davis, CA, USA
Ch 18 The Impact of Central Corneal Thickness and Corneal Biomechanics on Tonometry
Ch 124 Spotlight: Sympathetic Ophthalmia

David C Broadway, MD FRCOphth
Consultant and Honorary Professor, Department of Ophthalmology, Norfolk and Norwich University Hospital and Schools of Biological Science & Pharmacy, University Of East Anglia, Norwich, UK
Ch 75 Preoperative Conjunctival Health and Trabeculectomy Outcome
Ch 122 Spotlight: Operative Techniques
Ch 122 Spotlight: Postoperative Management and Interventions

Stephen Brocchini, PhD
Professor of Chemical Pharmaceutics, UCL School of Pharmacy and National Institute for Health Research (NIHR) Biomedical Research Centre, Moorfields Eye Hospital NHS Foundation Trust and UCL Institute of Ophthalmology, London, UK
Ch 95 Future Strategies

Alain M Bron, MD
Professor of Ophthalmology, Department of Ophthalmology, University Hospital Dijon, University of Burgundy, Dijon, France
Ch 19 Optic Disc Photography in the Diagnosis of Glaucoma
Ch 89 Cataract Following Trabeculectomy

Donald L Budenz, MD MPH
Kittner Family Distinguished Professor and Chairman, Department of Ophthalmology, UNC School of Medicine, Chapel Hill, NC, USA
Ch 4 Practical Application of Glaucoma Care in Different Societies

Catey Bunce, BSc(Hons) MSc DSc
Senior Statistician, Moorfields Eye Hospital, NHS Foundation Trust and UCL Institute of Ophthalmology, London, UK
Ch 26 Genetic Epidemiology

Claude F Burgoyne, MD
Senior Scientist, Van Buskirk Chair for Ophthalmic Research, and Research Director, Optic Nerve Head Research Laboratory, Devers Eye Institute, Legacy Health, Portland, OR, USA
Ch 8 Mechanical Strain and Restructuring of the Optic Nerve Head

Jennifer Burr, MD
Reader, Population and Behavioural Health Sciences, School of Medicine, University of St Andrews, St Andrews, Fife, UK
Ch 47 Medical Management of Glaucoma: Cost-effectiveness

Yvonne M Buys, MD FRCSC
Professor, Department of Ophthalmology and Vision Sciences, University of Toronto, Toronto Western Hospital, Toronto, ON, Canada
Ch 105 One-site Combined Surgery/Two-site Combined Surgery
Video 105-1 One-site Combined Surgery
Video 105-2 Two-site Combined Surgery

Louis B Cantor, MD
Chair and Professor of Ophthalmology, Jay C. and Lucile L. Kahn Professor of Glaucoma Research and Education, Eugene and Marilyn Glick Eye Institute, Indiana University School of Medicine, Indianapolis, IN, USA
Ch 116 Postoperative Complications

Joseph Caprioli, MD
David May II Professor of Ophthalmology, UCLA David Geffen School of Medicine, Chief, Glaucoma Division, Jules Stein Eye Institute, Los Angeles, CA, USA
Ch 23 Measuring Glaucoma Progression in Clinical Practice

Roberto G Carassa, MD
Director, Italian Glaucoma Center, Milano, Italy
Ch 98 Viscocanalostomy

Daniel S Casper, MD PhD
Associate Clinical Professor of Ophthalmology, Department of Ophthalmology, Columbia University Medical Center, New York, NY, USA
Ch 79 Intraoperative Complications of Trabeculectomy

Yara Paula Catoira-Boyle, MD
Associate Clinical Professor of Ophthalmology, Eugene and Marilyn Glick Eye Institute, Indiana University School of Medicine, Indianapolis, IN, USA
Ch 116 Postoperative Complications

Piero Ceruti, MD
Head of Vitreo-retinal Service, Coordinator of Glaucoma Research Activity, University Eye Clinic Department of Neurological and Movement Sciences, University of Verona, Borgo Trento Hospital, Verona, Italy
Ch 16 Ultrasound Biomicroscopy

Debasis Chakrabarti, MS
Consultant, Glaucoma Services, Suryodaya Eye Centre, The Calcutta Medical and Research Institute (CMRI), Kolkata, West Bengal, India
Ch 81 Postoperative Shallow Anterior Chamber

Raka Chakrabarti, MS
Consultant Ophthalmologist, Susrut Eye Foundation and Research Centre, Salt Lake, Kolkata, India
Ch 81 Postoperative Shallow Anterior Chamber

Pratap Challa, MD
Associate Professor of Ophthalmology, Director, Residency Training Program, Duke University, Durham, NC, USA
Ch 80 Early Postoperative Increase in Intraocular Pressure

Errol Chan, MBBS MMed FRCOphth
Registrar, Department of Ophthalmology, National University Health System, Singapore
Ch 3 Spotlight: Economics of Glaucoma Care in Asian Countries: An Overview

Peter T Chang, MD
Associate Professor of Ophthalmology, Director, Glaucoma Fellowship, Cullen Eye Institute, Baylor College of Medicine, Houston, TX, USA
Ch 115 Intraoperative Complications

Robert T Chang, MD
Assistant Professor, Department of Ophthalmology, Byers Eye Institute, Stanford University School of Medicine, Stanford, CA, USA
Ch 92 Technique

Balwantray C Chauhan, PhD
Mathers Professor, Department of Ophthalmology and Visual Sciences, Dalhousie University, Halifax, NS, Canada
Ch 12 Long-term Follow-Up of Visual Fields

Aiyin Chen, MD
Clinical Glaucoma Fellow, Department of Ophthalmology, University of California, San Francisco, San Francisco, CA, USA
Ch 85 Late Failure of Filtering Bleb

Jason Cheng, MBBS FRCOphth FEBO
Associate Consultant, Ophthalmologist, Khoo Teck Puat Hospital, Singapore
Ch 105 One-site Combined Surgery/Two-site Combined Surgery

Paul TK Chew, FRCSEd FRCOphth
Head, Glaucoma Division, Department of Ophthalmology, National University Health System, Singapore
Ch 3 Spotlight: Economics of Glaucoma Care in Asian Countries: An Overview
Ch 44 Spotlight: An Overview of Angle-Closure Management

Mark Chiang, MBBS(Qld) MPhil FRANZCO
Consultant Ophthalmologist, Queensland Eye Institute, City Eye Centre, Royal Children's Hospital, Brisbane, QLD, Australia
Ch 87 Blebitis and Endophthalmitis

Etsuo Chihara, MD
Director, Sensho-kai Eye Institute, Kyoto, Japan
Ch 119 Spotlight: Endothelial Cell Count Post-

Drainage Implant Surgery

Neil T Choplin, MD
Adjunct Clinical Professor of Surgery, Uniformed Services University of Health Sciences, Bethesda, MD; Private Practice, Eye Care of San Diego, San Diego, CA, USA
Ch 21 Retinal Nerve Fiber Layer (RNFL) Photography and Computer Analysis

George A Cioffi, MD
Jean and Richard Deems Professor, Edward S. Harkness Professor and Chairman, Columbia University, College of Physicians and Surgeons; Ophthalmologist-in-Chief, New York-Presbyterian Hospital, New York, NY, USA
Ch 67 When to Perform Glaucoma Surgery

Colin I Clement, BSc(Hon) MBBS PhD FRANZCO
Clinical Senior Lecturer, The University of Sydney; Glaucoma Unit, Sydney Eye Hospital; Eye Associates, Sydney, NSW, Australia
Ch 50 Outcomes

Anne L Coleman, MD PhD
Fran and Ray Stark Professor of Ophthalmology, Jules Stein Eye Institute, David Geffen School of Medicine at UCLA; Professor of Epidemiology, UCLA Fielding School of Public Health, University of California, Los Angeles, CA, USA
Ch 62 Interpreting Clinical Studies on Glaucoma Neuroprotection

Nathan G Congdon, MD MPH
Professor of Ophthalmology and Public Health, Chinese University of Hong Kong; Joint Professor, Shantou International Eye Center, Shantou, People's Republic of China
Ch 4 Practical Application of Glaucoma Care in Different Societies
Ch 72 Peripheral Iridotomy for Angle-Closure Glaucoma

Michael A Coote, MB BS FRANZCO GAICD
Associate Professor, Centre for Eye Research Australia and Clinical Director of Ophthalmology, Royal Victorian Eye and Ear Hospital, East Melbourne, VIC, Australia
Ch 19 Spotlight: Benchmarking Optic Disc Examination
Ch 102 Cataract Surgery in Open-Angle Glaucoma
Video spotlight 77-4 Creating a Limbal-based Conjunctival Flap

Vital P Costa, MD
Director, Glaucoma Service and Professor of Ophthalmology, University of Campinas, São Paulo, Brazil
Ch 56 Parasympathomimetics
Ch 106 Combined Cataract Extraction and Glaucoma Drainage Implant Surgery

David P Crabb, PhD
Professor of Statistics and Vision Research, Department of Optometry and Visual Science, City University, London, UK
Ch 11 Visual Fields

Alan S Crandall, MD
John A. Moran Presidential Professor of Ophthalmology and Visual Sciences, Senior Vice Chair, Director of Glaucoma and Cataract; Co-Director of Moran International Division, University of Utah School of Medicine, Salt Lake City, UT, USA
Ch 104 Spotlight: Bleb Management

E Randy Craven, MD
Chief of Glaucoma, King Khaled Eye Specialist Hospital, Riyadh, Saudi Arabia; Associate Professor of Ophthalmology, Wilmer Eye Institute, Johns Hopkins University, Baltimore, MD, USA
Ch 21 Retinal Nerve Fiber Layer (RNFL) Photography and Computer Analysis

Laura Crawley, BSc(Hons)MB ChB(Hons) MRCP FRCOphth
Fellow of Ophthalmology, Imperial College Healthcare NHS Trust, London, UK
Ch 122 Cyclodestructive Techniques
Video 122-1 Transcleral Cycloblation with Diode Laser

Jonathan G Crowston, PhD FRCOphth FRANZCO
Ringland Anderson Professor, Head of Ophthalmology, Melbourne University; Director, Centre for Eye Research Australia, Melbourne, Australia
Ch 19 Spotlight: Benchmarking Optic Disc Examination
Ch 78 Tenon's Cyst Formation, Wound Healing, and Bleb Evaluation

Emmett T Cunningham, Jr., MD PhD MPH
Director, The Uveitis Service, California Pacific Medical Center, San Francisco; Adjunct Clinical Professor of Ophthalmology, Stanford University School of Medicine, Stanford, CA, USA
Ch 36 Spotlight: Uveitic Glaucoma

The late Elie Dahan, MD
Formerly Senior Consultant, Glaucoma and Pediatric Ophthalmology, Ein Tal Eye Hospital, Tel Aviv; Honorary Senior Consultant, Tel Aviv University; Head of the Glaucoma Service, Jerusalem University Hospital, Jerusalem, Israel
Ch 77 Spotlight: Anterior Chamber Maintainer
Ch 126 The Ex-PRESS™ Miniature Glaucoma Implant
Video 126-1 Ex-Press 200 Glaucoma Implant Under a Scleral Flap

Annegret H Dahlmann-Noor, MD PhD
Consultant Ophthalmologist, National Institute for Health Research (NIHR) Biomedical Research Centre, Moorfields Eye Hospital NHS Foundation Trust and UCL Institute of Ophthalmology, London, UK
Ch 95 Future Strategies

Karim F Damji, MD FRCSC MBA
Professor, Department of Ophthalmology, University of Alberta, Edmonton, AB, Canada
Ch 71 Selective Laser Trabeculoplasty

Alexander Day, PhD MRCOphth
NIHR Clinical Lecturer, NIHR Biomedical Research Centre, Moorfields Eye Hospital, UCL Institute of Ophthalmology, London, UK
Ch 30 Primary Angle-Closure Glaucoma

Me'Ja Day, BS
Medical Student, Morehouse School of Medicine, Atlanta, GA, USA
Ch 71 Spotlight: Laser Trabeculoplasty: A Patient-Centred View

Philippe Denis, MD PhD
Professor of Ophthalmology, Department of Ophthalmology, Croix-Rousse Hospital, University Hospitals of Lyon, France
Ch 122 Spotlight: UC3 Novel Ultrasound Circular Cyclo-Coagulation

Syril Dorairaj, MD
Assistant Professor of Ophthalmology, Mayo Clinic, Jacksonville, FL, USA
Ch 35 Secondary Angle-Closure Glaucoma
Ch 41 Glaucoma in the Phakomatoses and Related Conditions

J Crawford Downs, PhD
Professor and Vice Chair of Basic Science Research, Department of Ophthalmology; Director, Center for Ocular Biomechanics and Biotransport, The University of Alabama at Birmingham School of Medicine, Birmingham, AL, USA
Ch 8 Mechanical Strain and Restructuring of the Optic Nerve Head
Video 8-1 Laminar Microstructure Deformation

Gordon N Dutton, FRCS FRCOphth MD
Professor, Department of Visual Science, Glasgow Caledonian University, Glasgow, Scotland, UK
Ch 57 Fixed Combination Therapies in Glaucoma

Hassan Eldaly, MBBS MSc Ophth
Consultant Ophthalmologist, Glaucoma Specialist, Kom Ombo Ophthalmic Hospital, Aswan Eye and Laser Center, Aswan, Egypt
Ch 10 Spotlight: Tonometry and Intraocular Fluctuation

Fathi F El Sayyad, FRCSEd FRCOphth
Professor of Ophthalmology, Director of El Sayyad Eye Center, Cairo, Egypt
Ch 83 Trabeculectomy Related Corneal Complications
Video 83-1 Surgical Excision of Cornealized Bleb

Adjunct Investigator, Ophthalmic Genetics and Visual
Function Branch, National Eye Institute, Bethesda, MD, USA
Ch 24 Spotlight: Practicalities

The late Francisco Fantes, MD
Formerly Professor of Clinical Ophthalmology, Bascom Palmer Eye Institute, University of Miami, Miami, FL, USA
Ch 93 Complications Associated with Modulation of Wound Healing in Glaucoma Surgery

Herbert P Fechter III, MD PE
Assistant Professor, Uniformed Services University; Private Practice, Eye Physicians and Surgeons of Augusta, Augusta, GA, USA
Ch 93 Complications Associated with Modulation of Wound Healing in Glaucoma Surgery

Robert D Fechtner, MD
Professor of Ophthalmology, Institute of Ophthalmology and Visual Science, New Jersey Medical School, Newark, NJ, USA
Ch 29 Primary Open-Angle Glaucoma

Ronald L Fellman, MD
Attending Surgeon and Clinician, Glaucoma Associates of Texas; Associate Clinical Professor Emeritus, University of Texas Southwestern Medical Center, Dallas, TX, USA
Ch 77 Trabeculectomy
Video 77-1 Trabeculectomy with Fornix-based Conjunctival Flap – Clip One
Video 77-2 Trabeculectomy with Fornix-based Conjunctival Flap – Clip Two
Video 77-3 Trabeculectomy Closure
Video spotlight 127-1 Canaloplasty: Circumferential Viscodilation and Suture Tensioning of Schlemm's Canal
Video spotlight 128-6 GATT: Gonioscopy Assisted Transluminal Trabeculotomy

Eva Fenwick, PhD
Research Fellow, Centre for Eye Research Australia, University of Melbourne, Melbourne, VIC, Australia
Ch 46 Spotlight: Evaluation of Quality of Life

Arosha Fernando, MRCOphth
Specialist Registrar, Moorfields Eye Hospital, London, UK
Video spotlight 118-1 Aqueous Shunts after Retinal Surgery

Ann Caroline Fisher, MD
Clinical Assistant Professor, Department of Ophthalmology, Byers Eye Institute, Stanford University School of Medicine, Stanford, CA, USA
Ch 92 Technique

Frederick W Fitzke, PhD
Professor of Visual Optics and Psychophysics, Division of Visual Science, UCL Institute of Ophthalmology, University College London, London, UK
Ch 65 Ultrastructural Imaging

Brad Fortune, OD PhD
Associate Scientist and Director, Electrodiagnostics Service, Discoveries in Sight Research Laboratories, Devers Eye Institute, Legacy Health, Portland, OR, USA
Ch 14 Electrophysiology in Glaucoma Assessment

Paul Foster, PhD FRCS(Ed) FRCOphth
Professor of Glaucoma Studies and Ophthalmic Epidemiology, NIHR Biomedical Research Centre, Moorfields Eye Hospital, UCL Institute of Ophthalmology, London, UK
Ch 30 Primary Angle-Closure Glaucoma

Panayiota Founti, MD PhD
Ophthalmologist, Undergraduate Teaching Fellow, Moorfields Eye Hospital, London, UK
Ch 46 Quality of Life

Jeffrey Freedman, MB BCh PhD FRCS(Edin) FCS(SA)
Professor of Clinical Ophthalmology, Department of Ophthalmology, SUNY, New York, NY, USA
Ch 109 Preoperative Evaluation of Patients Undergoing Drainage Implant Surgery

Stefano A Gandolfi, MD
Full Professor of Ophthalmology and Chairman, University Eye Clinic, University of Parma, Parma, Italy
Ch 32 Pigmentary Glaucoma
Ch 101 Spotlight: Nonpenetrating Surgery: When is this my Preferred Option?

Julián García-Feijoó, MD PhD
Professor and Chairman, Department of Ophthalmology, Instituto de Investigación, Hospital Clínico San Carlos, Universidad Complutense, Oftared, Madrid, Spain
Ch 128 Spotlight: Combined Trabecular Micro-Bypass Stent Implantation and Phacoemulsification

David Garway-Heath, MD FRCOphth
IGA Professor of Ophthalmology, Glaucoma and Allied Studies, UCL Institute of Ophthalmology; Consultant Ophthalmic Surgeon, Moorfields Eye Hospital; Theme Leader for Visual Assessment and Imaging, NIHR Biomedical Research Centre at Moorfields Eye Hospital NHS Foundation Trust and UCL Institute of Ophthalmology, London, UK
Ch 10 Tonometry and Intraocular Pressure Fluctuation

Gus Gazzard, MD
Honorary Senior Lecturer and Consultant Ophthalmic Surgeon, Glaucoma Service, Moorfields Eye Hospital, London, UK
Ch 17 Angle Imaging: Ultrasound Biomicroscopy and Anterior Segment Optical Coherence Tomography
Video 17-1 360° Angle Evaluation with Anterior Segment Optical Coherence Tomography

Steven J Gedde, MD
Professor of Ophthalmology, Bascom Palmer Eye Institute, University of Miami School of Medicine, Miami, FL, USA Ch 84 Aqueous Misdirection
Ch 117 Spotlight: TVT Study

Noa Geffen, MD
Ophthalmologist, Department of Ophthalmology, Meir Medical Center, Kfar-Saba; Ein-Tal Eye Center, Tel-Aviv, Israel
Ch 95 Spotlight: CO2 Laser Assisted Sclerectomy Surgery (CLASS) for Open-Angle Glaucoma Treatment

Stelios Georgoulas, MD PhD
Specialist Trainee in Ophthalmology, National Institute for Health Research (NIHR) Biomedical Research Centre, Moorfields Eye Hospital NHS Foundation Trust and UCL Institute of Ophthalmology, London, UK
Ch 95 Future Strategies

Annette Giangiacomo, MD
Assistant Professor, Department of Ophthalmology, Emory University, Atlanta, GA, USA
Ch 34 Childhood Glaucomas

Katie Gill, BSc MSc
PhD Candidate, Centre for Eye Research Australia, Royal Victorian Eye and Ear Hospital, Department of Ophthalmology University of Melbourne, Melbourne, VIC, Australia
Ch 63 Spotlight: Brain Perspective

Zisis Gkatzioufas, MD PhD
Assistant Professor, Geneva University Hospitals HUG, Department of Ophthalmology, Geneva, Switzerland
Ch 18 Spotlight: What a Glaucoma Specialist Needs to Know About Corneal Biomechanics
Ch 18 Spotlight: New Technology to Look at Corneal Biomechanics in Clinic

Ivan Goldberg, AM MBBS(Syd) FRANZCO FRACS
Clinical Associate Professor, University of Sydney; Head, Glaucoma Unit, Sydney Eye Hospital; Director, Eye Associates, Sydney, NSW, Australia
Ch 50 Outcomes
Ch 71 Spotlight: Long-Term Effects

Pieter Gouws, MBChB(Pretoria) FRCOphth
Consultant Ophthalmologist and Glaucoma Specialist, Conquest Hospital, East Sussex, UK
Ch 123 Spotlight: PHACO-ECP

Stuart L Graham, MBBS MS PhD FRANZCO
Professor of Ophthalmology and Vision Science, Australian School of Advanced Medicine, Macquarie University, Sydney, NSW, Australia
Ch 14 Electrophysiology in Glaucoma Assessment

Alana L Grajewski, MD
Professor of Ophthalmology, Bascom Palmer Eye Institute, University of Miami, Miller School of Medicine, Director, The Samuel & Ethel Balkan International Pediatric Glaucoma Center, Bascom Palmer Eye Institute, Miami, FL, USA
Ch 121 Further Surgical Options in Children

David S Greenfield, MD
Professor of Ophthalmology, Bascom Palmer Eye Institute, University of Miami Miller School of Medicine, Palm Beach Gardens, FL, USA
Video spotlight 82-1 Drainage of Choroidal Effusion

Franz Grehn, MD PhD
Chairman and Professor, Department of Ophthalmology, University Hospitals Würzburg, Würzburg, Germany
Ch 104 Cataract Surgery in Patients with Functioning Filtering Blebs
Video spotlight 120-2 Classical Trabeculotomy
Video spotlight 120-3 360° Trabeculotomy Using an Illuminated Catheter

Daniel E Grigera, MD
Head, Glaucoma Service, Hospital Oftalmológico Santa Lucía, Assistant Professor of Ophthalmology, Universidad del Salvador, Buenos Aires, Argentina
Ch 101 Results of Nonpenetrating Glaucoma Surgery

Ronald L Gross, MD
Jane McDermott Schott Chair, Professor and Chairman, Department of Ophthalmology, Director, WVU Eye Institute, West Virginia University School of Medicine, Morgantown, WV, USA
Ch 115 Intraoperative Complications

Davinder S Grover, MD MPH
Attending Surgeon and Clinician, Glaucoma Associates of Texas; Clinical Assistant Professor, Department of Ophthalmology, UT Southwestern Medical Center, Dallas, TX, USA
Ch 77 Trabeculectomy
Video 77-1 Trabeculectomy with Fornix-based Conjunctival Flap – Clip One
Video 77-3 Trabeculectomy Closure
Video spotlight 128-6 GATT: Gonioscopy Assisted Transluminal Trabeculotomy

Rafael Grytz, PhD
Assistant Professor, Center for Ocular Biomechanics and Biotransport, Department of Ophthalmology, University of Alabama at Birmingham School of Medicine, Birmingham, AL, USA
Ch 8 Mechanical Strain and Restructuring of the Optic Nerve Head

Meenakashi Gupta, MD
Fellow in Vitreoretinal Surgery, New York Eye and Ear Infirmary, New York, NY, USA
Ch 76 Ophthalmic Anesthesia

Neeru Gupta, MD PhD MBA FRCSC DipABO
Professor and Dorothy Pitts Chair, Ophthalmology and Vision Sciences, Laboratory Medicine and Pathobiology; Chief of Glaucoma, University of Toronto; Director, Glaucoma Research, Keenan Research Centre for Biomedical Science, Li Ka Shing Knowledge Institute, St. Michael's Hospital, Toronto, ON, Canada
Ch 5 Spotlight: Lymphatics and Uveolymphatic Outflow from the Eye

Carlos Gustavo de Moraes MD
Associate Professor of Ophthalmology, New York University Medical Center; Edith C. Blum Foundation Research Scientist, Einhorn Clinical Research Center of the New York Eye & Ear Infirmary, New York, NY, USA
Ch 114 Other Glaucoma Implants

Ali S Hafez, MD PhD
Assistant Clinical Professor of Ophthalmology, University of Montreal; Assistant Professor of Ophthalmology, McGill University Health Center; Attending Ophthalmologist, Sacre-Coeur Hospital, Maisonneuve Rosemont Hospital, Montreal General Hospital, Montreal, QC, Canada
Ch 9 Role of Ocular Blood Flow in the Pathogenesis of Glaucoma
Ch 24 Techniques Used for Evaluation of Ocular Blood Flow

Farhad Hafezi, MD PhD
Professor and Chair of Ophthalmology, Department of Ophthalmology, Geneva University Hospitals HUG, Geneva, Switzerland
Ch 18 Spotlight: What a Glaucoma Specialist Needs to Know About Corneal Biomechanics

Teruhiko Hamanaka, MD PhD
Director of Ophthalmology, Japanese Red Cross Medical Center, Department of Ophthalmology, Tokyo, Japan Ch 78 Spotlight: Histology of the

Mature Functioning Bleb

Alon Harris, MS PhD FARVO
Professor of Ophthalmology, Professor of Cellular and Integrative Physiology, and Director Clinical Research, Glick Eye Institute, Department of Ophthalmology, Indiana University Medical Center, Indianapolis, IN, USA
Ch 24 Spotlight: Value of Blood Flow in Studies

Marcelo Hatanaka, MD
Head of Glaucoma Service, Department of Ophthalmology, University of São Paulo Medical School, São Paulo, Brazil
Ch 114 Other Glaucoma Implants

Matthew J Hawker, DM FRCOphth
Consultant Ophthalmologist, Department of Ophthalmology, Cambridge University Hospital, Cambridge, UK
Ch 75 Preoperative Conjunctival Health and Trabeculectomy Outcome

Paul R Healey, BMedSc MBBS(Hons) MMed PhD FRANZCO
Clinical Associate Professor, Sydney Medical School, University of Sydney, Sydney; Director of Glaucoma Research, University of Sydney, Centre for Vision Research (Westmead Millennium Institute); Director of Glaucoma Services, Western Sydney Eye Hospital, Westmead Hospital, Westmead, NSW, Australia
Ch 2 Screening for Glaucoma

The late Catherine J Heatley, MRCOphth
Ophthalmologist, Moorfields Eye Hospital, London, UK
Video spotlight 112-1 Baerveldt Implantion without Ligation
Video spotlight 116-2 Blocked Tube and Ahmed Extender

Dale K Heuer, MD
Professor & Chairman of Ophthalmology, Medical College of Wisconsin; Director, Froedtert & Medical College of Wisconsin Eye Institute, Milwaukee, WI, USA
Ch 110 Aqueous Shunts: Choice of Implant

Eve J Higginbotham, SM MD
Vice Dean, Perelman School of Medicine; Senior Fellow, Leonard Davis Institute of Health Economics; Professor, Scheie Eye Institute, University of Pennsylvania, Philadelphia, PA, USA
Ch 71 Spotlight: Laser Trabeculoplasty: A Patient-Centred View

Cornelia Hirn, MD FEBO
Honorary Research Fellow, NIHR Biomedical Research Centre at Moorfields Eye Hospital, NHS Foundation Trust and UCL Institute of Ophthalmology, London, UK; Consultant Ophthalmologist, Department of Ophthalmology, City Hospital Triemli, Zurich, Switzerland
Ch 10 Tonometry and Intraocular Pressure Fluctuation

Roger A Hitchings, FRCS FRCOphth
Emeritus Professor Glaucoma and Allied Studies, University of London; Consultant Surgeon (rtd), Moorfields Eye Hospital, London, UK
Ch 42 Management of Ocular Hypertension and Primary Open-Angle Glaucoma

Gábor Holló, MD PhD DSc
Professor of Ophthalmology, Department of Ophthalmology, Semmelweis University, Budapest, Hungary
Ch 54 Carbonic Anhydrase Inhibitors

Ann M Hoste, MD
Glaucoma Specialist, Department of Glaucoma, Goes Eye Center, Antwerp, Belgium
Ch 53 Beta-Blockers

Andrew Huck, BS
Medical Student, Glick Eye Institute, Department of Ophthalmology, Indiana University Medical Center, Indianapolis, IN, USA
Ch 24 Spotlight: Value of Blood Flow in Studies

Cindy ML Hutnik, MD PhD
Professor, Department of Ophthalmology and Pathology, Ivey Eye Institute, London, ON, Canada
Ch 71 Spotlight: First Line Treatment with Laser SLT

Camille Hylton, MD
Glaucoma Specialist, Ophthalmic Physicians and Surgeons Ltd, Phoenix, AZ, USA
Ch 34 Childhood Glaucomas

Sabita M Ittoop, MD
Attending, Glaucoma Consultants of Washington, Herndon, VA, USA
Ch 58 Ocular Surface Disease and the Role of Preservatives in Glaucoma Medications

Farrah Ja'afar, MD
Department of Ophthalmology and Visual Science, Kanazawa University Graduate School of Medical Science, Kanazawa, Japan
Ch 1 Spotlight: What Prevalence and Geographic Variations Tell Us?

Henry Jampel, MD MHS
Odd Fellows Professor of Ophthalmology, Johns Hopkins University School of Medicine, Wilmer Eye Institute, Baltimore, MD, USA
Ch 45 Spotlight: Pros and Cons of Using Target Pressures in Clinical Practice

Thomas V Johnson, PhD
MD Candidate, Johns Hopkins School of Medicine, Baltimore, MD, USA
Ch 63 Stem Cells: A Future Glaucoma Therapy?

Jost B Jonas, MD
Professor of Ophthalmology and Chairman, Department of Ophthalmology, Medical Faculty Mannheim of the Ruprecht-Karls-University Heidelberg, Mannheim, Germany
Ch 1 Spotlight: China Study
Ch 19 Optic Disc Photography in the Diagnosis of Glaucoma

Malik Y Kahook, MD
The Slater Family Endowed Chair in Ophthalmology, Professor of Ophthalmology, Chief, Glaucoma Service, The University of Colorado School of Medicine, Aurora, CO, USA
Ch 58 Ocular Surface Disease and the Role of Preservatives in Glaucoma Medications
Ch 124 Complications of Cyclodestructive Procedures

Michael A Kass, MD
Professor and Chairman, Ophthalmology and Visual Sciences, Department of Ophthalmology and Visual Sciences, Washington University in St. Louis, St. Louis, MO, USA
Ch 28 Ocular Hypertension

Andreas Katsanos, MD PhD
Assistant Professor, University Department of Ophthalmology, Ioannina, Greece
Ch 57 Fixed Combination Therapies in Glaucoma

L Jay Katz, MD FACS
Professor, Jefferson Medical College; Director of Glaucoma Service and Attending Surgeon, Wills Eye Hospital, Philadelphia, PA, USA
Ch 71 Spotlight: Selective Laser Trabeculoplasty

Jill E Keeffe, PhD
Professor, L V Prasad Eye Institute, Hyderabad, India
Ch 48 Optimizing Quality of Life: Low-vision Rehabilitation in Glaucoma

Thomas Kersey, MD
Consultant Ophthalmologist, South Devon Hospital, Ophthalmology Department, Devon, UK
Ch 122 Cyclodestructive Techniques

Naira Khachatryan, MD PhD
Postdoc Employee, University of California, San Diego, Department of Ophthalmology, CA, USA
Ch 20 Optic Disc Imaging

Sir Peng Tee Khaw, PhD FRCS FRCOpth FSB FRCP FRCPath FARVO FMedSci
Professor of Glaucoma and Ocular Healing, and Consultant Ophthalmic Surgeon, National Institute for Health Research (NIHR) Biomedical Research Centre, Moorfields Eye Hospital NHS Foundation Trust and UCL Institute of Ophthalmology, London, UK
Ch 95 Future Strategies
Ch 120 Goniotomy and Trabeculotomy
Video spotlight 120-1 Goniotomy

Albert S Khouri, MD
Residency Program Director, Assistant Professor, Institute of Ophthalmology and Visual Science, Rutgers New Jersey Medical School, Newark, NJ, USA
Ch 29 Primary Open-Angle Glaucoma

Dan Kiage, MD
Medical Director and Glaucoma Specialist, Innovation Eye Centre, Kisii, Kenya
Ch 2 Spotlight: Screening in Africa

Lee Kiang, MD PhD
Resident, W.K. Kellogg Eye Center, Department of Ophthalmology and Visual Sciences, University of Michigan, Ann Arbor, MI, USA
Ch 3 Economics of Glaucoma Care

Danny Kim, MD
Ophthalmologist, Facey Medical Group, Mission Hills, CA, USA
Ch 37 Neovascular Glaucoma

Yoshiaki Kiuchi, MD PhD
Professor and Chairman, Hiroshima University, Department of Ophthalmology and Visual Science, Hiroshima, Japan
Ch 33 Spotlight: Japanese Perspective

Thomas Klink, MD PhD
Senior Consultant, Department of Ophthalmology, University Hospitals Würzburg, Würzburg, Germany
Ch 104 Cataract Surgery in Patients with Functioning Filtering Blebs

Helen Koenigsman, MD
General Ophthalmology and Glaucoma Specialist, Medical Eye Center, Medford, OR, USA
Ch 82 Choroidal Effusion

Anastasios GP Konstas, MD PhD
Professor of Ophthalmology, 1st and 3rd University Departments of Ophthalmology, Aristotle University of Thessaloniki, Thessaloniki, Greece
Ch 57 Fixed Combination Therapies in Glaucoma

Aachal Kotecha, PhD
Senior Research Associate, NIHR Biomedical Research Centre at Moorfields Eye Hospital NHS Foundation Trust and UCL Institute of Ophthalmology, London, UK

Ch 10 Tonometry and Intraocular Pressure
Fluctuation
Ch 46 Quality of Life
Ch 65 Ultrastructural Imaging

Avinash Kulkarni, MD
Consultant Ophthalmologist, King's College Hospital
NHS Foundation Trust, London, UK
Ch 36 Uveitic Glaucoma

Alexander V Kuroyedov, MD PhD
Chief Ophthalmology Department, Mandryka Clinical
Research and Traning Medical Center Moscow,
Russia
Video spotlight 126-2 EX-Press Shunt

Antoine Labbé, MD PhD
Professor of Ophthalmology, Quinze-Vingts National
Ophthalmology Hospital, Paris; Ambroise Paré
Hospital (AP-HP), Boulogne-Billancourt; University
of Versailles Saint-Quentin-en-Yvelines, Versailles;
Institut de la Vision, Paris, France
Ch 89 Cataract Following Trabeculectomy
Ch 91 Modulation of Wound Healing: Choice of
Antifibrosis Therapies

Alan Lacey, BSc
Department of Medical Illustration, Moorfields Eye
Hospital, London, UK
Video 88-2 Diagnosis and Management of the
Cyclodialysis Cleft
Video spotlight 118-1 Aqueous Shunts after Retinal
Surgery

Dennis SC Lam, MD FRCOphth
Director of State Key Laboratory of Ophthalmology
and Honorary Director of Zhongshan Ophthalmic
Center, Sun Yat-Sen University, Guangzhou,
People's Republic of China
Ch 72 Peripheral Iridotomy for Angle-Closure
Glaucoma

Ecosse L Lamourex, PhD
Associate Professor, Centre for Eye Research Australia,
University of Melbourne, Melbourne, VIC, Australia
Ch 46 Spotlight: Evaluation of Quality of Life

Graham Lee, MD MBBS(Qld) FRANZCO
Associate Professor of Ophthalmology, University
of Queensland, Director of Glaucoma and Corneal
Services, Royal Brisbane and Women's Hospital,
Brisbane, QLD, Australia
Ch 87 Blebitis and Endophthalmitis

Paul Lee, MD JD
F. Bruce Fralick Professor and Chair of Ophthalmology
and Visual Sciences; Director, W.K. Kellogg Eye
Center, Department of Ophthalmology and Visual
Sciences, University of Michigan, Ann Arbor, MI,
USA
Ch 3 Economics of Glaucoma Care

Hans G Lemij, MD PhD
Glaucoma Specialist, The Rotterdam Eye Hospital,
Rotterdam, The Netherlands
Ch 21 Retinal Nerve Fiber Layer (RNFL)
Photography and Computer Analysis

Anthony Leoncavallo, MD
Glaucoma Fellow, Department of Ophthalmology,
University of Florida College of Medicine,
Gainesville, FL, USA
Ch 112 Surgical Technique 2 (Baerveldt Glaucoma
Implant)

Mark R Lesk, MSc MD
Associate Clinical Professor, Director of Research,
Department of Ophthalmology, Faculty of
Medicine, Université Montréal; Director of Vision
Health Research, Guy-Bernier Research Centre,
Maisonneuve Rosemont Hospital, Montréal, QC,

Canada
Ch 9 Role of Ocular Blood Flow in the Pathogenesis
of Glaucoma
Ch 24 Techniques Used for Evaluation of Ocular
Blood Flow

**Christopher KS Leung, MD MB ChB MSc BMedSc
FHKAM FHKOphth**
Professor, Department of Ophthalmology and Visual
Sciences, The Chinese University of Hong Kong
Hong Kong SAR, People's Republic of China
Ch 18 Spotlight: Measuring Corneal Biomechanics
in the Clinic

Dexter YL Leung, FRCS DRCOphth
Clinical Assistant Professor (Honorary), Department
of Ophthalmology and Visual Sciences, The
Chinese University of Hong Kong; Consultant
Ophthalmologist, Department of Ophthalmology,
Hong Kong Sanatorium & Hospital, Hong Kong
SAR, People's Republic of China
Ch 103 The Role of Lens Extraction in Primary
Angle Closure Glaucoma

Leonard A Levin, MD PhD
Professor and Chair of Ophthalmology, Canada
Research Chair in Translational Visual Science, Riva
& Thomas O. Hecht Family Chair in Ophthalmology,
McGill University; Physician-in-Chief of
Ophthalmology, McGill University Health Centre,
Professeur associé au Département d'ophtalmologie
de la Faculté de médecine, Université de Montréal,
Montréal, QC, Canada; Professor of Ophthalmology
and Visual Sciences, University of Wisconsin
Medical School, Madison, WI, USA
Ch 61 Neuroprotection and Neurorepair

Richard A Lewis, MD
Eye Specialist, Sacramento Eye Consultants,
Sacramento, CA, USA
Ch 127 Canaloplasty

K Sheng Lim, MB ChB MD FRCOphth
Consultant Ophthalmic Surgeon, St Thomas' Hospital,
London, UK
Ch 10 Tonometry and Intraocular Pressure
Fluctuation
Video spotlight 112-1 Baerveldt Implantion without
Ligation
Video spotlight 116-2 Blocked Tube and Ahmed
Extender

Ridia Lim, MBBS MPH FRANZCO
Ophthalmic Surgeon, Glaucoma Unit, Sydney Eye
Hospital, Sydney, NSW, Australia
Ch 50 Outcomes

Ricardo de Lima, MD
Asociacion Para Evitar La Ceguera in Mexico,
Coyoacan, Mexico City, Mexico
Video spotlight 106-1 Combined Ahmed Valve and
Phacoemulsification

Yutao Liu, MD PhD
Assistant Professor, Director of Molecular Genomics
Core Facility, Center for Human Genetics,
Department of Medicine & Ophthalmology,
Durham, NC, USA
Ch 25 Genetics of Glaucoma

Alastair Lockwood, MD
Clinical Research Fellow, National Institute for Health
Research (NIHR) Biomedical Research Centre,
Moorfields Eye Hospital NHS Foundation Trust and
UCL Institute of Ophthalmology, London, UK
Ch 95 Future Strategies

Sancy Low, MRCOphth
Honorary Research fellow, NIHR Biomedical Research
Centre, Moorfields Eye Hospital, UCL Institute of
Ophthalmology, London, UK

Ch 30 Primary Angle-Closure Glaucoma

Fumihiko Mabuchi, MD PhD
Assistant Professor, Department of Ophthalmology,
Faculty of Medicine, University of Yamanashi,
Chuo, Yamanashi, Japan
Ch 25 Spotlight: Japanese Perspective

David A Mackey, MB BS MD FRANZCO FRACS
Managing Director and Professor, Lions Eye Institute,
Centre for Ophthalmology and Visual Science, The
University of Western Australia, Perth, WA, Australia
Ch 26 Spotlight: Family Screening

Rizwan Malik, MRCOphth PhD
Fellow in Glaucoma, Department of Ophthalmology
and Visual Sciences, Dalhousie University, Halifax,
NS, Canada
Ch 12 Long-term Follow-Up of Visual Fields
Ch 22 Structure-Function Relationships in
Glaucoma

Anil K Mandal, MD
Senior Consultant, Jasti V Ramanamma Children's
Eye Care Centre; Senior consultant, VST Center
for Glaucoma Care, L V Prasad Eye Institute,
Hyderabad, AP, India
Ch 81 Postoperative Shallow Anterior Chamber

Steven L Mansberger, MD MPH
Vice-Chair, Director of Fellowship and Glaucoma
Services at Devers Eye Institute, Senior Scientist,
Legacy Health, Affiliate Professor, Oregon Health
Science University, Portland, OR, USA
Ch 82 Choroidal Effusion

Kaweh Mansouri, MD MPH
Consultant, Glaucoma Sector, Director, Polyclinic
Department of Ophthalmology, Geneva University
Hospitals, Geneva, Switzerland
Ch 39 Post-Traumatic Glaucoma

Giorgio Marchini, MD
Full Professor of Ophthalmology and Chairman,
University Eye Clinic, Department of Neurological
and Movement Sciences, University of Verona;
Director of the School of Ophthalmology, University
of Verona, Borgo Trento Hospital, Verona, Italy
Ch 16 Ultrasound Biomicroscopy
Video 16-1 UBM Accomodation

Manjula Marella, PhD
Senior Research Officer, Nossal Institute for Global
Health, the University of Melbourne, Carlton, VIC,
Australia
Ch 48 Optimizing Quality of Life: Low-vision
Rehabilitation in Glaucoma

Keith R Martin, MA DM MRCP FRCOphth
Professor of Ophthalmology, University of Cambridge,
Cambridge, UK
Ch 63 Stem Cells: A Future Glaucoma Therapy?

Robert H McGlynn, MD
Private Practice, Ophthalmic Consultants of Vermont,
South Burlington, VT, USA
Ch 86 Late Bleb Leaks

Steven H McKinley, MD
Private Practice, Eye Institute of Austin, Austin, TX,
USA
Ch 115 Intraoperative Complications

Stuart J McKinnon, MD PhD
Associate Professor, Departments of Ophthalmology
and Neurobiology, Duke University Medical Center,
Durham, NC, USA
Ch 64 Gene Therapy in Glaucoma

J Ryan McManus, MD
Clinical Instructor, Department of Ophthalmology,

University of Virginia School of Medicine, Charlottesville, VA, USA
Ch 113 Surgical Technique 3 (Ahmed Glaucoma Valve Drainage Implant)

Felipe A Medeiros, MD PhD
Professor of Ophthalmology, Director of Glaucoma Service, University of California, San Diego, CA, USA
Ch 13 Function Specific Perimetry
Ch 20 Optic Disc Imaging

André Mermoud, MD PD
Montchoisi Glaucoma Center, Montchoisi Clinic, Lausanne, Switzerland
Ch 97 Deep Sclerectomy
Video 97-1 Deep Sclerectomy
Ch 126 The Ex-PRESS™ Miniature Glaucoma Implant
Video 126-1 Ex-Press 200 Glaucoma Implant Under a Scleral Flap

Clive S Migdal, MD FRCS FRCOphth
Retired Senior Consultant Ophthalmologist, Glaucoma Service, Western Eye Hospital, London, UK
Ch 69 Lowering Intraocular Pressure: Surgery versus Medications

Don Minckler, MD MS
Emeritus Professor of Ophthalmology, Clinical Professor of Laboratory Medicine (Eye Pathology), University of California, Irvine, CA, USA
Ch 112 Spotlight: Anesthetic considerations
Ch 112 Spotlight: Operative Techniques and Potential Modifications
Ch 119 Aqueous Shunts and Keratoplasty
Video spotlight 125-1 Trabectome

Anthony CB Molteno, MBChB FRCS(Ed)
Emeritus Professor in Ophthalmology, Department of Medicine, University of Otago Dunedin School of Medicine, Dunedin, New Zealand
Ch 111 Surgical Technique 1 (Molteno Glaucoma Implant)
Video 111-1 Surgical Technique for the Molteno Glaucoma Implant

Paolo Mora, MD PhD
Assistant Professor of Ophthalmology, University Eye Clinic, University of Parma, Parma, Italy
Ch 32 Pigmentary Glaucoma

Javier Moreno-Montañés, MD PhD
Professor of Ophthalmology, Clinica Universidad de Navarra, OFTARED, Pamplona, Spain
Ch 107 Combined Cataract and Nonpenetrating Glaucoma Surgery
Video 107-1 Combined Phacoemulsification Nonpenetrating Glaucoma Surgery

James E Morgan, MA DPhil FRCOphth
Professor of Ophthalmology, Honorary Consultant Ophthalmologist, School of Optometry and Vision Sciences, Cardiff University, Cardiff, Wales, UK
Ch 7 Pathogenesis of Glaucomatous Optic Neuropathy

Sameh Mosaed, MD
Director of Glaucoma Services, Associate Professor of Ophthalmology, Gavin Herbert Eye Institute, University of California, Irvine, CA, USA
Ch 119 Aqueous Shunts and Keratoplasty
Ch 125 Trabectome

Marilita M Moschos, MD PhD
Assistant Professor of Ophthalmology, Department of Glaucoma and Electrophysiology of Vision, University of Athens, Greece
Ch 128 New Glaucoma Surgical Alternatives

Kelly W Muir, MD MHSc
Associate Professor, Durham VA Medical Center; Department of Ophthalmology, Duke University School of Medicine, Durham, NC, USA
Ch 49 Ocular Hypotensive Medications: Adherence and Performance

Gonzalo Muñoz, MD PhD FEBO
Consultant Ophthalmic Surgeon, Glaucoma Department, Marqués de Sotelo Ophthalmic Center, Valencia, Spain
Ch 97 Spotlight: Non-stitch Suprachoroidal Technique for T-flux Implantation in Deep Sclerectomy

Francisco J Muñoz-Negrete, MD PhD
Professor of Ophthalmology, Alcala University, Hospital Ramón y Cajal, IRYCIS, OFTARED, Madrid, Spain
Ch 107 Combined Cataract and Nonpenetrating Glaucoma Surgery
Video 107-1 Combined Phacoemulsification Nonpenetrating Glaucoma Surgery

Arvind Neelakantan, MD FRCOphth
Physician Owner, Glaucoma Center of Texas; Clinical Associate Professor, Department of Ophthalmology, University of Texas Southwestern Medical Center, Dallas, Texas, USA
Ch 90 Risk Factors for Excess Wound Healing

Anil K Negi, MB BS, MD, FRCOphth, FRCSEd
Consultant Ophthalmologist, Birmingham Heartlands Hospital, Birmingham, UK
Ch 122 Cyclodestructive Techniques

Peter A Netland, MD PhD
Professor and Chair, Department of Ophthalmology, University of Virginia School of Medicine, Charlottesville, VA, USA
Ch 113 Surgical Technique 3 (Ahmed Glaucoma Valve Drainage Implant)
Video 113-1 Surgical Technique for the Ahmed Implant

Paula Anne Newman-Casey, MD MS
Assistant Professor, Department of Ophthalmology and Visual Sciences, University of Michigan Medical School, Ann Arbor, MI, USA
Ch 49 Ocular Hypotensive Medications: Adherence and Performance

Marcelo T Nicolela, MD FRCSC
Professor of Ophthalmology, Dalhousie Department of Ophthalmology and Visual Sciences, Halifax, NS, Canada
Ch 22 Structure-Function Relationships in Glaucoma

Nuwan Niyadurupola, MD FRCOphth
Consultant, Department of Ophthalmology, Norfolk and Norwich University Hospital, Norwich, UK
Ch 75 Preoperative Conjunctival Health and Trabeculectomy Outcome

Magdy A Nofal, FRCOphth
Ophthalmic Surgeon, Torbay General Hospital, The Eye Department, Torquay, Devon, UK
Ch 83 Trabeculectomy Related Corneal Complications

Winnie Nolan, FRCOphth MD
Consultant Ophthalmologist, National Institute for Health Research, Biomedical Research Centre for Ophthalmology, Moorfields Eye Hospital, London, UK
Ch 1 Prevalence and Geographical Variations
Ch 17 Angle Imaging: Ultrasound Biomicroscopy and Anterior Segment Optical Coherence Tomography

Monisha E Nongpiur, MD
Senior Clinical Research Fellow, Singapore Eye Research Institute and Singapore National Eye Centre, Yong Loo Lin School of Medicine, National University of Singapore, Singapore
Ch 30 Spotlight: Angle-Closure

Baha'a N Noureddin, MD FACS
Professor and Chairman, Department of Ophthalmology, American University of Beirut, Beirut, Lebanon
Ch 60 Glaucoma Secondary to Trauma

Gary D Novack, PhD
President, PharmaLogic Development, Inc., San Rafael, CA, USA
Ch 49 Ocular Hypotensive Medications: Adherence and Performance

Brenda Nuyen, MD
Resident, Shiley Eye Center, Department of Ophthalmology, University of California, San Diego, USA
Ch 39 Post-Traumatic Glaucoma

Krishnamurthy Palaniswamy, MD
Glaucoma Consultant, Aravind Eye Hospital, Pondicherry, India
Ch 3 Spotlight: Economics in India of High Volume Glaucoma Care

Camille Palma, MD
Resident, University Hospitals Eye Institute/Case Western Reserve University, Cleveland, OH, USA
Ch 37 Neovascular Glaucoma

Ki Ho Park, MD PhD
Professor of Ophthalmology, Seoul National University Hospital, Seoul National University College of Medicine, Seoul, Korea
Ch 33 Spotlight: Korean Perspective

Richard K Parrish II, MD
Associate Dean for Graduate Medical Education, Professor, Department of Ophthalmology, Bascom Palmer Eye Institute, University of Miami Miller School of Medicine, Miami, Florida, USA
Ch 90 Risk Factors for Excess Wound Healing

Maria Papadopoulos, MBBS FRACO
Consultant Ophthalmic Surgeon, Glaucoma Service, Moorfields Eye Hospital, London, UK
Ch 118 Aqueous Shunts after Retinal Surgery
Ch 120 Goniotomy and Trabeculotomy

Rajul S Parikh, MS
Director, Shreeji Eye Clinic and Palak's Glaucoma Care Centre, Mumbai; Director, Department of Glaucoma and Clinical Research, Lotus Eye Hospital, Mumbai, Maharashtra, India
Ch 51 Benefit Versus Risk

Louis R Pasquale, MD FARVO
Director, Glaucoma Service, Mass Eye and Ear Infirmary, Associate Epidemiologist, Channing Division of Network Medicine, Brigham and Women's Hospital, Boston, MA, USA
Ch 26 Spotlight: Boston Studies

Alice Pébay, PhD
Senior Research Fellow & Principal Investigator, Centre for Eye Research Australia, Royal Victorian Eye and Ear Hospital, Department of Ophthalmology University of Melbourne, Melbourne, VIC, Australia
Ch 63 Spotlight: Brain Perspective

Sergey Petrov, MD PhD
Russian Glaucoma Society, Glaucoma Department, Scientific Research Institute of Eye Diseases of the Russian Academy of Medical Sciences, Moscow, Russia

Video spotlight 78-1: Needling Old Bleb with 5FU and Avastin
Video spotlight 113-4 Needling Old Ahmed Valve Bleb with 5FU and Avastin

Jody Piltz-Seymour, MD
Clinical Professor of Ophthalmology, Pereleman School of Medicine, University of Pennsylvania; Director, Glaucoma Care Center, PC, Philadelphia, PA, USA
Ch 38 Other Secondary Glaucomas

Luís Abegão Pinto, MD PhD
Assistant Professor, Department of Pharmacology and Neurosciences, Faculty of Medicine, Lisbon University; Ophthalmologist, Centro Hospitalar Lisboa Central, Lisbon, Portugal
Ch 74 Preoperative Evaluation and Diagnostic Approach

Ian F Pitha, MD PhD
Assistant Professor of Ophthalmology, Glaucoma Center of Excellence, Wilmer Eye Institute, The Johns Hopkins University, Baltimore, MD, USA
Ch 28 Ocular Hypertension

Norbert Pfeiffer, MD LTCL
Medical Director, Mainz University Medical Center, Mainz, Germany
Ch 52 Prostagladin Analogues

Luciano Quaranta, MD PhD
Associate Professor, Center for the Study of Glaucoma, University of Brescia, Brescia, Italy
Ch 57 Fixed Combination Therapies in Glaucoma

Pradeep Y Ramulu, MD MHS PhD
Associate Professor of Ophthalmology, Wilmer Eye Institute, Johns Hopkins University, Baltimore, MD, USA
Ch 84 Aqueous Misdirection

Emilie Ravinet, MD ancien MER
Private Practice, Associate of the Glaucoma Center, Clinique de Montchoisi, Lausanne, Switzerland
Ch 99 Complications of Nonpenetrating Glaucoma Surgery

Tony Realini, MD MPH
Associate Professor of Ophthalmology, West Virginia University Eye Institute, Morgantown, WV, USA
Ch 53 Spotlight: Alternate View

Gema Rebolleda, MD PhD
Professor of Ophthalmology, Alcala University, Hospital Ramón y Cajal, IRYCIS, OFTARED, Madrid, Spain
Ch 107 Combined Cataract and Nonpenetrating Glaucoma Surgery
Video 107-1 Combined Phacoemulsification Nonpenetrating Glaucoma Surgery

Nic J Reus, MD PhD
Ophthalmologist, The Rotterdam Eye Hospital, Rotterdam, The Netherlands
Ch 21 Retinal Nerve Fiber Layer (RNFL) Photography and Computer Analysis

Adam C Reynolds, MD
Eye Care Consultant, Intermountain Eye Centers, Boise Medical Arts Building, Boise, ID, USA
Ch 55 Alpha Agonists

Douglas J Rhee, MD
Chair, Department of Ophthalmology and Visual Sciences, University Hospitals Eye Institute, Case Western Reserve University School of Medicine, Cleveland, OH, USA
Ch 76 Ophthalmic Anesthesia

Isabelle Riss, MD PhD
Head of the Department of Ophthalmology, Pellegrin Hospital, Bordeaux, France
Video spotlight 128-3 The InnFocus MicroShunt Surgical Technique

Robert Ritch, MD PhD
Shelley and Steven Einhorn Distinguished Chair, New York Eye and Ear Infirmary; Professor of Ophthalmology, New York Medical College, Valhalla, NY, USA
Ch 31 Exfoliation Syndrome and Exfoliative Glaucoma
Ch 35 Secondary Angle-Closure Glaucoma
Ch 41 Glaucoma in the Phakomatoses and Related Conditions
Ch 71 Selective Laser Trabeculoplasty

Charles E Riva, DSc
Professor Honoraris, University of Lausanne, Faculty of Biology and Medicine, Lausanne, Switzerland
Ch 24 Spotlight: Practicalities

Gloria Roberti, MD
Researcher, Glaucoma Research Unit, IRCCS Fondazione G.B. Bietti, Rome, Italy
Ch 65 Ultrastructural Imaging

Cynthia J Roberts, PhD
Professor of Ophthalmology and Biomedical Engineering, The Ohio State University, Columbus, OH, USA
Ch 18 The Impact of Central Corneal Thickness and Corneal Biomechanics on Tonometry

Alan L Robin, MD
Associate Professor, Ophthalmology and International Health, Johns Hopkins University, Baltimore; Clinical Professor, Ophthalmology, University of Maryland, Baltimore, MD, USA
Ch 4 Practical Application of Glaucoma Care in Different Societies
Ch 49 Ocular Hypotensive Medications: Adherence and Performance

Prin Rojanapongpun, MD
Chairman, Department of Ophthalmology, Chulalongkorn University and Hospital; Consultant, Ophthalmology Unit, Bumrungrad International, Bangkok, Thailand
Ch 59 Acute Intraocular Pressure Rise

Sylvain Roy, MD PhD CC
Senior Scientist, Montchoisi Clinic, Swiss Federal Institute for Technology EPFL, Lausanne, Switzerland
Ch 97 Deep Sclerectomy

John F Salmon, MD FRCS
Consultant Ophthalmic Surgeon, Oxford Eye Hospital, Oxford, UK
Ch 15 Gonioscopy
Ch 60 Spotlight: Surgical Management of Post-TraumaticAngle-Recession Glaucoma

Juan Roberto Sampaolesi, MD
Professor, Department of Ophthalmology, UCES University, Centro Oftalmologico Sampaolesi, Buenos Aires, Argentina
Video spotlight 99-1 Deep Sclerectomy-Conversion to Trabeculectomy

Chiara Sangermani, MD
Ophthalmologist, Glaucoma Clinic, Department Of Ophthalmology, Community Hospital, Piacenza, Italy
Ch 32 Pigmentary Glaucoma

Usman A Sarodia, FRCOphth
Glaucoma Service, Moorfields Eye Hospital, London, UK

Video 118-1 Aqueous Shunts after Retinal Surgery

Jamie Lea Schaefer, MD
Resident Physician, University of Buffalo, Ophthalmology, NY, USA
Ch 69 Lowering Intraocular Pressure: Surgery versus Medications

Ursula Schloetzer-Schrehardt, PhD
Professor, Department of Ophthalmology, University of Erlangen, Nürnberg, Erlangen, Germany
Ch 31 Exfoliation Syndrome and Exfoliative Glaucoma

Gregory S Schultz, PhD
Research Foundation Professor, Department of Ophthalmology, University of Florida, Gainesville, FL, USA
Ch 94 Biological Drivers of Postoperative Scarring

Joel S Schuman, MD FACS
Director, UPMC Eye Center, Eye & Ear Foundation; Professor & Chairman of Ophthalmology, Professor of Bioengineering, Swanson School of Engineering University of Pittsburgh, PA, USA
Ch 124 Complications of Cyclodestructive Procedures

Leonard K Seibold, MD
Assistant Professor, Department of Ophthalmology, University of Colorado School of Medicine Aurora, CO, USA
Ch 58 Ocular Surface Disease and the Role of Preservatives in Glaucoma Medications

Tarek M Shaarawy, PD MD MSc
Privat Docent, University of Geneva; Consultant Ophthalmologist and Head, Glaucoma Sector, Ophthalmology Service, Department of Clinical Neurosciences, Geneva University Hospitals, Geneva, Switzerland
Video spotlight 15-1 Pseudoexfoliation
Ch 39 Post-Traumatic Glaucomas
Video 86-1 Needling
Video 88-1 Palmberg Compression Sutures and Autologous Blood
Ch 96 Principle and Mechanism of Function
Video spotlight 97-2 Removal of the Juxtacanalicular Trabeculum
Video spotlight 97-3 Collagen Implant in Deep Sclerectomy
Video spotlight 97-4 Aqueous Percolating after Full Dissection
Ch 100 Postoperative Management of Nonpenetrating Glaucoma Surgery
Video 100-1 Goniopuncture and Complications
Video spotlight 113-3 Envelope and Trench Technique to Prevent Tube Erosion
Video spotlight 116-1 Managing a Tube Erosion
Video spotlight 116-3 Removal of Ahmed Drainage Implant Plate
Video spotlight 126-1 Ex-Press 200 Glaucoma Implant Under a Scleral Flap
Video 126-3 Laser Treatment for Blocked Ex-Press Implant
Ch 128 New Glaucoma Surgical Alternatives
Video 128-1 Ex-Press Aqueous Flow
Video 128-2 C02 Laser-Assisted Sclerectomy Surgery
Video 128-4 Xen Implant Surgical Technique
Video 128-5 Stegmann Canal Expander
Video 128-8 High Frequency Deep Sclerotomy
Video 128-9 Hydrus Implant
Video 128-10 CyPass Implant

Peter Shah, BSc(Hons) MB ChB FRCOphth FRCP(Edin)
Professor of Glaucoma, NIHR Biomedical Research Centre, Moorfields Eye Hospital NHS Foundation Trust and UCL Institute of Ophthalmology, London; UCL Partners Academic Health Science

Centre, London; University Hospitals Birmingham NHS Foundation Trust, Birmingham; Centre for Health & Social Care Improvement, University of Wolverhampton, Wolverhampton, UK
Ch 87 Blebitis and Endophthalmitis

Mark B Sherwood, FRCP FRCS FRCOphth
Daniels Professor, Departments of Ophthalmology and Cell Biology, Director of Vision Research Center, University of Florida, Gainesville, FL, USA
Ch 42 Management of Ocular Hypertension and Primary Open-Angle Glaucoma
Ch 69 Lowering Intraocular Pressure: Surgery versus Medications
Ch 77 Spotlight: Releasable Sutures
Ch 94 Biological Drivers of Postoperative Scarring
Video spotlight 112-2 Early Control of Intraocular Pressure in Nonvalved Drainage Implant
Ch 128 New Glaucoma Surgical Alternatives

Lineu Oto Shiroma, MD
Ophthalmologist, Glaucoma Service, Sadalla Amin Ghanem Eye Hospital, Joinville, Brazil
Ch 56 Parasympathomimetics

Brent Siesky, PhD
Assistant Director, Glick Eye Institute, Department of Ophthalmology, Indiana University Medical Center, Indianapolis, IN, USA
Ch 24 Spotlight: Value of Blood Flow in Studies

Sergio Estrela Silva, MD
Glaucoma Consultant, Department of Ophthalmology, Hospital São João, Porto, Portugal
Ch 97 Spotlight: Implants in Deep Sclerectomy

Annapurna Singh, MD
Associate Professor of Ophthalmology, Cole Eye Institute, Cleveland Clinic, Cleveland, OH, USA
Ch 37 Neovascular Glaucoma
Ch 40 Glaucoma and Intraocular Tumors

Arun D Singh, MD
Professor of Ophthalmology, Director, Department of Ophthalmic Oncology, Cole Eye Institute, Cleveland Clinic, Cleveland, OH, USA
Ch 37 Neovascular Glaucoma
Ch 40 Glaucoma and Intraocular Tumors

Kuldev Singh, MD MPH
Professor, Department of Ophthalmology, Byers Eye Institute, Stanford University School of Medicine, Stanford, CA, USA
Ch 92 Technique

Chelvin CA Sng, FRCSEd
Associate Consultant, National University Hospital, Department of Ophthalmology, Singapore
Ch 44 Spotlight: An Overview of Angle-Closure Management

Brian J Song, MD
Instructor in Ophthalmology, Massachusetts Eye and Ear Infirmary, Department of Ophthalmology, Harvard Medical School, Boston, MA, USA
Ch 23 Measuring Glaucoma Progression in Clinical Practice

George L Spaeth, MD
Esposito Research Professor, Wills Eye Hospital, Jefferson Medical College, Philadelphia, PA, USA
Ch 27 Definitions: What is Glaucoma Worldwide?

Alexander Spratt, FRCOphth
Instructor, Bascom Palmer Eye Institute, Miller School of Medicine, University of Miami, Miami, FL, USA
Ch 46 Quality of Life

Ingeborg Stalmans, MD PhD
Professor, Head of the Glaucoma Clinic, University Hospitals Leuven, Leuven, Belgium
Ch 74 Preoperative Evaluation and Diagnostic Approach

Robert L Stamper, MD
Distinguished Professor of Clinical Ophthalmology, Director of the Glaucoma Service, Department of Ophthalmology, University of California, San Francisco, CA, USA
Ch 85 Late Failure of Filtering Bleb

Kazuhisa Sugiyama, MD
Professor and Chairman, Department of Ophthalmology and Visual Science, Kanazawa University Graduate School of Medical Science, Kanazawa, Japan
Ch 1 Spotlight: What Prevalence and Geographic Variations Tell Us?

Remo Susanna Jr., MD
Professor and Head of the Department of Ophthalmology, University of São Paulo, São Paulo, Brazil
Ch 19 Spotlight: Optic Disc Photography in the Diagnosis of Glaucoma
Video spotlight 113-2 Ahmed Surgical Pearls
Ch 114 Other Glaucoma Implants

Orathai Suwanpimolkul, MD
Consultant, Ophthalmology Unit, Bumrungrad International, Bangkok, Thailand
Ch 59 Acute Intraocular Pressure Rise

William H Swanson, PhD FAAO
Professor of Optometry, Indiana University School of Optometry, Bloomington, IN, USA
Ch 22 Structure-Function Relationships in Glaucoma

Ernst R Tamm, MD
Professor and Chairman, Institute of Human Anatomy and Embryology, University of Regensburg, Regensburg, Germany
Ch 5 Functional Morphology of the Trabecular Meshwork Outflow Pathways
Ch 70 The Trabecular Meshwork Outflow Pathways: Surgical Aspects

Tak Yee Tania Tai, MD
Assistant Professor of Ophthalmology, New York Eye and Ear Infirmary, New York, NY, USA
Ch 38 Other Secondary Glaucomas

Angelo P Tanna, MD
Vice Chairman and Associate Professor of Ophthalmology, Director, Glaucoma Service, Northwestern University Feinberg School of Medicine, Chicago, IL, USA
Ch 33 Normal Tension Glaucoma

Chaiwat Teekhasaenee, MD
Associate Professor of Ophthalmology, Ramathibodi Hospital, Mahidol University, Bangkok, Thailand
Ch 35 Secondary Angle-Closure Glaucoma
Ch 41 Glaucoma in the Phakomatoses and Related Conditions
Ch 44 An Overview of Angle-Closure Management
Ch 73 Laser Peripheral Iridoplasty
Ch 108 Goniosynechialysis

Clement CY Tham, FRCS FCOphthHK
S.H. Ho Professor of Ophthalmology & Visual Sciences, The Chinese University of Hong Kong; Honorary Chief-of-Service, Hong Kong Eye Hospital; Director, CUHK Eye Centre, Faculty of Medicine The Chinese University of Hong Kong, Kowloon, Hong Kong SAR, People's Republic of China
Ch 72 Peripheral Iridotomy for Angle-Closure Glaucoma
Ch 103 The Role of Lens Extraction in Primary Angle Closure Glaucoma

Hagen Thieme, MD
Director of the Department of Ophthalmology, University Hospital Magdeburg, Magdeburg, Germany
Ch 52 Prostagladin Analogues

Ravi Thomas, MD FRANZCO
Professor, Queensland Eye Institute and University of Queensland, South Brisbane, QLD, Australia
Ch 51 Benefit Versus Risk

Andrew M Thompson, BPharm(Hons) MBChB FRANZCO
Honorary Clinical Senior Lecturer in Ophthalmology, Department of Medicine, University of Otago Dunedin School of Medicine, Dunedin, New Zealand
Ch 111 Surgical Technique 1 (Molteno Glaucoma Implant)

Ravilla D Thulasiraj, MD
Executive Director, Lions Aravind Institute of Community Ophthalmology, Tamil Nadu, India
Ch 4 Practical Application of Glaucoma Care in Different Societies

John Thygesen, MD
Associate Professor and Director, Glaucoma Services in Copenhagen, Copenhagen University Hospital, Department of Ophthalmology, Glostrup, Copenhagen, Denmark
Ch 88 Late Hypotony

Karim Tomey, MD
Ophthalmologist, Beirut Eye Specialist Hospital, Beirut, Lebanon
Ch 60 Glaucoma Secondary to Trauma

Yokrat Ton, MD
Ophthalmologist, Department of Ophthalmology, Meir Medical Center, Kfar-Saba; Ein-Tal Eye Center, Tel-Aviv, Israel
Ch 97 Spotlight: CO_2 Laser Assisted Sclerectomy Surgery (CLASS) for Open-Angle Glaucoma Treatment

Fotis Topouzis, MD
Associate Professor of Ophthalmology, Aristotle University of Thessaloniki, Greece
Ch 32 Spotlight: Iridotomy for Pigmentary Glaucoma

Carol B Toris, PhD
Director of Glaucoma Research, Department of Ophthalmology, University of Nebraska Medical Center, Omaha, NE, USA
Ch 6 Aqueous Humor Dynamics and Intraocular Pressure Elevation

Roberto Tosi, MD
Ophthalmologist, Eye Clinic, Department of Neurological, Neuropsychological, Morphological and Movement Sciences, University of Verona, Borgo Trento Hospital, Verona, Italy
Ch 16 Ultrasound Biomicroscopy

James C Tsai, MD MBA
President, New York Eye and Ear Infirmary of Mount Sinai, Chair of Ophthalmology, Mount Sinai Health System, Icahn School of Medicine at Mount Sinai, New York, NY, USA
Ch 79 Intraoperative Complications of Trabeculectomy

Sonal S Tuli, MD
Professor, Department of Ophthalmology, University of Florida, Gainesville, FL, USA
Ch 94 Biological Drivers of Postoperative Scarring

Anja Tuulonen, MD PhD
Department Head, Tays Eye Centre, Tampere

University Hospital, Tampere, Finland
Ch 66 Economics of Surgery Worldwide: Developed Countries

Nicola Ungaro, MD
Director of the Glaucoma Clinic, University Eye Clinic, University of Parma, Parma, Italy
Ch 32 Pigmentary Glaucoma

Luke Vale, MD
Professor of Health Economics, Health Foundation Chair in Health Economics, Deputy Director, University of Newcastle, Newcastle upon Tyne, UK
Ch 47 Medical Management of Glaucoma: Cost-effectiveness

Leonieke ME van Koolwijk, MD
Ophthalmologist, Glaucoma Service, Rotterdam Eye Hospital; Department of Epidemiology, Erasmus University Medical Center, Rotterdam, The Netherlands
Ch 26 Genetic Epidemiology

Reena S Vaswani, MD
Academic Chief Resident, University Hospitals Eye Institute, Department of Ophthalmology, Case Western Reserve University School of Medicine, Cleveland, OH, USA
Ch 40 Glaucoma and Intraocular Tumors

Rengaraj Venkatesh, MD
Chief Medical Officer, Aravind Eye Hospital, Pondicherry, India
Ch 3 Spotlight: Economics in India of High Volume Glaucoma Care

Cristina Venturini
PhD Student, University College London, Institute of Ophthalmology, London, UK
Ch 26 Genetic Epidemiology

Stephen A Vernon, MB CHB DM FRCS FRCOphth FCOptom (hon) DO
Honorary Professor of Ophthalmology, Consultant Ophthalmic Surgeon, University Hospital, Nottingham, UK
Ch 122 Spotlight: Retreatment and Further Postoperative Care
Ch 124 Spotlight: Trans-scleral Diode in Patients with Good Vision

Eranga N Vithana, PhD
Adjunct Associate Professor and Head, Ocular Genetics Group, Singapore Eye Research Institute and Singapore National Eye Centre, Yong Loo Lin School of Medicine, National University of Singapore, Singapore
Ch 30 Spotlight: Angle-Closure

Lingam Vijaya, MS
Director, Smt Jadhavabai Nathmal Singhvee Glaucoma Services, Chennai, Tamil Nadu, India

Ch 4 Spotlight: Glaucoma Care in South Asia

Ananth C Viswanathan, BSc MD PhD
Consultant Surgeon (Glaucoma), Moorfields Eye Hospital, NHS Foundation Trust and UCL Institute of Ophthalmology, London, UK
Ch 26 Genetic Epidemiology
Ch 46 Quality of Life

Gabriele Vizzari, MD
Head, Low Vision and Rehabilitation Center; Surgical Fellow in Glaucoma, Eye Clinic, Department of Neurological, Neuropsychological, Morphological and Movement Sciences, University of Verona, Borgo Trento Hospital, Verona, Italy
Ch 16 Ultrasound Biomicroscopy

Irini C Voudouragkaki, MD
Fellow, Glaucoma Unit, 1st University Department of Ophthalmology, AHEPA Hospital, Thessaloniki, Greece
Ch 57 Fixed Combination Therapies in Glaucoma

Michael Waisbourd, MD
Research Manager, Wills Eye Hospital, Glaucoma Research Center, Philadelphia, PA, USA
Ch 27 Definitions: What is Glaucoma Worldwide?
Ch 71 Spotlight: Selective Laser Trabeculoplasty

Mark J Walland, MB BS FRANZCO FRACS
Consultant Ophthalmic Surgeon, Glaucoma Investigation and Research Unit, Royal Victorian Eye and Ear Hospital, Melbourne, VIC, Australia
Ch 44 Spotlight: Cataract and Clear Lens Extraction

Robert N Weinreb, MD
Distinguished Professor and Chairman of Ophthalmology, Morris Gleich Chair; Director, Shiley Eye Center; Director, Hamilton Glaucoma Center, University of California, San Diego, CA, USA
Ch 62 Interpreting Clinical Studies on Glaucoma Neuroprotection

Mark Werner, MD
Glaucoma Specialist, Delray Eye Associates, Delray Beach, FL, USA
Ch 121 Further Surgical Options in Children

Anthony Wells, MBChB FRANZCO DMedSc
Professor, Wellington School of Medicine, Department of Surgery and Anaesthesia, Wellington, New Zealand
Ch 78 Tenon's Cyst Formation, Wound Healing, and Bleb Evaluation

Boateng Wiafe, MD MSC
Regional Director for Africa, Operation Eyesight Universal, Accra, Ghana
Ch 68 Economics of Surgery Worldwide: Developing Countries

Jacob Wilensky, MD
Professor of Ophthalmology, Glaucoma Service, Director, Glaucoma Fellowship Program, Ilinois Eye and Ear Infirmary, Chicago, IL, USA
Ch 86 Late Bleb Leaks

Tina T Wong, BSc MBBS FRCOphth FRCS(Ed) PhD
Consultant Ophthalmologist, Glaucoma Service, Singapore National Eye Centre (SNEC); Clinician-Scientist and Head, Ocular Drug Delivery Research Group, Singapore Eye Research Institute (SERI), Singapore
Ch 78 Tenon's Cyst Formation, Wound Healing, and Bleb Evaluation

Darrell WuDunn, MD PhD
Professor of Ophthalmology, Eugene and Marilyn Glick Eye Institute, Indiana University School of Medicine, Indianapolis, IN, USA
Ch 116 Postoperative Complications

Jennifer LY Yip, MRCOphth MFPH PhD
Clinical Lecturer in Public Health, Department of Public Health and Primary Care, University of Cambridge, Cambridge, UK
Ch 1 Prevalence and Geographical Variations

Yeni Yucel, MD PhD FRCPC
Professor and Director of Ophthalmic Pathology, Department of Ophthalmology and Vision Sciences, Laboratory Medicine and Pathobiology, University of Toronto; Director, Eye Pathology Research Laboratory, Keenan Research Centre for Biomedical Science, Li Ka Shing Knowledge Institute, St. Michael's Hospital, Toronto, ON, Canada
Ch 5 Spotlight: Lymphatics and Uveolymphatic Outflow from the Eye

Linda M Zangwill, PhD
Professor, Department of Ophthalmology, University of California, San Diego, CA, USA
Ch 20 Optic Disc Imaging

Virginia E Zanutigh, MD
Head, Glaucoma Service, Centro de Ojos Quimes, Quilmes, Buenos Aires, Argentina
Ch 101 Results of Nonpenetrating Glaucoma Surgery

Joseph R Zelefsky, MD
Director, Glaucoma Service, Bronx-Lebanon Hospital Center, Bronx, NY; Assistant Professor of Ophthalmology, Albert Einstein College of Medicine, Bronx, NY, USA
Ch 36 Spotlight: Uveitic Glaucoma

Thierry Zeyen, MD PhD
Emeritus Professor, Department of Ophthalmology, University Hospitals Leuven, Leuven, Belgium
Ch 74 Preoperative Evaluation and Diagnostic Approach Video spotlight 128-7 iStent

原书编者分布

本书由众多编者协作完成，融合了来自六大洲 30 余个国家 321 位专业编者的智慧。

原书第1版序

尽管我们现在使用互联网非常便捷，但人们还是希望从纸质图书中获取资料。本书全面阐述了青光眼的现代哲学，并探索了诸多亚学科的研究边界。本书的主要著者都是青光眼领域的领军人物，他们挑选了业内最优秀的学者共同编写本书的不同章节。本书讨论了青光眼诊断、治疗及手术方面的内容。看过其中的部分章节后，我对新近发生的研究进展不感到惊讶。其中有关基因方面的分子生物学内容就是知识爆炸发展的很好例子，但是目前为止我们还没有发现导致眼压升高的相关基因，我们对这一多因素疾病中许多危险因素的遗传学一无所知。引用书中的一句话："我们现在已经知道青光眼具有广泛的遗传异质性，尚无单一基因可以解释任何一种青光眼表型的所有情况。也就是说，不同的基因改变可以导致相同的表型，而在其他情况下，同一基因变异可能导致不同的表型。"

不仅如此，还有很多问题有待我们解决，比如能否在人出生时就预测今后容易患什么病，以及青光眼是否存在于疾病谱上。我们越来越清楚地意识到这类疾病在地理上的差异，以及影响这类疾病许多方面的经济必要性。

本书介绍了青光眼的筛查原则、发病机制、血管因素的作用、疾病的定义和诊断、越来越先进的诊断工具、多种类型的青光眼及其治疗方法和药物。人们认识到青光眼的发生和发展除眼压外还有其他危险因素，但这种认识尚未完全深入临床实践。我们对部分患者的眼病进展感到非常诧异，尽管眼压大幅降低，但是他们的青光眼还在继续进展，或者稍后又继续进展。在这种情况下，通常我们会先考虑进一步降低眼压，然后再去考虑是否有其他危险因素导致疾病的进展。对于那些非眼压相关的危险因素，我们常常感到无能为力。目前，寻找和认识那些危险因素，使我们可以控制和去除部分风险。但尚无证据表明这些危险因素的控制和治疗能够对疾病产生有利影响。如果我们将精力和资源从眼压研究方面分出一部分到疾病整体研究方面，我们的研究将会迅猛发展。

通过 CNTGS 和 EMGT 两项临床对照试验，我们首次明确发现，未经治疗的青光眼患者的病程在相当长一段时间内是可变的。50% 未经治疗的新诊断 NTG 患者在 5～8 年没有发生进展。EMGT 表明，眼压介于 21～30mmHg 的患者未经治疗但没有进展的患者仍占 20%。一方面，对我们来说，识别出青光眼会迅速发展并最终危害视觉健康的患者并不是难事。对于这些患者，他们需要接受合适的治疗。另一方面，对于那些无法确认疾病当前进展情况或进展速度缓慢以至于在预期寿命内都不会危及视觉质量的患者，可能需要另一种管理方法。虽然来自 CNTGS 和 EMGT 的信息已公开发表很长一段时间了，但目前还没有得到广泛的应用实践。

我以前的一位同事常说："人人都在写文章，但却没有人去读文章。"虽然这是一种比较夸张的说法，但我觉得这本综合性著作值得大家深入透彻的研读。

Stephen M. Drance，OC MD

Vancouver

译者前言

GLAUCOMA：Surgical Management 一书由 Tarek M. Shaarawy、Mark B. Sherwood、Roger A. Hitchings 和 Jonathan G. Crowston 四名专家领衔，联合来自六大洲共 321 位国际著名青光眼相关领域专家共同编写，主要着眼于青光眼激光治疗、手术治疗及未来发展方向，是目前眼科学界涵盖内容最完整、涉及领域最广泛的青光眼手术学著作。

我国是一个青光眼患病率高、致盲率高的国家。据统计，到 2020 年全世界将有超过 8100 万青光眼患者，而我国就有 2200 万青光眼患者，致盲人数约 660 万。青光眼对我国国民眼健康造成巨大威胁，已成为危害我国国民眼健康的重大公共卫生问题。

近年来，中国学者在青光眼的多个领域取得了突破性进展，在国内逐渐形成几大青光眼研究中心，青光眼预防和诊治水平大幅提高，但与国际先进水平相比仍存在差距。因此，我国的青光眼科研、临床水平亟待继续提升，特别是专业人员的知识结构亟待更新。

到目前为止，我国尚缺乏全面完整介绍青光眼相关知识的教科书和参考书，若能将此书引进翻译为中文，将国际青光眼学科的前沿信息及知识体系分享给国内读者，必然会对推动我国青光眼事业的发展有重要帮助。

在收到翻译的邀约之初，我并没有料到这一浩瀚之书的翻译之路如此艰辛。翻译书中的内容除了要求译者有较高的翻译水平，还需要兼备眼科学的相关知识储备。有近 30 名一线眼科医师及专家共同参与了翻译和校订工作，不但规范了专业术语的使用，还优化了译文的语言表述，大大提高了这部译著的学术意义和可读性，主译段晓明医生在本书的翻译组织协调方面做出了卓越贡献，正是大家的辛勤工作和精益求精，使得国内更多读者领略到这一巨著的丰富内涵。

在本书审校过程中，我深切感受到原著编者们的辛勤劳动和智慧贡献。原著编者均为全球优秀的青光眼专家，他们在青光眼的不同领域有着自己独到的见解和贡献，原著主编邀请这些专家发挥他们之所长，参与编写他们各自熟悉的领域，各位编者也毫无保留地将自己的研究和思想融入到书中，确保了本书的极高权威性。从原著编者分布图上可以看到，我国也有几位学者参与了该书的编写，但数量不多，表明我国眼科学者在国际学术领域参与度还不够，今后应为国际青光眼学术领域做出更加深远的贡献。

我真切地希望，随着我国科技的发展，特别是医学科技的进步，在不远的将来，我们也可以编写出版一部针对中国青光眼现状的著作，并希望现在的翻译者能成为日后的编写者，实现从引进翻译到自主编写，再到被其他语种翻译的转变！

在本书翻译、审校和出版过程中，深圳"三名工程"项目给予了大力支持，全体译者对本书的翻译投入了大量精力，我国中华医学会眼科学分会青光眼学组成员对本书进行了认真审校，技术人员在本书出版中付出了辛勤劳动，在此向他们及其家人致以崇高的敬意和衷心的感谢！

尽管在翻译过程中我们反复斟酌，希望能够准确表述原著者的本意，对于其中的术语名词也反复确认，但由于中外语言表达习惯的差异，中文翻译版中可能还会存在一些表述不妥或失当，恳请各位同行和读者批评、指正，以便后续修正。

王宁利

原书前言

GLAUCOMA, 1e 于 5 年前出版后立即得到青光眼科医生和眼科全科医生的广泛关注，并得到了同行们的称赞和好评。5 年过去了，我们由衷感谢各位眼科同道的赞赏。更重要的是，我们一直渴望在收到反馈的基础上再接再厉，并持续关注最新、最全面的研究进展。5 年过去了，青光眼研究取得了重大突破。当前，不断确认信息更新是非常必要的。

因此，我们很自豪地推出全新第 2 版，此版本包容性更强，并加入了更加引人入胜和方便友好的新版块"聚焦"。在简明扼要的聚焦部分，我们不仅描述了该章作者的观点，而且对于有争议的内容会摆出事实证据进行讨论。为此我们邀请了许多领域的专家，并为他们提供了一个平台来思考具体观点和具有挑战性的想法。

随着互联网的普及，技能传授变得更加容易。与第 1 版一样，Russell Gabbedy 一如既往地带领我们前行，同时新加入的 Alexandra Mortimer、Humayra Rahman Khan 及 Elsevier 出版集团的 Umarani Natarajan 耗费了大量的时间和精力来支持和鼓励本书的出版工作。非常感谢他们对我们的帮助，我将永远铭记。

Tarek M. Shaarawy

Mark B. Sherwood

Roger A. Hitchings

Jonathan G. Crowston

致　谢

本书是 321 位著者集体智慧的结晶，因此书中承载了他们思想和灵魂的一部分。著者在各自领域里别无他求地投入巨大精力来寻找最优秀的人才。对此我们深感自豪，这正是我们想要达到的境界。本书的每位著者都尽最大努力希望将自己的知识传授给他人，而且是孜孜不倦、不厌其烦地这样做。我们对所有著者表示由衷的感激。

感谢 Drance 教授为第 1 版作序。不会有更杰出的人能为这部 *GLAUCOMA* 作出更好的序。

非常感谢出版团队对本书的付出。

在学术界工作为数不多的乐趣就是能够将职业生涯中接受到的几代人才华横溢的思想分享给大家。多年来，我们的同事、员工和助理不断给予我们莫大的支持和鼓励。

Groucho Marx 曾经说过："除了狗，书籍是人类最好的朋友。但对于狗而言，书籍根本不值一看。"我们真诚地希望你在这本书中能找到你职业生涯中的一位朋友、一位伙伴、一位值得信赖的盟友。

谨以本书献给我们的父母 Samia Nada 和 Mounir Shaarawy、Gerald 和 Sylvia Sherwood、Mary 和 Alan Hitchings、Barry 和 Glenda Crowston，我们的妻子 Ghada、Ruth、Virmati 和 Joanna，我们的孩子 Hussein 和 Lana、Adam 和 Eliana、Anita 和 Samantha、James 和 Zoe；还要感谢我们的导师、老师、同事和朋友，他们中的许多人都为本书的出版做出了贡献；最重要的是，将本书献给我们的患者，他们是我们所有人成功、灵感和知识的源泉。

Tarek、Mark、Roger 和 Jonathan

目　录

第一篇
概　述
Introduction

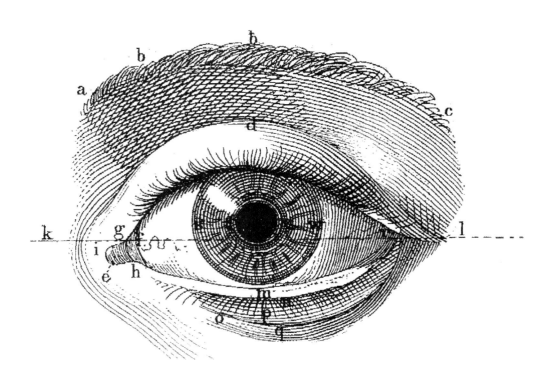

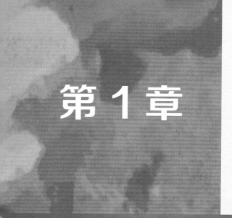

第 1 章　发达国家青光眼手术的卫生经济学
Economics of Surgery Worldwide: Developed Countries

Anja Tuulonen　著
桑景荭　译
王宁利　校

本章概要

目前尚需要更多的关于药物治疗与手术比较的随机对照研究，特别是对黑种人群体及病情严重的青光眼患者。研究的结果应包括来自患者角度的报告。需要进行经济评估以告知治疗政策。没有足够的证据明确最新可用的药物与手术治疗相比，效果如何；特别是对晚期青光眼患者，需要选择更具成本效益的治疗方案。需要更多的研究提供证据。只要缺少来自成本效益或成本效用分析的数据，临床适应证仍是手术治疗的指导原则。

一、概述

所有医疗体系面对的根本问题是如何使其更具成本效益。无论发达国家如何为医疗服务提供财政支持，在诊断及治疗措施的可能性与可提供资源之间的差距依然成指数扩大——我们还有更多的工作要做[1]。因此，有限的资源应该通过有效的方式服务于患者的眼健康，即提高患者"可视年"的时间和质量。此外，尽管患者有慢性眼病，我们也应该帮助他们过上幸福而充实的生活。

必须理解并接受的一点是如果我们采用不具成本效益的干预措施，医疗系统资金不足的认识将会被强化[2]。干预措施单纯具有临床有效性是不够的。我们必须认识到具有成本效益且临床有效的干预措施才是最佳选择[3]。

二、预防视力损害的疗效、有效性及成本效益的证据

相关青光眼手术的有效性证据见框 1-1[4, 5]。对开角型青光眼治疗有效性的系统评价（理想

情况下，如随机对照试验）显示青光眼治疗可防止作为替代疗效评估指标的视野进一步恶化[6]。然而，青光眼治疗的最终目标是阻止青光眼导致的视力残疾[4]。以盲为治疗结局的基于人群的随访研究将提供关于预防青光眼性视力残疾治疗有效性（来自日常临床实践的治疗方案）的最佳循证医学证据。缺乏此类高质量研究将会导致在经济模型研究中致盲率估计的差异[1]。大部分人群研究为横断面研究，其显示的致盲率低于受到选择性报道影响的回顾性研究[1]。以人群为基础的横断面研究中，青光眼导致的单眼盲和（或）双眼盲为3%～12%，而在人群为基础的筛查研究中，青光眼所致的视力残疾比率非常低，约为 0.03% 和 2.4%[4]。在回顾性研究和登记表的评估中，这一比率高达 22%，其差异取决于不同的标准和人群[7-9]。

有效性影响健康结果与成本之间的关系。基于模拟经济模型，治疗临床症状明显的青光眼比不治疗更具成本效益。但是，当比较不同治疗干预方式或何时治疗高眼压症时，模拟经济模型结果存在差异[1]。尽管大多数模型的重点在于比较不同药物成

证据分级

A：强有力的研究性证据

B：中等证据

C：有限的研究性证据

D：无证据

一般来说，手术降眼压幅度高于药物治疗及激光治疗（A），日间眼压波动的控制也较好（B）。

在5年的随访观察中，当术前眼压 < 30mmHg，尽管手术降低了眼内压，但手术治疗依然不能降低早中期青光眼患者视野缺损进展的发生率（B）。

早期三项研究（发表于1988—1994年）的研究显示，初始眼压高（> 30mmHg），早期手术治疗较药物及激光治疗更能有效延缓视野损害进展（B）。

2012年Cochrane综述显示，现用治疗药物（前列腺素类似物、α_2受体激动药及局部碳酸酐酶抑制药）与初始手术治疗相比，其临床及成本效益分析并不明确[11]。

尽管小梁切除术后眼压下降，依然可以出现视野缺损进展（B）。目前对于手术的患者，我们并不能给出阻止疾病进展的眼压临界值。

文献关于抗青光眼手术成功的定义和标准不尽相同。更多的研究选择应用眼压降低而非视力残疾作为研究的终点结果。

根据不同的标准，在不同的研究中，5年随访的小梁切除术成功率差别较大，为26%~98%。

长期随访（10~15年）仅出现在回顾性队列研究中，且其中70%~96%的患者数据不全（D）。

手术治疗的患者多有眼局部的不适（B）。并没有证据显示初始治疗方案5年后对白内障手术的需求存在差异[11]。

两项Cochrane综述分析了抗青光眼手术中抗代谢药物的应用。

如果小梁切除术的失败风险较高，氟尿嘧啶对其是有一定益处的（C）。较差质量的研究结果可能会导致系统性偏倚且过高地估计其对手术效果的影响。

在短期的随访中，对于首次接受手术治疗以及高危眼的青光眼患者，与安慰剂对照组相比，丝裂霉素的应用可降低小梁切除术后的平均眼压。这些研究的质量不高。没有研究把视野保留作为结局指标。没有一项大样本或随访时间足够长的研究解决滤过泡感染及眼内炎的长期风险。丝裂霉素会增加白内障的发生率（C）。

如果患者不具有导致结膜纤维化的相关危险因素，青光眼阀与小梁切除术相比并无明显优势（C）。

对于开角型青光眼的治疗，黏小管扩张术和深板层巩膜切除术有效性低于小梁切除术，深板层巩膜切除术联合丝裂霉素的效果也低于小梁切除术联合丝裂霉素。但是，黏小管扩张术和深板层巩膜切除术的相关并发症要少于小梁切除术[25]。

对于术前眼压较低或中度眼压升高的青光眼患者，白内障超声乳化联合人工晶状体植入术可使平均眼压降低3~4mmHg。联合小梁切除术的眼压降低幅度可达6~8mmHg。

基于参考文献1、3和4的数据

本效益[1]，但有1个模型将初始激光治疗与药物治疗和（或）手术进行了比较，结果显示激光治疗在美国和澳大利亚地区是更具成本效益的选择[10-12]。但是，所有模型都存在数据录入及已发表文献中转化概率有限的问题[1, 11]。模型的数据来源于随机对照试验（即并非来源于临床实践），其结果比"真实生活"要乐观。文献中报道的所有进展率仅为一只眼睛的结果（并不经常区分较好的眼或较差的眼），诊断试验的敏感性、特异性和患者的依从性则很少纳入模型中，且效用值及患者相关结果的经验数据有限[1]。

三、青光眼治疗趋势

尽管各国差异较大，但所有研究均显示以下趋势。

- 从1990年起，药物的处方量逐渐增加[13]。
- 成本的增长远超过药物处方的增长[13]。
- 青光眼药物占比显著增加，最高达到70%[14]。
- 激光小梁成形术的增速放缓，如1993—2004年在澳大利亚该治疗的比例总共增长了60%[15]。
- 尽管尚无文献支持任何特定形式的激光小梁成形术的优越性[16]，但一些国家的研究显示引入选择性激光小梁成形术后，激光手术治疗率在提高[17]。
- 青光眼手术率在下降，如1994—2004年苏格兰的手术率为67%[13]。
- 白内障的手术率在上升[13]。尽管在青光眼患者中单独白内障超声乳化手术可使眼压降低3~4mmHg（与局部碳酸酐酶抑制药和肾上腺类药物效果相当），但尚未明确白内障手术增加与青光眼手术的减少之间的关系[4]。
- 缺乏上述青光眼治疗变化趋势的结果[15]。

四、成本与资源利用

有关资源利用的数据非常的少且定义存在差异[1]。经济评估的原则是将所使用的资源（如所需的医护人员和设施、诊断和治疗设备、测试和程序的频率）与其单位成本（如每次手术和诊断干预措施的成本、门诊就诊、住院等）分开报道。即使报道的结果将有助于在不同国家间进行推广，类似的报道依然少见。

但是几个国家报道说，随着疾病进展，成本也在不断增加[18-22]。众所周知，已在医疗系统及教学医院内的患者与一般人群相比，多处于疾病晚期[22, 23]。在美国大型临床网络登记的青光眼患者中，最昂贵的 5% 占青光眼相关花费的 24%[24]。

尽管一般认为更多的资源会有更好结果，但是近期一项 11 年随访的回顾性研究显示，在青光眼的各个阶段，与较低的支出区域相比，青光眼护理支出增加了 34%（诊断和随访期间的检查支出增加了 44%，药物支出及更多的激光和手术支出增加了 28%），但是治疗结果或生活质量却无明显改善[14]。

五、未来方向

在日常的临床工作中，我们需要获得与同行和其他国家相比的自身医疗生产数据，包括医疗活动、病例组合及治疗结果、医疗生产方式、放弃和采用新治疗和技术的标准以及提供护理的适应人群。我们必须在一些关键问题达成共识：诊断标准包括金标准（长期随访观察优先）、观察终点（如视力残疾及其相关定义）、如何收集及报道成本数据等。我们应该在方法学上优化，以便在不同研究和不同国家之间进行合适的政策选择及结果比较。我们还应该就如何处理研究中双眼的成本问题达成共识，成本的多少决定于视力较差的眼，而生活质量取决于视力较好眼[25]。根据这些定义，我们将获得更多对现有治疗方式的可替代治疗模式其自身成本效益和成本效用在诊断和治疗方面更可靠的数据。

我们必须努力减少临床实践差异，同时提高青光眼干预及护理的成本效益。在评估不同国家之间护理及临床实践差异时，并非所有的做法都是正确的。发现数据并不是都对的。真正的挑战在于平衡过度医疗消费及严重医疗不足。最主要的挑战在于在国家 / 地区基础上获得可靠的成本效益数据，然后说服眼科医生采用和实施最具成本效益的做法。

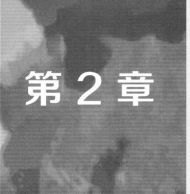

第 2 章 青光眼手术时机选择
When to Perform Glaucoma Surgery

Dana M Blumberg　George A Cioffi　著

桑景荭　译

王宁利　校

本章概要

在部分青光眼患者中，小梁切除术及引流管植入术似乎都是具有吸引力的手术选择。患者必须了解尽管在特定情况下手术具有较低的失败率，但失败的风险依然存在，一些手术并发症的出现可能会加重眼部状况。如今，就像过去几十年一样，手术医生和患者需要共同决定哪种方式是最有益的，但是现有数据确实可以帮助我们做出判断。

一、概述

如今大多数青光眼医生的小梁切除术手术操作与 40 年前 Cairns 提出的手术方式相差无几[1]。手术过程设计包括在板层巩膜瓣下的非全层跨角膜缘"瘘管"。尽管在当时该手术想要消除不良滤过泡，但很快发现板层巩膜瓣将房水引流至结膜下，从而形成与传统手术相同并发症风险的滤过泡[2]。小梁切除术不同于 20 世纪初引进的较老的全层巩膜瓣滤过手术，差别虽小，但至关重要。板层巩膜切除产生瓣膜效应可即刻控制术后房水流出，最大限度地减少术后早期浅前房、过度低眼压及脉络膜渗漏的发生。新的手术方式使得滤过泡壁更厚更弥散。理论上，这些滤过泡不易受传统手术囊状滤过泡所导致的滤过泡漏、滤过泡炎及眼内炎的影响。这些优势，特别是术后早期引流量控制的优点是十分显著的。在 20 世纪 80 年代中期，小梁切除术几乎完全取代了全层巩膜瓣切除术，那时大部分手术医生意识到切除部分小梁网并非手术成功的机制。小梁切除术减少但并未完全消除早期滤过过强、浅前房和晚期滤过泡漏的风险。由于 20 世纪初期的手术

医生在滤过效果差但安全性高的厚壁滤过泡与滤过效果明显但风险较大的薄壁滤过泡间犹豫抉择，因此，现代行小梁切除手术的医生们通过调节巩膜瓣下房水引流来衡量手术的成功、失败及并发症的发生。一些眼科医生选择在手术时通过增加缝线的数目达到完全闭合巩膜瓣的目的，并计划在术后通过激光断线逐渐打开滤过通道的方法控制引流量，而另一些医生则考虑通过放置可术后机械拆除缝线从而控制引流量。因此，20 世纪 80 年代，滤过手术失败的原因从全层手术相关的滤过泡相关并发症转变为小梁切除术中对巩膜瓣的各种操作所引起的经巩膜流出道堵塞的问题。

结膜瓣下及巩膜瓣表面伤口愈合过盛的问题一直是滤过手术失败的原因之一，然而，在眼球壁上进行巩膜瓣的制作带来了新的手术失败问题，特别是对于瘢痕体质的患者。为了应对这些问题，Heuer 及其同事将抗代谢药物的方法引入到术中及术后[3]。为了抑制过度的伤口修复，如氟尿嘧啶及丝裂霉素等抗代谢药物使得滤过手术成功率得到改善，特别是对于手术失败风险较高的患者[4]。而这些药物的使用使得小梁切除术的并发症重新回到薄壁滤过泡

渗漏及滤过泡感染。如今，绝大多数小梁切除术虽然与 Cairns 手术过程基本相似，但同时结合了局部辅助抗代谢药物的使用及可调节缝线技术。这些技术使得术后管理变得更复杂，也将会影响眼科医生对最佳手术时机的判断。

鉴于对越来越多的滤过泡相关的手术并发症的考虑，引流管的应用日渐增多。1995—2004 年，小梁切除术的比率下降了 43%，同时引流管植入术增加了 184%[5, 6]。引流管植入术与小梁切除术对比试验质疑小梁切除术是否依然是首选的手术方式，特别是对于需要眼压长期处于个位数水平的患者[7]。研究显示 Baerveldt350 植入物降眼压效果与小梁切除术类似，且失败率与二次手术率均较低。引流管的支持者认为引流管植入术可作为小梁切除术失败高风险患者的主要治疗方案。这些高风险患者人群包括有内眼手术史或既往滤过手术后眼压失控的患者，无法按时复诊的患者，存在结膜瘢痕、新生血管性青光眼或有巩膜扣带的患者。对引流管植入术存在质疑的学者认为，引流的量无法控制并且可能会增加术后持续性复视的风险[8]。对初次手术选择引流管植入术的患者来说，由于结膜操作和结膜瘢痕可能会限制后续再行小梁切除术的可能性。

二、药物治疗

在过去的一个世纪中，青光眼经典治疗模式是从诊断到药物治疗以及最终需要滤过手术治疗。在 20 世纪 70 年代，药物和手术治疗的选择是有限的，即使没有危险，也通常不被患者所接受。在 19 世纪末及 20 世纪初，缩瞳药包括毛果芸香碱、毒扁豆碱及肾上腺素引入青光眼药物治疗，随后在 20 世纪 50 年代引入口服碳酸酐酶抑制药。这些药物的组合使用构成了"最大耐受药物治疗方案"，若超过最大耐受剂量，眼科医生则会建议患者行滤过手术治疗。因此，这个概念对于青光眼手术治疗时机的选择有着决定性的作用。

早在 1977 年，最大局部药物治疗方案包括两种类型药物组合，即缩瞳药及儿茶酚胺类。即使小剂量毛果芸香碱很多患者也无法耐受，出现头痛伴视物模糊的症状。极少数情况下会应用更具毒性的

胆碱酯酶抑制药。肾上腺素复合物尽管药物剂量相对较大，但仍然是一种安全又有效的抗青光眼药物，每日两次结膜囊内给药，然后通过鼻咽静脉进入静脉系统。然而，反复充血和严重的局部过敏反应限制了这些药物的使用。同样，只有少数患者可以耐受碳酸酐酶抑制药引起的疲劳、乏力、厌食等。在有限的选择下，药物替代方案下的疾病进展，即使手术并发症较多，也会很快作出手术治疗决定。尽管 20 世纪青光眼医生对于术后浅前房和脉络膜脱离的处理很有经验，但大多数医生仍然喜欢首先尝试药物治疗，即使存在很多药物相关并发症。

1975 年之后的十年内，"最大耐受药物治疗方案"的概念有了很大的变化。当时，小梁切除术似乎比传统全层滤过手术更安全，并发症更少（即使效果稍差）。有些青光眼医生建议早期行手术治疗。相反，局部 β 受体拮抗药的应用相较于标准缩瞳疗法，患者的耐受性显著提高且疗效相同或更佳，从而彻底改变了药物治疗模式[9]。毛果芸香碱退出一线治疗药物，而青光眼的药物治疗方案又重回医生治疗考虑的一线。

马来酸噻吗洛尔引入北美青光眼治疗的 1 年后，低能量的氩激光烧灼小梁网的降眼压治疗带来了青光眼治疗的又一次革命。一项比较药物与激光治疗的前瞻性临床研究显示两者疗效相同，但研究设计的缺陷很难给出确定的结论。在青光眼治疗过程中，在小梁切除术前加入激光小梁成形术，既是药物治疗的补充，同时安全性更高。在 20 世纪后半叶，青光眼的治疗将会变得更为复杂，这会进一步混淆了"最大耐受药物治疗方案"的概念。到 1990 年，大多数人把 β 受体拮抗药、肾上腺素类复合物或毛果芸香碱联合口服碳酸酐酶抑制药视为最大耐受药物治疗方案。然而，在 20 世纪最后的 10 年中，毛果芸香碱和其他缩瞳药物被可增强房水流出且耐受性更好的前列腺素类似物替代[10]。碳酸酐酶抑制药局部应用替代口服，α 肾上腺素受体激动药替代肾上腺素[11, 12]。如今，青光眼专家和患者有很多的药物选择。然而，在选择最佳药物组合和达到目标眼压之前，每位患者长期的药物治疗尝试，可能会导致视野进展恶化。在激光和手术治疗之前，应至

少对患者应用一种药物治疗。医生们要知道随着每一种局部外用药物的增加，患者用药的依从性和意愿都可能受到限制。因此若已经应用减少房水生成的药物（如β受体拮抗药）和增加房水流出的药物（如前列腺素类似物）均未能有效控制眼压，则应考虑激光或手术治疗等替代治疗方案。摒弃尝试各种药物的不同组合方式，"最大耐受药物治疗方案"的概念需要在相互关联的概念（如药物有效性、耐受性和依从可能性）间达到微妙的平衡。对于大多数患者来说，可能限于每日2种或3种局部药物。正如上面所提到的，延迟达到目标眼压会导致视力下降。

三、激光小梁成形术

1979年，Wise和Witter首次描述了激光小梁成形术的方法[13]。在那时，作者应用的是蓝绿波长（454～529nm）氩激光。1990年，青光眼激光研究（Glaucoma Laser Trial，GLT）首次证实激光与局部眼药疗效相似[14]。有些患者激光治疗后出现一过性高眼压反应，不过这种反应可以预防或用局部药物控制。激光治疗令人不满意的则是大部分患者维持时间较短，眼压在6～36个月后开始上升。鉴于青光眼病程进展及小梁网途径阻塞的原因，青光眼科医生对此并不感到吃惊或失望，在手术之前可以有1～5年的缓解期。激光治疗的热度在逐渐消退，1995—2001年，激光小梁成形术减少了57%，从151244降到2001年的75647例[15]。很多人认为这种减少与前列腺素类药物广泛应用有关。

在1998年，随着选择性激光小梁成形术（selective laser trabeculplasty，SLT）的问世，激光小梁成形术又逐渐流行起来[16]。SLT因其较低的热损伤，可以重复治疗[17]。尽管ALT和SLT都能达到相似的降眼压效果，但可重复性及大光斑的简单操作仍具有广泛的吸引力。2001—2004，激光小梁成形术在美国增加了80000例[18]。尽管SLT在青光眼治疗中的确切作用存在争论，但鉴于其安全性和有效性，很多医生会选择将SLT作为主要治疗及补充治疗方案[19]。然而，鉴于其治疗有效性的差异及疗效持续时间，医生应密切监测进行SLT治疗的患者的病情变化。

四、目前治疗策略

对治疗方式顺序的首要考虑不是任何明确的研究结论，而是一种理念，即药物治疗在大多数情况下是可逆的，而无论成功或失败，手术都是永久且不可逆的[20]。随机临床对照实验，如协作性初始青光眼治疗研究（Collaborative Initial Glaucoma Treatment Study，CIGTS）显示药物和手术治疗对于大多数青光眼患者都是有效和安全的。"初次手术"是一个术语，是指未接受（最小）药物治疗情况时的治疗方法。CIGTS研究对初次手术治疗和药物治疗进行比较显示，初次手术治疗表现出超过90%的眼压控制率及长期视觉功能稳定，但药物治疗生活质量更高[21]。因此，临床经验及临床研究均显示与药物治疗相比，初次手术治疗可将眼压控制在更低的安全水平。在药物治疗眼行小梁切除术的后续结果显示，即使术中应用了抗代谢药物，其手术效果依然不佳。这提示近50%的患者在术后几年内未达到与增加辅助药物治疗相同的治疗效果[22, 23]。尽管如此，目前对于手术干预的理念并没有大的变化。逐步渐进式的青光眼治疗模式，包括药物、激光到手术，仍是基本治疗方案。

不像其他眼科手术，青光眼手术时机的选择取决于很多因素，包括青光眼严重程度、病情进展速率、患者年龄、基线眼压、经济承受能力等。经典的治疗方案是患者先应用药物和（或）激光治疗，根据病情变化逐步升级治疗方案。当患者病情恶化，或者患者不愿意或不能进行药物治疗，或药物治疗眼压控制欠佳，则会考虑近期行青光眼手术治疗。患者初始眼压高，视神经损伤重，或应用最大剂量药物后病情仍然进展的，手术治疗获益会更多。

除小梁切除术和引流管植入术以外，目前有几种新型、微创手术方式，包括小梁成形术，小管塑形术及iStent植入手术。尽管这些手术的风险低于传统的抗青光眼手术，但它们降眼压的幅度很有限。因为对于新术式的临床研究有限，所以新术式的应用仍很局限。如果青光眼患者需要较低或个位数的眼压水平，唯一有效的手术方式仍是传统的小梁切除术或引流管植入术。

五、青光眼视神经损伤分期

手术医生在选择治疗方案时应考虑青光眼视神经损伤的分期及视野丢失的范围。一般认为，对于药物或激光治疗的反应都必须经过一段时间的评估，对于视野损失较小的患者来说并不困难，但对于仅存中心视野的患者来说可能无法承受。在这部分患者中，医生会选择最大耐受药物治疗方案快速评估反应，但是选择直接行手术治疗同样合理。无论如何，已经失去大部分功能视野的患者是无力等待长时间疗效评估的。

六、青光眼诊断

我们还需要考虑每位患者青光眼的特定类型。大多数观点适用于原发性开角型青光眼。继发性青光眼治疗方案是不同的。原发性闭角型青光眼患者是不会从增加房水引流的激光治疗中获益的，但证据表明白内障摘除术及传统青光眼手术均会显著降低此类患者的眼压 [24]。另一方面，存在手术严重并发症危险因素的患者，如玻璃体切割术后无晶状体眼、特殊类型的葡萄膜炎、既往脉络膜上腔出血、高度近视及真性小眼球等均会对早期手术效果产生影响。在外伤，化学烧伤或既往内眼手术史后形成广泛结膜瘢痕的患者，或预期瘢痕迅速形成如炎症活动期的患者，应首选药物治疗。如果这些尝试都失败，引流管手术可以作为选择。青光眼由于某些原因，如眼部炎症，应该先对因治疗后再进行非特定性降眼压治疗。

七、药物及激光治疗对小梁切除术疗效的影响

尽管传统上药物治疗优先于手术治疗，但前期的药物局部治疗会增加随后的滤过手术失败的风险 [25]。长期应用降眼压药物的临床差异与结膜上皮细胞及深部组织的炎性细胞相关。成纤维细胞的增生更多在结膜表浅组织 [26]。数据显示局部应用药物会引起亚临床炎症反应导致滤过手术失败。事实上，许多应用局部药物治疗的患者其结膜炎症并非是亚临床症状，这些患者会出现明显的结膜充血，血管扩张及水肿，会出现结膜炎性滤泡。尽管结膜

活检研究检查了在很大程度上已放弃的一种缩瞳药及拟交感神经疗法，但是所有的新药，特别是肾上腺素激动药，都产生了相似的临床效果，但要更温和。尽管这方面研究不是很充分，但激光小梁成形术似乎不太可能影响青光眼手术的成功率。

年龄、种族等人口因素也决定了早期和晚期小梁切除术的手术时机选择。根据现有数据，可以肯定的是肤色越深，小梁切除术后瘢痕形成的风险就越大，但是药物的反应与种族因素之间的相关性并不十分明显 [17]。因此，在其他因素相同的情况下，在手术前尝试用药物控制肤色较深患者的眼压可能是有意义的，而先应用手术后应用药物则可能对肤色较浅的患者更有意义。也就是说，非洲裔美国人比他们的欧洲裔同龄人青光眼致盲的发生率更高且发病年龄更年轻。可能需要通过手术干预从而达到更低目标眼压。同样，年轻人且较厚的眼周组织均会加速伤口愈合，与老年人相比，药物治疗可能比手术治疗更适合。然而，对于年轻人来说，可能会面对多年的潜在视力丧失的风险，因此与老年人相比，需要更低的目标眼压。而这种更低的目标眼压的实现可能离不开手术的干预。6 岁以下儿童滤过手术效果几乎都不佳，而 20 岁以下的年轻人仅根据年龄就可以基本预测预后。

八、青光眼手术治疗的视力预后

青光眼治疗选择的共同目标是保持视力。目前，唯一可行的用于视力保护的策略是将眼压降低到视神经通路损伤阈值以下。以上讨论的所有治疗方式，包括药物、激光和手术，最终只能寄希望于通过降低眼压从而保护视觉通路。但是，每一种治疗方式也都有可能引起周围或中心视力的进一步暂时或永久丧失。在某些特殊情况下药物可引起角膜或眼内炎症，这些炎症可能会导致眼压进一步升高，继发角膜水肿或混浊而导致视力丧失。这些并发症在传统的副交感神经药物中更为常见。如今，只要停止使用此类药物，就可以识别和逆转该并发症。激光小梁成形术很少导致视力下降，除非眼压明显且持续升高。现在，一般通过术后局部应用 α_2 肾上腺素受体激动药来预防这种并发症。如前所述，手术可大幅度降低眼压防止高眼压造成进

一步的视神经损害，但同时手术相关并发症，如白内障、炎症和低眼压均存在导致视力丧失的风险。TVT 的 5 年随访研究结果表明，引流管植入术与小梁切除术出现视力下降的发生率相似[27]。

白内障通常随年龄逐渐进展，但内眼手术后其发生和进展速度均加快。在许多情况下，白内障的发生可直接归因于手术操作或术后恢复过程。如将 30min 左右的手术时间延长至 1～2h，可能会使眼睛一直处于低眼压状态。在虹膜切除术中器械进入眼内可能会对晶状体造成直接损伤。由于术后长期低眼压，前房较浅，晶状体与角膜内皮接触，同样会导致白内障和角膜混浊。

小梁切除术后的白内障手术可能会损伤功能良好的滤过泡，可能诱导伤口愈合反应从而导致滤过通道内阻塞性纤维血管膜的形成。现代微创的白内障手术可以最大限度地减少但并不能完全消除这种风险。因此最好采用青光眼白内障联合手术或小梁切除术后至少 6 个月，待滤过泡完全发挥功能后再行白内障手术。

九、非依从性

药物治疗的依从性被广泛地认为是青光眼治疗方式选择的关键因素。无论是否接受手术治疗，青光眼将会伴随患者终生，需要终生治疗。药物治疗需要持续进行，无论是降眼压、抑制术后炎症反应或预防术后感染。

青光眼手术治疗只是一部分，更多的是需要患者多次随访调整药物使用。对于不能应用药物，或可以按时术后随访应用术后抗炎药物的患者，青光眼手术治疗是不错的选择。尽管患者的滤过泡需要终身随访监测，以免出现感染或滤过泡渗漏，但是手术治疗对于不能接受药物治疗的患者，如过敏者、高龄或残疾人，仍为不错的治疗方式之一。

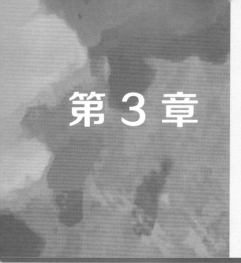

第 3 章

发展中国家青光眼手术的卫生经济学

Economics of Surgery Worldwide: Developing Countries

Boateng Wiafe　著

桑景荭　译

梁远波　校

本章概要

　　尽管手术后潜在的眼部并发症发生率高，但是手术治疗依然是发展中国家青光眼的一线治疗方案，因为依靠药物治疗青光眼治疗是不切实际的。在发展中国家潜在约 7000 万青光眼患者，怎样才能提高手术率呢？

　　已经明确的四大障碍均与经济有关：缺乏认识、较差的手术结局、手术费用及就医距离。

　　目前在发展中国家青光眼手术经济学的研究非常缺乏，这也是发展中国家的巨大挑战。

　　强力推荐早期诊断和首选手术治疗。

　　对所有需要青光眼手术的患者来说，建议考虑支出费用的报销、政府补助或保险，目标是让所有患者都能负担治疗成本。

一、前言

　　根据 WHO 最新的估计，全球约有 3.14 亿人由于眼部疾病或未矫正的屈光不正而导致视觉障碍，其中有 4500 万人失明，且 90% 生活在低收入国家[1]。

　　目前，估计全球由于青光眼导致失明的患者有 840 万，已公布的数据显示全球约有 7000 万青光眼患者[2]。各地区青光眼类型不同，亚裔人群高发闭角型青光眼，而非洲裔人群高发开角型青光眼。因此，大多数青光眼患者存在于发展中国家。考虑到世界人口老龄化，到 2020 年青光眼患者数量将会增长到 8000 万。青光眼是全球第二位致盲眼病，主要累及女性和亚洲人群[2]。

　　该章节将帮助我们理解有关在发展中国家开展青光眼手术所需成本的问题，期望能解决发展中国家的青光眼致盲问题。成本经济学为卫生资源的分配提供了有效的信息，考虑多元利益主体意味着从不同角度关注资源分配：社会是一个完整体，包括制造商、健康服务的购买方和提供方、工作人员和患者，政府也应纳入其中。不同的利益相关者会关心不同类型的成本及所需成本的特点[3]。

　　两种成本需要进行定义。直接成本一般涉及货币交易，例如，医疗及交通的成本就是直接经济成本。间接经济成本包括患者的时间[4]，例如，患者在寻求医疗帮助时及患病期间，可能会失去工作，甚至丧失劳动能力。

　　全球每 10 名青光眼患者中有 9 名都未被明确诊断，尽管在发达国家青光眼的确诊率已经上升到 50%[1]，因此，需要增加疾病检出率。但医疗保障系统之外的人群筛查不具有成本效益，因为青光眼的诊断需要详细检查视盘结构并进行视野测试[5]。

眼压（intraocular pressure，IOP）是青光眼的独立危险因素，它会加重青光眼的病情，导致青光眼视神经进一步损伤，在某种意义上控制眼压是一种经济的做法。一旦青光眼患者被发现，因病情普遍是慢性进展的，这会导致资源的长期消耗。在早期阶段如何进行青光眼的危险因素管理，需要长期的分析研究才能得出结论。当我们降低眼压以避免疾病潜在的进展可能时，节约的成本可能是源于患者的疾病并未恶化，也可能是避免或延缓了视功能严重受损的健康状态下降，因为视功能严重受损意味着高成本的治疗和较低的生活质量（quality of life，QoL）。也就是说，治疗某一个危险因素的直接影响是不可测的，需要结合疾病自然病程以及治疗的有效性进行评估（延缓自然病程）。

青光眼是以视神经损害为特征的疾病。是一种持续性的慢性眼部疾病，最常见的类型为原发性开角型青光眼（primary open-angle glaucoma，POAG）。POAG 是以眼压升高为特点，可通过药物、手术或者激光治疗。青光眼诊治的基本原则在全球是一致的[6]。考虑到医疗资源缺乏和竞争性机会成本，资源有限的国家不得不将手术作为青光眼的第一线治疗，因为终身药物治疗是不实用的。在发展中国家，药物并不是在各地都能获得。尽管青光眼患者遍布各地，但是抗青光眼药物主要在大城市药房售卖。由于较低的文化水平，导致疾病意识的缺乏是发展中国家采用药物治疗青光眼效果不太好的原因之一。

由于治疗成本、药物的可获得性和疾病意识的缺乏所导致的治疗依从性差，是发展中国家治疗青光眼的主要问题。根据联合国和世界银行的数据，超过13亿人生活在每天收入小于1美元的地区，其中大部分是在发展中国家。研究显示，在发达国家，使用拉坦前列腺素治疗，每天成本为0.87美元[7]，而在发展中国家药物治疗的成本可能更多。

手术降眼压的成本随着时间推移在降低。虽然手术治疗在前三年成本较高，但如果用预期寿命来计算成本，并将其与终身用药的成本进行比较，在发展中国家，手术治疗还是具有成本效益的。根据

较早的一项 Ainsworth 和 Jay 在苏格兰的研究表明，早期手术所需的总的治疗成本更少（图 3-1）[8]。

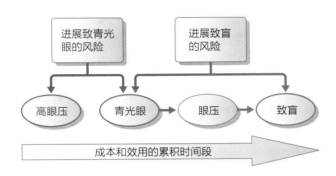

▲ 图 3-1　卫生经济学在青光眼中的应用

引自 Gisela Kobelt, IGR: Glaucoma and Health Economics March, 2008

近期我们的数据显示，接受治疗的青光眼患者人数在上升，但很少有患者愿意接受手术治疗。研究显示，治疗的成本与青光眼严重程度直接相关[9]。

作为慢性、进展性、不可逆性眼病，在发展中国家，早期手术治疗可作为较好的青光眼治疗方式。对于青光眼手术最大的挑战在于拥有较好视力的青光眼患者不愿意接受手术治疗。幸运的是，眼科医疗是通过团队方式进行，顾问可以处理此类问题。

二、社会及经济负担

一些研究表明，长期的药物治疗不仅从主观和客观角度讲作用不显著，而且存在经济限制。另外，超过70%的青光眼患者不选择药物治疗，而是考虑手术或者激光治疗[10]。

青光眼的社会经济负担分为三类：直接成本、间接成本及隐形成本。

1. 直接医疗成本是个人医疗就诊和药物治疗的成本。

2. 间接成本包括患者丧失劳动力、医护人员和其他相关工作人员的薪金。

3. 隐形成本包括青光眼导致的由于视觉丧失而致收入减少。例如，在很多发展中国家，健全的人充当盲人亲属的向导，这会导致生产力降低[11]。

三、较低的手术率

7000 万青光眼患者大多数居住在发展中国家。在这些国家，尽管手术作为一线治疗方案，但手术覆盖率较低。目前，一些研究显示每百万人口只有20 例青光眼患者选择手术治疗。规模经济表明，如果病例数量增加，每个病例的治疗成本就会降低，同时保证高质量的手术。

四、障碍

青光眼手术的障碍包括：①缺乏疾病意识；②手术质量低及手术效果较差；③成本；④病患的就医距离。

后三点与经济水平低有关。每点详细阐述如下。

1. 缺乏疾病意识

由于青光眼的发病缺乏症状，家族病史是其危险因素，特别是在视力正常时，患者对疾病的诊断有怀疑。患者实际上接受失明是因为知道祖父母年老时趋于失明，他们的父母也是如此。患者甚至将其归因于巫术，因为眼睛看起来正常但看不见任何东西。因此必须有意识地提高患者的认识，但这是一项颇具成本的工作，而且因为缺乏患者的母语版健康教育材料，还需要增加更多的预算。因为没有好的或可行的基于人口的青光眼筛查，我们需要制定一个完善的计划，以提高不同人群的认识，强调危险因素，这会帮助人们了解青光眼。这项计划需要顾问服务人员为这些患有青光眼并有失明风险的患者工作。

2. 较差的手术结局

如果手术量较少，手术医生的经验和自信心就会降低，手术效果就会较差。青光眼手术的主要目的在于成功的降低眼压水平以减少视力的损伤。这就要求手术医生及其团队受过良好培训，有适当的医疗设备和一定数量的手术机会。这就需要增加投入以确保一个适合这种类型青光眼手术的环境。

由于考虑成本而使用不合适的手术器械会产生不良的影响。反复的手术训练及搭配相应的设备可以提高手术的质量。在外筛查团队适时需要进行更综合的包含青光眼的眼科服务，各阶段的进修课程都应包括青光眼相关内容。

3. 手术成本

当前，发展中国家的许多项目所担负的白内障手术和青光眼手术的成本基本一致。青光眼患者即使进行过专业咨询，他们依然期待手术后会像白内障术后一样提高视力。青光眼患者的手术费用如果能够通过某种方式得到补贴可能可以提高手术率覆盖率。事实上，尽管手术费用减低，有一些患者仍然拒绝手术治疗。这提示我们并没有完全考虑到患者不愿意接受手术的原因。

4. 病患的就医距离

Bowman 和 Kirupananthan[12] 研究显示手术方式的选择需要考虑患者不再复诊的假设。就诊距离是一大障碍，许多患者需要负担交通费用，而且因为其视觉损害需要陪同人员一起出行，需要尽可能为患者提供较近的就医服务。Melese 等研究提出需要努力在眼科机构与社区之间创造一座桥梁，以便于更好地进行眼保健服务 [13]。

五、成本分析

成本分析是项目预算中一部分，让管理者明确计算某项服务的真实费用。因此青光眼手术需要进行成本分析。

在项目和管理层面，成本分析意味着拟定预算和设置计费系统让项目管理者明确治疗的总费用或者每场手术的成本。这些信息是项目管理的基础，例如，出于评估的目的，人们可能想知道进行滤过性手术（如小梁切除术）的平均成本。这部分成本分两部分：①固定成本，即员工的工资、水电费用等；②不固定成本是指医疗消耗品的费用。

成本分析将提供三方面信息。

1. 成本分析在项目实施前，将提供成本和收益的信息。

2. 成本分析可以改进对项目的理解，探究进行何种程度的干预收益是最大的。

3. 成本分析会发现非预期的花销。例如，患者因为贫穷无法负担看病的交通费用。在某些案例中，需要提供这种服务。

如果充分考虑以上信息有利于提高手术率，同时每台手术的成本也会降低。

在发展中国家，青光眼卫生经济学相关研究很少。大部分数据来源于发达国家，但是大部分情况不适用于发展中国家。这就急需在发展中国家进行青光眼卫生经济学相关的研究。

六、筛查的性价比

在人口年轻并且低年龄死亡率较高的发展中国家进行人群筛查或者按照指南治疗的成本收益较差。但针对转诊的患者，假定进行一次性手术治疗，性价比还是很高的。

七、手术资金的来源

大多数发展中国家实行公立医疗模式。80% 的医疗资源属于政府管理，竞争导致资源稀缺。以下是不同发展中国家不同的医疗模式[14]。

1. 从患者回收成本

这就是"拆东墙补西墙"的理念。高收入人群可以负担自身的治疗成本，补贴用于低收入人群。

2. 政府补贴

发展中国家政府在医疗资源的供给是有限的，但所有员工是政府雇用，政府拥有医疗设备，这对项目来说是极大的助力。通过更多的倡导和宣传，可以从政府处得到更多的资助。

3. 保险机制

大多数国家拥有私有医疗保险和政府提供的医保，即使是在发展中国家，也可以帮助患者负担其部分医疗费用。需要确保医疗报销中涵盖青光眼手术。

八、建议

1. 我们迫切需要更多的更高质量的关于如何选择治疗方案及疾病造成何种负担的研究。这些研究很重要，可以对解决问题提供战略性的指导。

2. 青光眼的隐匿性导致患者不能及时就医。这就需要所有卫生部门积极进行青光眼疾病意识宣教活动。

3. 考虑到患者的药物治疗成本以及对药物的依从性问题，确诊后的一线治疗方案为手术。

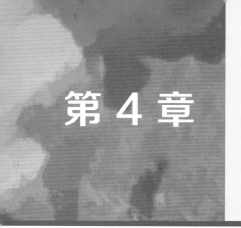

第 4 章

降低眼压：手术与药物治疗比较
Lowering Intraocular Pressure: Surgery versus Medications

Jamie Lea Schaefer　　Clive S Migdal　　Mark B Sherwood　著

桑景荭　译

刘旭阳　校

本章概要

当被诊断为青光眼后，目前首选的是药物治疗达到良好的眼压控制。此外，手术干预也是一种有效的治疗措施。对于患者个体而言，风险与收益比要考虑很多因素，如依从性、潜在的耐药性，以及靶眼压水平。

一、概述

青光眼治疗的目标是延缓视力下降的进程，尽最大可能保留视功能并减少并发症。此外，需要确保患者一定的生活质量。眼压升高是导致青光眼性损伤的主要危险因素。到目前为止，降低眼压是唯一被证实有效的治疗方法[1, 2]。目前的治疗方式都是关于降低眼压。未来，非压力依赖性因素的治疗方法，例如视神经保护治疗，基因治疗，将有望进入临床实践。然而，目前的治疗目的是将眼压降低到视盘或视野停止恶化的程度，并尽量减少并发症或副作用。

循证医学提供了治疗成功率、失败率以及副作用相关信息。对于每个患者而言，在做治疗决定前，应该充分个体化评估。

正常人的眼压在一天或更长时间内是波动变化的。青光眼患者眼压波动幅度大于正常人。短期和长期的眼压波动范围在临床上和峰值眼压一样重要。因此，任何降眼压的治疗都是为了降低眼压波动以及眼压的绝对值。

理想的降眼压治疗应该达到这几个目的：降眼压的幅度要足够（达到个位数眼压水平），长期持久降压，减少眼压波动。患者的依从性也要考虑。最好没有副作用，或者副作用很小，可耐受。最后，治疗的费用要患者能承受。

降低眼压的机制在于调控房水流出，包括经典的小梁网途径，或者葡萄膜巩膜途径。不同的降眼压药物（不论是单一制剂还是联合制剂）降眼压幅度不一样，给药方案（滴眼频次）也不一样。因此，在药物治疗方面，患者的依从性很重要。依从性决定药物治疗的有效性，文献报道依从率为23%～51%[3]。

目前，主要的局部降眼压药物是β受体拮抗药，主要作用是减少房水分泌，但在呼吸系统及心血管系统有相应的副作用，特别是对老年患者[4]。较新的药物还包括局部碳酸酐酶抑制药，尽管其降低眼压的有效性不如全身系统用药。α₂受体激动药也可以有效降低眼压，但在某些患者身上会发生局部过敏反应。前列腺素/前列腺酰胺类药物可以达到很好的降眼压效果，其严重的副作用少[5]，降低眼压的幅度要比其他药物强，如毛果芸香碱或肾上腺素，可将眼压降至比较低的水平。此外，前列腺素类药物每天点一次即可。与β受体拮抗药的复合制剂目前也应用于临床。

对于患者而言，常常需要眼压降低30%～40%

才能达到靶眼压水平，靶眼压水平是根据每个患者的青光眼视神经损伤程度以及其他相关危险因素的情况决定的[6]。单一药物治疗与基线相比可降低眼压 33%，因此联合用药才会达到降低眼压水平。对现在常见青光眼药物降眼压效果的 Meta 分析显示，前列腺素类药物和噻吗洛尔是对于原发性开角型青光眼及高眼压症患者最有效的降眼压药物[7]。

手术治疗也有其优点。对于控制眼压及保存视力，手术可优于药物或激光治疗选择[8]，但这不是对于所有人群都适用[9]。手术治疗可将眼压降低到比较低的水平。然而，手术很少作为青光眼的初始治疗方案[10]，因为手术会带来相关的并发症，包括早期术后滤过过强或者瘢痕化阻塞滤过口。可拆除缝线及应用抗代谢药物减少这些手术相关的并发症风险。此外，非穿透性手术，如深层巩膜切除术或是黏小管成形术可降低早期术后低眼压[11]。但前瞻性随机研究却显示后者手术方式的降眼压效果不如传统的手术方式[12]。

小梁切除术比药物治疗对于减少昼夜眼压波动更有效[8]。Moorfields 研究显示手术治疗后平均最高眼压 15.5mmHg，最低眼压为 13.1mmHg，相比药物治疗后平均最高眼压为 22.1mmHg，最低为 15.9mmHg（图 4–1）[8]。眼压降低的程度与不同手术方式选择有关，非穿透性手术后平均眼压值较高。小梁切除术与初始选择药物治疗相比，手术后眼压平均值更低[8, 13]。但是药物治疗与选择性激光小梁成形术相比并无明显差异，尽管在一年的随访中药物治疗达到靶眼压水平还需多次的方案调整[14]。在接受降眼压药物治疗和手术治疗患者中进行 24h 眼压监测和饮水试验发现手术组眼压波动小[15]。不同药物对于 24h 眼压波动的影响不同[16]。

并不是每个青光眼患者都需要很低的眼压水平来延缓病情进展。早期青光眼视神经损伤的患者眼压可以控制在中等或较高的水平[13]。

药物治疗及手术治疗降眼压的持续时间也各异。如 β 受体拮抗药有一定耐药性，5 年后只有不到 50% 接受治疗的患者的眼压还能得到控制[17]。新型药物对于眼压的维持更持久。手术治疗在最初的 1 年内眼压是可以得到良好的控制的[18, 19]。但随着时间进展，也会出现眼压逐渐失控和青光眼性视

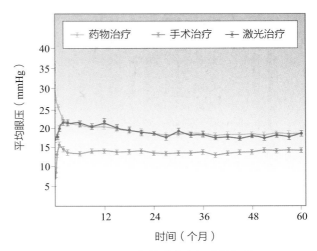

▲ 图 4–1　不同治疗方案组眼压水平

引自 Migdal C, Gregory W, Hitchings RA. Long term functional outcome after early surgery compared with laser and medicine in open angle glaucoma. Ophthalmology 1994; 101:1651–7

神经损伤进展。

二、风险收益比

所有青光眼治疗方式都有各自的副作用。对于每个青光眼患者都可能不同，需要选择最适合他们的治疗方式。

药物治疗的副作用包括局部性和全身性的。人们一直在努力尝试提供更安全的降眼压药物。选择性 β 受体拮抗药全身副作用较少，但降眼压效果也较差一些。局部外用碳酸酐酶抑制药效果没有口服全身碳酸酐酶抑制药效果强。前列腺素类药物降眼压效果强，并且其副作用较少，成为临床的一线用药。

抗青光眼手术治疗可能伴有较轻（如一过性前房积血或滤过泡形成不良）或较重（例如白内障或眼内炎）的并发症。另一方面，青光眼手术中使用抗代谢药物可将眼压控制在较低水平，但也使其可能的并发症随之增加，特别是滤过泡炎或是滤过泡相关眼内炎。CIGTS 研究显示在 285 例患者中，57% 的患者应用氟尿嘧啶后，出现低眼压和滤过泡炎的风险为 1.5%，5 年后发生眼内炎的风险为 1.1%[20]。其他并发症包括低眼压、黄斑相关病变、滤过泡漏和脉络膜脱离。

术后及药物治疗后出现的白内障一直引起特别

关注，因为后续还要手术治疗。小梁切除术后白内障发生机制在很多文献中已被阐述[10, 13, 21]。与接受药物治疗的患者相比，小梁切除术后的患者接受白内障手术比率要高（19% vs. 6.5%），时间也更早，特别是在小梁切除术后 5 年[20]。但 5 年后这种比例差异逐渐消失。理论上，非穿透性青光眼手术并发症率低，但长期的随访结果报道较少。药物治疗后，晶状体核混浊也有文献报道[2, 22]。

青光眼药物的眼表毒性一直有报道[23]。高达 60% 的青光眼患者有眼表疾病，可能的原因是眼表长期暴露于活性化学物质及防腐剂中，这些对患者生活质量和依从性均有影响[24]。临床表现可为泪膜不稳定、浅表点状角膜炎、角膜及结膜的过敏反应。这些最终对未来的青光眼手术有不良的影响。不良反应可能与防腐剂有关，而与制剂中的活性成分无关。许多临床交叉试验显示出无防腐剂药物的好处，但是也有证据表明这对眼表的毒性作用无改善[24]。

有确凿的证据显示降低眼压对青光眼患者是有益处的[2, 8, 13, 21, 22, 25]。一些青光眼患者病情持续进展的可能原因是眼压仍高于视神经可承受的范围。眼压降低 30%～40% 对于大多数患者都可以有效阻止视神经损伤进展。然而，这个值只是对于大多数患者而言。每个患者延缓视神经损伤进展的靶眼压水平都不一样，目前也没有确切的方法计算每位青光眼患者的靶眼压水平。

三、靶眼压

靶眼压定义为可以使患者病情稳定或青光眼性视神经损伤缓慢发展的眼压水平（美国眼科学会指南）[26]，和使青光眼视神经损伤进展停止或减至最低程度的最高眼压水平（欧洲青光眼协会指南，2008 版）[27]。

因为不同的患者需要不同的靶眼压水平来控制视神经损害进展，关于靶眼压的概念设定也在发展中。这在不同的临床研究中得以应用[9, 13]。靶眼压的概念当然也有很多不足之处，靶眼压应该是一系列的眼压目标值，而不是单个目标值。此外，靶眼压并未考虑眼压波动。当考虑到药物或者手术治疗降眼压时，既要考虑眼压降低的绝对值，也要考

虑治疗后 24h 的眼压保持稳定[16]。很多文献已报道眼压峰值和昼夜眼压波动也是青光眼进展的危险因素。

有些青光眼患者病情进展是因为眼压峰值或者日间眼压波动在工作时间未被监测到而导致[28-30]。这些研究中应用的是家用眼压仪和睡眠中心设备[21, 31]。

四、治疗原则

在为每位患者制定治疗方案前，应该明确患者青光眼疾病的程度。这个取决于青光眼分期以及诊断时眼压的水平。患者的寿命也是重要因素，青光眼是进展缓慢的慢性病。特别是当患者年龄较大时，没有发生任何功能损害的早期的青光眼是可以继续观察的，因为青光眼疾病并不会在其生存周期中对其生活有重大影响。然而，当出现青光眼症状后需要早期及充分的治疗以防止其进一步进展，特别是视野丢失已经靠近中心。此时治疗更倾向于将眼压降到更低水平，同时带来副作用的风险也会增加。此外，每个患者对同一治疗方案的治疗反应也是不同的。

五、药物及手术治疗降眼压

随机临床研究的 Meta 分析显示对于高眼压症患者降低眼压可降低其患青光眼的风险（图 4-2），降眼压对于已患青光眼的患者也可以减缓病情进展（图 4-3）。此外，很多研究包括"早期青光眼研究"[2]，青光眼首选治疗合作研究（CIGTS）[13]，晚期青光眼干预研究（AGIS）[25]，以及正常眼压性青光眼临床试验研究（CNTGS）[33]都提示降眼压对青光眼患者可延缓其病情进展。

所有这些临床研究结果证实降眼压治疗对阻止或延缓青光眼视神经损伤进展有作用。这些临床研究的方案各异，针对不同患者群体，实施不同的治疗方案。此外，研究中降眼压的幅度也各异。然而，研究中对于不同分组的青光眼患者药物或手术降眼压的治疗还是可以获得很多重要信息。

AGIS 研究[25]结果显示，最大剂量药物治疗不佳的患者，选择激光小梁成形术（ALT）或小梁切除术均可以降低青光眼病情进展（图 4-4）。降

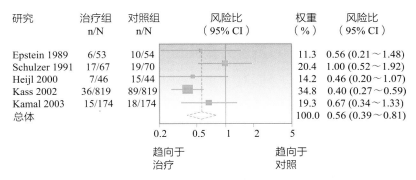

▲ 图 4-2　高眼压症患者降眼压治疗和无治疗后视野或（和）视盘进展情况的随机对照研究。风险比＜1.0 则表示倾向于降眼压治疗。异质性：$\chi^2=6.2$（$P=0.185$）；$I^2=35.4\%$（95%CI　0%～75.8%）

经许可重制，引自 Maier PC, Funk J, Schwarzer G,et al. Treatment of ocular hypertension and open angle glaucoma: meta-analysis of randomized controlled trials. Br Med J 2005; 331:134-7.

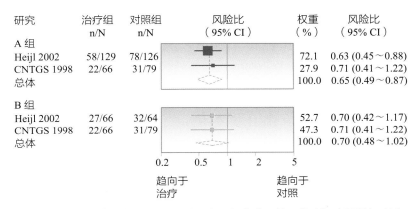

▲ 图 4-3　开角型青光眼患者降眼压治疗和无治疗后视野或（和）视盘进展情况的随机对照研究（A）。正常眼压青光眼组分析数据（B）。风险比＜1.0 则表示倾向于降眼压治疗。异质性：开角型青光眼组 $\chi^2=0.13$（$P=0.72$）；正常眼压青光眼组 $\chi^2=0.001$（$P=0.97$）

经许可重制，引自 Maier PC, Funk J, Schwarzer G, et al. Treatment of ocular hypertension and open angle glaucoma: meta-analysis of randomized controlled trials. Br Med J 2005; 331:134-7.

眼压幅度与其产生的保护效应有明确的相关关系。当对不同种族患者分析时，结果显示在应用激光小梁成形术之前行小梁切除术对白种人效果更好，而对黑种人则是在行小梁切除术前行 ALT 效果更好[9]。种族之间的差异使得研究结果的解释更为复杂。

OHTS 研究目的在于降眼压对于高眼压症患者是否可阻止或延缓视神经或视野损伤进展（图 4-5）[22]。结果显示 5 年随访治疗组可使高眼压症患者发展为青光眼的概率由 10% 降至 5%。13 年后，观察组中未接受治疗时间中位数为 7.5 年，该组中 22% 进展为青光眼，而治疗组则为 16%

（$P=0.009$）[34]。

正常眼压青光眼研究组[33] 结果显示 5 年随访眼压降低 30% 可使视野损伤进展由 30% 降至 10%。然而，该研究的问题在于终点评价指标，即视野变化可能由于白内障而引起的（图 4-6）。

EMGT 研究比较激光和倍他洛尔对已确诊的青光眼患者的效果。结果显示在 5 年随访中，治疗可使青光眼进展由 62% 降至 45%，进展率几乎降低 50%[2]。统计结果显示眼压降低 1mmHg 青光眼进展率可降低 10%。根据该结果推测更积极地降低眼压可能更有效地降低青光眼进展速度（图 4-7）。

CIGTS 研究[13] 比较了原发性开角型青光眼

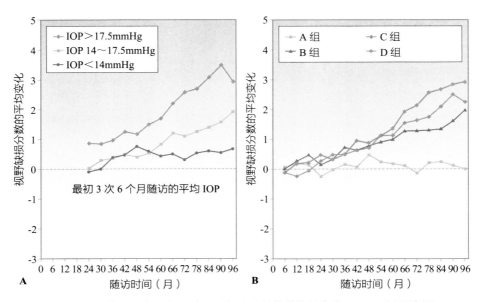

▲ 图 4-4　A. 预测分析结果。不同降眼压水平在 **18** 个月后视野分数较基线的变化。**B.** 一眼眼压低于 **18mmHg** 的 **6** 年随访视野缺损分数与基线相比数据。**A** 组为 **100%**，**B** 组为 **75%**～**100%**，**C** 组为 **50%**～**75%**，**D** 组为 **0%**～**50%**
引自 The AGIS Investigators. The Advanced Glaucoma Intervention Study (AGIS): 7. The relationship between the control of intraocular pressure and visual feld deterioration. Am J Ophthalmol 2000; 130:429–40.

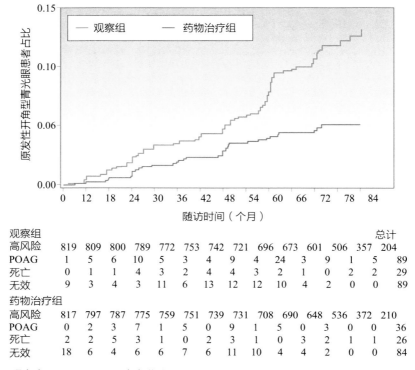

观察组													总计
高风险	819	809	800	789	772	753	742	721	696	673	601	506	357	204
POAG	1	5	6	10	5	3	4	9	4	24	3	9	1	5	89
死亡	0	1	1	4	3	2	4	4	3	2	1	0	2	2	29
无效	9	3	4	3	11	6	13	12	12	10	4	2	0	0	89

药物治疗组														
高风险	817	797	787	775	759	751	739	731	708	690	648	536	372	210
POAG	0	2	3	7	1	5	0	9	1	5	0	3	0	0	36
死亡	2	2	5	3	1	0	2	3	1	0	3	2	1	1	26
无效	18	6	4	6	6	7	6	11	10	4	4	2	0	0	84

▲ 图 4-5　在随机分组研究中 **Kaplan-Meier** 生存曲线累积发生原发性开角型青光眼（POAG）率
高危人群是在最初 6 个月阶段未发生原发性开角型青光眼；没有发生青光眼的受试者及退出研究或死亡的受试者会在最后一次完整的随访周期后被剔除（经许可重制，引自 Gordon MO, Beiser JA, Brandt JD, et al. The Ocular Hypertension Treatment Study: baseline factors that predict the onset of primary open angle glaucoma. Arch Ophthalmol 2002; 120:714–20.）

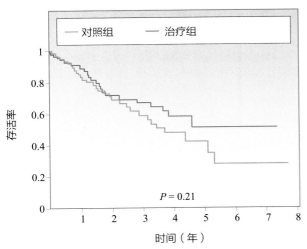

▲ 图 4-6　治疗组与未治疗组患者视野生存曲线
引自 Collaborative Normal Tension Glaucoma Study Group. The effective-ness of intraocular pressure reduction in the treatment of normal-tension glaucoma. Am J Ophthalmol 1998; 126:498–505.

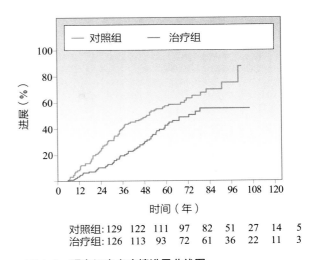

| 对照组: | 129 | 122 | 111 | 97 | 82 | 51 | 27 | 14 | 5 |
| 治疗组: | 126 | 113 | 93 | 72 | 61 | 36 | 22 | 11 | 3 |

▲ 图 4-7　研究组患者病情进展曲线图
病情进展的患者累积比例对照组要高于治疗组（P=0.007）。治疗组与对照组中有青光眼进展风险的患者数量在 x 轴下方列出（经许可重制，引自 Leske MC, Heijl A, Hussein M, et al. Factors for glaucoma progression and the effect of treatment: the Early Manifest Glaucoma Trial. Arch Ophthalmol 2003; 121:48–56. ）

患者初始治疗选择药物或是小梁切除术的差异（图 4-8）。5 年随访中，该研究结果显示小梁切除术平均降眼压数值略多，但视野检测结果两组无明显差异。然而，手术带来的白内障发生率增加可能掩盖了视野好转的现象。

CIGTS 研究组[35]的另一个研究则为 9 年随访比较新诊断的青光眼患者初始治疗选择手术或药物的降眼压效果观察。手术组与药物治疗组与基线相比降眼压幅度都很大，而手术组降眼压幅度更大（平均眼压降低至 15.0mmHg，药物组为 17.2mmHg）（图 4-9）。

关于视野的进展情况，CIGTS 研究组[36, 37]评估了平均缺损值比基线 > 3dB 的情况。8 年随访中手术组与药物治疗组变化都比较小。手术组有 21.3%的患者、药物治疗组有 25.5%的患者出现视野损伤进展。手术组视野损伤进展比例低于药物治疗组，特别是对于初始治疗时视野损伤进展快的患者。然而，合并糖尿病的患者初始治疗选择手术视野损伤进展更快。CIGTS 研究结果[38]还证实 5 年随访眼底立体像分析视盘，青光眼进展的比例药物治疗组比手术治疗组更多（10% vs. 3%）。

关于药物、激光和手术治疗对于青光眼患者有效性差异的证据还需要更多研究证实。在药物治疗不易获得的地区，手术治疗的优越性还需要更多的

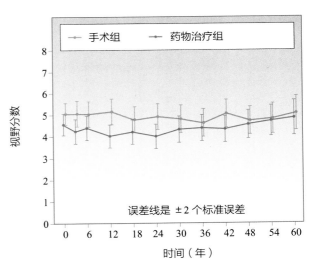

▲ 图 4-8　CITGS 研究中手术组与药物治疗组视野分数随时间变化曲线
引自 Lichter PR, Musch DC, Gillespie BW, et al. CIGTS Study Group. Interim outcomes in the Collaborative Initial Glaucoma Treatment Study (CIGTS) comparing initial treatment randomized to medications or surgery. Ophthalmology 2001; 108:1943–53.

证据（如在发展中国家）[39]。

系统性综述结果显示药物治疗和手术治疗对于高眼压症患者及确诊的青光眼患者均能使其青光眼病情进展减缓[32]。近期 Cochrane 数据库公布了关于

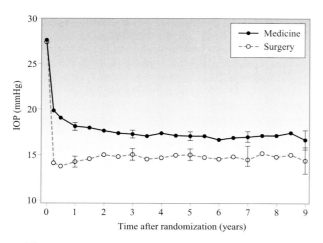

▲ 图 4-9 **Intraocular pressure (IOP) mean values across time for the two treatment groups. Error bars indicate 95% confidence intervals.**

From Musch DC, Gillespie BW, Niziol LM. Factors associated with intraocular pressure before and during 9 years of treatment in the Collaborative Initial Glaucoma Treatment Study. Ophthalmology 2008; 115(6): 927–33

手术治疗与药物治疗对于青光眼的相对疗效结果的 Meta 分析。一些方法学的缺点在四个随机对照研究中均被发现，但在三个随机研究中发现对于严重的开角型青光眼患者药物治疗比手术治疗降眼压效果低，视野损伤进展快。目前没有足够的证据证实临床上初始选择药物治疗比初始选择手术性价比更合适（药物包括前列腺素类、α_2 受体激动药和局部碳酸酐酶抑制药）。我们需要更多的随机对照研究，特别是针对严重的开角型青光眼患者和黑种人人群的研究，因为其更易发展为严重的开角型青光眼。

六、个性化选择治疗

临床研究结果对于不同的群体有不同价值。在日常管理中重要的是患者的个性化治疗。治疗方案的选择必须考虑每个个体的靶眼压以及会影响个体疾病治疗的各种因素。例如，如果患者应用药物治疗，该患者是否依从性较好，或是接受手术治疗，该患者之前的眼部手术史或是其他因素是否会影响手术结果和（或）导致其并发症的增加？此外，在随访和治疗中应该应用哪些技术和设备？

七、生活质量 / 费用问题

青光眼患者的生活质量是很重要的问题，这不仅影响疾病也会影响治疗（这会引起除青光眼疾病以外的更多不适症状）[42]。药物治疗的不便、昂贵导致药物治疗几乎不可能在某些患者中采用，并且可能会引起局部或者全身的副作用。手术会有一些风险和潜在的不良副作用。所有这些都应该为每位病患考虑到。

费用也是重要议题。以 2008 年水平估算，尼日利亚 Benin 技术大学医院比较青光眼药物治疗与手术治疗的 3 年花费，结果发现两组花费相似（P=0.37）[43]。由于治疗的相对有效性以及眼科医生的专业知识和倾向，青光眼的治疗模式也因地而异。用于治疗青光眼的资源竞争了眼科领域内外其他的资源。对于青光眼，评估不同治疗方案的性价比十分重要。对于药物治疗和手术干预，患者的花费会不同，取决于治疗方案如何应用。新的药物制剂通过强大市场宣传被患者了解，对患者的选择和花费也产生一定影响。

手术降眼压的费用随着时间推移是减少的（手术治疗的费用随着预期寿命的时间是被分解的）。而药物治疗正相反，随着寿命的延长，花费是增加的。患者药物治疗依从性的提高，也提高了青光眼药物治疗（包括前列腺素类或是其他药物）的性价比，并改善了患者的预后[45]。药物治疗和激光小梁成形术对于新诊断的不严重的开角型青光眼患者治疗的性价比都是很好的，药物组成本可能更低。但是，对于依从性不好的患者，激光小梁成形术或是手术治疗最终比药物治疗性价比会更好。

青光眼治疗的最终目的在于控制眼压使其视力不再恶化。目前所有的治疗都是降眼压。不仅仅要考虑治疗的费用，还要考虑疾病的预后效果。治疗的选择必须考虑以上两点，才能提供有效的医疗服务。

不同的医疗设备，不同的医疗服务系统，不同的医疗服务费用会导致不同的花费[44]，这会使医生和患者有不同的选择方式。

八、总结

有相当一部分青光眼患者在诊断前无任何临床症状。治疗本身也会带来某些症状，我们要尽量将这些症状控制在患者能接受的不大于治疗取得的效果的范围内。因此，不容易产生症状的局部眼药治疗和青光眼手术技巧在临床上是欢迎的。

治疗量取决于每位患者需要到达的靶眼压水平。这些取决于患者的寿命，视野进展速率和在患者预期寿命中对其视力损伤的评估。因此，对于早期的患者，中心视力无影响，视野损伤进展缓慢的患者无须较低的靶眼压水平，特别是如果给予更进一步的治疗会导致额外的症状和副作用。

药物治疗目前仍是最常见的初始治疗方案。药物治疗在大部分病例中有较为满意的效果。选择较为广泛的新型的药物制剂使得为每位患者治疗时要慎重选择。然而，多个局部给药（通常超过两种制剂）或是全身应用碳酸酐酶抑制药并不十分建议使用。

目前，选择手术的适应证放宽，这已被证明是非常有效的，而且，如果操作正确，是一个安全的选择。尽管风险较低但必须考虑并发症的风险。如果眼压不能通过简单的药物治疗控制，如果需要低靶眼压（药物治疗无法达到），或者依从性有问题，早期手术是一个较好的选择。

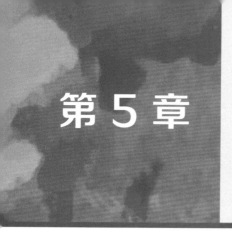

第5章 小梁网流出通道手术
The Trabecular Meshwork Outflow Pathways: Surgical Aspects

Ernst R Tamm **著**

刘 璐 **译**

刘旭阳 **校**

本章概要

　　青光眼手术的目标在于降低眼压，可通过减少或改变小梁网流出途径实现。小梁切除术降低眼压的效果是通过产生连接前房与结膜下空间的瘘管实现的。不需要切除小梁网。尽管非穿透性青光眼手术的发展理念是不会产生这种瘘管，然而灵长类动物的实验证据与之相反。黏小管切开术引发了 Schlemm 管内皮层多发性局灶性缺损。这种干扰可能会降低流出阻力，引起眼压下降，而与非穿透性手术方法相比，这种黏小管切开术更接近于穿透性手术。

一、概述

　　多项前瞻性随机多中心研究已将眼压（IOP）确定为青光眼性视神经损伤发作和进展的关键致病风险因素[1-6]。因此，手术治疗旨在通过实现 IOP 的显著降低来保护视网膜神经节细胞及其轴突免受损伤。IOP 的产生和维持依赖于小梁网流出通道内的房水。房水流出需要通过手术治疗来改变，以绕开小梁通道流出阻力。

二、小梁网流出途径手术入路

（一）小梁切除术

　　小梁切除术最初是为了去除包括内壁区域在内的前部小梁网而设计的，以允许从 Schlemm 管的切割端过滤房水。随后发现该机制并不是导致该手术后眼压下降的原因。而是通过产生连接前房与结膜下空间的瘘管来实现降眼压效果的。

　　去除小梁网并不是必需的。事实上，如果在手术过程中切断小梁网，会产生相当大的瘢痕反应，导致手术部位的小梁网和 Schlemm 管的局部损失（图 5-1A）。

　　在瘘管区域，房水与巩膜和角膜的细胞外基质接触。有证据表明，这种接触可能导致基质的生物学改变，很可能是由于房水中生长因子的作用，如转化生长因子（TGF）$-\beta_2$。例如，基质细胞蛋白血小板反应蛋白 -1 存在于瘘管区域（图 5-1B）。在一些原发性开角型青光眼患者的小梁网中，已经发现用 $TGF-\beta_2$ 治疗诱导的血小板反应蛋白 -1 的量增加[7]。在进行小梁切除术的部位，血小板反应蛋白 -1 的巩膜免疫反应性增加表明当房水通过滤过术产生的人造巩膜流出路径渗透时，房水中的 $TGF-\beta_2$ 诱导了巩膜成纤维细胞中的血小板反应蛋白 -1。血小板反应蛋白 -1 是 $TGF-\beta_2$ 最有效的激活剂之一，因此推测在直接受到滤过手术影响的那些组织中诱导血小板反应蛋白 -1 反过来促使滤过泡中激活的 $TGF-\beta_2$ 含量更高，刺激了伤口愈合反应，以及滤过泡瘢痕化。

（二）非穿透性滤过术

　　非穿透性技术如黏小管切开术或深层巩膜切

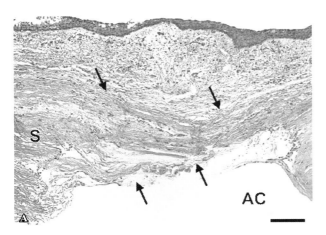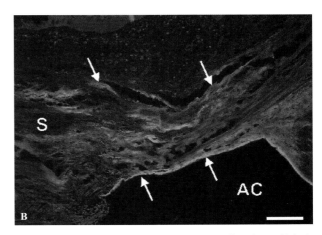

▲ 图 5-1　在 POAG 眼中，进行了小梁切除术的眼部手术区域相邻部位苏木精和伊红染色（**A**）和血小板反应蛋白 -1 的免疫反应（**B**）

A. 小梁网和 Schlemm 管缺失，被瘢痕组织所替代；B. 包括房水滤过通路的手术侧的整个巩膜被血小板反应蛋白 -1（箭）强标记；S. 巩膜；AC. 前房；比例尺：103μm

引自 Flügel-Koch C, Ohlmann A, Fuchshofer R,et al. Thrombospondin-1 in the trabecular meshwork: localization in normal and glaucomatous eyes, and induction by TGF-beta1 and dexamethasonein vitro. Exp Eye Res 2004; 79:649-663

除术包括切开去除 Schlemm 管和 Descemet 膜的顶端，然后在 Schlemm 管断端内注射高分子量的 1.4% 透明质酸钠。这些技术基于以下假设：房水通过 Schlemm 管内皮和 Descemet 膜进入一个中空的"湖"，然后进入 Schlemm 管管腔加宽的切口末端。目前尚不清楚这种机制在降低流出阻力方面的效果如何。目前水流出动力学的概念表明房水流出的阻力大部分在内壁区域。为了获得关于黏小管切开术结构和功能上的更多数据，Tamm 和他的同事在恒河猴的眼中进行了黏小管切开术，并且对术后 1~2 个月的流出通道的结构及功能进行了研究[8]。他们发现手术区域的 Schlemm 管被瘢痕组织所替代，在紧邻手术部位，近侧带被均质材料所填充，而这在对侧眼中并无发现（图 5-2）。经过电镜检查，该材料致密，具有精细的颗粒结构，可能代表了高分子量的 1.4% 的透明质酸钠。Schlemm 管的内壁内皮里常常表现为直径为 100nm~2μm 的细胞间开口（图 5-3）。通过这些开口，这些细小

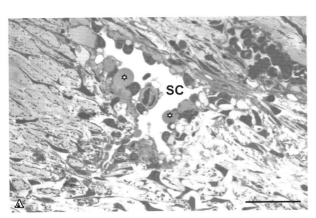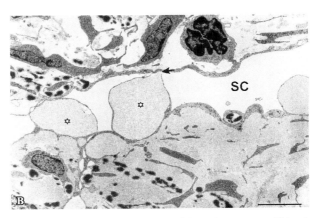

▲ 图 5-2　猴眼黏小管切开术后 **2** 个月，在手术中心约 **90°** 位置和 **Schlemm** 管插管范围以外的外周小梁网和 **Schlemm** 管（**SC**）的光镜（**A**）和电镜（**B**）照片

A. Schlemm 管形成了卵黄样突起，朝向小梁网内部；巨大的空泡沿着 Schlemm 管内壁出现，充满均质样物质（星号）；B. 通过电镜观察到 Schlemm 管内皮的多囊组织和巨大的空泡（星号）充满了细颗粒状物质；在其中一个空泡的顶端，存在孔洞（箭）；比例尺：30μm（A），5μm（B）

颗粒状物质延伸入 Schlemm 管的管腔内。5nm 和 10nm 的金颗粒被用作水流的示踪剂，发现嵌入在靠近开口的内壁外侧的细颗粒物质内，以及在开口延伸部位的物质中也有发现。这些细颗粒状的物质最有可能是透明质酸钠，在手术中被注入

到 Schlemm 管内，并通过 Schlemm 管内皮进入了近端小管区。沿着内壁，常可以观察到血小板的聚集，似乎覆盖了血管内皮中的缺损（图 5-4 和图 5-5）。在距手术部位 90°～180°处，可以观察到内壁裂口少且小。在猴的黏小管切开术后出现流出

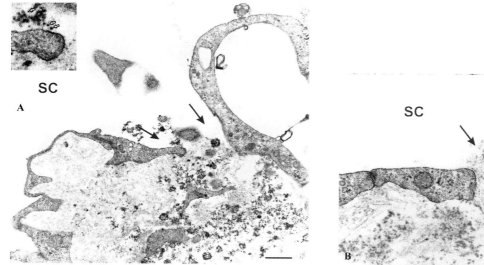
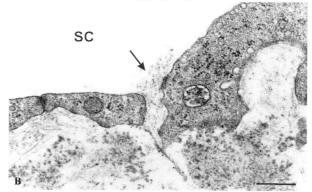

▲ 图 5-3　猴眼黏小管切开术后 2 个月，在手术部位 4～6mm 处

A. 近端充满了细小颗粒的电子致密物质；Schlemm 管（SC）内皮显示出细颗粒物质延伸至 Schlemm 管管腔的开口（箭）；插图：金颗粒（白箭）与细颗粒物质相接触，存在于 Schlemm 管的管腔中；B. 纤细的纤维材料（箭）存在于 Schlemm 管内皮细胞的开口之间；比例尺：500nm

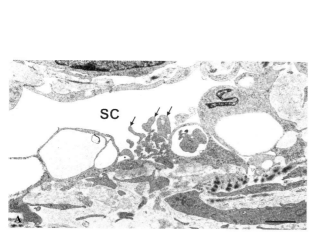
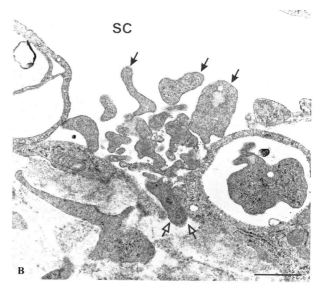

▲ 图 5-4　猴眼在黏小管切开术后 2 个月的电镜照片

A. 聚集的血小板（箭）黏附于该部位的 Schlemm 管（SC）内壁上，相邻的内壁细胞之间有较大的间隙；B. 图 A 的高倍率放大，血小板突起（实心箭）填补与相邻的内皮细胞之间的间隙（空心箭）；比例尺：2μm（A），1μm（B）

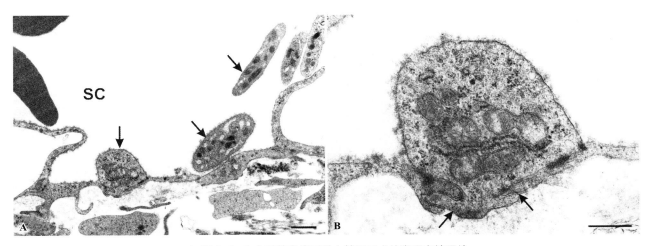

▲ 图 5-5　2 个月前实施了黏小管切开术的猴眼电镜照片

A. 血小板（箭）被发现存在于 Schlemm 管（SC）管腔；B. 图 A 的高倍率放大；血小板形成了基本的突起，填补了相邻内皮细胞之间的空隙（箭）；比例尺：2μm（A），1μm（B）

阻力减少最可能的解释是内壁内皮的局灶性破坏及近端小管区域的开放。类似的结构可能解释了黏小管成形术在患者中降低眼压的作用，并暗示了黏小管切开术是一种穿透性而非"非穿透性"手术技术。

致谢

非常感谢 Margit Schimmel 和 Anthonie Maurer 在图像处理上的巨大的技术帮助。

第二篇
激光治疗
Laser Therapy

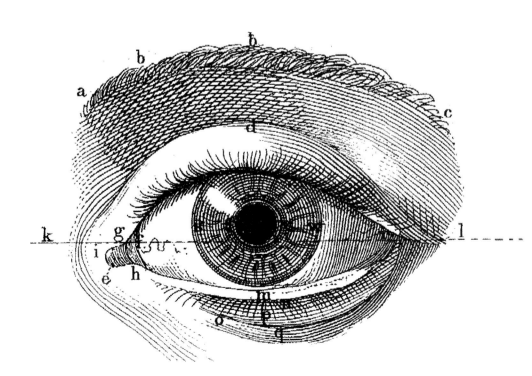

第 6 章　选择性激光小梁成形术
Selective Laser Trabeculoplasty

Samer A Abuswider   Karim F Damji   Robert Ritch   **著**

牟大鹏   卿国平   **译**

陈君毅   **校**

本章概要

选择性激光小梁成形术（selective laser trabeculoplasty，SLT）对于开角型青光眼患者是一种有效而安全的治疗手段，同时也可以有效地治疗其他类型开角型青光眼。SLT降眼压效果类似于氩激光小梁成形术，但 SLT 避免了对小梁网的破坏作用和瘢痕形成，因而可以重复进行。对于不能耐受抗青光眼药物或者手术治疗的患者，SLT 可以作为初始或药物治疗的辅助治疗手段。

一、概述

可以进行激光小梁成形术的激光种类很多，包括：氩激光小梁成形术（argon laser trabeculoplasty，ALT）、二极管激光小梁成形术、Nd:YAG 小梁成形术（SLT）和氪激光小梁成形术，它们均可有效降低眼压（intraocular pressure，IOP）。1974 年，Ticho 和 Zauberman 注意到用氩激光来照射房角，尽管无法做到小梁网开口永久性开放，但可以成功地降低眼压[1]。1979 年，Wise 和 Witter 提出了 ALT 可用于治疗开角型青光眼。他们对 56 例有晶状体眼和无晶状体眼进行了观察，指出 ALT 可以作为有晶状体眼滤过手术的替代方法[2]。发展一种替代 ALT 技术的主要目的是降低直接作用在小梁网上的能量，从而在不降低传统激光小梁成形术降低眼压效果的前提下，尽量减少高能量的不良反应[3]。另一个重要的目标是允许重复治疗。

Anderson 和 Parish 发现，选择性吸收的光辐射可以仅作用于辐照区内的色素细胞[4]。选择性光热解原理是 SLT 的基础。它要求细胞内有色素团块（如黑色素），同时没有竞争的其他色素，色素团块吸收激光能量比周围的组织更好，一个足够短的脉冲激光可以在局部产生热量，并限制热量不会扩散到邻近的组织。Latina 和 Park 使用这一概念开发了一种选择性作用于小梁网色素细胞并避免邻近组织损伤的方法[5]。他们使用 Q 开关 Nd:YAG、倍频 Nd:YAG、微秒脉冲染料激光和氩离子激光，照射了混合培养的色素细胞和非色素细胞，从而确定了将激光吸收限制在含色素小梁网细胞上的低能量阈值脉冲激光方案。这样就避免了相邻无色素小梁网细胞的间接热损伤（图 6-1）。该研究还确立了 SLT 的治疗参数：Q 开关倍频 532nm Nd:YAG 激光器，提供光斑直径为 400μm、曝光时间 3ns 的脉冲激光[3]。非常短的曝光时间对于防止相邻细胞和组织的副损伤至关重要，因为黑色素的热扩散时间为 1μs，因此 SLT 的 3ns 曝光时间可以将热量向周围组织的扩散降到最低。

二、作用原理

Stein 和 Challa 发表了一篇综述[6]，总结了 Van Buskirk 等最初提出的关于氩激光小梁成形术后眼压降低的三个主要作用机制：机械效应、生物／生化

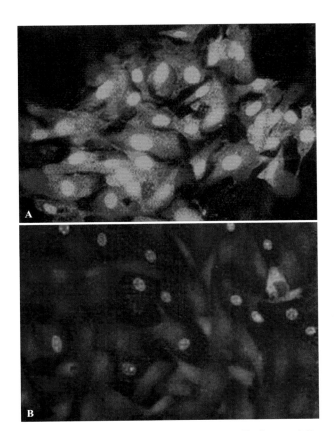

▲ 图 6-1　**A. TM cell culture fluorescence live/cytotoxicity microscopy demonstrates that treatment with ALT causes high thermal absorption in the pigmented and nonpigmented cells; B. Treatment with SLT affects only the melanin-containing cells**

经许可引自 Kramer TR, Noecker RJ. Comparison of the morphologic changes after selective laser trabeculoplasty and argon laser trabeculoplasty in human eye bank eyes. Ophthalmology 2001 Apr;108(4):773-779

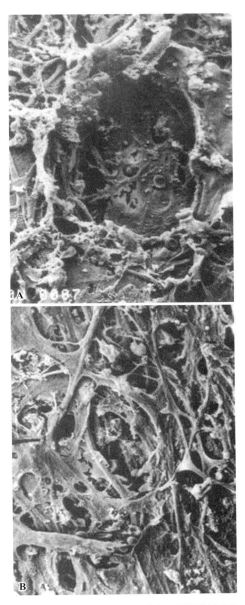

▲ 图 6-2　**A. 电镜示 ALT 治疗后小梁网凝固性坏死；B. SLT 治疗后小梁网未出现凝固性坏死**

经许可引自 Latina MA, Park C. Selective targeting of trabecular meshwork cells: in vitro studies of pulsed and CW laser interactions. Exp Eye Res 1995;60(4):359-371

效应及细胞分裂效应[6]。

　　ALT 术后 6 个月～1 年人类的小梁网组织病理学显示激光照射区葡萄膜小梁发生纤维化，并被非正常移行的角膜内皮细胞所覆盖，这些改变可能导致了小梁流出受阻[8]。

　　与 ALT 不同的是，组织学研究显示 SLT 对小梁网没有或很少有瘢痕或凝固性损伤（图 6-2B）。对 SLT 后人体尸检眼的研究显示，角膜巩膜或葡萄膜小梁结构未受到凝固性损伤或破坏。激光干预的唯一超微结构证据是胞质内色素颗粒的破裂和小梁内皮细胞的破坏。在脉冲激光的体外研究表明，曝光时间超过 1μs 的脉冲会导致无色素小梁细胞的非选择性杀伤。通过透射电镜观察[5]，10ns～1μs 的

曝光时间对小梁网细胞不会产生附带的热损伤或结构损伤。因此，使用低能量阈值的脉冲激光可以实现选择性作用于色素小梁网细胞的目的。

　　现有证据表明，SLT 的降眼压机制可能是生物学效应。Alvarado 和 Murphy[10] 研究表明与正常眼睛相比，经过 SLT 治疗的猴眼的小梁网单核细胞和巨噬细胞数量增加了 5～8 倍。他们推测小梁网的

色素细胞受到损伤后，可能会释放出趋化单核细胞的化学物质，这些单核细胞在受损组织转化为巨噬细胞。这些巨噬细胞清除了小梁网中的色素颗粒，并通过 Schlemm 管排出。这一过程被认为在 SLT 的降眼压方面发挥了一定作用。

也有人发现，SLT 可以对正在接受治疗眼的对侧眼有降低眼压的作用，也称为交叉效应。Latina 等[11]发现，对侧眼在 SLT 术后 1 天、1 周和 6 个月眼压分别下降 3.7%、5.0% 和 9.7%。如前所述，这些证据表明 SLT 的降低眼压作用可能与生物学因素有关，而不是机械因素。人们认为，对侧眼也可能发生类似的过程，从而导致 SLT 的交叉效应[12]。

三、选择性激光小梁成形术与氩激光小梁成形术的对比

1998 年，Latina 等研究了对药物或传统 ALT 治疗无效的高眼压 POAG 患者，SLT 治疗的安全性和有效性。在这项非随机前瞻性的临床试验中，30 例眼压未良好控制的 POAG 患者（30 只眼），以及 23 例之前接受过 ALT 治疗的 POAG 患者（23 只眼），在超过 180° 的小梁网上使用倍频短脉冲 Nd:YAG 激光治疗。SLT 术后 POAG 组和 ALT 组眼压下降情况相似，平均眼压下降 18.7%（4.6mmHg）。两组患者中，有 70% 的患者眼压至少降低了 3mmHg。在 26 周随访中，POAG 组平均眼压下降为 5.8mmHg，ALT 组为 6.0mmHg。

相同的研究人员对 SLT 作为 POAG 的治疗手段进行了进一步的研究。在一项多中心前瞻性研究中，45 只眼接受最大耐受剂量药物治疗和 56 只眼之前曾接受失败的 ALT 治疗，接受倍频短脉冲 Nd:YAG 激光的 SLT 治疗。在 SLT 术后 26 周，最大耐受剂量用药组中有 34 名患者、失败 ALT 组中有 37 名患者眼压至少下降 3mmHg[11]。在另一项前瞻性研究中，以前经过 ALT 治疗的 POAG 患者接受 SLT 治疗，随访 1 年后眼压下降 19%[13]。

在一个超过 12 个月的随机临床试验中，Damji 等比较了 ALT 和 SLT 降低眼压的效果，发现两组间的平均眼压在 1 年内无统计学差异。在一项长期的随访研究中，SLT 和 ALT 的降眼压的效果随时间以大致相同的速度减弱。2 年左右，每组均有 50%

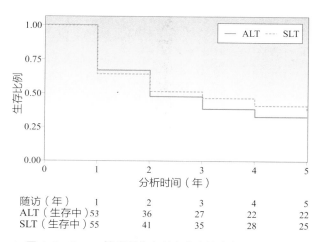

随访（年）	1	2	3	4	5
ALT（生存中）	53	36	27	22	22
SLT（生存中）	55	41	35	28	25

▲ 图 6-3　**Bovell 等的研究中所有患者的生存分析；成功的定义是在没有其他药物、激光或手术干预的情况下，眼压至少降低 20%**

ALT. 氩激光小梁成形术；SLT. Nd:YAG 激光小梁成形术
经许可引自 Bovell AM, Damji KF, Hodge WG, Rock WJ, Buhrmann RR, Pan YI. Long term effects on the lowering of intraocular pressure: selective laser or argon laser trabeculoplasty? Can J Ophthalmol 2011; 46(5):408–413

患者失败（图 6-3）。在这项研究中，成功的定义是在没有额外的药物、激光或手术干预的情况下，眼压降低 20%。接受 SLT 治疗的患者，3 年的成功率为 44%；4 年成功率为 38%；5 年成功率为 25%。接受 ALT 治疗的患者，3 年成功率为 37%；4 年成功率为 30%；5 年成功率为 27%。值得注意的是，在 5 年的随访期间，两组的大部分入选患者（SLT 组 49/89 例，ALT 组 33/87 例）均接受了最大耐受剂量的药物治疗，并需要大量后续治疗（激光小梁成形术、手术和睫状体光凝术）。另一项研究也发现，在 5 年时间里 SLT 与 ALT 在降低眼压方面效果相似[16]。许多接受 SLT 和 ALT 治疗的青光眼患者仍需要进一步的药物或手术干预。

上述数据表明，SLT 可以成功降低眼压，但效果可能并不比 ALT 好。但由于 SLT 长期不良反应更少，所以 SLT 可能比 ALT 更好。在一项针对 40 名患者的前瞻性研究中，接受 SLT 治疗的患者明显比接受 ALT 治疗的患者疼痛感和前房闪辉更少[17]。有关 ALT 的进一步讨论，请参见聚焦 1。

四、降眼压疗效的预测性

已经有部分研究发现了一些有助于预测 SLT 术

后降眼压效果的临床特征。作为比较 SLT 和 ALT 的随机临床试验的一部分，收集了 72 例 SLT 患者的数据，SLT 成功的定义是在术后 1 年眼压降低至少 20%[18]。年龄、性别、开角型青光眼的类型、小梁网色素沉着的程度，以及其他青光眼的危险因素，都不能预测 SLT 是否成功。然而，正如 Kano 等所述[19]，基线眼压可以显著预测 SLT 是否有效。青光眼家族史在预测性方面接近于有统计学意义，但这项研究的证据还不足以证明这一点。

虽然基线眼压可能是 SLT 术后成功与否的一个强有力预测指标，但这种情况仅在术前眼压相对较高时才有效。在一项回顾性研究中，对 83 例接受 180° SLT 治疗的患者评估了失败率，其定义是 SLT 术后超过 4 周的连续两次随访中眼压下降 < 3mmHg 或眼压下降 < 20%[20]。根据定义 1 和定义 2，总体失败率分别为 68% 和 75%，到 6 个月时这两个比率分别上升到 86% 和 92%。虽然 SLT 在本研究中似乎并不成功，但作者注意到他们的患者 SLT 术前平均眼压为 17.6mmHg，这远远低于其他研究中患者的术前眼压。作者还指出，在那些高眼压患者中，有一种更高成功率的趋势。因此，当基线眼压较低的个体接受治疗时，可能会出现更高的失败率。

五、适应证

对于患有开角型青光眼或具有高危风险的患者来说，选择性激光小梁成形术被认为可以作为初始治疗，替代药物治疗；也可以作为药物治疗的辅助手段（减少用药剂量），也可以用来治疗既往 ALT 治疗失败的患者。

选择性激光小梁成形术已成为新诊断的开角型青光眼患者的一线治疗方法。在一项研究中，开角型青光眼患者被随机分配到 SLT 组或拉坦前列素组治疗，Nagar 等发现，360° SLT 与拉坦前列素治疗效果相似。在大约 10 个月的随访中，82% 的患者眼压降低了 20%，59% 的患者眼压较基线眼压降低了 30%。但是 SLT 90° 治疗效果甚微，180° 治疗虽然降低了眼压，但没有 360° 治疗的效果明显[21]。在 Katz 和 Steinmann 开展的前瞻性多中心随机对照临床试验中，患者也被随机分到 SLT 组和药物治

疗组[22]。在 9～12 个月后，两组患者的眼压均有相似程度的降低，眼压平均降幅为 6.3mmHg。在 Mcllraith 等[23] 的一项研究中，根据患者的选择，23 例新诊断开角型青光眼或高眼压症患者接受了 SLT 或拉坦前列素治疗，于 1、3、6 和 12 个月时进行随访。研究发现 SLT 与拉坦前列素对新诊断的开角型青光眼和高眼压症患者，12 个月的降眼压疗效相似。

SLT 也可以作为药物治疗的辅助手段。在一项回顾性研究中，对 50 例最大耐受剂量药物治疗仍未能控制的开角型青光眼患者进行了 SLT 治疗[24]。使用倍频 Q 开关 Nd:YAG 激光器（532nm）每脉冲能量 0.6～1.4mJ，治疗 180° 小梁网，85～90 个闪点。7 只眼因疗效欠佳，对 180° 未治疗的小梁网给予额外 SLT 治疗，随访期间患者仍按要求应用抗青光眼药。治疗后 6 个月平均眼压下降 21%，12 个月平均眼压降 20%。6 个月和 12 个月的成功率分别为 66% 和 55%。只有 4 只眼对 SLT 无反应。Damji 等[14] 在一项前瞻性研究中显示，SLT 治疗后 1 年眼压较基线下降约 25%。因此，SLT 可以作为开角型青光眼患者手术前或存在手术禁忌时的另一种选择。

SLT 也被用于治疗激素性眼压。局部药物治疗不能控制眼压的一名患者接受了 SLT 治疗，术后 6 个月眼压为 15mmHg，且不使用局部降眼压药[25]。另一项 7 例因黄斑水肿接受玻璃体腔注射类固醇后发生激素性青光眼的病例，SLT 在降眼压方面表现出较好的疗效[26]。在玻璃体腔注射类固醇之前，也有人建议使用 SLT 进行预防性治疗[27]。

也有证据表明 SLT 和 ALT 对假性囊膜剥脱综合征青光眼（exfoliative glaucoma，XFG）患者的疗效相似[28]。最近的一项前瞻性随机临床试验研究表明，XFG 患者接受 SLT 和 ALT 治疗后 6 个月和 12 个月，在降低眼压方面没有差异[29]。一项比较 XFG 组和 POAG 组对 SLT 反应的研究表明，术前眼压［XFG 组为（23.6 ± 5.70）mmHg，POAG 组为（22.8 ± 2.44）mmHg］、随访中的平均眼压和平均眼压降低幅度，两组间无显著性差异。虽然 XFG 组的眼压下降幅度略小于 POAG 组，但仅在随访 12 个月时具有显著性差异，而在 6 个月和 18 个月

的随访中差异不显著。Kaplan–Meier 生存分析显示治疗后 18 个月，XFG 组成功率为 64%，POAG 组为 78%，两组间无显著差异。虽然 XFG 的长期成功率较低，但 SLT 在没有其他选择的情况下仍可为这些患者提供一定的治疗效果。

SLT 可减少患者术后对抗青光眼药的需求。一项研究将 29 例 POAG 患者随机分为 SLT 组和药物治疗组，结果发现 SLT 显著减少了术后 5 年控制眼压所需的抗青光眼药的数量（$P > 0.001$）[30]。在这项研究中，SLT 治疗组控制眼压所需药物数量为 0.46～0.55 种，药物治疗组为 1.45～1.63 种。如前所述，SLT 对先前 ALT 治疗失败的患者似乎也有效。

六、术前注意事项

笔者在术前使用 α_2 受体激动药，如 0.5% 的安普乐定（Apraclonidine）或溴莫尼定，来降低激光后眼压高峰的程度及发生率[31]。在未经治疗的眼，噻吗洛尔也被证明对预防眼压升高有效[32]。

七、麻醉注意事项

术前应进行表面麻醉。经常使用普鲁卡因、丁卡因或丙美卡因。

八、操作技术和可能的改进

选择性激光小梁成形术采用 Q 开关倍频 Nd:YAG 激光器，激光波长为 532nm，脉冲时间为 3ns，光斑大小为 400μm[3]。激光器与裂隙灯整合。低功率氦氖激光束作为瞄准激光。当患者坐在 SLT 激光裂隙灯系统前时，可以使用 Goldmann 三面镜、Latina SLT 镜头（Ocular Instruments，Bellevue，WA）或 Ritch 小梁成形术镜头（该镜头有两个镜片，一个倾斜 59°，一个倾斜 64°），可以使用 1% 的甲基纤维素作为镜头耦合剂[14]。笔者更喜欢液体凝胶或无防腐剂的人工泪液。

氦氖激光瞄准光束聚焦于色素小梁网上，光斑大小可以完全覆盖小梁网。标准的治疗方法是在 180° 或 360° 小梁网上治疗 50～100 个相邻和不重叠的激光点，另外需要避开 Schwalbe 线前面的色素颗粒带（Sampaolesi 线）和有色素的角膜内皮细胞。

功率最初设置为 0.8mJ，可以在 0.4～1.7mJ 调整，这取决于小梁网的色素沉着程度，色素沉着程度越大需要的功率越低（图 6-4）。这一点对于色素沉着非常严重的小梁网非常重要，可以防止术后不可逆的眼压增高。SLT 脉冲能量设置的要求是刚好在小梁网上产生微小的"香槟气泡"或比这种组织效应小 0.1mJ。这与 ALT 不同，ALT 的能量要求通常是在小梁网组织变白或内部产生小的汽化气泡（至少 50% 的病例会出现这种情况）。有时候 SLT 功率可能需要增加到 1.0～1.2mJ/ 脉冲才能看到香槟气泡，此时可以减少 0.1mJ，用这个能量水平进行治疗。术前使用的抗青光眼药物在 SLT 治疗可继续使用。

如上所述，SLT 的治疗通常在 180° 的小梁网上进行 50 个点左右的治疗，能量在 0.4～1.7mJ。也有证据表明，对更小范围的小梁网治疗也可能达到类似的结果。一项前瞻性研究比较了两种 SLT 治疗方案，一种方案在 90° 的小梁网上治疗 25 个激光点，另一种方案在 180° 的小梁网上治疗 50 个激光点。研究结果显示，两组在术后 1、4、7 个月表现出相似的降眼压效果[33]。既往是否接受过 ALT 治疗并影响 SLT 的疗效。对这一现象的可能解释是，由于房水中自由基的扩散，SLT 可能刺激小梁网其他部位的低度炎症反应，随后炎症细胞清除并促进房水流出。其他研究表明，治疗更大面积的小梁网会导致眼压降低更多[21]。日本的一项研究比较了 180° 和 360° SLT，结果显示 360° 比 180° 更有效[34]。Nagar 的研究也是如此。

如果在 180° 治疗 6 周后，眼压下降幅度不够，可以考虑治疗剩余未治疗 180° 的小梁网[3]。笔者建

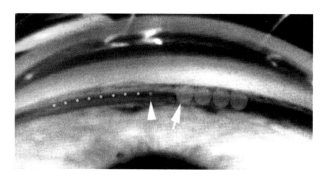

▲ 图 6-4　SLT 治疗时，使用连续但不重叠的大光斑（400μm）（箭）；ALT 时，光斑大小为 50μm，并且光斑是均匀间隔的（箭头）（M. Latina，MD. 馈赠）

议将此称为完成治疗，而不是重复治疗，重复治疗一词应用于再次治疗已经完成 360°治疗的小梁网。由于 SLT 术后很少或没有纤维化和瘢痕化，所以从理论上讲多次治疗是可行的，并可能提供额外的眼压降低[9]。Hong 等在一项对 44 只眼的回顾性研究显示[35]，反复进行 360° SLT 治疗，在降低眼压方面是安全有效的，但在降眼压的幅度方面小于初始 360°治疗。

九、术后治疗及干预

多种局部消炎药都可以在 SLT 术后使用，结果各不相同。Lanzetta 等[36]建议术后使用 0.1% 吲哚美辛，每日 3 次持续 10d。其他治疗包括地塞米松-新霉素滴眼液，每日 4 次持续 7d 和 1% 醋酸泼尼松龙滴眼液，每天 4 次持续 5～7d。没有研究显示这些术后抗炎方案的使用与眼压降低之间的相关性。由于数据不太可靠，SLT 术后抗炎治疗尚无规范可循。但笔者的建议是 1% 醋酸泼尼松龙每天 4 次持续 5d。

如果术后眼压升高超过 5mmHg，应每小时进行一次眼压监测。如果眼压显著升高，患者应接受降眼压药物治疗。

十、疗效

SLT 术后降低眼压所需的时间变化很大。尽管激光后第 1 天眼压会有明显的下降，但是更常见的是需要 4～6 周甚至更长时间才能看到全部效果。一项对 8 只未治疗开角型青光眼进行的研究发现，眼压下降幅度在 2～21mmHg，术后 2h 的平均眼压为 15mmHg。术后 6 周的平均眼压为 16mmHg。这种降眼压效果与 ALT 相似，显示了 SLT 可以达到即时和持久的降眼压效果。一项对 67 例未治疗的开角型青光眼患者的研究中，SLT 术后 1 个月，68.7% 的患者眼压降低大于 20%。SLT 术后 6 个月平均眼压下降 4.4mmHg，这些患者术前平均眼压为 22.4mmHg[19]。5 个月后眼压下降幅度又增加了近一倍，说明必须有足够的时间来观察 SLT 的全部效果，并确定是否需要重复治疗。

笔者认为术后早期随访的眼压可能预示着 SLT 治疗的结果。对 2001—2004 年接受 SLT 治疗眼的回顾研究显示，在术后 2 周眼压下降超过 1mmHg 的眼中，99.24% 的眼在 4 周和 3 个月的随访中眼压继续下降[37]。这些发现表明，那些在 SLT 术后 2 周出现眼压下降并达到目标的患者，可以到 3 个月再进行随访。

十一、并发症

虽然 SLT 的不良反应比 ALT 少，但 SLT 术后仍有一些不良反应。Damji 和他的同事[38]研究表明，SLT 术后 1h 的前房反应略比 ALT 大。Lai 等[30]报道了激光后眼压立即升高和持续性前房反应，应用安普乐定和短期局部类固醇得到良好控制。美国前瞻性多中心临床试验的结果显示，轻度前房反应的病例通常在 1 周内缓解，并且所有短暂性眼压升高的病例均对药物治疗反应良好。该研究还报告了 6 例患者 SLT 术后疼痛和 6 例非特异性结膜炎患者[39]。其他不良反应包括视物模糊（0.8%）、角膜水肿（0.8%）和角膜上皮病变（0.8%）。所有接受 SLT 治疗的眼均未出现虹膜周边前粘连。

大多数研究报道 SLT 的并发症发生率相对较低，这可以归因于 SLT 的能量只有 ALT 的 1%[5]。Kaulen 的研究发现 SLT 的并发症发生率为 4.5%，远低于 ALT 并发症的发生率，后者可能高达 34%[40]。所有 SLT 并发症均获成功治疗，并无长期不良反应。Melamed 和同事们观察到 SLT 术后视力和视野没有变化，在房角镜检查中，没有观察到瘢痕或虹膜周边前粘连[41]。

一组临床病例的结果表明，在 SLT 治疗后，色素性青光眼或房角色素沉着较多眼的眼压可能显著升高[42]。这些患者的小梁网在 SLT 治疗前可能已经受损。研究人员猜测，激光引发了一场"色素风暴"，与瞳孔散大的效果相似。为了避免这种并发症，笔者建议对色素性青光眼或 PXF 青光眼患者的操作进行一定改良。医生应该使用更低的能量设置（0.4～0.6mJ）、更少的激光点数或者将治疗范围限制在更小的区域。在 SLT 术后应进行密切的眼压监测，并口服碳酸酐酶抑制药预防眼压持续升高。

曾有一例报道无新生血管的眼在 SLT 期间发生前房积血。前房积血自行吸收，无后遗症，眼压也得到控制。虽然 SLT 是一个相当安全的治疗，但与任何手术一样，前房积血和出血仍然是可能的。虽然出血很短暂，也没有不良后果，仍建议仔细监测术后眼压和前房反应[39]。有部分患者在 SLT 术后出现角膜水肿、混浊、变薄[43-44]，另一例 LASIK 患者在连续 SLT 治疗后并发双侧弥漫性板层角膜炎[45]。此外，还有 SLT 治疗后发生虹膜炎，伴有脉络膜渗漏、黄斑水肿的病例报道[46]。

十二、其他注意事项

SLT 治疗还需要考虑经济问题。在加拿大安大略省进行的一项研究中，对 SLT 与药物治疗青光眼 6 年成本进行分析比较。接受 SLT 并在 2 年后重复治疗的患者，与接受单药、双药和三药治疗患者 6 年累计节省费用分别为 206.54 美元、1668.64 美元和 2992.67 美元。接受 SLT 治疗并在 3 年后重复治疗的患者，比使用单药、双药和三药治疗 6 年累计节省成本分别为 580.52 美元、2042.82 美元和 3366.65 美元。这些研究结果表明，对于年龄在 65 岁或 65 岁以上的 POAG 患者，初始采用 SLT 治疗比药物治疗潜在节省更多费用[47]。当然需要进一步的研究来确定这一结果在其他人群中的有效性。同时，需要对比初始 ALT 的类似研究。在另一项研究中，在 13 个月的时间里，双眼 SLT 的治疗费用低于使用拉坦前列素的花费[48]。

聚焦 1　激光小梁成形术：以患者为中心的观点

Me'Ja Day 和 Eve J Higginbotham

Abuswider、Damji 和 Ritch 提出了一个令人信服的观点，认为选择性小梁成形术（SLT）是青光眼患者的一个重要选择。然而在临床上，患者常常没有机会考虑激光，就从药物治疗直接过渡到手术。这一趋势可能正在改变，在美国进行的激光小梁成形术数量的回升证明了这一点，其数量已与 1994 年相似[1]。文献作者强调了这些好处，还有其他好处，尤其是考虑到患者的想法。

虽然已经有超过 10 年的 SLT 治疗经验，但笔者最长期的经验是氩激光小梁成形术。正如本章所述，一些研究发现 SLT 等同于 ALT。ALT 的一个重要效果是减少眼压波动。在 1983 年，Greenidge 等描述了 ALT 对青光眼日眼压波动曲线的影响。ALT 治疗后，平均眼压下降 22%，眼压峰值下降 25%，波动降低 25%[2]。从患者的角度来看，局部用药并维持严格的用药方案是困难的。据报道，青光眼患者不坚持药物治疗的比例为 25%～59%[3]。因此，激光可以弥补患者遗忘用药。与 SLT 不同，ALT 无法重复治疗。Brown 和同事们注意到，接受重复 ALT 治疗的眼中有 12% 的眼需要紧急手术，以降低眼压[4]。

另一个可以考虑的选择是微脉冲二极管激光小梁成形术（micropulse diode laser trabeculoplasty, MDLT）。它使用一个 810nm 二极管激光器，以中断的间隔进行激光发射。与 ALT 相比，MDIT 对小梁网的热损伤更小[5]。尽管与 SLT 和 ALT 相比，MDLT 的使用经验更少。但当只有这个设备时，MDLT 可以是一个治疗选项。

无论使用何种激光，医生都应该为患者考虑合适的治疗选择。对于存在用药依从性问题的患者，可以考虑采用激光小梁成形术。其适应证是房角至少有 3 个象限是开放的并且没有活动性炎症。闭角型青光眼、新生血管性青光眼和青少年型青光眼不适合激光治疗。激光治疗作为非手术疗法，没有感染的风险，不破坏结膜从而不影响今后可能的手术。从患者的角度考虑问题，将使临床医师把激光小梁成形术作为一种重要的控制 IOP 的手段，让更多的患者接受激光治疗。

参考文献

[1] www.eyeworld.org/article-laser-trabeculoplasty-is-back-inforce (Accessed May 21, 2013).
[2] Greenidge KC, Spaeth GL, Fiol-Silva Z. Effect of argon laser trabeculoplasty on the glaucomatous diurnal curve. Ophthalmology 1983;90(7):800–804.
[3] Tsai JC. Medication adherence in glaucoma: approaches for optimizing patient compliance. Curr Opin Ophthalmol 2006;17(2):190–195.
[4] Brown SV, Thomas JV, Simmons RJ. Laser trabeculoplasty re-treatment. Am J Ophthalmol 1985;99(1):8–10.
[5] Meyer JJ, Lawrence SD. What's new in laser treatment for glaucoma? Curr Opin Ophthalmol 2012;23(2):111–117.

聚焦 2　长期效果

Ivan Goldberg

选择性激光小梁成形术（SLT）[1] 所显示出的降压效果和显著的安全性[2]，以及其相对于药物治疗的健康经济学优势[3]，使其成为治疗不同阶段青光眼患者有价值的降眼压替代方案。SLT 可以考虑作为一线、替代或辅助的治疗选择。笔者有什么证据来证明它的长期效果呢？

　　来自几个研究的结果相当接近。例如，Juzych 等报道，平均随访约 3 年，在接受 180° SLT 治疗的患者中（成功率约50%），平均眼压降低 27%[4]。这与笔者尚未发表的 180° 或 360° SLT（根据不同患者需要）结果相似，其中 50% 的患者在 5 年后眼压仍能达到目标眼压（疗效减弱的速率大约每年 10%）[5]。约 80% 的患者获得明显眼压降低。

　　从已经出版的诊疗指南中可以看到，SLT 不良反应很少（短期或长期），不影响后续的药物治疗或手术治疗（如果需要手术时），而且可以重复治疗（也许不止重复一次），尽管每次治疗反应都略有降低。显然，临床医生可以对每一名患者考虑是否需要 SLT 治疗。

参考文献

[1] Latina MA, Tumbocon JA. Selective laser trabeculoplasty: a new treatment option for open angle glaucoma. Curr Opin Ophthalmol 2002;13:94–96.

[2] Kramer TR, Noecker RJ. Comparison of the morphologic changes after selective laser trabeculoplasty and argon laser trabeculoplasty in human eye bank eyes. Ophthalmology 2001;108:773–779.

[3] Access Economics. Tunnel Vision: The Economic Impact of Primary Open Angle Glaucoma – a Dynamic Economic Model. Australia: Centre for Eye Research Australia, University of Melbourne, 2008.

[4] Juzych MS, Chopra V, Banitt MR, et al. Comparison of long-term outcomes of selective laser trabeculoplasty versus argon laser trabeculoplasty in open-angle glaucoma. Ophthalmology 2004;111:1853–1859.

[5] Woo D, Healey PR, Graham SL, Goldberg I: Long-term results with selective laser trabeculoplasty and the influence of medications (in preparation).

聚焦 3　选择性激光小梁成形术

Michael Waisbourd 和 L Jay Katz

　　选择性激光小梁成形术的引入重新引发了人们对以下几个重要领域的关注：降眼压机制、激光在治疗中的地位、药物治疗依从性及替代治疗，以及医疗服务中的卫生经济学问题。倍频 Nd:YAG "选择性激光" 的研制是为了将能量对准小梁网色素细胞内的黑色素[1]。使用更少的能量和有限的破坏来治疗房水流出通道。细胞体外培养、尸检眼试验和体内研究都证实了 SLT 和 ALT 的不同组织反应。临床观察也表明 SLT 通常不会引起虹膜周边前粘连，这一点与 ALT 不同。

　　SLT 的使用使眼科医师有机会重新审视激光小梁成形术在开角型青光眼治疗中的地位。在传统意义上，在患者药物治疗失败后、小梁切除术之前建议进行一次激光治疗。青光眼激光临床研究（the Glaucoma Laser Trial）比较了氩激光小梁成形术和药物治疗作为初始治疗的疗效。在 2 年的随访中，44% 接受 ALT 治疗的患者取得了成功，而单独使用噻吗洛尔的患者只有 20% 取得了成功。Nagar 等[2]、Mclraith 等[3] 和 Katz 等[4] 最近的研究显示，将 SLT 与前列腺素类似物作为初始治疗进行比较，发现降眼压效果相当，都可以比基线水平降低 30% 左右。毫不奇怪，激光小梁成形术降低眼压的幅度不如辅助治疗那么大。激光的效果可能会随着时间的推移而减弱，50% 的患眼会在两年内失去效果。这一点，在将 SLT 作为初始治疗方案的时候，医生和患者都应考虑到。SLT 最严重的并发症是治疗后的眼压高峰。使用局部 α 受体激动药进行围术期治疗，控制激光能量到刚好出现轻微空泡气泡，可显著降低持续眼压升高的风险。考虑到依从性和治疗成本时，SLT 是一个有吸引力的一线选择。患者还应被告知，激光并不能治愈他们的疾病，定期随访监测眼压和疾病状态非常重要。

　　人们越来越多意识到对青光眼这类慢性疾病进行长期药物治疗的复杂性。尤其是青光眼，药物依从性不佳并没有明显的、立即的负面效果。显然对于 SLT 来说并不存在依从性的问题。Francis 和他的同事证明了 SLT 可以有效地替代一到两种抗青光眼药物，并维持眼压。

　　几项医疗花费比较研究已经得出结论，激光小梁成形术可能优于药物治疗。加拿大的一项成本分析研究表明，SLT 可能比药物治疗具有经济优势[5]。激光治疗后眼压逐渐上升是一个值得关注的问题。早期研究发现 SLT 具有 "可重复性"，这与 ALT 术后的不良结果形成对比。临床治疗必须针对每个患者进行个体化，以达到最佳的疗效。对于一些患者而言，SLT 可以作为初始治疗方法；而对于另外一些患者，SLT 可能是辅助治疗或替代青光眼药物治疗。这可能改变既往 "标准治疗方法"，需要临床医生与患者共同决策。

参考文献

[1] Latina MA, Park C. Selective targeting of TM cells: in vitro studies of pulsed and CW laser interactions. Exp Eye Res 1995;60:359–371.

[2] Nagar M, Ogunyomade A, O'Brart DP, et al. A randomised, prospective study comparing selective laser trabeculoplasty with latanoprost for the control of intraocular pressure in ocular hypertension and open angle glaucoma. Br J Ophthalmol 2005;89:1413–1417.

[3] McIlraith I, Strasfeld M, Colev G, et al. Selective laser trabeculoplasty as initial and adjunctive treatment for open-angle glaucoma. J Glaucoma 2006;15:124–130.

[4] Katz LJ, Steinmann WC, Kabir A, et al. Selective laser trabeculoplasty versus medical therapy as initial treatment of glaucoma: a prospective, randomized trial. J Glaucoma 2012;21:460–468.

[5] Lee R, Hutnik CM. Projected cost comparison of selective laser trabeculoplasty versus glaucoma medication in the Ontario Health Insurance Plan. Can J Ophthalmol 2006;41:449–456.

聚焦 4　SLT 作为一线治疗

Cindy ML Hutnik

　　青光眼治疗的传统模式不断受到已有和新兴模式的挑战。传统上，在激光小梁成形术之前，患者要接受最大耐受剂量的药物治疗。具有里程碑意义的青光眼激光治疗临床研究（Glaucoma Laser Trial）表明，氩激光小梁成形术（ALT）在降低眼压、保护视野和视神经稳定性方面优于一线药物治疗 [1]。然而，由于担心激光对小梁网的损伤所引起的并发症，ALT 从未被用作一线治疗 [2]。1995 年选择性激光小梁成形术（SLT）作为 ALT 的替代治疗方案出现，它作用于小梁网的能量更少。从那时起，许多研究已经证实 SLT 可以作为初始治疗方法 [3-5]。事实上，就像任何一线青光眼治疗一样，SLT 作为初始治疗疗效最好，眼压较治疗前基线降低25%～30%。如果将 SLT 在治疗中的地位和潜在并发症认为与 ALT 相同，就限制了其治疗潜力的全部发挥。SLT 与任何辅助治疗一样，在治疗后期使用时效果较差。在全球范围内，SLT 进入临床应用的 18 年以来，只有少数轻微的并发症报道。在青光眼早期治疗中，成本和依从性的优势进一步支持 SLT 作为青光眼早期治疗的一个重要手段。

参考文献

[1] The Glaucoma Laser Trial (GLT) and Glaucoma Laser Trial Follow-up Study: 7. Results. Glaucoma Laser Trial Research Group. Am J Ophthalmol 1995;120(6):718–731.

[2] Kramer TR, Noecker RJ. Comparison of the morphological changes after selective laser trabeculoplasty and argon laser trabeculoplasty in human eye bank eyes. Ophthalmology 2001;108(4):773–779.

[3] Melamed S, Simon GJB, Levkovitch-Verbin H. Selective laser trabeculoplasty as primary treatment for openangle glaucoma. A prospective, nonrandomized pilot study. Arch Ophthalmol 2003;121:957–960.

[4] McIlraith I, Strasfeld M, Colev G, Hutnik CML. Selective laser trabeculoplasty as initial treatment for early open angle glaucoma. J Glaucoma 2006;15:124–130.

[5] Katz LJ, Steinmann WC, Kabir A, et al. SLT/Med Study Group. J Glaucoma 2012;21(7):460–468.

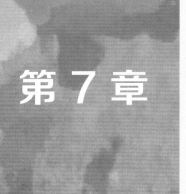

第7章 周边虹膜切开术治疗闭角型青光眼
Peripheral Iridotomy for Angle-Closure Glaucoma

Dennis SC Lam　Clement CY Tham　Nathan G Congdon　Nafees Baig　**著**

牟大鹏　卿国平　**译**

汪建涛　**校**

本章概要

本章包括激光周边虹膜切开术（laser peripheral iridotomy，LPI）的适应证、禁忌证、操作技巧、效果及并发症。其作用在大多数领域界定都比较明确，但是，目前对于可疑青光眼患者的预防性应用尚无定论。需要更多的研究来证实 LPI 的安全性和有效性。总的来说，如果操作得当，LPI 是一种相对安全的治疗，而且大部分并发症都可以避免。

一、概述

闭角型青光眼是因房角引流通道关闭致继发性高眼压的一类青光眼视神经病变。房角关闭可以是原发性的，也可以继发于其他病理因素，如晶状体源性青光眼。在原发性房角关闭中，瞳孔阻滞是影响房角关闭的最重要因素[1]。其他因素包括虹膜根部肥厚（虹膜堆积）及高褶虹膜。周边虹膜切除术或虹膜切开术可以有效消除瞳孔阻滞，房水通过虹膜周切口直接从后房进入前房。以前，周边虹膜切除术是手术通过角膜缘切口切除部分周边虹膜来完成。随着激光在眼科领域的应用，激光周边虹膜切开术更常用。

二、激光周边虹膜切开术的适应证

有关激光周边虹膜切开术适应证的摘要，请参阅框 7-1（也可参见前述的原发性闭角型青光眼）。LPI 的适应证将在下面进行讨论。

（一）急性原发性房角关闭

急性原发性房角关闭（acute primary angle closure，APAC）的处理通常包括两个阶段。首先，应该控制眼压（intraocular pressure，IOP）。这可以通过药物治疗、前房穿刺术或氩激光周围虹膜成形术（argon laser peripheral iridoplasty，ALPI）来实现。快速降低眼压可以减轻患者的症状，也可以缓解充血、水肿和炎症反应，然后安全地进行下一阶段的治疗。

第二阶段的治疗旨在防止另一次急性房角关闭的再次复发，以及进展为慢性闭角型青光眼。这些目标通过周边虹膜切开术已部分实现。通常在急性房角关闭发作后 1~2 天，同时角膜水肿和炎症明显缓解后进行 LPI。晶状体摘除也可作为第二阶段主要治疗方法，目前正在进行深入研究以确定其作用。

（二）急性原发性房角关闭的对侧眼

在 5 年内，APAC 的对侧眼患 APAC 的风险为 50%。由于这个原因，必须对 APAC 患者的对侧眼进行前房角镜检查。如果发现房角关闭，提示应施行 LPI。很少在 APAC 的对侧眼中找到一个宽的开角。当对侧眼有明显的近视时，这可能发生在屈光

> **框 7–1　LPI 适应证**
>
> - 急性原发性房角关闭
> - 急性原发性房角关闭的对侧眼（预防性的）
> - 慢性房角关闭伴高眼压，伴或不伴青光眼
> - 狭窄或关闭房角
> - 其他适应证
>   - ➢ 先前虹膜切开术后，房角完全或不完全关闭
>   - ➢ 为了激光小梁成型术加宽房角

参差，在这种情况下，没有必要对对侧眼施行 LPI 治疗。

（三）慢性房角关闭伴高眼压，伴或不伴青光眼

在新诊断的慢性房角关闭（chronic angle closure，CAC）伴高眼压的病例中，LPI 可以消除瞳孔阻滞引起的任何贴附性（appositional）房角关闭。LPI 后，眼压可以下降到不同水平，这取决于先前存在的虹膜周边前粘连（peripheral anterior synechiae，PAS）的程度。在特殊情况下，全部或者接近全部 PAS 的患者，LPI 不能降低 IOP，应该考虑药物治疗或滤过手术。如果 LPI 后，贴附性房角关闭仍然存在，则应考虑其他房角关闭机制，如虹膜堆积或高褶虹膜。房角镜检查和超声生物显微镜（ultrasound biomicroscopy，UBM）常常有助于确定其机制。根据房角关闭的机制，可以考虑 ALPI 和晶状体摘除。

（四）狭窄或关闭房角

为了准确评估前房角流出通道状态，应该在完全黑暗的房间且瞳孔处于生理性散大下进行前房角镜检查。裂隙光应尽可能短，仅照亮被检查房角的一部分。这种评估应该允许判断房角关闭的风险。

在前房角镜检查时，应该找到先前自发贴附性房角关闭的迹象，这包括针尖"锯齿状"的 PAS 精确定位到小梁网的中部，通常是在 12 点钟方向的上方房角。在 PAS 两侧的一小段色素颜色更深的小梁网则强烈提示间歇贴附性房角关闭，虹膜内表面的色素也是如此。如果出现一个房角的自发性关闭，或前房角镜先前发作的证据，提示应该施行 LPI。

一些外科医师对急性房角关闭的继发形式，如晶状体源性青光眼，进行 LPI 治疗，这通常比较困难，而且其效益也未充分证明。LPI 有时也用于色素播散综合征，其目的是解除反向瞳孔阻滞，但是，虹膜切开术治疗色素播散综合征的远期疗效尚需要论证。有时 LPI 需要先明确诊断，如房水迷流综合征和高褶虹膜综合征。

（五）其他适应证

在 LPI 后，部分或完全房角关闭的情况并不少见。更常见于最初的虹膜切开口不够大、眼的炎症反应及棕色虹膜的眼睛。有时，虹膜切开口部位形成透明膜，后照法可能会漏诊。直接评估虹膜切开口部位，才能做出明确诊断。如果拿不准，建议重复 LPI，因为在这种情况下，LPI 是非常安全和容易操作的。最后还有一点重要提示，在激光小梁成形术前，LPI 可以用于增宽前房角。

三、激光周边虹膜切开术禁忌证

LPI 的禁忌证包括：患者无法配合；眼部问题，使 LPI 无法实施，如严重的角膜水肿，以及因瞳孔异常散大而虹膜组织肥厚，等等；眼部有很高的并发症的风险，如非常浅或非常平坦的前房，明显的炎症反应，等等。

四、激光周边虹膜切开术的技巧

获得激光周边虹膜切开术实用技巧的概要，见框 7–2。

（一）术前注意事项和准备

一旦患者有 LPI 适应证，笔者倾向于尽快手术，除非角膜水肿或炎症使得延迟手术更安全。如果 LPI 被延迟，眼睛也应该在适当的情况下使用局部抗炎药物，如局部类固醇激素治疗。应给予局部 β 受体拮抗药，伴或不伴全身性碳酸酐酶抑制药和补钾，以维持安全且无症状的眼压水平。应避免使用前列腺素类药，以防加重炎症反应。有时局部应用毛果芸香碱，是为了防止下一次急性房角关闭的发生，但使用时要小心，因为它会减少前房深度，引起一些眼反常的房角关闭。

在 LPI 之前，笔者立即局部用 1% 毛果芸香碱

框 7-2　控制 IOP 后 LPI 实用技巧，以及氩激光和 Nd:YAG 激光周边虹膜切开术激光机器的初始设置

实用技巧

- 控制炎症（适时应用局部皮质类固醇激素）
- 缩小瞳孔（LPI 前，局部应用 1%～4% 毛果芸香碱，3 次/10 分钟）
- 充分麻醉［LPI 前，1% 丁卡因滴眼液和（或）2% 利多卡因凝胶］
- 防止眼压峰值（在 LPI 之前 30min 和术后即刻，局部应用阿拉可乐定或溴莫尼定）
- 应用接触式虹膜切开镜（Abraham、Wise 或其他虹膜切开镜）
- 选择上方 11 点钟或 1 点钟方位虹膜；避开 12 点钟位置；瞄准虹膜中周部到虹膜根部；如果可能的话，从虹膜隐窝或其他薄的虹膜组织开始
- 激光束不应该指向黄斑
- 虹膜切开术的目标大小 500mm（最小：200mm）

关于 2 阶段氩离子激光 LPI 技术初始机器设置的实用技巧 *

- 棕色虹膜
  阶段 I：光斑大小 50μm；持续时间 0.1s；能量 1000mW
  阶段 II：光斑大小 50μm；持续时间 0.1s；能量 400～600mW
- 蓝色虹膜
  阶段 I：光斑大小 500μm；持续时间 0.1s；能量：200～300mW
  阶段 II：光斑大小 50μm；持续时间 0.1s；能量：500～700mW

关于 2 阶段 Nd:YAG* LPI 技术的初始机器设置的实用技巧

- 光斑大小：50μm（通常是固定的）
- 能量水平：5～15mJ
- 持续时间：ns 或 ρs（通常固定）
- 脉冲：每次发射 1～3 次脉冲

*. 这些设置仅供参考，特别是不同公司机器的效能可能会有很大差异

3 次，间隔超过 10min。这有助于拉展虹膜，为虹膜切开术做准备。一些外科医师要患者用对侧眼固视近光源来使瞳孔缩小。局部麻醉，如 1% 丁卡因滴眼液，同样在虹膜切开术前 10min 给药 3 次。在 LPI 前，立即在眼睛上涂 2% 的利多卡因凝胶或将其置于虹膜切开镜里，可以明显减轻疼痛或不适。在少数情况下，如不配合的患者或严重眼球震颤患者，可以考虑球后麻醉。可在手术前 30min 和手术后立即给予一滴外用 1% 阿拉可乐定或溴莫尼定，

以降低眼压的风险 [2]。口服乙酰唑胺也被视为是预防眼压骤升的方法，尤其是在那些很晚期的青光眼视神经病变眼。

（二）初始激光周边虹膜切开术的位置选择

正常应选择上眼睑遮盖的上方位置，以避免不良的光学影响。应该避开 12 点钟位置，因为激光过程如果气泡产生，气泡易聚集于 12 点钟位置。由于黄斑直接位于颞上位的后方，所以鼻上位优于颞上位。因此，第一次虹膜切开术的理想位置应该是在右眼的 1 点钟方位（外科医师观点）及左眼的 11 点钟方位。治疗部位通常位于虹膜的中间 1/3 到周边 1/3 处。在较厚的虹膜中，可以选择虹膜隐窝或较薄的虹膜区域，而在蓝色的虹膜中，可以选择色素斑块区以获得更好的激光吸收。

在硅油填充眼里，可以选择一个下方位置进行虹膜切开术，因为当硅油上升到眼的顶部，可能会阻塞上方的激光孔。无论选择哪个位置，裂隙灯的位置都应使激光束始终远离黄斑。

（三）激光技术

激光周边虹膜切开术可以使用连续波氩激光机或钕（Nd）:YAG 激光机（图 7-1）。氩激光具有光凝作用，因此，需要色素来吸收光能。Nd:YAG 激光利用光爆破作用，因此，不依赖色素，并对所有颜色的虹膜都具有良好效果。激光虹膜切开术 Nd:YAG 激光与氩激光相比，可降低晚期房角关闭的风险 [3, 4]。

任何一种激光技术，都可以通过使用具有偏心平凸透镜按钮式（button）商用接触镜而获得极大的便利，这种透镜可以提供放大的视野，并增加激光在虹膜上的功率密度。这种接触镜也能固定眼球，使眼睑分开。它们可以作为散热器保护角膜上皮免受灼伤。其中一种是 Abraham 接触式虹膜切开镜，是一个 66D 的平凸透镜按钮式接触镜（图 7-2）。还有一种 103D 的 Wise 按钮式接触镜也在使用。

无论采用何种激光器或技术，笔者都希望虹膜切开术的大小至少为 200μm[5]，直径最好是 500μm。

1. 连续氩离子激光周边虹膜切开术

在棕色虹膜中，可以使用连续波氩离子激光两

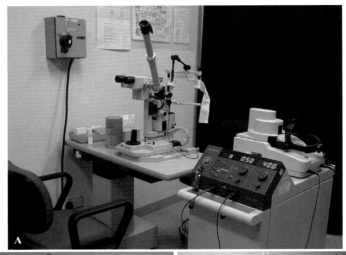

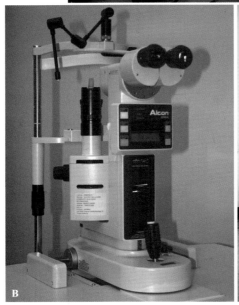
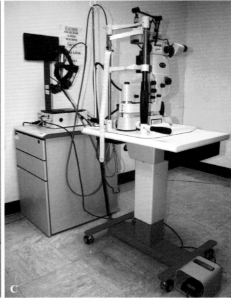

▲ 图 7-1　**A.** 连接到裂隙灯传输系统的连续波氩激光机；**B.** 连接到裂隙灯传输系统的 **Nd:YAG** 激光机；**C.** 具有氩和 **Nd:YAG** 激光器的激光机，该激光机用于在相同的环境下进行联合 / 连续激光周边虹膜切开术

阶段技术。在第一阶段，激光设置旨在去除虹膜基质组织。经典的激光设置为 0.1s 持续时间，50μm 光斑大小和 1000mW。激光主要用于形成一个直径约 500μm 的凹坑。激光直达色素上皮层，露出色素。该方法的第 2 阶段较低功率的激光设置旨在去除色素上皮层。经典设置为 0.1s 持续时间，50μm 光斑大小和 400～600mW。通常需要 40～60 次激光产生一个足够大的激光孔。

　　蓝色虹膜较难穿透，因为浅色的虹膜基质不能充分吸收激光。一些外科医师提倡采用另一种两阶段的方法[6]，这包括初始激光设置为 500μm

和 200～300mW，增加基质密度以形成一个局部棕褐色区域，然后经过 0.1s、50μm 和 500～700mW 参数透射灼烧，从而产生一个足够大的虹膜激光孔。

　　厚、深棕色的虹膜更加难以穿透，通常见于在东方人和非洲人眼。笔者倾向于在这些眼中采用连续激光技术，这将在下面详细描述。

　　2. Nd:YAG 激光周边虹膜切开术

　　这可能是目前中棕色虹膜和蓝色虹膜中使用最广泛的技术，这依赖于其激光爆破效应可以机械地穿透虹膜基质组织。经典的能量范围为 5～15mJ。

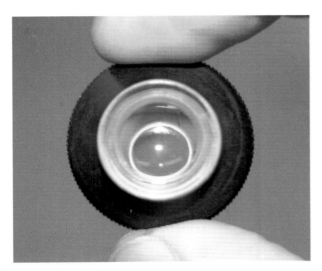

▲ 图 7-2 Abrahanm 接触式虹膜切开镜，66D 的平凸透镜按钮式接触镜

每个仪器的脉冲持续时间是固定的，但是每一发射的脉冲数量可以调整。大多数外科医师每次发射 1~3 个脉冲，每个仪器的光斑大小也是固定的。在中棕色或蓝色虹膜中，1~3 次激光发射通常可以产生一个足够大的虹膜激光孔。

（四）在厚的、深棕色虹膜的改良：连续激光技术

在厚的深棕色虹膜中，可以使用连续激光技术，首先使用氩激光来使虹膜变薄，然后使用 Nd:YAG 激光击穿虹膜并扩大激光孔。

在使用氩激光治疗的第一阶段，笔者更喜欢使用"切削"技术[7-9]。经典的激光设置为 0.02~0.03s，50μm 和 800~1000mW。为了使用这种方法"切掉"足够的虹膜基质组织，通常需要多达 200 个激光发射。一旦到达虹膜色素上皮，就用 Nd:YAG 激光击穿虹膜。经典的能量水平为 5~10mJ。初始应用氩激光具有以下优点：这有助于凝固虹膜血管，从而降低出血风险。在厚的虹膜中，Nd:YAG 激光的光爆破效应则有助于形成一个足够大的激光孔。在这些眼中，如果仅使用 Nd:YAG 激光而没有先用氩激光烧灼使虹膜基质变薄，则 Nd:YAG 激光可能导致对虹膜基质组织明显的破坏。连续激光技术结合了氩激光和 Nd:YAG 激光两者的优点。

（五）术后管理和随访

当虹膜被激光穿透后，立即局部用 1% 阿拉可乐定以降低眼压骤升的风险[2]。局部停用毛果芸香碱，如果尚未局部使用类固醇类药，则开始每天 4 次滴眼。在虹膜切开术后，1~2h 测量 IOP。如果眼压明显高于激光前，可考虑使用降眼压药，如口服乙酰唑胺。如果 IOP 与激光前相同或更低，则患者可回家。在 LPI 后第 1 天，对患者重新评估，进行 IOP 测量。一旦患者足够舒适，在没有毛果芸香碱作用下，对患眼重复进行房角镜检查。如果 IOP 持续失控，任何顽固的贴附性房角关闭区域，都应适当用氩激光周围虹膜成形术或晶状体摘除术来处理。

很有必要对这些患者终身随访，因为很大比例上可能会进展为慢性闭角型青光眼（chronic angle-closure，CACG），CACG 患者的病程在某个时间发生进展。同时对侧眼也应该用前房角镜仔细检查，并妥善管理。

五、激光周边虹膜切开术的结局

激光周边虹膜切开术通常用于实现三个重叠的临床目标中的一个或多个：降低未来因瞳孔阻滞引起的青光眼急性发作的风险，降低眼压，或改变前房角的结构，这可能会减少患者进展为慢性闭角型青光眼的风险。以下部分将回顾有关 LPI 在这三个领域中的疗效证据，并将讨论有关 LPI 在两个特定环境中的疗效数据：中国人眼和"高褶虹膜"眼。最后，回顾 LPI 相关的并发症及预防策略。

（一）激光周边虹膜切开术预防房角关闭发作的疗效

激光周边虹膜切开术已在试验中显示可以预防急性房角关闭的复发，其有效性和安全性与手术虹膜切除术相当，而且患者更容易接受[10]。据报道，LPI 在预防对侧眼急性发作也有很好的效果[11]。尽管如此，仍有个别报告显示在实行 LPI 后的眼出现复发性急性发作[12]。

（二）激光周边虹膜切开术对眼压的影响

LPI 作为一种控制 IOP 的单独疗法，其效果根

据疾病的不同阶段而发生变化：若只是单独的窄房角，则成功率较好；若房角关闭发作后，特别是伴有PAS，则预后更谨慎；而且一旦发生视神经损伤，LPI本身很难有效控制眼压。

LPI短期和长期降眼压的效果，发现亚洲人和欧洲人眼研究是相对一致的，这些眼只有窄房角，没有实质性的PAS或视神经损伤。最近，一项以人群为基础的对中国可疑房角关闭患者行LPI的研究报告显示，2周时眼压降低了3.1mmHg[13]。中国台湾地区一项关于房角关闭可疑患者的研究，发现LPI后6个月内眼压降低了2.3mmHg[14]。

Krupin等报道，对欧洲可疑房角关闭患者行LPI，眼压在24h内下降了1mmHg[15]。相反，Jiang等的一项研究将原发性可疑房角关闭患者LPI后的即刻眼压变化与对照组进行了比较[16]，在1h和2周时，IOP显著升高9.8%和0.82%。使用更多激光能量、更多激光脉冲及具有较浅中央前房的眼，在LPI后1h出现眼压峰值的风险增加。

（三）激光周边虹膜切开术预防急性原发性房角关闭发作后眼压升高的疗效

一旦急性房角关闭的症状发作，单独LPI有42%～72%的病例可有效控制眼压，PAS的存在可能是IOP控制失败的危险因素[17]。新加坡的一项研究表明，在超过1年的随访时间中，41%经LPI治疗的急性原发性房角关闭眼需要随后的药物治疗来控制IOP。尽管调查人员报道，在LPI治疗后需要和不需要辅助药物治疗的患眼在PAS数量上并没有差异，但是，这些眼中有1/3有8个或更多钟点的PAS。随着同一患者群体随访延长50.3个月，58.1%的眼最终发生眼压升高，32.7%的眼需要做

小梁切除术。在LPI之后需要药物或外科辅助治疗来控制IOP可能性更高与180°或更多PAS的存在相关[17]。另一方面，LPI可能对高加索人IOP升高具有较好的保护作用。在英国的一个试验，LPI治疗后3年，70%的急性房角关闭患者的眼压保持在21mmHg或以下[18]。

一项研究中显示，一旦发生青光眼视神经损害，仅LPI很难控制IOP，94%～100%的亚洲和北美受试者需要辅助治疗[19]。

（四）激光周边虹膜切开术后前房角扩大

临床上经常采用LPI治疗来拓宽狭窄的前房角。由于目前尚未建立前房角宽度标准测量方法，LPI在这一领域的记录有效性研究被阻滞，虽然最近如超声生物显微镜（UBM）和光学相干断层扫描（optical coherence tomography，OCT）（图7-3）等方法可能有助于解决这个问题。随着眼压的降低，越来越多的证据表明，一旦出现PAS和青光眼损伤，LPI在扩大狭窄前房角方面效果可能减弱。

He等[13]最近报道，在以人群为基础的中国人可疑前房角关闭患者的研究中，LPI术后中上方虹膜角膜小梁角（iridocorneal trabecular angle）0°～10°，下方虹膜角膜小梁角10°～30°，统计学上显著增加。一般大多数LPI或手术虹膜切除术后的病例报告中[20]，没有观察到轴向前房深度的变化[13]。一项以人群为基础的研究表明，对于蒙古人的房角关闭患者，LPI后周边前房角宽度中位数增加2级[21]。

UBM为LPI后前房角角度的结构变化的研究提供了新的可能性。Yoon等表明LPI后各种UBM参数均显著增加，LPI后观察到的房角扩张程度与手术小梁切除术后房角扩张程度相当[22]。Dada等

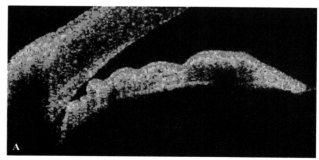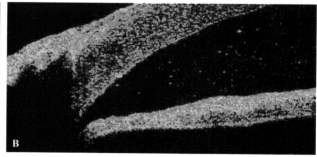

▲ 图7-3　激光周边虹膜切开术之前（A）和之后（B）显示扩张的前房角 Stratus 光学相干断层扫描（OCT）照片

报道了用 UBM 对 93 只印度人眼测量的小梁—虹膜角（trabecular-iris angle，TIA）的变化[23]。在观察者掩盖了患者的 PI 状态时进行测量，原发性房角关闭患者在 LPI 后，观察到上下方房角变宽非常明显。但是，原发性闭角型青光眼（primary angel-closure glaucoma，PACG）患者没有明显房角变宽。这与蒙古国的研究结果一致，即在人群基础上，治疗 PACG 患者中位数仅增加 0.8，而上文提到的 PAC 患者增加了 2[21]。尽管这表明 PACG 眼进展的风险可能存在差异，但是，印度 UBM 研究要求他们界定 PACG 患者至少有 180° 的 PAS；虹膜粘连房角关闭的存在可以明确地解释 LPI 术后不能观察到房角结构的变化。

How 等的一份类似报道证实，LPI 可以使 PACS 房角显著增宽。LPI 后，眼前节 OCT 的前房面积和容积明显增加，但前房深度、前房宽度、晶状体穹隆、虹膜厚度或虹膜面积无变化[24]。

（五）种族和激光周边虹膜切开术的疗效

一些人认为，中国人眼对 LPI 反应较差，这可能是由于种族倾向于存在"高褶虹膜"[23]。亚洲人 LPI 后的研究报道显示，虽然"暗室俯卧试验"在预测前房角关闭的价值存在可疑性，但是，在该研究中对此试验的阳性反应率高达 39%～60%[25]。

另外有研究报道，LPI 后，有 56% 中国人眼存在持续的贴附性房角关闭[26]。这种持续的贴附性房角关闭是否与亚洲人眼 LPI 后 PAS 逐步发展有关，仍存在争议。Lim 等[27] 报道一组因急性房角关闭接受 LPI 治疗的新加坡人，PAS 在超过 1 年的观察中没有进一步发展。在一项 54 例接受 LPI 治疗的韩国原发性闭角型青光眼的回顾性研究中，结果显示 32% 的眼存在 PAS 进展[28]。在欧洲人中，LPI 后 PAS 的进展也有报道，而激光后缩瞳药的使用是一个危险因素[29]。

为数不多的研究中有一项是根据相同的标准来评估欧洲人和亚洲人眼的状态，发现 LPI 治疗后两组之间的结果非常相似：已确定青光眼损害的人中，100% 北美人眼和 94% 亚洲人眼需要在随访中进一步降低 IOP 治疗。虽然每组中 41% 的患者可以单独使用药物控制，但两组剩余者都需要手术切

开或额外的激光治疗来控制眼压[19]。

相比之下，一项对高加索人可疑闭角型青光眼患者的 LPI 术后的回顾性研究表明，10 年随访，38.7% 眼眼压升高，17.3% 眼需要药物治疗[30]。

（六）"高褶虹膜"和激光周边虹膜切开术的效果

"高褶虹膜"这一术语可能被用来指非瞳孔阻滞型房角关闭，用于描述周边虹膜的特定外形，或者用来表示即使明确做了 LPI 但仍然有房角关闭的一种临床综合征。该术语使用的不确定性，在该领域引起了复杂的讨论。然而，经常有人认为，高褶虹膜眼 LPI 后，不会表现出明显的前房角增宽。在至少一个使用 UBM 的小型研究中，记录了 LPI 后，高褶虹膜眼缺乏明显的构型变化。但是，最近的一项研究报告强调了这一领域的不确定性，该研究报道了在术前经有经验的眼科医生应用前房角镜检查记录下，高褶虹膜结构状态的患者，65% 的中国人术后眼虹膜形态正常化[13]。

在一项对亚洲人眼横断面的观察研究中，111 只行 LPI 治疗的眼中有 36 只眼 UBM 发现了高褶虹膜，强调了非瞳孔阻滞导致房角关闭的机制在亚洲人中的重要性[31]。

六、激光周边虹膜切开术的并发症

有关激光周边虹膜切开术潜在并发症的概要，见框 7-3。

试验比较 LPI 和手术虹膜周边切除术，发现一般情况下 LPI 至少与手术一样安全，而且明显视觉

框 7-3　激光周边虹膜切开术的潜在并发症

- 内皮细胞损伤和失代偿
- 白内障形成和进展，悬韧带断裂
- 眼压骤升
- 虹膜组织相关并发症，如前葡萄膜炎、色素播散和前房积血、虹膜后粘连和瞳孔不规则等
- 眼后节并发症，如脉络膜积液、减压性视网膜病变、视网膜和眼底出血、孔源性视网膜脱离、中心性浆液性脉络膜视网膜病变和一期黄斑裂孔等
- 光学像差，如单眼复视、重影、晕圈和斑点等
- 复发性疱疹性角膜葡萄膜炎
- 恶性青光眼

后遗症少见。但是，与 LPI 相关的各种并发症已有报道，在 LPI 后可以观察到的主要问题是眼压升高或继发前房积血，并且通常建议治疗前使用降压药物来预防高眼压发生。研究表明，各种降压药可有效预防 LPI 后的 IOP 升高，使用降压药后，这些并发症通常少见 [32, 33]。

更多有限报道表明，LPI 也可能加速白内障的进展。Lim 等 [27] 报道了 60 例接受 LPI 治疗的亚洲人眼中，17% 的患者在随访 12 个月后发现 PSC 区白内障加重。受试者的平均年龄为 61.5 岁，并且根据 LOCS Ⅲ 法，这种白内障的进展表现为裂隙灯检查增加了 2 级或更多。LPI 后发生后囊下白内障（PSC）的其他病例报告 [1]，以及偶尔发生的激光所致外伤性白内障的描述，都可以在文献中找到。

通过仔细聚焦、应用虹膜切开术所需的最小能量，以及一旦清晰后避免向虹膜切开术部位额外传递激光能量，可以降低外伤性白内障的风险。目前还需要进行大规模的前瞻性研究，以确定 PSC 和其他与年龄相关性白内障的进展是否是 LPI 所致，这可能与房水动力学的改变和术后炎症等因素有关，如果可以的话，尽量量化实际发生的风险程度。

已有报道说超声乳化术中出现晶状体悬韧带离断的情况 [34]。有人提出，间歇性瞳孔阻滞和房角关闭可能使虹膜和睫状体松弛导致悬韧带松弛，并且 LPI 可能由于冲击波的影响而导致悬韧带受损。

虽然至少有一项试验表明 LPI 对内皮细胞计数的影响小于手术周边虹膜切除术 [10]，但有各种报道

称 LPI 后角膜失代偿。角膜水肿可累及全角膜或局限于角膜下半部 [36]。一项关于 6 例迟发性角膜失代偿的报道显示，一直到激光后 3.5 年，可能会屡次出现使角膜清晰度减低的其他危险因素，包括糖尿病和房角关闭发作本身，高能量的激光也与这一并发症有关。此外，还报道了连续氩 –Nd：YAG 激光周边虹膜切开术后角膜后弹力层的脱离 [37]。

LPI 后出现各种视觉症状，包括单眼模糊、阴影、重影、线条、眩光、晕光及斑点 [38]。Spaeth 等 [38] 报道了 LPI 后的视觉症状，在 9% 眼完全覆盖了虹膜切开孔，26% 眼部分覆盖了虹膜切开孔，17.5% 眼完全暴露激光虹膜切开孔。该系列研究中，只有 52% 的虹膜切开孔被眼睑完全覆盖 [38]，其他作者提出，完全暴露和完全覆盖的 LPI 比部分覆盖的 LPI 更不容易受到视觉干扰。据报道，有色镜片可缓解症状 [38]。

LPI 后恶性青光眼也已经报道 [39]。各种其他罕见的 LPI 并发症都已经描述过，包括复发性疱疹性角膜炎，形成视觉幻觉，以及许多眼后节异常，包括孔源性视网膜脱离、视网膜和眼底出血 [40]、脉络膜积液、减压性视网膜病变，以及一期黄斑裂孔 [41]。

有研究报道了 1 例 LPI 术后中心性浆液性脉络膜视网膜病变的病例 [42]。笔者认为，这可能与疾病本身和随后手术引起的压力有关，特别是在心理敏感的个体中。患者应该被告知 LPI 后出现脉络膜视网膜并发症的风险。

第8章

激光周边虹膜成形术
Laser Peripheral Iridoplasty

Chaiwat Teekhasaenee **著**

牟大鹏　卿国平　**译**

范肃洁　**校**

本章概要

　　激光周边虹膜成形术是一种简单、无创、有效的手术，可以使贴附性房角关闭重新开放。如果急性房角关闭患者无法行激光虹膜切开术时，激光周边虹膜成形术可以作为替代的治疗。对于引起房角关闭的其他特定疾病，激光周边虹膜成形也是有效的，如高褶虹膜综合征、晶状体相关房角关闭和脉络膜渗漏，其房角关闭机制除了瞳孔阻滞外，还存在其他导致房角关闭的因素，激光虹膜切开术对于这些疾病一般无明显效果。激光周边虹膜成形术仅仅是缓解房角关闭的临时措施，因此之后还需要采取激光虹膜切开术、治疗性晶状体摘除或其他治疗方式，从而消除潜在的房角关闭机制。

一、概述

　　激光虹膜切除术可有效地消除瞳孔阻滞，被认为是原发性房角关闭（PAC）的明确治疗手段。然而，在某些情况下，可能无法采取激光虹膜切除术进行治疗。此外，除了瞳孔阻滞以外，患眼还存在着其他房角关闭机制，则激光虹膜切除术难以改善房角关闭。

　　激光周边虹膜成形术是另一种简单而有效地使贴附性房角关闭开放的方法，应用一系列低能量的大激光斑长时间垂直照射极周边部虹膜组织，使虹膜基质发生物理性收缩，周边虹膜机械性地牵拉在虹膜前表面和小梁网之间形成一个空隙，从而使房角开放（图8-1）[1]。

　　激光周边虹膜成形术的瞬时和短期作用机制是胶原蛋白的光凝收缩，而长期作用则与成纤维细胞膜的收缩有关。激光周边虹膜成形术后虹膜组织病理学研究显示，虹膜基质前2/3部分有收缩沟形成、成纤维细胞样细胞增殖、虹膜表面胶原沉积、间质胶原蛋白变性和血管凝固性坏死[2]。

二、激光房角成形术

　　激光房角成形术是另一种使虹膜收缩的激光手术，通过前房角镜反射使房角附近的虹膜根部组织收缩（图8-2）[3]，该方法针对的是致密的角膜老年环、翼状胬肉或角膜白斑后方的虹膜组织。前房角镜还可以实时观察治疗期间房角的动态变化。然而，激光房角成形术的激光束是切线方向，聚焦精度比激光周边虹膜成形术低，可导致虹膜基质不均匀烧灼。此外，房角成形术所需的激光能量比激光周边虹膜成形术更高，可能会无意中损伤小梁网。

三、适应证

　　激光周边虹膜成形术适应证的概述，见框8-1。

（一）急性房角关闭

　　激光周边虹膜成形术已被证明可有效地降低药

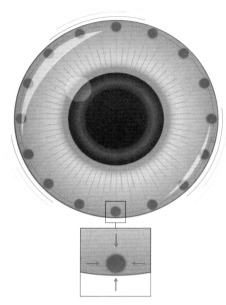

▲ 图 8-1　极周边虹膜连续的激光烧灼，每个烧灼点虹膜收缩方向背离角膜，从而开放了贴附性关闭的房角

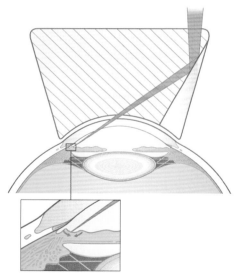

▲ 图 8-2　前房角镜反射作用使激光束切向烧灼虹膜组织，从房角壁拉开粘连的周边虹膜组织

框 8-1　激光周边虹膜成形术的适应证
房角关闭   • 急性   • 慢性   • 高褶虹膜   • 晶状体相关性   • 脉络膜渗漏   **辅助方法**   • 激光小梁成形术   • 激光虹膜切开术

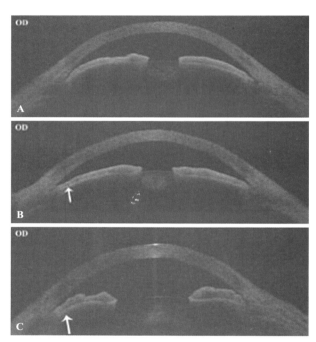

▲ 图 8-3　裂隙灯光学相干断层扫描

A. 原发性房角关闭（PAC）患者右眼房角拥挤；B. 仅在颞侧行激光周边虹膜成形术，激光烧灼使颞侧的周边虹膜收缩，颞侧房角开放（箭）；C. 散大瞳孔后，治疗后的颞侧房角仍保持开放（箭），而未治疗的鼻侧房角表现为贴附性房角关闭

物治疗无效的青光眼急性发作患者的眼压（IOP），由于患者角膜弥漫性水肿，前房较浅，前房炎症反应较重，瞳孔固定散大，因此很难采用激光虹膜切除术[1, 4]。激光周边虹膜成形术机械性地牵拉周边虹膜，可使贴附性关闭的房角重新开放（图 8-3）。通常眼压会在治疗 1h 后快速下降。

　　研究表明，单独采用激光周边虹膜成形术，

不使用局部抗青光眼药，即可治疗青光眼急性发作[4, 5]。另一项研究也表明，激光周边虹膜成形术作为急性原发性房角关闭的初始治疗方法是安全的，甚至比全身抗青光眼药物治疗更加有效[6]。患者经激光周边虹膜成形术治疗后，眼压降低速率明显快于经药物治疗的患者，而术后平均眼压、周边虹膜前粘连（PAS）程度及是否仍需降眼压药物治疗，则两组患者无明显差异。

　　虽然激光周边虹膜成形术一般用于 360° 全周的

周边虹膜，但也有报道 180° 激光周边虹膜成形术可同样缓解青光眼急性发作[7]。

由于激光周边虹膜成形术只能暂时缓解青光眼急性发作，而并不能解除瞳孔阻滞，因此随后还应采取激光虹膜切开术进一步治疗。

（二）慢性房角关闭

对于慢性房角关闭，同一只眼可同时存在周边虹膜前粘连和贴附性房角关闭，而只有后者才对激光周边虹膜成形术反应良好。只有贴附性房角关闭治疗良好后，才能够达到降低眼压的目的。

虽然有文献报道激光房角成形术可以有效解除虹膜前粘连，但这种方法难以长期解除周边虹膜前粘连[8]。房角分离术（GSL）可以更有效地从房角壁剥除牢固的周边虹膜前粘连，恢复小梁网房水流出通路[9-11]。如果房角分离术联合晶状体摘除术，则手术更加有效[12]。将患者的晶状体更换为更薄的人工晶状体，则可为眼前节的手术操作提供足够空间。在房角分离术后，可以再进行激光周边虹膜成形术，使周边虹膜远离房角壁，防止虹膜粘连再次形成[13]。

（三）高褶虹膜

高褶虹膜常伴有前位的睫状体，机械地支撑周边虹膜并形成一定的角度，即使中央前房深度正常，周边房角也是变窄的，虹膜切开术难以使虹膜根部从房角壁脱离。激光周边虹膜成形术有效地改变了高褶虹膜的形态，并将患者的房角重新开放（图 8-4）。激光周边虹膜成形术治疗高褶虹膜样的房角形态也同样有效，如大量的睫状体囊肿[14]。

有研究报道，尽管仍有部分患者需要额外治疗，但激光周边虹膜成形术可长期有效地延缓周边虹膜前粘连在高褶虹膜综合征中的进展[15]。

（四）晶状体相关性房角关闭

由于晶状体悬韧带松弛或晶状体后的前推力，如房水逆流（恶性青光眼），可导致晶状体膨胀增大或前移位，向前推动虹膜，从而造成房角关闭，这类患者往往对激光周边虹膜切开术反应不佳。激光周边虹膜成形术可有效缓解这类情况下的房角关闭，然而，这种效果只是暂时的，之后仍需要其他的明确处理，以解除房角关闭的潜在机制。

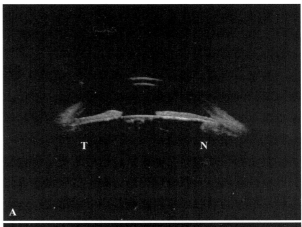
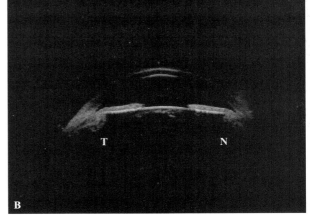

▲ 图 8-4 超声生物显微镜

A. 右眼贴附性房角关闭伴虹膜高褶；B. 激光周边虹膜成形术后周边虹膜平坦，房角重新开放

研究表明，初始激光周边虹膜成形术可以有效地解除晶状体源性房角关闭引起的急性青光眼发作[16]，可有效推迟白内障的手术时机，在眼前节炎症反应减轻后再行白内障手术。

（五）脉络膜渗漏

真性小眼球、Sturge-Weber 综合征、葡萄膜渗漏、视网膜中央静脉阻塞、巩膜扣带术后或全视网膜光凝术后，患者都有可能会出现脉络膜渗漏，脉络膜渗漏液可以使晶状体虹膜隔前移，在没有瞳孔阻滞的情况下也可使房角关闭。这种情况下，激光虹膜切开术一般无效，但激光周边虹膜成形术通常效果明显。

（六）作为激光小梁成形术的辅助方法

作为初始治疗方案，激光周边虹膜成形术可以开放狭窄或贴附性关闭的房角，为进一步实施激光小梁成形术打下基础。特别适用于虹膜局部不规则或虹膜囊肿引起的房角狭窄，这些狭窄区域会干扰激光斑烧灼小梁网。

激光小梁成形术可在局部激光周边虹膜成形术后立即进行。然而，如果采用了广泛的激光周边虹膜成形术，则需要推迟激光小梁成形术的手术时机，以避免术后的炎症反应和眼压升高。

（七）激光虹膜切开术的辅助方法

局部激光周边虹膜成形术也适用于需行激光虹膜切开术的浅前房患者，手术增加了虹膜和角膜内皮之间的空隙，有利于虹膜的穿透性烧灼和切开。

四、禁忌证

（一）浅前房

激光烧灼虹膜表面产生热量，可传递到附近的角膜内皮细胞。如果患者前房较浅，虹膜与角膜相贴，那么在试行激光周边虹膜成形术时，可能会出现角膜周边的环形灼伤。

（二）弥漫性角膜水肿或角膜混浊

角膜水肿或角膜混浊降低了激光的穿透性，并难以直接观察虹膜激光反应，需要更强的激光以达到最佳的虹膜收缩效果。此外，激光的聚焦精度也有所降低。如果在角膜严重水肿的情况下进行激光治疗，容易发生角膜内皮灼伤。但是，只要有足够的虹膜观察视野，轻度至中度的角膜水肿并不认为是激光周边虹膜成形术的禁忌证。

五、手术技术

（一）术前考虑因素

通常在门诊局麻条件下行激光周边虹膜成形术。在术前 1 小时给予 2% 或 4% 毛果芸香碱滴眼液缩小瞳孔。缩瞳时牵拉周边虹膜更有利于手术操作。虽然在急性发作期瞳孔括约肌可能因高眼压而出现麻痹，对毛果芸香碱无明显反应，但周边虹膜仍能保持一定的肌肉张力，并对药物治疗作出反应。建议术前仅滴用数滴毛果芸香碱，多次给药可能会导致晶状体增厚和前房深度变浅。一项研究表

明，尽管激光周边虹膜成形术可以作为非抗青光眼药物治疗的初始方案[5]，但当患者存在高眼压和角膜水肿时，应采取降眼压药、前房穿刺术或局部甘油降眼压治疗，直到可以清晰地看到虹膜表面。通常在术前给予安普乐定或溴莫尼定，避免术后可能出现的眼压急剧升高[17-19]。

（二）手术操作技巧

1. 激光周边虹膜成形术

标准激光周边虹膜成形术操作流程，包括 500μm 直径激光斑，0.5s 持续时间和 200~400mW 功率的氩离子激光设置。不同于激光虹膜切开术的穿透性烧灼，激光周边虹膜成形术可以使虹膜烧灼收缩。通过 Abraham 虹膜切开镜，激光束聚焦在极周边虹膜上。嘱患者向治疗区域相反的方向看，有助于激光束垂直照射至极周边的虹膜表面。激光束应靠近角膜缘并与角膜缘部分重合。如果未能将激光烧灼区聚焦于虹膜根部，则会显著降低手术的效果（图 8-5）。激光束垂直作用在虹膜表面，可使虹膜均匀地收缩。

激光烧灼应该持续 0.5s，时间不够会降低治疗效果。一般通过直接观察虹膜的收缩情况来调节激光能量，治疗期间闪烁的绿光可能会干扰术者对虹膜的观察。如果虹膜收缩不足以拉开房角，则需要逐步增加激光的能量。如果操作中出现气泡、爆裂声或虹膜色素释放，这表明虹膜组织过热，应降低激光能量。通常虹膜颜色较浅者比较虹膜颜色较深者所需更强的激光能量。每个象限的周边虹

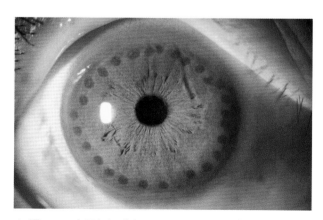

▲ 图 8-5　中周部虹膜表面的高色素激光标记；如果进一步激光烧灼周边部虹膜，可以更有效地使虹膜收缩

膜烧灼 5 或 6 次，或全周虹膜上烧灼 20～24 个点（图 8-1）。激光治疗时应避开周边虹膜前粘连区域、放射状虹膜血管及任何虹膜缺损或异常处。在某些特定情况下，可能无法完成激光周边虹膜成形术。有报道表明激光周边虹膜成形术可以有效地缓解青光眼急性发作[7]。为防止之后出现瞳孔移位，还应该避免对已存在瞳孔移位的区域进行治疗。激光烧灼虹膜应该至少间隔两个激光斑直径，不能以连续的方式进行，以避免出现虹膜缺血。

激光周边虹膜成形术除了可以应用氩离子激光外，还可使用倍频 Nd:YAG 激光[20-22]。半导体激光器可以发射近红外范围的激光（波长 810～830nm），不会产生氩离子激光操作时的干扰性绿光。二极管激光的聚焦更为精确，手术并发症也更少[20]。

前房极浅的患者在激光使用过程中可能会发生角膜内皮灼伤，因此应更正操作程序，将激光烧灼放入两个同心环中来进行。第一个圆环放置在近角膜中央以加深前房，第二个圆环放置在周边部。

2. 激光房角成形术

激光房角成形术是通过房角镜进行操作的，使用时激光斑直径为 200μm，持续时间为 0.2s，能量为 200mW，激光束作用于虹膜根部，尽可能地靠近房角。逐步调节激光的能量，直到虹膜组织充分收缩[23]。

六、术后处理

激光治疗后可以立即给予安普乐定或溴莫尼定。轻度前房炎症反应是术后常见的现象，所以患者术后通常接受每日 4 次、连续 5d 的眼部激素治疗，并密切监测眼压。如果出现眼压升高，需要积极使用降眼压药进行治疗。如果出现毛果芸香碱的作用效果减弱时，应行前房角镜检查以评估激光的治疗效果。如果某些区域的房角没有完全开放，则还可能需要额外的激光处理。

七、并发症

参照框 8-2 激光周边虹膜成形术相关并发症概述。

轻度虹膜炎是激光周边虹膜成形术后最常见的并发症。炎症通常是短暂的，并可以通过局部使

用激素来控制。然而，如果过度治疗，可能会出现严重炎症反应、无菌性前房积脓和局限性虹膜粘连（图 8-6）。

术后可能出现短暂性的眼压升高，尤其是部分房角仍然关闭时。高眼压可能是由于虹膜色素播散、蛋白质渗漏和炎症反应引起，这进一步阻碍了小梁网的房水外流。避免激光过度治疗及围术期给予安普乐定或溴莫尼定，可以起到部分预防眼压升高的作用。虽然眼压升高并不常见，但是眼压可升高至很高的水平，导致视神经出现损伤。因此，必须密切的监测眼压并积极治疗可能出现的高眼压。

角膜内皮灼伤可出现在前房极浅或角膜水肿的患者中。由于使用的激光束能量较低、激光斑较大，角膜内皮灼伤通常表现为轻度角膜环状混浊，不伴有角膜基质水肿。尽管角膜内皮灼伤均可自发性消退[6]，但进行性角膜水肿仍然是角膜内皮功能不良者潜在的严重术后并发症。

如果使用的激光能量过强、虹膜烧灼不均匀或

框 8-2　激光周边虹膜成形术相关并发症
• 轻度虹膜炎 • 局部周边虹膜前粘连（PAS） • 高眼压 • 角膜内皮细胞损伤 • 高虹膜色素标记 • 虹膜萎缩 • 瞳孔移位 • 瞳孔散大 • 房角再关闭

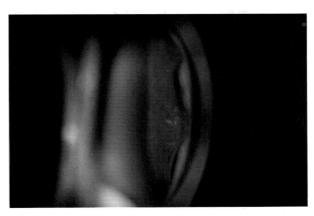

▲ 图 8-6　激光烧灼引起的节段性虹膜粘连

激光照射虹膜位置不佳，则可能会出现瞳孔移位。然而，瞳孔移位通常是轻微的并且很难被患者察觉的。对于既往有瞳孔散大或青光眼急性发作后出现瞳孔移位的患者，更易出现瞳孔移位的并发症。有报道表明，激光周边虹膜成形术后的瞳孔散大并对毛果芸香碱无反应称为 Urrets–Zavalia 综合征 [24]，然而大多数患者该症状在一年内可自发消失。

最近，激光周边虹膜成形术引起的瞳孔移位和瞳孔散大在偏心多焦点人工晶状体相关视觉问题的校正中多次描述。如果多焦点人工晶状体非对称地放置在中周部虹膜上时，激光烧灼可以重塑瞳孔形状，并使其重新恢复至眼内人工晶状体的中心位置。据报道，该技术可显著改善患者的远视力和近视力 [25]。

激光治疗后虹膜表面出现一个环形的深色素激光标记（图 8-5）。激光光斑永久存留，还可能表现为轻度浅表性虹膜萎缩。然而它们很少被患者注意到，也不会造成美观问题。融合的激光标记或广泛的虹膜萎缩，表明患者存在激光过度治疗的情况（图 8-7）。

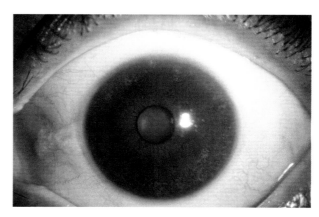

▲ 图 8-7　激光周边虹膜成形术过度治疗后融合的激光斑和虹膜萎缩

房角再关闭

尽管激光周边虹膜成形术的作用长期有效，但是许多高褶虹膜综合征患者，或房角关闭机制尚未解除的患者，仍需要进一步的治疗 [15]。建议在随访期间多次进行房角镜检查。由于初始治疗后房角已在一定程度上开放，因此再次有效的治疗应选择更周边的虹膜区域。

第三篇
小梁切除术
Trabeculectomy

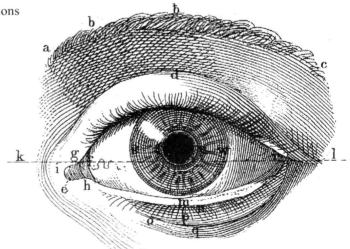

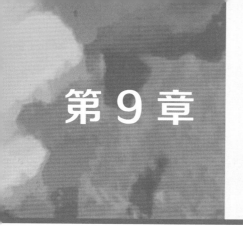

第9章 术前评估和诊断方法
Preoperative Evaluation and Diagnostic Approach

Thierry Zeyen　Luís Abegão Pinto　Ingeborg Stalmans　**著**

陈薏涵　**译**

范肃洁　**校**

本章概要

在制订手术计划时，良好的病史采集、适当的临床检查及周密的术前诊断检查非常重要。它不仅可以指导医生制定个体化的手术方法，还可以为术后管理提供基线信息，具有无可估量的价值。因此，在设计手术时，详细分析患者手术失败的危险因素，对临床医师具有极其重要的临床意义。此外，如何清晰地向患者告知手术危险因素和可能的手术结局并取得知情同意，这点怎么强调都不为过。

一、既往史

小梁切除术术前决策过程中详细的病史采集非常重要。

（一）眼科既往病史

1. 既往眼科手术史

既往涉及结膜的眼科手术通常会造成结膜纤维化，增加了术后结膜瘢痕化的风险，在这些情况下，可能需要使用抗代谢药。既往行玻璃体视网膜手术的患者应特别注意，当完成巩膜扣带术后，应检查扣带和外植体的位置，从而确定最适合小梁切除术的手术部位。硅油眼行小梁切除术失败的风险是相当高的，因此首选一期引流管（无瓣膜）植入术。根据注入的硅油比房水更重或更轻的原理，可以事先判断引流管植入的位置（上方或下方）。还应该意识到，既往行玻璃体切割术的眼，小梁切除术中出现低眼压的风险更高，尤其是在后囊膜不完整的情况下（例如使用玻璃体切割的复杂白内障手术），在这种情况下，医生可以考虑手术结束前使用前房恢复器和（或）黏弹剂。

单纯透明角膜切口白内障手术不会妨碍小梁切除术，但巩膜隧道切口白内障手术可能会导致巩膜变薄和术后纤维化。如果患者既往行复杂白内障手术，应注意是否有玻璃体疝，如果存在玻璃体疝，应考虑行非穿透性深层巩膜切除术而不是小梁切除术，以降低术中出现玻璃体嵌顿的风险。或可以考虑在引流管植入或小梁切除术术前或术中联合行玻璃体切割术。

即使对于像翼状胬肉切除术这样的小手术，也应当引起注意，因为该手术操作涉及颞上部位结膜的自体移植[1]。这种既往结膜的手术操作会严重影响滤过术的术后结局[2]。

合并角膜疾病的青光眼患者，无论既往行穿透性角膜移植或板层角膜移植术，均应特别注意。应该明确角膜移植的原因，如年轻个体治疗圆锥角膜到白内障术后大疱性角膜病变。与完全穿透性角膜移植手术相比，采用 Descemet 膜剥离式自动内皮角膜移植术（DSAEK，一种板层角膜移植术）者行小梁切除术的术后效果更好[3]。

如果患者既往行眼科手术，术后 2 周之后眼压仍然偏高，提示患者对类固醇反应敏感。此类患者在青光眼手术2周之后，根据医生对眼压升高程度和结膜瘢痕化趋势的评估，可考虑术后使用药效较弱的类固醇药物（如氟米龙或利美索龙），甚至使用眼科非甾体抗炎药。

2. 葡萄膜炎

既往葡萄膜炎病史是小梁切除术失败的重要危险因素。通常葡萄膜炎应至少在手术前3个月得到控制。围术期加强类固醇药物治疗，以及术后结膜下注射类固醇，可以降低术后出现炎症和纤维化的风险。在严重的情况下，可以考虑口服类固醇临时辅助治疗，此外必须使用抗代谢药。对于有严重葡萄膜炎的患者，采用引流管植入术代替小梁切除术，被认为是首选的手术方法。

3. 疱疹

既往疱疹性角膜炎/葡萄膜炎病史者，应在术前2周至术后2个月内预防性口服抗病毒药（如阿昔洛韦，2×800mg）。此外，建议使用抗代谢药辅助治疗。

4. 视网膜疾病

详细的病史采集有助于识别有活动性视网膜疾病风险的患者，如增殖性糖尿病视网膜病变、视网膜血管阻塞性疾病或年龄相关性黄斑变性，小梁切除术后可能加重这些疾病。

5. 屈光系统疾病

高度近视患者，不仅增加了球后麻醉时眼球穿孔的风险，而且抗代谢药相关并发症发生的风险也明显增加，如巩膜变薄和眼内炎[4]，因此高度近视患者术中应使用氟尿嘧啶而不是丝裂霉素。尽管如此，应在评估巩膜厚度后再最终确定术中使用哪种抗代谢药物。

另一方面，真性小眼球可导致严重脉络膜渗漏和恶性青光眼发生率明显增加[5]。因此，对于高度远视眼建议行眼轴测量，如果眼轴长度＜20mm，则应考虑在下方作一深而大的巩膜瓣，以促进浆液性脉络膜脱离经巩膜而吸收。

6. 眼表疾病

如果术前已知患者对某些局部用药过敏或不耐受，可考虑在术前1~2周停用眼局部药物，以减轻结膜血管充血，结膜充血可增加术中出血和术后结膜纤维化的风险。如果患者术前应该停用眼局部

药物，可以暂时口服碳酸酐酶抑制药。即使术前未停用局部抗青光眼药，也建议在术前1个月加用非甾体抗炎药或氟米龙，它们可能会降低再次青光眼手术的可能，或减少术后抗青光眼药的使用数量[6]。例如，对防腐剂过敏的患者建议术后使用不含防腐剂的药物。尤其重要的是，房水与有炎症的结膜相互作用，可能会降低滤过术的手术成功率[7]。此外，还应注意到其他引起过敏的材料，例如术中使用的胶带、透明质酸酶和碘化物。

7. 妊娠

尽管青光眼主要与高龄有关，但仍会对生育期妇女产生影响。尽管妊娠第4~9个月可能会出现眼压降低，但这并不普遍[8]。近期有综述表明，如果妊娠妇女考虑行小梁切除术，建议患者采用球周麻醉、术中取侧卧位，并且术中避免使用丝裂霉素和氟尿嘧啶[9, 10]。

（二）药物

长期使用局部缩瞳药可引起结膜血管充血，并增加炎症反应，因此建议至少在手术前2周停止使用缩瞳药。由于前列腺素类药也可引起术后炎症反应（比毛果芸香碱引起炎症反应的程度要轻），因此也可考虑术前2周停用前列腺素类药。与此同时，全身使用碳酸酐酶抑制药也是防止眼压升高的有效选择。

理想情况应在手术前停用抗凝血药（表9-1）。但是不建议在心脏支架植入术后的第一年即停止抗血小板治疗。此外还应考虑到某些草药（如大蒜、人参和银杏）也具有抑制血小板聚集的作用，因

表9-1　抗血小板聚集药、抗凝血药停药指南

抗血小板聚集药	术前停用时间
阿司匹林（ASA）	2周
噻吩并吡啶（噻氯匹定和氯吡格雷）	2周
双嘧达莫	1周
非甾体抗炎药（NSAID）	1周
口服维生素K拮抗药	7~10d
口服凝血酶抑制药（达比加群）	1~2d
口服Xa因子抑制药（利伐沙班）	1~2d

此也应在术前 2 周停用。根据药物的半衰期，应在术前 7～10d 停用口服抗凝血药（维生素 K 拮抗药，如香豆素衍生物）。如果患者发生血栓栓塞的风险较高，应在手术前一天注射低分子量肝素衍生物，以代替抗凝血药。新型抗凝血药如达比加群和利伐沙班，分别选择性抑制凝血酶和Ⅹa，对凝血级联反应具有不同的作用。因此可根据患者的肾脏功能，术前 1～2d 停止用药，且不需要替代治疗[11]。口服抗凝血药和抗血小板药均可在术后 24h 重新开始服用。

二、眼科临床检查

（一）视力

术前远视力、近视力和 Amsler 表检查，不仅可作为基线测量来评估手术结局，还有助于在治疗决策中考虑到其他相关眼病，如黄斑病变或白内障。

（二）裂隙灯检查

为明确手术失败的危险因素，发现术中值得关注的问题，详细的裂隙灯检查是必不可少的。

手术前应考虑患者是否伴有白内障，并予以评估，特别是考虑到小梁切除术不仅会促进白内障的形成，小梁切除术后再行白内障手术可能会降低滤过泡的功能。目前尚无证据支持白内障超声乳化吸除术和小梁切除术是分期手术效果更好，还是联合手术效果更好。如果患者坚持行单次手术，则可以选择行白内障超声乳化吸除联合小梁切除术，手术时应始终保留一个象限的结膜完整，以备将来可能再次行小梁切除术。如果患者只保留有一个象限的完整结膜，则应避免行白内障超声乳化吸除联合小梁切除术。分期手术时，最好先行白内障超声乳化吸除术，如有必要的话至少 6 个月后再行小梁切除术。如果患者视功能受到青光眼威胁（如眼压明显升高，或晚期视盘凹陷伴视野固定缺损），则应首先行小梁切除术。新型青光眼白内障联合手术滤过泡的位置还有待于进一步阐述。

浅前房是术后发生扁平前房和（或）恶性青光眼的危险因素。在这种情况下，手术操作技术也应有所改变［如巩膜瓣较厚而大、小梁切除范围较小、巩膜瓣缝合更加紧密，和（或）术中使用前房恢复器或黏弹剂］。此外，术后使用阿托品也有助于维持前房形态。

对于无晶状体眼、既往眼外伤史或复杂白内障手术史的患者，应仔细检查是否有玻璃体疝。为避免小梁切除术中出现玻璃体嵌顿，深层巩膜切除术可能是有效的选择。如果患者出现玻璃体疝进入前房，可以考虑在青光眼术前或术中行玻璃体切割术。

应仔细检查角膜情况。考虑到青光眼手术患者的年龄范围及其眼部并发症，应仔细检查患者是否有角膜内皮功能不良的征象，因为小梁切除术（与其他任何内眼手术一样）可能会进一步降低角膜内皮的功能。对于角膜移植的患者，可考虑通过在后房或玻璃体平坦部（行玻璃体切割术的患者）植入引流管的手术可能性[12, 13]。此外，角膜后沉积物也提示潜在的炎症问题，并因此改变手术计划（如是否使用抗代谢药或植入引流管）。

虹膜萎缩，尤其是继发于闭角型青光眼的虹膜萎缩应值得注意，因为虹膜切除术后萎缩的虹膜术中难以抓持，收缩的可能性也较小。

还应特别注意潜在的感染源，如眼睑炎症和泪道阻塞。由于它们增加了滤过泡感染的风险，因此术前应进行处理和治疗。

（三）前房角镜检查

所有患者在小梁切除术前均应进行前房角镜检查，以评估房角的状态。此外还应评估房角宽度，并注意是否存在房角粘连，如果出现扇形房角粘连，则建议调整小梁切除术的手术位置。最后，还应排除房角异常，如虹膜红变和葡萄膜肿瘤。

（四）检眼镜检查

眼压突然降低可能加重之前的视网膜病变，并增加未成熟血管出血的风险。因此，建议在小梁切除术之前仔细地进行眼底检查，以排除伴随的视网膜病变。如果患者有活动性视网膜病变（近期出现视网膜血管阻塞、活动性新生血管或出血），应尽量推迟小梁切除术。如果有活动性新生血管的患者必须行青光眼手术，则可以考虑术前注射抗血管内皮生长因子药，或改行二极管睫状体光凝术或引流管植入术。如果使用抗血管内皮生长因子药，建议仔细检查是否存在新生血管牵拉而形成的视网膜脱离。

三、辅助检查

(一)视野

近期的视野检查是必需的,以便能够区分患者的术前视野进展与术后视野改变。晚期青光眼和视野严重缺损的患者应行中央 10° 的自动视野检查,因为黄斑分裂(即在中央 4 个测试区出现 2 个 < 5dB 相邻暗点)可增加滤过术后患者发生不可逆视力下降的风险("消除现象"),视力在 Snellen 视力表下降约 2 行[14]。应该牢记的是,尽管"消除"现象目前仍存在争议,但有人推测可能与术中进行球后麻醉有关[15],这导致医生考虑其他的麻醉方法(全身麻醉,甚至结膜下或前房麻醉)[16]。

视野检查只能对患者青光眼进展速率进行正确评估,而难以评估小梁切除术的手术适应证和手术时机。

(二)视盘照相

术前视盘和(或)视网膜神经纤维层成像(数码照相或胶片照相)建议作为术后随访新的参考指标,这非常重要,因为患者术后视盘形态可能会发生改变,特别是年轻患者可出现杯盘比值的逆转(有时是暂时的)[17, 18]。

(三)眼轴长度

建议高度近视眼(> –6.0D)和高度远视眼患者行眼轴长度测量。近视眼患者球后麻醉时出现眼球损伤的风险更高。根据经验,患者眼轴长度 > 26mm 可增加球后注射时眼球穿孔的风险[4],这些患者应考虑球周麻醉或全身麻醉。对于眼轴较短眼(< 20mm),建议预防性地制作额外的巩膜瓣,以防止出现脉络膜渗漏(见上文)[5]。

(四)中央角膜厚度

尽管青光眼与许多眼参数相关,但是中央角膜厚度对于青光眼手术至关重要。特别是在先天性青光眼,先天性青光眼术后患儿中央角膜厚度(CCT)可能会出现明显改变[19]。此外,CCT 较薄提示患者更容易出现杯盘比的逆转[20]。

四、手术技术的选择

(一)麻醉

见第 11 章。

小梁切除术可以在局麻或全身麻醉状态下进行。麻醉方式的选择取决于患者的眼部状态、药物使用情况和心理状态,麻醉方式选择应术前与患者进行讨论。另一个重要的方面是患者的屈光程度(见上文)[4]。球后麻醉对于眼球内陷的患者非常有效。如果患者出现眼睑痉挛,则应该考虑面神经阻滞。对于多数将行局麻眼科手术的患者,术前适当的病史采集和检查即可,应避免不必要的术前检查[21]。如果患者的配合不佳或手术风险较高,则优先考虑全身麻醉。每个国家全麻手术术前转诊指导原则都是特定的。全身麻醉时无须停用常用的眼药。

(二)目标眼压

目标眼压(IOP)值对小梁切除术的操作技术有所影响。如果目标眼压值较低,则提示术中应使用抗代谢或抗纤维化药,还可以考虑前房灌注,促进前列腺素、血管缓激肽、细胞分裂素和细胞碎片的冲洗,从而降低术后纤维化的风险[22]。

(三)手术失败危险因素

标准小梁切除术手术成功率不仅取决于青光眼的类型,还取决于患者的种族、年龄、既往手术史、屈光程度和既往疾病史,这些将影响患者的手术成功率和并发症风险。理想的手术患者是年龄 40 岁以上、有晶状体眼、既往无眼科手术或炎症病史。老年患者通常比年轻患者手术成功率更高。由于结膜和(或)Tenon 囊瘢痕化风险较高,非洲—加勒比裔和西班牙裔青光眼患者手术成功率比白种人更低。人工晶状体状态也被认为是小梁切除术失败的危险因素[23]。如果患者有葡萄膜炎病史,应控制炎症至少 3 个月后才能进行手术,并在术中使用抗纤维化药。严重葡萄膜炎患者甚至可以考虑行引流管植入术代替小梁切除术。

并非所有手术失败都与眼压升高或未形成滤过泡有关。某些眼压偏低的患者也出现了视觉损害。

低龄、近视、初次行滤过术、全身疾病和术前眼压升高与低眼压黄斑病变有关 [24]。为避免出现滤过过度的现象，应考虑小梁切除术手术技术的改良，如巩膜瓣缝合更加紧密，术后激光融解缝线或松解缝线，增加房水流出。

滤过术的手术风险还与其他变量有关，不仅仅是眼压。脉络膜上腔出血是一种破坏性的眼部并发症，如果可能，应研究其危险因素并在手术前予以纠正，其危险因素有近视、无晶状体眼、术前眼压较高、既往眼科手术史（包括白内障手术）、高血压并服用抗凝血药和有心脏缺血疾病史 [25, 26]。

（四）视力预后

滤过术的最重要的目标就是保存患者的视力，术前应向患者强调，因为多数患者希望他们视力在小梁切除术后有所提高。患者术后几天或几周内出现视力下降也是有可能的。尽管多数患者几周后即可恢复至术前视力，有些患者视力甚至还可能出现一些主观改善，但是仍应该提醒患者，白内障进展是小梁切除术后的重要的并发症。

五、手术时机

小梁切除术的紧迫性主要取决于预期的青光眼进展速度 [27]，因此评估青光眼进展速度至关重要。如果患者视功能或视盘凹陷出现迅速进展，则迫切需要降低患者的眼压。晚期青光眼患者眼压显著升高，也迫切需要降低患者的眼压。当然，医生还应通过全面的术前病史采集和术前检查来排除导致视功能丧失的其他原因。患者视盘苍白加重伴有视力丧失可能是由于视神经缺血性病变或压迫性病变。如果患者眼压较高（＞30mmHg），则应在术前开始使用碳酸酐酶抑制药或增加其剂量，并可以考虑静脉注射高渗剂，如 20% 甘露醇（术前 30min～1h 内静脉注射 100ml），从而降低视神经压迫的风险。

六、知情同意

由于手术的最终决定权在患者自己，手术治疗前必须取得患者的知情同意，因此对患者的指导教育至关重要。患者必须有合理的手术预期，并且知晓手术过程中的风险。现在人们认为，仅需要讨论发病率＞1% 的手术并发症。但是，还要建议告知患者术后发生视力下降是由于白内障或轻度上睑下垂的出现。还应提醒患者视力保存是手术的主要目标，向患者传递这个手术目标非常重要，因为许多患者认为手术后会改善视力。此外，还需要向患者说明其他青光眼治疗方法及青光眼自然病程。

此外，还应向患者明确的是，尽管青光眼手术可长时间降低眼压，但可能难以终生起到降低患者眼压的效果 [28]。

第 10 章

术前结膜健康和小梁切除术结局
Preoperative Conjunctival Health and Trabeculectomy Outcome

Matthew J Hawker　Nuwan Niyadurupola　David C Broadway　**著**

陈蕙涵　**译**

周　琦　**校**

本章概要

结膜的慢性损伤可以"预设"结膜细胞的构成状态，可能会增强小梁切除术后纤维化反应，导致手术失败率的升高。既往长期使用局部抗青光眼药往往合并炎症前结膜细胞构成状态，表现为在基质中存在明显更多的成纤维细胞、巨噬细胞和淋巴细胞。还可以发现炎症标记物如 HLA-DR 表达的增加。似乎许多局部药物中存在的防腐剂苯扎氯铵是引起大多数慢性炎症的原因。结膜的这种"激活"与滤过手术的成功率显著降低有关。因此，越来越多的人提倡使用不含防腐剂的局部抗青光眼药。其他引起激活的增殖性细胞状态的原因包括既往眼科手术史、青光眼的某些继发性原因、黑人，可能还有年轻。术前全面评估危险因素，并进行结膜检查，将有助于确定小梁切除术失败的风险水平，允许进行术前治疗将这种风险降至最低，并确定是否应使用抗代谢药。然而，未来的进展可能在于使用组织学和免疫细胞化学技术来更精细地确定术前结膜状态，并允许开展靶向伤口愈合调节疗法。

一、概述

结膜下纤维化导致滤过泡失败是引起小梁切除术失败的最常见原因。小梁切除术后滤过失败的已知危险因素包括既往眼科手术史（如失败的初次小梁切除术）、白内障手术或任何结膜切开性手术，新生血管、外伤或葡萄膜炎引起的继发性青光眼，非洲裔，长期使用多种局部抗青光眼药，以及年轻。引起失败的危险因素似乎会导致结膜细胞对手术损伤的反应更加强烈，增强小梁切除术后纤维化。随着对于调节伤口愈合反应，提高滤过术成功率的重视，人们越来越认识到引起失败的危险因素及其与结膜细胞增生状态的相关性的重要性。有研究者提出，对失败风险水平的准确评估不仅包括记录病史和临床检查患者，还应该包括术前结膜细胞和房水成分的分析。深入了解这种环境下复杂的相互作用，对于研发更多调节术后切口愈合反应的生理技术，可能至关重要。

二、正常结膜和切口愈合反应

结膜由上皮细胞和覆盖着筋膜囊及巩膜外层上的血管化的固有层组成。上皮下组织的细胞包括成纤维细胞、巨噬细胞、淋巴细胞和肥大细胞。细胞之间存在多种相互作用，但是就青光眼滤过术而言，成纤维细胞是关键细胞。青光眼滤过术后，活跃的伤口愈合过程就开启了，它和其他伤口的明显区别是存在滤过的房水。

Khaw 及其同事对小梁切除术后的伤口愈合过程进行了回顾分析[1]。小梁切除术的手术创伤引起的伤口愈合反应具有急性炎症的典型特征。创伤部位的出血释放血浆蛋白和血细胞，激活凝血级联反应，纤维蛋白形成和趋化因子释放。局部血流和血管通透性均增加，同时伴有白细胞（多形核中性粒细胞、巨噬细胞和淋巴细胞）的活化及向组织的移行。活化的炎症细胞分泌几种细胞因子和生长因子，它们聚集并活化静止的成纤维细胞。一种生长因子，转化生长因子 βγ（TGF-βγ）是特别有效的伤口愈合反应的刺激剂。成纤维细胞合成并沉积原胶原、糖胺聚糖和纤连蛋白，形成结膜下瘢痕组织。随着瘢痕组织的成熟，随后发生胶原蛋白交联和伤口收缩。如果没有进一步的组织损伤，伤口愈合反应会以 T 细胞和成纤维细胞相互作用的凋亡结束。而房水的存在，特别是在血房水屏障明显破坏的地方，这一过程会增强。尽管 Herschler 及其同事证明了房水可以抑制成纤维细胞的增殖[2]，Joseph 和他的同事表明，房水具有针对成纤维细胞的趋化特性[3]。但是，在小梁切除术后，房水对于滤过泡形成、维持或失败的作用非常复杂，涉及许多物理和化学因素。这些因素的相互作用，以及患者在房水外流和成分方面的个体差异，可能是决定滤过泡成败的关键。对于小梁切除术，伤口愈合的调节对于手术成功至关重要，可以在许多不同阶段影响伤口的愈合反应（参见"第四篇 伤口愈合调节"）。

三、"活化"的结膜

消除伤口愈合反应，减少炎症细胞数量，对于避免无选择的炎症可能造成的破坏性影响非常重要。免疫失活的失败，即使是亚临床的，都可能在引发过度的治愈反应中起重要作用，导致小梁切除术失败。通过对导致小梁切除术失败的不同危险因素的结膜细胞的研构成究，人们越来越认识到结膜被"预设"至适合过度愈合的概念[4]。在许多已知有小梁切除术失败危险因素的患者中发现了这种改变的结膜细胞构成，如既往局部抗青光眼治疗、既往眼科手术史，以及一定的继发性青光眼病因。组织学研究证实，与正常对照组相比，这些患者存在大量炎症细胞，如巨噬细胞和淋巴细胞。成纤维细胞能够形成瘢痕组织，可以导致滤过失败，也更常见。因此，由于过强的结膜下纤维化而引起小梁切除失败率升高的患者，可能就是由于对进一步损伤过度反应的这种免疫激活，即持续的、亚临床的、活化的细胞浸润导致的。因此目前的研究主要集中

在这种激活状态的原因和可能的治疗方法，希望能够提高滤过手术的成功率。

四、既往局部青光眼治疗

（一）局部治疗对结膜细胞构成的影响

众所周知，长期使用滴眼液会对结膜产生累积毒性作用。研究表明，局部抗青光眼治疗会对结膜细胞构成产生明显的不良影响[5]。一项研究发现，长期（超过 3 年）联合使用 β 受体拮抗药、缩瞳药和拟交感神经药的患者，其结膜细胞呈慢性亚临床结膜炎症表现[6]。图 10-1 比较了未经治疗的结膜与长期接受局部治疗的结膜的组织学表现。与仅短期使用局部治疗的患者或仅使用 β 受体拮抗药的患者相比，此类患者杯状细胞明显减少，上皮内巨噬细胞和淋巴细胞增加，基质固有层的成纤维细胞、巨噬细胞和淋巴细胞增加。结膜印迹细胞学也发现局部疗法的数量与鳞状化生程度之间存在类似的关系[7]。局部疗法后会出现亚临床结膜改变并不令人惊讶，因为极端情况，各种局部用药引起结膜下纤维

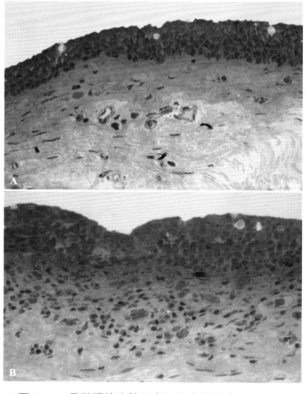

▲ 图 10-1 显微照片比较了未经治疗的结膜（A）与长期局部治疗的结膜（B）的组织学表现

化和结膜穹隆挛缩多有报道，更严重还有假天疱疮。

分子标记物的研究证实了长时间的局部治疗与慢性结膜炎症的关系。一项研究发现，长期接受噻吗洛尔和毛果芸香碱治疗的眼，慢性炎症介质（HLA-DR、CD1a、CD4、CD8、IL-2、C3b）的表达更高[9]。另一项研究，利用印迹细胞学和免疫细胞化学，研究结膜细胞表达的两种炎症标记物（HLA-DR II型抗原和IgE的低亲和力受体）[10]。在未治疗的正常眼中未发现炎症标记物的表达。然而，尽管没有任何炎症的临床表现，在接受长时间抗青光眼局部治疗的眼中发现了明显的表达率。没有发现表达水平随使用不同的药物而变化，这些药物均含有防腐剂苯扎氯铵（BAK）。在使用氯己定防腐的抗白内障眼药水的受试者中，表达率显著降低，因此得出这样的假设，即苯扎氯铵可能是引起炎症性结膜改变的主要原因。1999年，Baudouin及其同事报道，对暴露于含防腐剂或不含防腐剂的噻吗洛尔或0.01%苯扎氯铵的大鼠进行的一项实验研究表明，苯扎氯铵在很大程度上诱导了慢性结膜炎症[11]。另一项研究，研究了10种最常用的防腐剂对体外人结膜细胞系的作用[12]。在所研究的防腐剂中，季铵盐（苯扎氯铵、溴化苯十二胺和十六胺）对细胞膜完整性和氧自由基产生的不利影响最大。Baudouin及其同事提供了更多有关多种疗法，尤其是苯扎氯铵的不良影响证据，他们报道，白细胞介素（IL-6、IL-8和IL-10）在经治疗眼的印迹细胞学标本中过表达（与未经治疗的眼相比），而暴露于含防腐剂的滴眼液（与不含防腐剂的滴眼液相比）的眼，HLA-DR反应性明显更高[13]。

有趣的是，前列腺素类似物拉坦前列素和曲伏前列素具有抗氧化作用，已被证明可以抵抗苯扎氯铵引起的结膜上皮细胞毒性[14]。苯扎氯铵的作用可能是双重的：对泪膜脂质层的间接作用（由于季铵盐的肥皂作用）引起干眼，以及直接的细胞毒性作用。合并干眼症的患者可能更容易受到苯扎氯铵的影响[15]。最后，不同的局部治疗也可能通过影响基质金属蛋白酶（MMP）和金属蛋白酶组织抑制药（TIMP）的代谢影响细胞外基质，从而影响结膜[16]。有兴趣的读者可以参考有关这方面的两篇综述[4, 17]，当然现在还需要更新的文献。

（二）局部治疗对小梁切除术结局的影响

既往长期使用局部药物引起术前亚临床结膜炎症已被确定为引起小梁切除术失败的危险因素。Lavin和他的同事发现，首选手术的患者，其小梁切除术的成功率显著高于长期接受局部治疗的患者[18]。进一步的研究表明，至少随访6个月，小梁切除术的成功率，对照组（首选小梁切除术）和β受体拮抗药单药治疗组类似（分别为93%和90%），但是使用多种局部药物治疗的眼，成功率较低[19]。用β受体拮抗药和缩瞳药治疗的患者或那些小梁切除术前采用三联疗法（β受体拮抗药、缩瞳药和拟交感神经药）患者的手术成功率非常低（分别为72%和45%，$P < 0.05$）。手术时进行结膜活检可以将小梁切除术成功者的细胞状态与手术失败者进行比较。手术失败患者的结膜，上皮中苍白细胞、巨噬细胞和淋巴细胞明显增多；浅层固有层中的成纤维细胞和巨噬细胞增多；而深层固有层中的巨噬细胞和淋巴细胞都增多（$P < 0.05$）。因此，局部治疗引起的结膜细胞慢性亚临床炎症状态被认为是"预设"至促结膜瘢痕形成状态和引起小梁切除术失败的潜在危险因素。

目前，大多数青光眼专家仅在药物治疗失败后才提倡小梁切除术，尽管有证据表明，与药物治疗相比，小梁切除术能更有效地降低眼压（IOP）[20]。是否应该更早进行小梁切除术治疗青光眼，以避免更高的长期治疗后手术失败风险？为了回答这个问题，还需要更多的研究。并非所有人都接受有关长期治疗相关的小梁切除术成功率降低的证据的质量。Flach曾提到现有的早期和晚期小梁切除术手术成功率研究的非随机性[21]。研究组中潜在的偏倚来源仍然值得关注，需要对各组进行仔细匹配的随机对照研究以提供更好的证据。此外，研究表明，减少青光眼治疗和局部应用类固醇（或非甾体抗炎药）可以逆转结膜细胞变化，改善小梁切除术的结局[22]。因此，目前还不推荐为了避免出现引起手术失败的结膜"预设"而首选小梁切除术。但是，考虑到长期局部治疗是引起小梁切除术失败的潜在危险因素，对于已经明显暴露于局部抗青光眼治疗的病例，应采取抑制术后伤口过度愈合反应的策略。

（三）不含苯扎氯铵及不含防腐剂的抗青光眼治疗

使用含防腐剂的滴眼液，尤其是含苯扎氯铵的滴眼液，会对眼表和深层眼部结构产生不同程度的不良反应[23]。防腐剂引起的不良反应会降低治疗依从性，并可能降低滤过手术的有效性，这两个因素都可能降低青光眼患者的眼压控制水平。体内和体外研究表明，即使低剂量的苯扎氯铵暴露都会对眼表产生毒性作用。其他防腐剂，如纯然、Polyquad 和 SofZia，对眼表的毒性比苯扎氯铵弱[24-27]。不含防腐剂的局部抗青光眼药似乎具有最佳的耐受性，患者从含防腐剂的滴眼液换成不含防腐剂的滴眼液时，依从性更好[28]。因此，最好给所有患者都使用不含苯扎氯铵或不含防腐剂的抗青光眼药。但是，还需要考虑不含防腐剂药物的生产和包装成本引起的额外费用。表 10-1 显示了目前可用的不含苯扎氯铵或不含防腐剂的局部抗青光眼制剂。

五、既往眼部手术史

有过失败的小梁切除术史的眼，再次滤过手术失败的风险更大，至少因为原有危险因素的存在。与以前没有做过手术的眼相比，以前接受过白

内障手术的眼，小梁切除术的结局也会较差。这种失败风险的增加可能是由于巩膜切开术引起促炎性细胞因子的持续释放，导致血水屏障的破坏。既往影响结膜的手术也是滤过手术失败的重要危险因素。一项平均随访近 6 年的前瞻性研究比较了有过结膜切开性手术史与没有这种潜在失败风险的患者的小梁切除术的结局[29]。与有既往手术史组相比（38%），对照组的小梁切除术的成功率明显更高（93%，$P < 0.001$）。此外，小梁切除术时结膜取样显示，与对照眼相比，既往手术史组的浅表和深部固有层中成纤维细胞、巨噬细胞和淋巴细胞的数量明显更多。研究发现，既往结膜切开性手术史眼发生的结膜细胞构成的改变可以扩展到远离原先切开部位的临床正常结膜区域。有人提出，消退伤口愈合反应功能的紊乱是引起所观察到的细胞构成改变的原因，因此将结膜"预设"到在滤过手术后出现愈合反应加强的状态。伤口愈合反应的正常终结和 T 细胞及成纤维细胞数量通过细胞凋亡过程而减少相关。成纤维细胞产生的干扰素 –β 可以挽救 T 细胞免于凋亡，这表明伤口愈合功能调节障碍可以导致炎症细胞持续浸润[30]。由于先前形成的结膜瘢痕，滤过手术的技术难度比较高，而由于结膜被"预设"至增强的愈合反应状态，手术就更容易失败。

六、继发性青光眼

某些类型的继发性青光眼的小梁切除术失败率较高。新生血管性青光眼，结膜通常血管化并有炎症。此外，也存在血 – 房水屏障的破坏，这些因素会引起小梁切除术后强烈的愈合反应。葡萄膜炎性青光眼滤过术的结果部分取决于葡萄膜炎的病因、活动度和程度。一项研究在小梁切除术时进行结膜取样，研究发现，与原发性开角型青光眼相比，葡萄膜炎继发青光眼的结膜基质中成纤维细胞、淋巴细胞和巨噬细胞的数量明显增多[31]。小梁切除术的成功率也显著低于对照组（分别为 45% 和 82%，$P < 0.05$）。葡萄膜炎眼滤过失败的病理机制可能是多因素的。血 – 房水屏障的破坏可能会导致房水性质的改变，房水从滤过道流过时会刺激已经被"预设"的成纤维细胞。葡萄膜炎患者结膜淋巴细胞的汇聚会带来炎症性细胞因子和生长因子，这些

表 10-1　现有的不含苯扎氯铵和不含防腐剂的抗青光眼药

受体拮抗药	0.25% 噻吗洛尔、0.5% 噻吗洛尔、0.5% 左布诺洛尔、0.25% 倍他洛尔、0.1% 美替洛尔
碳酸酐酶抑制药	2% 多佐胺
缩瞳药	2% 毛果芸香碱、4% 毛果芸香碱
α 受体激动药	1% 阿普可乐定、溴莫尼定（纯然防腐剂）*
前列腺素类	他氟前列素、拉坦前列素、贝美前列素、曲伏前列素（Polyquad 防腐剂）†、曲伏前列素（Sofzia 防腐剂）*
复方制剂	Cosopt（2% 多佐胺 +0.5% 噻吗洛尔）、Ganfort（贝美前列素 +0.5% 噻吗洛尔）、DuoTrav（曲伏前列素 +0.5% 噻吗洛尔）（Polyquad 防腐剂）†

*. 含纯然及 SofZia 防腐剂的抗青光眼药在欧洲还没有上市
†. 含 Polyquad 防腐剂的抗青光眼药物在美国还没有上市

因子也可以刺激成纤维细胞的活性。研究表明，转化生长因子-β、血小板衍生生长因子和肿瘤坏死因子-α都是强大的促纤维化细胞因子。基于所有这些原因，在这些患者的滤过术中使用抗代谢药十分常见。一些研究报道，使用氟尿嘧啶或丝裂霉素（MMC）的辅助手术可改善小梁切除术的功能预后，尽管并非所有研究都同意这一结论。这种差异可能反映了葡萄膜炎性青光眼的异质性，疾病的严重程度和慢性程度的不同可能导致不同的结膜纤维化反应的"预设"程度不同。

七、种族

人们普遍认为某些黑人种族滤过术的失败率更高，但是由于黑人之间存在显著的遗传异质性，这种影响很难量化。因此，在评估该区域的研究结果时，重要的是要区分非洲、非裔欧洲、非裔美洲及加勒比地区的受试者，因为伤口愈合可能存在种族差异。黑人小梁切除术失败率增加的原因包括瘢痕形成过度（瘢痕瘤）的趋势，对手术的血管反应和房水成分的差异，以及结膜细胞构成的差异和遗传控制下细胞因子的表达。也有人认为较厚的、反应性更强的筋膜囊，可能也是引起滤过手术高失败率的机制。有关手术时切除筋膜的效益的研究结果存在差异，因此需要一项大型的随机对照试验来确定筋膜切除术的潜在优势。

为了进一步确定黑人种族的影响，研究人员进行了一项研究，比较了黑人和白人青光眼患者的小梁切除术成功率[32]。研究发现，黑人患者的小梁切除术的成功率较低（67% vs 80%），但是该差异无统计学显著性（$P=0.09$）。但是随访人数相对较小，这一结果不能被认为是结论性的。手术时获得的结膜标本显示，黑人患者的基质中巨噬细胞和成纤维细胞比白人患者多，而肥大细胞较少。肥大细胞通过释放血管活性物质（如组胺）在Ⅰ型超敏反应中起重要作用。肥大细胞也可能在伤口愈合中发挥作用，其在黑人患者愈合过程中的作用机制尚待进一步研究。

八、年轻

多年以来，青光眼专家一直认为年轻是小梁

切除术失败的危险因素。临床观察和皮肤伤口研究发现，在年轻患者中，伤口愈合反应更为强烈。但是，许多试图量化年龄与小梁切除术结果之间关系的研究未能充分控制其他危险因素的影响，因此结果并不可靠。总体而言，大多数研究发现，30岁以下患者的滤过手术成功率明显低于老年患者。结膜的正常衰老过程会导致胶原组织的丢失，并导致筋膜囊变薄，特别是在球结膜区域。一项对191例接受滤过术的患者进行的结膜活检标本的研究表明，随着年龄的增长，结膜细胞构成的变化相对较小[33]。与年龄较小的患者相比，年龄较大的患者的结膜组织基质肥大细胞较多而淋巴细胞较少。但是，大多数与年龄有关的差异都局限于上皮，老年患者的结膜中含有更多的苍白细胞、淋巴细胞和囊泡。尽管60岁以上的患者成功率（78%）显著高于31岁以下的患者（43%），但考虑了继发青光眼和既往手术史的影响后，年龄的影响并没有统计学显著性。因此，引起年轻患者小梁切除术失败的原因是存在更多的其他危险因素，而不是年龄本身。但是，需要开展进一步的研究来量化年轻对手术失败的影响，并确定在年轻人的滤过术中，诸如筋膜切除术或使用辅助手段等措施是否有益。

九、识别小梁切除术高风险患者

所有需要滤过术的患者均应进行手术失败风险的评估。然而，很难通过无创检查发现存在滤过术风险的结膜状态。"预设"至会引起更强烈愈合反应的结膜，通常不会有活动性炎症表现。详尽的病史（使用局部治疗的时间和类型，既往手术史或眼部疾病）可能有助于量化风险水平，但可能与实际的结膜活化水平无关。应检查结膜和结膜下组织是否有瘢痕、穹隆部挛缩和炎症。泪膜检查可显示不稳定性（泪膜破裂时间短），这可能与点状上皮缺损有关。这些特征可能提示亚临床眼表炎症。然而，这种改变可能与伤口愈合相关的结膜细胞的活化程度无关。有人提出，判断"活化"程度的术前检查，可能有助于描述手术失败眼的风险特征，并提供机会通过术前检查，以及术前和术后使用抗纤维化疗法调整风险水平。印迹细胞学是研究结膜上皮细胞类型的一种无创检查，也许可以有助于量化风险水平。使用局部麻醉药后，将硝酸纤维素滤纸放在球结膜上，不要施加明显的压力。收获的主要细胞类型是上皮细胞、杯状细胞和朗格汉斯抗原呈递细胞[34, 35]。可以检查收获细胞的炎症标记，如人白细胞抗原 HLA-DR、IL-6、IL-8 和 IL-10。有研究提示，慢性眼表疾病如干眼症和红斑痤疮，以及长期使用局部滴眼液后，这些标记物有过度表达。结膜 HLA-DR 过度表达及杯状细胞的减少提示对慢性损伤的上皮鳞状上皮化生反应。随着描述这些炎症前变化特征能力的增强，有可能根据术前结膜印迹细胞学检查结果进行靶向伤口愈合调节疗法。将来，术前结膜共聚焦显微镜或 VHF 超声成像检查可能会成为有用的无创风险评估手段。术前评估结膜细胞活性是否可以减少风险而进一步提高手术结果，尚待明确。

十、减少小梁切除术失败风险

小梁切除术失败的临床危险因素与促炎性结膜细胞构成的相关性为小梁切除术时辅助使用抗纤维化药的普遍使用提供了理论依据。但是，对于引起手术失败的结膜细胞和房水因素之间相互作用的复杂性，人们仍然知之甚少：证据基础薄弱。进一步修饰瞄准伤口愈合过程中信号传导因子的分子可能会获得更可预测的手术结局。但是，重要的是不要忘记其他可能改善促炎性结膜改变的常识性方法。用眼睑卫生和多西环素积极治疗眼睑炎可能会控制启动的愈合反应。干眼症应采用泪液替代疗法，因为干眼会进一步加剧促炎性结膜改变。还应考虑针对慢性多药局部治疗相关的结膜改变的逆转治疗，这确实可能会抵消其他导致滤过失败的危险因素相关的结膜细胞改变。一项研究发现，减少降眼压治疗和使用氟米龙滴眼液 1 个月后，结膜中成纤维细胞和炎症细胞的数量显著减少[22]。进一步的证据表明，其小梁切除术结果优于对照组。其他研究发现，不含防腐剂的 0.1% 吲哚美辛和含防腐剂的 0.1% 氟米龙，逆转长期局部治疗相关的结膜改变的疗效相似[36]。然而，吲哚美辛的浅表点状角膜炎的发生率更低，且使用不含防腐剂配方不会有甾族激素诱发眼压升高的风险，可能更合理。因此，对由于长期局部疗法和上面强调的其他危险因素而导致的临床隐性结膜细胞变化的了解，会推动优化滤过术前结膜细胞状态的临床措施的应用。

第 11 章

眼科麻醉
Ophthalmic Anesthesia

Meenakashi Gupta　Douglas J Rhee　**著**

陈蕙涵　**译**

戴　超　**校**

本章概要

◆ 麻醉对于眼科手术期间患者的安全性和舒适性，以及理想的手术效果非常重要。

◆ 全面的术前评估可以减少 / 避免术中和术后并发症。

◆ 镇静常用作表面、眼球、眼周麻醉的补充，以减轻疼痛和焦虑。

◆ 全麻仍然是小儿患者和沟通困难患者手术的首选麻醉。

◆ 表面麻醉可用于手术持续时间短且能够良好配合的患者。

◆ 眼科麻醉可使用多种区域性阻滞，包括眼球后、眼球周、内眦和 Tenon 囊下。

◆ 面部阻滞可作为阻滞眼轮匝肌运动的补充，特别是在球后麻醉。

◆ 眼科麻醉和手术可能会导致 IOP 改变和神经眼反射的产生。

◆ 眼科麻醉的并发症可能会影响视力，甚至可能危及生命。

一、概述

麻醉的目的是为患者提供最大限度的舒适感，同时确保眼科操作的安全性。在本章中，笔者将综述术前准备、镇静和镇痛、全身麻醉、表面麻醉，以及眼球和眼球周麻醉技术。还将讨论与眼麻醉有关的眼生理。

二、术前评估

眼科手术患者经常是老年人，常因具有许多全身健康状况，使他们在围术期受到健康威胁。术前评估对于筛查出并发症起着重要作用，有助于降低可预防性术中和术后不良事件的风险[1]。

完整的病史采集和体格检查是术前评估最关键的要素。应特别注意评估高血压、肺部疾病、肥胖、糖尿病及心脏病存在的风险。如果没有计划进行全身麻醉，则需侧重评估患者在整个手术过程中的平躺能力。在评估患者平躺的能力时，应考虑是否存在心肺、肌肉骨骼疾病和运动障碍，以及是否存在交流障碍的因素，如痴呆、语言障碍和听力障碍。

眼科手术前没有推荐的常规诊断检查标准。一项研究表明，白内障手术前的常规检查对于没有新发病或病情恶化的患者并无益处[2]。一般认为，50 岁以上的患者应接受心电图检查和碱性电解质下的全血细胞计数。但是，患者个体因素和机构政策会有所不同。新发生的健康问题和控制不佳的严重疾病应在手术前恢复正常。

眼科手术通常被认为是低风险的，因为大多数眼内手术对其他器官系统的生理影响较小，并且经常采用一定的局部或区域麻醉。

三、镇静

大部分眼科手术均需进行局部神经阻滞麻醉。镇静药在帮助减少神经阻滞过程中注射的不适感，限制患者运动，减轻焦虑感和产生健忘症方面起着重要的补充作用。镇静 / 镇痛的水平范围从最小限度的镇静（抗焦虑）到中度镇静（有意识的镇静或镇痛）到深度镇静和镇痛 [3]。麻醉监护（monitored anesthesia care，MAC）是由麻醉师实施的一项技术，具有深层镇静作用。患者通常会很好地耐受镇静 / 镇痛和 MAC。这些技术最常见的并发症是镇静水平不当，镇静不足或过量，或术后恶心呕吐（postoperative nausea and vomiting，PONV）。

镇静水平监测对于防止患者进展成深度镇静而失去保护性气道反射很重要。儿童必须特别注意，因为他们可能会从轻度镇静迅速进展到深度镇静。此外，眼部区域性阻滞患者可能会出现无意的镇静作用，发生这种情况的机制尚不清楚。已经开发出了多种在麻醉监护过程中监测患者的量表，包括 Ramsey 镇静量表、观察者的警觉 / 镇静评估量表（OAA/S）[5]、神经行为评估量表 [6] 和 Vancouver 镇静恢复量表 [7]。密歇根大学镇静量表可用于儿童患者评估 [8]。

区分由焦虑还是疼痛引起的患者活动和痛苦很重要。在因区域性阻滞不足所致疼痛时增加镇静药使用通常会使情况恶化，导致深度镇静和无法控制的运动而不配合手术。

药物

镇静药和镇痛药通常用于镇静。由于这些药物合用时可能具有协同作用，因此应小心滴定。静脉给药是优选的，尽管在幼儿中可能需要口服或吸入途径。鉴于经肠、皮下和肌内途径给药无法预测的药物吸收和分布，应尽量避免使用。

苯二氮䓬类是围术期镇静最常用的药物。这些药物结合 GABA 受体，抑制神经元传递。苯二氮䓬类可提供催眠作用、抗焦虑作用、健忘作用和降低眼压（IOP）。剂量过大可能会导致心血管和呼吸抑制，尤其是在老年患者、患有衰竭性疾病的患者，以及同时服用阿片类药的患者中。

丙泊酚，一种 GABA-A 受体的调节剂，常常用于在眼局部阻滞麻醉手术中获得健忘。该药物不提供镇痛作用，并有可能引起严重的呼吸抑制。该药物还可以降低 IOP。

氯胺酮是一种苯环己哌啶衍生物，与其他镇静催眠药不同，因为它还具有镇痛作用。该药产生以镇痛为特征的解离状态，具有保持睁开眼睛的能力，以及维持角膜、咳嗽和吞咽反射的能力。氯胺酮还可能导致瞳孔扩大、眼球震颤、流泪、流涎和骨骼肌张力增高，通常伴有无目的的协调性运动。氯胺酮对中枢呼吸和心血管系统的影响很小。该药可稳定或增加 IOP，与心理应激反应有关。

右美托咪啶是一种作用于蓝斑和脊髓的 α_2 肾上腺素能受体激动药。该药具有与丙泊酚相似的心肺功能。但是，其作用起效和恢复时间均比丙泊酚长 [9]。过去，巴比妥盐和水合氯醛被广泛使用于儿科门诊和老年人白内障手术，现已被苯二氮䓬类替代 [10, 11]。

阿片类镇痛药可在术前给药，以减轻与注射有关的疼痛，并在术中减轻手术显微镜和手术操作的光所致的不适。芬太尼是最常用的局部阻滞麻醉的阿片类药补充剂。

四、全身麻醉

全身麻醉在某些眼科患者的诊疗中起着至关重要的作用。对于儿童、弱智人士痴呆症患者、心理不稳定患者、幽闭恐惧症患者，以及由于语言障碍或耳聋而难以沟通的患者而言，这是首选的技术。

由于肌肉骨骼、心肺或神经系统疾病（如帕金森病）而难以平躺或无法控制活动的患者，也可以从全身麻醉中受益。对于眼眶后压导致风险增加的情况（如眼球破裂或术前低眼压），全麻也是首选。全麻也可用于高度近视患者，因为担心球后阻滞麻醉导致眼球穿孔损伤。全身麻醉对于长时间的手术（2～3h）可能更适用，在局麻状态下可能难以完成患者的整个手术过程。

全身麻醉的优点是最大限度地降低了球后和球周出血、眼球壁穿孔、肌肉毒性的风险；避免局部麻醉的中心扩散可能造成脑干麻醉及术中麻醉不足。缺点包括气道并发症和术后恶心呕吐（PONV）。

喉罩气道（LMA）提供了一种气管插管的替代方法，且可能具有降低血压和眼压，并降低牙齿损害风险的作用[12, 13]。然而，气管插管在患者的全身麻醉中仍起着重要作用，特别对于可能造成胃反流的风险增加病例，如食管裂孔疝或近期有口腔摄入史，尤其是创伤后。

在眼科手术期间，可以安全有效地使用多种麻醉药。丙泊酚是眼科手术的一种选择，因为该药可降低眼压，并且与 PONV 的发生率低相关[14-17]。此外，在非卧床环境中使用丙泊酚是有利的，因为从该药中恢复很快，患者感受良好并减少焦虑[18, 19]。然而，输注异丙酚通常会因静脉刺激而引起疼痛。利多卡因预处理可有效帮助减轻这种不适感[20]。还可以使用多种吸入剂，包括异氟烷、地氟烷和七氟烷。这些药物以剂量依赖的方式降低眼压[21, 22]，其中地氟烷手术后恢复最快。重要的是要注意，异氟烷、十氢呋喃和七氟烷与 QTc 的延长有关[23-25]。

全身麻醉期间控制动脉血压至关重要。血压明显升高会损害视网膜小动脉并增加脉络膜上腔出血的风险。相反，血压的明显降低可能会损害视网膜的灌注，导致手术后的视觉效果差。

（一）术后恶心呕吐

术后恶心呕吐（PONV）的患者占意外入院的比例很高。由 PONV 引起的紧张和 IOP 增高会损害眼科手术的效果。儿童中 PONV 的发生率高于成人[26]。PONV 是镇静和全身麻醉后的常见不良反应，麻醉药和挥发性药物的发生率最高，而丙泊酚全静脉麻醉给药技术的发生率最低。

常用的 PONV 预防方法尚未被证明具有明显成效。预防性治疗应针对 PONV 风险增加的患者。如果患者具有以下两个或多个以下危险因素，则患PONV 的风险就会增加：女性、不吸烟人群、眩晕或 PONV 病史及术后使用阿片类药[27]。此外，眼科手术导致眼球大量运动，如斜视手术，可伴有术后恶心和呕吐。较少的刺激的术式，如角膜移植、白内障摘除和小梁切除术，通常会减少 PONV 的发生率[28]。术后恶心和呕吐管理共识指南概述了针对 PONV 的以下治疗建议[29]。针对 PONV 高风险的患者需接受二联到三联不同类别的止吐药组合，如血清素受体拮抗药、类固醇、苯甲酰胺（氟哌啶醇）或吩噻嗪。对中度或高度 PONV 风险儿童还需预防性使用包括 5-HT$_3$ 拮抗药和另一种不同种类药物的组合。手术后出现呕吐的患者应进行止吐抢救治疗。如果在接受预防性治疗的患者术后 6h 内发生 PONV，则应接受与预防性治疗不同的药物。

（二）开放性眼球损伤

传统上，全身麻醉是开放性眼球损伤患者首选的麻醉方法，因为它可以防止患者移动并避免可能对开放性损伤眼球增加压力的因素。考虑到近期有口腔摄入史的外伤病例有吸入风险，因此经常需要快速诱导。琥珀胆碱起效快且持续时间短，使其成为促进气管插管的理想药物。但是，琥珀酰胆碱的使用具有争议，因为它可以在数分钟内导致 IOP 急剧增加[30]。对于眼球条件许可时的困难气道患者，建议使用琥珀酰胆碱[31]。为了最大限度地减少琥珀酰胆碱对 IOP 的影响，可以使用利多卡因、麻醉药、硝苯地平、肌纤维收缩剂量的非去极化肌肉松弛药或硝酸甘油进行预处理。普萘洛尔也有效，但有明显的心血管不良反应[32]。

由于担心在局部麻醉药注射期间眼内容物可能挤出及注射后出血的可能性，在穿通性眼外伤患者中通常认为表面麻醉是禁忌的。但是，对于高选择性的开放性眼球损伤患者，表面麻醉可能是全身麻醉的合理替代方案。表面麻醉与全身麻醉治疗开放性眼球损伤的临床研究表明，接受表面麻醉以治疗眼内异物、短或浅层伤口，以及先前手术伤口开裂的患者，视觉效果好，患者满意度高，特别是初诊时视力好，没有瞳孔缺损的患者[33-35]。

据报道，表面麻醉用于不太严重的开放性眼球损伤，仅限于角膜或前巩膜（眼外伤分类[36]1 或 2 区），可提供足够的手术条件，并使患者的疼痛和不适感降至最低[37]。对于存在心肺疾病和眼内容物大量挤出的全身麻醉和局部阻滞麻醉禁忌证，表面麻醉可成功地用于开放性眼球损伤的修复中[38]。

五、表面麻醉

表面麻醉最初是由 Koller 于 1884 年发现的，当时他将可卡因溶液滴到眼内导致角膜表面麻

木 [39]。然而，眼科技术的进一步发展导致眼科手术局部麻醉被全身麻醉和球后或球后注射技术取代。近来，通过微创超声乳化白内障手术的出现，局部麻醉又开始普及。

表面麻醉可用于处理角膜、结膜和前巩膜。但是，不能提供眼运动阻断，对虹膜和睫状体的感觉阻滞可能不足，且表面麻醉通常维持时间很短。

（一）患者选择

表面麻醉最适合手术时间短且能配合的患者。焦虑程度低的患者可能表现最好。患者对眼压计和 A 超的反应可能表明他们能否在表面麻醉下耐受眼科手术。对于可以快速恢复视力的单眼手术患者，表面麻醉可能是一个不错的选择。

在年轻患者，以及眨眼过度，眼球震颤，伴有固视困难（由于黄斑变性）和因痴呆、耳聋或语言障碍而接受指令困难的患者中，应避免表面麻醉。长期而困难的手术，如硬核白内障、小瞳孔和悬韧带病变，最好采用其他麻醉方法。

（二）药物

最常用的表面麻醉药是普鲁卡因、丁卡因、利多卡因和布比卡因。这些酯和酰胺通过阻断电压门控钠通道而发挥作用。最早用于眼科表面麻醉的可卡因由于具有明显的中枢神经系统（CNS）毒性和对角膜上皮的高毒性，已在很大程度上减少了在眼科手术中的应用。可卡因仍用于某些特定眼整形手术和上呼吸道的表面麻醉药。

药物的选择可能基于对角膜上皮毒性、患者舒适度、手术时间长短和患者过敏史的而决定。众所周知，大剂量或长时间使用这些表面麻醉药会对角膜上皮有毒性，导致伤口愈合延长和形成角膜糜烂 [40, 41]。然而，这些药物在短暂的围术期暴露中是安全有效的。对酯酰胺敏感的患者应给予其他类药物。尽管丙胺卡因是一种酯类麻醉药，但它不会代谢为对氨基苯甲酸酯（PABA），后者是负责酯类药物反应的药物，可以安全用于对其他酯类麻醉药过敏的患者。丁卡因是刺激性最强的药物。

越来越受欢迎的替代剂是利多卡因凝胶。该凝胶通常与扩瞳药、抗生素和非甾体抗炎药一起使用，并且在扩瞳和麻醉方面均具有良好的效果。

（三）操作

在手术前不久，将滴眼液滴用 3 或 4 次，间隔数分钟。嘱咐患者固视显微镜使眼球保持不动中滴用。如果需要，可以在手术过程中可补充滴眼。或者，可以将麻醉药浸透的海绵片放在上、下穹隆部。在手术之前或之后将海绵移除。

眼用凝胶也可在手术前不久滴用于眼表。但是，已发现在使用聚维酮碘溶液之前应用利多卡因凝胶会降低其消毒效果 [42]。如果使用这种麻醉药，建议在利多卡因凝胶之前应用聚维酮碘 [43]。

表面麻醉可以加用镇静药，但应注意确保使患者保持配合。

（四）功效和并发症

表面麻醉滴眼液和眼用凝胶已在各种眼科手术中安全有效地使用，包括常规和复杂的白内障手术 [44-46]、小梁切除术和青光眼引流器植入 [47-50]、后玻璃体切割术 [51, 52] 和斜视手术 [53]。表面麻醉避免了与眼眶内注射相关的并发症，并在手术后视力快速恢复。可能无须停止抗凝血或抗血小板治疗，但眼部和手术因素仍可能需要终止抗凝血或抗血小板治疗。

该技术的不足包括患者对手术过程的有意识、对开睑器和显微镜光的不适、由于对虹膜和睫状体的麻醉不足在眼内操作不当造成相关的疼痛及眼球制动差，其中包括保留眼睑运动和依赖患者合作。此外，白内障手术期间将表面麻醉与局部阻滞麻醉进行比较的研究报告显示，使用表面麻醉进行手术时，患者会经历更多的术后不适 [54]。

六、前房麻醉

通过角膜穿刺术进入前房的前房麻醉通常用作表面麻醉的辅助手段。联合使用这些技术可以使角膜、结膜、前巩膜、虹膜和睫状体麻醉。表面麻醉联合前房麻醉已表现出在手术过程中增加了患者的协作能力和减少手术操作过程中的患者不适 [55]。患者选择与单纯表面麻醉的选择相似。在考虑前房麻醉时应评估其他因素，包括眼轴长度和抗凝血状态。

（一）操作

通过前房穿刺或侧切口将无防腐剂的 1% 利多卡因或无防腐剂的 0.5% 布比卡因（剂量为 0.1～0.5ml）注入前房。在注射过程中将药物引导至虹膜后方会对虹膜和睫状体产生最大作用。15～30s 后，用平衡盐溶液或黏弹剂置换出麻醉药。对于具体麻醉时间和前房麻醉药作用部位可能因人而异。

（二）功效和并发症

前房麻醉的主要问题是角膜内皮和视网膜毒性。短期研究表明，无防腐剂的 1% 利多卡因剂量达 0.5ml 时与角膜内皮毒性不相关，而更高浓度表现出角膜内皮毒性[56-58]。麻醉药对角膜内皮的长期影响还未知。对眼内使用布比卡因的研究不及利多卡因的透彻，该药物对角膜内皮的毒性可能比利多卡因高。视网膜毒性也是一个问题，因为前房麻醉药会向视网膜扩散。有报道，患者在前房麻醉后暂时失去了光感[59, 60]。大量的体外研究表明利多卡因和布比卡因可能对视网膜有毒。出于对安全性的关注，美国眼科学院建议使用最少量的这些麻醉药，并且优先使用利多卡因而不是布比卡因[61]。

已显示前房利多卡因可以很好地扩张瞳孔，从而无须术前散瞳药滴眼[62]。表面麻醉联合前房麻醉已被视为白内障超声乳化联合小梁切除术时可替代球后麻醉的办法。但是，这可能会增加患者的不适感[63]。

七、区域麻醉

区域麻醉是眼科手术中常用的操作。该操作涉及将麻醉药注射入眼眶对角膜、结膜、巩膜、眼内结构和眼外肌进行麻醉。区域麻醉可以通过球后、球周、内眦或筋膜下阻滞进行。

（一）药物

局部麻醉的最常见选择是布比卡因、利多卡因、罗哌卡因、左布比卡因、阿替卡因和 2- 氯普鲁卡因。利多卡因和布比卡因已经使用了很多年。罗比卡因和左布比卡因是布比卡因的 S- 对映异构体，是长效药物，其心血管和中枢神经系统毒性低于布比卡因。阿替卡因和 2- 氯普鲁卡因起效快，

作用时间短，是眼科手术的理想选择。

由于担心视网膜毒性，大多数眼科实践中都使用了无防腐剂的麻醉药。添加剂可用于辅助局部麻醉药的扩散。透明质酸酶是一种蛋白水解剂，可缩短起效时间，改善扩散并减少局麻药作用的持续时间。透明质酸酶的不良反应很少见，但已知可能造成变态反应[64]、眼眶蜂窝织炎[65]和假瘤形成[66]的报道。

肾上腺素通过血管收缩增加麻醉时间。但是，应谨慎使用该药物，因为少量肾上腺素可能会导致心血管状况不佳的患者出现血流动力学不稳定。另外，由于视网膜中央动脉（CRA）是末梢动脉，因此 CRA 收缩可减少对视神经的灌注。将可乐定添加到局部麻醉药中，以延长眼球周围神经阻滞的持续时间[67]。添加维库溴铵可增强眼球和眼睑运动的麻醉[68]。可乐定和维库溴铵由于其明显的全身作用而可能有害。

（二）细针型阻滞的一般注意事项

在进行阻滞麻醉之前，应评估眼睛的眼轴长度及眼球在眼眶内位置关系，以帮助确定阻滞针进入眼眶空间时的合适角度，避免穿透巩膜。眼轴长度可以从白内障手术做准备测量中获得，也可以根据患者的眼镜处方进行估算。

眼眶阻滞麻醉可能会非常痛苦，因为该阻滞麻醉涉及麻醉药液容积迅速扩散入密布精细结构的狭窄空间中。深度镇静药通常与该麻醉联合使用。但是，一些医生避免在眼眶阻滞麻醉期间进行深度镇静，以保持患者对发生过度疼痛时的反应能力，过度疼痛可能表明将麻醉药注入了骨膜下或注入了重要的结构，如眼外肌、眼球内或视神经。进行区域阻滞麻醉时有助于减轻疼痛的关键因素包括：①使用锋利短针（25G，1 英寸）；②将麻醉药加热到约 35℃；③以缓慢的速度（15～20s/ml）注射麻醉药。

大多数人员使用 23G 1.5 英寸针头。对眼眶的解剖学研究建议使用针头长度为 1.25 英寸（32mm）的针头，以免损坏脆弱的结构[69]。有人建议使用更短的针头。对于尖而钝的针尖斜角的优缺点存在很多争论。

（三）球后阻滞

Knapp 在 1884 年首次描述了球后阻滞麻醉，当时他描述了使用表面麻醉药可卡因行眼球后局部注射以阻断睫状神经[70]。现行的项种技术是由 Atkinson 进一步完善后的麻醉方式[71]。在球后麻醉期时，通过穿入肌锥，将针指向眶尖，肌锥是由四条直肌和结缔组织间隔组成的隔室。将少量的麻醉药注射到眼尖周围的神经和肌肉附近会快速产生深度麻醉。

1. 经典操作

患者应处于仰卧位，眼球处于平视位。一些描述建议将患者视线向上引导并向上注视；但是，计算机断层扫描（CT）的证据表明，该位置可能会更易将针头刺入视神经鞘膜内，从而可能潜在更大的视神经损害[72]。

表面麻醉应用于眼睛以防止注射时产生疼痛，在眼眶下缘中外 1/3 交界处的注射部位应涂少量利多卡因局部麻醉药。患者保持向前平视，直到针尖抵达眼球赤道部之后。应小心避开眼球，如果针入眼球，将会发生意外的眼球运动。然后将针向上并向中线倾斜，以进入眼球后的肌锥。如果遇到阻力或抽吸时出现血液，则应在将针回退后重新插入观察一段时间（图 11-1）。

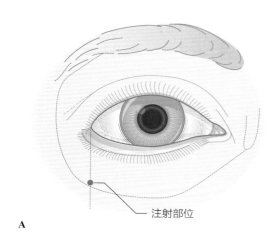

A

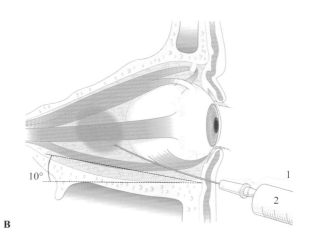

B

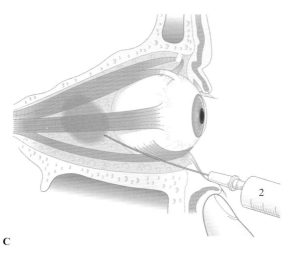

C

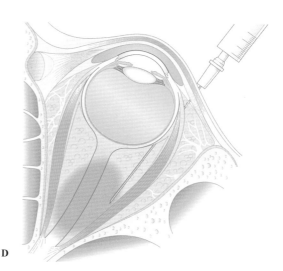

D

▲ 图 11-1　球后阻滞麻醉

A. 将针头插入颞下眶缘，与外眦对齐；B1. 将针与水平面成 10° 角并与球体相切；B2. 一旦针头越过眼球的赤道部，将针尖重新向上和向中线到肌锥；C. 可以使用经皮或结膜穿刺方法；D. 应注意避免跨过眼睛的中矢状平面，因为视神经位于该平面的鼻侧

修改自 Basic principles of ophthalmic surgery. Anthony Arnold，ed. American Academy of Ophthalmology; 2006

一旦针头进入肌锥内，缓慢注射 3～4ml 局部麻醉药。准确注入麻醉药后，可观察到上睑下垂和眼球轻微突出。这些表现必须与球后出血引起的极坚硬的眼球突出和静脉怒张区别开来。注射后，应闭合眼睑，并在其上放置一块护垫加压。

为了降低眼压以准备手术，可以使用 Honan 气囊或其他压迫眼球设备，给眼球 10mmHg 压力压迫 10min 可降低眼压 30mmHg，在 10min 内评估所有四个象限的眼球运动状况。成功的阻滞麻醉应在 5min 内出现运动障碍和麻醉，但眼压仍未达到低眼压状态。球后麻醉常能保留眼轮匝肌的全部功能，通常必须与面神经阻滞麻醉联合应用。

如果出现明显的眼球运动，可能需要重复注射。对于眼眶较大的患者，经常需要重复注射。如果运动较少，则可以进行外眦补充注射。

2. 操作革新

Fanning 描述了一种操作上的革新，其中插入点位于下颞角，沿着下眼眶边缘可感觉到明显的凹口[73]。在此点插入针头可提高进入眶内空间的可能性，并可能减少伤及眼外肌和眼球。另外，初始角度定向无须太大变化即可进入眶内。这可以帮助减少球眼穿孔的风险。

与经皮入路相比，有些人更喜欢结膜下入路，这种方法避免了皮肤水疱。但是，这种方法对于保护性强，睑裂短或眼睛深陷的患者可能很难。

（四）球周阻滞麻醉

20 世纪 70 年代末期出现了眼球周围阻滞麻醉[74]。该阻滞麻醉包括向眼眶外间隙的上、下注射。与用于球后阻滞麻醉的操作相比，球周阻滞麻醉插入针的深度较小，穿透深度不超过眼球的赤道部，并且平行于眼球的角度最小。注射的麻醉药向视神经扩散以产生麻醉。该技术比后球技术更安全，因为针尖更为浅层。该技术通常使不适感降至最低。眼睑周围的渗透通常可有效麻醉面神经末梢分支，从而消除了伴随的面神经阻滞的需要。通常在高度近视患者中推荐该技术。

操作

球周围阻滞麻醉的定位和表面麻醉与球后阻滞麻醉相似。将少量利多卡因小块放在眼中 2/3 与外 1/3 的交界处，正好位于眶下缘上方；以及在眶上切迹的下方和内侧，首先进行下方注射。当患者向前看时，将针以垂直的方式穿过眼睑插入眼眶下缘的皮肤，并沿眼眶底行进 1.0～2.0cm。进针的深度不应该超过眼球的赤道部。当针头穿过皮肤和眼眶隔膜时可能会遇到高阻力。经过测试回抽后，将针尖向前节间隙中注射 3～4ml 麻醉药。注射的量取决于眼眶的大小和对眶内张力的评估（图 11-2）。

上方注射时，患者应稍微向下注视。在眶上切迹的中下方小心注射，针应与鼻部保持平行，并应朝向后方进入皮肤，进入眼球上方的轨道顶部，深度应超过 1cm。

使用大量的局麻药可能会导致球结膜水肿和较高的眶压，尤其是那些骨性眼眶小且年轻的有紧致组织的患者。可能导致即刻眼球运动障碍，并伴有视力下降。为了避免增加眶压，建议等待几分钟并进行压迫降眼压，然后再尝试第二次注射，尤其是在第一次注射后眼眶变得紧张的时候。

如果遇到阻力或抽吸时出现血液，则应将针回抽出并重新插入后在观察一段时间。注射完成后，应闭合眼睑，并在其上放置一块护垫。为了降低眼压以准备手术，使用 Honan 气囊或其他压迫眼球设备给眼球 10mmHg 压力压迫 10min 可降低眼压 30mmHg。在 10min 内评估四个象限的眼球运动状态，成功的阻滞麻醉应在 10～15min 内导致眼球运动不全和麻醉。

（五）球周后阻滞

Galindo 和 Mondshine 所描述的球周后麻醉是一种由下方的球后和上方的球周麻醉两个进针点的阻滞麻醉方式[75]。该技术可通过球后麻醉阻滞眼球运动，并通过球周阻滞麻醉获得持久眼球周围的感觉神经阻滞麻醉。球周后麻醉还补充麻醉了球后麻醉容易忽略的第 Ⅳ 对脑神经（供应上斜肌），并且不需要面神经的辅助阻滞。对于常规的白内障手术来说，该麻醉方式有些过度，但对于如角膜移植和玻璃体视网膜手术等精细手术可能有用。不建议对高度近视患者使用该技术。这项技术比单纯球后和球周注射并发症的可能性相对较高。

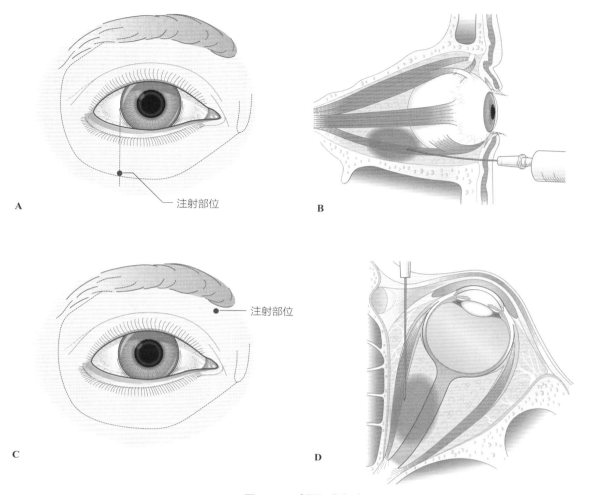

▲ 图 11-2　球周阻滞麻醉

A. 将针头插入颞下眶缘，与外侧角膜缘对齐；B. 将针与眼球切线方向一致达眼球赤道部的眶底部进一步进针 3～4mm 深度；C. 如果未达到足够的麻醉效果，则可以在上眼睑的内眦与眶上切迹之间的中间点进行额外注射；D. 将与眼球切线方向进针前进到眼球赤道部
修改自 Basic principles of ophthalmic surgery. Anthony Arnold，ed. American Academy of Ophthalmology; 2006

操作

用两种不同的麻醉药进行两次注射。在下方的眼球后注射时，使用短效药物（如甲哌卡因）对运动神经产生快速麻醉作用。长效药物（如布比卡因）可用于产生持久的感觉麻醉，用于上方的球后注射。颞下和鼻上的穿刺位点偏好用 30G 针头注射局部麻醉溶液（最好是甲哌卡因）。25G 或 27G，31mm 的针（其具有带有侧端口的针）用于球后和球周后注射。使用具有侧端口针不太可能进入视神经或引起眼球穿孔。针弯曲到大约 135° 的角度。引入角度是为了便于调整定位进针的角度，使进针沿着眼眶顶部或底部远离眼球，到达眼球赤道后面 4～10mm 的投影点。

下方球后注射首先使用 3～4ml 含透明质酸酶的 2% 盐酸甲哌卡因（pH 7.2）进行。注射距眼球后方 4～10mm。上方球周后注射采用 3～4ml 0.5% 的盐酸布比卡因（pH 7）进行，注射在 12 点钟位置进行。在退针到眼球周围空间时再注射另外的 2～3ml 麻醉药，以麻醉眼轮匝肌、提睑肌和额神经。

（六）单次注射球周阻滞麻醉

Whitsett 等 [76] 和 Pannu[77] 提出了单次球周注射技术，他们提倡使用这种技术以确保安全并减少患者的不适感。惠氏（Whitsett）的方法使用 26G（7/8 英寸）的尖头针进入到眼球赤道部后注射 5ml

等体积的 2% 利多卡因和 0.75% 布比卡因及透明质酸酶混合物。在退针过程中将另外 5ml 麻醉药注射到皮下空间中。注射后压迫眼球进行降眼压处理。这项技术可导致眼睑和眼球运动障碍和眼球麻醉的质量与球后阻滞和面神经阻滞麻醉相似。Pannu 技术采用颞下入路，使用 25G 或 27G 针头向眼球赤道后方的球周间隙注入 4～5ml 含肾上腺素和透明质酸酶的 1%～2% 利多卡因，使用少量的短效麻醉药以确保麻醉时间短。

由于单注射球周麻醉技术是在肌锥外进行的，因此减少了视神经和神经系统并发症的可能性。尽管足以进行常规的白内障手术，但单次注射的球周阻滞麻醉对感觉神经阻滞麻醉不如上方二次注视球周后阻滞麻醉所产生的感觉阻滞那么深或完全。对于长时间或痛苦的手术，可以考虑使用其他麻醉方法。

（七）内眦外阻滞

Hustead 等描述了这种技术，将麻醉药置于内直肌和肌肉与眶内壁之间的脂肪空间[78]。此处的麻醉药可流入眼眶内间隙后中部和眼眶外间隙的后上部。该阻滞麻醉可以用作补充麻醉，尽管有些人将其用作主要麻醉。

1. 操作

将针头插入到泪阜和内眦之间的间隙中，针尖首先指向内壁。在该区域必须小心，因为称为"纸板筛骨"的眼眶壁非常薄，如果用力过大插入针头，尖端将进入筛窦，患者会感觉到麻醉药从鼻后部流到咽喉。轻轻触摸内壁后，将针头稍微抽出（1mm），并重新调整到与内壁和下壁平行的方向，降针头笔直对准眼球后部，以保持在内直肌内侧与丰富血管脂肪间隙里。不建议使用超过 1 英寸的针，因为强行插入可能会影响视神经管。在插入过程中，针头的肩部（针梗和针栓连接点）不应深于虹膜平面，并且针头的斜面应面向眼眶壁，以防止针头尖端损伤眶壁（图 11-3 和图 11-4）。

在插入针头期间，眼球可能会向内移动，然后返回中间注视。正确进针位置通常是将针头置于眼球的内侧，并且不会损伤眼球。回抽后，注射 2～5ml 麻醉药（如果用作主要阻滞药物，则最多

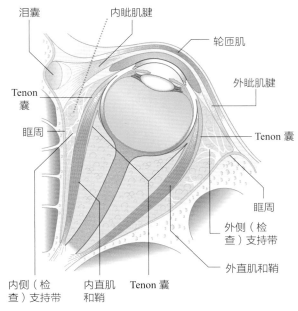

▲ 图 11-3　内眦阻滞

10ml），同时反复触诊眼球以防止压力过大，还需要另外 5～10min 的眼眶压迫。

Ripart 及其同事发现的一种替代内眦外阻滞的麻醉方式也有良好的效果[79, 80]。该技术通过将针插入到泪阜前部（泪阜和眼球之间）进入 Tenon 囊下间隙。

2. 针刺麻醉的并发症

球周和球后麻醉操作都会发生挫伤，类固醇和长期服用阿司匹林会增加青紫的发生率。应该让患者放心，青紫会很快消退。患者也有发生眼心反射并发症的风险。仅存光知觉视觉可能同时发生在球周和球后阻滞麻醉中，但在球周麻醉中最常见。

视神经鞘的穿透可能导致视神经损伤、蛛网膜下隙注射及视网膜中央血管损伤。在尝试进行球后麻醉的过程中，这种并发症更有可能发生。有报道称球后阻滞麻醉所致视神经损伤并发症可导致失明[81, 82]。针尖长而锋利可能会增加这种并发症的风险。迄今为止，尚未有关于眼球周围麻醉后视神经鞘管穿透的报道。

局麻药通过蛛网膜下隙直接扩散到中枢神经系统是球后阻滞麻醉的潜在并发症，可导致的症状从嗜睡、呕吐和对侧盲到呼吸抑制、神经系统功能障碍、抽搐和心肺停止。在一项针对球后麻醉的患者的研究中，中枢神经系统扩散的发生率在 1/375[83]。

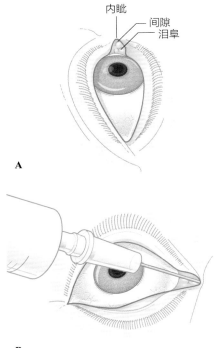

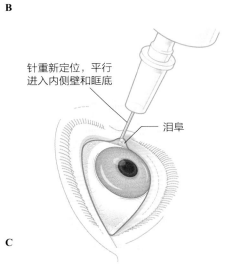

▲ 图 11-4 内眦阻滞

A. 将针头插入泪阜和内眦之间的间隙，使针尖指向眶内侧壁；B. 轻轻触到眶内壁后，略微拔出针，然后将其重新定向到与内壁和下壁平行的间隙；C. 进针时将针头保持垂直，以确保尖端保留在直肌内侧周围的脂肪间隙中

修改自 Hustead RF，Hamilton RC，Loken RG. Periocular local anesthesia: medial orbital as an alternative to superior nasal injection. J Cataract Refract Surg 1994; 20:197-201

眼球后出血是眼科紧急事件，由于损伤眼动脉导致大量出血，从而导致血管迂曲，眼球突出，眼睑紧绷和眼内压升高。需要进行眼底镜检查以评估

视网膜中央动脉的搏动。如果脉动不充分，则需要立即进行外侧开眦术并推迟手术以释放眼眶压力[84]。在不太严重的情况下，可以通过按摩降低压力。如果眼睑松弛并且眼压降低，则可以继续手术。

据报道，球后阻滞麻醉和球周阻滞麻醉都可能发生眼球穿孔。一项研究表明，高度近视、先前的巩膜屈曲手术、非眼科医师注射及患者合作不好可能是这种伤害的诱因[85]。

将局部麻醉药注入肌肉可能会导致持久性麻痹，这可能需要数周才能恢复。下直肌和上斜肌最有可能受损。在下方球后注射过程中，下直肌最容易被刺受损。当在球周阻滞麻醉在上方注射时，上斜肌最有可能受到损伤。

（八）Tenon 囊下阻滞麻醉

Tenon 囊下阻滞麻醉（也称为巩膜表面阻滞，球旁阻滞和精确麻醉）提供了一种替代眼眶锋利针刺麻醉的方法。进入 Tenon 囊下腔后，使用钝针插入推注麻醉药。局部麻醉药在整个 Tenon 囊下间隙中的扩散会导致眼球和眼睑的麻醉和运动麻痹。穿过筋膜囊的短睫状神经的阻滞产生镇痛作用。运动麻痹是由于眶隔内外的运动神经受阻所致。

该阻滞已用于白内障手术、玻璃体视网膜手术[86, 87]、视网膜光凝术[88, 89]、斜视手术[90]、小梁切除术[91]、视神经鞘膜开窗术[92]、疼痛治疗[93]和治疗性给药[94]。由于避免了针刺麻醉的并发症，Tenon 囊下阻滞麻醉是高度安全的操作。此外，Tenon 囊下阻滞麻醉对于使用抗凝血药和抗血小板药的患者也是安全的不需停药[95]。但是，该麻醉方式可能难以用于同一象限曾经做过 Tenon 囊下阻滞麻醉的患者、曾行视网膜脱离及斜视手术、眼外伤、眼眶感染或任何引起球周或结膜下瘢痕形成的手术或状况。

1. 解剖学

Tenon 囊是环绕眼球的薄筋膜鞘，将其与眼眶脂肪分开、筋膜囊的内表面光滑有光泽。潜在的间隙存在于巩膜表面（球筋膜）间隙将囊膜与巩膜的外表面分隔开。结缔组织的细带将筋膜鞘连接到巩膜。在前部，Tenon 囊膜融合到角膜巩膜交界处后

5mm 的巩膜上。在后部，鞘与视神经周围的脑膜及视神经出口周围的巩膜融合。当所有眼外肌的肌腱从球后发出到其插入眼球肌止点时，它们都穿透 Tenon 囊鞘膜。

2. 标准操作

Stevens 描述，最常见的方法是从鼻下方进入下 Tenon 囊下筋膜间隙[96]。该象限中的入口可以更好地实现良好的麻醉药分布，避开手术区域，并降低了对涡旋静脉造成损伤的风险。

使用表面麻醉药后，用碘剂清洁结膜囊。眼睑用开睑器或助手的手指撑开。患者向上和向外注视，以暴露出鼻下象限，距角膜缘 5～10mm 处用无齿镊子夹持住结膜和筋膜囊，剪开各层一个小切口，露出巩膜，有麻醉药的在 5ml 注射器上连接的钝性弯金属针头导管穿过结膜和筋膜各层的小孔，沿着巩膜的曲面推进，缓慢注入局部麻醉药并拔除导管，向眼球施加轻柔的压力有助于麻醉药扩散（图 11-5）。

由于肌间隔存在，在插入套管期间可能会遇到阻力。施加轻柔的压力通常有助于使导管前进，如果水分离无效或遇到的压力过高，由于套管可能横穿肌肉的腱鞘而不是沿着球体表面行进，建议重新放置或重新插入套管。

3. 操作变革

在插管入路、插管类型、局部麻醉药、麻醉剂量和使用的佐剂等多个方面，Tenon 囊下阻滞麻醉都有可以有不同变化。

已有文献描述了可以从所有象限进入 Tenon 囊下间隙：颞上[97]、鼻上和颞下[98, 99]、内眦[80]，但缺少有关这些方法的比较数据。鉴于血管、神经元和肌肉结构的紧密邻近，鼻上入路可能会导致更多的并发症。后置金属套管是最常用的套管。尽管使用过许多种麻醉药，但经常使用是 2% 的利多卡因[100]。麻醉药的使用量尚有争议，通常使用 3～5ml[101]。对于在麻醉药混合物中添加肾上腺素或透明质酸酶的优势和改变其 pH 目前存在争议。

4. 并发症

许多患者表示在 Tenon 囊下阻滞麻醉期间出现轻度至中度疼痛，使用较小的导管、麻醉前用药和镇静药作用并不能明显缓解疼痛[102, 103]。在前部注射麻醉药可能会导致中毒，特别是在未正确进入 Tenon 囊下、使用了较短的导管[104] 注入大量局部麻醉药会导致中毒。球结膜水肿通常在给予适当加压后消失，无影响术中操作问题的报道。但是，一些外科医师认为严重的球结膜水肿会对青光眼手术不利。

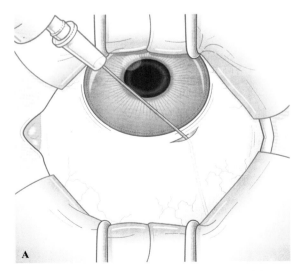 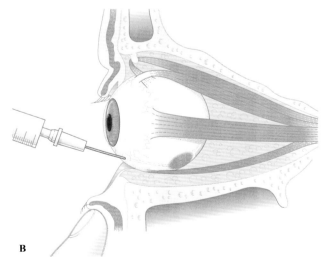

▲ 图 11-5　Tenon 囊下阻滞麻醉

A. 将套管插入 Tenon 囊下间隙；B. 继续使导管前进，直到尖端位于眼球赤道的后方

修改自 Basic principles of ophthalmic surgery. Anthony Arnold, ed. American Academy of Ophthalmology; 2006; and McGoldrick KE, Gayer SI. Anesthesia and the eye. In: Clinical anesthesia. Barash P, Cullen B, Stoelting R, eds. 5th edn. Philadelphia: Lippincott Williams & Wilkins; 1/1/06; R2 OnLine Library

结膜下出血的发生情况各有不同。精细操作可将出血降至最低，一次性使用透热疗法对出血并无益处[105]。麻醉药溢出常与 Tenon 囊的切开不完全、对导管植入注射有抵抗性及注射过程中的牵拉有关。透热疗法的使用及用手术海绵在插入部位上施加轻微的压力可能有助于减少麻醉药的流失。尽管有足够的注射，上斜肌可能仍在少数患者中保持活跃，患者也可能会感觉到残存视觉[106]。

据报道，严重威胁视力和生命的并发症包括短暂的肌肉麻痹[107]、眼眶和球后出血[108, 109]、视神经病变、传入瞳孔障碍和调节缺陷[110, 111]、复视[112]，以及通过将麻醉药注入蛛网膜下隙而引起的心肺衰竭[113]。

Tenon 囊下阻滞麻醉后眼压会有小幅上升[114, 115]，使用 Honan 球囊有助于降低眼压，而不会影响麻醉效果[116]。Tenon 囊下阻滞麻醉可能导致动脉血流减少，眼循环障碍的患者要慎用[117]。

八、面神经阻滞麻醉

面神经阻滞被用于限制眼轮匝肌运动，球周注射通常会引起眼轮匝肌麻痹。然而，球后注射通常需要另外进行单独的阻滞。下文介绍几种技术（图 11-6）。阻滞部位越靠近肌肉，对其他肌肉的

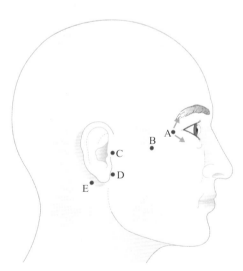

▲ 图 11-6　面神经阻滞麻醉位点
A. van Lint 阻滞；B. Atkinson 阻滞；C. O' Brien 阻滞；D. Spaeth 阻滞；E. Nadbath–Ellis 阻滞
修改自 Basic principles of ophthalmic surgery. Anthony Arnold，ed. American Academy of Ophthalmology; 2006

不良影响就越少。最常用的技术是 van Lint 方法和 O' Brien 阻滞。

（一）van Lint 阻滞

van Lint 方法于 1914 年首次被提出[118]。该操作在是指在眼轮匝肌最末端进行了阻滞。

如 van Lint 所述，该操作包括在眼眶外侧缘处注射一小皮丘，使针前进，并沿眼眶下缘皮下注射 2cm 麻醉药，然后回缩至沿眶上缘类似的推进和注射。总共注射 2～5ml 局部麻醉药。该操作的一种常用变型是沿下眶缘离之前描述的进针点 1cm 处进针，这种改变有助于减少眼睑肿胀并阻断更多的近端神经纤维。

如果在球周神经阻滞后需要对眼眶眼肌进行进一步麻醉，则可以从颞下方进针进入此区域进行扇形注射麻醉阻滞眼球周围神经。

（二）O' Brien 阻滞

最初在 1927 年描述的 O' Brien 阻滞麻醉是在耳骨耳屏的前面 1cm 的下颌骨髁突处垂直于皮肤进针[119, 120]，该位点可以通过观察患者的运动来验证，如要求患者张嘴，插入针头直到与骨膜接触，然后注射 2～3ml 局部麻醉药。轻柔进针，温热麻醉药和缓慢注射可以避免患者不适。

（三）Spaeth 阻滞

Spaeth 阻滞是通过进针位点调整到 O' Brien 进针位点稍偏下和偏后的位置进行的，O' Brien 阻滞的位点在耳朵下方的下颌骨髁后缘[120]。大多数受阻侧的面部肌肉会发生麻痹。

（四）Atkinson 阻滞

Atkinson 阻滞的进针位点在眶下缘外侧的颧骨的下边界处[121]。针头穿过颧骨弓，指向耳垂上方 1cm 处，注射 5～10ml 的局部麻醉药。

（五）Nadbath - Rehman 阻滞

Nadbath–Rehman 阻滞术是指将针头快速插入到乳突突前、下颌骨后部后方的空腔中，垂直进针约 12mm 的深度[122]，退针时注射约 3ml 麻醉药。

这种面神经阻滞具有最有可能发生并发症的特点。由于中枢神经的第Ⅸ、Ⅹ、Ⅺ对脑神经靠近颈

椎导致同侧麻痹，可能导致声音嘶哑、吞咽困难、分泌物积聚、躁动、呼吸窘迫和喉痉挛。该阻滞可导致半面肌运动障碍、完全性半侧面部运动障碍会干扰口服摄入，因此不建议门诊患者使用。

九、与麻醉相关的眼科生理学

眼科麻醉和手术操作可能会导致眼部生理改变。受影响的两个主要领域是眼压和眼神经反射。

（一）眼压

眼压（IOP）受 3 个主要因素调节：①眼球外眼轮匝肌收缩和眼外肌的张力对眼球的压力；②眼眶静脉充血，可由于呕吐和咳嗽或眼眶肿瘤和巩膜硬度增加等情况而发生；③半固态的眼内容物变化（晶状体、玻璃体或眼内肿瘤，或诸如血液和房水的液体）。液体的含量起主要作用，尤其是房水的含量起主要作用。

动脉和静脉压力及血气的变化可能导致 IOP 改变。还认为中枢神经系统可以控制眼压。IOP 正常范围为 10~21.7mmHg，超过 22mmHg 被认为是异常的。眼压表现出较小的昼夜变化，以及每次心脏收缩时的波动较小。

麻醉中使用的药物、麻醉师的物理干预（例如喉镜和气管插管）、眶内或眶外麻醉、压迫眼球、局部用药（如散瞳药、缩瞳药）可能会导致 IOP 改变。在麻醉过程中基线 IOP 升高的患者应格外小心。

（二）眼神经反射

有三种与眼科手术麻醉特别相关的代表：眼心反射、眼呼吸和眼呕吐发射。这些反射往往最常见于儿童，特别是在斜视手术期间。

1908 年，Aschner 和 Dagnini 首次描述了眼心反射[123, 124]。在对眼球施压、对眼外肌、结膜或眼眶结构牵引而出现这种三叉神经反射表现为窦性心动过缓甚至致命性心律失常。在斜视手术、玻璃体视网膜手术、巩膜扣带术和肿瘤手术，以及肌锥内

阻滞麻醉期间，已发现存在这种反射。局部麻醉和全身麻醉都可能发生这种情况。因为麻醉深度可能不适当而然造成的高碳酸血症和低氧血症被认为会增加眼心反射的发生率和严重程度。不同研究人群，发病率为 50%~80%，儿童发病率较高，可能归因于迷走神经张力较高。

由于存在许多潜在的并发症，因此通常不建议成人采取预防措施。肾上腺素药物尚未显示有效[125]。

尽管人们认为在手术 30min 内静脉注射阿托品可降低发病率，但静脉注射阿托品可能会造成比眼心反射本身更严重的心律失常。在小儿斜视手术期间，可在术前静脉注射 0.02mg/kg 的阿托品或 0.01mg/kg 的格隆溴铵[126]。与阿托品相比，格隆溴铵的心动过速发生率较低。

如果发生心律失常，则应尝试评估麻醉深度和通气状态。通常在停止手术操作后 20s 内，心率和节律会恢复到基线。在重复操作过程中，心动过缓的可能性较小，这可能是由于心脏抑制中心水平的反射弧疲劳所致[127]。如果严重的心律失常或反射复发，则需在停止操作后才静脉给予阿托品。

眼呼吸反射是由三叉神经感觉核，以及脑桥和髓髓呼吸中心的肺气动力中心介导的[128]。该反射会导致呼吸浅、呼吸频率减慢或呼吸停止。这种反射通常在斜视手术中观察到。此反射可以被控制通气的设备所掩盖。自主呼吸患者应仔细监测，因为此反射可能导致低氧血症、高碳酸血症和心律失常。在自主呼吸的患者中，可使用控制通气控制该反射。尚未发现阿托品对该反射有任何影响。建议在所有接受斜视手术的儿童中使用控制通气[129]。

眼呕吐反射通过三叉神经迷走神经通路介导，被认为是与斜视手术相关的呕吐高发的原因。通过牵拉眼外肌来触发反射，症状可通过局部麻醉药注射和止吐药治疗。

第 12 章

小梁切除术
Trabeculectomy

Ronald L Fellman   Davinder S Grover   著

陈蕙涵 译

钟 华 校

本章概要

在青光眼眼压难以控制时，小梁切除术仍然不失为一种非常有效的降压手段。通过手术可以将眼压持续降低到一定范围，通常能防止视功能进一步恶化或致盲。本章可以帮助医生更好地理解滤过术的基本概念，以及如何更好地达到理想的效果。小梁切除术面临的最大问题是伤口愈合的不可预测性。如果出现过多的瘢痕增殖，滤过术将失败。但如果瘢痕愈合不良，又会出现术后低眼压。过度瘢痕化和瘢痕不足就在一线之间，平衡很难把控。这种挫败感，以及小梁切除术固有的其他一些缺点，将成为我们不断去完善青光眼手术方法的动力。

一、概述

降低眼压是目前青光眼治疗方法中唯一被循证医学所证实的可改变的危险因素。没有一种手术能像小梁切除术一样持续地降低眼压。对于没有进行过任何手术的原发性开角型青光眼患者，小梁切除术仍然是降低眼压（IOP）的金标准。成功的小梁切除术提供了一个替代的房水排出系统，使房水转向流出到结膜下间隙，形成上睑遮盖下的滤过泡，从而显著地降低了 IOP。这样房水将不再通过病变的集合管系统流出，Schlemm 管会逐渐变窄[1]（图 12-1）。

原发性青光眼中，当血 - 房水屏障完好且结膜未被破坏过时，小梁切除术更有可能取得成功。但是，当眼前节的解剖结构发生改变，结膜受到侵犯或血 - 房水屏障被破坏时，小梁切除术的远期效果就会变差，但幸运的是，在紧急情况下短期 IOP 控制效果尚可。继发性青光眼通常使用青光眼引流装置效果更好。结膜瘢痕严重的患者不是特别适合进行滤过术。

滤过术后较低的眼压（＜ 15mmHg）通常能稳定青光眼的病情[2]，并减轻所有关心照顾患者的人对失明的恐惧[3]。这不仅能显著提高患者及其家人的生活质量，而且还能提高所有护理人员的生活质量。在成功的滤过术后，青光眼管理的整体社会经济负担得到了极大的改善，因为患者不再依赖滴眼液了，依从性也不是问题了，患者的健康状况和态度大大改善，临床随访和诊断性检测也减少了。青光眼发现和治疗得越早，对社会的整体经济负担越轻[4, 5]。

青光眼滤过术的发展演变[6, 7]包括抗代谢药和胶原基质对伤口的调节、抗代谢药的放置和应用时机、术后缝线松解的时机、伤口结构的改善、滤过量调节、结膜水密缝合和术后管理[8, 9]。然而，尽管医生尽了最大的努力，但伤口愈合的调节并不总是成功的；可能会出现滤过过强，导致眼压过低，但也可能过度瘢痕增生，导致滤过失败（图 12-2）。此外，术后不理想的滤过泡可能会引起流泪、烧灼

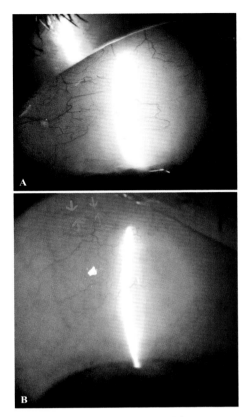

▲ 图 12-1　理想滤过泡

A. 以穹隆部为基底的小梁切除术后滤过泡外观；这张裂隙灯照片展示了理想的滤过泡的特征；滤过泡完全无症状，术后 5 年未使用局部药物即可达到 12mmHg 的理想眼压；令人满意的特点还包括弥散、微隆的滤过泡；滤过泡大体上是苍白的，但略带血管，而绝不是完全无血管；会有多个微囊状泡；滤过泡在任何区域都没有过薄；患者没有与滤过泡有关的症状：无流泪、烧灼感、异物感；滤过泡不会引起散光或任何类型的感觉异常；B. 以角膜缘为基底的小梁切除术后的滤过泡外观；蓝箭指向结膜切口；通常，该区域会形成瘢痕并将切口拉向角膜缘；此患者没有发生这种情况；该滤过泡具有理想滤过泡的特征：良好的 IOP 控制、滤过泡扁平弥散、表面少许血管、整体苍白但不是完全无血管；滤过泡在滤过处略隆起，这对于角膜缘基底的滤过是很常见的；本章致力于获得无症状的滤过泡，并在患者一生中维持良好的 IOP 控制

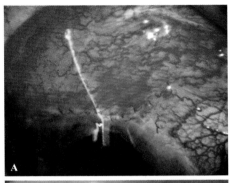

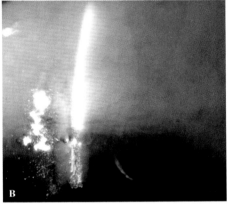

▲ 图 12-2　滤过失败

A. 滤过术后严重结膜充血，滤过泡濒临失败；由于过度的纤维化和高度血管化，这种滤过泡会失败；这些血管会产生大量成纤维细胞因子，导致滤过泡瘢痕化；任何情况下都可能产生这种情况，特别是血 - 房水屏障功能异常时；B. 无滤过泡的滤过失败；手术后 15 年滤过失败；眼压控制 10 年后滤过开始失效；重新开始局部用药，现在已看不到滤过泡；这是典型滤过失败；这是 1 例非裔美国男性 25 岁时初次行以角膜缘为基底的滤过术

滤过术[11]。

感、渗漏、刺痛和异物感等（图 12-3）。尽管存在这些问题，青光眼医生仍然要依靠小梁切除术来显著降低眼压，尤其是在视盘损伤严重、对药物治疗缺乏耐受性或依从性较差的患者中。然而，对于那些病情较轻的患者，尤其是联合白内障手术时，一些医生会倾向于采用基于 Schlemm 管的手术，以增加生理通道流出，避免与滤过泡相关的手术[10]。如果基于 Schlemm 管的手术失败，仍然可以成功施行

滤过术的患者应该有这是一场"艰苦的战斗"的心态，它与现代白内障手术截然不同，在现代白内障手术后，患者能够看得更清楚并迅速恢复。青光眼手术具有更高的风险和维护要求，需要加强术后管理才能到达好的效果。即使在成功的小梁切除术之后，由于屈光状态改变、散光、眼轴变短、白内障、低眼压或由于固视点分裂造成的视野丧失，视力可能会略有下降。与保存住现有视功能相比，这些问题大多是暂时性的小问题。

青光眼初始治疗协作研究（CIGTS）[12]将小梁切除术与药物作为原发性开角型青光眼的初始治疗方法进行了比较。与药物治疗相比，CIGTS 支持对晚期患者尽早进行手术干预[13]。引流管植入术与小

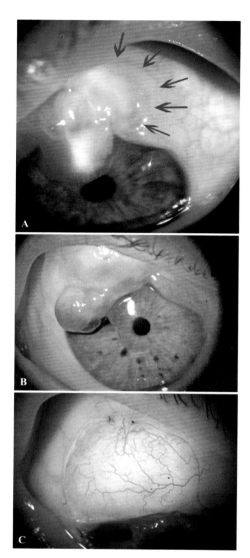

▲ 图 12-3　有症状的滤过泡

A. 滤过泡延伸至角膜上引起相当大的散光；这是由于以角膜缘为基底的小梁切除术中，结膜切口附近强烈的伤口愈合反应继发形成了"瘢痕组织环"（蓝箭）所致；这种瘢痕将阻碍房水向后流，从而导致滤过泡向前剥离到角膜上；出现视力下降和症状性滤过泡；B. 该滤过泡是有症状的，并且由于滤过过强导致 IOP 较低；这是一个有"自己的思想"的滤过泡的极端例子；这种有症状的滤过泡的形成经过了 10 年，最终需要切除并移植结膜瓣来修复；这种滤过泡会引起慢性刺激、疼痛和流泪；C. 用自体结膜瓣移植修复图 12-3B 中的患眼；可以使眼压正常，并减轻疼痛、流泪和异物感；这是在修复术后 3 个月的照片

梁切除术（TVT）的对比研究 [14] 表明，这两种手术的降眼压效果相似。尽管 TVT 研究的结果显示引流管组的成功率比小梁切除术组高，但小梁切除术仍然会在降眼压手术中保持其重要的地位，因为绕过患者自身的房水流出系统进行旁路分流是一种减少

房水流出阻力影响的有效方法。滤过术的结局高度依赖于青光眼的类型、疾病的严重程度、种族、眼表情况、伤口的药物调节、手术技术和熟练程度。本章重点介绍成功进行滤过术最重要的因素。

二、备选方案与适应证

关于异常外流，当眼房水流出系统出现问题并造成病理性眼压升高时，要么像小梁切除术一样建立新的流出通道，要么必须恢复患者自己的生理流出通道。传统上，相比于 Schlemm 管的手术，滤过术可达到更低的 IOP 水平，术后用药也更少；考虑到基于 Schlemm 管的手术会受到巩膜上静脉压和集合管系统萎缩的影响，这也不足为奇 [15-17]。对于轻中度损伤的青光眼患者，目前存在一种采取微创青光眼手术（MIGS）超过小梁切除术和引流管植入术（见第三篇和第七篇）的趋势，MIGS 手术包括了增强脉络膜上腔引流和 Schlemm 管生理通道的引流（见第 60 章、第 62 章和第 63 章）。这些手术都会促进房水流入患者自身的收集系统，从而避免了与滤过泡形成相关的问题。

晚期青光眼患者是指有明显视盘损害和盘沿丢失或严重的视野损害，需要更低的目标眼压，通常是 11～13mmHg，甚至有的患者需要达到个位数的眼压。这些患者可能就更适合小梁切除术等穿透性手术。当然，社会经济因素也是青光眼手术的决策中需要考虑的。对于青光眼药物不耐受、自己难以管理药物、依从性差、健忘或无法负担药物花费的患者，可能会更适合滤过性手术，因为他们术后可以减少对局部药物的依赖。进行滤过术的另一个好处是减少了与体位改变相关的眼压升高幅度 [18]。

正如最近的小梁切除术对比引流管手术（TVT）研究中指出的那样，一些医生逐渐由小梁切除术转向青光眼引流物植入术。TVT 的结果显示对于有既往手术史的患者，如人工晶状体眼、小梁切除术失败或者两者皆有的，引流管手术效果优于小梁切除术 [19]。很明显，做过白内障或青光眼手术的患者就不像未经手术治疗者，小梁切除术可能不是他们最好的选择，因为他们会有结膜瘢痕或血 - 房水屏障的变化影响手术效果。

对于绝大多数眼压无法控制的 POAG 患者，如果没有进行过其他眼部手术,小梁切除术仍然是降低眼压最可靠的手段。手术干预的典型指征是进行性的或可预见到很可能会导致患者在其有生之年出现视功能损伤的青光眼性损害(框 12-1)。在过去的 20 年中,患者的预期寿命有所增加。80 岁的健康老年患者可能再生存超过 20 年,仍然必须积极地降低 IOP。年轻的患者则可能需要受损的轴突再存活 50 年。不管是哪种情况,提醒患者青光眼是可以治疗但不能治愈的都是非常有益的;这种治疗性对话让患者更多地参与到自己的治疗决定中,为坚持青光眼终身治疗打开了大门。

小梁切除术的总体规划不仅包括术前眼压的记录,还包括对术后理想眼压的了解(框 12-2)。这些信息将直接体现在手术技术上。视神经损伤严重者需要更低的目标 IOP。对于程度较轻的患者,获得低于正常的眼压相关的短期和长期风险可能并不完全合理。要达成长期理想的 IOP 所需的决策非常复杂,需要广博的知识基础和丰富的经验。

另一方面,有些患者已发现病情有进展,但可能并不建议进行小梁切除术等积极的手术干预。例如,一名 95 岁的患者,视野显示小的鼻侧阶梯,在过去 10 年中进展缓慢,眼压维持在 20mmHg 左右,可能根本不需要任何干预(药物或手术)。同样地,对患有晚期疾病的患者也必须做出类似的决定,尤其是阿尔茨海默病的患者,这是一种难以评估视力及其对生活质量的影响的疾病。

三、术前注意事项

更详细地讨论该主题,见第 9 章。

(一)术前咨询

当决定进行小梁切除术时,重要的是要向患者及家属强调,尽管长期来看视觉功能可能会改善,但手术可能不会提高视力。手术目的是将眼压降低至使青光眼保持稳定的水平。要告知患者,术后几周内可能会出现视物模糊[20]。患者通常容易理解这样的说法:你的 IOP 太高,手术后眼睛需要"一段时间来习惯变得正常的 IOP"。在小梁切除术后的最初两个月中,视力下降一行或更多并不罕见,但通常在术后 3 个月,随着屈光度恢复到达到术前水平

框 12-1　小梁切除术的适应证

未控制的青光眼可以由以下任意一种因素定义,但不限于此

- 由于眼压失控引起无法忍受的眼痛(通常是在紧急情况下,多起源于外伤如外伤性前房积血)
- 眼压失控引起的视神经损害,表现为
  - 进行性视神经盘沿变窄或视杯变大变深
  - 进行性视网膜神经纤维层(RNFL)丢失
  - 临床视盘记录
  - 视盘眼底照相或无赤光 RNFL 眼底照相
  - 神经纤维层扫描技术(偏振光、扫描激光检眼镜、光学相干断层扫描)
  - RNFL 视盘出血通常认为是青光眼未控制所致
  - 由于完全无法控制的 IOP 而导致视盘苍白
- 由未控制的青光眼引起的视野缺损,由以下因素决定
  - 标准视野检查(静态自动阈值检测)
  - 由于视野检测的变异性较高,及时重复视野检测是至关重要的
  - 色视野或倍频视野检查(也需要重复和验证)
- 眼压失控会使视神经、视野或视功能恶化
- 对抗青光眼药不能耐受,如由于过敏或不良反应需要停止局部药物治疗
- 由于依从性差而引起的进行性青光眼损害
  - 健忘
  - 资金不足以支付治疗费用而导致视功能损伤

框 12-2　术后眼压水平的指导原则

- 原则上,视神经损伤越严重,保存视功能所需的 IOP 降低幅度越大
- 不是每个患者都需要 10mmHg 的 IOP
- IOP > 30mmHg 且视神经受损较轻的患者,通常术后眼压维持在 14～19mmHg,甚至是 20mmHg 出头的水平就有很好的效果了,特别是角膜较厚时
- 对于眼压降至 14～19mmHg 仍有进展的青光眼患者,眼压就需要降低到更低的水平(10～13mmHg)
- 一些患者伴有视盘灌注不足、反复的视盘出血或正常眼压性青光眼可能需要 9～12mmHg 的 IOP 水平;这是一个低于正常的范围
- 中度视神经损伤时,目标 IOP 应降至 14～16mmHg
- 轻度视神经损伤时,目标眼压应为 14～19mmHg
- 正常眼压性青光眼 IOP 需要降低 40%～50%
- 具有青光眼致盲家族史的患者,可能需要更低的眼压
- 如果术后不能耐受药物治疗或用药依从性不好,要下调目标眼压,以抵消无法使用降压药
- 如果患者全身心血管健康状况不佳,需向下调整目标 IOP
- 如果有巩膜静脉压和脉络膜渗漏的趋势,需上调目标 IOP
- 对独眼患者,要避免眼压降得过低
- 如对侧眼有脉络膜上腔出血病史,要相应地调整整个治疗计划

视力也会改善。

（二）青光眼手术的知情同意

与许多其他眼部手术相比，青光眼手术具有较高的风险。小梁切除术后常会出现最佳矫正视力暂时性降低一行以上的情况，并可能持续数月至 1 年。这通常是由于角膜表面形态变化而导致的，通常需要 12 周才能恢复[21]。最近一项有关小梁切除术联合丝裂霉素的研究显示 8% 的患眼会发生永久性的视力丧失。重大危险因素包括术前视野固视分裂、术前固视分裂象限数和术后脉络膜渗漏[22]。一项类似的回顾性研究发现，术前晚期视野缺损的患者行联合丝裂霉素的滤过术后有 6% 发生严重视力丧失。这些患者术前 IOP 较高，术后并发症发生率也更高[23]。由于固视丢失或脉络膜上腔出血引起的永久性视力丧失始终是一个问题[24, 25]。如果存在白内障，手术可能会加速其发展[26]，特别是术后前房较浅的患者。恰当的知情同意意味着向患者解释手术风险、价值和可供选择的方案，让患者理解手术的性质和原因。患者的病历应该能证实这些问题。

（三）抗代谢药选择：不用药，还是氟尿嘧啶或丝裂霉素

与滤过术相关的伤口愈合过程变化多端，有时会让医生和患者都非常沮丧。滤过过强会出现低眼压性黄斑病变导致视力下降，而滤过不足会导致高眼压和青光眼失控致盲。然而，总的来说，过度纤维化导致滤过泡失败和眼压升高一直是滤过术术后最严重的问题。抑制纤维化的最常见药物是局部皮质类固醇激素[27]和抗代谢药[28]。抗代谢药氟尿嘧啶（5-FU）和丝裂霉素（MMC）常用于抑制纤维化[29]，降低小梁切除术后的 IOP。在一项将小梁切除术术中使用氟尿嘧啶与安慰剂进行比较的前瞻性随机实验中，术中单次应用氟尿嘧啶可提高手术成功率[30]。在滤过术失败风险相对较低的患者中，术中丝裂霉素 0.2mg/ml 放置 2min 与术中氟尿嘧啶 50mg/ml 持续 5min 的疗效相似[31, 32]。Wilmer 研究所的一项大型回顾性研究发现，术中使用丝裂霉素比术中氟尿嘧啶更有效[33]。

过量使用抗代谢药可能会造成长期危害[34]。抗代谢药能有效抗纤维化和降低 IOP，但可能会增加并发症。因此针对每个病例应根据失败的危险因素个体化定制药物的使用[35]。在英国一项关于抗代谢药的调查中，有 18% 的医生从未使用过，而使用抗代谢药时，大多数人则首选氟尿嘧啶[36]。只有 41% 的医生使用过丝裂霉素。丝裂霉素在英国的使用要比美国[37]或日本少得多。

在低风险患者初次行小梁切除术联合丝裂霉素后，迟发性低眼压的发生率会比较高。一项研究发现，平均随访 26 个月后，有 42% 的患眼出现低眼压（IOP < 6mmHg）[38]，低眼压性黄斑病变有 9%。15% 的患者出现滤过泡渗漏，而 6% 发生了滤泡感染。丝裂霉素的用量各不相同，有 15% 的患眼视力下降 4 行。Wilmer 研究所[32]小梁切除术结果研究发现有 10% 的患眼出现术后低眼压（IOP < 5mmHg），他们大部分需要进行滤过泡相关的手术来解决。

（四）滤过失败的相关因素

英国一项有关初次小梁切除术结果的影响因素的大型研究表明，医生的经验、糖尿病、直肌牵引缝线和结膜下麻醉均与预后不佳有关[39]。晚期青光眼干预研究（AGIS）Ⅱ中明确了与小梁切除术失败相关的因素[40]，包括年轻人、基础眼压高、糖尿病、术后并发症、术后炎症反应重或 IOP 升高。这里列出了很多与滤过失败相关的因素（框 12-3）。与有晶状体眼相比，做过白内障联合后房 IOL 植入术及上方结膜有切口的患者小梁切除术失败率也会更高[41]。

最近的一项研究将 Tenon 囊组织中血管内皮生长因子（VEGF）的水平与青光眼手术的结果联系起来。在失败的滤过术或引流管手术中发现 VEFG 的组织水平都较高。体外实验显示，VEGF 可刺激 Tenon 囊成纤维细胞增殖，并可能受到 IOP 升高、局部缺血、蛋白激酶 C 激活剂和其他因素的刺激而增加。研究者明确了 VEGF 抑制药在青光眼手术后伤口愈合中的作用，结果较有前景[42]。抗 VEGF 药（贝伐单抗）对伤口愈合的调节作用是一个让人感兴趣的研究领域，目的是用毒性远低于抗代谢药的抗 VEGF 药来抑制纤维化[43, 44]。近期的研

框 12-3　滤过失败的原因

- 继发性青光眼
  新生血管性青光眼
  无晶状体眼
  葡萄膜炎继发性青光眼
  外伤性青光眼
  多种其他类型的继发性青光眼
- 非洲裔
- 既往滤过术失败
- 青少年
- 糖尿病
- 上直肌牵引缝线
- 术后目标 IOP 非常低
- 白内障联合青光眼手术（使用丝裂霉素）
- 结膜瘢痕形成（例如巩膜扣带术）
- 人工晶状体眼
- 血水屏障发生改变
- 眼前节解剖结构改变（例如穿透性角膜移植术）
- 眼表疾病，如眼型玫瑰痤疮
- 医生的经验
- 术后炎症
- 结膜下麻醉
- 滤过术后头 2 周的高眼压

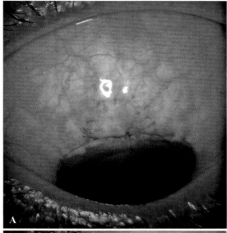
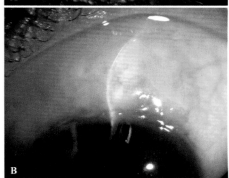

▲ 图 12-4　滤过泡形成

A. 术后 1 天滤过泡外观；只有一个扁平的滤过泡；该患者患有青光眼 25 年，损害较重，睫状体可能需要几天的时间才能恢复房水正常供应；滤过术后 1 周都是扁平的；之后开始慢慢隆起；B. 术后 3 个月，滤过泡苍白无血管，IOP 为 12mmHg；与尽管尝试去建立弥散性滤过泡，但实际形成的是苍白无血管的滤过泡，这并不是很理想

究发现在接受超声乳化白内障切除联合小梁切除术的患者中，结膜下注射贝伐单抗的疗效与丝裂霉素相同[45]。

（五）滤过泡的特征和形态

青光眼手术的核心是滤过泡的形成，尤其是术后 3 个月内。

不理想的滤过泡也有其很多的特点（见第 13 章第二节和第 20 章）。在某些情况下，尽管医生为获得良好的结果百般努力，但滤过泡似乎有"自己的想法"，它的形成往往不以人的意志为转移，总不能如人所愿。最理想的滤过泡是扁平、弥散、苍白但并非完全无血管的，局限于在上睑下方，并迅速形成上皮微囊泡（图 12-1）[46]。裂隙灯检查中能看到的大量微囊泡往往提示着较好的效果。这些微囊泡位于上皮水平，并含有蛋白碎片。微囊泡代表了滤过术后房水跨结膜运动的临床和实验室证据。许多滤过泡都是这样开始的，但超过 3 个月就逐渐局限了（图 12-4）。这些滤过泡变成囊性的局限的隆起，最终变得苍白无血管。滤过泡壁可能会变厚

或变得很薄（两者都是不理想的滤过泡）。关于如何才能最终达到完美的滤过泡标准，众说纷纭。滤过泡显示出整个上皮厚度变薄，杯状细胞密度和血管减少，局部基质血管也减少。这些特点清楚地说明了滤过泡感染和眼内炎的风险会增加。

丝裂霉素对滤泡形成演变有显著影响。丝裂霉素辅助的小梁切除术将丝裂霉素直接作用于滤过区域，术后的无血管化时间平均约 100d。这种无血管化是发生滤过泡渗漏的关键因素，术后 2 年内有 26% 患眼出现这一情况[48]。许多医生使用滤过泡分级量表来更好地理解滤泡的特征并随访观察滤泡的形态[49]。在 Indiana 的滤过泡分级量表中[50]，用滤过泡高度、范围、血管化和 Seidel 渗漏进行评分。该量表有助于理解滤泡的临床外观，有助于了解术

后滤过泡的演变和功能。例如，图 12-1B 中的滤过泡评分为 H2E2V2S0。这意味着适中的滤泡高度（H），2~4 个钟点方向的范围（E），适度的血管化（V），无 Seidel 渗漏（S）。图 12-2A 中的滤过泡为 H1E2V4S0，表示滤泡较平，范围为 2~4 个钟点，高度血管化但没有渗漏。为了更好地理解滤过泡的形成发展与伤口愈合、眼压、滤过泡形态，微囊形成及感觉异常之间的关系，我们还需要做大量工作。

（六）麻醉方面的考虑

由于局部和球周麻醉技术的提高，如今行小梁切除术时很少会需要全身麻醉。当然，对于儿童患者，以及因精神状态改变、焦虑或严重幽闭恐惧症而无法配合的成人，全身麻醉还是必要的。对于大多数患者而言，局部麻醉结合麻醉监护更为合适，有利于开展门诊手术。局部使用利多卡因凝胶麻醉可能对大部分患者都有效[51]，而结膜下麻醉与局部利多卡因凝胶下进行小梁切除术的长期效果没有明显差别[52]。有缺血性视神经病变史或视神经损伤重的患者应避免术前过长时间压迫眼球。有关这一问题更详细的讨论可参见第 11 章。

四、手术技巧

（一）角膜缘的解剖

对于所有类型的青光眼手术来说，外科角膜缘的标志都是非常关键的（图 12-5）。角膜缘蓝色区域，即所谓外科角膜缘，约 1.5mm，是青光眼手术最重要的解剖标识。蓝色区域前部与角膜缘相接合，后部与巩膜相接合，即巩膜缘接合部。图 12-5B 和 C 中，在蓝色区域的后界（巩膜缘接合部）做一个垂直切口，切口将会穿过小梁网 / Schwalbe 线区域进入前房。因此，巩膜距会位于蓝色手术区的后部。图 12-5 显示了巩膜距距离它有多远，但这一解剖结构变异很大，术者必须在术中仔细确定。在进行小梁切除术和 Ex-PRESS 引流器手术时，了解房角这些结构至关重要，这将在第 61 章中进一步讨论。

（二）以穹隆部为基底的结膜切口

许多研究者认为，以穹隆为基底的结膜瓣比以

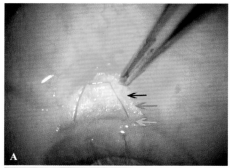
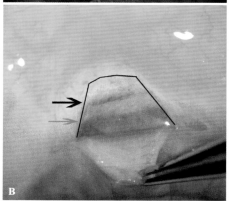
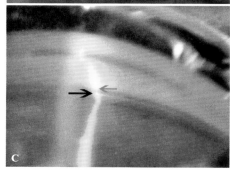

▲ 图 12-5　角膜缘解剖

A. 角膜缘解剖变异非常大；角膜缘区域是角膜和巩膜之间 1.5mm 的移行区；蓝箭指向该蓝色区域的后界，绿箭则指向前界；显然，这里并不能看到巩膜距，通常来说，在蓝色区域的垂直切口穿过巩膜只会接近前部的小梁网 /Schwalbe 线；图中黑箭是巩膜距的实际解剖位置；B. 黑箭表示巩膜距，Schlemm 管位于巩膜距的正前方；Schwalbe 线被视为角膜的边界（蓝箭）；滤过术中最常见的错误巩膜瓣的位置问题，无法将巩膜瓣向后或向前延伸足够的范围；图中的巩膜瓣看起来向后延伸是足够了，但要注意后界只到了巩膜距的位置；这样的短巩膜瓣的问题是不利于进行深层巩膜切除；C. 图 12-5B 中巩膜瓣下相关解剖结构的房角镜下观；黑箭是巩膜距，蓝箭是 Schwalbe 线

角膜缘为基底的结膜瓣更好。Kano 和 Kuwayama[53] 评估了以穹隆为基底的方法的滤过泡特征，发现大多数滤过泡是苍白、弥散和无渗漏的。大多数（72%）为弥散的滤过泡，60% 有血管。未发现迟发

性滤泡渗漏，囊状包裹滤过泡也不常见。

（三）对比以穹隆部为基底和以角膜缘为基底的结膜瓣

在儿童和年轻人施行使用高浓度抗代谢药的滤过术后，以角膜缘为基底的结膜瓣（90%）比以穹隆为基底的结膜瓣（29%）发生囊状包裹泡的风险要大得多。此外，以角膜缘为基底的方法更易出现迟发性低眼压和滤过泡感染。Wells 等认为角膜缘为基底的方法在年轻患者中更容易出现囊状包裹滤过泡[54]。笔者在成人中也发现类似的结果（图 12-6）。以穹隆为基底的结膜瓣术后早期出现伤口渗漏的可能性比以角膜缘为基底的方法要高，因此必须要提高警惕性[55]。显然，以穹隆为基底的方法要实现伤口水密缝合要比基于角膜缘的方法要困难得多，因

为将结膜缝合到角膜缘组织比缝合到结膜上要复杂得多。

一项大型回顾性研究发现，以角膜缘和以穹隆为基底的小梁切除术之间的眼压控制在统计学上并无显著差异，尽管以穹隆为基底的结瓣膜更容易出现术后低眼压。这项研究还发现，以角膜缘为基底时滤过泡更高，血管更少，相对更容易出现滤过泡感染[56]。Morita 等使用活体共聚焦显微镜和超声研究了滤过泡。他们发现，以角膜缘为基底的滤过泡更高、能储存引流液的空间更大，同时滤泡壁更薄、上皮下结缔组织更疏松，上皮下无血管化也比以穹隆为基底的要更明显[57]。这些以角膜缘为基底的滤过泡所具有特性会带来远期渗漏及相关的问题。

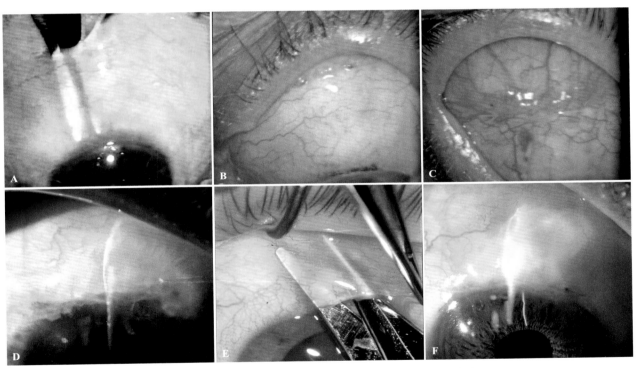

▲ 图 12-6　对比以角膜缘为基底和以穹隆为基底的结膜瓣方法

A. 以角膜缘为基底的结膜切口距角膜缘约 10mm；在这个位置，结膜下通常会有 Tenon 囊，有利于最终切口的密闭；B. 这是滤过术后 4 个月，采用以角膜缘为基底的切口，注意切口远离角膜缘，眼球非常安静，形成一个弥散滤过泡；C. 蓝箭指示的切口向角膜缘移行，血管扩张充血，滤过泡可能会变成囊状、苍白和无血管；瘢痕组织形成一圈壁垒将阻碍房水向后引流，从而产生向前的不理想的囊状滤过泡；D. 当切口继续向前收缩或大量瘢痕增生时，滤过泡变得苍白、无血管，并且在滤过泡的后方可见缝合线；由于滤过泡很局限，因此 IOP 控制的作用通常也很弱；E. 以穹隆为基底的方法结膜切口位于角膜缘，因为以穹隆部为基底或以角膜缘为基底的命名是根据结膜瓣铰接的位置，而不是切开位置；F. 在大多数情况下，滤过泡会形成图 12-1 所示形态；然而，在该病例中，尽管将抗代谢药放置于滤过部位的后方，但仍形成了薄壁的囊状泡；因此无论是以穹隆还是以角膜缘为基底的方法，即使经过最佳的处理，仍可能会形成不理想的滤过泡

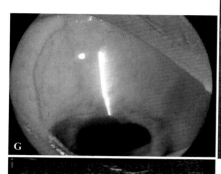
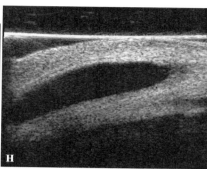
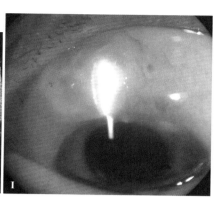
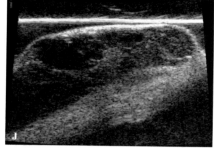

▲ 图 12-6 （续）

G. 以穹隆为基底的方法得到的弥散、扁平的理想滤过泡；H. 高分辨率超声（iScience 公司，门罗帕克，加利福尼亚）观察到的滤过泡剖面图；滤过泡的壁看上去很厚，但其功能很好，IOP 为 12mmHg；I. 图 12-6G 和 12-6H 中显示的是该患者对侧眼行以角膜缘为基底的小梁切除术后形成的苍白、无血管的囊状滤过泡；滤过泡壁很薄，从感染的角度来令人担忧；并且这样的滤过泡会有有不适症状；J. 苍白、无血管滤过泡的高分辨率超声图像，可以更好地观察滤过泡的解剖结构和功能

（四）以穹隆为基底的小梁切除术

以穹隆为基底的滤过术正在复兴。许多学者认为，以穹隆为基底的方法滤过泡更为理想，症状性滤过泡较少而且没有远期渗漏的问题。此外，以穹隆为基底的结膜瓣更适合有结膜瘢痕的眼睛。眼球内陷或小睑裂的患者显然也适合采用以穹隆为基底的方法（表 12-1）。

下面的内容只是介绍了以穹隆为基底的小梁切除术众多的方法之一。笔者了解这一手术技术在全世界不同地区之间不尽相同。重点在于用这样的方式把滤过术阐述清楚，以便将其应用于任何滤过技术。

1. 牵引线、Tenon 囊的处理及以穹隆为基底的切口制作

见图 12-7A 至 E。

出于多种原因，角膜牵引缝线优于上直肌牵引缝线。直肌牵引线会在结膜上产生不希望出现的孔，并有可能在针头通过时刺穿眼球。用止血钳夹紧缝线，使眼球向下旋转（图 12-7A）。将角膜缘的结膜向上提起约 1mm，然后环形切开球结膜。用 Westcott 剪将结膜和 Tenon 囊沿角膜缘切开 5～7mm（图 12-7B）。有时需要两端放射状切开结膜以松弛切口获取足够的暴露。必须紧贴角膜缘，同时用剪

刀压住结膜在角膜缘切开。笔者喜欢提起结膜这样能看到 Tenon 囊的附着处，就可以同时剪开结膜和 Tenon 囊。用钝头的 Westcott 剪将结膜和 Tenon 囊从巩膜上分离，形成结膜下空间（图 12-7C）。分离时要避免损伤上直肌。结膜只能用无创伤镊进行操作。如果在分离过程中出现纽扣孔，可以在结膜缝合时通过带入筋膜组织来修补。结膜的缝合比较复杂，笔者更喜欢使用 10-0 微血管圆针。缝合结膜时，必须带上下方的 Tenon 囊（图 12-7D）。在这个抗代谢药的时代，只有除去了足够的筋膜囊才能观察到下方的巩膜瓣缝线。留下一薄层 Tenon 囊可以减少远期的滤过泡破裂、低眼压和眼内炎，而过多 Tenon 囊可能会导致纤维化和滤过失败（图 12-7E）。

2. 抗代谢药的应用

见图 12-7F 至 H。

手术前必须决定是否使用抗代谢药。通常，导致滤过失败的危险因素数量越多和程度越重，抗代谢药可能就越有价值。首先要确定的是患者是否具有导致手术失败的低、中或高风险因素。对于低风险的病例，一些医生会选择不使用抗代谢药。如果术后出现滤过泡充血，可以用氟尿嘧啶（5-FU）注射液连续进行结膜下注射每次 5mg 剂量在下穹隆或

表 12-1　选择以角膜缘为基底及以穹隆为基底的结膜瓣的原因

	以角膜缘为基底	以穹隆为基底	理由
结膜瘢痕		首选	如果存在结膜粘连，使用以穹隆为基底的方法分离它们更容易，更安全
眼球内陷 / 眉弓高		首选	更容易做结膜瓣和巩膜瓣
缺乏训练有素的助手		首选	没有训练有素的助手，很难牵拉好结膜瓣；而以穹隆为基底的方法不需要
联合手术		首选	超声乳化术中结膜瓣不会影响术者视线
缺少以穹隆为基底结膜瓣水密缝合的经验	首选		以穹隆为基底的方法由于切口密闭困难，术后伤口渗漏更常见
抗代谢药使用	医生不擅于完成以穹隆为基底结膜瓣缝合时选用	医生缝合角膜缘伤口经验丰富时可选	以角膜缘为基底的结膜瓣需要切断结膜血管，增加了出现无血管滤过泡的可能性，要防止出现远期滤过泡坏死
预防术后异物感 / 短期	首选		伤口缝合处距离角膜缘较远，缝线不会引起不适症状
未来有再次青光眼手术可能		首选	以穹隆为基底的方法所产生的结膜瘢痕较少，二次手术以穹隆或角膜缘为基底皆可
要求理想的无症状的滤过泡并使用抗代谢药		首选	以穹隆为基底的结膜切口瘢痕较少，从而使滤过易扩散形成扁平、弥散的滤过泡，很少出现囊状泡和无血管
要求理想的无症状的滤过泡但不使用抗代谢药	按术者偏好选择	按术者偏好选择	不使用抗代谢药，滤过泡无症状的可能性更高

滤泡旁结膜下注入。对于中等风险的病例，建议术中用 0.1ml 氟尿嘧啶（50mg/ml）放置 5min，或使用低浓度丝裂霉素（MMC）（0.2mg/ml，2～5min），必要时可以术后注射氟尿嘧啶。如果仅有 1 种危险因素，用丝裂霉素 2～3min 足矣；对于多种危险因素，则需要用 3～5min。

对于高风险的病例，一些医生使用丝裂霉素（0.4mg/ml）放置 2～5min。但是，如果将这一浓度用于低风险或中风险者，则远期低眼压和滤过泡破裂的可能性大大增加。在进行巩膜瓣剖开之前，将一块方形的 Merocel 仪器擦片或 Weck-cel 海绵片用氟尿嘧啶 50mg/ml 或丝裂霉素浸泡，放在预期的滤过部位后方。避免将其直接放在预期的滤过区域上，因为这会导致完全无血管的苍白滤过泡。放置好海绵片后，立即用 Weck-cel 海绵吸掉溢出的抗代谢药，并将其丢弃。海绵片的大小各不相同，没有标准化；术者根据患者危险因素和解剖结构来作出最佳选择。

拉开结膜瓣，移除海绵药片，并充分冲洗药物接触区域。处理抗代谢药时，必须按照职业安全与健康管理局工作实践预防措施严格执行。

在青光眼手术中，丝裂霉素的使用几乎无处不在，但是青光眼治疗医生一直在寻找改良的替代方法，以使更好、更安全的滤过泡成为可能。目前正在研究的一种潜在的伤口调节材料是 Ologen（Aeon Astron Europe B.V.），一种多孔胶原基质，被认为可以调节伤口的愈合。从理论上讲，这种胶原蛋白基质的主要调节功能是通过物理原理而非化学原理实现的。它所设想的滤过泡形成机制不是通过抑制或抑制成纤维细胞生长，而是引导成纤维细胞在基质内部随机生长。调节成纤维细胞的行为被认为是产生更生理性的环境而不形成瘢痕，从而为滤过泡形成结膜下的空间并从理论上防止眼压过低[58-62]。胶原蛋白基质最终会在 90～180d 内生物降解。尽管证明 Ologen 功效的基础研究已在进行之中，但目前尚无研究证实 Ologen 的远期成功率。

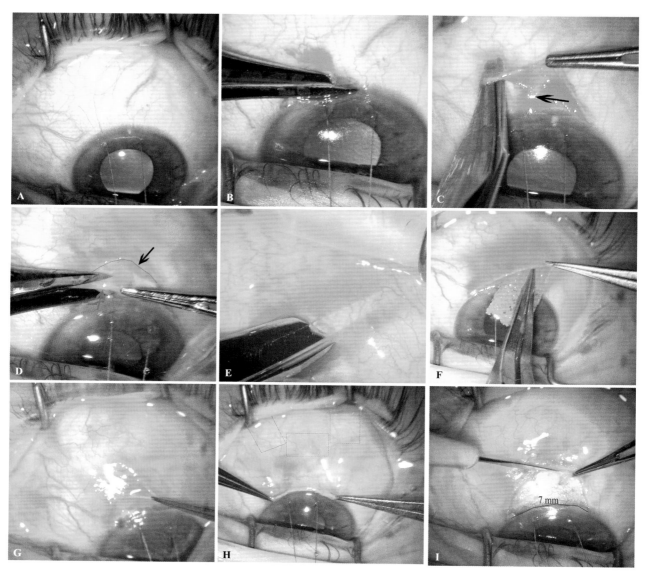

▲ 图 12-7　角膜牵引缝线

A. 将 8-0 可吸收缝线穿过上方周边透明角膜 2/3 厚度作角膜牵引缝线，然后向下旋转眼球以露出上方结膜；不能充分暴露手术区域会使手术变得困难；B. 以穹窿为基底的结膜切口；用锋利的 Westcott 剪刀剪开结膜；起始时可能需要剪一个小的放射状切口才好进行分离；C. 靠近角膜缘处 Tenon 囊附着；在接近角膜缘时结膜和 Tenon 囊融合在一起；距角膜缘约 1.5mm Tenon 囊与其下的巩膜外层融合，如黑箭所示；用 Westcott 剪刀进行钝性分离，将其放在巩膜上，以免撕裂结膜组织；避免在该区域出现结膜纽扣孔（黑箭）；将 Tenon 囊从巩膜上分离出来后，再将其与结膜分开为单层；Tenon 囊在上直肌附着点附近也附着在巩膜上；结膜在角膜上的附着点是多变的；有时，附着点比预期的更靠前；D. Tenon 囊和结膜的边缘；Tenon 囊的前缘位于蓝箭头处；如果筋膜过多，但这种情况并不多，则可能要略微修整；关键是将 Tenon 囊的筋膜从巩膜外层游离出来，然后抓住结膜和筋膜的边缘，再将这两层与其余巩膜分开，保护 Tenon 囊的边缘很重要，因为它可以作为密封垫，防止术后角膜缘渗漏；E. 结膜钝性分离；用钝头的 Westcott 剪刀从巩膜上分离 Tenon 囊和结膜；重要的是在分离过程中持续关注剪刀的尖端以防止穿孔；此外，分离的目标是上直肌附着处两侧的象限；F-H. 使用丝裂霉素浸湿的海绵；F. 丝裂霉素 C 应用总体目标是用几个海绵覆盖较大的面积，所有海绵均放置在预期的滤过区域后方；施用的浓度和时间因危险因素而异；G. 注意海绵位于多远的位置；要将其放置在远离预期滤过区的位置；不要将海绵直接放在巩膜瓣上，因为这可能导致巩膜瓣软化；H. 笔者根据情况，通常使用 3 份丝裂霉素海绵片，浸泡在丝裂霉素中，浓度为 0.2mg/ml，放置 2～5min；达到设定的时间后，去除海绵片，进行海绵片计数，然后用平衡盐溶液（BSS）大力冲洗该区域；当海绵片放置在后部时，不易被看到并容易被遗忘；训练有素且警惕的手术助手会跟踪海绵片计数；I-M. 切开并勾勒巩膜轮廓；I. 用超锋利刀片在距角膜缘约 5mm 处切开巩膜，切口长为 3mm；深度应为厚度的 2/3 巩膜厚度；注意角膜缘结膜切口的长度，根据眼睛的大小和暴露情况，其长度可以在 5～7mm 变化

3. 确定巩膜瓣轮廓

见图 12-7 I 至 M。

在剖开之前首先要确定巩膜瓣轮廓。可以使用各种器械来制作部分厚度的巩膜瓣，例如 67 号 Beaver 刀片、剃须刀片或 Greishauber 刀片。器械的选择主要取决于医生的喜好，也可能视患者情况因人而异。一开始，先勾勒出 2/3 巩膜厚度的巩膜瓣边界。如果瓣过薄会容易破碎。近视眼应格外小心，因为他们的巩膜通常比正常人要薄。既往接受过角膜缘手术的眼睛，特别是做过滤过术或白内障手术时，必须采取特殊的预防措施。

4. 制作巩膜瓣

见图 12-7 N 至 P。

(1) 瓣的尺寸。总的来说，瓣的形状并不重要，只要它的制作合适且能够充分覆盖角巩膜组织切除部位即可。瓣的大小将根据相邻的解剖结

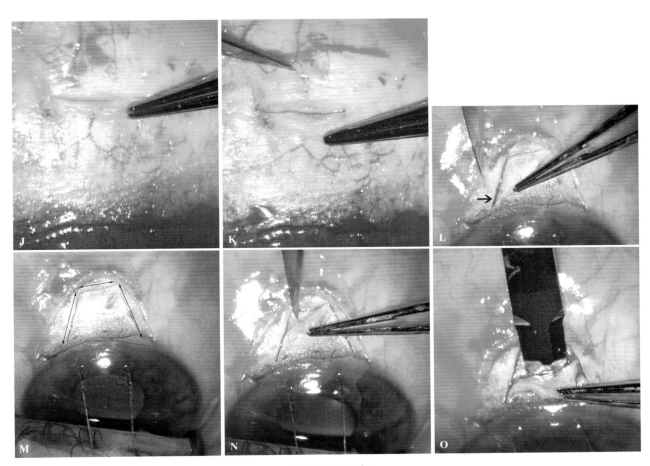

▲ 图 12-7 （续）

J. 最常见的错误是切口深度问题；由于害怕穿透脉络膜，大多是只达到 1/4 或 1/2 深度；如果起始切口不够深，则切开的巩膜瓣在操作过程中很可能会撕裂，或者在缝合巩膜瓣时会形成纽扣孔；K. 牵拉切口的一侧以便能检查切口深度来确定深度是否合适；切口深度到达巩膜底部呈现浅灰色代表已达到理想的深度；如果太深，将显露脉络膜，这是红色警示必须停止切开；当手术野出血过多而止血不充分时，很容易会误判巩膜瓣厚度并出现问题；L. 巩膜瓣的形状是依照医生的偏好；梯形瓣可用于以穹隆基底的结膜切口，因为巩膜瓣的后缘更靠近角膜缘，操作空间大；三角形瓣的顶点将位于结膜下方，因此难以缝合；巩膜瓣的外侧应延伸至角膜缘移行区的透明角膜；检查切口的深度（黑箭）以确保充分暴露；M. 巩膜瓣已勾勒出轮廓；两侧和底部为 5mm，顶部为 3mm；当初次学习如何制作巩膜瓣时，最好将巩膜瓣做得大一些，容错率较高，例如在此示例中，因为较大的瓣在进行修复时（例如，深度不足）有更多余地；此外，如果巩膜瓣后缘太靠前，则巩膜切除部位会缺乏足够的覆盖；N-P. 制作巩膜瓣；N. 多种器械均可用于巩膜瓣切开；越锋利的刀片越容易很好地做出恰当深度（2/3 厚度）的切口；找到合适的平面进行剖切是毫米级别的，这也是学习的时候要做较大巩膜瓣的另一个原因，因为它容错率更高；O. 一旦找到合适的平面，就使用弧形 Grieshaber 刀片将巩膜瓣在同一平面上向角膜缘推进；当接近巩膜突或角巩膜沟时，眼球的曲率改变，必须往更前的平面，否则将会切穿巩膜突和小梁，进入前房，或更糟糕的是进入脉络膜

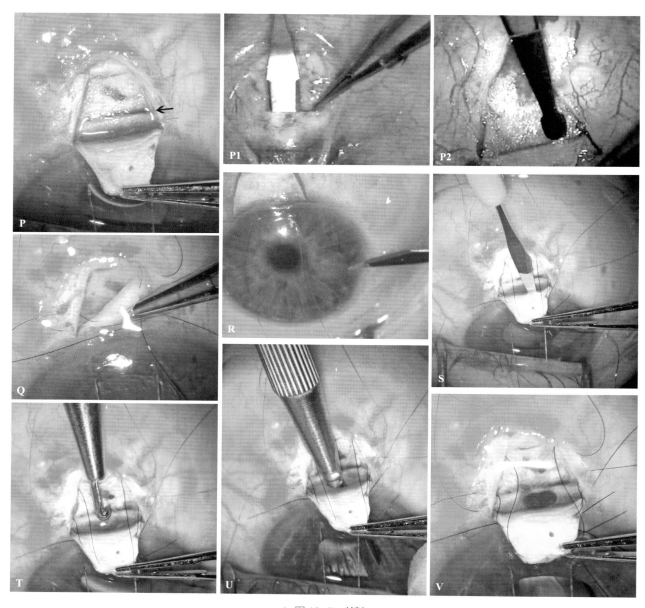

▲ 图 12-7 （续）

P. 黑箭表示巩膜距，绿箭表示 Schwalbe 线；将切口一定延伸到透明角膜内以确保充分切除巩膜距前的角膜小梁组织；如果在黑箭后方进行巩膜切除会造成睫状体分离，就像传统的 Watson 式小梁切除术一样；另外，在巩膜距后进行切除会导致大量出血；P1. 用新月形刀片剖切是创建巩膜瓣的另一种方法；熟悉白内障手术做巩膜隧道的医师对此技术也会很熟悉；制作完隧道后，只需使用 Vannas 剪刀剪开两侧即可形成巩膜瓣；P2. 小汤匙刀是另一种用于制作巩膜瓣的有用工具；巩膜瓣轮廓完成后，这个弧形小刀就可以对瓣进行非常精细的剖切，每一步动作都是设计好的，巩膜瓣被牵拉会与巩膜床交界处产生张力，紧贴巩膜床在此处进行剖切；在巩膜瓣远端小心地向前拉紧有助于完成平滑、一致的剖切；Q. 预置巩膜瓣缝线；眼球开放于大气压的时间越长，发生脉络膜上腔出血或相关问题的可能性就越小；因此，预先放置的巩膜瓣缝线对于快速闭合伤口非常有用；注意缝线不是穿过巩膜瓣底部而从侧面穿出；这样可以防止在薄的巩膜瓣上形成穿孔；10-0 尼龙缝线可以有效关闭巩膜瓣；R. 前房穿刺术；前房穿刺术是滤过术中最重要的步骤之一（见框12-5）；使用尖刀完全穿透角膜进入前房；不完全穿透角膜可能导致后弹力层分层；S-V. 去除角膜 - 小梁 - 巩膜组织块；S. 使用超锋利的刀从角膜巩膜床的最前端穿入前房；注意避免损伤虹膜，并在刀片进入前房时保持能看到刀的尖端；切开 2～3mm 的区域以插入巩膜咬切器；T. 显示了巩膜咬切器的侧面观；巩膜咬切器去除约 1mm 的角膜缘组织；U. 巩膜咬切器尽量靠前切除组织的主要原因是避免切到巩膜距后方的睫状体等结构，这些结构会大量出血；V. 巩膜咬切器非常便于切除组织；这里切除的大部分是角膜组织

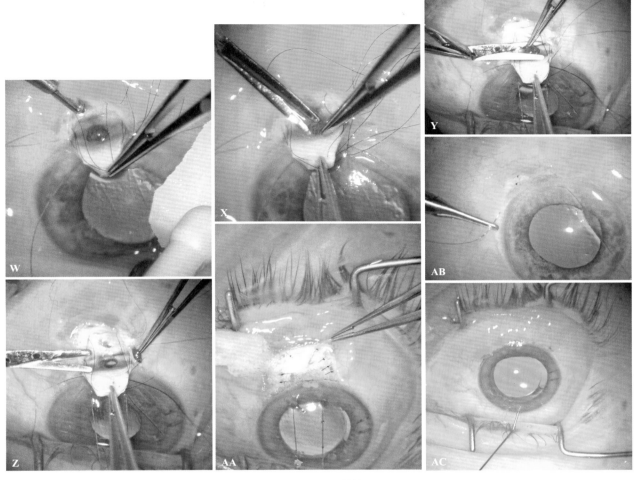

▲ 图 12-7 （续）

W-Z. 周边虹膜切除；W. 有时候，一切掉角膜巩膜组织虹膜马上就会从切口脱出来；不要试图将其强行推回眼内，因为这会损伤虹膜；X. 应该做的是，在切除虹膜之前先做一个小的虹膜切开；虹膜切开后将消除将虹膜往外推的后房压力，这时再将虹膜轻轻复位对虹膜的损害较小；Y. 用 0.12mm 镊子抓住虹膜，并将其提高到巩膜切口平面之上；DeWecker 剪刀可方便地剪去虹膜的一部分，完成虹膜切除；Z. 除去周边虹膜后，用 Weck-cel 海绵检查切口部位有无玻璃体；如果有虹膜后层残留，把它擦除；AA. 缝合巩膜瓣保证有足够的房水流出；从后组开始，将所有预置的缝合线暂时系好；BSS 注入前房达到正常 IOP；巩膜瓣的滤过量是通过调整缝线松紧来调节；最初，巩膜瓣有 6 条缝线，但由于滤过量过大，在颞侧又增加了一条缝线；如果需要增加滤过量时，这条额外的颞侧缝线将是术后激光断线的第一个目标；AB. 关闭结膜；结膜的缝合是一个小心谨慎的过程，以实现水密闭合；这对滤过术的成功至关重要；有关缝合的细节，见图 12-8；AC. 测试缝合口；通过侧切口向前房注入 BSS 以检查滤过泡是否渗漏；根据需要可以增加缝线以确保水密闭合

构而变化。大多数梯形瓣的底部长 4~5mm，两侧 2~3mm。三角形瓣可能会稍小。太薄的巩膜瓣会从巩膜床上撕裂或撕脱，或在缝合时破裂。巩膜瓣向前一定要分离到透明角膜以确保有足够的空间去除角巩膜组织。厚的巩膜瓣可能没什么坏处，因为术后大部分房水是通过巩膜瓣边缘流出的。

（2）瓣的位置。切口应尽可能靠近 12 点钟位置，因为巩膜瓣过度靠内或靠外会导致症状性滤过泡发

生，并可能会影响以后的引流管放置。青光眼引流物植入术之前，一些医生更喜欢将滤过位置做在 12 点钟位置的两侧。如果第一次滤过术失败，则可以在相邻象限中进行下一次滤过术。然而，目前在二次滤过术时越来越多地放置和使用引流物，这样会让引流物的植入变得很困难。

（3）瓣的剖开。瓣的剖开必须从巩膜瓣的后角之一开始。瓣的边缘剖好以后，就徒手均匀地向前剖

到小梁网之前的透明角膜中。这样可确保有足够的空间切除角巩膜组织而不会伤及巩膜距，巩膜距的损伤可并发睫状体分离和大量出血。

对于先前进行过角膜缘白内障手术的眼睛，巩膜隧道技术是有益的。巩膜隧道切口可最大限度地减少对切口的牵引力，并且不太可能导致切口在旧切口处破裂。巩膜隧道是通过在角膜缘后3~4mm 处切开巩膜的 2/3 厚度的切口而构造的，宽3~4mm。用新月形刀片以与白内障手术相同的方式做隧道穿入透明角膜。用刀片向两侧扩展直到瓣的宽度约为 4mm。用 Vannas 剪剪开两侧，形成一个三边的巩膜瓣。

5. 巩膜瓣预置缝线
见图 12-7Q。

预置巩膜瓣缝线在眼压降低之前进行是很容易的。巩膜瓣缝合不应为全层，因为这可能会导致渗漏。

6. 前房穿刺
见图 12-7R。

眼球必须相对固定才能进行前房穿刺。用途很多（框 12-4）。

7. 切除角巩膜组织块
见图 12-7S 至 V。

翻开巩膜瓣，并使用锋利的 15° 刀在巩膜床的前界穿刺进入前房。将巩膜咬切器从切口插入前房，咬住巩膜床边缘，去除一部分角巩膜组织，形成足够大的内口。可用水下电凝处理 Schlemm 管的断端，这样能显著减少术后前房积血的机会。切除的角巩膜组织块（内口）的大小与巩膜床的尺寸有关，决定了滤过量的多少。切除过多时残留的巩

框 12-4　小梁切除术中前房穿刺的作用

- 如果手术前 IOP > 40mmHg，最好在切除角巩膜组织之前逐渐降低眼压，因为切除瞬间眼压将迅速降至大气压；因此，术前 IOP 非常高时，在手术开始时应作角膜缘侧切口将 IOP 逐渐降低至大约 20mmHg。
- 可以通过穿刺口向前房注入平衡盐溶液来评估巩膜瓣的滤过量；前房可多次注入平衡盐溶液，以便精确调节好巩膜瓣的滤过量。
- 能检测结膜伤口的密闭性，因为手术结束时结膜伤口缝合后必须是水密的。

膜床边沿太小，这可能会导致过度滤过和眼压过低[63]。如果切除太少，则巩膜床面积太大，很难从巩膜瓣形成滤过，特别是巩膜瓣缝合过紧时。切口太靠后会损伤睫状体，发生睫状体分离和出血等并发症。

8. 周边虹膜切除术
见图 12-7W 至 Z。

尽管现代白内障手术中极少需要虹膜切除术，但在滤过术中，为了解除瞳孔阻滞并防止内滤过口阻塞，就需要进行虹膜切除的环节。切除角巩膜组织后，虹膜通常会阻塞切口。如果虹膜从切口鼓起并且难以复位，可用 DeWecker 剪刀在周边虹膜做一个小的虹膜切开就能够解除瞳孔阻滞。这样通常使虹膜能退回到前房。然后，使用 0.12mm 镊子抓住虹膜的根部，并提起虹膜拉出到切口之外。使用 DeWecker 剪刀剪去一小部分周边虹膜。无论是虹膜切开或虹膜切除术完成时，房水都会从后房涌出。如果没有房水流出，则要怀疑是房水逆流综合征（见第 19 章）。虹膜切除术的大小应近似于角巩膜组织切除的大小。可以通过直接观察晶状体囊膜或红色反射检查周切口通畅性。如果需要，可使用海绵擦除后部色素上皮。在后囊切开较大的人工晶状体眼中，或在无晶状体眼中，可能会出现玻璃体。在极少数情况下，可能不需要进行周边虹膜切除术，尤其是如果它可能引起玻璃体脱出的话。为了防止巩膜切口的堵塞，通常会做一个宽基底部的周边虹膜切口（远大于角巩膜切口），这对于继发性青光眼是常规需要，如新生血管性青光眼、虹膜角膜内皮综合征、后部多形性营养不良，以及所有其他容易引起广泛性周边前粘连（PAS）的疾病。

9. 巩膜瓣缝合
见图 12-7AA。

虹膜切除术后，眼球非常软。这时马上用结的前三个环将每条缝合线固定，而不是以 3-1-1 的方式将每根缝合线完全系紧。给前房注水以升高 IOP，粗略地估计通过巩膜瓣的滤过量，并将后方两条缝线打结，再将前面角膜缘处两条缝线打结。通常情况下，两条中间的缝线要以适当的张力闭合，以使房水能够通过巩膜瓣流出。如果巩膜瓣闭合过紧，则没有外滤过且术后 IOP 升高。如果巩膜瓣关闭得

太松，则会发生滤过过量。判断滤过口的滤过量是否合适是一门艰难的艺术，但也是成功进行滤过术的关键步骤。房水通过巩膜瓣少量缓慢地渗出是合理的终点，这需要调整缝线甚至必要时重置缝线来实现。手术中多花点时间调整好可以减少术后很多的工作。

在巩膜瓣有额外缝线那一侧出问题是比较安全的。术后眼压高可以通过松解巩膜瓣缝线来治疗，比重新手术增加缝线要容易。如果术中无法看到缝线，需要切除部分 Tenon 囊筋膜，直到缝线可见为止。作为激光缝线松解的替代方法，一些医生更喜欢在巩膜瓣闭合时放置可松解缝线。可松解缝线是一个活结，松的一端贴靠在角膜表面，手术后任何时候在裂隙灯下用镊子就可以将其除去。这样就不需要剪除筋膜使 Tenon 囊变薄（见本章结尾的 Mark Sherwood 撰写的关于可松解缝线的聚焦 1）。

10. 以穹隆基底的结膜缝合

见图 12-8A 至 K。

有多种技术可以缝合结膜。带帽技术最简单，但最容易渗漏，特别是在使用抗代谢药时。Wise[64] 描述的水平褥式缝合技术最耗时且最精细的方法，效果也最好。使用的 2850 9-0 尼龙圆针的针尖很小。很重要的一点是让角膜缘缝线间距长于相应的结膜缝线之间的距离。这样当缝线收紧时，其间的结膜就会紧贴着巩膜。这对于防止伤口渗漏非常有效。

通常有两种不同的结膜缝合技术。一种更直接、更省时，使用 10-0 尼龙缝合线进行连续和褥式缝合；另一种是 Jim Wise MD 最先提出的连续褥式缝合。这种方法有效但耗时，对于结膜极易破碎、Tenon 囊较薄的患者是最佳选择。与所有技术一样，最关键的还是医生自己的舒适度和经验。人们应该尝试尽可能多的技术，并熟练掌握其中 2 或 3 种方法，以最大限度地提高效率和灵活性。在结膜非常薄的情况下，必须要考虑尝试其他的青光眼手术方式，避免再行小梁切除术。

11. 使滤过泡充盈

见图 12-7AC。

前房注水使滤过泡充盈测试是否有渗漏，这是评估伤口闭合好坏的关键步骤。

（五）以角膜缘为基底的小梁切除术

滤过术需要医生掌握两种结膜入路切口：以穹隆为基底和以角膜缘为基底的切口。这不仅包括切口，还包括各自切口的水密缝合。

1. 有关滤过通道修复的一般原则

如果滤过术数年后失效了，但医生觉得仍能通过修复发挥作用，则应强调修复所必需的技巧。最常见的情况是白内障手术后功能性小梁切除术失败。IOP 变得很难控制，重新开始药物治疗，最终因为 IOP 无法控制而需要进行修复。如果先前的伤口是以穹隆为基底的，那么靠近穹隆的结膜还是块处女地，如果暴露量良好，可能是伤口修复的更简便方法。患有严重眼球内陷的患者可能需要以穹隆为基底的方法。如果医生认为修复难以达到目的，则考虑使用房水引流物植入。这些装置在既往滤过术失败的患者中使用越来越普遍，许多医生正在将这些引流物用作人工晶状体眼的一线治疗，尤其是在 TVT 研究的 5 年结果出来之后。

图 12-9 展示了以角膜缘为基底的方法修复先前以穹隆为基底的手术滤过泡的必要步骤。显然，这种方法适用于初次小梁切除术和任何以角膜缘为基底的方法。图 12-9A 还突出显示了几个有用的动作，对于之前做的是任何类型结膜瓣都有效。

通常，以角膜缘为基底的手术需要经验丰富的助手，因为需要很好地牵拉结膜瓣。如果医生在手术过程中没有合格的助手，建议使用以穹隆为基底的方法。

2. 角膜牵引缝线

见图 12-9A 和 B。

图 12-9A 中需要角膜牵引缝线以便能充分暴露失败的结膜滤过泡。这与以穹隆为基底的方法相同。无法获得足够的暴露仍然是以角膜缘为基底的小梁切除术中最常见的错误。

3. 旋转和结膜下注射

见图 12-9C 至 E。

向下旋转眼球（图 12-9C），并将牵引缝线固定在手术巾上。有各种各样的牵引缝线；此图中展示的技术是一种简单方法。固定好眼球位置后，用

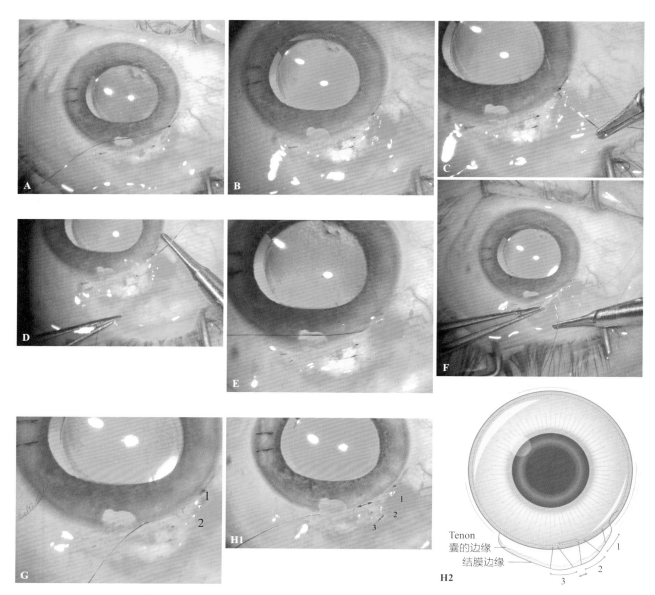

▲ 图 12-8　A. 2890 可吸收 9-0 尼龙线缝合打结；图 12-8 中的所有示例均以术者的角度来看，以更好地理解这种复杂的缝合；从结膜切口末端稍外侧处开始进针缝合，针要穿过 2/3 的角膜缘厚度；确保留有足够长的缝线来关闭角膜缘伤口，并将缝线松弛端与锚结系紧；仔细修剪线结，以防止术后异物感；B. 将针放射状从下方穿过靠近锚结的 Tenon 囊和结膜；整个过程中都要将 Tenon 囊的边缘与结膜一起缝合；C. 第一个结膜线环；将针头调转穿过结膜表面又缝到角膜缘，在结膜上形成第一个结膜线环，同时要保证没有筋膜暴露；D. 在第一个结膜线环后沿角膜缘切线方向继续缝合；在完成结膜的第一个线环之后，角膜缘处的缝合是与角膜缘相切的方向，邻近锚结的地方缝第一针；进针深度为角膜厚度的 2/3；E. 向下收紧第一个结膜 - 角膜缘线环；收线环时，结膜的线环略向角膜侧拉就可将结膜固定到角膜缘；对于每个线环，都应重复此操作；F. 创建第二个结膜线环；按同样的方法缝好每个线环，直至达到切口末端；穿出角膜缘后，将针头穿过结膜下（如果有筋膜也一起穿过）从结膜表面出针；针头再向下穿过结膜和下层筋膜缘又形成一个结膜线环；每次穿出角膜缘后，重复上述步骤；这有助于形成线环系紧结膜；G. 完成第二个线环；将针沿着角膜缘穿出就完成了第二个线环，同时为第三个线环做准备；H1. 第三个线环；如果正确创建了线环复合体，则结膜环之间的距离（蓝箭）小于相应的角膜缘缝合跨度（黑箭）；H2. 三个线环的形成；这一示意图进一步解释了图 12-8H1；再次强调，要注意结膜线环之间的距离（蓝箭）要小于相应的穿过角膜缘的缝线距离（红箭）；伤口缝合完成

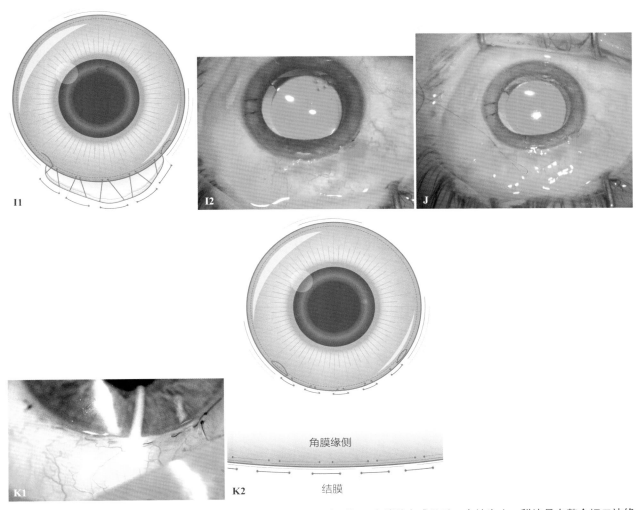

角膜缘侧

结膜

▲ 图 12-8 （续）**I1.** 就这样连续缝合形成一个个结膜线环，一直到切口末端并完成最后一个结为止；秘诀是在整个切口边缘保持缝合非常紧密；**I2.** 整个伤口的缝合结构图；**J.** 最后打结并收紧缝线；线环用作活结；抓住线环系紧缝线，最后抓住另一个环把结拉紧并修剪线结；**K1.** 这是手术后几个月角膜缘的典型外观；靠近角膜缘处，很容易看到线环的样子；**K2.** 伤口闭合示意；圆形图表示角膜缘缝合和缝线收紧的过程；虚线表示缝线隐藏在组织下的部分；第二个图也是这样表示的，黑线表示缝线在结膜表面的而虚线表示缝线隐藏在角膜缘组织中；关键是，这不是方形的连续缝合，而是一个梯形缝合

30G 的针头从角膜缘后 10mm 刺穿结膜，并用平衡盐溶液注入结膜下（图 12-9D）。这将有助于区分组织层次并促进组织分层，减少了损伤上直肌的可能性。在此例中，结膜从覆盖先前的滤过泡部位的瘢痕块上分离。但是，在角膜缘附近它紧紧粘连在下层的纤维组织上（图 12-9D）。用 Weck-cel 海绵按摩使结膜下的液体弥散到瘢痕化的结膜，使它隆起（图 12-9E）。这种水分离成功，有助于预防角膜缘剥离时出现结膜穿孔。

4. 结膜和筋膜囊切开

将剪刀的尖端插入之前 30G 针头结膜穿刺孔

中，开始剪开结膜，将结膜与下面的组织分离开（图 12-9F 和图 12-9G）。用钝头镊牵拉结膜（图 12-9H）。这样可以暴露下面的 Tenon 囊。用钝头镊在结膜伤口边缘直接捏住筋膜的边缘。从巩膜外层将整个伤口范围的纤维层分离出来，同时注意避开直肌。这种方法通常在结膜伤口边缘处保留一圈筋膜囊，这对于完成手术后的水密闭合至关重要。

5. 分离结膜瓣

伤口边缘的两个层面（结膜和 Tenon 囊）都暴露出来后，用钝镊同时抓住两者，并将它们一起从下面的巩膜上分离。有多种方法可用，但是最安全的方法是在分离时通过透明结膜观察剪刀（图12-9I）。在此分离过程中，结膜唯一需要牵拉的时候是遇到瘢痕组织而无法进行分离时。谨慎使用烧灼术，以防止坏死和组织过度收缩（图12-9J）。如果在分离过程中遇到筋膜富余过多时，可小心谨慎地切除和变薄。Weck-cel 海绵有助于机械地将 Tenon 囊与角巩缘分离。对于筋膜较薄的老年患者，对这一层要尽量少操作，而筋膜较厚的年轻患者则需要切除足够的组织直到能透过结膜看到巩膜缝线。Tenon 囊切除在筋膜较多的年轻患者中比较困难。避免意外结膜穿孔的最佳技巧是在接近角膜缘时始终通过半透明结膜观察剪刀的尖端。如今很少需要行 Tenon 囊切除术，因为在大多数患者中，术后在激光断线镜压迫下就可以看到缝线。当接近角膜缘时，新月形刀片有助于将筋膜从巩膜上分开。

6. 分离结膜 – 纤维粘连的技巧

见图 12-9K1-4。

当在结膜分离过程中遇到瘢痕组织时，此技巧非常有用。主要是为了防止结膜穿孔。在用钝头剪刀分离时会陷入僵局。箭头表示纤维粘连，提示需要稍有不同的技术。

7. 分离 Tenon 囊后部筋膜

在预想的分离滤过泡部位后方的 Tenon 囊筋膜，可促进房水向后流，并为后部放置丝裂霉素建立空间（图 12-9L）。

8. 抗代谢药

通常，最好是力求少量的抗代谢药。原因很简单：一旦应用，便无法收回。在初次手术、失败风险低时，一些医生不使用抗代谢药（尽管这种趋势变得越来越罕见）。在这一例修复术中，按照图例中说明使用了丝裂霉素（图 12-9M）。

9. 前房穿刺

前房穿刺对于判断手术过程中滤过特点至关重要（图 12-9N）。另外，穿刺通道形成后随时可用，从而在眼球软的情况下也很容易进入前房。对于初次手术眼，先剖好巩膜瓣，再做前房穿刺会比较轻松，因为与低眼压状态相比，在眼压正常的眼球上制作巩膜瓣会更容易。

10. 去除先前滤过道上的瘢痕组织

瘢痕组织会呈现多种形态，与之前的滤过术方式有关。在这一例中，为了达到巩膜，需要去除在滤过道上方形成的纤维帽（图 12-9O）。

11. 巩膜瓣形状

关于标准巩膜瓣的制作，见图 12-7I-P。对于以角膜缘或以穹隆为基底的手术，瓣的制作没有差异。在以穹隆为基底的手术中，由于梯形瓣后方空间需求较少，因此它是首选。

12. 修整巩膜瓣

如果巩膜瓣很厚而且完好，则修整相对容易，只需要简单地将巩膜瓣重新缝合到巩膜上（图12-7AA）。但是，在大多数情况下，巩膜瓣都很薄并且仅在一点上可及。在此例中，使用锋利的刀片切开原来的边界，然后将虹膜恢复器滑入前房以重建滤过（图 12-9P）。然后将巩膜瓣缝合，保持部分房水能够外流。

13. 巩膜瓣闭合

闭合巩膜瓣的基本原则是在缝合巩膜瓣时避免造成贯穿孔。该原理适用于所有类型的巩膜瓣关闭（图 12-9Q）。

14. 关闭切口

所有滤过术伤口关闭的指导原则是水密完成。在这一例中，使用分层缝合，这是所有基于角膜缘手术的常规步骤。双层分层缝合关闭确保了水密切口（图 12-9R）。

15. 滤过泡完整性检测

从前房穿刺口将平衡盐溶液注入前房；滤过泡应该充盈隆起（图 12-9S）。检查是否有渗漏，必要时进行修补。如果发现有渗漏，使用 2850 尼龙圆针（Ethicon）缝合渗漏点。这是一种很细的针，穿过结膜只会形成一个小口。术后第一天情况看起来很好（图 12-9T）。

五、术后护理

如果术后早期发现伤口渗漏，可使用角膜绷带镜压迫该区域。纱布加压包扎也是有用的。即使 IOP 较低，房水生成抑制药也可能有助于减少渗漏部位的房水流出。减少使用局部皮质类固醇药可能是有益的，直到伤口愈合。可以这么说，对于通常

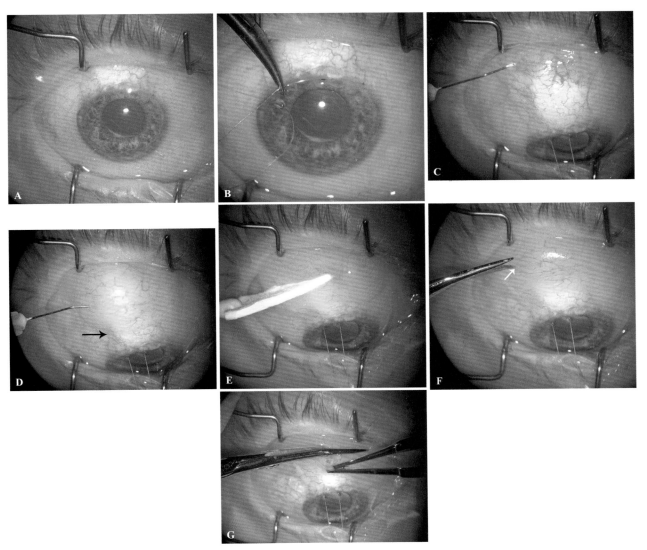

▲ 图 12-9　A. 失败的以穹隆为基底的小梁切除术，需要小梁切除修复术；在做透明角膜切口白内障手术之前，此例滤过通道术后多年一直保持了良好的功能；之前的小梁切除术是以穹隆为基底的；可以再次使用以穹隆为基底的方法，或者像这一例一样，可使用以角膜缘为基底的方法；上方的结膜用这种方法很容易切开，因为在初次滤过术时该区域的组织没有受到侵犯；B. 角膜牵引缝线；在以角膜缘为基底的方法中，手术部位的充分暴露是关键因素；这可以通过在 11 点至 1 点钟的位置用 8-0 Vicryl 缝线穿过角膜 2/3 厚度来实现牵引；避免刺穿，这会导致 IOP 降低；低 IOP 会使制作巩膜瓣变得很困难；如果发生这种情况，可以用平衡盐溶液将穿刺部位水密，以关闭渗漏并升高 IOP；C. 旋转并注水；将眼球向下旋转以露出上方结膜；将 30G 针头连接到带有平衡盐溶液的注射器，将其插入结膜内来注水；这样可以将结膜与周围的 Tenon 囊分开，从而更容易从结缔组织中分离切开结膜；D. 向结膜下注水；在角膜缘后约 10mm 处，用平衡盐溶液注入结膜下；液体会将结膜抬高，使其与下面的瘢痕组织分离，从而使剥离更容易；该技术有助于分离并提醒医生注意结膜的瘢痕区域和容易出现穿孔的区域；离角膜缘约 3mm 处结膜没有抬高，因为它与下面的筋膜粘连非常紧密（黑箭）；后部切口的好处是 Tenon 囊开始变厚；厚厚的 Tenon 囊对于水密缝合结膜至关重要；一些医生会先缝合筋膜层，然后再把结膜缝合；E. 用 Weck-cel 海绵加压；Weck-cel 海绵施加在滤过泡表面的压力会扩散并使更多粘连的结膜从下面的瘢痕组织上抬起；这样结膜能从角膜缘提起，使剥离更容易；F. 切开结膜；将锋利的 Westcott 剪刀的尖端插入 30G 针头的穿刺孔中剪开结膜（白箭）；首先将结膜与下面的 Tenon 囊中分离开；G. 延长结膜切口；请注意，切口应在角膜缘后至少 10mm；以角膜缘为基底的小梁切除术最常见的错误就是结膜切口离角膜缘太近；在术后头两个月内，随着伤口愈合，瘢痕组织会持续将切口拉向角膜缘；分离时要格外小心，因为上直肌位于切口部位的正下方；结膜下注水可使其远离下面的肌肉，将肌肉损伤的概率降到最低

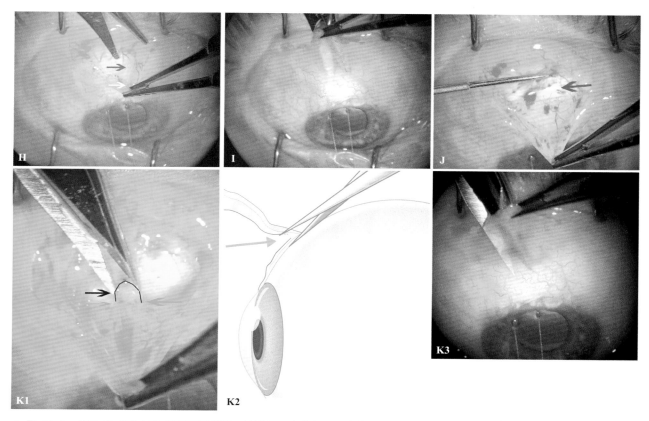

▲ 图 12-9 （续）H. 在伤口边缘剪开筋膜囊；结膜切口完全打开（白箭）暴露后，下面的 Tenon 囊就很明显了（蓝箭）；换上钝头 Westcott 剪刀并打开筋膜囊，避开下方的上直肌；分离各层有助于两层分层密闭缝合；有时，特别是在老年人中，筋膜层非常薄，难以完整分离；I. 钝性分离；钝头 Westcott 剪刀是一种出色的工具，可将结膜和 Tenon 囊筋膜安全地从下面的巩膜上分离开来；在切口处，抓住结膜和筋膜切口的边缘，然后从巩膜上分离 Tenon 囊；在此过程中，请保持 Wescott 剪刀尖端可以被看到，以避免意外的穿孔；J. 水下电凝烧灼和组织平面分离；过度的巩膜烧灼会引起相当大的散光，尤其是在角膜缘附近；蓝箭表示结膜 -Tenon 囊平面严重粘连于表层巩膜，无法钝性分离开；这时，如下一步所述，必须使用尖的 Westcott 剪刀才能继续进行分离；K. 结膜瘢痕的锐性分离方法；在小梁切除术的修复中通常需要进行锐性分离，但在初次手术中则很少需要；成功的锐性分离要求始终通过透明结膜能看到剪刀的尖端；K1. 小技巧：尖端不要张开太大，否则会刺穿过多的组织，从而导致穿孔；黑色线条勾勒出筋膜仍粘连在下面组织上的位置，将其束缚在巩膜上，或者如此例，先前的滤过泡上有一块粘连的瘢痕组织上；黑箭表示剪刀切口的前界；如果组织一直被剪开至红箭，则肯定会发生穿孔，因为下方结膜是折叠的，见图 12-9K2；K2. 该图显示了在锐性分离中一次切掉太多纤维组织时会形成穿孔的原因；用锋利的 Westcott 剪刀进行分离的正确方法是将剪刀的尖端放在要分离的区域，图 12-9K1 中的黑箭所示，然后将结膜翻转回盖在剪刀上面见图 12-9K3；K3. 必须始终透过结膜直视下观察剪刀的位置；这样确保在分离组织时在合上剪刀之前不会出现结膜穿孔；锐性分离技术需要多个微切口，而不是一个大切口；随着分离的进行，应定期并反复提起结膜以重新确定方向，见图 12-9K1

有流泪和视力不佳的患者，以及被迫尝试调节伤口愈合的医生，伤口渗漏都会造成严重的恐慌。

在发生滤过泡活动性渗漏的情况下，患者感染的风险非常高，需要密切观察并认真对待。如果使用绷带镜加压，应将绷带镜放置角膜上至少持续 1~2 周（以使组织愈合）。重复取戴绷带镜会损伤该区域并阻碍愈合。患者还应开始局部用抗生素眼

液，以防止感染。

如果 IOP 太高和（或）已形成 Tenon 囊包裹，则在术后中期进行针刺分离可能是一个绝妙的方法，可以挽救高风险濒临失败的滤过泡。如果滤过泡对通常的囊状泡药物治疗无反应，或者滤过泡较大且有症状，则在术后 2~4 个月时，针刺分离特别有用。

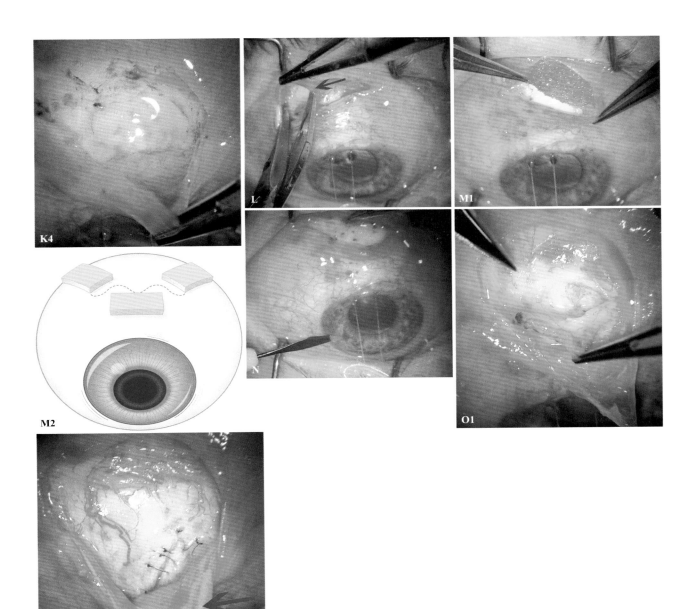

▲ 图 12-9　（续）K4. 小心地锐性分离可防止结膜的纽扣孔；结膜完好无损，很容易看到先前滤过泡上的瘢痕组织，可以准备进行分离；L. 后部 Tenon 囊分离；将后方巩膜切口边缘的 Tenon 囊分离，可促进房水向后流出形成弥散的滤过泡（蓝箭）；这一步有助于防止形成易向前迁移的囊状泡；而分离应在上直肌的两侧进行，在此分离过程中不得侵犯直肌；M. 结膜下的应用丝裂霉素；M1. 抗代谢药在滤过泡修复中特别重要，因为它更容易瘢痕增殖；注意，将海绵片向后放到分离好的结膜下空间；M2. 该图显示了海绵片的典型放置方式，此例为 3 个；笔者更喜欢这种放置方式，不管是以穹隆还是角膜缘为基底的滤过术；现在，将海绵片靠后放置来促进房水从角膜缘流出；滤过通道的滤过量过大有可能导致滤过泡变得苍白、无血管；在大多数情况下，剂量为 0.2mg/ml，持续 3min；如果是白内障联合小梁切除术时，可以考虑增加丝裂霉素放置时间和（或）浓度；去除丝裂霉素后，要充分冲洗该区域；N. 前房穿刺；角膜穿刺在滤过术中非常必要；它可以帮助术中确定巩膜瓣的滤过量；结膜关闭后，通过穿刺口向前房注水，能够检查滤过泡是否有渗漏；前房穿刺术采用锋利的刀片完成；保持与虹膜平面平行，确保刀片锋利，然后轻轻进入前房，避开虹膜和晶状体；O. 去除先前小梁切除术部位的纤维帽；O1. 切开纤维囊的后壁，将之从巩膜分离；O2. 蓝箭表示前部分离出的纤维包膜；绿箭表示结膜 –Tenon 囊平面向前牵拉

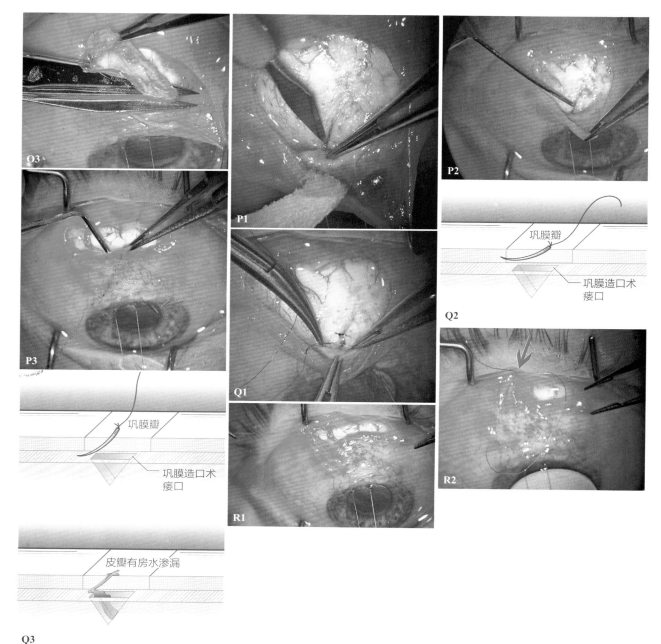

▲ 图 12-9 （续）O3. 切除导致滤过泡失效的纤维帽；这对于小梁切除术的修复是常规操作，从技术上讲，这比初次小梁切除术更困难；P. 巩膜瓣切开和伤口修复；P1. 用锐利的刀片重新打开巩膜瓣，深度要接近脉络膜；这只在一个区域是必需的，因为尝试分离出一个薄的巩膜瓣容易发生撕裂，这就需要移植片修补；P2. 将虹膜恢复器穿过开口，以确保碎屑不会堵塞原来的小梁切除术内口；此时，房水又开始可以从滤过口流出；将虹膜恢复器小心地插入巩膜瓣下，并引导至内口区域；P3. 将虹膜恢复器向前伸入前房以确保房水流出（绿箭）；不要使用暴力进入前房；应该很容易进入；用力过大表示恢复器的顶端位于看不到的错误位置；如果在修复中巩膜瓣较厚且易于分离，则无须进行此操作，因为可以将整个旧巩膜瓣掀开，从而露出原来的滤过口；Q. 巩膜瓣闭合；Q1. 目的是缝合巩膜瓣，以便通过巩膜瓣的切缘控制房水滤过；Q2. 在此例修复中，巩膜较薄，这也是修复术中较常见的情况；缝线（通常为 10-0 尼龙三角针）以 2/3 的厚度穿过巩膜瓣；Q3. 如果针头一直穿透巩膜，则房水可能会直接通过针孔渗出，导致房水外流难以控制；这可能是个问题，特别是缝线收紧时如果对巩膜产生切割作用，会使针孔变得更大；对于薄的巩膜瓣，应使用 10-0 尼龙线圆针；它会产生的针孔较小；R. 分层缝合：缝合 Tenon 囊和结膜；R1. 分层缝合是为了防止术后渗漏增加的安全措施；首先，将 Tenon 囊筋膜分离出来，并用 8-0 可吸收缝线缝合；R2. 这是连续锁定式缝合法；绿箭处可以看到锁定；Tenon 囊筋膜组织充当了衬垫来防止渗漏

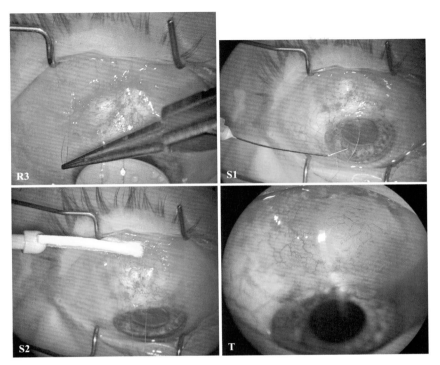

▲ 图 12-9 （续）R3. 如果结膜看起来有多余的，可将筋膜间断地和结膜一起缝合；这会标记结膜并将其向后拉，以防止术后出现悬垂性滤过泡；使用 10-0 单股可吸收缝线水密缝合结膜；缝线要系紧以确保紧密闭合；修剪线结以防止术后刺激；S. 注水并检查是否渗漏；S1. 从前房穿刺口注入平衡盐溶液；小心地将 30G 套管插入前房，以防止出现 Descemet 脱离；当注水时，滤过泡应隆起，否则表明存在漏水或巩膜瓣缝合太紧；S2. 用 Weck-cel 海绵擦干结膜以便检查是否有渗漏；用这个方法很容易发现渗漏，否则很容易遗漏；重新检查滤过泡并除去牵引缝线；T. 术后第 1 天；前房较深，角膜透明，眼球安静；第 1 天滤过泡明显隆起令人满意，没有伤口渗漏；眼压比预期的低，只有 3mmHg，但幸运的是它没有并发症并在 1 周后恢复

（一）术后管理和干预

滤过术的术后管理，特别是术后 3~4 周，与手术本身一样重要。这与大多数其他眼科手术有很大不同，后者主要取决于手术过程当中。滤过术后的第一天通常能看出很多问题。术后管理是有关伤口处理的一系列判断。在术后第一个月对滤过泡的处理，与其说是科学，不如说是一门艺术。

（二）术后眼压的控制

术后头几天眼压为 10~16mmHg，滤过泡隆起、无过度充血、前房深且安静，预期会有一个很好的结果。如果在第 1 周后滤过泡就开始变小或变平，则需要松解缝线。高眼压通常与巩膜瓣滤过量不足有关，如果不及时纠正，则可能导致滤过失败。第 1 天进行激光断线可能很危险。在第 1 天或第 2 天，由于碎屑阻塞了滤过道，IOP 升高的情况

并不少见。过几天就可以自发清除。如有必要，可用药控制下眼压。几天后，停用降低 IOP 的滴眼液并进行激光断线以增加滤过量更为安全。另一种方法是，在房角镜检查无虹膜或玻璃体阻塞内口后，在巩膜瓣侧面用棉签轻轻地按压巩膜，让少量房水流出。这样做的优点是能迅速降低 IOP，同时使滤过泡隆起，从而使下面的组织分离。如滤过泡血管增生严重，考虑加用皮质类固醇激素、注射氟尿嘧啶和（或）缝线松解以增加房水流出通常是在手术中检测滤过量来避免术后低 IOP。但是，即使在最理想的情况下，仍可能发生低眼压。提醒患者避免过度用力或任何可能会增加上巩膜静脉压的活动，直到 IOP 升高。首先要检查伤口渗漏。使用荧光素染料检查伤口是否有渗漏，如果未发现渗漏，则说明眼睛处于房水生成抑制状态或者是房水通过巩膜瓣流出过多。如果是前者，一旦炎症消退，房水的生成就会增加。如果是后者，随着巩膜纤维化的发

生，眼压会逐渐升高。

前房的管理也是极其重要的。观察前房闪辉和房水细胞，如果＞ +1，则考虑加用局部皮质类固醇激素。如果前房较浅，可使用睫状肌麻痹药。

（三）散瞳性睫状肌麻痹药与局部激素的作用

多年以来，滤过术后都会常规使用睫状肌麻痹药。近来，由于巩膜瓣相关技术守护和浅前房逐渐减少，对这些药物的需求减少了。但是，在术中和术后一些特定情况下，应加强使用这些药物（框 12-5）[65]。如果前房未因睫状肌麻痹而加深，需要怀疑有无浅层脉络膜渗漏（本质上呈环状）或伤口渗漏。房水迷流是滤过术后浅前房的另一个原因，治疗会比较困难。局部皮质类固醇激素是抑制纤维化的主要治疗手段。通常术后第 1 周每 2h 1 次 1% 醋酸泼尼松龙滴眼。一些医生会使用更强效的局部类固醇，如双氟泼尼酯滴眼液。局部类固醇通常根据观察到的滤过泡特征逐渐减少用量。每次术后随访都需要讨论局部类固醇的用量。

（四）小梁切除术后激光缝线松解（激光断线）

抗代谢药的使用延长了激光断线的时间窗。小梁切除术后激光断线的时机把握很关键[66]。激光断线过早容易出现低眼压的问题，而等待时间过长会导致滤过道瘢痕化和眼压无法控制（框 12-6）。这种两难的选择主要依靠术者的判断。初次小梁切除术联合丝裂霉素的患者中，与不需要激光断线或术后 10d 内进行激光断线者相比，术后 10d 以上才进行激光断线者长期眼压控制效果较差[67]。如果初始滤过量是足够的话，术后前 2 周需要进行缝线松解通常表明滤过泡已开始瘢痕化。

Kapetansky[68] 通过手指按摩眼球后 IOP 是否下降了 20% 来确定，如果是，则将缝线松解推迟到下一次就诊。这项研究表明，将最后的激光断线推迟到术后 2 个月之后进行，可以降低发生低眼压的风险，而不会对最终的眼压产生不利影响。

（五）浅前房的处理

滤过术后浅前房可能是一个挑战，必须进行相应处理（框 12-7）。关键是找出原因[69]。在无症状患者中，浅前房最常见的原因是伤口渗漏。这些渗

框 12-5　何时使用睫状肌麻痹药

- 浅前房
- 术后疼痛
- 术后炎症反应重，以防止后粘连
- 房水逆流综合征
- 瞳孔活动导致色素脱落
- 有房水逆流倾向的患者，例如远视
- 糖尿病（眼部血房水屏障改变）
- 术后前房积血

框 12-6　巩膜瓣缝线松解的时机

- 术后第 1 天，尽量避免激光巩膜瓣缝线（SFS）松解，尤其是术中滤过量较大的情况下；肿胀或组织碎片，特别是血液可能会暂时堵塞滤过道；如果过早进行 SFS 松解，第 2 天血块溶解后就会出现低眼压；如有必要，可尝试在滤过泡区域局部按压，看看滤过泡是否隆起；如果没有，用药 1d 或 2d
- 通常，如果 IOP 开始在 10～16mmHg 并在术后 1 周内升高，这时进行激光缝线是安全的；断线后重新检查 IOP，如果还是没有滤过，要考虑再次激光松解另一条缝线
- 如果 IOP 还可以接受，但在第 2～3 周时滤过泡开始瘢痕化，考虑使用激光松解另一条缝线来增加滤过量；如果可能的话，出现血管增生的滤过泡也需要增加滤过量
- 如果患者有脉络膜渗漏的高风险，要延迟缝线松解；每隔一天局部按摩来维护滤过泡，直到有持续稳定的滤过量能够进行激光断线；抗代谢药也能争取到一些时间，直到可以增加滤过量再行激光断线
- 浅前房时要避免进行缝线松解

漏在以穹隆为基底的滤过术中更为常见，尤其是术者还在伤口缝合的学习曲线期间。应使用荧光素染料检查伤口，如果发现渗漏，可以采用多种方法进行处理（图 12-10）。滤过术后浅层脉络膜渗漏很常见，尤其是当 IOP ＜ 4mmHg 时。观察是最好的治疗方法，可以同时用一些局部皮质类固醇和睫状肌麻痹药。如果可能的话应避免使用血液稀释剂（如抗凝血药）。如果这些治疗无效，脉络膜脱离越来越大形成"对吻征"，或者前房变浅、弥漫性虹膜—角膜接触，可能需要用黏弹剂形成前房或进行脉络膜引流（见第 17 章）[70]。

六、结局与比较

多项研究评估了小梁切除术的成功率。评估这

框 12-7　前房浅吗?

- 如果 IOP 较低,请考虑
  A. 伤口渗漏
    按照染色测试检查伤口边缘;如果有渗漏,应进行修补
  B. 巩膜瓣滤过过多
    ⅰ. 滤过泡应该高高隆起并且弥散;随时间推移可好转;如果没有反应,可使用绷带镜加压;对侧眼停止用 β 受体拮抗药治疗
    ⅱ. 如果持续时间超过 1~2 个月,应考虑对滤过道进行修补,加强巩膜瓣的缝合
  C. 环形脉络膜渗漏
    ⅰ. 通常不会在术后第 1 天出现;而是在第 3 天才出现
    ⅱ. 环形渗漏可能会形成一个睫状体 - 晶状体阻滞,将晶状体 - 虹膜隔向前推,使前房变浅
    ⅲ. 用散瞳性睫状肌麻痹药治疗;随着前房的逐渐加深,这种渗漏通常会慢慢消失,时间可能需要 1 个月以上
  D. 房水逆流综合征
    由于房水会通过滤过通道逸出,因此在低 IOP 时也可能会出现这种情况;治疗包括睫状肌麻痹药、房水生成抑制药和潜在的激光或手术干预
- 如果 IOP 高
  房水逆流
    ⅰ. 通常,眼压高而前房浅;房水向后逆流,可按上述方法处理
    ⅱ. 脉络膜出血
      当血液占据玻璃体腔的大部分时,将晶状体 - 虹膜隔向前推动,使前房消失;大量的脉络膜渗漏也会发生同样的情况;治疗因病因而异

另见第 16 章

一手术极具挑战性,因为每个人的手术技术和抗代谢药的使用差异很大。同样明确的是,某些患者对小梁切除术的反应要比其他患者更好。

影响预后的一个主要因素是种族,与其他背景的患者相比,非洲裔患者瘢痕化的风险较高。例如,尼日利亚年轻人进行小梁切除术后[71],56% 的眼睛完全成功,术后加用药物治疗则成功率提高到 91%。

在一项加利福尼亚开展的大型研究中,有晶状体眼开角型青光眼患者的平均眼压从术前 18mmHg 降至术后 3 年时的 11mmHg,用药种类也从 2.8 种降至 0.7 种。但是,成功率最初为 85%,在 3 年时降至 62%(标准:IOP < 18mmHg 和 IOP 降低 20%)。

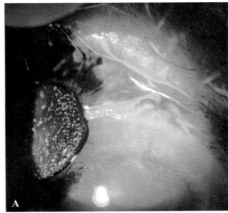
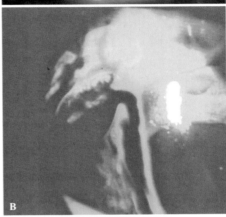

▲ 图 12-10　荧光素染色检测和处理

A. 测试伤口渗漏的最佳方法是使用荧光素染料;使用浸湿的荧光素条涂在伤口边缘上;如果发现渗漏,则房水会冲淡染料,并且像一条溪流一样流动很容易识别出来;检查时,让患者向左右看,以尝试诱发渗漏;在某些情况下,可能需要对眼球轻轻施加压力;如果在术后早期发现渗漏,可以考虑采用多种方法,例如用绷带镜堵住渗漏,停止局部使用皮质类固醇和(或)开始使用房水生成抑制药;如果这些保守措施不起作用,可考虑在角膜缘处缝合以关闭渗漏;如果缝合后渗漏仍持续存在或加剧,则必须考虑再次手术更彻底地关闭渗漏;B. 有时,渗漏是由于滤过泡上的纽扣孔引起的;再次强调,这在滤过泡的修复中更为常见;纽扣孔的处理包括大的绷带镜覆盖渗漏处;如果组织较厚,则可直接缝合修复;如果组织很薄则直接缝合可能会造成更大的损伤;这时可能必须通过手术进行修复;有时可能还需要做结膜瓣移植,见图 12-3C

在对日本原发性开角型青光眼(POAG)患者进行的一项大型回顾性研究中[73],手术成功定义为 IOP 降低超过 30% 且 < 21mmHg,结果显示,平均随访 6.8 年,生存率 74%。术后 8 年时,滤过泡渗漏发生率为 7.9% ± 2.6%,长期低眼压为 8.3% ± 2.5%,与滤过泡相关的感染 5.9% ± 2.4%。

一项来自英国的小梁切除术长期随访研究发

现，在不用药的情况下，小梁切除术在 20 年时的成功率为 60%，而加用局部药物的情况下，成功率约为 90%。这些患者主要是高加索人，平均年龄为 65 岁，全部接受的是以角膜缘为基底的小梁切除术，未使用抗代谢药。笔者发现，致盲率为每年 0.8%，视野缺损越晚期的眼越容易变盲，它还与青光眼类型、之前的手术及术前局部用药数量有关[74]。

Wilmer 眼科研究所对小梁切除术的研究中曾提到，术后 4 年有 70% 的眼达到目标眼压，55% 的患者白内障有进展，而低风险的滤过泡相关并发症需要手术的只占 8.8%。15% 的眼需要再次行青光眼手术以充分控制 IOP。因此，约有 23% 的眼因无法控制的青光眼或与滤过泡相关的问题而需要再次手术。在术后 4 年，目标眼压为 ≤ 12mmHg 且眼压降低 ≥ 30% 时，成功率为 44%。

在一些研究中发现视盘出血与青光眼进展相关。小梁切除术可将开角型青光眼患者的视盘出血率从 33% 降低到 6%，并将在正常眼压性青光眼患者中的视盘出血率降低一半[75]。

（一）小梁切除术对比非穿透性青光眼手术

各种不同的研究人员都认为小梁切除术从长期来看比黏小管切开术降眼压效果更好。O'Brart[76, 77] 发现，接受小梁切除术的眼睛有 68% 完全成功而进行黏小管切开术的只有 34%。小梁切除术对眼压的控制似乎更好，但黏小管切开术术后早期一过性的并发症较少。在小梁切除术中，白内障、滤过泡渗漏和前房积血都很常见。在一项前瞻性、为期 2 年的随机试验中，小梁切除术联合术后应用氟尿嘧啶，术后眼压低于黏小管切开术，但小梁切除术组的术后管理要求更细致，并发症也更多[78]。与小梁切除术相比，非穿透性手术引起的术后散光更小[79]。Ayyala 的研究将联合丝裂霉素的小梁切除术与黏小管成形术进行了比较，发现滤过术降低 IOP 效果更好，但在滤过术组中出现威胁视功能的并发症更多，包括低眼压性黄斑病变、脉络膜渗漏和脉络膜上腔出血等。

（二）小梁切除术对比青光眼引流植入物

引流管对比小梁切除术（TVT）的研究前瞻性评估了既往有眼科手术史的患者行引流管植入术和小梁切除术联合应用丝裂霉素的安全性和有效性。这项研究的 5 年结果显示，引流管组的 IOP（平均值 ± 标准差）为（14.4 ± 6.9）mmHg，小梁切除术组的 IOP 为（12.6 ± 5.9）mmHg（P=0.12）。引流管组和小梁切除术组的累积失败率分别为 29.8% 和 46.9%。引流管组和小梁切除组分别有 34% 和 36% 发生术后晚期并发症。正如预期的那样，小梁切除术患者中有 5% 发生了睑缘炎，引流管组中有 6% 发生了复视。在 5% 的患者中出现了引流管侵蚀。两组均无明显优势，特定组的患者很可能在其中一项手术中表现更好。

（三）白内障手术对小梁切除术的影响

滤过泡的功能会受白内障手术的影响，即使是常规无并发症的白内障手术后，甚至透明角膜小切口手术后，也可能导致其功能的损伤。在白内障手术前，滤过量很小、需要使用两种以上抗青光眼药物治疗的患者，在白内障手术时可能需要对其滤过泡进行修复。这可能包括滤过泡针拨、滤过道修复、创建新的相邻滤过道或放弃原来滤过通道植入青光眼引流装置。通常，即使是术前滤过功能良好[80]、未用药物治疗的患者，白内障手术后也可能需要抗青光眼药物治疗。这一点在白内障摘除术之前应告知患者。

（四）小梁切除术、眼压降低、视网膜神经纤维层和视盘

小梁切除术后眼压降低与神经纤维层平均厚度增加相关[81]。在这项研究中，Aydin 等报道了患者 IOP 从 22.0mmHg 降低到 11.4mmHg。CIGTS 通过 5 年观察评估了降低 IOP 对视盘的影响。根据立体视盘照片，大多数眼睛（87%）显示没有变化。6% 出现视盘凹陷的逆转，也有 6% 发生视盘凹陷进展。小梁切除术患者中只有 3% 表现出进展，而药物治疗组则为 10%[82]。

七、并发症

英国全国小梁切除术调查[47] 发现有 46% 的病例出现早期并发症，而 42% 的病例发生了晚期并发症。影响因素包括糖尿病、上直肌牵引缝线、结膜

下麻醉和非专科医生。这些并发症的结果来自皇家眼科医师学院的一项自我报告调查，其结果来自初次行小梁切除术者。TVT 研究和 CIGTS 研究[83] 都列出了多种并发症（框 12-8 和框 12-9）。

（一）眼轴的改变

小梁切除术后眼轴变短与低眼压的程度相

框 12-8　TVT 研究中小梁切除术的并发症

术中
- 结膜穿孔 3%
- 前房积血 3%
- 玻璃体脱出 1%
- 房水逆流 1%

术后
- 脉络膜积液 19%
- 不同程度浅前房 10%
- 伤口渗漏 11%
- 前房积血 8%
- 持续性角膜水肿 3%
- 囊状包裹泡 6%
- 感觉异常 7%
- 黄斑囊样水肿 2%
- 脉络膜上腔出血 3%
- 房水逆流 1%
- 低眼压性黄斑病变 3%
- 滤过泡感染或眼内炎 3%
- 滤过泡渗漏 2%

框 12-9　CIGTS 小梁切除术的围术期并发症

术中
- 术中出血 8%
- 结膜穿孔 1%

术后早期
- 浅前房 13%
- 囊状包裹泡 12%
- 上睑下垂 10%
- 浆液性脉络膜脱离 11%
- 前房积血 10%
- 脉络膜出血 0.7%

另见第 13 章第一节、第 14 章、第 15～17 章和第 19 章

关[84]。术后持续性低眼压的眼睛的平均眼轴长度减少 0.4mm，当进行人工晶状体测量时，这是需要考虑的重要因素。

（二）小梁切除术后白内障

白内障是年轻患者小梁切除术后的常见并发症，有 24% 的病例会发生[85]。在另一项大型研究中，白内障在 66% 的病例中出现进展，晶状体混浊主要发生在后囊下区域，最常见于糖尿病患者（见第 24 章）[86]。白内障的进展是滤过术后的一个普遍问题。先前提到的 Wilmer 研究所的研究发现，有 55% 的患者在滤过术后出现白内障进展。

如果需要在滤过术后进行白内障手术，滤过泡功能不良的患者最好是同时进行滤过泡针拨术。

（三）滤过泡炎和眼内炎

反复出现滤过泡渗漏的患者约 1/3 会发展为滤过泡感染或眼内炎的患者[87]。不出所料，这些术眼的滤过泡均为薄壁而无血管的。眼内炎更易发生在滤过泡位于下方的术眼，所以应尽量避免将滤过泡做于下方（见第 22 章）。

（四）脉络膜上腔出血

脉络膜上腔出血是滤过术最可怕的并发症，因为在几分钟之内，就会造成永久性视力损伤，降至只有光感。出血同时会伴有严重的疼痛。它最有可能在小梁切除术后的头 2 周内发生，尤其是在缝线过早松解后。通常，低眼压会导致脉络膜渗漏。随着脉络膜积液量的增加，对脉络膜上腔中长睫状动脉产生牵拉。当血管无法承受这个拉力时就会发生破裂，从而导致视力损伤的发生[88]。手术医生不能害怕重返手术室排出脉络膜积液，特别是在高危独眼患者中。有几个步骤可避免脉络膜上腔出血（框 12-10）（见第 17 章）。Feldman RM 博士和 Bell NP 博士在他们共同主编的新教科书《青光眼手术的并发症》中，对滤过术和其他形式青光眼手术相关的并发症做了极好的综述[89]。

框 12-10 避免脉络膜上腔出血

术前因素
- 血液病，改变了凝血级联反应
- 抗凝血药，如普拉维、阿司匹林和香豆素
- 停用抗凝血药的时机

术中因素
- 积极的围术期眼压控制
- 预置巩膜瓣缝线
- 尽量缩短手术时间
- 避免在手术过程中眼球塌陷
- 术前、术中和术后均要很好地控制眼压
- 避免抗代谢药使用的浓度过高和时间过长

术后措施
- 认识到术后脉络膜渗漏及其有效的治疗，懂得脉络膜渗漏通常是出血的触发事件，在高危眼中可能需要引流
- 劝告患者不要做类似 Valsalva 动作的事情
- 使用大便软化剂，鼓励患者多饮水
- 使用绷带镜保护滤过泡，防止低眼压
- 如果术后 IOP 太低，再次手术缝合巩膜瓣
- 注入黏弹剂形成前房
- 在高风险的眼睛中，将气体注入玻璃体腔
- 不要过早松解或用激光断线，首先在伤口处轻轻局部加压进行测试

另见第 17 章

聚焦 1 可松解缝线

Mark B Sherwood

做可松解缝线的方法很多，但原理都是相同的——能够手工拆除小梁切除术巩膜瓣的缝线。尽管可松解缝线会增加一点手术时间，但它的优点在于，就算缝线上方的组织清晰度很差（如结膜下出血，Tenon 囊筋膜膜太厚等）或患者难以保持眼球静止（眼球震颤或配合度差）等也不需要使用激光就能将缝线松解，最重要的是，无论手术中还是术后，可松解缝线都能通过巩膜瓣来灵活地调节房水滤过量。巩膜瓣的缝合开始用 10-0 尼龙线缝合部分厚度的一个角和相邻的巩膜（图 1）。抓住缝合线的短而无针的一端，绕打结镊 4 圈，用线镊抓住缝线长端（针端）靠近巩膜的地方，将其拉过已绕好的圈（图 2），再拉紧以形成一个蝴蝶结（图 3A）。一旦将矩形或梯形瓣口的两个后角或三角瓣口的后角系紧，就可以用平衡盐溶液加深前房，初步形成房水巩膜瓣引流。如果流量过大且难以维持前房，则这时就可在巩膜瓣两侧做更多的可松解缝线，但通常不需要。

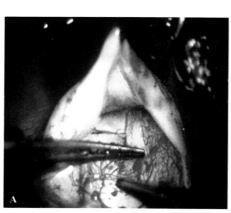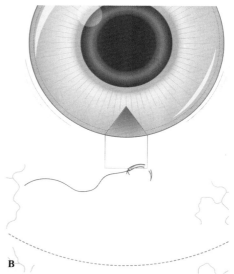

▲ 图 1 最初的部分厚度巩膜瓣缝合

下一步是在环形结上方巩膜缝浅而短的一针，以便在之后松解缝线时，好调整拉力方向为环形结切线方向（图 3B）。这样术后几周内拆除缝线就非常容易。对于以角膜为基底的结膜瓣，在结膜附着点从角膜缘旁巩膜进针（部分厚度缝合），然后向外穿出到相邻的周边角膜出针（图 4A 和 B）。在角膜出针后再在旁边穿过浅层角膜一针把 10-0 尼龙线埋起来，以防止缝线末端在眨眼时对角膜产生"雨刷"作用（图 4C）。然后将缝线修剪后平放于角膜表面。

一旦放置好所有可松解缝线，就可以再次通过穿刺口将平衡盐溶液注入前房，并再次用干燥的 Weck-cel 海绵片擦拭巩膜瓣边缘来评估通过滤过量（图 5A）。如果滤过不足，可以用线镊轻轻提起可松解缝线，将缝线放松一点。如果滤过量过大，可将缝线重新系紧

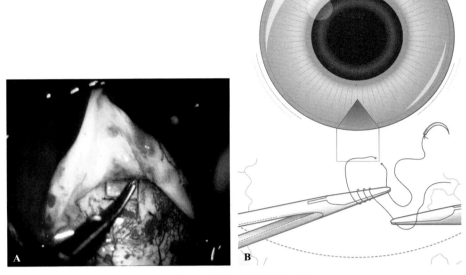

▲ 图 2　缝线短端绕线镊 4 圈

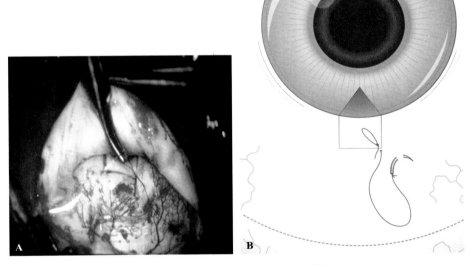

▲ 图 3　收紧蝴蝶结并向切线方向牵拉

一些。如果把结完全收紧后滤过仍然很强，可能需要做更多的可松解缝线（图 5B）。

在术后合适的时间，普鲁卡因表面麻醉后，可在裂隙灯下用 Jewelers 镊，在 10-0 尼龙缝线穿出并重新进入角膜的位置将它提起（图 12-6A）。抓住缝线的末端，轻轻向下拉动即可松开蝴蝶结，使缝线滑出（图 12-6B 和 C）。这种可松解缝线还有一个额外的优点，即如果在术后的第 1 天眼压过高，在可以谨慎地完全拆除缝线之前，可用钝头镊子通过结膜对缝线进行操作，使其部分松开（图 12-7）[1]。Khaw 经结膜镊的边缘非常光滑，顶端呈喇叭形，是专门为此设计的。

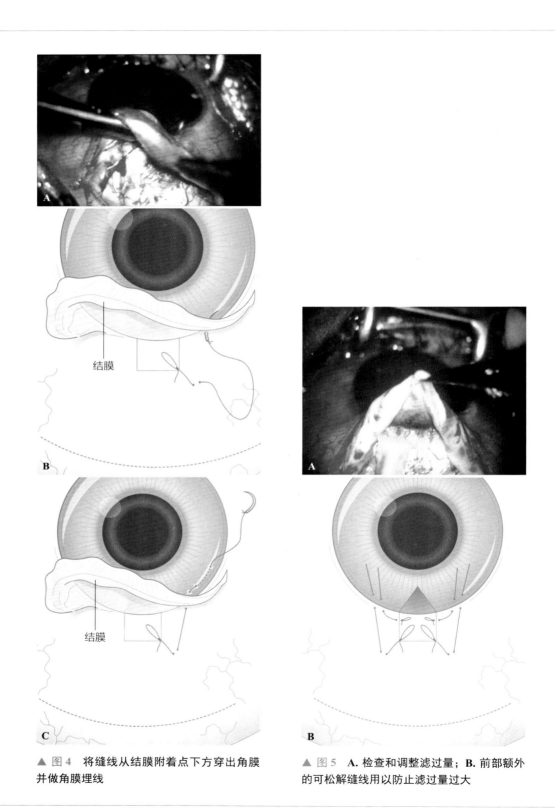

▲ 图 4　将缝线从结膜附着点下方穿出角膜并做角膜埋线

▲ 图 5　A. 检查和调整滤过量；B. 前部额外的可松解缝线用以防止滤过量过大

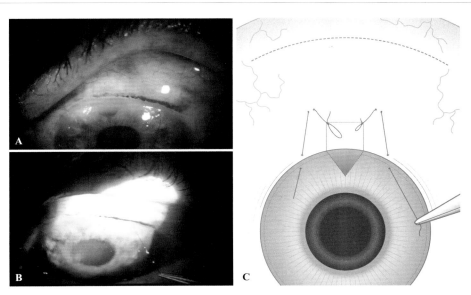

▲ 图 6　拉开可松解缝线

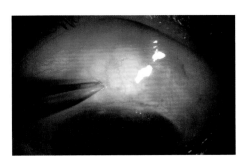

▲ 图 7　经结膜松开可松解缝线

参考文献

[1] Wells AP, Bunce C, Khaw PT. Flap and suture manipulation after trabeculectomy with adjustable sutures: titration of flow and intraocular pressure in guarded filtration surgery. J Glaucoma 2004;13:400–406.

聚焦 2　前房维持器

Elie Dahan

　　在眼前节手术中使用前房维持器（ACM）是一种提高安全性和有效性的辅助手段[1]。大多数眼前节医生更喜欢使用黏弹剂，因为它比插入 ACM 更简单。ACM 主要用于成人白内障手术，因为它能增加前房（A/C）深度和降低术中眼压（IOP）波动从而增加了安全性[2, 3]。黏弹剂能提供空间，而 ACM 不仅提供空间，还能保持恒定的术中眼压。当 A/C 深度稳定且术中 IOP 没有波动时，眼内操作变得更容易。此外，使用 ACM 时手术过程中脱落的色素或出血都会被及时冲洗干净。使用黏弹剂时则无法做到。血液和色素与黏弹剂混在一起，这会影响手术视野清晰度。术者需要更换新的黏弹剂才能继续进行手术。

　　在小梁切除术中也建议使用 ACM[4, 5]。在手术开始时插入 ACM 可以让术者在整个手术过程中控制好眼压并根据需要调整术中 IOP。开始时，可以通过提高灌注压，增加 IOP 来减少巩膜瓣制作过程中的巩膜表层血管出血。巩膜表层血管出血减少可以节约烧灼止血的时间。继而减少术后炎症，并增加了形成良好滤过泡的机会。巩膜切开和虹膜切除时眼压突然下降会导致术中脉络膜渗漏或出血。

在高危患者（高度近视、牛眼）中尤其如此。ACM 可以控制巩膜切开时发生的 IOP 突然下降。巩膜切开和虹膜切除所产生的血液、色素和前列腺素等也会被 ACM 灌注的平衡盐溶液流冲走。关闭巩膜瓣时，可以关上 ACM 以充分闭合伤口。需要检测巩膜瓣缝线松紧和滤过量是否合适时，可以打开 ACM 并将其高度调整到 50cm（30mmHg）。术者可以根据房水的渗出量来决定添加、移除或更换巩膜瓣缝线。这是 ACM 用于小梁切除术中极重要的一个特点，因为某种意义上讲它可以预测滤过术后的效果。结膜缝合后，当 ACM 就位并且根据术者的判断调整好瓶高时，房水的渗漏（Seidel 阳性）就很容易被发现。

参考文献

[1] Chawla HB, Adam AD. Use of an anterior chamber maintainer in anterior segment surgery. J Cataract Refract Surg 1996;22:171–177.

[2] Blumenthal M, Assia EI, Chen V, et al. Using an anterior chamber maintainer to control intraocular pressure during phacoemulsification. J Cataract Refract Surg 1994;20:93–96.

[3] Grinbaum A, Blumenthal M, Assia EI. Comparison of intraocular pressure profiles during cataract surgery by phacoemulsification and extracapsular cataract extraction. Ophthalmic Surg Lasers Imaging 2003;34:182–186.

[4] Stalmans I, Gillis A, Lafaut AS, et al. Safe trabeculectomy technique: long term outcome. Br J Ophthalmol 2006;90:44–47.

[5] Lin S. Building a safer trabeculectomy. Br J Ophthalmol 2006;90(1):4–5.

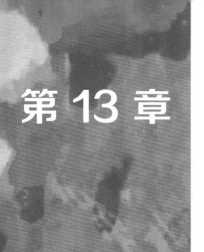

第 13 章

Tenon 囊肿形成、切口愈合和滤过泡评估
Tenon's Cyst Formation, Wound Healing, and Bleb Evaluation

Anthony Wells　Tina T Wong　Jonathan G Growston　**著**

李晓霞　王玉宏　**译**

王玉宏　**校**

本章概要

> Tenon 囊肿形成是滤过术后的一种并发症，其特点是手术切口 Tenon 囊增厚形成圆顶形隆起。眼压通常升高但不绝对升高。处理上可以保守治疗，采用局部药物，联合或不联合眼球按摩，也可以采用激进一点的针拨或切除术。通常在适当的处理后眼压可以得到良好的控制。

第一节　Tenon 囊肿形成和处理

一、概述和定义

Tenon 囊肿形成，也就是包裹型滤过泡，是滤过术的一个并发症，需要认真处理以保证手术成功。

用"囊肿"这个词描述滤过泡可能会引起混淆。滤过泡被增厚的 Tenon 组织"包裹"后，通常但不总是造成眼压升高。相反的，当青光眼医生形容滤过泡"囊样"则是指薄壁的、无血管的滤过泡。薄壁滤过泡通常具有较低眼压，也有其风险及并发症，相关内容将在第 16 章、第 17 章和第 18 章中详细描述。薄壁滤过泡自抗代谢药广泛应用以后就屡见报道[1-3]。自 20 世纪 60 年代起，有研究报道将 Tenon 囊肿称为"囊样"滤过泡[4-6]，这与 1982 年 Van Buskirk 提出的[7]，我们目前常用的囊样滤过泡概念截然相反。Tenon 囊肿也被认为是"前房的

向外延伸"及"包裹的滤过泡"。

在临床实践中 Tenon 囊肿，或者叫包裹化的滤过泡，是指圆形隆起的、致密的、厚壁的、边界清晰的、位于小梁切除手术部位上的结构，一般出现在术后 2~8 周。

现代的研究中 Tenon 囊肿的定义有所改变。所有的研究者都认同，Tenon 囊肿包裹形成滤过泡是指横截面为圆顶形、厚壁的、隆起的结构，这些是其特征性标志。然而，现代的基于形态学的定义存在一些缺陷：一些 Tenon 囊肿厚壁、不透明、高度血管化；而另一些则厚壁但缺乏血管。两者都属于包裹化滤过泡的范畴，但是他们的预后非常不同。

虽然，大部分的作者依靠上述的单纯的形态学特征来诊断 Tenon 囊肿，也有一些研究者[8]引入一个功能学指标：眼压升高。但是这个方法在鉴别有

青光眼进展和（或）滤过泡失败风险的病例时存在争议，也难以鉴别眼压波动的患者，或者眼压即将升高的患者。包裹化的滤过泡一般不会有低眼压，但也有一些眼压正常，我们难以理解。正如在晚期青光眼干预研究（Adcanced Glaucoma Intervention Study，AGIS）中报道的，发生了包裹化滤过泡的患者中，至少 50% 的人眼压并未升高[9]。其中的重要意义尚不可知。

一些研究者在诊断 Tenon 囊肿时引入了时间的因素，例如限制在小梁切除术后 2～6 周。虽然这个时间段是 Tenon 囊肿最容易形成的时间，但是，在固定的时间段内按照形态学特点来下诊断无疑是很武断的。小梁切除术很多周后仍可发生 Tenon 囊肿，或者因为一些干预，如白内障摘除术，使原本的功能性滤过泡发生包裹化。

文献中关于 Tenon 囊肿型滤过泡大多没有其周围的引流状况（中央局限周边弥散的混合型滤过泡，图 13-1），或者邻近处的微囊或者其上的结膜组织的描述，也不清楚可能存在的跨囊壁引流是否和最终的结果相关。新的评估方法，例如新的滤过泡分级方案可以处理局部形态上不同的滤过泡，让我们进一步了解这些组织。

青光眼引流装置的周围也会出现 Tenon 囊肿形成的房水蓄水池（见第 38 章），阻挡了房水引流过畅导致的低眼压。非穿透性手术的 Tenon 囊通常是保持完整的，抗代谢药非常规使用，术后也会产生这种包裹（见第 23 章）。

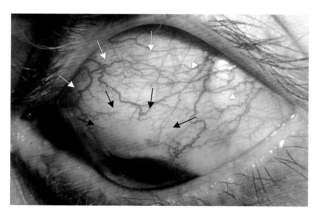

▲ 图 13-1　以角膜缘为基底的小梁切除术，术中应用丝裂霉素，术后 5 周，中央区包裹（**Tenon** 囊肿，黑箭），周边区域为房水弥散的区域（白箭）

二、发生率及危险因素

小梁切除术后 Tenon 囊肿的发生率为 6%～29%[10, 11]。男性患者更容易发生，Campagna 等报道小梁切除术后为 48%[11]。因为对 Tenon 囊肿的定义不同，还有如上述的那些认知的不足，不同研究中的发生率各有不同。即使在 AGIS 研究中，眼压升高也不作为诊断依据。如果没有关注这些情况，那么对 Tenon 囊肿的认知还是不足的[9]。很大范围的滤过泡可能形态上都符合 Tenon 囊肿的核心定义。

已知的发生 Tenon 囊肿的危险因素包括性别，男性约是女性的 2 倍，很多研究都发现了较高的统计学意义[9]。一些研究认为氩激光小梁成形术（ALT）也是危险因素，但是也有研究不认同[11]。

其他可能的因素包括以往应用 β 受体拮抗药[12]，但这没有被大样本的近期研究所证实[9, 11]。Feldman 等认为拟副交感神经类药应用能增加 Tenon 囊肿形成的概率，然而也没有被证实[8]。Feldman 等还发现在一只眼发生了 Tenon 囊肿后另一只眼发生 Tenon 囊肿概率大大升高[8]，这一结论也没能被后续的研究证实。逻辑上来讲，这应该是第二只眼的显著的危险因素。AGIS 合作研究发现 Tenon 囊肿发生的危险因素与受试者的受教育程度相关[9]，这点难以解释，可能只是统计学的异常。

一些因素逻辑上可能与 Tenon 囊肿形成有关，但目前尚无反驳或支持的证据。手术操作技术应该参与 Tenon 囊肿的形成，尤其是 Tenon 囊切除或抗代谢类药的应用。与我们预期的相反，唯一的一个小梁切除术联合应用丝裂霉素研究，其术后 Tenon 囊肿发生率更高[11]。一些青光眼医生认为角膜缘为基底部的结膜瓣更容易发生 Tenon 囊肿，但这也未被证实[13]。

青光眼滤过术的失败率与种族相关，推测其机制与可能 Tenon 囊肿形成有关。但是尚无研究给出 Tenon 囊肿的形成与种族相关的数据。

三、病因学与病理生理学

Tenon 囊肿的组织形态学观察发现[7]，囊肿的内壁是由少细胞的纤维结缔组织构成（图 13-2），没有上皮连接，主要是胶原组织和大量的成纤维细

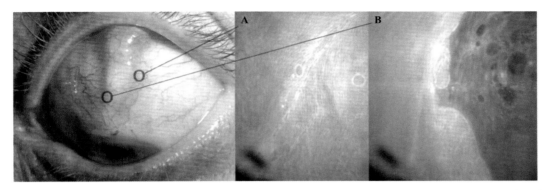

▲ 图 13-2　左边的照片显示少见的长形 Tenon 囊肿，A、B 两个图示部位拍摄了荧光模式共聚焦显微镜图片

A. 显示一低细胞区域，由致密的胶原纤维束形成 Tenon 囊肿壁；中间一支血管分支斜穿过图片；B. 显示无上皮连接的囊肿边界，左侧区域为少细胞的囊壁，右侧是囊腔，通过图片右部被浓缩的囊腔内液体，可以看到一些结构细节，液体位于图像平面的下部

胞及少量的淋巴细胞浸润区。囊肿的外壁是疏松结缔组织，上覆结膜。

伤口愈合反应与瘢痕形成致小梁切除术失败之间的相关性已经非常明确[14-16]。但是难以理解的是为什么有些患者的愈合反应形态上表现为囊肿形成，可能是由于组织对损伤、房水细胞因子，以及可能的其他因素，如手术技术的反应不同有关。

四、预防措施

抗代谢药应用和手术技术

既然我们推测 Tenon 囊肿形成的病因与小梁切除术后损伤愈合反应有关，那么，一些抑制愈合反应的因素，如抗代谢药，可以尝试用来降低 Tenon 囊肿的发生率。

一些研究发现手术操作，尤其结膜切口方式被认为与滤过泡形态结果有关[13, 17]。目前尚无关于不同结膜瓣切口类型与 Tenon 囊肿形成结果的相关性的研究报道，有限的不严谨的证据认为穹隆部为基底的结膜瓣 Tenon 囊肿形成较少。值得注意的是，在 AGIS 研究中，798 只眼中 21 只眼（2.6%）应用了抗代谢药，应用了抗代谢药的患者均没有出现 Tenon 囊肿。

五、处理策略

（一）检查（照相）

没有专门的针对 Tenon 囊肿的检查，诊断是根据临床表现。采用标准操作规范对滤过泡进行图片采集（见 www.blebs.net）[18] 会对临床研究有用，特别是独立观察者应用滤过泡分级技术。

新的一些成像技术，如红外光光学相干断层扫描仪（OCT），可以对肉眼看不到的滤过泡的形态细节进行观察[19-24]，但是其临床作用尚不清楚。共聚焦成像，包括反射光[25] 和荧光[26]（图 13-1-2）模式，可以观察到细胞水平的超微结构，但是局部差异很大导致图片解读困难，这些新技术的作用尚不可知。

（二）干预时机

小梁切除术后眼压升高的可能原因很多，在考虑对 Tenon 囊肿进行处理前，需明确诊断和确定治疗是否是需要的，这是很重要的。

通过排除其他可能的导致高眼压的因素来明确诊断，如房水流出通道内口被组织、血块或玻璃体阻塞；巩膜瓣缝合太紧造成滤过欠佳；巩膜口切除不完全也会导致滤过失败；以及仅仅是滤过泡纤维化，而非 Tenon 囊肿形成。小梁切除术后眼压升高进行房角镜检查巩膜切除口是非常必要的。包裹型滤过泡的眼巩膜切除内口可见是开放的。大量的纤维组织覆盖在小梁切除术的瓣上，很像 Tenon 囊包裹，用一束窄裂隙灯光带通过透照法是可以鉴别的，或者表面麻醉下用钝头镊子或其他相似器械来鉴别，充满液体的组织的质地与密实的瘢痕组织是很容易鉴别的。前节 OCT 或者 UBM 可以鉴别实质结构和囊性肿块，但通常没必要。初期的滤过泡失败或者单纯滤过泡纤维化，未形成 Tenon 囊肿，其没有囊肿特征性的圆顶状包裹形状。

如果眼压在可接受的范围内，则不需要进行降眼压处理。这一决定是要基于青光眼的状况，如理想的靶眼压水平，以及今后视神经进一步损伤的可能性。如果眼压被认为太高或者具有 Tenon 囊肿相关的其他并发症，如角膜缘局部凹陷，则需要考虑用药和（或）手术治疗。一篇综述报道了一项 25 只眼的小的随机对照实验，比较了针拨和药物治疗 Tenon 囊肿的效果，结论是药物治疗成功率更高[27]。

（三）药物和其他的传统治疗

必要的话，用抑制房水生成的药物短期控制眼压通常是可行的，碳酸酐酶抑制药如布林佐胺（Azopt®）或多佐胺（Trusopt®），α 肾上腺素激动药如溴莫尼定（Alphagan®）或 β 受体拮抗药如噻吗洛尔（Timoptol®）或左布诺洛尔（Betagan®）。由于滤过泡的维持需要房水的外流，那么理论上，滤过术后早期降低房水流出会缩小滤过泡，增加滤过泡塌陷或纤维化的风险。

由于 Tenon 囊肿形成的根本过程是一种纤维化，那么可尝试通过抑制炎症反应、成纤维细胞的活性、血管过度形成来阻止纤维化。有很多的方法被使用，但临床一般只是局部应用类固醇，如醋酸泼尼松龙。也有建议在 Tenon 囊肿形成时停用所有类固醇类药[28]。

另外，抑制成纤维细胞活性的药物，如氟尿嘧啶（5-FU）、丝裂霉素（MMC）虽然目前都没有得到非常确切的肯定，但是也会有一定作用。小梁切除术后结膜下注射氟尿嘧啶常被用作抗瘢痕药[29]，降低滤过泡的纤维损伤愈合反应（图 13-3）。丝裂霉素具有更强的潜在的抗成纤维细胞的作用，目前仍被使用。其可以结膜下注射[30]或者短时间丝裂霉素海绵片贴敷局部结膜使用[31]，作用是相似的。一些医生不喜欢结膜下注射丝裂霉素，因为会有长期的不良反应，如巩膜溶解、巩膜缺血或者更深层组织的损害。关于氟尿嘧啶及丝裂霉素更多的应用详见第八篇。

Molteno 等报道的类固醇类药、秋水仙碱，以及非甾体抗炎药的全身应用[32]，这些方法潜在全身系统的不良反应，所以不经常应用，或是作为其他办法失败时候的一种选择。也有研究应用抗血管内皮生长因子（antivascular endothelial growth factor, VEGF）治疗 Tenon 囊肿[33]。

大部分的教材和科学研究报道详细描述了滤过泡按摩，包括在裂隙灯下医生按摩或患者在家自己按摩[34-36]。眼球按摩会造成瞬时的眼压升至较高水平，产生水分离通道，使房水经由 Tenon 囊肿，松解结膜瘢痕区。尽管关于滤过泡按摩疗效只有少量非正式的报道，但是短暂的眼压升高一般是不会有危险的，所以用这个方法很少带来伤害。最常用的方法是，患者闭眼，眼球上转，两个手指通过下方眼睑按摩眼球的下部 1min。

如果滤过泡的边界呈现较陡的角度，干扰了角膜缘泪液层的分布，就会出现角膜缘局部凹陷。不论什么原因形成的角膜缘局部凹陷一般都是保守治疗，使用润滑剂和抗生素。Tenon 囊肿得到成功地处理，角膜缘的问题就得以解决，角膜缘局部凹陷也就治愈了。一些病例，尤其是眼压难以控制的患者，持续存在的角膜缘局部凹陷足以需要手术干预。

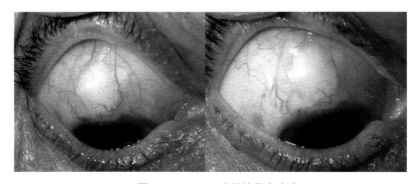

▲ 图 13-3　Tenon 囊肿的保守治疗

左图为术后 6 周，眼压为 19mmHg，右图为治疗后 3 个月，眼压 11mmHg；在滤过泡旁注射氟尿嘧啶一次，局部点用类固醇类滴眼液，随时间推移，滤过泡周边炎症反应减轻，微囊数量增加（图中未显示）

（四）手术治疗

1. 针拨

用针头和抗纤维化及类固醇药治疗 Tenon 囊肿的方法已经很成熟了[37, 38]。医生在诊室的裂隙灯下就可对所选的患者进行操作，全麻或者局麻。如果患者非常紧张，或是难以保持平静，全麻更合适；全麻的所有风险都是存在的，但是眼睛可以很好地控制，手术顺利进行，避免了医源性结膜大液体蓄积（局部麻醉结膜下注射或球周注射产生），最终针拨囊肿壁，使得滤过泡扩大。

治疗前使用作用较弱的肾上腺素能受体激动药，如 0.1% 肾上腺素或 2.5% 苯肾上腺加入平衡盐或丁卡因中稀释 1 倍，使结膜血管收缩，减少结膜下出血的风险。滤过泡区的出血不仅会让患者感到不安，而且含有细胞因子，会促进滤过泡纤维化，增加手术失败的风险。

针拨 Tenon 囊肿的大致过程是避开血管，针头自小梁切除术部位远些的位置进入结膜下，朝向巩膜切口方向针头在疏松的结膜下组织中前行，然后用针头切割或穿透囊泡的后壁（图 13-4）。根据个人喜好，在操作的时候会有些不同：有些术者只在囊壁上穿刺一次，以减少出血。一些术者喜欢在囊壁用注射器针头多次穿刺。还有一些喜欢用针头的斜面来回扫动在囊壁进行大范围的线性切割。阻止房水流动的滤过泡包囊在巩膜瓣周围，针刺该部位

即可，为安全考虑，针头通常不需要进入前房。通常不需要结膜缝合，因为针刺口小，距离巩膜瓣远且能快速闭合。

许多术者通常选用较小的针头，如 29G 或 29.5G 的针头，可以达到引流效果，同时减少了过度引流和低眼压的风险。另一些术者选用 23～25G 针头，认为穿刺口更易保持长期通畅，尤其在厚壁囊肿更适用。虽然关于选用何种针头的文献很少，但是研究证明如果术后第 1 天眼压 < 12mmHg，那么针拨通常是成功的[38]。

针拨时通常会联合其他治疗。大部分术者会在结膜下注射地塞米松或（和）氟尿嘧啶；一些术者用丝裂霉素结膜下注射。另外有建议针刺的时候应用 1mg 的贝伐单抗（Avastin）[39]。由于氟尿嘧啶的高 pH，一定要极其小心避免进入前房。注射要缓慢，针尖远离巩膜切口，在注射的过程中密切观察前房，如果确定大量氟尿嘧啶进入前房，应该立刻前房穿刺，用平衡盐溶液行冲洗。

笔者比较喜欢选用装有玻璃酸钠的 29G 胰岛素针头，离斜面 6～10mm 处弯曲成 135°。从力学的观点来看，这样角度的注射器非常利于操作，有一个很好的入路角度，使术中可以很好地操作针头，注射液体。术中采用玻璃酸钠黏性分离黏着的 Tenon 囊，暂时扩张滤过泡空间，防止氟尿嘧啶从针孔渗漏到眼表造成的毒性作用。透明质酸 – 氟尿嘧啶的联合应用形成了氟尿嘧啶缓慢释放的

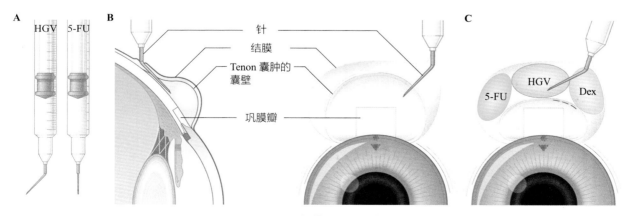

▲ 图 13-4　针拨 Tenon 囊肿技术

A. 胰岛素针头内填充透明质酸（左侧 135° 弯针头）和氟尿嘧啶（5–FU）（右侧直针头）；B. 囊肿针拨的侧面（左）和前面观（右）；针头自囊肿的远处进入结膜，随后多次刺入囊肿壁，使液体向后流动，滤过泡扩散；C. 在针刺囊壁部位的后面注射透明质酸，在针刺入口与氟尿嘧啶之间形成一个阻隔，避免氟尿嘧啶渗漏到泪膜；地塞米松也经常会被应用

装置。

与完全的切除手术相比，滤过泡针拨并发症较少，包括结膜下出血、前房积血、滤过泡中心的针刺口、角膜内皮或晶状体损伤、低眼压、多次氟尿嘧啶注射后角膜上皮毒性、低风险的感染。至今，最常见的并发症是眼压控制不佳。针刺可以多次操作，成功的机会是累加的。

1988 年由 Ofner 和 Smith 提出应用 Nd:YAG 激光代替注射器针头穿透 Tenon 囊肿 [40]，但是没有被广泛应用。

2. 手术切开

打开结膜，手术切除圆顶状的包裹组织，对于眼压失控，视野有丢失风险，其他治疗无效的病例是最后的方法。常规的操作是提起结膜，将其从 Tenon 囊肿表面分离（笔者采用角膜缘切开，穹隆部为基底部的结膜瓣。高瓣的切口也有术者采用且是有效的 [41]），打开并切除囊肿的顶部，然后水密关闭结膜。这种方法也去除了阻滞房水流出的阻力，易导致眼压失控，因此术后低眼压和可能产生的并发症比较常见。Tenon 囊肿也可能复发。

六、预后

一般 Tenon 囊肿切除术后眼压的控制是非常好的 [42]，虽然常有报道保守治疗后不用药情况下完全成功率较低 [11, 42]。换句话说，需要长期应用降眼压药来控制眼压。研究报道保守治疗的成功率为 70%～100%（图 13-5）[35, 43, 44]。但一个回顾性研究报道，在同一家研究机构中，发生了 Tenon 囊肿的患者进行了针拨治疗和药物治疗后与未发生 Tenon 囊肿相比，术后随访 2.5～3 年其失败率明显较高 [45]。

如上所述，由于 Tenon 囊肿缺乏统一的诊断标准，难以对 Tenon 囊肿准确诊断和分型。如厚壁不透明的圆形囊肿最终会纤维化和失败，而滤过泡中央更透明那个的圆形区域可能最终会变成薄壁无血管。今后使用更好的滤过泡评估工具应该会提高对这些变化的认识 [18]。

Tenon 囊包裹不管是保守治疗，还是较激进的处理，长期的滤过泡形态结果都未见报道。一部分可能会形成中央薄壁无血管的滤过泡，这种类型也存在自身的风险，如滤过泡相关的眼内炎和慢性渗漏导致的低眼压。在许多患者中，纤维化包裹可能被吸收，形成弥散的滤过泡形态，眼压控制良好。其他的可能瘢痕化而失败，眼压失控。目前对这些不同结局还不能很好地预测。

如果 Tenon 囊肿最终造成小梁切除术的失败，眼压失控，就会有青光眼继续进展的风险。后期的针拨术可能会成功，但通常需要再次手术。

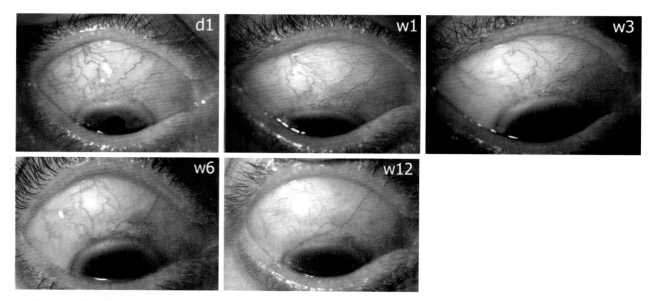

▲ 图 13-5 使用丝裂霉素的小梁切除术后滤过泡的系列表现；自左向右，从术后第 1 天到术后 12 周；在术后第 6 周，可见低隆起的 Tenon 囊肿形成，眼压 18mmHg，患者应用 1% 醋酸泼尼松龙滴眼液每天 6 次，连续应用 3 周

第二节　小梁切术后伤口愈合和滤过泡评估

一、伤口愈合反应

小梁切除术或青光眼引流装置植入术后伤口愈合过程是决定最终眼压的关键（见第48章）。为了获得足够低的眼压，最高的手术成功率，术后需要对切口愈合反应进行调节。

损伤修复是一个生理过程，组织损伤后诱导修复过程最终恢复组织结构和功能。伤口愈合反应包括几个细胞通路的相互作用（图13-6）。手术伤及结膜、巩膜表层和虹膜组织，使浆液蛋白渗出到滤过部位、凝血块沉积、补体激活。成纤维细胞是结膜下瘢痕形成的效应细胞[1]。血小板聚集，与不可溶的纤维网状组织相互合作，形成凝血块。这有利于止血，并为炎症细胞和成纤维细胞的迁移提供了临时的基质[1, 2]。损伤修复的过程分为3个相互重叠的阶段：①炎症期；②增殖期；③重塑期。

（一）炎症期

炎症是一种针对损伤的局部保护性反应，目的是为了维持组织的完整性及细胞的功能。炎症早期，中性粒细胞和单核细胞趋化至伤口部位。证据表明中性粒细胞在损伤后几分钟内即可出现在损

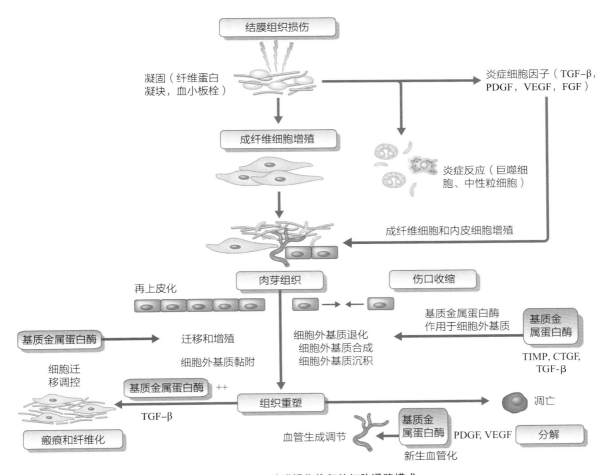

▲ 图13-6　结膜损伤修复的细胞通路模式

TGF-β. 转化生长因子-β；PDGF. 血小板源生长因子；VEGF. 血管内皮生长因子；FGF. 成纤维细胞生长因子；TIMP. 基质金属蛋白酶组织抑制药；CTGF. 结缔组织生长因子

伤区域[3]，第 2 天在结膜下组织中达到高峰[1]。被激活的中性粒细胞释放蛋白水解酶，胶原酶和弹性蛋白酶，增加了内皮细胞基底膜的通透性。中性粒细胞吞噬细菌，释放蛋白酶清除伤口区域的细胞外基质。

巨噬细胞由局部衍生或者从血液中的单核细胞衍生而来（与组织巨噬细胞不同）。巨噬细胞受单核细胞趋化因子趋化聚集在伤口，趋化因子包括胶原碎片和转化生长因子（transforming growth factor，TGF-β）[4]。血液循环系统来源的单核细胞聚集在切口区域，通过整合素黏附在细胞外基质。巨噬细胞对损伤组织进行清除和吞噬，并释放大量的可溶性因子用于组织形成，使反应从炎症期向组织修复转化（图 13-7）。组织巨噬细胞是促炎生长因子的主要来源。主要包括血小板源性生长因子（platelet derived growth factor，PDGF）、成纤维细胞生长因子（fibroblast growth factor，FGF）、表皮生长因子（epidermal growth factor，EGF）和 TGF-β。

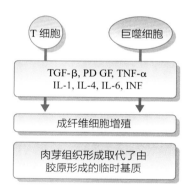

▲ 图 13-7　淋巴细胞和巨噬细胞在损伤修复反应中发挥重要的调节作用

与中性粒细胞不同，巨噬细胞对于组织正常的损伤修复是必需的。巨噬细胞通过改变细胞因子微环境，以及通过与淋巴细胞或成纤维细胞间的相互作用，在伤口愈合反应中起到了重要作用。巨噬细胞在活化和维持成纤维细胞活性方面是必需的[5, 6]。巨噬细胞缺乏，损伤缓慢，新生的肉芽组织功能差[7]。

大鼠行小梁切除术，免疫组织化学观察结膜愈合过程，发现整个愈合过程中都有巨噬细胞的浸润，说明这些细胞也参与了结膜组织愈合[8]。

T 细胞对正常的损伤修复是必需的[6, 9]。T 细胞具有双重作用，在损伤早期阶段刺激成纤维细胞、巨噬细胞和内皮细胞，在晚期则下调愈合反应[10]。

（二）增殖期

增殖期主要是再上皮化，以及纤维素增生和新生血管形成肉芽肿组织。

1. 再上皮化

以穹隆部为基底做结膜瓣的小梁切除术，手术最后结膜组织被重新缝合覆盖巩膜切口和结膜下组织，愈合反应主要在角膜交界面开始。虽然切口很小但是临床意义显著，此处愈合不充分，是术后滤过泡渗漏的一个主要原因。

损伤后数小时内，伤口的再上皮化即已开始，包括上皮细胞迁移覆盖损伤边缘。首先，结膜上皮细胞分化为更具活性的类型。上皮细胞与基底膜之间的半桥粒连接丢失[11]，整合素的表达发生改变[12]，以及细胞内 α- 平滑肌肌动蛋白微丝开始合成和聚集[13]。在最初的 1～2d 后，上皮细胞开始在伤口边缘增殖，提供更多的细胞迁徙。

2. 肉芽组织形成

血小板、损伤细胞及巨噬细胞合成和释放生长因子启动肉芽组织形成。新形成的基质包括疏松结缔组织、成纤维细胞、新生血管和巨噬细胞。巨噬细胞分泌细胞因子刺激纤维素增生、血管形成，成纤维细胞重塑细胞外基质促进细胞迁徙和增殖。血管再生导致新的血管形成，提供足够的氧气和营养物质供细胞代谢。

3. 血管形成

组织损伤或手术操作后，局部处于低氧、乳酸增加，数天内血管开始形成。血管内皮细胞增殖形成毛细血管芽，交织成毛细血管床。炎症细胞，特别是巨噬细胞和血小板分泌各种促血管生成因子，包括血管内皮生长因子（vascular endothelial growth factor，VEGF）和碱性成纤维细胞生长因子（bFGF）。拮抗这两种细胞生长因子的抗体几乎能完全抑制伤口的血管化[14]。

4. 纤维增生

纤维增生是指大量的成纤维细胞进入损伤部位，由细胞外基质沉积而成。纤维增生由于生长因子，如 TGF-β 和 PDGF，刺激了细胞外基质的形成，成纤维细胞的增殖，成纤维细胞转化为肌成纤维细胞。不是所有的成纤维细胞都会转化成肌成纤维细胞，体外研究表明，纤维增生的成功决定于成纤维细胞而不是肌成纤维细胞[15]。肌成纤维细胞对细胞因子的反应非常不同，其特点为细胞内含有平滑肌细胞表达的 α 平滑肌激动蛋白（α smooth-muscle actin, ASMA）形成的细胞内微丝束[16]。肌成纤维细胞通过伤口收缩和细胞外基质形成来辅助伤口愈合。

除了可溶性的化学趋化因子外，成纤维细胞还通过接触导引和趋触性被引至损伤区域。趋触性是成纤维细胞沿界面黏附梯度性迁移，接触导引是指在其附着的基质中不连续的迁移。这强调了成纤维细胞和细胞外基质之间相辅相成的关系。成纤维细胞合成和重塑细胞外基质的同时，细胞外基质在调控成纤维细胞的活力。

成纤维细胞进入并且在纤维蛋白凝块中穿行，需要蛋白水解酶水解细胞外基质。当成纤维细胞迁移到纤维连接蛋白的交界面时，基质诱导的伤口收缩就会产生牵拉力。基质金属蛋白酶（matrix metalloproteinase, MMP）的释放促进了这个过程[17]。这个家族的酶类能够分解细胞外基质，提供一个成纤维细胞迁徙的"通路"。MMP 是以没有活性的酶前体形式分泌的，需要被激活，才能降解细胞外基质。另外，基质金属蛋白酶组织抑制药（tissue inhibitor of matrix metalloproteinases, TIMP）可以抑制 MMP 活性。MMP 与 TIMP 的比例决定了细胞外基质降解与合成之间的平衡。

成纤维细胞通过整合素，利用基质蛋白的细胞结合域，在基质中和不同的成分相结合，包括纤维素、纤维连接蛋白及波连蛋白[18]。多聚糖、跨膜硫酸肝素蛋白聚糖通过纤维连接蛋白的肝素结合键也能调控细胞基质的相互作用[19]。这些结合域的结构与整合素的不同。这些及其他的细胞结合域共同调节细胞结合的强度，加强细胞的活性[20]。

胶原蛋白的合成受到自分泌的 TGF-β，以及来自肥大细胞旁分泌的白介素 -4（interleukin-4, IL-4）激活[21]。青光眼滤过术动物模型显示胶原蛋白是损伤区基质的主要成分[2, 22]。

（三）重塑期

虽然重塑期被定为损伤修复的最后阶段，但基质的再形成和重塑与肉芽组织的形成时期有相互重叠。然而，与肉芽组织形成不同，重塑期可能在损伤后持续数月。这个最后阶段的特点是包括基质重塑、细胞分化、成熟和凋亡。随着损伤重塑，成纤维细胞分化为肌成纤维细胞。一旦损伤修复，组织结构重建完成，成纤维细胞和肌成纤维细胞通过诱导凋亡致数量下降[23, 24]。

1. 损伤重塑

细胞外基质（extracellular matrix，ECM）重塑指 ECM 合成和分解同时发生，以改善伤口基质的过程。血浆纤溶酶原激活剂和 MMP 是 ECM 降解的主要调节剂。损伤重塑一开始是透明质酸和纤维连接蛋白清除。重塑的成熟期是蛋白聚糖沉积和 I 型胶原蛋白替代 III 型胶原蛋白，同时成纤维细胞的数量减少。这反映了基质细胞增殖和迁移期向高抗张力、抗变形期的过渡。

2. 凋亡

由细胞丰富的肉芽组织转化为少细胞的瘢痕组织，转化的关键是成纤维细胞的凋亡。皮肤、肾脏及肺部的损伤修复过程中均存在成纤维细胞的凋亡[23, 25, 26]。诱导成纤维细胞凋亡的分子学通路还不清楚。有认为是连接组织机械张力的下降。Grinnell 和同事在体外细胞实验证实机械张力的释放是成纤维细胞凋亡的启动因素。成纤维细胞在有机械力的胶原基质中很少有凋亡，而当胶原的张力被释放，凋亡很快被诱导出[27]。抗纤维化物质丝裂霉素可以诱导体外培养的 Tenon 囊成纤维细胞的凋亡，意味着细胞毒性物质抑制小梁切除术后瘢痕形成的机制是诱导了成纤维细胞凋亡[28, 29]。

对成纤维细胞死亡的精确调控是愈合反应最后阶段的关键因素[29]。成纤维细胞的凋亡不能出现太早以保证缺损被修复，也不能延迟，以免瘢痕过度形成，伤口牵拉，限制了功能的修复。

凋亡失败会导致成纤维细胞存活延长，瘢痕过度产生[24]。对人皮肤的瘢痕瘤和高细胞密度的瘢痕组织的活检显示即使在术后 10 年成纤维细胞的活性和炎症仍持续存在。正常的瘢痕组织则不同，伤口愈合后 1 年活检只见到极少的成纤维细胞活性[30]。相反，过多过早的成纤维细胞凋亡则会造成损伤愈合不足。与正常小鼠相比，同样的全层皮肤伤口在非肥胖糖尿病（non-obese diabetic，NOD）小鼠表现为高水平的成纤维细胞凋亡，导致愈合不良[31]。体内成纤维细胞的凋亡没有直接在结膜下组织损伤愈合中被证实。兔青光眼滤过术后 31d，可见急剧的成纤维细胞减少，可能是凋亡的结果。

二、滤过泡修复的临床评估

滤过泡形态影响着眼压降低水平和术后并发症的风险，因此是小梁切除术后长期预后的重要决定因素。术后数周或数月，巩膜切口和巩膜瓣区域重塑，在前房和 Tenon 囊下空间之间形成瘘管，房水经此引流（图 13-8）。在绝大部分的病例中，房水流出的阻力、房水流出的难易、眼压水平不是由瘘管决定的，而是由 Tenon 囊下 - 巩膜表层筋膜交界面（这里被称为滤过泡组织）的特点决定的。虽然没有很好的已发表的证据，但很显然较早认识到不佳的滤过泡愈合方式可以指导我们采取干预手段，优化手术效果。

如果术后眼压控制不佳，滤过泡看上去即将失败，应该明确是滤过泡本身的原因所致，还是滤过泡的近端有阻塞，比如内口阻塞造成的。

术后早期评价滤过泡形态和功能时，不要太过重视眼压。术后可能出现由于炎症造成的房水生成减少、脉络膜脱离、无意中应用的滴眼液的作用、或者对侧眼药物的交叉作用，或是全身用药的影响。术后过度依赖眼压水平来指导对滤过泡的处理，会受到误导。同样，术后早期高的眼压、平的滤过泡可能是巩膜瓣缝合过紧，需要调整缝线[32]，激光松解或移除缝线，以此重建滤过通道和扩大滤过泡。

滤过泡评价标准如下。

1. 血管化

滤过泡血管增加，特别是术后 1 周内，会被认为手术失败[33, 34]。血管化水平增高是由于炎症介质，局部血管网的扩张和增殖。在近期的文献中，滤过泡血管化一般是对中心滤过泡区血管化水平的评估。然而很显然，特殊区域的血管化增加也是很重要的，例如，以角膜缘为基底做结膜瓣的小梁切除术后 6 周，环绕中心滤过泡的周围区域如果高度血管化，滤过泡失败的风险增加 6 倍[35]。

2. 螺旋形血管

青光眼滤过术后最初的几周内出现螺旋形血管（图 13-9），意味着瘢痕化导致手术失败的风险概率增加[33]，且可能与血管化程度无关[36]。虽然这一过程还没有被很好地理解，但很可能是成纤维细胞增殖引起 Tenon 囊组织牵拉所致[37, 38]，牵拉对已存的扩张的血管产生协同效应。螺旋形血管通常意味着成纤维细胞在滤过泡的富集，损伤修复还在持续，滤过泡空间收缩。所有以上这些都可能会导致滤过泡失败。

3. 被牵拉的血管和结膜缝合线收缩

被牵拉僵直的结膜血管（图 13-10）同样代表了成纤维细胞介导的组织收缩[37]。被牵拉的血管通常分布于滤过泡周边，其前面的纤维化前沿，典型

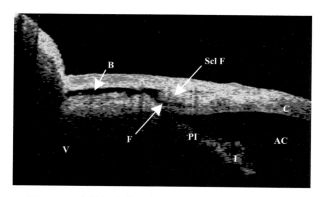

▲ 图 13-8　小梁切除术手术区域放射状切面的前节 OCT
C. 角膜；AC. 前房；I. 虹膜；PI. 周边虹膜切除术；F. 瘘管；V. 玻璃体；B. 滤过泡空间；Scl F. 巩膜瓣

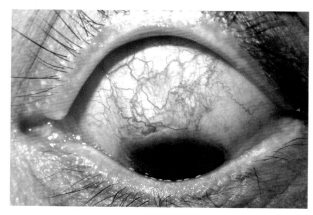

▲ 图 13-9　小梁切除术后 6 周，滤过泡可见明显迂曲的螺旋形血管

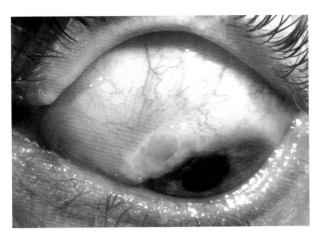

▲ 图 13-10　这是一个近角膜缘的、薄壁的、无血管（囊性的）的滤过泡，周围是高度血管化的收缩区域，这些外周血管被向前牵拉

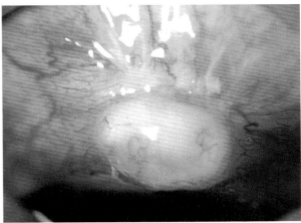

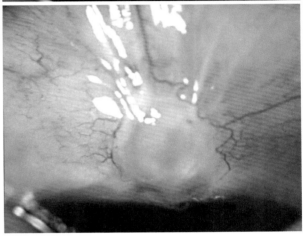

▲ 图 13-11　这是同一个滤过泡前后间隔 4 个月的 2 张照片，中央薄壁无血管区皱缩，由周边高度血管化组织朝向角膜缘收缩

地抑制了滤过泡大小和功能。以角膜缘为基底做结膜瓣的滤过泡，缝线形成一条线状的炎症性隆起，沿着缝合线的收缩预示着滤过泡的萎缩和消失（图 13-2-6）。这个过程是缓慢的，一般很难注意到，除非通过测量或者拍照，如果滤过泡是薄壁的，眼压维持在低水平，直到进展到后期才会被发现。

4. 滤过泡隆起

除扁平或无滤过泡外，稍低的滤过泡有较好的长期预后。一个低的、面积较大的、中间区域没有薄壁或明显的纤维组织分界线的滤过泡，意味着眼压控制较好；低血管的薄壁滤过泡（囊样）是不理想的，这将在下文讨论。Tenon 囊肿或称为滤过泡包裹，具有厚的囊壁，滤过泡是典型隆起的[34]，偶尔会隆起的超乎寻常。滤过泡隆起的程度不一定反映眼压水平，但是相当部分的包裹滤过泡眼压是升高的，因为房水很难通过厚的囊壁弥散开，预示愈后差[33]。滤过泡隆起程度与愈后密切相关。滤过泡的前界较陡，就会在滤过泡泪膜交界处出现气泡，眨眼后容易看到（图 13-12），这些区域得不到湿润，容易出现感觉迟钝和形成角膜缘局部凹陷。

5. 滤过泡面积和范围

滤过泡泡壁厚度、跨壁的房水渗透性、滤过泡面积和眼压具有一个非常复杂的相互关系。通常来说，大面积的滤过泡是理想的滤过泡，意味着较好的眼压控制，以及长期并发症发生率低。当然也

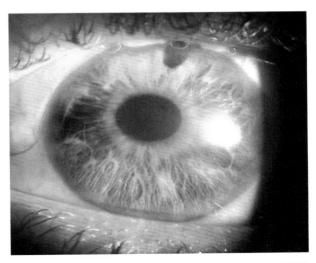

▲ 图 13-12　这个滤过泡边界较陡，当眼睑眨眼后回到原位，可见泪膜处出现气泡；当气泡爆破时，患者会有"爆开"的感觉

有例外，一个小面积的、薄壁滤过泡具有高的房水渗透压，但最终有可能成为渗漏的滤过泡，通常会造成低眼压。一个大的包裹滤过泡，会有巨大的表面积，但是房水流出阻力大，眼压升高。区分各种滤过泡面积是很有帮助的。传统的描述滤过泡的方法对混合型滤过泡没有描述[39, 40]，例如中央是边界清晰的薄壁，周围是大的结膜弥散隆起区（图 13-13）。滤过泡局部的或重点的部分容易辨别，而结膜隆起的弥散区的全界则难以进行鉴别。Jinza 等应用 UBM 测量滤过泡的全面积，发现滤过泡面积与眼压水平呈负相关[41]。近来，由于抗代谢药的应用更加广泛，滤过泡范围圆周样扩展到下方球结膜也相对常见了（图 13-14）。这些很少会发生明显的并发症，只是通常会有一个轻度的异物感，而且患者可能会注意到眼部看上去"湿湿

的"。这些眼部容易出现自发性的结膜下出血[42]。滤过泡可能也会延伸至角膜，这种滤过泡可能没什么症状，但是也可能会导致感觉迟钝或异物感（图 13-15）。角膜上的滤过泡一般是薄壁的，后缘清晰，典型的前缘呈扇形。

6. 囊壁厚度

囊壁厚度可以从半透明或透明的程度来推断，也决定了跨结膜房水流出的量。低透明度的滤过泡一般房水透壁流出差，眼压高，但这也不是绝对的[36]，Maumenee 在 20 世纪 60 年代就提出结缔组织的排列也可能会改变渗透性[43]。很少有囊壁厚度均一的滤过泡，因此房水跨膜流出的阻力在不同部位也有不同。房水会选择阻力最小的路径，大部分会通过滤过泡渗透性最强的区域流出。目前尚不清楚低渗透的厚壁滤过泡是不是由于暴露房水中含有的促纤维化或抗纤维化因子较少，因此更容易发生纤维化；同样，较薄的滤过泡张力更大，暴露房水含有各种细胞因子，因此滤过泡趋向于壁更薄，张力更大。无论结局如何，很明确的是随着时间推移滤过泡都会发生重塑。

7. 无血管区（"囊样滤过泡"）

虽然现在大量的研究都在关注抗代谢药物在形成薄壁滤过泡中的作用，但是手术技术仍然发挥重要的作用[44]。小梁切除术应用以前，全层巩膜切除术也常常可以见到薄壁无血管的或者"囊样"的滤过泡，远早于抗代谢药被用于青光眼手术

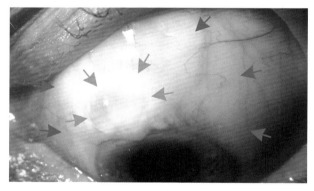

▲ 图 13-13 典型的混合型滤过泡，中央是薄壁无血管（囊肿）区域（红箭），周围是结膜隆起的弥散区域（蓝箭）

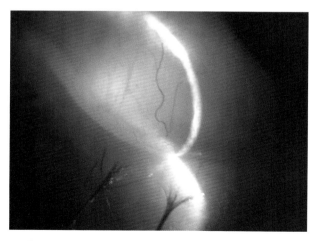

▲ 图 13-14 圆周样扩张的滤过泡，可见下方球结膜隆起突出眼睑外

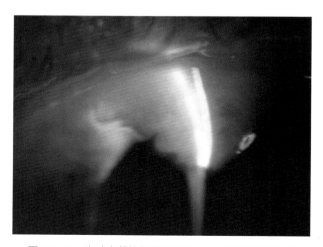

▲ 图 13-15 滤过泡前缘扩展至角膜上，通常是覆盖在角膜上皮之上而不是生长入浅层角膜

（图13-16）[45]。很多无血管薄壁的滤过泡开始是成功的，但后期可能会出现滤过泡渗漏（图13-17）、低眼压、感觉迟钝和滤过泡相关的眼内炎等并发症（图13-18），因此了解这种滤过泡是很重要的，可以提前进行预处理。定期检查这些滤过泡，拍摄照片，可以看到这些滤过泡远没有静止，而是持续处于重塑的状态。驱动重塑的过程目前还不清楚，但是机械压力[46]、MMP活性[38]及成纤维细胞凋亡均参与其中[28,31]。

8. 结膜下出血

血液中含有多种炎症介质，介导全身的炎症和愈合反应。青光眼滤过术后，结膜下出血是普遍存在的，少量的出血对手术结果没什么影响。滤过泡及其周围的少量结膜下出血，细胞因子和其他介质的释放不是持续的，房水也对其有着稀释的作用，所以是不重要的。Sacu等研究已经证实了这一观点[36]。大量的结膜下出血，可以形成长期存在的凝血块，诱发更多的局部组织反应，是炎性介质的来源，而且为成纤维细胞在Tenon囊空间移行提供支架。延伸到下方球结膜的滤过泡，下方结膜下反复出现的出血，通常被认为是良性的，且是有自限性的[42]。

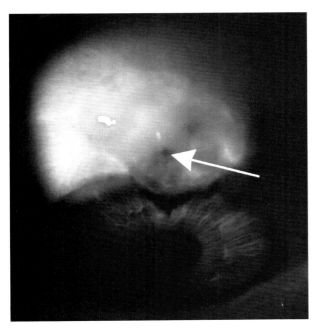

▲ 图13-16　在该无血管的滤过泡下可见穿透全层巩膜引流，这在小梁切除术和抗代谢药应用之前的时代是常见的滤泡形态

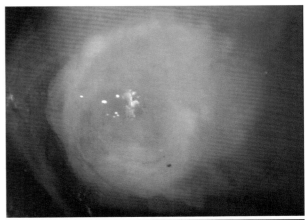

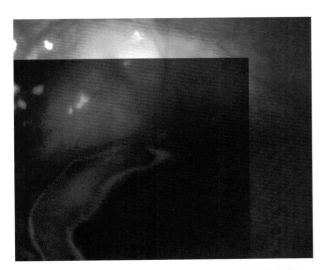

▲ 图13-17　滤过泡渗透的钴蓝光照片叠加在背景照片上，可见黄色荧光素轨迹，以及背景照片上为阻止渗漏而做的加压缝线

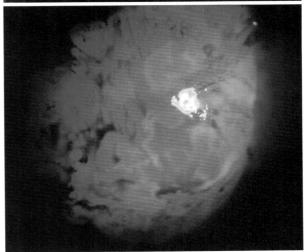

▲ 图13-18　渗漏的滤过泡；该无血管滤过泡（左图）反复出现滤过泡相关的炎症，钴蓝光下荧光素钠染色可见多发的渗漏点

9. 微囊

微囊通常意味着好的滤过泡功能（图 13-19），几乎反映了跨结膜的房水引流[47-49]。文献报道眼压控制良好与微囊肿的出现具有明显的一致性[33, 36, 50]。在微隆的、均匀的、弥散的滤过泡，反映滤过功能的唯一标识是微囊，可以用亮窄的裂隙光发现小的空间结构。微囊通常并不是均匀分布在整个滤过泡，所以滤过泡不同部位房水透壁性也不同。尽管滤过泡的功能与微囊具有明显的相关性，但并不是所有功能良好的滤过泡都有可见的微囊。微囊也会出现在滤过不佳、眼压高的滤过泡。微囊是有透结膜渗透、房水流出的证据，而不是滤过泡功能足够好的证据。

10. 滤过泡渗漏

Seidel 实验可以很好地检测滤过泡渗漏，原理是高浓度荧光素，如 2% 荧光素钠或滤纸条，在钴蓝光下不发光，但稀释后发光。眼部点局麻药后，术者将荧光素条用麻药微湿，嘱患者向下看，用手提起上眼睑，暴露出滤过泡，将荧光素条轻触可疑渗漏区域的表面。用这种方法，不会产生较大液流，也不会出现断断续续的"洪流"，所以多处渗漏也不会被遗漏，也不会错判渗漏点。或者可以用一滴 2% 的荧光素，充分暴露滤过泡表面，当房水稀释泪膜中高浓度的荧光素时渗漏处可以观察到荧光。低眼压不仅仅是房水渗漏的结果（后续讨论），如果眼压很低，房水外流不明显，可能会掩盖渗漏，轻轻地用手指加压，使一些房水外渗，就可看到渗漏点了。

11. 早期滤过泡渗漏

滤过泡的功能至少部分依赖房水从前房流出，扩充滤过泡。因此，手术结束时，水密缝合是必需的。术后第一天如果伤口处渗漏，房水流出 Tenon 囊下空间的阻力会很低。如果渗漏造成大量的房水流出，那么残余的滤过泡将会塌陷，与滤过泡的内壁相贴，产生炎症而黏附。如果滤过泡大部分或全部粘连，滤过泡的失败则几乎是不可避免的。虽然早期的滤过泡渗漏可能会导致滤过泡失败，但大部分时候，滤过泡的渗漏是小量的，滤过泡的空间还是存在的，经过保守治疗，可以获得好的结果（见第 10 章）[51]。滤过泡渗漏可以导致低眼压，尤其是当巩膜瓣不能产生足够的房水流出阻力时[52]。术后第 1 周，房水流出的阻力主要在巩膜瓣水平，取决于巩膜瓣缝线的松紧。然而，如果巩膜瓣缝合欠佳，弱的结膜瓣闭合口通常会造成滤过泡渗漏。如此，由于术后早期滤过泡渗漏而导致低眼压经常会出现。这些常常被混淆。通常根据眼压水平决定是否要探查巩膜瓣，根据滤过泡高度和范围决定是否要重新缝合结膜瓣。

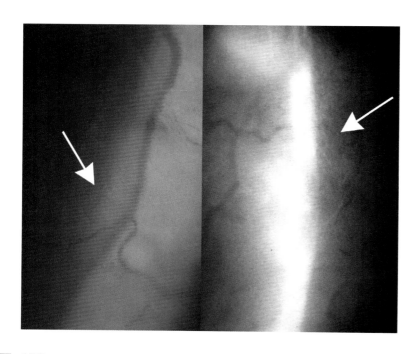

◀ 图 13-19　微囊证实了透结膜的滤过，仅表明有房水流出，不代表功能很好；用窄的、明亮的、高倍数、大角度（＞ 45°）的裂隙光照射，在近光束的后照区域可以清楚看见微囊

12. 晚期滤过泡渗漏

术后数周很少出现滤过泡渗漏，一般因为一些不常见原因，如残留的缝线上结膜融解，普遍发生在薄壁的无血管区（见第 16 章）。房水渗漏相对比较慢，Siedel 实验可见滤过泡"流汗"的现象。也可能渗漏比较快，患者抱怨有间断或连续的水流。一旦由前房到滤过泡的通道很好地建立起来，房水进入滤过泡的阻力就会很小，那么术后晚期滤过泡渗漏就会造成低眼压。滤过泡相关的眼内炎，可能与晚期滤过泡渗漏和滤过泡薄壁密切相关，且发展迅速，后果极其严重。

三、滤过泡分级系统

青光眼手术的成功与否不仅仅取决于最终的眼压水平，临床研究中更重要的是进行量化和记录滤过泡的特点[33, 53, 54]。准确有效地记录滤过泡用于分析需要很好地了解不同预后的自然病程，具有检测干预以避免并发症和优化小梁切除术预后的能力。

从青光眼手术开展以来，许多研究者用可辨识的方式对滤过泡进行描述，如囊样、包裹样、扁平、弥散，有时候还会对眼球血管进行评估。这些描述只是针对一般的外形，缺少滤过泡随时间变化

的深层次信息。另外，这些描述的每一个都有着很大的变化范围。其他的滤过泡分类或分级系统也是有用的，如 Kronfeld 1969 年采用的[55]，以及 Migdal 和 Hitchings 等于 1983 年采用的[56]，但也有局限性，如整个滤过泡区仅用血管分级，分级标准不精细，有时不得不粗糙分类[54]。

以往的滤过泡分类和分级系统均受到灵活性、可重复性，以及应用范围的限制。Cantor 等于 2003 年描述的印第安纳滤过泡形态分级标准（Indiana Bleb Appearance Grading Scale，IBAGS，2003）[53]，较以往的评价系统有显著的改进，将滤过泡高度、范围及血管单独进行评分。但是，IBAGS 没有描述滤过泡周边区域血管的情况，这是很重要的提示预后的因素[35]，也没有对混合型滤过泡进行描述[40]。

其他滤过泡分级系统包括 Picht 和 Grehn 的评价系统[33]，以及 Moorfields 滤过泡分级系统（Moorfields Bleb Grading System，MBGS）[57, 58]。MBGS 和 IBAGS 是最新的分级系统。对比这些系统的重复性和一致性的研究结果已经被发表了[40]。

BMGS 评价系统（细节和参考图片可以在 www.belbs.net 获得），对 4 个参数进行评分，并且各区域和血管情况有更细的分类（表 13-1）。

表 13-1　IBAGS[a] 和 MBGS[b] 评价系统参数

	参　数	标　记	范　围	表　现	记　录
IBAGS	高度	H	0~4	扁平（0）到隆起（4）	
	范围	E	0~3	<1 钟点到> 4 钟点	
	血管化	V	0~4	无血管到大量血管	V1- 无血管和囊样
	滤过泡渗漏	S	0~2	S0- 无渗漏, S1- 针尖样渗漏, S2- 溪流样渗漏	
MBGS	中心区	1a	1~5	0%~100% 照片区	局限的中心区域
	最大区	1b	1~5		所有隆起的区域
	高度	2	1~4	低 - 高滤过泡	
	中心区血管化	3a	1~5		
	周边区血管化	3b	1~5	无血管到血管致密	2= "正常"
	非滤过泡区血管化	3c	1~5		
	结膜下出血	scb	0~1	如是 / 否, 如果大于巩膜瓣区域为是	

a. 印第安纳滤过泡形态分级标准（IBAGS, 2003）

b. Moorfields 滤过泡分级系统（MBGS）

许多滤过泡都有一个被结膜下纤维组织环绕局限的中心区，与周边更弥散的区域分隔开，被称为"混合型"滤过泡（图 13-13）。微囊和弥散混合型滤过泡有一个小的囊样中心区域，周边是弥散区。包裹和弥散混合型滤过泡包含一个厚壁的中心区，与周边弥散区被包裹的内壁分隔开。MBGS 系统可以描述这些不同的形态。MBGS 的血管评分分为 3 个区域：中心滤过泡区、滤过泡边界区及非滤过区结膜。如果滤过泡没有分界，也就是说没有中心的包裹或微囊区，滤过泡完全是弥散的，那么滤过泡中心和周边血管评分是一样的。用这个方法，掌握了血管和滤过泡大小的信息就可以对范围较宽的滤过泡的形态用数值化来描述。

微囊在这两个评价系统中均未被纳入，这是由于 IBAGS 和 MBGS 评价系统最初的目的是通过照片进行分级用于临床研究，而照片记录微囊有些困难。MBGS 和 IBAGS 这两种系统均未对螺旋状血管进行评估，螺旋状血管对判断预后的价值要高于血管分级。

对调节损伤修复细胞通路的进一步认识，使得对更多的抑制术后瘢痕化的复杂的分子通路也有了更多的了解。术后对滤过泡进行详细检查会发现关于损伤修复活性的重要信息。术后抗纤维化的治疗，不能等眼压升高了才进行，因为这时瘢痕组织已经形成了。相反，抗瘢痕化治疗应该根据瘢痕化水平进行，这可以根据滤过泡形态和前房活动判断出来。

聚焦 1　成熟的功能型和渗漏型滤过泡的组织学

Teruhiko Hamanaka

　　成熟的功能型滤过泡特点是：从巩膜表面弥散隆起，没有房水渗漏。这个功能型滤过泡可以被更准确地分为前节 OCT 定义的 3 种类型中的一种。与 Ⅱ、Ⅲ 型相比，Ⅰ 型滤过泡更接近于角膜缘，其在结膜上皮下含有大量的囊泡腔隙。Ⅰ 型滤过泡不渗漏，但是在裂隙灯下透过结膜上皮和 Tenon 囊组织可见房水。与滤过泡相比，Ⅱ 型滤过泡的囊泡比 Ⅰ 型少量，在深层巩膜有一个大的液腔，被称为"湖"。Ⅲ 型滤过泡不含有囊泡结构，但是含有 1 个大的"湖"。组织学上可见，Ⅰ 型滤过泡与渗漏的滤过泡相似，在不连续的无基底膜的结膜上皮下（图 1A）[1] 含有很少的无细胞胶原纤维（图 1B、C 蓝色）。与非渗漏区相比（图 1C），渗漏区的结膜上皮非常薄且不连续（图 1B）。Ⅲ 型滤过泡的泡壁与包裹性滤过泡相似，其含有大量的弹性纤维（图 2 黑色）和胶原纤维（图 2 红色，小图）。滤过泡壁在巩膜（星号）的对侧，内含血管，这些血管可以产生纤维组织进而形成滤过泡壁[2]。

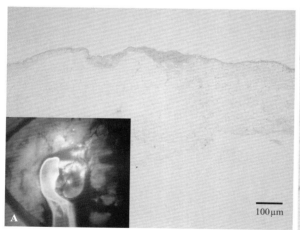
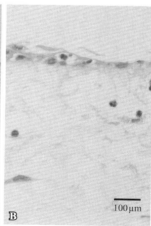
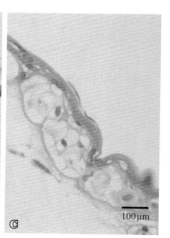

▲ 图 1　渗漏滤过泡（图 1A 小图）的光镜照片
A. HE 染色；B 和 C. Masson 三色染色

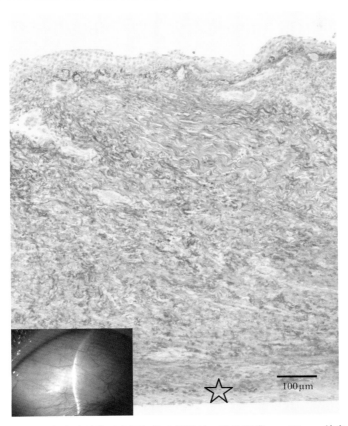

▲ 图 2　包裹滤过泡（小图）的光镜照片，弹性纤维 **von Gieson** 染色

参考文献

[1] Elner VM, Newman-Casey PA, Patil AJ, et al. Aberrant wound-healing response in mitomycin C-treated leaking blebs: a histopathologic study. Arch Ophthalmol 2005;127:1036–1042.

[2] McCluskey P, Molteno A, Wakefield D, et al. Otago Glaucoma Surgery Outcome Study: the pattern of expression of MMPs and TIMPs in bleb capsules surrounding Molteno implants. Invest Ophthalmol Vis Sci 2009;50:2161–2164.

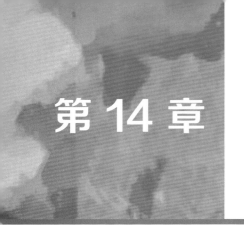

第 14 章

小梁切除术的术中并发症
Intraoperative Complications of Trabeculectomy

Rajendra K Bansal　Daniel S Casper　James C Tsai　**著**

田佳鑫　**译**

方　严　**校**

本章概要

　　小梁切除术通过制作引流通道，将房水引流到结膜下，以降低眼压。然而即便手术操作过程很完美，术后效果也会因伤口愈合过程中多种或未知因素，导致滤过泡失败。每一步手术操作，都应做到谨小慎微，避免术中并发症的发生。术者应认真学习，提高操作技巧，力求完美。然而，如果术中发生并发症，术者也应及时发现并采取正确的措施。术中一些重要的注意事项如下。

- ◆ 使用角膜牵引缝线代替上直肌牵引缝线以避免结膜下出血。
- ◆ 使用无齿镊或 Weck-cel 海绵小心分离结膜，并始终保持结膜湿润，防止干燥皱缩。
- ◆ 用笔尖式烧灼器对深层巩膜床及巩膜表面进行烧灼可以达到很好的止血效果，但应注意操作时远离巩膜瓣边缘。
- ◆ 时刻警惕伤口漏或结膜破孔的发生。手术结束时，应置换黏弹剂，用平衡盐溶液维持前房。

一、概述

　　小梁切除术的远期成功率在一定程度上取决于术前及术中对患者的处理措施。任何术中并发症，如果不正确处理，都会导致手术失败。与其他手术类似，小梁切除术可能会因麻醉问题、手术技巧差、眼内出血和术后感染等问题而变得复杂。50%～60% 的患者在小梁切除术后会发生不同程度的并发症 [1, 2]。大多数的并发症比较轻微，只需要仔细观察和随访，但是也有一些严重的并发症会导致滤过术最终失败，甚至永久性视力丧失。

　　处理并发症的最好方法就是避免并发症的发生。术者应不断寻找自身手术技巧的不足，并及时改进。就像年轻的运动员需要不断地修正动作以力求完美。

　　滤过术的目标是制作一个长期的结膜滤过泡，并且不出现低眼压、滤过泡渗漏、感染等远期并发症。这需要在房水滤过过强和滤过泡瘢痕化之间达到平衡来实现。在大多数情况下，术者可能通过逐步松解巩膜缝线来控制房水流出程度，并最终实现伤口水密闭合。然而，房水流出和伤口愈合之间的平衡太过微妙，稍稍偏向一方都可能导致低眼压或滤过泡失败。术者可通过完美的手术操作，最大限度地减少术后并发症。

二、患病率和危险因素

　　晚 期 青 光 眼 干 预 研 究（Advanced Glaucoma Intervention Study，AGIS）[3] 和初始青光眼治疗协作研究（Collaborative Initial Glaucoma Treatment Study，CIGTS）[4] 是美国国立卫生院资助的、前瞻性、随机的、多中心的研究，为初次治疗或者药物治疗失败后行小梁切除术所涉及的并发症及高危因素，提供数据支持。虽然，随着可调节缝线、可吸收缝线和抗纤维化辅助药的使用，提高了手术操作技巧。以上研究仍然提供了有意义的数据，包括与小梁切除术有关的术中及术后并发症的发生率和原因。

令人欣慰的是，在 CIGTS 或 AGIS 的研究中尚未报道导致永久性视力丧失的灾难性并发症。据 CIGTS 报道，在 465 例初次小梁切除术中，有 55 例（12%）发生术中并发症。相比之下，AGIS 曾报道，513 例小梁切除术中 76 例（15%）发生并发症。AGIS 报道的手术失败率更高可能与患者更年轻、术前眼压更高、炎症反应更重有关。

另一项在英国现行的小梁切除术中进行的前瞻性研究报道[2]，小梁切除术早期并发症（包括术后两周内）约为 46.6%，其中前房积血最为常见，发生率约 24.6%。近来，也有其他前瞻性多中心研究比较引流物植入手术与小梁切除术联合丝裂霉素的安全性和有效性。结果显示，小梁切除术的术中并发症为 10%，而引流物植入术的术中并发症为 7%[3, 5]。有关小梁切除术的术前和术中相关并发症如下。

（一）术前

抗凝血药的相关使用。

混淆手术患者或手术眼别。

麻醉相关并发症：
- 麻醉药有关的不良反应。
- 药物注入血管。
- 眼球穿通伤。
- 损伤视神经、引发血管闭塞。
- 球后出血。
- 利多卡因误入球内。

（二）术中

牵引缝线：
- 上直肌血肿。
- 切断上直肌。
- 角膜奶酪样缝线（或角膜缝线过浅）。
- 角膜穿通伤。

结膜瓣：
- 结膜处理不当。
- 结膜破孔 / 撕裂。
- 结膜下 / 巩膜外出血。

丝裂霉素：
- 术后丝裂霉素残留。
- 丝裂霉素海绵致结膜破孔 / 撕裂。

巩膜瓣制作：
- 巩膜瓣厚度不合适。
- 巩膜瓣离断。
- 过早误入前房。
- 后弹力层不全切除。

巩膜切除：
- 滤过道不完全 / 不完整。
- 角膜 / 虹膜 / 晶状体受损。

角膜损伤：
- 角膜擦伤、上皮缺损。
- 后弹力层脱离。
- 虹膜切除。
- 虹膜切除不全。
- 虹膜切除过大。
- 虹膜嵌顿 / 脱垂。
- 虹膜出血 / 前房积血。
- 虹膜根部离断。

其他：
- 晶状体受损。
- 睫状体受损。
- 睫状体脱离。
- 玻璃体脱出。
- 浅前房。
- 结膜伤口漏。
- 浆液性脉络膜脱离。
- 脉络膜上腔出血。

三、使用抗凝血药的相关并发症

目前，对于青光眼手术治疗期间，抗凝血药、抗血小板药的使用尚未达成共识。如果一个人有出血性疾病，可能需要进行特殊的实验室检查，如凝血酶原时间（PT）、部分凝血活酶时间（PTT）和血小板计数。这些患者的最初治疗医师应该参与到术前患者管理方案的制订中。在一些患者中，即使短期停用抗凝血治疗也可能因存在脑血管意外和肺栓塞的风险而致命。在高危患者中，华法林可能由肝素进行短期替代。考虑行局部或全身麻醉。应尽可能地避免球后及球旁注射，以减轻发生球后出血的风险。术中烧灼止血对防止结膜下及术中出血也十分必要。

对术前是否需要停用阿司匹林的问题依然存在争议。阿司匹林的作用效果可持续 14d，但是人体每天只更新 10% 的血小板，因而即便停药 2d，循环中依然仅存在约 60×10^9/L 的血小板受到阿司匹林的影响[5]。一项连续纳入 367 例小梁切除术的回顾性研究显示，一些服用阿司匹林的患者虽然术中出血的危险性更大，但并没有影响两年内的手术效果和眼压控制情况。另一方面，华法林的使用者则更易出现严重的出血，以及手术失败[6]。

四、混淆手术眼别 / 手术患者

不仅在眼科，在其他身体对称部位或器官（如四肢、肾脏、大脑）进行的手术操作都存在类似的问题。虽然此类并发症较为少见，但若发生则损害巨大。在本章笔者的医院，严格遵守以下指南以避免此类并发症。

在等候区内，护士通过检查腕带和表格以明确患者身份。手术医生与患者再次确认手术眼，并重新签署表示正确眼别的同意书。

术者在前额的正确一侧放置标记（或字母缩写）以识别术眼。

在手术操作时，责任护士会示意"暂停"。此时，术者、麻醉医师及护士，再次确认手术眼别是否正确。

五、麻醉相关

请参考第 11 章中麻醉有关并发症。

六、牵引缝合

小梁切除术通常在上半部眼球进行操作。术中充分暴露，尤其对于做以角膜缘为基底的结膜瓣十分重要。这一点可以通过在上直肌下方缝合或在上方角膜缘做牵引线来实现。CIGTS 曾报道，在 465 例小梁切除术中发生局部上直肌断裂[4]。作者倾向于用 7-0 的可吸收线或丝线缝合，距上方角膜巩膜

缘透明角膜处做 4~5mm 宽、深度达一半角膜厚度的牵引缝线，可以达到很好的牵引效果。棉签头反向顶压有助于角膜缝合（图 14-1）。

七、结膜破孔 / 撕裂

任何一台小梁切除术都不希望结膜破孔 / 撕裂的发生。伤口漏可以导致术后早期浅前房、眼压低、滤过泡扁平。此外，扁平的滤过泡可以加重瘢痕化，导致最终手术失败。手术时认真处理结膜组织可以有效降低此类并发症的发生。CIGTS 研究所报道的 465 例小梁切除术中只有 5 例（1.1%）出现结膜破孔[4]。笔者认为，有效避免结膜破损的方法如下。

用 30G 针头或套管注射平衡盐溶液或麻醉混合液使结膜呈球囊样（图 14-2）。这在既往手术或炎症造成结膜瘢痕化，以及结膜菲薄时更为重要。

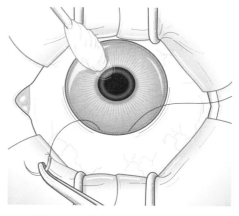

▲ 图 14-1 通过透明角膜进行缝合牵引

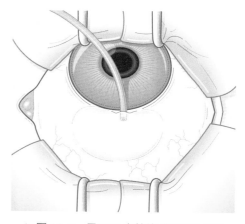

▲ 图 14-2 用 30G 套管使结膜呈球囊样

用无齿平镊和湿润的纤维海绵分离结膜（图 14-3）。在结膜下夹持或牵拉 Tenon 囊组织，而不是直接夹持结膜。结膜裂孔主要发生在分离或缝合以角膜缘为基底的结膜瓣时。

避免烧灼结膜瓣附近或其上的血管。晚期结膜坏死会导致在术后发生结膜穿孔。术中结膜瓣干燥也应避免。无论是结膜烧灼还是结膜干燥都会引起结膜组织皱缩，继而引起伤口愈合障碍。

实现切口缝合水密的关键是及时发现结膜破孔或撕裂。对结膜伤口和滤过泡进行 Seidel 试验有助于发现房水是否存在渗漏。一旦结膜破孔发生，应通过孔洞的大小，以及相对于巩膜瓣的位置来确定正确的处理方式。如果结膜破孔发生于手术早期，应在距离破孔处较远的位置制作巩膜瓣。最好用带有 10-0 尼龙线或 9-0 Vicryl 缝线的锥形针缝合结膜破孔或撕裂处。依据破孔的形状、位置和小梁切除术中发生的情形，对破孔进行不同的技巧处理[7]。

如果结膜撕裂的范围较小并且位于中间或者后方，则可以通过 Tenon 囊或更深层的结膜用 10-0～11-0 尼龙线或 9-0 Vicryl 缝线在结膜的下表面进行荷包缝合（图 14-4B）。如果在缝合结膜瓣后发现结膜破孔，可以进行同样的处理。靠近巩膜瓣的较小的结膜破孔也可通过术中注入黏弹剂[8]或组织黏合剂[9]封闭，完成组织修补[10, 11]。

垂直或水平的线状裂缝最好用尼龙线或 Vicryl 缝线在结膜的下表面或后表面对裂缝的两端进行缝合。

靠近角巩膜缘的结膜破孔应缝合得更加紧密以防止术后伤口漏。小的结膜破孔可以通过在结膜下表面或角巩膜缘前 1～2mm 去上皮化的角膜进行水平褥式缝合来修补（图 14-5）[12]。

大面积的结膜破孔有时不能通过简单的缝合来

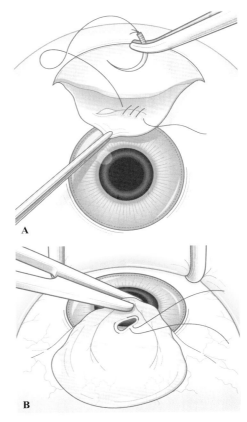

▲ 图 14-4　在下方表面修补结膜破孔

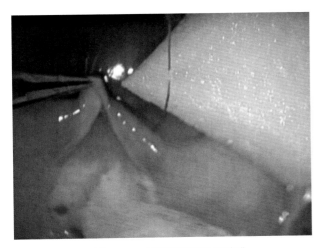

▲ 图 14-3　纤维素海绵分离结膜

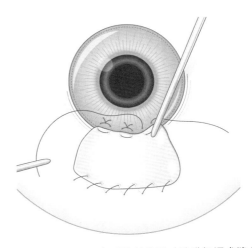

▲ 图 14-5　对靠近角膜缘的结膜破孔进行褥式缝合

完成修补。有时可能需要结膜自体移植才能很好地封闭裂孔。鉴于对晚期滤过泡渗漏及滤过过强的滤过泡采用"加压缝合"的技术，9-0 或 10-0 尼龙线可以以"晾衣绳"的方式封闭结膜伤口，阻止房水渗漏。

结膜缝合后，Seidel 试验通过前房穿刺，向前房注入平衡盐溶液观察是否有房水流出，成为检查滤过泡情况的最好方法。房水渗漏可能由结膜切口裂开，修复破孔或未被发现的其他破孔引起。在做以角膜缘为基底的结膜瓣时，伤口裂开可以通过追加几针间断缝合而达到很好的修复效果。对于以穹隆为基底的结膜瓣，可以用 9-0 的 Vicryl 缝线或 10-0 的尼龙线，采用褥式缝合的缝合方法将结膜下端缝在去上皮的角膜上。

如果出现广泛的结膜伤口漏，那么很容易形成浅前房，最好的处理方法是带患者重新回到手术间。考虑到球后麻醉可能带来更多的问题，因此对于配合较好的患者可以选择表面麻醉或局部麻醉。由于炎症或水肿的因素，组织质地可能变得很差而增加了修补难度。有时可能需要自体结膜移植或将后部结膜向前牵拉，防止破孔进一步变大。

八、丝裂霉素海绵的使用

丝裂霉素（Mitomycin C，MMC）是一种从头状链霉菌分离出的抗代谢药，主要用于术中减少结膜瘢痕化。用浓度为 0.2～0.5mg/ml 的丝裂霉素浸润海绵，在进入前房前置入结膜下放置数分钟，然后取出，随即用平衡盐溶液进行冲洗。在移除过程中容易将海绵撕碎或误留在结膜下，而造成结膜过度腐蚀、受损[15]。因此，应小心以确保海绵完全、完整地取出。在置入或移除丝裂霉素海绵时也要注意防止使菲薄的结膜组织受损。

九、分离制作巩膜瓣

各种形状的巩膜瓣，如矩形、方形、菱形或三角形都可以达到相同的手术成功率。笔者比较倾向矩形巩膜瓣，也有部分术者倾向于做以角膜巩膜缘为基底的三角形巩膜瓣。巩膜瓣的大小和形态，以及角膜切口的大小对小梁切除术的结果不会产生影响[16, 17]。

制作巩膜瓣外边界时的深度应为 1/2～2/3 巩膜厚度。向透明角膜剥离、制作板层巩膜瓣时应保持 1/2 巩膜厚度。切削到巩膜边缘时应避免损伤烧灼的血管，以防组织收缩及巩膜瓣缝合后伤口裂开。因而血管烧灼应远离巩膜瓣的边缘（图 14-6）。当巩膜瓣厚度 < 1/4 巩膜厚度时，很容易发生组织撕裂或在基底部切断。如果巩膜瓣过厚（ > 3/4 巩膜厚度），则因眼球表面曲率突然改变，很容易进入前房。如果发生此类情况，术者应向角膜基质方向或平面切削（图 14-7）。当表层巩膜瓣过薄时，应该将其紧密缝合。然而，仍然可能有大量房水流出并导致前房变浅。在缝合巩膜瓣后应向前房注入平衡盐溶液，检测房水是否流出。如果巩膜瓣发生撕裂、离断或破孔，则需要其他手术操作。术者可通过截取一块厚的 Tenon 囊组织，紧紧贴附于巩膜瓣

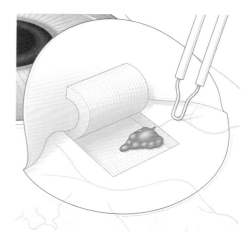

▲ 图 14-6　在远离巩膜瓣边缘处烧灼血管止血

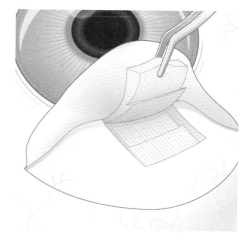

▲ 图 14-7　调整巩膜瓣厚度，朝向角膜基质切削巩膜

上进行缝合（图 14-8）[18, 19]。在少数情况下，如果结膜过于菲薄甚至 Tenon 囊缺失时，可以用预先准备的异体巩膜或同种异体心包膜或硬脑膜修补巩膜开口。但是，使用异体组织也要尽可能地避免引起炎症反应而导致滤过泡瘢痕化。

十、巩膜切除

用手术刀在 Schwalbe 线前做一个外部切口，以利于进入前房的操作。切口长度必须足够让剪刀及其他器械进入前房进行操作（图 14-9）。切除小梁后，应仔细检查深层巩膜切除部位。角膜后弹力层薄且透明，很容易在切除小梁组织后仍有残留

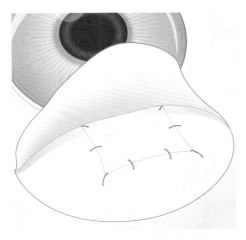

▲ 图 14-8　将 Tenon 囊缝合于巩膜上

（图 14-10）。术者应用海绵擦拭干净后仔细寻找此类可能存留的物质，避免术后堵塞房水引流通道。此外，还应检查通道内口是否被虹膜或血凝块阻塞，如果存在应在缝合巩膜瓣前及时清除。

十一、角膜损伤

在整个手术过程中适当润湿角膜，可以避免角膜表面损伤，如磨损和上皮缺损。在缝合以穹隆为基底的结膜瓣时也应小心操作，避免损伤角膜。小的擦伤通常不会引起其他后果，并且可以很快愈合。大面积的角膜上皮损失可能需要眼罩或角膜绷带镜协助角膜修复。

后弹力层脱离通常发生在切除小梁组织时。如前所述，在 Schwalbe 线前做的切口应足够大，以便剪刀等器械切除眼内组织。在器械进入眼内的过程也会引起后弹力层脱离。小范围的周边的后弹力层脱离通常不会影响手术效果，仅表现为小范围的边缘卷曲。如果发生大范围的后弹力层脱离，则需要术中及时修补。可以通过穿刺口向前房内注入空气或黏弹剂[20]。在少数情况下，后弹力层脱离范围过大，需要缝合才能修复。

十二、虹膜切除相关并发症

理想的周切口应该基底部宽于房水引流通道的内口，而朝向瞳孔的宽度又不会过大。术前应向术

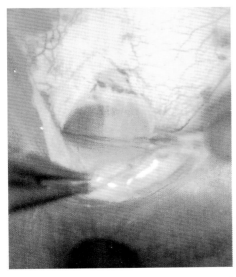

▲ 图 14-9　外部切口足够长已满足前房内组织切除的一系列操作

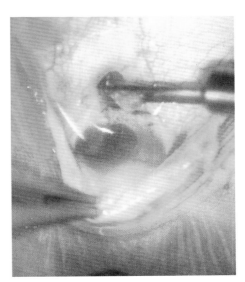

▲ 图 14-10　检查房水滤道内口角膜后弹力层是否完全切除

眼滴入 2% 的毛果芸香碱，以避免虹膜从小梁切口处脱出。切除虹膜时不可拉扯虹膜，应保持剪刀刀片与角膜缘平行，向下推动以抓住虹膜，再切除。这样有助于确保周切口宽基底而长度较短的形状（图 14-11）。之后通过轻压切后周边的角膜缘或冲洗内口使周边虹膜组织复位。如果瞳孔依然是竖椭圆形而不是圆形，说明仍有虹膜组织嵌顿于内口。

有时，虹膜切除不完整，残留虹膜色素上皮。用平衡盐溶液灌洗可以暴露虹膜切口并清除剩余的色素上皮细胞。在用镊子夹取残余虹膜组织时应操作轻柔，以防损伤晶状体。在术后早期，任何残留的虹膜组织都可以用氩激光和（或）Nd:YAG 激光处理。进行虹膜切除和（或）深层巩膜切除时可能引起虹膜根部离断或睫状体脱离。小范围的虹膜根部离断可能不会对术后结果产生影响，但大范围的离断可能需要修补。

十三、前房积血

英国全国调查报告示，前房积血是小梁切除术术中最常见的并发症，发生率约 24.6%[2]。据 AGIS[3] 和 CIGS[4] 报道，术中前房积血的发生率分别为 13.1% 和 8%。CIGS 报道，黑色人种发生前房积血和前房积血的风险有所降低。可是，除了在白种人受试者的眼睛中更容易看到血液，从而导致更

高的报告率之外，尚无其他理由能解释这种差异。最近也有研究报道，小梁消融术中前房积血的发生率为 100%，而联合丝裂霉素的小梁切除术中前房积血的发生率为 2.9%[36]。

术中出血最常见的原因是虹膜切除时虹膜或睫状体受损，尤其是组织存在新生血管时。其他的原因可能是 Schlemm 管切口和角膜巩膜伤口出血[21]。可以通过在巩膜距前做内切口来避免[22]。患有血友病，血小板减少症和红细胞增多症等血液疾病的患者更容易出现前房积血。

在大多数情况下，前房积血是自限的并且不需要特殊的治疗[23, 24]。但是前房积血也可导致眼压升高，如果长期存在可引起角膜血染等情况。并且在镰状细胞贫血的患者中尤为严重。溶血性青光眼[25] 和"黑球"样前房积血虽然少见但也有发生。

术中应操作轻柔以避免术中及术后出血的发生。当血管出血时应适当地进行血管烧灼。需要烧灼巩膜床（图 14-12）或巩膜瓣边缘的出血时，笔尖式烧灼器可以达到很好的效果。如前文所提及的，对巩膜瓣边缘进行烧灼时应避免引起巩膜瓣皱缩及巩膜伤口愈合困难。在这种情况下，应该对远处的出血血管进行烧灼。虹膜所致的出血相对少见，但在虹膜红变或虹膜睫状体炎存在时也可发生大量出血。在这种情况下，术者可以在进行周边虹膜切除术之前轻度烧灼虹膜表面[26]。在手术前 1 或 2 天在虹膜表面行氩激光光凝，凝固血管也可以实现相同的效果。

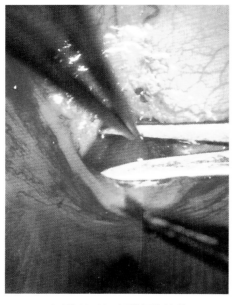

▲ 图 14-11　虹膜切除技巧

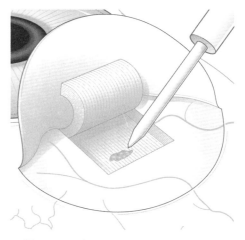

▲ 图 14-12　在巩膜床表面用笔尖烧灼器止血

如果从虹膜表面或睫状体发生出血，则难以烧灼止血。通常情况下，用海绵施压后出血可自行停止。如果持续出血，可以在前房内注入肾上腺素或黏弹剂。最好避免眼内烧灼以防损伤晶状体或悬韧带。少量的出血可残留前房内，术后联合局部用类固醇和睫状肌麻痹药治疗。

十四、晶状体损伤

即便术中和术后的过程很理想，滤过术也会引起白内障。文献提示，术后白内障的发生率为 2%～53%[3, 27, 28]，但是在大多数研究中，1/3 小梁切除术后出现视力下降两行 Snellen 视力表。手术过程中很少直接损伤晶状体，但前囊可被尖锐的器械撕裂，导致白内障形成。它可以发生于前房穿刺、内口切除、虹膜切除时[29]。过量的灌注液注入前房也会导致白内障形成。

十五、玻璃体脱出

小梁切除术中发生玻璃体脱出的可能非常小（发生率＜0.5%），易发生于人工晶状体眼[30]。切除房水流出通道内口和虹膜时，可能损伤悬韧带，导致玻璃体脱出。可能的全身易感因素包括静脉压增加（如动静脉瘘）和慢性阻塞性肺病患者的 Valsalva 动作。其他引起玻璃体脱出的可能因素包括眼睑痉挛[31]、巩膜薄、高度近视、晶状体半脱位或脱位、无晶状体和另一只眼既往出现过玻璃体脱出。玻璃体脱出可导致多种并发症，包括大泡性角膜病变，上皮细胞纤维化，虹膜脱垂，葡萄膜炎，视网膜脱离，黄斑囊样水肿，玻璃体皱缩、混浊及增殖性改变，瞳孔机化膜，以及眼内炎的发生率增高[32]。当玻璃体脱出发生时，应首先明确发生的原因。排除是否发生脉络膜上腔出血。术前和术中都应时刻警惕玻璃体脱出。减少其发生的方法包括适当的镇痛和眼部麻醉，保证术中患者体位舒适，服用乙酰唑胺和静脉注射甘露醇降低眼压，用合适的开睑器固定眼球避免对眼球产生直接压力。如果眼睑痉挛应该进行外眦切开术。眼内后部压力增高的表现包括虹膜脱出、晶状体虹膜隔位置前移、伤口裂开、前房变浅。

十六、脉络膜渗漏、出血

详细请参考第 17 章中"十一、预后"。青光眼滤过性手术后长期低眼压会偶然导致脉络膜上腔发生浆液性渗漏，然后继发脉络膜脱离。CIGTS[4] 报道，465 例小梁切除术后，2 例（0.4%）发生了浆液性脉络膜脱离。小眼球、Sturge-Weber 综合征、动静脉瘘和巩膜上静脉压升高的患者发生率明显增高。建议在小梁切除术中联合后巩膜切开术作为防止此类并发症发生的预防措施[33]，但目前尚未达成共识[34]。

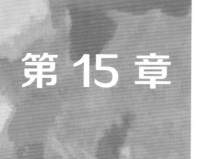

第 15 章　术后早期眼压升高
Early Postoperative Increase in Intraocular Pressure

Pratap Challa　著

田佳鑫　译

方　严　校

本章概要

　　小梁切除术后多种原因可以引起眼压升高。进行裂隙灯、房角镜、眼底像等详细的检查有助于找到眼压升高的原因。许多情况下可以保守处理，不需要重新手术。

一、概述

　　小梁切除术后早期的眼压升高通常发生在术后第 1 天至数周内。应认真检查眼部情况，用心推敲引起眼压升高的原因。用裂隙灯观察滤过泡及前房深度，房角镜用于判断巩膜内切口是否通畅，逐步确定眼压升高的原因。同时我们应思考房水流出的阻力部位，可能位于巩膜内切口、巩膜瓣边缘、巩膜表层或 Tenon 囊中。

　　前房情况对确定术后眼压升高的原因十分重要（表 15-1）。前房深意味着房水流出的阻力部位在之前所提到的任意手术切口的位置。如果滤过泡扁平说明房水流出的阻力部位在巩膜内切口或巩膜瓣处。巩膜切口阻塞可能由于多种原因，如血液、纤维蛋白、虹膜、睫状体甚至玻璃体。Tenon 囊包裹发生于术后 3 周，表现深前房伴有高高隆起的滤过泡。滤过泡囊壁的纤维化阻碍房水流出。相反，如果前房浅则诊断完全不同。前房浅表明眼球后部的压力高于前部，原因包括瞳孔阻滞、房水逆流和脉络膜上腔出血。

二、伴深前房的眼压升高

　　伴有深前房的眼压升高说明房水不能通过小梁通道流出。如前文所述，术后早期房水流出的阻力部位为巩膜内切口、巩膜瓣、Tenon 囊。房角镜检查可以确定巩膜切口内是否阻塞。通过细致的裂隙灯检查可以观察到滤过泡的特征，并识别巩膜瓣边缘的血红蛋白，这提示血红蛋白或纤维蛋白通过小梁切除术切口阻塞通道。

（一）阻力在巩膜切口处

　　巩膜切口阻塞是在深前房的情况下术后早期眼压升高的原因之一，可能由多种原因引起。血液、纤维蛋白、虹膜、睫状体和玻璃体阻塞巩膜切口的案例都曾有报道。用房角镜检查可以确定房角阻塞的原因，并应作为小梁切除术后效果欠佳的常规

表 15-1　术后早期高眼压的鉴别诊断

前房情况	
深	浅
• 巩膜切口堵塞	• 瞳孔阻滞
• 巩膜缝线过紧	• 脉络膜上腔出血
• 巩膜瓣下积血或纤维蛋白沉积	• 恶性青光眼
• 滤过泡包裹机化	
• 黏弹剂残留	
• 激素诱发	

检查。

术后出血是小梁切除术最常见的并发症之一，据报道发生率为 6%～25%[1, 2]。大多数情况可以通过观察和使用激素类药而得到缓解。但是有些情况下，血液可以阻塞巩膜切口。血细胞的存在常表现为巩膜切口周围或沿着切口通道呈淡红色。首先可以尝试局部按摩，观察聚集的红细胞是否可以清除[3]。通常情况下，因为同时伴有纤维蛋白的沉积，红细胞不能被轻易清除。如果按摩力度在合理范围内，可以持续按压并观察眼部情况，直至堵塞的红细胞被完全清除。但是如果压力过高或滤过泡存在瘢痕化和失败的风险时，应向前房内注入组织型纤溶酶原激活剂（tissue plasminogen activator, tPA）[4, 5]。标准剂量为 6～12.5μg 在裂隙灯下通过穿刺口注入前房。如果初始剂量不能在 3h 内改善房水外流降低眼压，可以行再次注射。也有病例报道增加首次用量，但也带来了其他并发症，如前房积血[6]、角膜带状变性[7]、角膜混浊[8]、玻璃体积血[9]。如果穿刺口愈合，则可行 30G 注射针先释放出一部分房水，然后再注入组织型纤溶酶原激活剂。任何情况下前房内注入组织型纤溶酶原激活剂都会引起出血，因此随后应密切观察眼部情况。

此外，也有术者提倡松解缝线或拆除可调节缝线来帮助清除积血、促进房水流出。但是，如果积血沉积的特别紧密，则此类方法作用有限。大多数血凝块可以在 24～72h 内溶解，因此松解缝线或拆除可调节缝线时需注意避免积血清除后低眼压。同样，纤维蛋白也会阻塞巩膜切口，其发生可能与出血或炎症有关，处理方式与血细胞沉积切口相同。此外，局部或全身积极使用激素及前房内注入组织型纤溶酶原激活剂也助于纤维蛋白的吸收[4]。

虹膜组织也可在小梁切除术后堵塞房水引流通道。此类并发症的发生率相对较低，并且与虹膜切口过小 / 缺失或巩膜切口过小有关。虹膜 / 瞳孔呈典型的竖椭圆形，尖端朝向巩膜切口，房角镜可显示虹膜嵌顿的存在（图 15-1 至图 15-4）。治疗方式取决于虹膜嵌顿的程度。小范围的嵌顿可以用氩激光治疗解除（见第 2 章）。一些小到中等大小的虹膜嵌顿需要在小手术室或裂隙灯下进行修复。确保无菌操作，在钝性套管上涂抹黏弹剂，平行通过穿

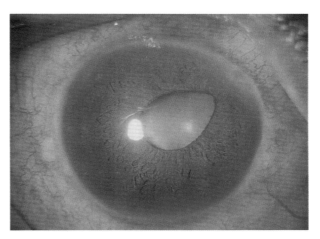

▲ 图 15-1 该患者由于巩膜滤过道受阻，于小梁切除术后 19d 出现高眼压；图示为由于虹膜堵塞巩膜切口、瞳孔呈现尖端朝向巩膜切口（Joe Hallabis, OD 馈赠）

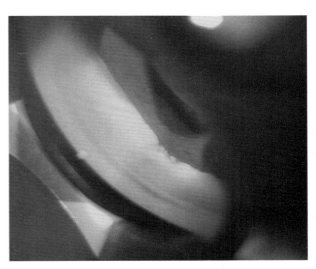

▲ 图 15-2 同一患者房角镜下所示：巩膜切口方向的房角情况；在裂隙灯下，用 27G 套管针联合黏弹剂成功将虹膜嵌顿从巩膜切口处移除（Joe Hallabis, OD 馈赠）

刺口，吸引虹膜远离切口。如果嵌顿面积太大或患者太敏感不能进行操作，则需要重返手术室将虹膜从巩膜切口移除。术中可以考虑扩大虹膜切口。嵌顿解除后，患者仍需要频繁复查，以确保没有再次发生嵌顿。

此外，睫状体亦可阻塞巩膜切口。此类原因发生率相对较低，并且常与巩膜切口靠后或睫状体前旋有关。在房角镜下用氩激光处理睫状突，尝试通过睫状突的收缩和牵拉而解除嵌顿。如果嵌顿不能解除，则需要恢复抗青光眼药的使用或者再次手术。

玻璃体阻塞巩膜切口的情况也曾有报道，表明患者部分悬韧带功能较差。可因术中行虹膜切除时对虹膜过度操作或在虹膜和巩膜表面过多应用烧灼器所致。如果术中发现玻璃体则必须进行切除。术后可以在房角镜下用 YAG 激光切除玻璃体，但目前尚无相关文献报道。这些情况通常需要联合玻璃体切割术进行手术部位的修复。术中谨慎操作有助于减少此类并发症的发生。

（二）阻力在表层巩膜处

如果患者发生眼压升高时前房深、滤过泡扁平且巩膜内口开放则提示房水流出的阻力部位在巩膜瓣。

常见的原因主要为巩膜瓣缝线过紧阻碍房水流出。早期可以通过手指按摩，或在巩膜瓣周围施加局部压力，使巩膜瓣的缝合缝隙开大可以释放房水流出、缓解症状[3]。此类机械操作有助于解除巩膜瓣的粘连，促进房水流出。如果情况不能有所缓解，可能需要拆除或松解缝线。如果术中进行了可调节缝线缝合，那么应在结膜表面对可调节缝线进行拆除（图 15-5）。如果术中未应用可调节缝线，则可用激光缝线溶解术（laser suture lysis，LSL）[10, 11]。LSL 的设置标准为：氩绿激光、激光斑 50μm，时常 0.02～0.2s、能量 300～800mW。通过透镜在缝线周围实施局部压力，可以获得清晰的视野以进行缝线溶解。可用镜头包括 Hoskins、Ritch、Mandelkorn 或 Zeiss 的四镜面镜头。一般情况下，应该在巩膜瓣的最末端溶解缝线，使缝线平铺于结膜下。如果在缝线中间消融缝线可能导致缝线一端翘起，破坏结膜甚至引起感染。如果血液吸收绿光能量会烧伤结膜组织引起穿孔，因此也要避免能量被血液吸收。如果不能避免血液的吸收，应考虑使用黄波长激光或降低激光暴露时间至 0.02s 以下，以将对结膜组织的损伤降低到最小[12]。

其他原因导致的巩膜瓣出口处阻力增高，主要是血液沉积或纤维蛋白使巩膜瓣切口闭合。如果在巩膜瓣的边缘发现红细胞沉积，表明巩膜瓣下可能存在血凝块，进而阻塞房水流出（图 15-6 和图 15-7）。可以局部按摩以解除红细胞和纤维蛋白的沉积并促进房水流出（见前述）。如果局部按摩

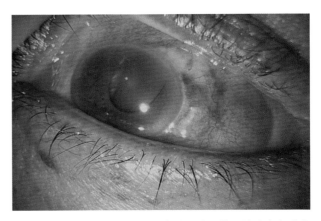

▲ 图 15-3　小梁切除术后 5d 患者的外眼像，该患者虹膜上窜瞳孔呈尖形，可在结膜下看到虹膜组织（Joe Hallabis, OD 馈赠）

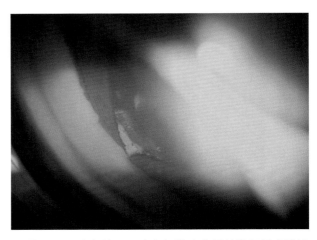

▲ 图 15-4　房角镜下示患者虹膜大范围的嵌顿于巩膜滤过口；该患者进行了小梁切除和虹膜切除的二次手术（Joe Hallabis, OD 馈赠）

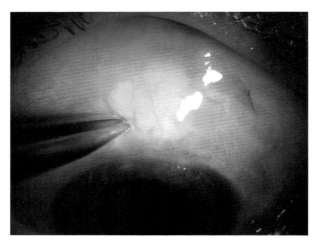

▲ 图 15-5　通过对结膜操作，可将松动的可调节缝线拆除或轻轻松动（Mark Sherwood, MD 馈赠）

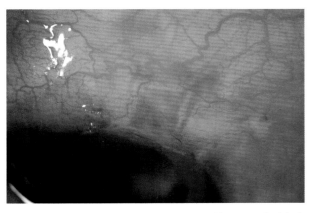

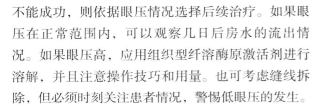

▲ 图 15-6 患者小梁切除术后 3d 的外眼像；可见滤过泡扁平，并且在巩膜瓣的边缘有血红素沉着；因巩膜瓣处存在房水流出阻力，其目前眼压为 26mmHg

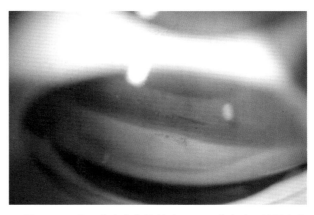

▲ 图 15-7 同一患者房角镜检查示：巩膜滤过口处不存在阻力，局部眼球按摩降低眼压至 16mmHg，24h 后眼压下降至 10mmHg，并且滤过泡隆起

不能成功，则依据眼压情况选择后续治疗。如果眼压在正常范围内，可以观察几日后房水的流出情况。如果眼压高，应用组织型纤溶酶原激活剂进行溶解，并且注意操作技巧和用量。也可考虑缝线拆除，但必须时刻关注患者情况，警惕低眼压的发生。

（三）滤过泡包裹产生阻力

抗青光眼术后伤口愈合是涉及多个因素的极其复杂的过程。随着滤过泡的愈合，手术部位及周围出现胶原沉积和分层，形成包裹（见第 13 章第二节）。一些滤过泡扁平，并且表面有粗大密集的血管穿行。起滤过作用的囊腔消失，纤维组织的增生使滤过泡局限化。滤过泡包裹常出现在术后的前几周和几个月，并且据报道，术后发生率为 3.6%~28%[13-16]。通过术后的回顾性研究，我们不断学习引起滤过泡包裹的原因，并对氩激光小梁切除术（argon laser trabeculoplasty，ALT）[13, 15, 17] 和丝裂霉素[18] 使用的术后效果进行讨论。晚期青光眼干预研究（Advanced Glaucoma Intervention Study，AGIS）是一项大范围的多中心研究，但是尚无对滤过泡包裹机化后 ALT 效果的研究[16]。据报道男性、先天性青光眼和青少年性青光眼术后发生此类并发症的概率更多。延长 β 肾上腺素类药的使用可能导致滤过泡包裹发生的概率增加[15]。虽然没有明确的因果关系，但已经证明长期局部青光眼药物治疗可以增加被切除的 Tenon 囊组织标本中的炎症细胞，意味着免疫系统可能在滤过泡的包裹中发挥作用[20]。

多种方式被用于治疗滤过泡包裹，但目前尚无明确的治疗方式。大多数情况下，几周后滤过泡可以开始发挥滤过作用，因而常用的治疗方法包括恢复抗青光眼药的使用直至眼压下降[21-23]。切除下的包裹的滤过泡内存在炎症细胞，因而常用激素类物质来控制炎症反应。激素的使用会因使用的方式而表现出相反的效果。一些作者认为，局部使用激素类药可以起到很好的效果[22]，但是另一些人认为，泡内注射类固醇会增高滤过泡包裹发生的概率[24]。最近一些研究表明，在滤过泡的周围注射类固醇类药比在对侧注药更容易引起滤过泡包裹机化的发生。虽然目前尚不能确定是长效激素还是用药过程中促使滤过泡的包裹，但是在必要时也应短效局部用药而非使用长效激素类药。总的来说，大多数患者采用抗青光眼药联合按摩作为术后滤过泡初次包裹机化的治疗方法[25]。

一些情况下，保守治疗并不能解决滤过泡的包裹，尚需要进行手术干预。可以在裂隙灯或小手术室内进行滤过泡针拨作为治疗的方法之一。在无菌条件下，使用 27G 或 30G 针头进入距离滤过泡 5~10mm 的结膜下。结膜下注射不含防腐剂的利多卡因或平衡盐溶液使结膜呈球囊样，并用针头剥离包裹局限的滤过泡囊壁[26]。此类操作可以在多个位置完成以增加房水流量。随后将 5mg 氟尿嘧啶（5-Fluorouracil，5-FU）注射到下方结膜下以延缓成纤维细胞增殖[27-29]。但是，在用氟尿嘧啶时需要监测角膜上皮和内皮细胞的毒性反应[30]。如果情况不能改善，则可以使用更强的抗增生药，例如丝裂霉素[31, 32]。手术切除滤过泡表面覆盖的结膜或切除部分纤维化的滤过泡囊壁，也可提高房水流出[33]。

（四）引起眼压升高伴有深前房的其他因素

对术后眼压升高的原因进行详细的思考。一些术者在过滤术中和术后使用黏弹性来维持前房深度。而黏弹剂的残留可以导致术后 24h 内眼压升高[34]。如果使用黏弹性材料，应小心使用并且仅部分填充前房。此外，激素反应引起的眼压升高常出现于术后 4~6 周。依据既往经验，一些学者认为，存在有功能的滤过泡时，不会发生激素反应引起眼压升高的情况。然而，尽管大部分房水通过手术切口流出，但仍有一些房水通过小梁网流出。因此，在一些案例中，减少类固醇的使用可以有效地降低眼压[35-37]。类固醇主要用于控制术后的炎症反应，当减少用量时，应参考滤过泡的外观和周围血管的情况。

联合白内障摘除的小梁切除术可以表现出其他不同的并发症。术中无意残留的晶状体皮质、核及囊膜可能堵塞巩膜切口。此外，白内障摘除可以增加炎症，促进纤维蛋白的产生，从而降低滤过泡的功能。增加激素用量、滤过泡针拨，以及前房内注射组织型纤溶酶原激活剂可用于处理此类并发症[5]。

三、眼压升高伴浅前房

术后眼压升高伴前房浅说明眼球后部压力升高。诊断包括瞳孔阻滞、恶性青光眼和脉络膜出血。瞳孔阻滞和恶性青光眼必须通过详细的检查才能鉴别。瞳孔阻滞表现为中央前房适中，周边可见虹膜膨隆。然而，在滤过泡有功能的情况下，依然可以表现出浅前房，与恶性青光眼相似。因此，当患者行虹膜切除术时应该考虑和其他两种原因鉴别。如果周切口缺失或虹膜切除不完整，可以首先考虑用使用激光虹膜切除术。如果切除周边虹膜后前房加深，那么可以明确诊断。然而，如果前房依旧浅，需要排除恶性青光眼的诊断。眼底表现和 B 超有助于明确脉络膜上腔出血的诊断。

（一）术后瞳孔阻滞合并术后眼压升高

瞳孔阻滞引起术后眼压升高较为少见，主要

原因为虹膜周切口切除不完全或未做周切口（见第 16 章）。因此，周切口过小或未行周边虹膜切除被称为瞳孔阻滞的诱发因素。特别是，小范围的虹膜切除可能容易被血液或炎症阻塞。如果虹膜切除不完整，可以行激光或手术切除残余虹膜。如果血液或纤维蛋白堵塞周切口，医生可以局部给予药效更强的激素局部治疗或口服。如果眼压显著增高，可行组织型纤溶酶原激活剂前房注射用于促进血液和纤维蛋白溶解。但必须小心使用，防止诱发出血发生。相对来说，氩激光虹膜切除因激光穿透能力有限，术后出血情况较少，反而更安全。

（二）恶性青光眼合并术后眼压升高

房水逆流或恶性青光眼引起术后眼压升高较为少见（见第 19 章）。总体来说，其主要发生于房角窄的患者。据报道，其在小梁切除术后的发生率为0.2%~4%[2, 38-40]，若术中出现房角全周或部分关闭的情况，则发生率有所增加[39]。查体时可发现，眼压升高同时存在中央和周边前房浅，晶状体虹膜隔前移。并且，在存在虹膜周切口的情况下（见前述）才能诊断为恶性青光眼。恶性青光眼可用睫状肌麻痹药和抑制房水生成的药物进行治疗。这些药物可以改变睫状突和玻璃体面的作用力。如果药物治疗无效，可用氩激光破坏玻璃体界面或行玻璃体切割术。

（三）迟发性脉络膜上腔出血合并术后眼压升高

这种并发症较为严重，通常在小梁切除术后的第 1 周内出现（见第 17 章）。多发生于术后低眼压，表现为突发的极度疼痛，视力下降，眼压升高和浅前房[41, 42]。眼底检查示：暗红或棕色的脉络膜隆起，提示其下方存在血液沉积。B 超的典型表现为脉络膜上腔高反射。合并高度近视、无晶状体眼、人工晶状体眼、高龄、高眼压和玻璃体切割术后等情况时，此类并发症的发病率增加[41-44]。

在多数大范围研究中，其发病率为 0%~6%[1, 44-45]。在无晶状体眼中，发病率可达 13%，在玻璃体切割术后合并无晶状体眼的患者中发病率可达33%[42]。据报道，抗代谢药使用也增加了该并发症发生的风险[44, 46]。

第 16 章

浅前房
Shallow Anterior Chamber

Anil K Mandal　Debasis Chakrabarti　Raka Chakrabarti　著
田佳鑫　译
周和政　校

本章概要

　　浅前房依旧是青光眼滤过术的一种重要的并发症。术前浅前房及使用抗代谢药的患者，术后发生浅前房的概率更高。事实上，对于大多数并发症而言，预防都比治疗更有意义。然而，即便术者的手术技巧和经验均属上乘，也会常有此类并发症的发生，因而需要对其妥善处置进行系统的评估。详细的裂隙灯评估和眼底检查是做出正确诊断的基石。特别要注意对以下几点进行细心的评估：眼压、滤过泡状态、虹膜周切口是否通畅与虹膜形态、Seidel 试验和眼底检查。浅前房伴低眼压的常见情况有：伤口渗漏、滤过过强、脉络膜脱离；而浅前房伴眼压升高的常见原因有：瞳孔阻滞、房水逆流性青光眼（恶性青光眼）及脉络膜上腔出血。明确发病原因有助于指导正确治疗方式。严格密切的随访、正确的诊断和适当的治疗对于管理这种潜在威胁视力的状况至关重要。

一、概述

　　在对一个成功的青光眼滤过术的患者进行术后评估时，一旦看到前房变浅或消失，术者常常会感到紧张。"但同时，术者必须保持外表平静、举止轻松，以防止患者在术后视力降低的这段时间过度紧张。"[1]

　　术后早期低眼压甚至常无法测量的情况并不罕见，通常伴有浅前房。前房常在术后第 2~3 天达到最浅，在接下来的两周逐渐加深。大多数情况下，随着时间的推移前房可自动加深，除了术后的常规护理之外不需要特殊处理。虹膜与角膜相贴的浅前房和晶状体与角膜相贴的扁平前房的治疗方法和预后截然不同，正确区分两者十分重要。长期的浅前房可能导致内皮细胞计数减少[2]、周边前粘连的形成（图 16-1）[3]、白内障、低眼压性黄斑病变（图 16-2 和图 16-3）、眼内炎等（图 16-4）。然而，

这些后遗症通常不会影响长期术后效果，因而我们必须仔细权衡过早干预滤过泡功能的利与弊[1]。如果浅前房持续超过 1~2 周，则需要采取措施重建前房。但是，对于前房完全消失的患者，必须立即给予术后特殊处理以免影响手术结果。

　　Spaeth[4] 推荐的浅前房临床分类方法对术后管

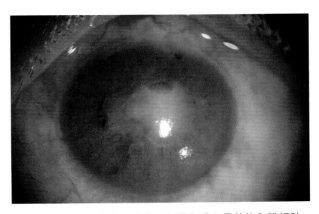

▲ 图 16-1　浅前房后遗症：虹膜角膜和晶状体角膜相贴

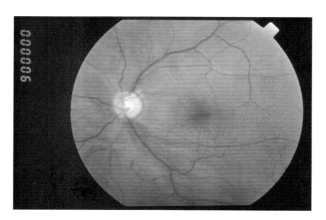

▲ 图 16-2　左眼因术后浅前房导致的低眼压性黄斑病变

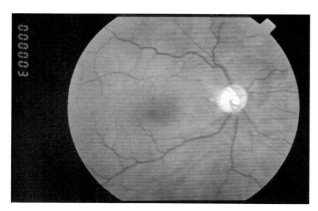

▲ 图 16-3　右眼因术后浅前房导致的低眼压性黄斑病变

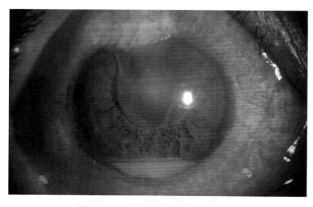

▲ 图 16-4　因滤过泡感染继发眼内炎

理极具意义。1 级：周边前房扁平，周围虹膜和角膜相贴，但在瞳孔区前仍有前房存留。2 级：更大范围的中部虹膜与角膜相贴，但是在瞳孔区的晶状体（或玻璃体）的前表面和角膜之间仍有一定的空间。在日常查体时，可以以角膜厚度为参照，估测中央角膜距瞳孔区有多少"角膜厚度"，这种方

法对估计一个小的中央前房的实际深度非常管用。3 级：是真正的前房消失，虹膜及瞳孔区的组织完全与角膜后表面相贴。总的来说，对 1 级和 2 级的浅前房，随着时间推移，或加上适度的干预如睫状体麻痹药治疗前房情况几乎都可逐步自发好转。3 级即扁平前房系"紧急医疗事件"，如果在非常短的时期内（1~2d）不能自动恢复，通常需要手术干预。

二、患病率和危险因素

依据英国大范围的全国调查，小梁切除术后最容易引起的并发症是前房积血（24.0%）、浅前房（23.9%）、伤口渗漏（17.8%）和脉络膜脱离（14.1%）[5]。

与小梁切除术后浅前房的发生相关的因素包括术前浅前房、闭角型青光眼有关病史、以穹隆为基底的结膜瓣[6]。中国最近一项纳入 218 只眼的研究证明：发生率为 19.3% 的术后浅前房，超过一半是由于滤过过强引起[7]。

三、病因

术后浅前房的病因可以根据眼部解剖结构的表现和眼压情况进行分类。

（一）低眼压的前房浅

1. 伤口渗漏。

2. 滤过过强。

3. 睫状体脉络膜脱离，房水分泌减少。

4. 睫状体脱离。

（二）高眼压或眼压正常的浅前房

1. 房水逆流性（恶性）青光眼。

2. 瞳孔阻滞。

3. 脉络膜出血。

四、预防措施

（一）术前

1. 对易发生脉络膜渗出的情况作出及时的判断，例如：显著的高眼压、上巩膜静脉压升高（Sturge-Weber 综合征、真性小眼球等）。

2. 口服醋甲唑胺和（或）静脉注射甘露醇有助

于高风险病例的眼压控制。

3. 控制血压有助于降低术中和术后出血性脉络膜渗出的风险。

（二）术中

1. 仔细分离结膜

(1) 尽量减少操作。

(2) 使用无齿镊和纤维素海绵。

(3) 制作结膜瓣时尽可能钝性分离。

(4) 如果必须进行锐器分离时，应使用圆头剪刀，注意避免将结膜组织牵拉到两片剪刀刀片之间。

2. 认真细致地闭合结膜切口：完美的伤口对合至关重要。

(1) 对以角膜缘为底的结膜瓣，本章笔者常用带 8-0 Vicryl 缝线的血管针，以连续锁扣的方式缝合。其他术者可能选择先 Tenon 囊后结膜组织的分层连续缝合法。

(2) 以穹隆为基底的结膜瓣。

① 笔者更喜欢使用 8-0 Vicryl 缝线的翼式缝合法，要注意将结膜牵拉越过上方的角膜缘，然后拉紧缝线尽量使游离的结膜边缘紧贴角膜。

② 也有人在清除角膜缘附近的角膜上皮后，使用 8-0 Vicryl 缝线，进行连续的垂直褥式缝合，确保伤口密闭（见第 13 章）。

术中一旦发现结膜纽扣孔应使用"非接触"缝合的技术使之闭合[1]。用带有 10-0 尼龙线或可吸收线的锥形血管针，先穿过纽扣孔前唇不远的前方结膜，缝针跨越结膜破孔，然后在破孔后唇后方的结膜做一个小的咬切再行缝合。尽可能少的将结膜卷曲于伤口中，并且不要用镊子夹钳结膜，以防破孔面积变大。同时避免触碰表层巩膜瓣，以免发生出血或修补处滤过泡局限。纽扣孔的闭合也可以使用褥式缝合或八字形缝合的"无接触"缝合技术。手术结束后可将 2% 荧光素放置在隆起的滤过泡和任何破损区域上进行检测，确认无渗漏存留。

3. 如果术中使用抗代谢药，如丝裂霉素，应注意避免抗代谢药接触伤口边缘。用无齿镊将组织抬高以远离沾有抗代谢药的海绵或拭子。此外，在应用抗代谢药后也应充分清洗周围组织。

4. 浅层巩膜瓣应至少 1/2 厚度，以防经巩膜瓣的房水流出过多。

5. 手术中行预防性的后巩膜切开对真性小眼球、巩膜静脉压高等存在脉络膜渗出高危因素的患者有一定保护意义。

6. 术中行可调节或可拆除缝线可以降低因滤过过强导致前房变浅的风险。（见第 13 章的聚焦）

7. 在进入前房前和小梁切除术结束时注射黏弹剂可能有助于减少低眼压和脉络膜脱离的发生率。

8. 合理的使用抗代谢药。在术后瘢痕化风险低的术眼，如初次小梁切除术、结膜薄、老年患者，不用抗纤维化药或单用氟尿嘧啶就已足够。对于滤过失败的高危患者，如葡萄膜炎、伴新生血管或结膜瘢痕者，应提倡使用抗代谢药，但较低的浓度和较短的接触时间可能更安全。

（三）术后

应提醒患者注意避免咳嗽、紧张、恶心、呕吐，以及 Valsalva 动作造成的不利影响。如果需要，可以给予止咳通便类药。

五、处理

在处理术后浅前房的患者时，重要的是根据系统的思考方法去明确致病原因，从而得以制定确切的治疗方案。全面彻底的临床评估至关重要。

1. 问清楚有无任何揉搓眼球、眼外伤或 Valsalva 阳性动作，如腹肌紧张。

2. 记录视敏度。因晶状体前移诱发近视。

3. 结膜：注意滤过泡的形态（扁平或隆起），对结膜伤口对合处进行仔细的检查，注意有无缝线松动并行 Seidel 实验确认有无滤过泡漏。

4. 角膜：记录任何上皮和基质水肿。

5. 前房：根据以上讨论的内容对前房深浅进行分级，并记录中央及周边前房情况（以区分瞳孔阻滞和恶性青光眼）。

6. 虹膜：记录虹膜形态及周切口的通畅性以排除瞳孔阻滞的可能。

7. 瞳孔：记录瞳孔的对光反应和相对性传入性瞳孔障碍。

8. 晶状体：记录任何晶状体与角膜相贴及白内

障进展的情况。

9. 眼底：时刻警惕脉络膜脱离及脉络膜出血的发生。

10. 用压平式眼压计测眼压。

11. 如果想了解巩膜内口是否通畅或被虹膜、血液、玻璃体等其他物质阻塞，则需行房角镜检查。各个具体情况的诊断和处理详述如下。

（一）滤过泡渗漏

滤过泡渗漏（见第 21 章）是术后浅前房最重要的鉴别诊断之一（图 16-5）。术后早期滤过泡渗漏的原因有术中未发现的结膜纽扣孔或结膜切口的伤口裂隙。晚期自发的滤过泡渗漏更容易发生于无血管生长的壁薄滤过泡及曾使用抗代谢药的患者。

1. 体征

(1) 低眼压。

(2) 滤过泡扁平。

(3) Seidel 试验阳性（图 16-6）。检验方法：用

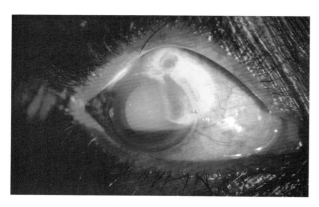

▲ 图 16-5　滤过泡渗漏

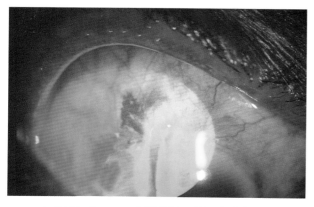

▲ 图 16-6　**Seidel 试验阳性，显示滤过泡渗漏**

2% 荧光素无菌溶液或无菌浓缩荧光素条行滤过泡染色，如有滤泡渗漏，则可见暗色的浓缩荧光素经房水稀释后发出的亮绿色荧光。如果眼压过低，需要轻压眼球将阳性体征引出。

(4) 角膜上可出现后弹力层皱褶等低眼压体征的表现。

(5) 脉络膜脱离。

2. 处理方式

(1) 药物治疗。

① 鉴于大多数病例的前房都可以自动重建，故药物治疗经常是最好的初始治疗方式。

② 睫状肌麻痹药有助于放松睫状肌、扩大睫状环、增加悬韧带张力使晶状体后移而加深前房。对于前房浅患者，笔者倾向于用 1% 的阿托品滴眼液和去氧肾上腺素滴眼液，皆为每日 3 次滴眼。

③ β 受体拮抗药局部滴眼或醋甲唑胺口服等抑制房水生成的措施，通过暂时性降低流经滤过泡的房水流量而促进自发的愈合、使得结膜上皮可以跨越缺损区增殖，从而愈合伤口。

④ 通过局部使用氨基糖苷类（如庆大霉素或妥布霉素）诱发结膜炎症反应也可以促进伤口愈合。上述两类药治疗结膜伤口渗漏通常是有效的，但也可能引起过度炎症，导致滤过泡扁平、损害滤过泡功能。

(2) 机械压力。

① 加压包扎：部分情况下滤过泡渗漏或滤过过强可以在加压包扎的作用下自发愈合。将一片菱形棉枕置于滤过泡区域的上方眼睑处，充当压塞物，并用纱布固定。因睡眠状态时出现的贝尔征会导致加压作用点移至角膜中央，故应嘱患者在加压包扎期间保持清醒状态并将另一只眼睁开直视前方。这种包扎常常无效，有时甚至反而使前房更浅。

② 角膜接触镜：治疗滤过泡渗漏的另一有效方法是佩戴一个大直径的软性角膜接触镜。接触镜的直径范围为 14～28mm，所选择接触镜的直径应足够大，以确保可以完全覆盖住结膜渗漏区域。接触镜至少要放置 1 周以促进上皮移行生长。佩戴 1 周后如果渗漏持续存在（Seidel 试验阳性），可再次放置接触镜并佩戴至少 2～3 周。为预防感染，应局部使用抗生素滴眼液。但是，要避免在滤过泡渗漏

的眼睛超长期佩戴角膜接触镜，这样会增加发生眼内炎的风险。

③ 睑球粘连环：将患者不适降低到最小并能起到加压作用最好方法是使用睑球粘连环。它们有多种内径和外径的选择。使用时，环应覆盖渗漏以正常发挥作用。

④ Simmons 填塞壳可以提供更大的压力，但耐受性较差，因此，现在并不常用。

(3) 黏合剂和生长因子。

① 纤维蛋白黏合剂：纤维蛋白组织胶是纤维蛋白原和凝血酶的混合物，可诱导组织凝结，以修补滤过泡渗漏处 [8, 9]。黏合剂与凝血酶同时应用于结膜伤口，形成纤维蛋白凝块。在使用前手术区域必须保持干燥，因为纤维蛋白不能黏附于潮湿组织上。操作过程需在局部麻醉下，通过手术显微镜进行操作。市面上可购的纤维蛋白黏合剂由混合血清制作，存在携带严重的血源性病原体的风险，例如：HIV。而从患者自体血液中制备的自体纤维蛋白黏合剂解决了这一问题 [10, 11]。

② 自体血：滤过泡内注射自体血可以促进滤过泡内的炎症反应的发生，起初被用于治疗低眼压 [12]，随后被成功地用于滤过泡渗漏的修补 [13]。从患者手臂抽取 1ml 静脉血，用 27G 针注射到滤过泡内，避免血液凝固。在距离滤过泡 6～8mm 处的结膜进针向滤过泡的方向推进。在中心注射 0.1～0.2ml 血液，至少填充 50% 的滤过泡。注射自体血可能存在的并发症有：出血、眼内炎、眼压升高、滤过失败、角膜血染、角膜移植物排斥及诱导原先已安静的眼弓形虫感染复发 [13]。

③ 氰基丙烯酸酯胶 [14-17] 可用于修补结膜伤口。可行局部麻醉，在裂隙灯或手术室内行此操作。周围组织擦干净并保持干燥后，滴一滴黏性物质。软性角膜接触镜或胶原罩可用于修补处，以降低患者不适症状并防止黏合胶移位。但是，如果黏合胶从滤过泡上撕脱并造成更大的裂缝，会使问题更加棘手。有报道提示，使用 Nd:YAG 激光去除这种凝胶不会破坏下面的结膜 [18]。对滤过泡壁薄、无血管长入或在小梁切除术后数月至数年发生的滤过泡渗漏的患者不建议使用这种技术。对于早期滤过泡渗漏的患者，这种技术的效果更差、风险更大；它

可能粘不住菲薄的结膜又容易脱离导致破损面积扩大。

④ 生长因子：有研究提示，局部滴用表皮生长因子 [19] 和转化因子 –β [20] 有助于促进伤口闭合

(4) 手术治疗。

① 缝合：如果经过保守治疗后滤过泡渗漏持续存在，可在局部麻醉下，用带有 9-0 或 10-0 尼龙或可吸收缝合线的锥形血管针在裂隙灯或手术显微镜下缝合伤口。但是对壁薄或无血管生长的滤过泡，缝合会导致组织边缘撕裂或出现更大的裂孔，因此不建议使用此种方法。

② 滤过泡修补：文献描述过多种滤过泡修补的手术方式，包括伴或不伴切口松解的球结膜前移 [21]，结膜植片移植 [22]，以及巩膜植片移植联合结膜前伸修补（图 16-7 至图 16-9）[23]。球结膜前移术通常包括切除滤过泡的整个渗漏区域，然后潜行分离周围的结膜和手术部位后部的 Tenon 筋膜 [24]。因球结膜的伸展性优于 Tenon 筋膜，有时最好将两

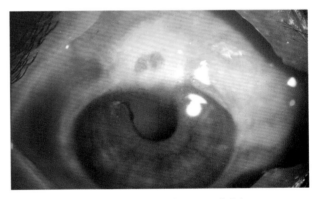

▲ 图 16-7　滤过泡渗漏伴虹膜嵌顿

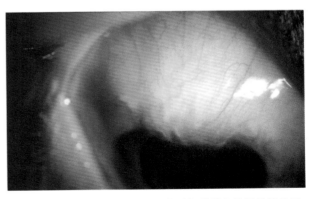

▲ 图 16-8　图 16-7 相同眼，将后部结膜向前牵拉修补后

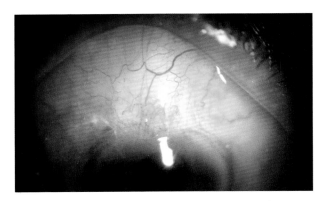

▲ 图 16-9　结膜瓣牵拉前移修补后的滤过泡

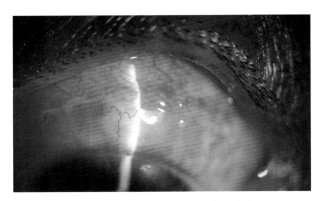

▲ 图 16-10　滤过过强的正常滤过泡

层组织分离，特别是进行更大面积缺损修补时。如此才能将结膜向前牵拉并缝合在角膜缘处的适当位置。为缓解结膜上的张力，便于渗漏口闭合，可以在后部穹隆部结膜中做一个圆周形的松解切口。穹隆处结膜切口的前缘可以用 8-0 Vicryl 线缝合到巩膜上，其后缘可让它二期愈合。角膜缘的切口采用 10-0 尼龙缝线缝合，像以穹隆为基底的结膜瓣的缝合那样采用翼型缝合方式，也可采用间断或连续的穿过角膜的褥式缝合。

③ 冷冻治疗和氩激光术的使用也曾有报道，但已被证实作用有限。

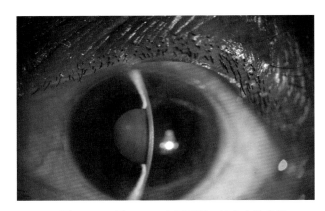

▲ 图 16-11　图 16-10 中相同眼，示中央前房浅

（二）滤过过强

1. 体征（图 16-10 和图 16-11）

(1) 眼压低。

(2) 滤过泡形态可。

(3) Seidel 试验阴性。

2. 处理方法

(1) 保守治疗：通过术后常规的非手术处理后，滤过过强引起的低眼压通常可以恢复，因此初期保守治疗即可。加压包扎、大面积的角膜绷带镜、Simmons 壳和 Symblepharon 环可通过压塞滤过区域发挥作用，促使前房逐渐加深。当这些措施不起效时，可选择化学刺激物、注射自体血、冷冻治疗、热凝固（烧灼或激光）和手术干预等方法。

化学刺激物包括 0.25%～1% 的硝酸银或 50% 三氯乙酸滤过泡局部表面涂布。这种方法用于伴有低眼压的局灶性滤过泡漏和（或）大泡的滤过泡渗漏，它通过诱导结膜化学烧伤并继发炎症反应，促

进结膜修复[25]。在局部麻醉后，用棉签的末端将该药剂直接涂布于结膜表面。15～30s 后，彻底冲洗涂抹区。冷冻治疗诱发的炎症反应可以使滤过泡变小[26]。起初治疗探头置于滤过泡的外侧，滤过泡的上方也可进行治疗。在冷冻开始之前，用冷冻探针施加稳固的压力，使滤过泡表面组织与下面的巩膜保持贴近。选取 2～5 个冷凝点，使用温度范围为 −80～−50℃，使用时间为 10～30s。前房内中度的炎症反应和色素播散是常见的并发症。透热疗法和烧灼法虽然可以通过诱导炎症促进滤过泡的愈合和收缩[27]，但因存在结膜穿孔的风险而很少使用。氩激光也曾用于收缩大的症状性滤过泡。用亚甲蓝或孟加拉玫瑰红涂抹结膜表面，使激光的能量可以被表面组织吸收。通常的参数是：光斑尺寸 200～500μm；功率 300～500mW；持续时间 0.2s，在看到滤过泡表面收缩后停止。Nd:YAG 激光治疗的技术要点：总共 30～40 个斑点，以网格方式分

布于整个滤过泡上；瞄准光束聚焦于结膜上皮，在结膜出现皱缩、变白时停止激射[28]。

（2）前房重建：一旦出现晶状体与角膜相贴，就要谨慎地思考前房重建的问题，而不是一味地加压包扎。重建前房的方法有眼内注射平衡盐溶液、空气、黏弹剂及可膨胀气体。在裂隙灯下或手术室，通过术中预留的穿刺口可完成以上操作。操作时必须小心谨慎，避免穿刺过程中损伤晶状体、引起角膜后弹力层脱离、角膜基质水肿（图 16-12 至图 16-16）。如果之前没有穿刺口，则需要用 27G 或 30G 针重新穿刺，并且对有晶状体眼格外小心。穿刺过程中注意与虹膜表面保持平行。可以通过虹膜的轻微移动来确定进入前房。温和地注入少量平衡盐溶液将产生足够的空间以进一步推进针头，并且在前房重建之后，可以使用刀片或更大的针头扩大穿刺道。

（三）脉络膜脱离

浆液性脉络膜脱离（choroidal detachment，CD）（见第 11 章）主要由血清渗透进入脉络膜上腔引起[29, 30]。最常见的原因为眼压降低，渗透压升高。

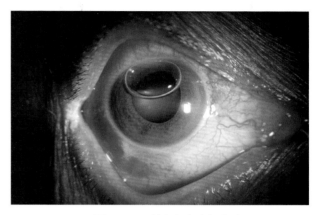

▲ 图 16-14　前房气泡注入术后

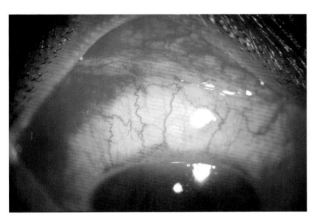

▲ 图 16-12　滤过过强导致的旺盛滤过泡（图 16-12 至图 16-16 为同一眼，示注入空气形成浅前房）

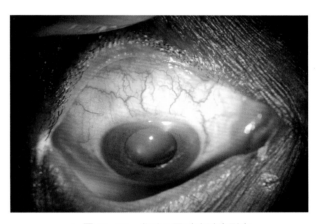

▲ 图 16-15　术后 6 周时滤过泡形态

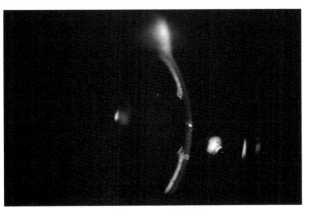

▲ 图 16-13　浅前房

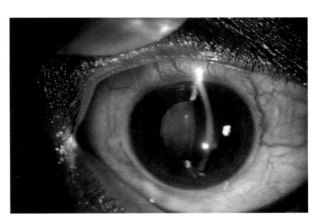

▲ 图 16-16　6 周时前房深度保持正常

1. 体征

(1) 浅前房。

(2) 通过间接检眼镜可以发现脉络膜脱离；但是浅脱离位于周边、很难发现。脱离的范围可能局限于与以涡静脉对应的一个或多个扇形或小叶区内。大范围的脱离可引起视网膜与视网膜相贴（脉络膜接吻症）。环形脱离指脱离累及全周360°。

(3) 影像：超声引导（USG）的 B 超扫描有助于发现脉络膜脱离，并且可以对浆液性或出血性脱离作出鉴别（图 16-17）。

2. 处理方法

(1) 大多数情况下，行散瞳 / 睫状肌麻痹药和类固醇等药物治疗后，脉络膜脱离的情况可随着眼压升高逐渐自动好转[31-33]。然而，在附加的抗代谢药使用的情况下，长期低眼压可以导致脉络膜脱离持续存在。

(2) 持续的脉络膜脱离需要手术引流。首先，用黏弹剂或平衡盐溶液重建前房。之后在理想的象限、距角膜缘 3～6mm 处，做一个切线方向的结膜切口，温和地烧灼止血。然后在距角膜缘 3～4mm 处，用 67 Beaver 刀片做长 2～3mm 的放射形巩膜切口。通常情况下，液体可自发流出。可用睫状体分离铲在切口处轻轻按压或用镊子扩张切口，进一步促进液体流出。随着眼球变软，可行平衡盐溶液或黏弹撑起前房。循环操作，直至没有液体从切口流出且前房深度正常且稳定。巩膜切口保持开放，单纯缝合结膜伤口[33-35]。据报道，4 个月内手术引流的成功率可达 90%[34]。

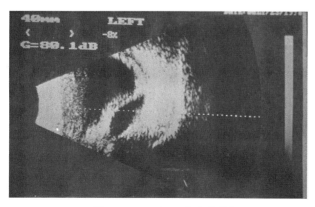

▲ 图 16-17　B 超示脉络膜脱离

（四）睫状体脱离

睫状体脱离或劈裂是纵行睫状肌和巩膜距分离导致的结果[36]，可在眼前节手术中无意间出现或由钝挫伤、无晶状体眼的择期抗青光眼手术导致。前房与脉络膜上腔的直接沟通可致持续性的低眼压。

1. 体征

仔细的房角镜检查是诊断的关键。劈裂可能很小并且很轻。浅前房可能会影响观察，因此建议在房角镜检查前，用黏弹剂撑起前房[37]。

2. 影像

B 超和超声生物显微镜可以有效帮助睫状体脱离的诊断。传统的 B 超可以发现大范围的脉络膜脱离（继发于睫状体脱离导致的低眼压），但也可能遗漏伴随的小范围的前部脱离。对这样的病例，超声生物显微镜（UBM）可以更好地描绘巩膜、睫状体和房角等位置的解剖结构[38]。

3. 处理方法

(1) 药物治疗主要包括 1% 阿托品局部滴眼，每日 2 或 3 次，最多用 6 周。避免使用缩瞳药和皮质类固醇类药。

(2) 大多数脱离可以自发或在药物治疗下好转。对于那些未能自发好转并且导致持续低眼压者，处理方式已经有所介绍，包括氩激光光凝术[39]、改良内光凝探针[40]、经巩膜 YAG 激光[41] 和结膜冷冻治疗[40]。

(3) 在激光或非侵入性处置不起作用的情况下，文献报道过多种外科手术，包括：直接睫状体缝合术[42]、睫状体脉络膜透热疗法[43]、前巩膜扣带冷冻或热透疗法[44]。玻璃体切割术、冷冻疗法，以及空气填充术也有所提及[45]。

无论使用侵入或是非侵入的操作方法，在脱离或劈裂关闭后的 2 周内都可能出现一过性的急性眼压升高。这是由于长期的低眼压导致房水引流系统塌陷，而当眼压恢复时，房水流出系统不能马上重建。可以通过 β 受体拮抗药、碳酸酐酶抑制药、α_2 受体激动药或高渗剂来控制眼压。但不可以使用缩瞳药，以防再次发生睫状体脱离[46, 47]。

（五）恶性青光眼

"恶性青光眼"一词由 von Graefe 在 1869[48] 年

创造，他注意到在周边虹膜切除术治疗急性闭角型青光眼后，许多患者出现了前房变浅和眼压升高。这些术眼的预后通常较差，因此称为"恶性"。用于描述这种病情的其他术语包括睫状阻滞、睫状晶状体阻滞和房水逆流综合征（见第 13 章）。

恶性青光眼在闭角型青光眼术后的发生率为 2%～4%[48]，并且可以发生在从术后首日到数年以后的术后任何时间段。虽然第一次报道恶性青光眼是发生在外科周边虹膜切除术后，但这种情况更常见于术眼为房角关闭的滤过术后，也可以见于白内障术后[49]甚至激光虹膜切除术后[50]。

确切的发生机制仍不清楚。Shaffer 认为发病机制为房水逆流向玻璃体内或其周围[51]。其他学者还提出直接的晶状体阻滞[52]、睫状体阻滞[53]等假设，以及玻璃体前界面通透性降低及玻璃体本身等因素[54]。

1. 体征

(1) 均匀的浅前房（与瞳孔阻滞所表现的虹膜向前膨隆不同）（图 16–18 和图 16–19）。

(2) 眼压升高（部分早期病例眼压可正常）。

(3) 虹膜周切口完整通透。

(4) 裂隙灯可见玻璃体腔内的透亮空间。

2. 影像

超声生物显微镜检查可以发现：睫状体前旋、贴附性房角关闭、虹膜与角膜相贴。

3. 处理方法

(1) 首先进行药物治疗，包括强力的散瞳 – 睫状肌麻痹治疗、房水生成抑制药和高渗药。半数病例的病情可以在 5d 内得到缓解[55]。缩瞳药可以加重房水逆流，故应避免使用。

(2) 激光。

① 氩激光睫状体光凝术：通过虹膜周切口直接激射睫状突，令其收缩，从而解除睫状体晶状体阻滞，使房水得以向前流动[56]。

② 对于无晶状体眼或人工晶状体眼的恶性青光眼，可用 Nd:YAG 激光进行后囊膜切开术或玻璃体切开术[57]。如果晶状体囊膜和人工晶状体间存在粘连，可通过人工晶状体的调位孔进行激光治疗。

③ 手术：药物和激光治疗后如果病情不能缓解，可考虑行睫状体平部玻璃体切割术。据报道，在难治性恶性青光眼中这种手术的成功率可达 70%[58]。对于有晶状体眼，联合晶状体摘除术可提高这种手术成功率[59]。当对浅前房的恶性青光眼行白内障超声乳化手术时，操作顺序应为：核心玻璃体局部切除，白内障超声乳化联合人工晶状体植入，经后路切口继续切除多余玻璃体和玻璃体前界膜切除（玻璃体切除—白内障超声乳化—玻璃体切割术），这样可有效地沟通前、后节之间的房水流通。

（六）瞳孔阻滞

瞳孔阻滞（见第 9 章）是术后早期浅前房的常见原因。

多种发生机制参与其中。包括：瞳孔被纤维蛋白、血液或玻璃体阻滞，虹膜周切口未穿透及晶状体或人工晶状体前移等。

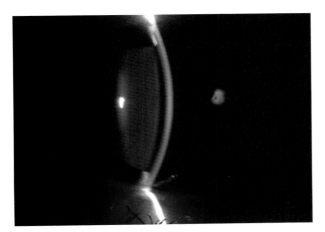

▲ 图 16–18　恶性青光眼患者的浅中央前房

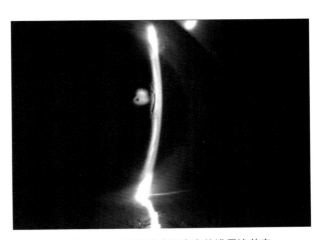

▲ 图 16–19　恶性青光眼患者的浅周边前房

1. 体征

(1) 周边前房很浅而中央前房相对较深（虹膜显著膨隆）。

(2) 眼压通常较高。

(3) 无明确的伤口渗漏。

(4) 滤过泡扁平。

(5) 虹膜周切口未通透。

2. 处理方法

(1) 积极使用睫状肌麻痹药和扩瞳药。

(2) 如果虹膜周切口未穿透，可行 Nd:YAG 激光周边虹膜切除术使之全层穿透。

（七）脉络膜上腔出血

脉络膜上腔出血（见第 11 章）是一种可导致术后早期前房变浅的严重并发症。进入脉络膜上腔的出血可为局限性或弥漫性。

1. 危险因素

(1) 术后眼压过低。

(2) 既往已行多次手术的患眼再行置管引流术后的低眼压。

(3) 其他相关因素包括：无晶状体眼、人工晶状体眼、明显的炎症反应、高度近视、高血压、严重的动脉硬化、出血性疾病和玻璃体切割术后。

2. 症状和体征

(1) 突发的严重的眼痛（通常被描述为"最疼，

从未如此痛过"）。

(2) 前房变浅甚至消失。

(3) 眼压升高。

(4) 可同时合并玻璃体积血、视网膜裂孔和视网膜脱离。

3. 处理

当持续的眼压升高对已严重受累的视神经形成威胁或伴随的疼痛不能通过药物缓解时，应考虑手术干预。手术干预措施包括：常常涉及 4 个象限的脉络膜放液治疗和一个角膜巩膜缘后 10～13mm 的后巩膜切除。如果可能的话，可以等待 7～10d，这样纤维蛋白溶解活性可以液化脉络膜上腔中的凝块，以便将其排出。手术过程中进行脉络膜上腔引流、睫状体平部玻璃体切除、注入空气或膨胀气体可以降低再出血的风险，有利于眼后节结构的重建，有助于改善预后[61, 62]。

六、预后

患者的预后常取决于浅前房的发病原因和前房变浅的程度。研究显示，小梁切除术后发生的浅前房通常可以在数天至 1 周内后消失，超过 1 周的比例约为 2.8%[63]。

青光眼滤过术后的浅前房处置流程见图 16-20。

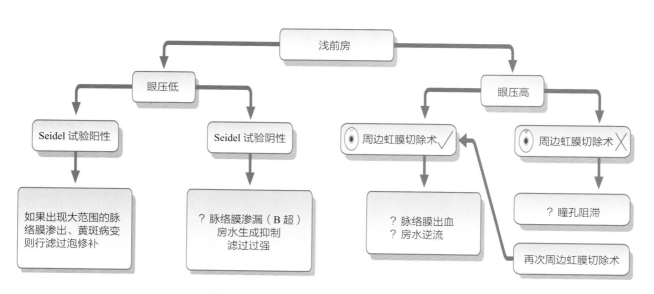

▲ 图 16-20　青光眼滤过手术术后浅前房的处置流程

修改自 Ruben ST, et al. Malignant glaucoma and its management. Br J Ophthalmol 1997; 81:163-167

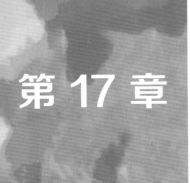

第 17 章　脉络膜渗漏
Choroidal Effusion

Helen Koenigsman　Steven L Mansberger　著

田佳鑫　译

王大博　校

本章概要

脉络膜渗漏是青光眼滤过术最常见的并发症之一。大多数情况下，经保守治疗能获得较好的视力和长期的眼压控制。白内障会导致视力下降。迟发性脉络膜上腔出血的预后好于驱逐性出血，但需要及时诊断和处理。理解发生脉络膜脱离的眼部和全身危险因素，并采取措施防止这种情况的发生非常重要。

一、概述

1790 年，著名的男爵迈克尔·巴蒂斯特·德·温泽尔（1724—1790），作为英国国王乔治三世的眼科医师，被迫为匈牙利伯爵夫人进行白内障手术。在分开晶状体并取出后不久，最初报告了脉络膜上腔出血[1]。20 年后，现代眼科学前辈詹姆斯·韦尔描述了一种与现在脉络膜引流技术相似的方法。"我随即用带槽针穿透巩膜进入眼内，进针长度约 3/8 英寸，比通常卧位手术穿刺更靠后。大量明显不同于玻璃体的水样液体立即经穿刺针槽流出[1]。"无论对于过去还是现在的眼科医师，脉络膜脱离都是眼科手术常见的并发症。

当液体积聚在脉络膜和巩膜之间的潜在腔隙，即脉络膜上腔，就出现了脉络膜脱离（choroidal detachment，CD）。液体可能为浆液性、血性或混合性。这个腔隙的前界为锯齿缘，后界为视神经。本章将描述青光眼滤过术后脉络膜脱离的发生率和相关危险因素，以及治疗和预后。本章中将使用"脉络膜渗漏"术语代表浆液积聚的脉络膜脱离，用脉络膜上腔出血代表血性液体聚集的脉络膜脱离。

二、脉络膜脱离的原因

脉络膜脱离的基本原因是低眼压和炎症[2]。眼外伤、内眼手术、炎症性疾病或某些解剖性疾病都可引起脉络膜脱离。引起脉络膜脱离的激光手术包括睫状体光凝术[3]、激光周边虹膜切开术[4]、全视网膜光凝术[5]、激光晶状体囊切开术[6]、小梁成形术[7]，甚至准分子激光原位角膜磨镶术[8]。在葡萄膜渗漏综合征、黏多糖症和小眼球中，增厚的巩膜壁降低了蛋白渗透性，致密的胶原结构损伤了经涡静脉的静脉引流，导致液体淤积于脉络膜上腔[9]。交感性眼炎、Vogt-Koyanagi-Harada 综合征、巩膜炎和中间葡萄膜炎等炎症性疾病可引起低眼压，并通过产生葡萄膜炎症导致睫状体房水产生减少及增加葡萄膜巩膜房水流出，参与脉络膜脱离的形成。磺胺类药特异性反应能引起睫状体肿胀、睫状沟变窄和晶状体-虹膜隔前移。这与睫状体肿胀所致的晶状体增厚一起引起明显的近视偏移及房角关闭。这种反应最常见于应用托吡酯[10]，但乙酰唑胺[11]、甲基唑胺[12]、磺胺甲噁唑[13]和氢氯噻嗪[14]也有报道。因为发生的机制不是瞳孔阻滞，所以周边虹膜切除术可能无作用。停止使用触发药物，给予睫状肌麻痹药、类固醇和降血压药治疗，85% 患者通常两周内都可得到缓解[10]。

术中脉络膜上腔出血伴睫状体血管突然破裂是一种罕见且意想不到的并发症。20 世纪初，法国眼科医师 Albert Terson 首次作为白内障手术并发症提出"驱逐性出血"这一术语，并描述了出血的急性和强力性[15]。术后脱离，又称迟发性脉络膜上腔出血（delayed suprachoroidal hemorrhage，DSCH）多发生于术后 2～3d，严重程度轻于驱逐性出血[16]。

三、临床表现和诊断

脉络膜渗漏可以毫无症状地发生于多个部位。如果不放大瞳孔可能看不到前部脱离。但虹膜可能前移，前房弥漫性变浅（图 17-1）。脱离部位将表现为平滑、坚实的隆起，通常为灰色伴正常视网膜血管。它们通常因涡静脉穿行巩膜且该处脉络膜和巩膜连接紧密表现为四叶草形[2]（图 17-2）。迟发性脉络膜上腔出血表现为突发严重的钻痛，常伴有恶心、头疼、眼压升高。当液体聚集到一定程度时，两侧的脉络膜出现相贴（也称接吻式脉络膜脱离）（图 17-3）。应采用高速超声（或 B 超）来明确诊断并确定脱离的程度和位置。脉络膜脱离表现为圆顶状隆起，动态超声下不移动，不同于视网膜脱离。而且，脉络膜在 A 超上表现为明显升起的宽双峰特征，能鉴别视网膜与脉络膜。B 超可用于鉴别浆液性还是出血性脱离。浆液性脉络膜脱离为均匀的无/低回声，而出血性表现为不规则的混浊，代表血凝块（图 17-4）。随着溶血，反射将变规则。超声生物显微镜将显示睫状体脱离和前移（图 17-5）。脉络膜上腔的高反射提示存在血液。

四、脉络膜脱离的病理生理

虽然脉络膜上腔被描述成一个潜在的腔隙，但在生理上，它是一个真实的空间，约含有 10μl 的液体，作为脉络膜和巩膜之间的润滑剂[17]。当液体流入脉络膜上腔的速率超过流出时，液体将积聚。炎症增加脉络膜的胶体渗漏和静水压，使液体进入脉络膜上腔[2]。白内障和青光眼患者术后渗出的分子含量显示类似蛋白质水平，表明渗漏源于受损但存

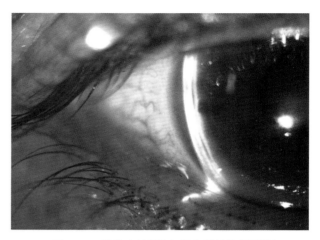

▲ 图 17-1　浅前房伴周边虹膜角膜接触的裂隙灯

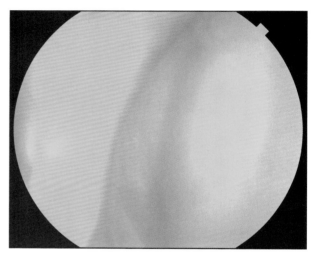

▲ 图 17-2　大的圆顶状且分叶的脉络膜渗漏眼底

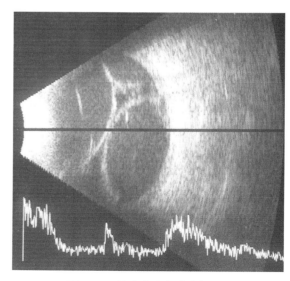

▲ 图 17-3　接吻式脉络膜脱离的 B 超

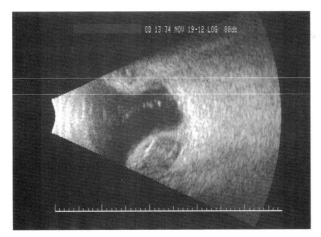

▲ 图 17-4　脉络膜出血的 **B** 超，特征性圆顶状隆起，其内高反射提示存在血液

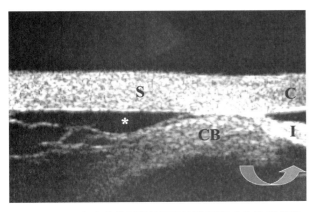

▲ 图 17-5　超声生物显微镜示脉络膜脱离（＊）和浅前房

在完整的脉络膜毛细血管膜[18]。脉络膜脱离的实验模型显示，单纯低眼压不足以产生脉络膜脱离。猴眼脉络膜脱离需要同时存在低眼压、炎症、静脉压增高[19]。反过来，脉络膜脱离导致睫状体房水生成减少[20]。低眼压的另一个原因可能是葡萄膜巩膜流出增加[21]。无论在何种情况下，导致房水生成减少的脉络膜脱离的恶性病理循环都存在炎症反应和静脉充血。

一些研究表明，DSCH 的启动事件是低眼压和脉络膜渗漏的发生，引起睫状后长和后短血管破裂[22]。低眼压导致巩膜内折可能促使血管破裂。完整的晶状体-虹膜隔和玻璃体可以抵抗眼球发生形变，这可以解释为何在无晶状体眼和玻璃体切割术眼 DSCH 的发生率增加[23]。为了阐明术中急性出

血的病理生理，开发了兔眼模型。通过去除中央角膜、晶状体和前玻璃体诱导驱逐性出血。组织学检查显示了出血的 4 个阶段：①脉络膜毛细血管充血；②后极附近出现脉络膜上腔渗漏；③脉络膜血管和睫状体桥连血管牵拉撕裂；④血液从撕裂的血管中溢出[24]。

五、脉络膜渗出和出血的发生率

脉络膜脱离是青光眼滤过性手术后最常见的后节并发症。自从小梁切除术中常规使用抗代谢药成为标准处理后，脉络膜脱离的发生率增加[25]。Jampel 等回顾了初期青光眼治疗协作研究（Collaborative Initial Glaucoma Treatment Study，CIGTS）中，随机接受手术治疗的患者，发现11.3% 患者出现脉络膜脱离。晚期青光眼治疗研究（Advanced Glaucoma Intervention Study，AGIS）显示，应用氟尿嘧啶，小梁切除术作为一线或二线治疗，小梁成形术前或后，脉络膜脱离的发生率为7.9%。但当作为三线治疗方式时，发生率增加到14%[27]。结果与英国首次行小梁切除术的 1240 例眼中，14.1% 的发生率相似[28]。小梁切除术和 Ex-PRESS 青光眼装置的对比研究显示，使用内径为50μm 的 Ex-PRESS，术后脉络膜脱离的发生率较低，为 8%[29]。但此项研究报道的小梁切除术后的发生率为 38%，高于大多数其他研究报道。加拿大研究显示，使用 Ex-PRESS 术后并发症的发生率与内径相关，当内径为 200μm 时，脉络膜脱离的发生率为 24.3%[30]。

Stein 等回顾性分析了从 1994—2003 年医保患者，接受青光眼引流装置（GDD）手术、初次小梁切除术（PT）和瘢痕形成的小梁切除术（TS），发现 GDD 组发生脉络膜脱离和脉络膜上腔出血的风险较 PT 组和 TS 组高一倍[31]。有人认为，当时 GDD 主要用于复杂青光眼或同时存在炎症者，因此容易出现这样的术后并发症[32]。多中心引流管对比小梁切除术研究显示，GDD 术后脉络膜渗漏的发生率为 16%，小梁切除术为 19%，两者相近[33]。两项研究显示，使用无阀和那些大引流盘面积的 GDD，脉络膜脱离的发生率更高[34, 35]。

术中发生脉络膜上腔出血或驱逐性出血，是

一件让术者崩溃的事。还好发生率较低，仅为 0.05%～0.8%[36]。Speaker 等回顾分析了 35 459 例眼内手术，发现总体发生率为 0.19%。青光眼滤过性手术和白内障手术的发生率分别为 0.15% 和 0.16%。玻璃体视网膜手术和全层角膜移植术的发生率最高，分别为 0.41% 和 0.56%[37]。

迟发性脉络膜出血通常发生于术后第 1 周。虽然在小梁切除术后并不常见（0.7%～3%）[26]，但在无阀 GDD 手术已报道的发生率高达 8.3%[38]。

六、脉络膜渗出和出血的危险因素

框 17-1 列出了脉络膜脱离的危险因素。年龄、巩膜硬度、表层巩膜静脉压升高、低眼压和炎症反应都是内眼手术后发生浆液性脉络膜脱离的危险因素[26]。

框 17-1   脉络膜脱离的危险因素

浆液性脉络膜脱离
- 年龄增加
- 巩膜硬度增加
- 表层巩膜静脉压升高
- 术后低眼压
- 术后炎症反应

驱逐性脉络膜出血
- 术前高眼压
- 眼轴增长
- 玻璃体切除手术史
- 术中心动过速
- 凝血障碍
- 动脉硬化
- 拔管时 Valsalva 动作

迟发性脉络膜上腔出血
- 术前高眼压
- 术后低眼压
- 浆液性脉络膜渗漏
- 无晶状体眼
- 眼部手术史
- 近视
- 年龄增加
- 高血压
- 动脉硬化
- 抗凝血治疗
- 缺血性心脏病
- 呼吸系统疾病
- 白色人种

驱逐性脉络膜上腔出血的危险因素包括高眼压、长眼轴、手术史和炎症[37]。全身性因素包括术中心动过速、凝血障碍和动脉硬化。已知拔管过程中的 Valsalva 动作、呕吐及咳嗽也是脉络膜上腔出血的原因[39]。存在脉络膜血管瘤的 Sturge-Weber 综合征内眼手术期间血管容易发生破裂。

DSCH 的眼部危险因素包括术前高眼压、术后低眼压、脉络膜渗漏、无晶状体眼（13%）、眼部手术史和近视（10%）[40]。无晶状体眼发生 DSCH 的风险增加（6.6%～13%），而无晶状体玻璃体切割术眼的风险增加至 33%[41]。发生 DSCH 的全身性危险因素包括高龄、高血压、动脉硬化、抗凝血治疗、缺血性心脏病、呼吸系统疾病和白色人种。有趣的是，氟尿嘧啶滤过术研究组发现，术前高眼压是唯一既往报道过，与 DSCH 密切相关的危险因素[42]。

七、预防

本杰明·弗兰金（Benjamin Frankin）的至理名言"一盎司的预防胜过一磅的治疗"，尤其适用于青光眼手术。充分了解患者的病史，包括全身性疾病和抗凝血药的使用非常重要。大多数人会同意，小梁切除术中使用辅助抗代谢药的成功率增加，大于脉络膜脱离的风险增加[43]。然而，具体应用的浓度和时间应根据每个个体的具体情况进行调整。

应采取措施防止眼压急剧下降。高危患者使用前房维持器（见第 12 章中的聚焦 2，前房维持器）或前房注入黏弹剂和巩膜瓣预置缝线是降低该风险的方法。也可在手术结束时，向前房内注入黏弹剂和长效气体气泡。可紧密缝合巩膜瓣，术后根据需要选择断线，调整或拆除缝合线。如果使用无阀门植入物，可以联合使用内部填塞与外部结扎线。可以用小号针，在可见导管下，创建一个紧密入口。然而，没有证据表明这些操作可以减少渗漏或出血的发生。

表层巩膜静脉压升高可诱导脉络膜上腔出血。因此，应提醒患者避免咳嗽、举重物、紧张、便秘和其他 Valsalva 动作。可以根据需要给予通便药和止吐药。在卧位时，应抬高床头以减少巩膜静脉压。根据需要使用药物控制全身高血压。无论何种情况，在术后 1 个月内，患者应在夜间戴上眼罩，并始终佩戴护目镜以防意外伤害。

回顾 20 例先天性小眼球行应用丝裂霉素的小梁切除术，进行了下列改良以减少发生脉络膜脱离的风险。首先，使用高渗药浓缩玻璃体，预置巩膜瓣缝线并打紧，在下方两处巩膜切开，烧灼边缘以保持开放。手术结束时，结膜下注射地塞米松[44]。尽管采取了这些预防措施，仍有 50% 发生了脉络膜脱离，其中两例需要手术引流（图 17-6）。

八、处理

绝大多数脉络膜脱离，通常都需要保守药物治疗。医生和患者的耐心都是非常重要的。但应及时诊断脱离的原因和严重程度，以便进行恰当的治疗。

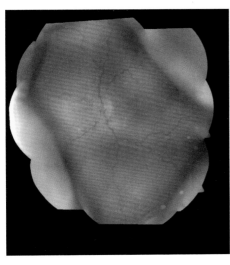

▲ 图 17-6　全景彩色眼底图：先天性小眼球患者白内障术后出现 360° 周边脉络膜脱离，表现为灰色圆顶状隆起

必须确定低眼压原因并给予处理。如果存在滤过泡渗漏，术者可用大直径的角膜绷带镜覆盖渗漏处。其他方法包括加压包扎（图 17-7）、YAG 或氩激光、带胶原蛋白盾的氰基丙烯酸酯胶、自体血注射或加压缝合。如果渗漏持续存在则可能需要滤过泡修补。Paul Palmberg 首先描述了对滤过泡渗漏或不美观滤过泡行压迫缝线[45]。用 Vicryl 或尼龙缝线，从角膜缘至后部表层巩膜行长四边形水平褥式或 8 字形缝合。缝合线压紧滤过泡，改变水流方向，远离渗漏，从而促进组织愈合（图 17-8）。许多处理渗漏滤过泡的方法也同样可以用于滤过过强的滤过泡。此外，三氯乙酸也可能有帮助[46]。也有报道经结膜横跨巩膜瓣的缝合减少过度滤过[47]（图 17-9）。

如果浅前房（见第 16 章），首先采用睫状肌麻痹药使睫状体松弛，晶状体 - 虹膜隔后移。阿托品半衰期最长，睫状肌麻痹作用持续 1～2d。老年人应谨慎使用阿托品。环戊烯酸酯可持续 6～24h 麻痹睫状肌。如果使用托吡卡胺，应使用 1% 浓度，睫状肌麻痹作用持续 2～6h，而 0.5% 仅引起瞳孔散大。去氧肾上腺素几乎没有睫状肌麻痹效应。1 级浅前房仅周边虹膜 - 角膜接触，睫状肌麻痹药保守处理。2 级定义为虹膜 - 角膜接触进展至瞳孔缘，Ⅲ级涉及晶状体 - 角膜接触[48]。3 级需要更积极的干预手段，改造前房，避免角膜内皮功能丧失、虹膜前粘连、视力下降。可用黏弹剂、空气泡或膨胀气体填充前房。全氟丙烷应仅用于人工晶状体眼，因为它可能导致前囊膜混浊[49]。

浅前房、脉络膜脱离几乎总是存在炎症反应。应该接受局部类固醇类药物治疗。眼周或全身使用

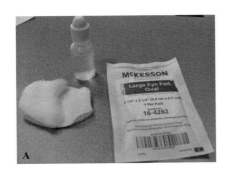
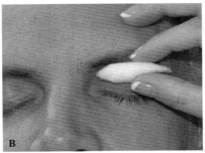
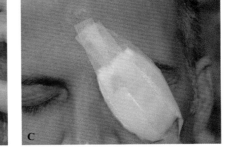

▲ 图 17-7　加压包扎

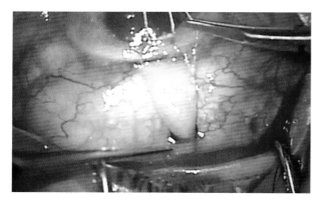

▲ 图 17-8　结膜表面加压缝合

类固醇类药可用作辅助治疗。

九、脉络膜引流

手术引流渗漏的指征存在争议。手术适应证包括对合性脉络膜脱离，角膜水肿伴晶状体—角膜接触，持续低眼压，升高眼压，炎症反应加重，持续疼痛，玻璃体视网膜粘连，同时存在视网膜脱离和玻璃体积血等情况的患者。可能需要引流联合玻璃体视网膜手术。如果发生脉络膜上腔出血，建议引流时间通常在出血后 7～10d，以便血凝块溶解成液

体形式，便于引流。但是，如果出现视网膜对合伴粘连形成或玻璃体嵌顿需要尽快手术干预。在兔眼研究中，结膜下注射组织型纤溶酶原激活剂（tissue plasminogen activator，tPA）对血凝块早期溶解没有影响。与对照组相比，静脉注射组织型纤溶酶原激活剂能加速溶解、清除积血，但积血溶解仍然需要 14d[50]。然而有两例病例报告，将组织型纤溶酶原激活剂直接注入脉络膜上腔获得成功 [51, 52]。总体而言，需要进一步的研究来确定组织型纤溶酶原激活剂对脉络膜上腔出血的益处和风险。

十、手术技巧

如果需要引流脉络膜渗漏或出血，应使用球后或球周阻滞麻醉。常规术前准备。首先行前房穿刺，注入黏弹剂加深前房。前房维持器持续灌注，提供合适的眼压以促进引流。查看滤过泡，判断是否存在滤过过强或滤过泡渗漏。下方角膜缘做牵引缝线，向上旋转眼球，暴露下方象限。在下方两个象限，距角膜缘 3～5mm 做限制性结膜切口。烧灼止血。用 67 或 69 号刀片做放射状或切线方向的巩膜切开，长度为 2～3mm。使用锋利的圆形刀片，

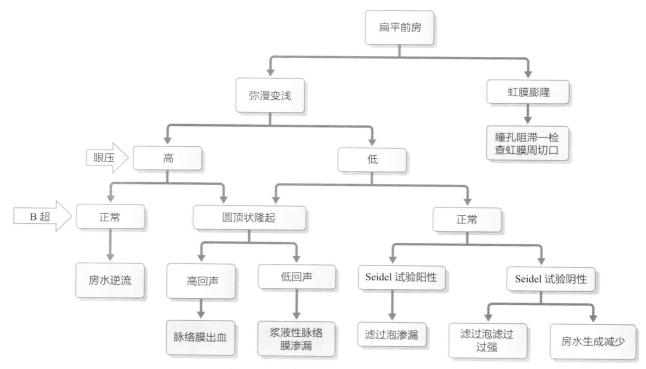

▲ 图 17-9　抗青光眼术后前房浅的鉴别诊断

可避免无意中刺入脉络膜或玻璃体腔。逐渐切开巩膜，直至大量液体涌出。进一步引流液体或出血前，应在下方其他象限重复这些操作。用两把镊子保持切口开放。睫状体分离铲下压一侧巩膜切口边缘，抬高对侧（图 17-10）。烧灼切口两侧边缘，使其开放，或使用 Kelly 咬切器做一个巩膜切口。为持续引流，巩膜切开应保持开放，7-0 vicryl 缝线缝合结膜。结膜下注射地塞米松，抗生素和阿托品滴眼，无菌眼垫覆盖。

十一、预后

非出血性脉络膜渗漏的视觉预后受多种因素影响。De Barros 等将 2 级浅前房和脉络膜渗漏患者随机分为 3 个不同治疗组。接受局部睫状肌麻痹和类固醇保守治疗的受试者，视力预后最佳，Snellen 视

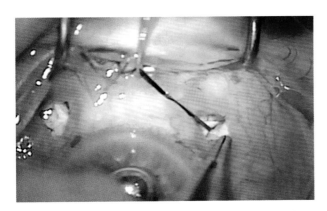

▲ 图 17-10　用睫状体分离铲下压一侧巩膜切口边缘，抬高对侧有利于脉络膜上腔液体的排出

力仅下降（0.5±2.2）行。用黏弹剂形成前房者的视力下降（1.2±2.7）行，而脉络膜引流和平衡盐溶液形成前房者视力下降（3.3±3.2）行[48]。各组之间长期眼压控制情况差异无统计学意义，但在保守药物治疗组存在眼压控制差的趋势。Francis 等回顾分析小梁切除术后 301 眼，发现脉络膜渗漏最终消退是永久性和严重（＞ 5 行）视力丧失的重要危险因素[53]。但 Altan 等回顾分析小梁切除术后脉络膜脱离 28 只眼和对照 225 只眼，发现术后 1 年两者视力或小梁切除术成功率没有差异[54]。对于有晶状体眼，白内障通常是脉络膜渗漏后视力下降的原因。TVT 研究显示，脉络膜渗漏患者白内障的发生率是没有发生渗漏患者的两倍多（75% vs 32%）[33]。

在低眼压性黄斑病变中，视力可能会严重下降，直至低眼压缓解或纠正。但 Bashford、Shafranov 和 Shields 在一系列回顾性病例评价中发现，小梁切除术前的平均视力为 20/29，滤过泡修复纠正低眼压后仅为 20/71。然而，14 例患者中有 7 例恢复了术前视力，而且术后视力与低眼压持续时间之间没有显著相关性[55]。

Abrams 等提倡在脉络膜上腔出血中，早期行手术引流。在他们的病例报告中，7 例患者中有 3 例达到了术前视力水平，2 例患者较出血前视力有所改善[56]。Tuli 等在 66 例 DSCH 病例回顾中发现，视力在 20/105～20/460 内未受到较大影响。对照组视力从 20/81～20/138 轻度下降[57]。驱逐性出血后视力较差，很少超过 20/200，常合并视网膜脱离。

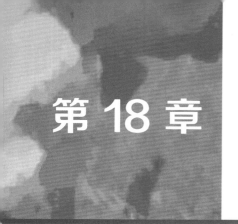

第 18 章

小梁切除术相关的角膜并发症
Trabeculectomy–Related Corneal Complications

Magdy A Nofal　Fathi F El Sayyad　**著**

林彩霞　**译**

潘晓晶　**校**

本章概要

小梁切除术后角膜并发症可能包括以下方面。

◆ 使用抗代谢药引起的角膜上皮病变。

◆ 角膜内皮病变与角膜失代偿。

◆ 角膜地形图改变和角膜散光。

◆ 角膜层间滤过泡。

◆ Descemet 膜脱离。

◆ 可拆除缝线技术所致的角膜上皮病变。

◆ 角膜小凹。

◆ 激光原位角膜磨镶术引起的角膜扩张和角膜层间积液综合征。

◆ 小梁切除术后角膜移植排斥反应。

◆ Descemet 膜剥离式自动内皮角膜移植术（DSAEK）和小梁切除术。

◆ 抗 VEGF 药使用的小梁切除术后角膜并发症。

◆ 角膜血染。

对外科医师来说手术成功的关键是时刻保持警惕，并且能够及时发现并解决问题。

一、概述

角膜的透明度和曲率是维持其生理功能最重要的特性。小梁切除术使角膜这种高度特异性的结构发生改变，特别是在使用抗代谢药的情况下。然而，尽管可能会发生角膜并发症，小梁切除术的预后仍较好。

在分析小梁切除术的长期并发症中发现，持续性角膜水肿是预测未来视力丢失的重要标志，这种情况在房水引流物植入术后更为常见[1]。与小梁切除术相关的角膜并发症也可能受到先前存在的角膜

疾病、严重和慢性的高眼压，以及之前的眼内手术的影响。

在本章中，将回顾与小梁切除术相关的角膜并发症。其中一些并发症是最近才认识到的，例如与使用抗血管内皮生长因子（抗 VEGF）相关的并发症，以及与 Descemet 膜剥离式自动内皮角膜移植术（DSAEK）和角膜层间滤过泡相关的并发症。

二、小梁切除术后角膜上皮和内皮病变

健康和完整的角膜上皮和泪膜对维持角膜表面润滑起着至关重要的作用。人角膜内皮细胞不能增

殖，其最重要的生理功能是通过离子转运系统调节角膜基质内水的含量。角膜内皮并发症在房水引流物植入术患者中最为常见（8%～29%）。除房水引流物植入术外，目前尚不明确其他青光眼手术是否会导致进行性内皮细胞丢失[2]。

在小梁切除术中和术后使用抗代谢药大大提高了手术的成功率。目前青光眼滤过手术中常用的两种药物是氟尿嘧啶（5-FU）和丝裂霉素（MMC）。氟尿嘧啶对成纤维细胞具有毒性作用，而对血管内皮细胞没有影响，丝裂霉素对这两种细胞都有细胞毒性。丝裂霉素在降低眼压方面的功效大于氟尿嘧啶。与此同时，丝裂霉素相关的并发症的出现频率和严重程度也明显增加。角膜和结膜上皮的毒性反应，是术后结膜下注射氟尿嘧啶最常见的并发症。表现为点状上皮糜烂，角膜上皮缺损和（或）脱失，以及结膜切口渗漏[3]（图18-1）。

在青光眼滤过术中应用丝裂霉素的方法有很多。在巩膜瓣和结膜瓣下同时应用丝裂霉素可显著降低小梁切除术后的眼压。在怀疑有微穿孔的情况下应禁止巩膜下给药，因为它可能导致不可逆的内皮损伤[4]。给药时间、给药方法和药物浓度是影响药物作用效果的重要因素。

角膜上皮在维持正常眼表方面起着非常重要的作用。慢性上皮损伤的角膜抵抗胶原溶解的能力差，这可能导致角膜溶解和穿孔。通过结膜下注射技术、给予低剂量的氟尿嘧啶或丝裂霉素，尽可能减少抗代谢药与眼表的接触，可以最大限度地减少角膜并发症[5,6]。

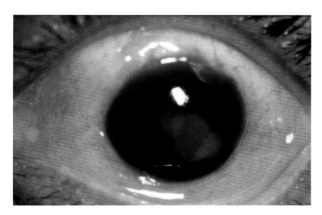

▲ 图18-1　角膜荧光素染色显示术后多次结膜下注射氟尿嘧啶引起的大面积的角膜上皮缺损

青光眼滤过术后常规应用局部皮质类固醇。众所周知，皮质类固醇可加重严重并发症的发生，如持续性上皮缺损、角膜软化、细菌性角膜溃疡、角膜穿孔和角膜角质化，以及潜在的无菌性角膜基质炎[7]。因此，氟尿嘧啶和局部皮质类固醇联合应用于已有角膜上皮疾病的患者，可能会增加这些并发症的发生。如果出现角膜上皮病变，应考虑停止或减少氟尿嘧啶或局部皮质类固醇治疗，或两者皆不使用，并局部使用广谱抗生素治疗。

角膜缘干细胞异常的疾病，如Stevens-Johnson综合征、眼类天疱疮和碱烧伤，对这种毒性作用具有易感性，可能会永久性地减少角膜缘干细胞数量，所以不应行结膜下注射氟尿嘧啶或其他抗代谢药。

在滤过术后接受氟尿嘧啶治疗的眼中，严重的细菌性角膜感染、角膜变薄和角膜软化与先前存在的角膜上皮水肿也有相关性。对于青光眼滤过术后接受氟尿嘧啶的患者，角膜缘干细胞缺乏可能是一种晚期并发症。部分角膜缘干细胞缺乏可以单独使用羊膜移植治疗，而全部角膜缘干细胞缺乏可以考虑角膜缘移植，以恢复角膜表面的完整性和视力。

感染性结晶状角膜病变通常是与细菌或真菌相关的疾病。有报道发现在青光眼滤过术后，使用和不使用氟尿嘧啶的患者[8]及在小梁切除术后长期使用低剂量局部类固醇的患者[9]中，均有发生感染性结晶性角膜病变的病例。

也有报道称在小梁切除术后未行结膜下注射氟尿嘧啶的情况下发生了短暂的非感染性结晶性角膜病变的病例。这种情况可能发生在术后结膜下注射氟尿嘧啶后几天，在基质内出现角膜结晶沉积物。不进行处理，几天后沉积物可自行消失。结膜下氟尿嘧啶注射应纳入非感染性结晶状角膜病变的鉴别诊断中[10]。

通过使用较长注射隧道和黏弹性物质混合氟尿嘧啶、防止泪膜渗漏、减少用药剂量及眼表与抗代谢药的接触时间，可以最大限度地减少氟尿嘧啶对角膜和结膜的毒性反应。此外，在结膜下注射抗代谢药或用抗代谢药穿刺包裹时，特别是在较软的眼球，应特别小心，如果将抗代谢药不慎注入眼内，抗代谢药在眼内的渗透力会引起不可逆性损伤。

如果不慎在前房中注入抗代谢药，可以进行前房冲洗以防止内皮损伤。但可能终会出现严重的角膜水肿，角膜水肿可在 6 个月后完全消退，而内皮细胞（形态）可永久存在[11, 12]。

使用胶原泪点塞的泪点闭塞可以优化泪膜和角膜湿润状态。使用不含防腐剂的人工泪液也很有帮助。另据贝克曼等报道，角膜绷带镜的应用可增加舒适度并减少炎症的发生[13]。

小梁切除术相关的角膜并发症并不仅限于角膜上皮。已有报道指出，在使用和不使用抗代谢药的单纯小梁切除术后，角膜内皮细胞发生了变化。镜检结果显示，单纯小梁切除术后未加抗代谢药的中央角膜内皮细胞计数与未经手术治疗的同类患者相比，差异有显著性（$P < 0.05$）。一些研究报道，65—75 岁慢性开角型青光眼的患者在未使用抗代谢药的单纯小梁切除术后 3 个月，中央角膜内皮密度下降 6.35%[14]。

使用无水乙醇重新上皮化滤过泡是一种新的处理滤过泡渗漏的技术。该技术的优点在于，在用乙醇修复滤过泡的同时将原来的滤过泡保留在原位，从而将收缩的可能性降至最低。但有报道称，在使用大量无水乙醇进行滤过泡修复手术后，出现了急性角膜失代偿。手术医生应该意识到在手术过程中乙醇不慎进入前房的潜在风险[15]。

过度使用丝裂霉素，也可能造成小梁切除术后角膜内皮细胞丢失。在一项研究中，应用 0.4mg/ml 丝裂霉素，在术后 3 个月时出现了 14% 的内皮细胞丢失。还有学者报道，中年患者小梁切除术中应用丝裂霉素，也发生了严重的角膜内皮损伤。角膜内皮细胞丢失可能是由于术前存在的角膜赘疣、术后浅前房及丝裂霉素的前房渗漏。在术中紧密缝合巩膜瓣或行非穿透性青光眼手术可有效预防术后浅前房[16]。

有病例报道单纯小梁切除术后使用丝裂霉素发生了大泡性角膜病变。如果术前即有角膜内皮病变，手术医生应该意识到这些可能发生的并发症并采取一定的预防措施。在这些情况下，应用丝裂霉素可能对内皮产生更严重的毒性作用，并可能导致角膜内皮严重损伤，导致大泡性角膜病变[17, 18]。

针对滤过泡失败的术后，滤过泡针拨联合抗增殖药物治疗，也可能产生角膜相关并发症[19]。在最近一项对 81 名接受滤过泡针拨术的患者进行的前瞻性观察研究中，Roachford 和 King[20] 报道了 1 例接受 5 次滤过泡针拨术后人工晶状体眼患者角膜内皮失代偿的病例，这个患者随后进行了角膜移植。笔者没有对为什么会出现这种并发症发表评论。

接受白内障和青光眼联合手术治疗的患者，可以通过一个切口或两个不同的切口进行联合手术。Buys 等[21] 在一项前瞻性随机对照研究中观察了为期 2 年的角膜内皮细胞密度的减少和眼压的降低的情况。与单切口相比，双切口的随访患者在 3 个月和 12 个月的角膜内皮细胞计数显著下降，但在 24 个月时差异无统计学意义。笔者推测，双切口手术的颞侧切口可能与更多的内皮损伤有关，而在单切口手术中使用的后巩膜隧道切口可能导致较少的内皮损伤。

三、小梁切除术后角膜地形图的变化及角膜散光

小梁切除术后，患者经常主诉视物模糊。排除其他因素，这可能是由于角膜形态和角膜散光的变化，使用计算机辅助角膜地形图的研究表明，在单纯小梁切除术后，角膜曲率发生了复杂的变化。这些变化不易从屈光度或角膜曲率测量的变化中检测到[22, 23]。小梁切除术后不规则散光也明显增加，但在术后 12 个月能恢复到术前水平。这些变化可能足以对某些患者的视觉功能产生明显影响[24]。

角膜地形图研究表明，一些患者的角膜地形图出现相对明显的陡峭、扁平或其他复杂的变化。一些患者可能在 90° 子午线上出现 1.50～2.50D 的屈光变陡。在一些患者中，这些地形图变化可能在术后持续长达 1 年。在检测小梁切除术引起的变化时角膜曲率检查似乎不如角膜地形图敏感，如果没有检查角膜地形图，角膜曲率的变化可能无法检测。

微创小梁切除术在角膜曲率中产生较小且短暂的变化。在微创小梁切除术中，制作 2mm×2mm 的巩膜瓣，使用 Kelly-Descemet 膜打孔器生成 0.75mm 的内口[22]。另有研究表明，术中使用丝裂霉素与单纯小梁切除术后长期存在的角膜曲率的变化和眼轴的减少相关。在小梁切除术中使用丝裂霉

素，术前眼压较高的眼，眼轴似乎有较大的下降。白内障超声乳化摘除联合小梁切除术后，眼轴长度也会明显缩短。联合手术后平均眼轴的缩短长度明显大于单纯白内障手术后的眼轴缩短程度，并与术后眼压显著相关。然而，尽管眼轴和角膜曲率有所改变，联合手术后的屈光结果与预测的屈光度并无显著差异[25]。

有无植入物的非穿透性小梁过滤手术也会对角膜地形图中产生显著影响。虽然非穿透性手术的巩膜瓣尺寸和手术区域较大，但是术后第 3 个月和第 6 个月时的平均散光度低于小梁切除手术[26]。

四、层间滤过泡

角膜内层间滤过泡和脱垂滤过泡所导致散光和视力下降，是小梁切除术后的晚期并发症。最近的一个病例报告[27]对切除的滤过泡进行组织病理学检查，结果显示角膜缘上皮和 Bowman 层之间存在疏松的结缔组织，提示滤过泡正在潜行到角膜中。手术治疗包括钝性剥离角膜上悬垂的滤过泡，然后切除至角膜缘。剥离滤过泡通常需要移除并重建整个滤过泡（图 18-2）。

五、分离 / 剥离 Descemet 膜

小梁切除术后治疗浅前房和低眼压的前房穿刺与 Descemet 膜脱离可能相关。大范围的角膜后弹力膜脱离通常与角膜水肿有关，这可能导致永久性的

视力丧失[28]。然而出乎意料的是，在一些病例中，大范围的 Descemet 膜脱离角膜仍保持透明。

临床上，为了改善角膜病变，可局部频繁使用类固醇和高渗盐水，在早期治疗即见成效，有些病例会在几个月内也可自发消退。然而，某些患者可能需要后弹力膜复位，注入六氟化硫（SF_6）气体或无菌气泡可能有效，但并非在所有情况下都是如此。如果治疗失败，可能需要行穿透性角膜移植术[29]（图 18-3）。

六、与可拆除缝线技术相关的角膜并发症

一些手术医生使用 10-0 尼龙可拆除缝线来缝合巩膜瓣。如果线结的末端未包埋在角膜中，则瞬目过程的摩擦会导致角膜病变和潜在的角膜感染风险，尤其是在使用抗代谢药的情况下。为了避免这种并发症，应将可拆除的缝线浅埋在角膜中。一项回顾性分析研究显示，在 154 例小梁切除术中采用可拆除的缝线技术，术后并发症中，有 18 只眼出现了典型的雨刷样角膜病变，13 只眼缝线无法拆除，6 只眼出现了角膜上皮缺损[30-33]（图 18-4）。

七、角膜小凹的形成

巨大滤过泡导致的泪膜异常合并角膜小凹形成、角膜上皮点状病变或慢性角膜上皮缺损，都可能引起不适感。在术后局部使用类固醇可通过抑制

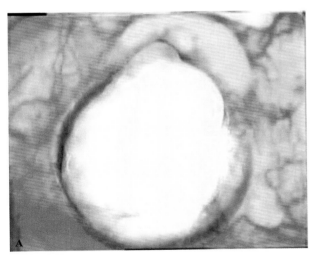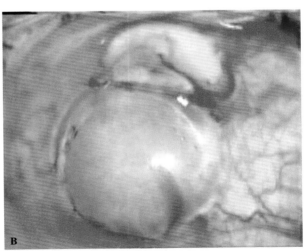

▲ 图 18-2　A. 整个角膜的角膜内滤过泡剖切；B. 钝性滤过泡剖切后的混浊角膜

角膜上皮愈合而形成角膜小凹。形成小凹最重要的原因是滤过泡旁的泪液缺乏。人工泪液和眼部润滑剂可能会有所帮助，特别是对于泪膜异常的患者[34]。在大多数患者中，角膜病变通过药物治疗后可以顺利痊愈。然而，在一些患者，特别是在具有巨大滤过泡的病例中，角膜小凹可能发展为深部角膜溃疡。

通过钝性分离和切除侵入角膜的滤过泡，不管术后有没有覆盖结膜瓣，都可以阻止形成巨大滤过泡。Anis 等描述了一种处理巨大凸出圆形滤过泡的技术，该技术通过钝性或锐器分离，将滤过泡从角膜表面剖切下来，切除滤过泡的悬垂部分并给患者戴上绷带镜。结果证实，对悬垂滤过泡的无缝线修复是一种安全有效的手术方式，可以减少与滤过泡相关的角膜知觉减退、改善外观，而不会影响过滤功能。然而，修复术后可能存在滤过泡失败的风险[35]。使用自体血进行结膜压迫缝合是另一种简单有效的重建滤过泡的技术。如果需要，该步骤可以在局部麻醉下进行，并且不影响进一步的滤过泡手术[36]（图 18-5）。

八、屈光手术后小梁切除术相关并发症

已接受过屈光手术的患者，进行白内障和青光眼手术的概率越来越高。最近，已经报道了屈光手术后行青光眼滤过术的相关角膜并发症。Kang 等描述了一例 69 岁男性患者，小梁切除术并发急性角膜内皮细胞丢失后，在激光原位角膜磨镶术（LASIK）界面伤口出现间质水肿和积液。患者术后接受了 7 次氟尿嘧啶注射，这可能对角膜内皮有相当的毒性作用。患者最终需要行穿透性角膜移植术治疗。尽管 LASIK 不会引起角膜内皮细胞损伤，但任何破坏角膜内皮细胞功能的情况都可能导致角膜层间积液综合征[37, 38]。

据报道，在术中使用丝裂霉素的单纯小梁切除术后 15 年，一名 45 岁患者出现双眼上方角膜扩张。笔者推测，角膜扩张可能是由滤过泡压迫引起，也可能是由丝裂霉素的慢性毒性作用引起的，在手术过程中丝裂霉素可渗透穿过角膜基质，为这一晚期并发症埋下伏笔。先前已经报道了小梁切除术后长期的外周角膜上皮屏障功能障碍，据此推测这与出现角膜扩张症相吻合[39, 40]。

九、小梁切除术后角膜移植排斥反应

穿透性角膜移植术后眼压升高是严重的临床并

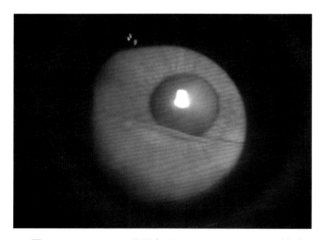

▲ 图 18-3　Descemet 膜剥离（Ashraf Amayem, MD 馈赠）

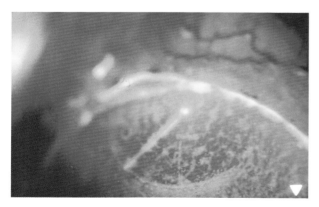

▲ 图 18-4　可拆除缝线引起的雨刷样角膜病变

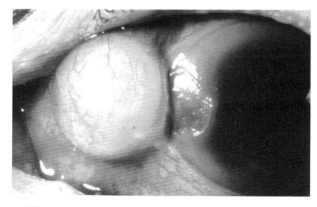

▲ 图 18-5　小梁切除术后巨大滤过泡造成的角膜小凹和慢性角膜上皮缺损

发症。当角膜移植术后眼压难以控制时，小梁切除术联合丝裂霉素对角膜移植术后的青光眼具有良好的效果。然而，小梁切除术后可能发生角膜植片的并发症。在一项回顾性研究中，对32例患者的34只眼在角膜移植术后，接受小梁切除术联合或不联合使用丝裂霉素手术治疗青光眼，其中，2只眼在小梁切除术后出现角膜内皮损伤，另有2只眼出现角膜内皮移植排斥反应。一例在使用全身性皮质类固醇后好转，但另一例出现移植的内皮失代偿。在本研究中，丝裂霉素（+）组的最终移植物透明率为69.2%（18/26），丝裂霉素（−）组的最终移植物透明率为37.5%（3/8）[41]。

十、Descemet膜剥离式自动内皮角膜移植术中与小梁切除术相关的并发症

Descemet膜剥离式自动内皮角膜移植术（DSAEK）是一种较新的成分角膜移植手术。与对照眼相比，有小梁切除手术病史的一组，在DSAEK后，内皮植片脱位率显著增加。Jeffrey M Goshe等回顾性分析比较854只眼（67只眼有青光眼手术史和787只眼对照），发现有青光眼手术史的病例移植物脱位率较对照组显著增加。这项研究显示，与对照眼相比，研究眼术后移植物脱位的发生率更高（9% vs 2%；$P = 0.008$）。在发生移植物脱位的眼中，有5只眼发生了青光眼术后低眼压（83%）而对照组中未发生。笔者认为，移植物脱位与青光眼术后低眼压密切相关[42]。

十一、小梁切除术中使用抗VEGF药的角膜并发症

最近，已经证实抗VEGF药可有效治疗新生血管性青光眼。使用抗VEGF药可使虹膜和房角新生血管消退。此外，有关抗VEGF药创伤调节特性的研究，揭示了抗VEGF药对成纤维细胞增殖的剂量依赖性抑制作用[43]。然而，抗VEGF药的使用可能引起角膜、视网膜和全身的不良反应。在一项回顾性研究中，850例新生血管性眼病和糖尿病性黄斑水肿患者的850只眼接受了1.25～2.5mg贝伐单抗治疗，结果发现贝伐单抗可引起角膜上皮缺损。7名受试者的7只眼在注射贝伐单抗后第2天出现角膜上皮缺损，而这些眼睛在术前均存在角膜水肿。另外，在同一研究的动物实验组中，使用光屈光性角膜切削术（PRK）在18只新西兰兔的右眼中制造3mm的角膜上皮缺损，然后随机分成三组。所有兔均接受局部抗生素治疗，另外A组还给予贝伐单抗治疗，B组动物额外给予皮质类固醇激素治疗。使用裂隙灯照相在不同时间点评估上皮愈合速率。在实验研究中，发现给予贝伐单抗药物治疗组在12h和24h角膜上皮愈合显著受阻[44]。

十二、角膜血染

在术中或术后的前几天内可能发生前房积血。前房积血可能与眼压升高有关，特别是在滤过部位受阻的情况下。出现前房积血时眼压持续升高可能导致角膜血染。在大多数情况下，前房积血是不需要治疗的，血液通常在短时间内被吸收。如果术后前房积血持续存在，则根据眼压高低，前房积血量大小，视神经损伤的严重程度，镰状细胞性状或镰状细胞贫血的存在，以及角膜血染的可能性来考虑是否进行前房冲洗。前房冲洗可以很容易地去除前房积血。如果已形成血凝块，可以通过用黏弹剂或玻璃体切割术来去除血凝块。必要时，应使用房水生成抑制药以控制眼压。也可以考虑注射组织型纤溶酶原激活剂，但可能存在再出血的风险。

自体血治疗时，如果注射到过度渗漏的滤过泡中也可造成一些术后低眼压患者的眼压升高和前房积血。一些医生建议在将血液注入滤过泡之前先将黏弹剂注入前房，以降低前房积血的风险[45]。

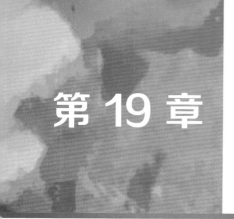

第 19 章 房水逆流
Aqueous Misdirection

Pradeep Y Ramulu   Steven J Gedde   著

李晓霞   译

申家泉   校

本章概要

房水逆流（aqueous misdirection，AM）是由于房水引流方向发生错误，导致房水进入玻璃体腔，脉络膜扩张，和（或）房水从玻璃体腔中引流障碍导致的玻璃体体积增大。临床上表现为前房变浅，伴有眼压正常或升高，通常发生在闭角型青光眼手术或激光治疗后。房水逆流是一种排除性诊断，需要经过详细检查和（或）影像学分析排除瞳孔阻滞、睫状体脉络膜脱离、滤过泡渗漏及脉络膜上腔出血。初始治疗可尝试药物（睫状肌麻痹药和降眼压药）或激光（Nd:YAG 玻璃体前界膜切开术）治疗，虽然最终可能仍然需要进行经睫状体平坦部玻璃体切割术治疗。房水逆流通常会使视力受损，这种情况易发生于双眼，因此要注意谨慎处理对侧眼。

一、概述

闭角型青光眼术后发生浅前房同时合并眼压升高由 von Graefe 于 1869 年首次报道[1]。自此以后，类似症状在临床上有很多名称，但没有一个是完全合适的。由于在 20 世纪的大部分时间，浅前房性眼压升高难以治疗，因此被称为恶性青光眼。然而，有时候会被认为是发生了肿瘤而进行了不必要的治疗，更重要的是耽误了治疗时机。

在 20 世纪后期，房水逆流被描述为房水逆流回到玻璃体腔而造成浅前房和高眼压且排除了其他原因（如瞳孔阻滞、脉络膜渗漏或出血），然而缺乏房水逆流的直接证据。这种情况也被称为睫状环阻塞性青光眼，是由于晶状体或玻璃体前界膜与睫状体相接触所诱发的房水逆流，或是由于晶状体移至睫状沟导致房角关闭造成房水逆流。

房水逆流患者的浅前房表现为中央和周边均浅，通常认为与短眼轴有关（图 19-1）。视力一般会

下降，但也可能接近正常。在两组有着类似房水逆流的患者中，大约 40% 的患者视力 ≤ 20/200，另外一组患者视力 ≥ 20/60[2, 3]。患者通常会出现角膜水肿，可以解释为何有一些患者视力下降（图 19-2）。Harbour 报道的 14 例有晶状体眼患者中，有 9 例（64%）发生了角膜水肿[2]。

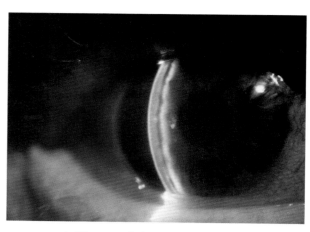

▲ 图 19-1 房水逆流的前房轴性变浅

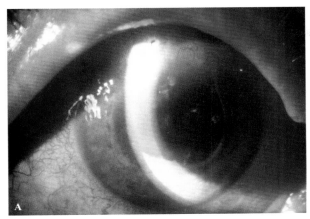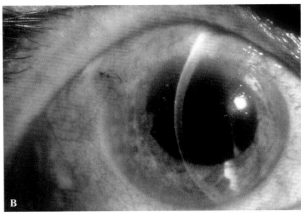

▲ 图 19-2 房水逆流导致的角膜水肿

A. 发生房水逆流的人工晶状体眼患者眼压升高导致角膜表面不规则，同时伴有浅前房；B. Nd:YAG 玻璃体前界膜切开术后角膜透明，前房变深

房水逆流可以导致眼压显著升高，其中 20%～54% 的患者眼压 ≥ 40mmHg[2-4]。然而，患者眼压也可表现为正常甚至低眼压，21%～50% 的患者眼压 ≤ 22mmHg，还有一部分患者眼压 ≤ 10mmHg[2-5]。

除非术后眼压很低，所有的术后眼压高且浅前房都应考虑到房水逆流的可能（表 19-1）。然而，房水逆流是一个排除性诊断，确诊需要符合以下指标：①根据晶状体的状况和（或）虹膜切开（除）术的表现排除瞳孔阻滞；②通过周边眼底检查和（或）B 超排除环形脉络膜脱离和脉络膜上腔出血；③通过详细的裂隙灯检查排除伤口渗漏或滤过过强；④通过详尽的眼科病史和用药史排除睫状体水肿的原因。

二、患病率和危险因素

（一）容易房水逆流的术式（步骤）

房水逆流通常是一种术后并发症，常发生在闭

表 19-1 房水逆流的鉴别诊断

临床表现	IOP	临床特征	检 查
脉络膜上腔出血	高	• 突然发生 • 剧痛 • 患者高龄、高血压、近视、术前高眼压	• 眼底检查 • B 超
睫状体水肿 / 旋转	正常至高	• 自发 • 有 VKH、LPI、PRP、SBP、药物史	• 眼部病史 • 用药史 • UBM
瞳孔阻滞	高	• 虹膜膨隆 • 后粘连	• 虹膜切除术或虹膜切开术
脉络膜脱离	低至正常	• 低分辨率 • 一些患者眼底检查不可见	• B 超
滤过过强	低至低（正常）	• 形成滤过泡 • 渗漏后消失	• SLE
切口渗漏	低至低（正常）	• 滤过泡渗漏阳性	• 滤过泡渗漏试验

IOP. 眼压；VKH. 小柳原田病；LPI. 激光虹膜打孔；PRP. 全视网膜光凝术；SBP. 巩膜扣带术；SLE. 裂隙灯检查；UBM. 超声生物显微镜

角型青光眼患者术后。由于该并发症比较罕见，因此很难统计其发病率，另外，也受手术方式的选择而变化，且容易与其他有类似临床表现的术式相混淆。与房水逆流相关的几种不同手术方式将在以下内容中分别讨论。

1. 小梁切除术

小梁切除术是美国最常见的青光眼手术方式[6]，发生房水逆流的患者中超过 75% 都曾行小梁切除术，或联合其他步骤（表 19-2）。人工晶体眼进行小梁切除术发生房水逆流概率较低，在 2 个系列研究报道中，其发生率为 40%[2, 7]。

另外少量前瞻性研究报道了小梁切除术后房水逆流的发生率。Gedde 在引流管与小梁切除术（Tube vs Trabeculectomy，TVT）的对比研究中描述了 105 例小梁切除术患者中有 1 例（1.0%）发生了房水逆流[8]，而 Jampel 参与的协作初始青光眼治疗研究（Collaborative Initial Glaucoma Treatment Study，CIGTS）报道了 465 例小梁切除术患者中有 2 例发生了房水逆流（0.4%）[9]。由于这些研究基于西方人群，几乎所有的患者均为开角型青光眼，因此可能不适用于闭角型青光眼更常见的人群。

典型的房水逆流发生在小梁切除术后的早期阶段。在 Harbour 的 13 例小梁切除术后发生房水逆流的患者中，有 7 例（53%）发生在术后 1 周内，10 例（77%）发生在术后 1 个月内。而在这 13 例患者中只有 4 例患者应用了抗代谢药，但有 2 例患者术后 1 个月后发生，其中 1 位发生在术后 6 个月。房水逆流也可能发生于手术部位的某些操作，如拆线

表 19-2　常见的导致房水逆流的手术

作　者	年　限	纳入标准	纳入人数	手　术
Harbour[2]	1996	• 浅 AC • PI • 正常 B 超 / 非接触检查 • 耐药	24	10 Trab（42%） 6 ECCE（25%） 3 ECCE/Trab（13%） 4 YAG LPI（17%） 1 CRVO（4%）
Byrnes[22]	1995	• 浅 AC • 高眼压 • PI（19/21 例） • 耐药	21	11 Trab（52%） 4 Trab/EC（19%） 4 Trab/Molteno（19%） 2 CE/PKP（10%）
Little[7]	1993	• 人工晶状体眼 • "恶性青光眼"	7	4 ECCE（57%） 3 ECCE/Trab（29%） 1 Trab（14%）
Trope[27]	1994	• 浅 AC • 高眼压 • PI • 无可见的脉络膜	14	12 Trab（86%） 2 ECCE（14%）
Tsai[3]	1997	• 浅 AC • 高眼压（6～32mmHg） • 无瞳孔阻滞 • PI • 房水向后流动	19	12 Trab（63%） 2 ECCE/Trab（11%） 2 ECCE（11%） 1 ECCE/ 人工膜切除术（5%） 1 Molteno GDI（5%）
Sharma[71]	2006	• 持续的浅 AC • IOP 升高（6～32mmHg） • 无瞳孔阻滞	4	2 Trab（50%） 1 YAG LPI（25%） 1 未手术（25%）

AC. 前房；PI. 周边虹膜切除 / 虹膜切开术；Trab. 小梁切除术；ECCE. 白内障囊外摘除术；LPI. 激光虹膜周边成形术；CRVO. 视网膜中央静脉阻塞；PKP. 穿透性角膜移植术；GDI. 青光眼引流植入物

或滤过泡针拨[10]。

2. 青光眼引流植入物手术

有3个病例系列研究描述了放置青光眼引流植入物（glaucoma drainage implant，GDI）后房水逆流的发生率。Nguyen及其同事开展的一个回顾性研究报道了1992—1996年107例植入Baerveldt青光眼植入物的患者中有4例（3.7%）发生了房水逆流。TVT前瞻性研究报道了植入Baerveldt青光眼植入物的107例患者中有3例（2.8%）发生了房水逆流[8]。在一系列关于植入Ahmed青光眼引流阀的研究也发现了相似的房水逆流发生率（4.3%）[13]。这些研究表明，植入无阀门的GDI后房水逆流的发生率较小梁切除术后稍高，但是差异无统计学意义。

植入GDI后发生房水逆流的时间，各类研究差异较大，也不全集中在术后早期阶段，或线结的位置。Greenfield报道了10例放置无阀门的Baerveldt青光眼植入物后发生房水逆流的患者[4]，其线结较牢靠，几乎所有都是人工晶状体眼且既往做过小梁切除术。其中，6例（60%）发生在术后2个月内，2例发生在术后4个月后。

3. 白内障手术

房水逆流可以发生在白内障摘除术（CE）联合青光眼手术如小梁切除术后，针对人工晶状体眼的研究表明，绝大多数是在白内障摘除术后发生。然而，白内障摘除术后发生房水逆流的概率比小梁切除术后低，单纯的白内障摘除术（不合并青光眼手术）占所有发生房水逆流手术的10%～38%（表19-2）。虽然白内障摘除术比小梁切除术做的多得多，但是其发生房水逆流的概率更低。Little及其同事报道了在12 000例单纯白内障摘除术患者中术后仅4例（0.03%）发生了房水逆流[7]，CIGTS研究报道的发生率比其高了15倍。

然而，至今没有研究报道白内障囊外摘除术（extracapsular cataract extraction，ECCE）和超声乳化白内障吸除术后房水逆流的发生率的比较，但理论上来讲，超声乳化白内障吸除术后发生房水逆流的概率更低。由于晶状体被摘除，切口小、伤口自闭，因此前房变浅、玻璃体移动及脉络膜扩张较少发生，而所有这些可能正是促使房水逆流发生的原因[13]。此外，超声乳化白内障吸除术常规在囊袋内

植入人工晶状体（intraocular len，IOL），这就消除了人工晶状体与睫状体接触的可能性，而两者接触已被证明容易导致房水逆流，特别是在小眼球中使用较大的人工晶状体时。

4. 虹膜切开术和虹膜切除术

虹膜切除术是第一个与恶性青光眼相关的手术，von Graefe在他的原始研究中首次报道了该并发症的发生率为2%[1]。随后，20世纪早期的研究报道认为，虹膜切除术后恶性青光眼的发生率为2%～4%，而房水逆流的发生率可能更低[17]。

氩激光和YAG激光的应用几乎替代了虹膜切除术[6]，但并没能消除治疗瞳孔阻滞后的房水逆流。研究报道，激光周边虹膜切除术（laser peripheral iridotomy，LPI）后发生恶性青光眼的发病机制可能不是房水逆流，而是由于磺胺类药的应用或视网膜中央静脉阻塞（central retinal vein occlusion，CRVO）导致睫状体肿胀造成的[18, 19]。然而，Robinson报道了1例LPI术后发生可疑房水逆流的病例[20]，一系列的研究表明LPI术后房水逆流的发生率为0%～29%（表19-2）。

5. 角膜移植术

穿透性角膜移植术（penetrating keratoplasty，PK）很少发生房水逆流。Jacoby报道了白内障摘除联合穿透性角膜移植术后有1例患者发生了可疑房水逆流[21]，Byenes的系列研究报道穿透性角膜移植术联合白内障摘除术后有2例（10%）患者发生了房水逆流（表19-2）[22]。所有病例均发生在穿透性角膜移植术联合白内障摘除术后，因此还不清楚单纯角膜移植术是否有发生房水逆流的风险。

6. 人工晶状体植入术

一位23岁的高度近视患者在植入人工晶状体后发生了房水逆流[23]。患者既往做过2次激光周边虹膜切开术，因此排除了该患者瞳孔阻滞的可能。取出人工晶状体后眼部正常。

7. 玻璃体切割术

Massicotte报道了2例经睫状体平坦部玻璃体切割术后发生房水逆流的病例，发现这两例都发生了睫状体纤维蛋白的增生，进而导致睫状体与前部玻璃体相接触及房水向后逆流[24]。事实上，研究发现一例在组织型纤溶酶原激活剂注射后房水逆流得

以缓解，且玻璃体内气体也被同时吸收，Francies
认为这是由于移除了气液交界面对房水正常引流的
阻碍。

（二）房水逆流的眼部特点

1. 房角关闭

自 von Graefe 首次描述以来，恶性青光眼主要
发生在闭角型青光眼中[1]。Chandler 认为浅前房是
继发性恶性青光眼的一个特殊危险因素，且在他的
6 例患者中均表现为浅前房[17]。

无论之前进行过何种手术，大多数房水逆流
都发生在闭角型青光眼（angle-closure glaucoma，
ACG）中。大量的研究认为小梁切除术后发生房水
逆流的患者50%～79% 为闭角型青光眼（表 19-3）。
另外，Harbour 报道的 6 例继发于单纯白内障摘除
术后的房水逆流患者，有 2 例发生于慢性闭角型
青光眼，其中 1 例前期进行过激光周边虹膜切开
术[2]。同样，在 Greenfield 报道的 10 例继发于放置
Baerveldt 植入物后房水逆流的患者中，4 例为慢性
闭角型青光眼，其中 1 例是小眼球患者[4]。

虽然一般认为闭角型青光眼患者术后更可能继
发房水逆流，但大多数关于闭角型青光眼的手术研
究并没有明确地将房水逆流作为其术后并发症，而
是将其纳入术后浅前房的范畴。另外，大多数此类
研究为回顾性研究，且样本量小。Lowe 于 1978 年
报道了 800 例浅前房患者青光眼术后恶性青光眼的
发生率，发现共 6 例（0.8%）发生了恶性青光眼[26]，
其中 2 例继发于虹膜切除术，1 例继发于巩膜切除
术，3 例继发于虹膜嵌顿术后。Lowe 报道的恶性
青光眼的发生率是 CIGTS 研究的 5 倍[5]，虽然这

两个研究采用的治疗方法不同，但是房水逆流真正
的发生率仍然较 Lowe 报道的要低，这是因为某些
患者浅前房的原因是由房水逆流以外的其他机制造
成的。

2. 急性房角关闭（acute-angle closure，AAC）

von Graefe 发现所有合并有慢性房角关闭的恶
性青光眼患者中，急性房角关闭不会导致房水逆
流[1]。然而，Harbour 报道的 14 例发生了房水逆流
的有晶状体眼患者中，有 7 例继发于慢性闭角型青
光眼，3 例继发于急性房角关闭，由此说明房水逆
流可继发急性房角关闭[2]。由于房水逆流的发生率
低，因此其继发于慢性闭角型青光眼与急性房角关
闭的概率仍不清楚。

3. 假性剥脱综合征

因为大部分房水逆流发生于闭角型青光眼患
者，Trope 报道的 14 例患者中有 4 例（29%）合并
假性剥脱综合征，Tsai 报道的 19 例患者中有 2 例
（11%）合并假性剥脱综合征（pseudoexfoltion）[3, 27]。
虽然这些患者并不表现为明显异常的剥脱碎片，但
理论上可以认为假性剥脱综合征也是导致房水逆流
发生的原因。Rieser 报道了 1 例假性剥脱综合征合
并超声乳化晶状体患者术后发生了房水逆流，然后
用 Chandler 的方法缓解了症状[28]。作者认为松弛的
悬韧带可能导致晶状体向前移动，进而使得玻璃体
移动，最终导致房水向后逆流。

4. 无晶状体眼

无晶状体眼很少会导致房水逆流，但是无晶
状体眼应该被引起关注，因为无晶状体眼患者的玻
璃体容易向前移向睫状体，从而导致房水向后引

表 19-3　发生房水逆流患者的青光眼类型

作　者	年　份	#病例（总数）	CACG（%）	ACC（%）	POAG（%）	PXFG（%）	无青光眼（%）
Harbour[2]	1996	24	13（54）	3（13）	2（8）	0	6（25）
Byrnes[22]	1995	21	14（67）	4（19）	0	0	3（14）
Tsai[3]#	1997	19	15（79）	ND	2（11）	2（11）	0
Trope[27]*	1994	14	10（71）	0	2（14）	4（29）	0
Sharma[71]	2006	5	2（40）	2（40）	2（20）	0	0

#. 未区分 AAC 与 CACG；*. 2 例患者同时患有 PXFG 与 CACG

CACG. 慢性闭角型青光眼；ACC. 急性房角关闭；POAG. 原发性开角型青光眼；PXFG. 假性剥脱综合征

流[29, 30]。许多研究者报道了在白内障囊内摘除术后的无晶状体眼患者发生房水逆流，例如 Sugar 报道了 1 例可疑双眼房水逆流的病例[30]，Epstein 发现在 5 例进行了 YAG 玻璃体前界膜切开术后的无晶状体眼患者中 3 例出现了房水逆流[31]。另外，在无晶状体眼中玻璃体前界膜也会造成瞳孔阻滞，因此，对于所有的房水逆流病例，都可以通过虹膜切开或虹膜切除术来做出诊断。

5. 术前眼压水平

Chandler 认为术前高眼压更容易导致恶性青光眼，其报道的 6 例恶性青光眼患者术前都有高眼压（32~70mmHg）[17]。然而，更早期的报道认为恶性青光眼可能发生于未被发现的脉络膜脱离，尤其是在眼压大幅骤降的患者中。然而，由于其发病率低，而且许多闭角型青光眼患者手术时同时合并严重高眼压，因此，术前眼压水平与发生恶性青光眼的相关程度仍不清楚。

6. 缩瞳药的应用

有报道认为缩瞳药的应用在既往有手术史的眼睛中会诱发房水逆流的发生[32, 33]，而在既往无手术史的眼睛中也有房水逆流发生的可能性[28, 34]。Levene 报道了一些可疑双眼房水逆流的病例，当一眼术后发生房水逆流后，另一眼会在应用缩瞳药后发生[32]。

7. 玻璃体炎症

Lass 报道了 1 例房水逆流发生在继发于角膜穿通伤后的眼内炎患者[15]，B 超显示在睫状体表面覆盖大量炎性物质，并推测其与玻璃体切割术后导致房水逆流的发生机制非常相似，即纤维蛋白 / 肥大的睫状体复合物与玻璃体前界膜相接触，进而导致房水向后引流。

8. 早产儿视网膜病变（retinopathy of prematurity, ROP）

Kushner 报道了 3 例发生在 2—25 岁的早产儿视网膜病变患者的浅前房和高眼压[36]。所有病例都由睫状肌麻痹药所缓解，笔者认为这类房水逆流的发生可能是这些患者睫状体平坦部较小，容易导致睫状体晶状体阻滞的结果。然而，由于没有进行虹膜切开术和超声检查，很难排除其他原因造成的浅前房和高眼压。

9. 自发性房水逆流

一些研究报道了在未进行手术或应用睫状肌麻痹药的情况下，发生自发性房水逆流的病例。Fanous 报道了一位 45 岁的远视女性患者，表现为单眼高眼压和浅前房[37]，笔者推测认为是患者睫状肌麻痹后造成的睫状体阻滞。Schwartz 和 Anderson 提供了一个更具有说服力的病例，他们报道了一位 85 岁的男性患者，表现为单眼高眼压、浅前房和近视飘移[38]。在手术中，可以观察到眼后段压力通过虹膜切口向前推动玻璃体，此时通过切口的玻璃体成分比正常玻璃体含水量低，继而形成一个异常坚硬的玻璃体前表面，这正是房水逆流的发生机制。

三、预防

如果一只眼发生了房水逆流，那么对侧眼具有发生房水逆流的高危倾向。Chandler 报道的 6 例可疑性房水逆流的患者中，4 例患者中接受了第二只眼的类似手术，有 3 例再次发生了房水逆流[17]。其他的系列报道和个案分析报道均认为会双眼发生房水逆流[1-3, 30]，因此对侧眼应尽早采取措施预防房角关闭，并应假定存在需行手术治疗的高风险的房水逆流。

四、房水逆流的病因学 / 病理生理学

房水逆流的确切发病机制尚不清楚，有关的病理生理学机制很多。一个恰当的机制应该能够阐明该并发症的各个方面，包括诱因、病因、持续存在的症状，以及恰当的治疗方法。

1. 诱发因素

如果术前浅前房和房角关闭，那么术后发生房水逆流的可能性很大。Chandler 认为术前高眼压不能降至正常也是一种危险的因素[17]，也有人认为其中一些眼睛可能已经发生了房水逆流[39, 40]。实际上，自发性房水逆流在无任何手术、激光或缩瞳药应用的情况下也有发生，这充分说明以上诱发事件实际上可能只是起到了加剧的作用。

晶状体前位可能与房角关闭及继发性房水逆流密切相关（图 19-3）。晶状体位置靠前不仅会导致虹膜与晶状体相贴，从而继发房角关闭，而且会导致玻璃体前移与睫状体相贴近，进而继发房水向后

逆流[17]。缩瞳药或假性剥脱综合征也可能导致晶状体前移，两者可能都是导致房水逆流的危险因素。

Quigley 认为脉络膜扩张是另一种解释房角关闭导致恶性青光眼的危险因素[13]。这一观点认为，术中或术后发生的急性脉络膜扩张可能会形成后房-前房压力梯度，从而使得玻璃体受压。远视合并房角关闭的患者更容易出现房角关闭，这是由于偏厚的巩膜壁阻碍了房水通过脉络膜上腔引流的途径。

2. 激发因素

术后导致晶状体向前移动的原因有很多。术中浅前房会使玻璃体或晶状体直接与邻近组织相接触，如睫状体（图 19-4）。然而，并不是所有的患者均在玻璃体脱离术后即刻发生房水逆流（Shaffer 认为）[29]，揉眼睛也能诱发睫状体与玻璃体接触。另外，睫状体肿大也会促进其与晶状体或玻璃体接触，通常是在应用缩瞳药后[32, 34]或前部玻璃体炎症所形成的纤维素样沉积物造成的[24]。

单纯睫状体与玻璃体或晶状体的接触可能不足以造成房水逆流。Grant 和 Epstein 研究证明，正常的玻璃体对房水外流的阻力很小[41, 42]。玻璃体与睫状体形成的玻璃体疝，减少了房水向前流出的面积，因此玻璃体对房水外流的阻力增加[42]。另外，玻璃体内长期缓慢的房水流量增加与 Grant 和 Epstein 发现的玻璃体渗透压升高时房水外流阻力增加相似[41, 42]。急性脉络膜扩张可以导致玻璃体对房水外流的阻力增大，从而在玻璃体内形成更大压力[13]。

3. 持续性

一旦发生了房水逆流，不采取干预措施很难自愈，这说明发生房水逆流的机制是持续存在的（图 19-5）。房水逆流的持续发生可能是由于房水持续向后流动，和（或）经由玻璃体向后移动的房水发生了改变。Shaffer 认为玻璃体形成了球阀使房水持续向后流动[40]。另有研究认为由于炎症导致睫状体与玻璃体粘连，造成房水持续向后流动，Shaffer 在可能存在房水逆流的患者行前玻切术时发现其睫状体附着于前部玻璃体[40]。

玻璃体本身的改变也会增加后房房水向前流动的阻力。Epstein 及其同事发现房水可以通过玻璃体向后流动，尤其是在高眼压时，这严重影响了玻璃体的"球阀"作用[41-43]，Quigley 认为可能是由于

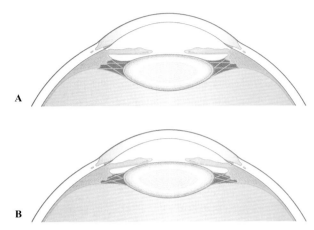

▲ 图 19-3　晶状体位置靠前及房角关闭预处理；晶状体位置靠前导致瞳孔阻滞，另外也会导致睫状体与玻璃体疝接触

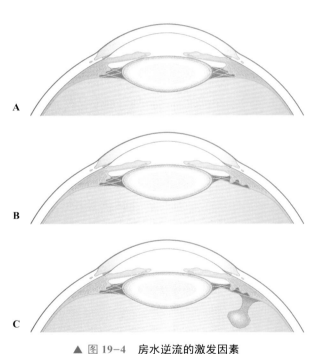

▲ 图 19-4　房水逆流的激发因素

A. 房角关闭合并瞳孔阻滞；B. 玻璃体疝与睫状体黏附不合并房水逆流；C. 房水逆流入玻璃体

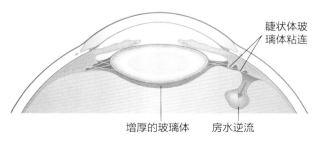

▲ 图 19-5　房水逆流持续存在

玻璃体性状发生改变[44]。事实证明，许多研究者在手术中发现前部玻璃体非常致密[38, 40]。Robbins 发现随着眼压升高，玻璃体容积变大，这可能会造成进一步的房角关闭和眼压升高[45]。超声生物显微镜（ultrasound biomicroscopy，UBM）显示发生房水逆流的睫状体前旋[27, 46-48]，玻璃体容积弥漫性增大，玻璃体腔内水样物质蓄积，或者脉络膜容积增大。

4. 治疗

在有效治疗房水逆流的过程中，我们学习了房水逆流的许多发病机制的知识（图 19-6）。睫状体的重要性在应用睫状肌麻痹药后已被证实，麻痹后的睫状肌变薄，同时悬韧带直径增加[49]，然后用激光通过虹膜周切口直接作用于睫状突[50, 51]或通过经巩膜的睫状体光凝术使睫状突皱缩[52]。这些治疗措施打破了睫状体和玻璃体的粘连，阻止了持续的房水向后流动。Epstein 已经证明了前部玻璃体的重要性，他通过在此部位应用 Nd:YAG 治疗了一部分房水逆流患者[31]，Chandler 发现白内障囊内摘除术联合玻璃体前表面破坏性手术能更好地治疗房水逆流[17]。由于 Chandler 的手术偶尔会保留前段玻璃体，而玻璃体切割术仍然非常有效，因此后段玻璃体也非常重要。晶状体摘除术后并不会常规使眼压恢复正常，这进一步证明了睫状体和晶状体的黏附并不是导致房水逆流的核心机制。

五、治疗方法的选择

（一）药物治疗

一旦确诊为房水逆流，就应该进行药物治疗。

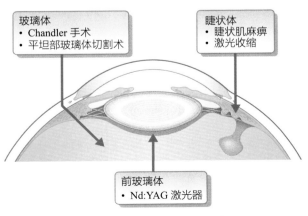

▲ 图 19-6　房水逆流的治疗

表 19-4 显示了标准化的用药策略。睫状肌麻痹散瞳药可以使悬韧带绷紧，从而将有晶状体眼的晶状体 - 虹膜隔向后拉[49]。在无晶状体眼中，睫状肌麻痹散瞳药的治疗效果欠佳，但是可能会使睫状环远离玻璃体[53]，并可通过散大的瞳孔增加房水向前房流动[54]。β 受体拮抗药、α 受体激动药和碳酸酐酶抑制药均能通过抑制房水生成来降低眼压，并减少房水逆流。高渗药则脱水浓缩玻璃体，并减少玻璃体的容积和压力[55]。抗炎药能减少浅前房时周边虹膜前粘连发生的可能，或者抑制玻璃体与睫状体的持续性粘连。以上药物，在有禁忌证和出现不良反应时禁用。

表 19-4　房水逆流标准化用药策略

睫状肌麻痹散瞳药	1% 阿托品，每日 4 次 2.5%～10% 去甲肾上腺素，每日 4 次
房水生成抑制药	0.5% 噻吗洛尔，每日 2 次 溴莫尼定，每日 3 次 乙酰唑胺，250mg 口服，每日 4 次
高渗药	45% 异山梨醇，1.5ml/kg 口服，每日 1 次 或 20% 甘露醇，2g/kg 静脉滴注 45min 以上，每日 1 次
抗炎药	1% 醋酸泼尼松龙，每日 4 次

在前房形成及眼压恢复正常前应持续用药。据报道，5d 内 50% 发生了房水逆流的患者能得到缓解[56, 57]。如果症状缓解后，药物应逐渐减量。然而，在逐渐停药的过程中，停用或持续应用睫状肌麻痹药都可能会造成房水逆流的复发。事实上，Debrouwere 及其同事发现他们通过药物治疗的 10 例患者 2 年内 100% 会复发[58]。如果患者未能进行激光或手术治疗，或者治疗效果欠佳，推荐 1% 阿托品每日 1 次长期应用。

（二）手术治疗

手术治疗的目的在于纠正房水流动的阻碍，重建正常的房水前部循环。图 19-7 展示了手术治疗房水逆流的策略。

1. 激光治疗

由于激光治疗风险低，因此治疗推荐早期应用

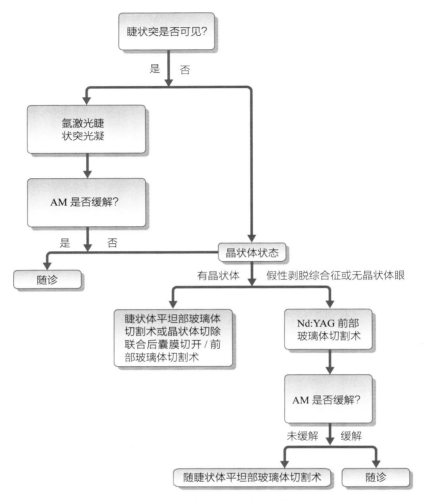

▲ 图 19-7　房水逆流手术治疗策略

激光治疗。激光治疗要求能清楚看到需要处理的组织结构。在治疗某些病例时局部应用甘油点眼可以减轻角膜水肿。

(1) 直视下氩激光睫状突光凝术：睫状突的氩光治疗可以缓解房水逆流[50, 51]。激光通过虹膜周切口，在房角镜或不用房角镜直视下应用其热凝固效应破坏睫状突。激光能量通常设置为 100～300mW，持续 0.1～0.2s，激光斑直径 50～100μm。激光破坏睫状突能达到治疗效果的原因，可能是由于解除了睫状体玻璃体间的房水阻滞[50]，然而，激光治疗的长期效果尚不清楚。

(2) Nd:YAG 激光玻璃体前界膜切开术：诸多研究报道了 Nd:YAG 激光玻璃体前界膜切开术能成功治疗无晶状体眼和人工晶状体眼患者中的房水逆流[6, 28, 59–62]。玻璃体前界膜的破坏使眼前节和眼后节得以重新沟通。操作过程可以不使用接触镜，或应用虹膜切开术或前房角检查的镜子。激光能量通常设置为 4～6mJ。由于晶状体的存在，玻璃体前界膜中央切开可能不会沟通前房，因此，玻璃体前界膜切开应该通过虹膜周切口在周边进行。在药物的共同作用下，玻璃体前界膜切开术可能只是作为其他更有效治疗方法之前的临时措施，有研究报道在术后 1～5 个月中，4 眼中有 3 眼复发[58]。

(3) 睫状体破坏性手术：有报道睫状体冷冻治疗和睫状体光凝术可应用于治疗房水逆流[52, 64, 65]。有时候治疗效果是长期的，5 例治疗后患者在术后 1～8 年的长期随访中，只有 1 位复发（再次行睫状体光凝术）[52]。这种机制可能是由于睫状体的萎缩，解除了睫状体和玻璃体的接触，进而减少了房水向后逆流或睫状体肿大的可能。

2. 切除性手术治疗

在药物和激光治疗房水逆流无效的基础上，选择手术治疗。一些手术方法被用来尝试治疗房水逆流，但是尚无具有确切疗效优势的方法。

(1) 裂隙灯下穿刺治疗：在没有 Nd:YAG 激光的情况下，可以尝试经角膜穿刺破坏玻璃体前界膜来重建前房[66]。

(2) 后巩膜切开联合空气注射术（Chandler 术式）：应用 18G 注射器针头经睫状体平坦部抽吸玻璃体液联合注射空气泡重建前房，这种方法最初被一些外科医师倡导作为治疗房水逆流的治疗选择[40, 56, 57]，术后常规应用阿托品以预防复发。

(3) 经睫状体平坦部玻璃体切割术：随着现代玻璃体视网膜手术技术的进步，经睫状体平坦部玻璃体切割术已经成功代替了其他治疗房水逆流的方法。去除前部玻璃体是该手术最重要的一个步骤，因为只切除玻璃体中央部容易造成复发[58]。与人工晶状体眼或无晶状体眼患者相比，有晶状体眼患者切除前部玻璃体而不伤及晶状体是有难度的，而这导致了较高的手术失败率[2, 3, 22]。在有晶状体眼患者中，若伴有明显的角膜水肿、晶状体混浊或在玻璃体切割术中不能很好形成前房时，术中可联合经睫状体平坦部晶状体切除术[2]。也有研究报道在发生粘连的闭角型青光眼患者中，行玻璃体切割术后经睫状体平坦部植入引流管用于治疗房水逆流[67]，该手术通过预防玻璃体容积和压力的增加来减少房水逆流复发的可能，而且能够长期维持眼压稳定。由于房水自后段引流，因此并不需要实施玻璃体切割术和虹膜切除术。

(4) 晶状体切除术：晶状体切除术在许多研究中被报道能有效治疗房水逆流[3, 56, 57, 68, 69]。然而，这个过程需同时联合晶状体后囊膜切开和前部玻璃体切割术[3, 69, 70]。但是该方法成功率各不相同，一些研究报道能维持长期疗效稳定，而有一个研究报道，4 例缓解的患者中最终有 3 例复发[58]。另外，有一个研究报道了在白内障切除术之前进行了玻璃体中心区切除[71]。

(5) 悬韧带 – 玻璃体前界膜 – 玻璃体切割术：悬韧带 – 玻璃体前界膜 – 玻璃体切割术成功用于治疗人工晶状体植入术后发生房水逆流的患者，术后

平均随访时间为 1 年[72, 73]。在这个手术操作中，玻璃体切除器经穿刺口进入前房，通过虹膜周边切除术去除悬韧带和前段玻璃体，或通过睫状体平坦部向前通过前部玻璃体和虹膜（图 19-8）。

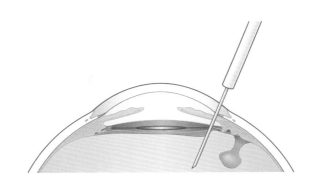
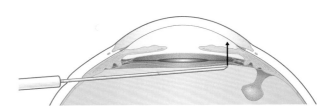

▲ 图 19-8 玻璃体 – 悬韧带 – 玻璃体切割术模式，自睫状体平坦部经前部玻璃体、悬韧带和周边虹膜吸除玻璃体

六、预后

"恶性青光眼"最初被用于描述传统治疗方法疗效欠佳的情况，而近些年，由于手术医生的勤勉努力使诊断和治疗技术取得很大进步，该病症可取得较好的结果。

依据治疗策略图（图 19-7），几乎所有的患者房水逆流均能得以解除。例如，在 Greenfield 报道的 10 例 GDI 植入后发生房水逆流的患者中，经治疗后在长达 9 个月的随访中，其中 9 例（90%）患者眼压能稳定在 18mmHg 或以下水平[4]，其中 6 例（60%）患者联合应用药物可以获此眼压。对照组采用一眼滴用睫状肌麻痹药，其中 4 例患者进行了 Nd:YAG 激光玻璃体前界膜切开术，5 例患者进行了玻璃体切割术（联合 / 不联合晶状体摘除术或晶状体植入术）[4]。最初通过药物或激光治疗缓解的患者终生都有复发的风险，可能发生在数月或数年后。

Harbour 报道的 24 例发生房水逆流的患者在接受经睫状体平坦部玻璃体切割术后均获得良好眼压 [2]，其中 22 例（92%）眼压 ≤ 18mmHg，6 例（25%）需要依靠降眼压药维持眼压，只有 1 例患者仍有浅前房。

虽然经治疗后患者能维持较好的眼压，但是发生房水逆流的患者仍有较高视力下降的风险。Harbour 所报道的经睫状体平坦部玻璃体切割术的患者，有些出现了严重的术后并发症，其中 21% 的患者出现角膜失代偿，23% 小梁切除术失败，13% 脉络膜渗漏 [2]。其他研究报道了另外一些严重的并发症，包括脉络膜上腔出血和玻璃体积血 [3]。

诸 多 研 究 报 道 21%～50% 患 者 最 终 视 力 ≤ 20/200[2-4]。尽管术前就了解患者术后视力恢复能力差，但许多患者仍然在术后表现为显著的视力下降。这些研究反映了 20 世纪 80 年代和 90 年代早期的治疗情况。随着玻璃体切割术的改进和对手术切除前部玻璃体必要性认识的提高，目前的结果可能比上述更好。

由于一眼发生房水逆流的患者另一眼也有较高的发病风险，因此必须采取预防措施来保护另一只眼 [28, 30, 74, 75]。如果房角关闭，应进行周边虹膜切除术，因为闭角型青光眼与房水逆流密切相关。应避免应用缩瞳药，因为据报道这些药物会使病情加重。如果另一只眼需要手术，则术前应先使用睫状肌麻痹药和高渗药，并且术者必须密切监测术后情况，以避免房水逆流的发生。可考虑行预防性的玻璃体切割术联合悬韧带 – 玻璃体前界膜 – 虹膜切除术或后部引流管植入术。

第 20 章

迟发性滤过泡失败
Late Failure of Filtering Bleb

Robert L Stamper　Aiyin Chen　**著**

张绍丹　**译**

周　琦　**校**

本章概要

　　引起迟发性滤过泡失败的原因很多，包括内滤过口堵塞、滤过泡重塑及滤过泡瘢痕化等。明确引起滤过泡失败的原因才能够给予有针对性的有效治疗。滤过泡重塑通常发生在滤过手术后的前 3～4 个月，可能是一过性的，因此通常可以采用保守治疗。巩膜瘢痕化导致的滤过泡功能丧失可发生在手术后数周至数月甚至数年。这种情况下，在高倍放大镜或裂隙灯下进行针拨分离通常有效，是值得一试的门诊治疗措施。如果针拨分离失败，则需要进行滤过泡修复或二次滤过手术。

一、概述和定义

　　无论全层或板层的滤过手术（小梁切除术），无论是否使用了抗代谢药物，都存在滤过泡失败的可能。滤过泡失败可以定义为，滤过手术术后某个时间点，无论使用或不使用抗青光眼药物都无法控制青光眼。迟发性滤过泡失败通常发生在滤过性手术术后第 2 个月或第 3 个月之后。

二、患病率和危险因素

　　不同的研究结果显示，小梁切除术的手术失败率约为每年 10%，术后 5 年可达 50%[1-7]。术中使用丝裂霉素或氟尿嘧啶，或者术后结膜下注射氟尿嘧啶都可以提高手术效果[8-12]。但即使应用了抗代谢药，一些患者在术后的一定时期仍然会发生滤过泡失败[13]。尤其是年轻人或非洲裔黑种人、既往局部降眼压药物治疗史、剥脱综合征、葡萄膜炎或无晶状体眼导致的继发性青光眼，其手术失败率更高[14, 15]。术中使用带粉手套也是引起滤过泡失败的危险因素[16]。

三、病因学和病理生理学

　　导致滤过泡失败的因素有很多。明确病因有助于进行有效的处理（框 20-1）。

框 20-1　滤过失败的原因

滤过内口阻塞
- 血液
- 纤维蛋白
- 虹膜
- 来自周边虹膜前粘连（PAS）的机械性阻塞
- 虹膜高褶
- 房水逆流
- 脉络膜上腔出血或渗出

外部瘢痕
- 滤过泡胶原重塑或局限的滤过泡（Tenon 囊肿）
- 巩膜上瘢痕

混杂因素
- 巩膜静脉压升高
- 甲状腺疾病
- 血液分流（海绵窦、动静脉畸形、硬脑膜分流）
- Sturge-Weber 综合征

（一）内滤过口的阻塞

血凝块、纤维渗出物、黏弹剂或虹膜都可能会阻塞滤过内口。一般来说，这种类型的阻塞通常出现在术后早期。虹膜引起的滤过内口堵塞可以发生在术后数年，因此，对于术后任何时期出现的眼压升高都应该进行房角镜检查。血凝块和纤维渗出物引起的堵塞可以通过房角镜下氩激光、二极管激光及 Nd:YAG 激光解除或融解。房水逆流（见第 19 章）、脉络膜上腔积液或出血（见第 17 章）也可以推挤虹膜向前，引起滤过内口的堵塞。

虹膜导致的滤过内口堵塞在一些情况下也可以使用经房角镜氩激光，二极管激光或 Nd:YAG 激光解除。氩激光通常采用 100μm 光斑直径，0.1s 持续时间和 800～1200mW 能量。治疗在房角镜下进行（如 Pollack 房角镜），将激光聚焦于虹膜根部和巩膜的交接处。应用足够大的能量，以确保虹膜发生收缩而从滤过内口退出。对于相对新发生的虹膜粘连嵌顿，这种氩激光治疗的效果最好。Nd:YAG 激光是通过机械切割的原理直接解除滤过内口嵌顿的虹膜。采用合适的房角镜，将激光直接聚焦于虹膜与巩膜的交界处。逐渐加大能量，直到看到嵌顿的虹膜与滤过内口分离。

（二）外部瘢痕化

迟发性滤过泡失败最常见的原因是滤过区域的瘢痕化。一些滤过泡在滤过术后 2～4 个月呈现厚壁致密囊样外观（Tenon 囊肿）（见第 13 章）。这可能代表着滤过泡壁的胶原重塑，一旦重塑完成，最终结果往往是好的[17]。以未来几年获得很好的眼压控制作为长期预期，在滤过泡重塑阶段的治疗只需要局部使用降眼压药联合滤过泡按摩数月就行[18, 19]。但是也有人质疑，临床上大部分患者的长期预后并不如预期那么理想[20]。

如上所述，引起滤过手术失败最可能的原因是巩膜瓣上方的上巩膜组织瘢痕化。滤过泡晚期瘢痕化的危险因素包括既往眼部手术史、随后的白内障手术、年轻人、非洲裔黑种人、术中出血、滤过泡渗漏、术后感染或严重炎症，以及距离初次滤过手术的时间[21]。Tenon 囊的成纤维细胞在伤口愈合和纤维化中发挥重要作用。它们移行至手术创口，参

与血管生成和胶原沉积（见第 29 章）。血管内皮生长因子（VEGF）介导成纤维细胞移行和增殖的信号级联，在青光眼患者和小梁切除术后的动物模型的房水中都检测到较高浓度的 VEGF[22, 23]。体外试验结果显示抗 VEGF 药，如贝伐单抗，可以抑制成纤维细胞的增殖，减少胶原凝胶的收缩[24]。基于此，有人建议将抗 VEGF 药用于控制小梁切除术的伤口愈合反应[25]。

四、预防措施

30 多年前 Starita 等就发现术后使用局部类固醇药对于预防滤过手术失败非常有帮助[26]。如上所述，术中或术后早期使用抗纤维化药物，如氟尿嘧啶和丝裂霉素，可以显著提高滤过手术的远期成功率。Vote 等[27] 提出，术后在常规局部激素和抗生素滴眼液的基础上立即给予为期 6 周的鸡尾酒疗法，包括口服泼尼松 30mg/d，口服非甾体抗炎药（如双氯芬酸缓释剂 100mg 每日 1 次），口服秋水仙碱（0.25～0.3mg 每日 3 次），局部 1% 阿托品滴眼液每日 3 次和 1% 肾上腺素滴眼液每日 3 次，可以显著缓解术后炎症反应并减少术后远期滤过泡瘢痕化的可能[27]。一项研究发现，术后 3d 内每天于滤过泡处应用 0.05mg/ml 丝裂霉素 5min，可以改善小梁切除术的结果[28]。一篇系统综述显示，同单纯小梁切除术相比，术中使用剂量为 750～1000cGy 的 [90]Sr 发生器进行局部 β 放射处理可以降低手术失败率（风险比为 0.23）[29]。并发症主要是术后白内障发生增多。然而，β 放射治疗的效果尚未直接与氟尿嘧啶或丝裂霉素进行比较。一个小型短期研究旨在通过抗 VEGF 药（如贝伐单抗和雷珠单抗）来改善小梁切除术的效果，但并未观察到显著的临床差异[30]。

五、处理方法

（一）药物

目前普遍认为药物对于滤过泡失败的治疗效果甚微，只有恢复抗青光眼药局部使用。有研究者建议可以采用氟尿嘧啶结膜下注射来处理，但这种方法对迟发性滤过泡失败似乎作用不大[31]。另有研究团队利用滤过泡内或前房内注射组织型纤溶酶原激活剂（tPA）的方法，获得了较好的结果[32]。并发

症包括结膜下出血，低眼压和短暂性前房积血。这种方法尚未被广泛应用，但值得深入研究。

（二）手术

针对迟发性滤过泡失败的手术方式十分有限。两个最常用的方法是滤过泡针拨和手术修复。内路针拨的方法也有报道[33]。有人建议采用针拨联合内路法，术后1年的成功率约77%[34]。除此之外，还可以选择在其他部位重新进行滤过手术或者引流阀植入术。

滤过泡针拨是最实用的首选方法。操作可以于表面麻醉后在诊室的高倍放大镜、裂隙灯或手术显微镜下进行。笔者的方法是，使用高倍放大镜，患者取近仰卧位。术眼预防性使用抗生素滴眼液3滴，并给予1滴丙美卡因表面麻醉，利用一根浸有4%利多卡因的棉签抵住瘢痕化滤过泡颞侧0.5～1cm处的结膜少许时间。之后用0.12mm的Castroviejo显微镊夹住滤过泡颞侧0.5mm的结膜。将一根短而锋利的25G针头刺入Tenon囊下并缓慢前进到滤过泡的边缘。如果滤过泡的边缘存在明显的瘢痕化（Khaw"钢环"），可以在巩膜表面以类似钻头的动作将针头刺入滤过泡的潜在腔隙。在进行这个动作时必须十分小心不要刺穿结膜而形成纽扣样孔。通常在针头越过瘢痕的滤过泡边缘后就很容易进入滤过泡腔隙。此时就可以在滤过泡下的巩膜瓣处进行针刺和针拨。关键是要制作出一个可以让房水向后引流的通道以形成一个弥散的滤过泡。一旦看到滤过泡隆起或范围变大、眼球变软，针拨就完成了。针拨后立即给予结膜下注射0.1ml的5mg氟尿嘧啶，之后每2～3天注射1次，持续到术后2周。

操作也可以在裂隙灯下进行，用浸有丝裂霉素的海绵代替氟尿嘧啶[35, 36]。

第一次针拨分离失败后，如果有必要，可以再尝试一次。如果前两次都没有奏效，那么通常第3次的尝试可能没什么意义。但是如果前一次的针拨有效并且效果持续超过6个月，在必要时也可以重复进行。

传统上认为对失败的滤过泡进行手术修复的成功率很低。不同研究报道的抗纤维化药物辅助的滤过泡手术修复的效果也不尽相同[37, 38]。最近的一项研究显示，在距离角膜缘10～12mm处制作以角膜缘为基底的结膜瓣进行滤过泡修复可以取得良好的眼压控制效果[38]。术中使用beaver刀打开部分巩膜瓣使前房内的房水得以流出，巩膜瓣不缝合。在关闭Tenon囊和结膜之前在结膜下给予丝裂霉素。在同一部位重复手术可能导致严重的瘢痕化，因此二次滤过手术通常需要选择在其他部位，或者可以选择引流管植入术作为替代治疗方案。

六、预后

丝裂霉素或氟尿嘧啶辅助的滤过泡针拨分离具有相对较高的成功率，为65%～90%。滤过术后4个月内进行针拨分离及针拨后眼压立即明显下降的病例通常会取得远期成功[39, 40]。而既往接受过针拨分离、继发性青光眼、年轻人和非洲裔黑色人种的远期效果相对较差[41]。其他可能预示针拨失败的因素包括针拨前眼压＞30mmHg，针拨术后的即刻眼压＞10mmHg，初次滤过术中未使用丝裂霉素[42]。

针拨分离术导致的严重并发症不常见。结膜下出血可能会降低成功率。滤过过强引起的长期持续低眼压是一个潜在的风险，它可能会导致浅前房甚至黄斑病变。另有少数研究报道了针拨术后发生的脉络膜上腔出血。在正在接受抗凝血治疗的患者中实施针拨分离应该谨慎。滤过泡或眼内感染是一种潜在的并发症，但极为罕见。反复注射氟尿嘧啶会导致点状角膜病变甚至角膜上皮明显丢失而引发患者不适。

第 21 章

晚期滤过泡渗漏
Late Bleb Leaks

Jacob Wilensky　Robert H Mcglynn　**著**

张　悦　**译**

王大博　**校**

本章概要

　　许多晚期滤过泡渗漏可能无症状，但却显著增加了发生滤过泡炎和眼内炎的风险。滤过泡的 Seidel 试验很重要。从保守治疗到手术介入，有很多处理这些渗漏的方法，但没有一种措施是绝对有效的，目前几乎没有对比这些技术的前瞻性研究。

　　滤过泡渗漏是青光眼滤过术十分常见的并发症。术后即刻至术后 4～6 周出现的为早期滤过泡渗漏，通常与手术创伤或伤口闭合有关。对于这类渗漏的处理措施在本书其他章节进行了讨论。然而，晚期滤过泡渗漏，在很大程度上，是由完全不同的病因引起的，因此它们的病程和处理措施是完全不同的。

一、重要性

　　虽然一些晚期滤过泡渗漏是无症状的，但许多会引起眼部严重的问题。它们可能会导致滤过泡失败和眼压失控。浅前房能导致发生周边虹膜前粘连、白内障和角膜内皮失代偿。低眼压可能会引起低眼压性黄斑病变，从而导致视力下降。最关键的是，滤过泡渗漏的存在与发生滤过泡炎或眼内炎的风险增加 20 倍有关，并可能导致此类感染的灾难性后果。

二、发生率

　　晚期滤过泡渗漏，即术后早期无而 4～6 周以后出现的滤过泡渗漏，虽不常见但也并非不会发生。根据是否使用抗代谢药及抗代谢药的种类，是否只报道有症状的病例，或是否所有小梁切除术患者都积极检查有无渗漏及随访时间的长短，报告的晚期滤过泡渗漏发生率差异很大[1, 2]。有时滤过泡渗漏是由于眼外伤或炎症过程导致了滤过泡的溶解。大多数情况下，没有明显的渗漏原因。

　　一个明确的印象是，与 40 或 50 年前相比，现在晚期滤过泡渗漏的发生率更常见，这可能与将使用抗代谢药纳入外科手术的一部分有关[3, 4]。这些抗代谢药抑制成纤维细胞增殖和瘢痕组织形成，导致滤过泡的壁更薄、血供更少，随着时间的延长更容易发生变化，出现滤过泡渗漏。还有一种可能是，在手术条件较差，以前手术不成功眼行滤过术，因这些药物的使用，获得了成功。但结膜组织的健康状况差，这些滤过泡晚期渗漏的概率会有所增加。

三、诊断

　　大多数晚期滤过泡渗漏患者的症状相对轻微甚至没有症状和体征，他们可能会主诉视物模糊或波动，流泪增多或眼睛充满眼泪，对光线更敏感。裂隙灯检查可能会发现前房变浅、角膜增厚，或出现后弹力层褶皱。仔细观察可以发现滤过泡缺损。少数情况下，由于患者存在代表滤过泡炎或眼内炎的明显的炎症反应而发现滤过泡渗漏（见第22章）。在诊疗这种炎症反应的过程中，发现这种滤过泡渗漏。

诊断滤过泡渗漏的必要条件是Seidel试验。虽然有人会向眼睛滴一种浓缩的荧光素溶液，但笔者更喜欢使用人工泪液或局部麻醉药稍湿润的荧光素浸渍条。然后在滤过泡表面涂浸渍条上含有的高浓度荧光素染液（图21-1）。用钴蓝灯裂隙灯检查可能会显得很暗。但如果滤过泡存在液体渗漏，它会使荧光素变成亮黄色。既可以发现渗漏，也可以通过观察从滤过泡流出的液体量来定量评估。如果有很小的渗漏，荧光素就会逐渐亮起来并缓慢扩散；如果渗漏较严重，由于液体快速流出滤过泡到达角膜表面，会在两侧看到亮黄色，而中间为一个暗区。

四、治疗

目前已有很多用于处理晚期滤过泡渗漏的、不同的技术报道。这是Bochmann和Azuara-Blanco在2012年对Cochrane数据库进行回顾的主题[5]。处理措施的多样性表明没有一种措施是完全成功的。此外，对于如何根据渗漏的体征和症状选择处理方式，也有分级建议。表21-1提供了一个选项列表，从最简单和侵入性最小的措施逐步到更具侵入性的干预措施。

对于安静眼的轻中度渗漏，第一步是尝试绷带镜[6]。这些镜片直径为22~24mm。放入眼内，希望既可以作为渗漏的填塞物，也可以作为愈合的支架，闭合结膜缺损。当患者佩戴角膜绷带镜后，有必要让患者第二天来复诊，由于不是所有患者都能耐受角膜绷带镜，而且在第二天发生绷带镜的掉落也不罕见，他们可能知道也可能未注意到。尽管没有前瞻性研究证明预防是有益的，我们还是建议佩戴绷带镜后开始局部应用抗生素预防感染。也可以让患者使用β受体拮抗药或碳酸酐酶抑制药减少房水生成，从而减少滤过泡缺损处的流量，希望能增强眼睛修复缺损的能力。患者需要在一周左右后进行复查，如果眼睛没有异常反应且状态良好，可以

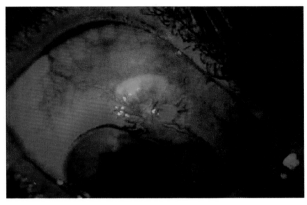

▲ 图 21-1　严重滤过泡渗漏的 Seidel 试验
将局部麻醉药浸湿后的荧光素染色条涂在滤过泡上，浓缩的荧光素被渗漏的液体冲走，形成一条以亮绿色为边界的钴蓝色溪流

表 21-1　处理晚期滤过泡渗漏的方法

非侵入性方法

- 房水抑制药，减少房水生成
- 角膜绷带镜
- 氰基丙烯酸酯胶
- 自体血清/纤维蛋白胶
- 口服多西环素
- 激光滤过泡（可能同时应用染料）

轻度侵入性方法

- Palmberg 缝线
- 滤过泡自体血注射
- 滤过泡针拨

滤过泡修复

- 滤过泡切除及上方结膜下移
- 结膜瓣覆盖滤过泡
- 带蒂结膜瓣或自体结膜移植
- 羊膜植片

摘下绷带镜重复Seidel试验，观察是否痊愈。另外，也可以选择继续佩戴绷带镜，2~3周后再次检查患者，取出绷带镜重复Seidel试验。滤过泡渗漏越重，绷带镜佩戴时间就越长，以避免因移动绷带镜或重复Seidel试验破坏愈合过程。

另一个可能有助于解决晚期滤过泡渗漏的保守措施是口服多西环素。认为多西环素可以通过抑制基质金属蛋白酶（MMP）调节伤口愈合。MMP 是锌结合蛋白水解酶，多西环素通过与有效锌紧密结合从而抑制 MMP 活性。MMP 可以影响成纤维细胞的迁移、增殖、炎症反应，以及细胞外基质的降解和沉积，是脊椎动物组织重塑过程中最重要的因子。已经显示青光眼滤过术后，结膜组织中许多 MMP 的表达发生了变化[7]。此外，MMP 在渗漏区的结膜组织和单纯的不存在渗漏的结膜组织中的表达是不同的[8]。MMP 在有渗漏的滤过泡和扁平的滤过泡泪液中的表达水平是不同的[9]。多西环素可以通过改变 MMP 的表达水平和活性，调节愈合过程，有助于滤过泡渗漏的愈合。虽然多西环素在小梁切除术中作为一种辅助药物可以改善炎症反应、调节 MMP 的表达[10]，但目前仍然没有任何对照研究显示其用于滤过泡渗漏的组织学和临床效果。在我们使用这种药物前必须先进行此类研究，才能确信其加速闭合渗漏。

其中较不常用的技术是使用氰基丙烯酸酯胶[11]。根据笔者的经验，这种技术可以很好地处理早期的渗漏，但在晚期滤过泡渗漏中疗效却不是很好。凝胶需要用角膜绷带镜覆盖以减少对眼睑的刺激。另一种方法是使用自体纤维蛋白[12]或纤维蛋白胶[13]作为覆盖渗漏的补片，有可能帮助其愈合。其他方法还有尝试用激光封闭渗漏[14-15]。已经应用氩激光和钕 YAG 激光，特别是与染料结合，吸收激光能量，造成局部灼伤、凝固组织，封闭开口。这些技术都没有得到广泛的应用。

如果非侵入性方法不能达到良好疗效，下一步可以考虑选择使用三种中度侵入性技术。这三种技术为：压迫性缝合、注射自体血和针拨滤过泡，所有这些技术都比彻底滤过泡修复创伤小，可以在小型手术室进行。压迫缝合（或 Palmberg 缝合）[16]是一种 9-0 尼龙线或 Prolene 线褥式缝合，周边角膜切线方向进针，然后通过滤过泡后部的结膜和 Tenon 囊，以 X 形打结。X 的交叉点应尽可能靠近渗漏部位，以尽量下压和填塞渗漏。该技术取得了很好的效果。然而，在相当比例的病例中，尽管最初取得了成功，渗漏仍会在数周至数月后再次出现。

第二种选择是滤过泡自体血注射[17-18]。目前还不清楚自体血是如何发挥作用，但普遍认为血液中的纤维蛋白会凝集并闭合结膜上的缺损，从而促进愈合。也可能是血液引起局部刺激，刺激成纤维细胞增殖，从而促进愈合。自体血注射的问题之一是，一部分血液可能会从滤过泡逆行进入前房，造成前房积血，导致视物模糊。前房积血也会导致眼压升高。Palmberg 建议缓慢注射血液，并尽可能靠近渗漏区，希望在渗漏部位出现局部凝块，从而减少需要注入滤过泡的血液量，以此尽量减少这种并发症。也有研究者在前房内注入黏弹剂以防止血液逆行流入前房。

第三种选择是滤过泡针拨。局部麻醉药局部麻醉，在滤过泡后约 1cm 处，25G 或 27G 针头进入结膜下，并向前穿过滤过泡壁进入滤过泡。一旦在滤过泡内看到针尖，针尖的边缘在任意一侧尽力划开滤过泡的边界，以扩大针头穿刺口，使液体越过滤过泡边界流向更后部。如果出现这种情况，滤过泡因压力减小而变平，将有很少的压力驱动液体经漏口流出。还有一种可能性是，针拨过程确实会引起一些炎症，刺激愈合过程，导致渗漏封闭。针拨后在眼内放置角膜绷带镜，这样有望协同两种治疗方法的益处。

然而，许多晚期滤过泡渗漏，结膜组织非常薄，且没有血管，愈合潜力相对有限。因此，上述微创技术可能无法成功阻止渗漏。这种情况下，通常需要进行滤过泡修补。有几种滤过泡修补技术已经报道。其中排在首位的技术是切除无血管、薄壁的、有渗漏的滤过泡，然后将松解上方结膜，下拉覆盖滤过泡部位，缝合到周边角膜的边缘，用健康组织形成新的滤过泡（图 21-2）。一般来说，这种方法效果很好，在大多数病例中可以实现较好的眼压控制[19-20]。但在一些情况下，患者的滤过泡可能瘢痕化，不能充分控制眼压。同样，在一些眼睛，特别是此前做过其他手术的地方，结膜前移覆盖滤过区可能会导致上睑下垂。可以在近穹隆处的结膜做一个切口，但不穿过 Tenon 囊，以松解结膜组织，有助于结膜瓣覆盖滤过区而降低上睑下垂的风险。这项技术的改良是将渗漏的滤过泡留在原位，并用

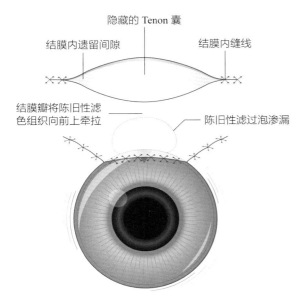

隐藏的 Tenon 囊
结膜内遗留间隙
结膜内缝线
结膜瓣将陈旧性滤色组织向前上牵拉
陈旧性滤过泡渗漏

▲ 图 21-2 滤过泡手术修补，在上方结膜作松解切开

具有变性作用的酒精擦拭或用 64 号 Beaver 刀刮除滤过泡表面的上皮。紧邻滤过泡后界作切口，向上分离一个薄的结膜瓣，拉到已存在的滤过泡上并缝合到周边角膜[21]。同样，可以在上穹隆做松解切开，以便于结膜瓣的移动。

接受过手术的眼，如视网膜脱离手术眼，存在广泛的结膜瘢痕，可能无法向上充分分离结膜，移动结膜瓣覆盖滤过区或覆盖已存在的滤过泡。可以考虑下穹隆或另一只眼的自体结膜移植[22-23]。为了达到良好效果，必须对自体移植物进行细致的缝合。

在这类情况下，羊膜移植也可以作为滤过泡修补的一个辅助方法。羊膜可以为脆弱的结膜组织提供支撑、防止广泛瘢痕形成、促进再上皮化。它还具有抗炎和抗血管生成特性，有助于促进愈合。有报道，羊膜作为更标准滤过泡修补的辅助技术，以及作为滤过泡主要补片的结果是多样的，甚至是矛盾的[23-27]。

五、晚期滤过泡渗漏的预防

如前所述，有人认为抗代谢药的使用增加了晚期滤过泡渗漏的发生率。目前尚不清楚这些高度隆起、薄壁的滤过泡是否是由于其上眼睑的移动而受到损害，但许多青光眼学家都认为，高度局限的滤过泡，具有锐利的边界（也叫作"钢环"），似乎内面组织瘢痕化，但高度隆起，有更高的倾向发生这种晚期滤过泡渗漏。许多青光眼学家认为，使用穹隆部为基底的结膜瓣，与使用角膜缘为基底的结膜瓣技术相比，出现这种隆起、有分隔滤过泡的可能性小[28]。同样，许多外科医师认为，使用多块抗代谢药海绵或其他载体，分散更大面积，将产生隆起度不高、更弥散的滤过泡，降低这种并发症的发生率[29]。还没有进行前瞻性随机试验比较这两种技术，角膜缘与穹隆部为基底的结膜瓣或使用多块海绵大面积应用抗代谢药与小范围应用。通过棉球广泛使用抗代谢药和小范围应用抗代谢药这两种方法都还没有进行过前瞻性随机试验，因此没有结论性证据证实这两种观点。

还有几个需要考虑的与滤过泡渗漏相关的问题。其中一个问题是，滤过泡渗漏患者是否应该应用预防性抗生素，尤其当非侵入措施失败患者拒绝手术修复滤过泡时。目前还没有研究支持预防性治疗确实可以预防眼内炎，而本章笔者在进行这些治疗时，经历过许多眼睛的确发生感染。如果选择预防性使用抗生素，那么抗生素应尽可能每 3~6 周更换一次，以减少耐药菌的产生。

第二个需要讨论的问题就是治疗滤过泡渗漏的紧迫性。显然，如果一个患者有明显的滤过泡渗漏，伴低眼压、角膜褶皱和低眼压性黄斑病变，当然需要及时干预。然而，如果患者的滤过泡渗漏很少，眼压在 8~10mmHg，视力好且无其他症状，医生和患者可能对于是否需要干预也会有点犹豫，特别是采用一些侵入性技术。大量证据表明，滤过泡渗漏显著增加滤过泡炎和眼内炎风险[30]。笔者的经验表明，如果患者有明确的滤过泡渗漏，大约有 20% 的机会发展为眼内炎，既然在有些情况下，眼内炎会导致视力完全丧失甚至失去眼球，所以笔者强烈建议不应推迟慢性滤过泡渗漏的修复。

第 22 章

滤过泡炎和眼内炎
Blebitis and Endophthalmitis

Peter Shah　Mark Chiang　Graham Lee　**著**

李　丽　耿云云　**译**

石晶明　**校**

本章概要

　　青光眼滤过术后，患者出现的滤过泡相关炎症或感染可表现为从无症状炎症到灾难性眼内炎的一系列临床特征。发病机制取决于入侵病原体的毒性及眼表结构的完整性。因病情可能迅速从滤过泡炎进展为预后不良的滤过泡相关性眼内炎，所以早期诊断和及时治疗非常重要。滤过泡相关感染的处理包括加强眼局部抗生素治疗，合并或不合并眼内及全身抗生素的治疗。严重病例可能需要手术治疗以预防复发。术后眼表状态包括滤过泡形态学的最优化及对患者的宣教，是预防这些潜在致盲性滤过泡相关并发症的两个关键措施。

一、历史和概述

　　早在全层滤过术时期，就有人报道过在青光眼环钻术、虹膜嵌顿术及 Scheie 巩膜灼瘘等青光眼滤过术（GFS）后发生的迟发型滤过泡相关性眼内炎[1-3]。无论是手术特意制造，还是继发于白内障术后或眼外伤后的结膜下的引流，都有可能引起眼内炎[4, 5]。随着 1968 年小梁切除术的开展[6]，兴起了最初关于滤过泡相关感染的报道热潮，这些感染可出现在全层和板层巩膜的滤过术后[2, 3, 7, 8]。1984年后，随着氟尿嘧啶（5-FU）开始被用于抑制青光眼术后纤维化，掀起了第二轮报道热潮。20 世纪 80 年代早期引进的丝裂霉素（MMC），尽管比氟尿嘧啶具有更强大的抗纤维化作用[9]，却直到 20 世纪 90 年代早中期才被广泛应用。随着联合丝裂霉素的小梁切除术的大规模应用，引发了第三轮研究热潮，报道的并发症包括滤过泡渗漏以感染[10-14]。

　　Brown 等[15] 在 1994 年提出了"滤过泡炎"一词，用来描述不累及玻璃体的滤过泡感染。有人认为滤过泡炎是滤过泡相关性眼内炎的一种特殊表现形式。尽管之前的研究发现存在合并滤过泡炎和滤过泡相关眼内炎的病例[2, 4, 7]，但依然要强调玻璃体是否受累的重要性[16]。

二、定义

1. 滤过泡相关性炎症

　　滤过泡充血伴非脓性渗出的前节病理改变，无证据提示合并存在前房炎症或玻璃体炎症。

2. 滤过泡炎

　　滤过泡相关感染的早期阶段，表现为滤过泡内的脓性渗出，累及前房，但无玻璃体炎症。

3. 滤过泡相关性眼内炎

　　更严重，为滤过泡相关感染的后期阶段，表现为滤过泡内的脓性渗出，合并前房的炎症和玻璃体炎。

三、临床表现

　　滤过泡相关性炎症（BRI）和感染可发生一系

列临床表现（图 22-1）。尽管从定义上看，BRI 是非感染性的，不治疗也不会进展为滤过泡相关性眼内炎（BRE），但严重病例与滤过泡炎很难鉴别。滤过泡炎或 BRE 可发生在滤过术后几个月到几年之间[11, 17-22]，患者和医生都必须高度警惕这种潜在致盲的并发症。如今青光眼滤过术后早期的滤过泡相关感染已经很少被报道。

（一）滤过泡相关炎症

BRI 患者可表现为无症状或有前驱症状，包括眼部不适感、眼红、干涩、视物模糊、畏光、流泪等。检查发现滤过泡充血，不合并前节炎症反应。BRI 合并的眼表问题，包括干眼症、前部或后部睑缘炎、眼睑闭合不全、局部眼药的毒性、致敏性或特异反应性。

（二）滤过泡炎

滤过泡炎的前驱症状可能和 BRI 一致。此外，患者可能出现脓性渗出物，以及更严重的眼痛和视力丧失。检查发现，密集充血的结膜组织包绕着含有脓性物质的白色滤过泡，即"红中带白"表现（图 22-2）。Seidel 试验可发现滤过泡渗漏，患眼可表现为低眼压（图 22-3）。这种滤过泡通常是薄壁和囊性的。仔细检查可发现前房（AC）炎症反应，表现从轻度到重度不等甚至前房积脓。无玻璃体受累是关键。如果前房炎症反应太重无法看清玻璃体是否受累，则需要行眼部 B 超检查以评估眼后节情况。若治疗不及时或治疗不当，滤过泡炎可迅速进展为 BRE[5]。

（三）滤过泡相关性眼内炎

BRE 患者，前驱症状短暂，病情可在几小时后迅速进展。临床表现和滤过泡炎相似，但常常合并更严重的视力丧失和剧烈眼痛。BRE 和滤过泡炎的鉴别要点为是否存在玻璃体感染。眼部 B 超检查可提供有价值的诊断依据，用来发现同时存在的后节问题，包括玻璃体改变或视网膜脱离。

四、病因和发病机制

导致滤过泡炎和 BRE 的发病机制目前仍不清楚。青光眼滤过术后滤过泡的早期感染是罕见的，

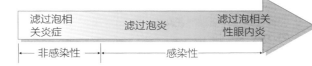

▲ 图 22-1　滤过泡相关炎症 / 感染的病程进展

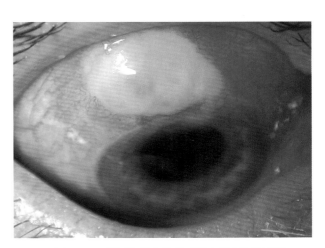

▲ 图 22-2　滤过泡炎合并的"红中带白"的表现

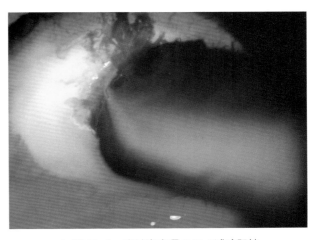

▲ 图 22-3　滤过泡渗漏 Seidel 试验阳性

其病因可能与白内障术后感染相似，即病原体来自手术当中或术后早期。

迟发性滤过泡相关感染的发生，其发病机制与入侵病原体毒性和结膜的屏障功能有关（图 22-4），该屏障在对抗感染的同时发挥了物理和免疫屏障作用。当结膜防御系统出现暂时或永久性削弱时，入侵的病原体便获得侵入滤过泡的机会。暂时的滤过泡渗漏可自行封闭或者被脓性或炎性渗出物阻塞。仅此就可引起一系列级联反应，造成经

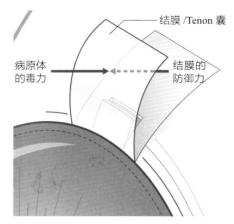

▲ 图 22-4　滤过泡炎和 BRE 中病原体毒力和结膜防御力之间的对抗

结膜通路的病原体进入滤过泡，而后经巩膜切口进入前房，并向后扩散造成玻璃体的感染，最终引起潜在致盲性 BRE 的发生。细菌的毒力，包括分泌的毒素，决定了其穿透滤过泡的能力。组织病理学的发现[23] 支持这一理论，并且有图片证实泪膜中的细菌通过渗漏的滤过泡进入前房[24]。还有报道提出，有些毒性更强的病原体例如链球菌，其分泌的外毒素可直接穿透无渗漏完整的滤过泡进入前房和玻璃体内[21, 25]。

滤过泡的组织病理学

随着小梁切除术中丝裂霉素的使用增加，滤过泡可表现为无血管化，并具有更薄的上皮组织和萎缩的结膜基质[10]。对因链球菌引起的迟发性滤过泡炎和（或）眼内炎的眼球，摘除后的组织病理学研究发现，炎症浸润累及滤过泡和眼前节结构，并向后扩散至玻璃体。感染眼的前节炎症较后节严重，表明滤过泡是病原体入侵的最初场所[23]。在复发的滤过泡炎病例中，手术切除的滤过泡组织学特征包括杯状细胞的耗竭，上皮组织变薄，以及低度炎症反应[26]。杯状细胞的耗竭在所有眼表疾病包括滤过泡炎中起到非常重要的作用，因为黏蛋白的分泌为微生物提供了物理和生物屏障[27]。印迹细胞学和共聚焦显微镜已用于详细评估滤过泡的功能[28]。活体接触／非接触共聚焦显微镜，不仅可以提供快速、舒适和可靠的检查，还可以实现包括微囊、上皮和杯状细胞，以及炎症细胞浸润在内的结构可视化[27-29]。

五、发病率

因为对滤过泡相关感染的定义存在差异，滤过泡炎和（或）BRE 的确切发病率（年患病率）很难确定。据报道，滤过泡相关感染的累积发病率为 0.2%～9.6%[3, 16]。

表 22-1 详细总结了自 1958 年起，针对滤过泡相关感染累积发病率发表的大样本研究。在全层手术中，环钻术可能因其易导致的更薄和更多囊性的滤过泡，感染率更高[1-3]。总之，未改良的小梁切除术的感染率比全层切除术低。然而，随着氟尿嘧啶和丝裂霉素等抗纤维化药的引进，发病率似乎呈现再次增长的趋势。

一些研究发现，在改良的小梁切除术中，不同部位发生的滤过泡相关感染风险不同，下方高于上方。下方滤过泡相关感染的发病率为 8%～13.2%，而上方滤过泡相关感染发病率为 1.1%～3%[11, 18, 20]。导致下方滤过泡感染发病率增加的原因是多方面的，首先，下方滤过泡受下眼睑反复、慢性的机械刺激，破坏了滤过泡壁的完整性。同时，它们持续暴露在泪湖和下睑缘的细菌中。此外，暴露在睑裂中的滤过泡可导致组织干燥和上皮细胞的破坏，进一步降低结膜对细菌入侵的抵抗力。

六、微生物学

研究滤过泡相关感染的微生物学发现，眼表拭子和玻璃体培养出的病原体可能不同（表 22-2）[4, 20]。这可能由于引起眼内感染的病原体仅短暂地停留在滤过泡表面。在所有眼内微生物感染中，想获得、处理并且培养微生物含量低的小样本，可能存在技术上的困难。挑剔的微生物可能需要特殊的培养条件或者更长的孵化期。利用聚合链反应（PCR）分析微生物 DNA，可以帮助快速识别常见病原体。有关培养及抗菌敏感性的数据，是应对这些潜在毁灭性感染的基础。

以往研究报道，链球菌是导致 BRE 最常见的细菌，其次是革兰阴性菌，例如流感嗜血杆菌[4]。而滤过泡炎常由凝固酶阴性的表皮葡萄球菌或凝固酶阳性的金黄色葡萄球菌引起[18, 25, 44]。但现今引起 BRE 最常见的致病微生物可能变为表皮葡萄球菌和

表 22-1　滤过泡相关感染的发生率（滤过泡炎和滤过泡相关性眼内炎）

手术方式	病例数 / 眼数或 GFS	随访时间（月）	累积发生率（%）（% 患者年）	参考文献（年）
环钻术	4/48	N/A	8.3	Sugar 和 Zekman[1]（1958）
	11/121	N/A	9.6	Tabbara[3]（1976）
虹膜嵌顿术	1/66	N/A	1.5	Sugar 和 Zekman[1]（1958）
	1/35	N/A	3.0	Hattenhauer 和 Lipsich[2]（1971）
	3/86	N/A	3.4	Tabbara[3]（1976）
Scheie 术	7/302	N/A	1.5	Hattenhauer 和 Lipsich[2]（1971）
	2/157	N/A	1.2	Tabbara[3]（1976）
后唇巩膜切除术	3/182	N/A	1.6	Hattenhauer 和 Lipsich[2]（1971）
	4/120	N/A	3.3	Lamping 等[30]（1986）
小梁切除术	1/309	N/A	0.3	Wilson[31]（1977）
	2/133	N/A	1.5	Freedman 等[8]（1978）
	2/435	N/A	0.45	Mills[32]（1981）
	2/1100	N/A	0.2	Katz 等[16]（1985）
	1/76	52.8±37.2	1.3	Mochizuki 等[22]（1997）
	38/9961	N/A	0.38	Alwitry 和 King[33]（2012）（调查研究）
小梁切除术 + 氟尿嘧啶	3/155	N/A	1.9	Rockwood 等[34]（1987）
	13/229	23.7±16.3	5.7,（2.9）	Wolner 等[18]（1991）
	4/133*	20.9±14.6	3.0,（1.7）	
	9/96+	26.6±17.3	9.4,（4.2）	
	4/105	34.6±12.9	3.8,（1.3）	Ticho 和 Ophir[35]（1993）
	3/228	52.8±39.6	1.3	Mochizuki 等[22]（1997）
小梁切除术 + 丝裂霉素	9/289	16.0±11.5	3.1	Greenfield 等[20]（1996）
	4/251*		1.6,（1.3）	
	5/38+		13.2,（7.8）	
	6/229（BRE）	18.5±10.8	2.6	Higginbotham 等[11]（1996）
	2/179*		1.1	
	4/50+		8	
	1/50（BRE）	13.6±7.5	2	Matsuda 等[36]（1996）
	7/662	34.8±16.8	1.1	Mochizuki 等[22]（1997）
	5/239（滤过泡炎）/8/239（BRE）	27.6±15.6	2.1（滤过泡炎）/3.3（BRE）	DeBry 等[37]（2002）
	7/123（滤过泡炎）/1/123（BRE）	不少于 60	5.7（滤过泡炎）/0.8（BRE）	Bindlish 等[38]（2002）
	2/60（滤过泡炎）	66±10.8	3.3	Beckers 等[39]（2003）
	1/56（BRE）	15.7±3.4	1.8	Stalmans 等[40]（2006）
	1/292（BRE）	不少于 36	0.4	Fontana 等[41]（2006）
	9/908	30	1.5	Yamamoto 等[42]（2011）
	11/194（1993—1997）	61.3	5.7	Rai 等[43]（2012）
	9/764（1999—2005）	56.1	1.2	

N/A. 无法获得

*. 上方滤过泡

+. 下方滤过泡

金黄色葡萄球菌[21]。这种改变可能与近年抗纤维化药的使用导致更多不良的滤过泡形态有关。

七、自然病程和视力预后

BRI 患者经治疗后视力预后良好。滤过泡相关感染的视力预后与病原体的毒力、早期发现，以及及时的诊断和治疗相关。无论是滤过泡感染还是炎症，均可导致滤过泡功能的丧失，造成眼压失控，进一步引起青光眼视神经损伤。大部分滤过泡炎的患者可以保留良好的视功能。诊断和治疗失败的滤过泡炎，可能发展为预后更差的 BRE[5]。

尽管经过强效的局部、全身、玻璃体内抗生素治疗，甚至玻璃体切割术，BRE 患者视力预后仍然很差[13, 14]。对之前接受过滤过术的患者（特别是滤过泡形态不良的患者），进行宣教至关重要，告知患者一旦怀疑感染要立即就医。研究表明，因莫拉氏菌或凝固酶阴性葡萄球菌感染的 BRE，较链球菌、假单胞菌或沙雷氏菌属感染的视力预后好[47, 48]。

八、危险因素

多种因素导致滤过泡炎和 BRE 发生；然而，因为针对这个问题没有大规模的研究，因此对其中许多因素缺乏确凿证据。这些危险因素可分为与滤过泡相关的，与眼相关的和与全身系统相关的三部分（表 22-3）。这些危险因子可能通过降低局部结膜和全身系统抗细菌能力或通过增加细菌负荷引起滤过泡相关感染。眼表疾病（OSD）是导致严重感染的核心原因。

已有研究证实全层手术导致的滤过泡形态不良和抗纤维化药的使用，可增加滤过泡相关感染的风险[2, 3, 49]。下方滤过泡也是感染的一个高危因素[17, 50]。其他被报道的危险因素包括滤过泡渗漏和（或）薄壁囊性滤过泡（图 22-5），这些因素均可降低机体对病原体的物理和免疫屏障[2, 8, 18, 22, 51]。

九、治疗

对于滤过泡相关炎症和感染的治疗迄今没有达成普遍一致的方案，需要进一步研究来制定最佳治疗指南[56]。眼内炎玻璃体切割研究（EVS）是

表 22-2　滤过泡相关感染眼表和玻璃体培养结果

眼　表	玻璃体样本
常见病原体	**常见病原体**
• 表皮葡萄球菌或其他凝固酶阴性的葡萄球菌[5, 7, 15, 22, 25] • 金黄色葡萄球菌[5, 15, 18, 25]	链球菌属[5] • 嗜血链球菌或草绿色链球菌[4, 11, 20, 25, 45] • 肺炎链球菌[4, 21, 45, 46] • 化脓性链球菌[21] 肠球菌属[5] • 粪肠球菌[4, 20] 革兰阴性细菌 • 流感嗜血杆菌[5, 18, 21, 45] • 莫拉菌[4, 5, 11, 21, 25, 45] 葡萄球菌属 • 表皮葡萄球菌[5, 20] • 其他凝固酶阴性葡萄球菌[11, 21, 46] • 金黄色葡萄球菌[21, 45, 46]
不常见病原体	**不常见病原体**
• 流感嗜血杆菌[15, 18, 19, 46] • 肺炎双球菌[15, 19] • 棒状杆菌[44] • 黏质沙雷菌[5, 18] • 莫拉氏菌[15] • 痤疮丙酸杆菌[22] • 铜绿假单胞菌[18, 19, 22] • α 溶血性链球菌[15, 25] • 溶血性嗜血杆菌[18] • 粪肠球菌[19]	• 黏质沙雷菌[5, 21, 25] • 铜绿假单胞菌[4, 20] • 棒状杆菌[44] • 痤疮丙酸杆菌[5, 11] • 不动杆菌[21, 46] • 奈瑟菌[21] • 乳酸杆菌[21, 46] • 麻疹孪生球菌[42] • 溶血性孪生球菌[44] • 黄色微球菌[44]

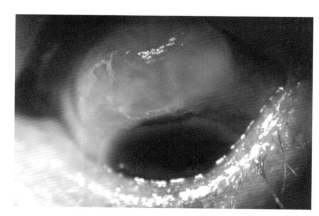

▲ 图 22-5　一个大的薄壁囊性滤过泡

表 22-3 滤过泡相关感染发生的危险因素

滤过泡相关因素

- 手术技巧／全层手术 [2, 3, 49]

- 抗纤维化药的使用 [45, 49]

- 薄壁，囊样滤过泡 [2, 8, 18, 22, 51]

- 高隆起滤过泡 [49]

- 下方或鼻侧滤过泡 [17]

- 滤过泡渗漏 [11, 17, 49]

- 滤过泡操作／创伤 [20, 52]——针拨或拆线，自体血注射 [25]

- 之前滤过泡感染的发作 [45, 46]（感染复发的风险）

- 缝线暴露——可拆除缝线 [53]

其他眼部因素

- 眼睑炎 [20]

- 结膜炎 [15, 19, 20]

- 佩戴角膜接触镜 [52, 54]

- 眼轴增加 [19]——巩膜和结膜组织薄

- 鼻泪管（NLD）阻塞 [3]

- 眼睑位置异常

- 泪液不足

- 眼睑闭合不全

- 眼瘢痕性类天疱疮

- 特异反应性

全身或系统因素

- 男性 [18]

- 年轻 [17, 18]

- 黑色人种 [17]

- 上呼吸道感染（URTI）[15, 19]

- 冬季 [19]

- 糖尿病 [45, 55]

- 滥用药物 [55]

- 肿瘤 [55]

- 营养不良 [55]

- 术后间断或持续的抗生素使用 [49]

一个前瞻性的随机对照试验，比较立即实施的经睫状体平坦部玻璃体切割术和玻璃体穿刺活检术对白内障术后 6 周内发生的眼内炎患者的疗效。所有患者均接受玻璃体腔注射万古霉素和阿米卡星的治疗。玻璃体培养结果显示，69% 的病例呈阳性，其中 70% 生长出凝固酶阴性的葡萄球菌。其他革兰阳性病原体，如链球菌占 15%，革兰阴性病原体大约占 6%。视力仅光感甚至更差的患者从立即进行的玻璃体切割术获益。在此项研究中静脉抗生素注射并无益处 [57]。然而，因为导致滤过泡炎和 BRE 的致病微生物谱系的多样性，EVS 的治疗指南可能不适用 [5]。

（一）滤过泡相关炎症

滤过泡相关炎症的治疗关键是处理潜在的眼表问题（如干眼或睑缘炎）。需要和那些潜在的致盲感染性眼病相鉴别。对于单纯的滤过泡相关炎症的患者，可通过给予局部类固醇激素和抗生素，联合或不联合睫状肌麻痹药得到有效治疗。但临床医师有时很难在疾病早期做出明确的诊断，当出现可疑病例时，他们需要在 4～6h 内复查结果，并最好每天对患者进行随访，否则可能错过潜在的治疗窗口期。

（二）滤过泡炎

据报道门诊治疗滤过泡炎是有效的 [51]。在治疗开始前，需要从滤过泡分泌物或者结膜囊采集眼表拭子。然而，美国青光眼学会成员最近的一项研究显示，几乎 1/3 的调查对象从未做过体外病原体培养 [58]。对于前节炎症反应明显的病例，可采集房水样本进行培养和 PCR 检查。局部强化抗生素的使用，比如头孢菌素、万古霉素、庆大霉素或阿米卡星等，已经被应用于覆盖革兰阳性和革兰阴性细菌 [51, 59]。氟喹诺酮类作为一种替代药物，可单独或合并其他抗生素治疗 [51]。一些可在眼内达到高抗菌活性的口服抗生素，如氧氟沙星 [5]、环丙沙星 [51, 60] 或莫西沙星 [60] 也可被采用。对首次治疗 24～48h 后仍无效果的复发性滤过泡炎病例，可采用眼内抗生素治疗 [46]。局部皮质类固醇激素治疗，可用于控制炎症和抑制瘢痕形成，大部分眼科医师在发现患者临床症状改善后开始采用激素治疗（通常是在抗生素使用 24~48h 后）[51, 59]。

十、滤过泡相关性眼内炎

对 BRE 患者而言，眼表拭子培养对治疗的指导作用尚不明确，因为其培养的病原体可能和玻璃培养的结果不同[4, 20]。应该行玻璃体穿刺和玻璃体腔内注射抗生素如万古霉素和阿米卡星的治疗。有研究指出，立即接受玻璃体切割术的患者可达到更佳的视力预后[14]；但因可能存在的混淆因素[61]以至于无法得出明确的结论。还有些研究则无法证实玻璃体切割的益处[13]。

除需行玻璃体腔内注射抗生素的治疗外，还需加强局部抗生素每时每刻频点。尽管 EVS 的发现如此，引起 BRE 的病原体通常具有更强的毒力和穿透力，所以需考虑联合全身抗生素治疗。由于具备高穿透性进入玻璃体腔，第二代和第三代氟喹诺酮类如环丙沙星，以及新型第四代氟喹诺酮类包括莫西沙星和加替沙星也可被使用。四代氟喹诺酮类抗BRE 致病菌的作用可能比前几代更有效。莫西沙星和加替沙星对革兰阳性菌均具有较好疗效，包括对老一代氟喹诺酮耐药的葡萄球菌，对革兰阴性菌与老一代氟喹诺酮类也具有相似的疗效[56]。然而，对新药的耐药性也被发现[62]。与滤过泡炎的治疗类似，在抗生素治疗 24~48h 之后可行局部皮质类固醇激素治疗。对于严重的 BRE 病例，滤过泡可能极快失败，因此及时诊断和治疗任何威胁视力的眼压升高非常重要。

（一）晚期滤过泡渗漏的治疗

对于单纯的晚期滤过泡渗漏，可采取观察或保守治疗[63, 64]。大量治疗方案的选择反映了一个事实，即没有单一的最佳治疗方案。

对于合并滤过泡相关感染的晚期滤过泡渗漏，如果经过保守治疗，渗漏仍然持续存在，则需考虑进行手术修复。对于表面无渗漏但与滤过泡感染相关的形态不良的滤过泡，同样可能需要手术修复。因为它增加了进一步发展为滤过泡相关感染的风险[46]，甚至接下来进展为视力预后极差的 BRE。有研究比较手术干预和保守治疗对晚期滤过泡感染患者的疗效，采用 Kaplan–Meier 生存分析，显示手术

组患者（保留原有滤过泡的结膜前徙）眼压控制更好，滤过泡相关并发症的发生率更低[65]。

实施修复手术时，保留原始滤过功能非常重要，多项研究证实其术后眼压控制满意[65-69]。但需对患者进行密切随访，防止后期或远期滤过功能的丧失，以及需要进一步的药物或手术治疗[70]。各种将原有滤过泡完全切除或保留手术修复术已被描述，当原有的滤过泡被切除后，缺损处可用周边健康的、含或不含 Tenon 囊的结膜组织修复，或者采用转位的结膜瓣修复[66, 69, 71]。如果因结膜过度瘢痕化无法进行覆盖，可以采用自体游离结膜瓣[66]。对比滤过泡切除术后的羊膜移植（AMT）和结膜前徙，术后两年 AMT 组仅 46% 的病例滤过泡无渗漏，而所有结膜前徙组病例直到随访结束都无滤过泡渗漏[72]。其他用于覆盖缺损的材料包括异体巩膜片移植、已辐照硬脑膜和加工心包膜[64]。在滤过泡切除术中，如果发现巩膜基底有全层裂孔或裂口，需要将异体巩膜植片（全层或者板层）缝合于原巩膜瓣上，然后再用结膜瓣进行覆盖（图 22-6）[67, 73]。

当保留滤过泡时，需切开周边结膜，利用结膜 – 筋膜瓣覆盖原有渗漏的滤过泡（图 22-7）[74]。用自体结膜瓣或者羊膜覆盖原有滤过泡也可作为另一种选择[63, 65]。

尽管大部分研究已经证实滤过泡渗漏的修复手术可以达到满意的眼压和高修复成功率，手术处理晚期滤过泡渗漏仍是困难和复杂的。一些患者可能因为滤过泡渗漏复发，眼压失控及滤过泡感觉障碍需要进一步手术治疗。因此需要长期的随访数据来全面评估滤过泡修复手术的效果。

（二）滤过泡相关感染的预防

为避免 BRE 造成严重的后果，预防尤为重要。首先，青光眼滤过术后预防性使用抗生素治疗，并不能防止滤过泡相关感染的发生[38]，反而可能成为感染的危险因素[46, 49]。而治疗眼表疾病，对于提高结膜抵抗力，以及降低病原体载量可能起到关键作用。事实上，有研究发现，所有经培养证实的滤过泡炎病例，100% 合并眼表疾病[75]。最后，因为诊断和治疗的延迟可导致滤过泡炎进展为潜在致盲性的 BRE，所以对患者的宣教至关重要。

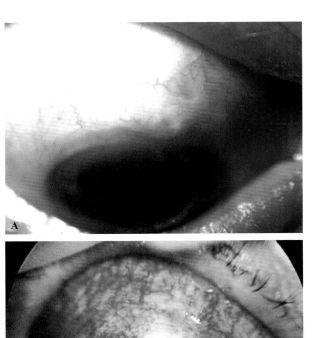

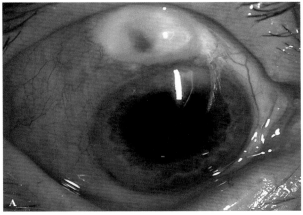

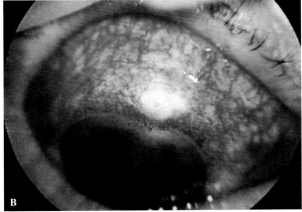

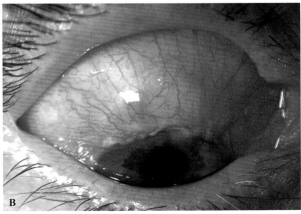

▲ 图 22-7　保留原有滤过泡的结膜前徙修复术

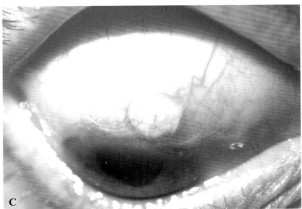

▲ 图 22-6　手术修复前的囊状滤过泡渗漏（A），（B）滤过泡炎，（C）滤过泡经异体板层巩膜移植术（部分厚度）和结膜 - 筋膜前徙修复后

第 23 章　晚期低眼压
Late Hypotony

John Thygesen　**著**

张绍丹　**译**

王凯军　**校**

本章概要

　　术后低眼压是青光眼滤过手术的常见并发症，尤其是术中辅助应用了抗纤维化药物。术中和术后都应采取预防措施以减少低眼压发生的可能性。现代小梁切除术的改良在提高手术成功率的同时也明显降低了晚期低眼压的风险。术后控制眼压的方法也有所改进。但尽管采取了这些措施，严重影响视力的低眼压仍时有发生，并且可能很难控制。当单纯的观察随访不能好转时，需要针对病因进行侵入或非侵入性的干预。由滤过过强引起的晚期低眼压可以采用缝合巩膜瓣、结膜瓣加固缝合或自体结膜瓣移植等方法进行滤过泡的手术修复。结膜瓣本身可以用于处理因组织菲薄和无血管引起的滤过泡功能不良。

　　深入了解术后异常低眼压的发生机制，有助于医生选择合适的干预措施，使眼压恢复到正常范围。

一、概述和定义

　　低眼压通常被定义为眼压（IOP）5～6mmHg及以下。不同研究采用的标准也不尽相同。文献报道小梁切除术后低眼压（IOP = 5mmHg）的发生率为0%～38%。有统计学意义的低眼压可以定义为眼压< 6.5mmHg，即低于人群平均眼压三个标准差[1]。

　　低眼压可分为早期低眼压（发生于术后2周之内）和晚期低眼压（发生于术后2周之后），是眼部疾病的常见并发症。

　　低眼压是一种严重并发症，与滤过术后视力延迟恢复密切相关。过低的眼压可引起其他一些术后并发症，包括浅前房、角膜改变、白内障进展、浆液性脉络膜脱离、视网膜及脉络膜皱褶、视网膜血管扭曲扩张、伴随视网膜色素上皮（RPE）紊乱的低眼压性黄斑病变、黄斑囊样水肿或视盘水肿，这些情况可以导致暂时或永久性的视力损害[2]。当眼压接近0mmHg时，更容易出现有临床意义的改变。

　　在接受青光眼手术之前，医生应充分告知患者，在手术后可能至少会出现轻微的低眼压。术后低眼压的风险应作为术前医患沟通和手术知情同意的一部分。

　　低眼压性黄斑病变或"低眼压性脉络膜视网膜病变"通常发生于青光眼手术后或眼球穿通伤之后。其特点是低眼压合并眼底异常，包括视盘水肿、血管迂曲和脉络膜视网膜皱褶。在低眼压性黄斑病变中，巩膜壁向内塌陷，导致脉络膜和视网膜堆积，引起脉络膜视网膜皱褶[1]。

二、发病率和危险因素

　　晚期或慢性低眼压术后不常发生，但严重时会对视力造成威胁。在许多情况下，引起低眼压的原因并不明确。可能是由于检眼镜和其他标准的检查方法通常不能很好地显示睫状体的位置。低眼压的原因包括房水生成不足、房水流出过多，或两者兼有。手术操作或睫状体脱离，对睫状体无色素上皮的机械性牵拉，炎症介导的前部葡萄膜血管通透性改变等原因均可造成房水生成减少。针对上述病因选择适当的、充分的治疗对于预防眼球萎缩至关重要。

（一）晚期低眼压的发生率

与不使用抗代谢药的小梁切除术相比，穿透性小梁切除和术中辅助应用氟尿嘧啶（5-FU）或丝裂霉素（MMC）的小梁切除术，术后慢性低眼压的发生率更高[3]。轻度低眼压（5～6mmHg < IOP < 10mmHg）与10～21mmHg的眼压相比，视力下降的程度无明显差异。低于5～6mmHg的眼压会增加术后并发症的风险。但许多慢性低眼压的患者视力并不受影响。

一项回顾性研究显示，首次行小梁切除术，术中应用丝裂霉素和术后行激光缝线松解，术后2年余的随访期间内42.2%的术眼发生低眼压，8.9%的术眼在术后3年的随访中发生低眼压性黄斑病变[4]。

另一项研究对54例首次接受小梁切除术的开角型青光眼的患者进行观察，约1/3患者出现了持续超过2周的术后眼压 < 8mmHg。据报道，低眼压性黄斑病变在辅助应用丝裂霉素的青光眼滤过术后发生率为1.3%～20%。初次手术患者中的发生率（4%）显著高于二次手术，或联合手术患者[1]。

高浓度丝裂霉素或增加丝裂霉素接触时间可能与低眼压性黄斑病变的发生有关。Zacharia等报道，接受丝裂霉素（0.4mg/ml，3.7～7min）辅助的小梁切除术的48位患者52只眼中，术后低眼压（IOP < 5mmHg）的发生率为32.7%[6]（表23-1）。

（二）危险因素

低眼压通常发生在青光眼手术后或眼球穿通伤后，可与浅前房和低眼压性黄斑病变有关。年轻、近视、首次滤过术、全身疾病和术前高眼压都与术后低眼压的发生有关。造成低眼压的最常见原因或危险因素包括伤口渗漏、滤过过强、应用抗纤维药、睫状体脱离、虹膜睫状体炎和视网膜脱离（框23-1）。抗代谢药物的应用增加了小梁切除术后低眼压的发生率，且在女性患者中更易出现。最近的证据表明，年轻、男性和近视是低眼压性黄斑病变的重要危险因素。存在低眼压性黄斑病变患者的

表 23-1　小梁切除术后早期和晚期并发症发生率（1240 例小梁切除术）

并发症	例　数	百分比（%）
早期并发症（≤术后2周）		
前房积血	304	24.6
浅前房	296	23.9
低眼压	296	23.9
渗漏	216	17.6
脉络膜脱离	175	14.1
浅前房	3	0.2
恶性青光眼	2	0.2
眼内炎	1	0.1
晚期并发症（>术后2周）		
白内障	251	20.2
损失>1行Snellen视力	230	18.8
包裹样滤过泡	42	3.4
眼内炎	3	0.2
低血压性黄斑病变	2	0.2
脉络膜脱离	2	0.2
黄斑囊样水肿	1	0.1

Edmunds B, Thompson JR, Salmon JF, Wormald RP. The National Survey of Trabeculectomy. Ⅲ. Early and late complications. Eye 2002; 16(3):297–303

框 23-1　风险因素

- 伤口渗漏
- 滤过过强
- 使用抗纤维化药物
- 睫状体离断
- 虹膜睫状体炎
- 视网膜脱离
- 抗纤维蛋白溶解药
- 年龄较小
- 性别为男性
- 近视

平均年龄为50.5岁，而无低眼压性黄斑病变的平均年龄为70.7岁。低眼压性黄斑病变在近视眼和初次

接受手术的患者中更为常见。此外，低眼压性黄斑病患者脉络膜渗漏的发生率低于无低眼压性黄斑病变的对照组[7]。据报道，青光眼滤过术后低眼压性黄斑病变的发生率可高达 20% 以上，并且在抗代谢药物应用后变得更为常见[1, 9]。严重的慢性低眼压导致的眼球痨非常罕见，主要发生在已有严重或复杂问题的患眼。

低眼压可发生于任何滤过性手术，而抗代谢药物的应用进一步增加了它的发生率。抗代谢药物与小梁切除术后薄壁囊样滤过泡的发病率增加有关。皮质类固醇和抗纤溶药具有抑制炎症反应和创口愈合的功能，也可能导致薄壁囊样滤过泡的出现[8]。

低眼压性黄斑病变与抗代谢药物的使用之间的关系并不完全是由于后者的抗纤维化作用所导致的瘢痕形成减少和滤过过强。有研究认为丝裂霉素可能对睫状体有直接毒性作用，导致房水生成的减少[10]。此外，抗纤维化药物如丝裂霉素或氟尿嘧啶在滤过术中的应用也可能引起结膜的改变。

众所周知，迟发性滤过泡渗漏（见第 21 章）在穿透性滤过术和应用抗代谢药物的手术后更为常见。丝裂霉素所导致的迟发性滤过泡渗漏是氟尿嘧啶的 3 倍。术中使用氟尿嘧啶和丝裂霉素的眼滤过泡渗漏的发生率为 5%～30%。近年来滤过泡渗漏的发生率有所上升，可能与术中抗代谢药物广泛使用有关。一些研究认为，以角膜缘为基底的手术所产生的囊性缺血性滤过泡更容易发生渗漏[11]。

三、临床表现

（一）眼压

低眼压指的是眼压在 5～6mmHg 或以下。小梁切除术后早期发生的低眼压并不少见，甚至低到无法测出，且通常伴有浅前房。

（二）前房、滤过泡的大小与形状

利用裂隙灯对前房深度、滤过泡大小和形状进行评估是很重要的（见第 16 章）。无渗漏的滤过过强型滤过泡呈现隆起的外观，而有渗漏的滤过泡外观扁平，溪流征阳性（图 23-1）。

滤过术后第 2 天或第 3 天的前房通常最浅，随后的两周内前房逐渐加深。区分虹膜角膜接触的

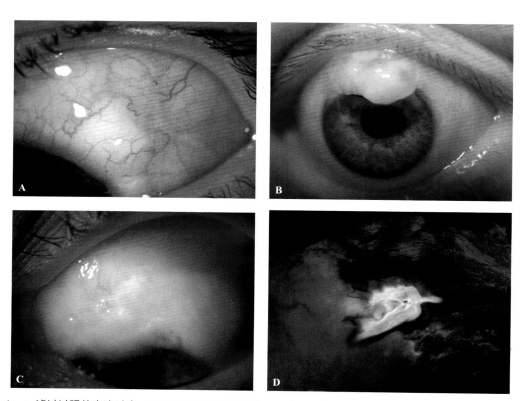

▲ 图 23-1　A. 滤过过强的大滤过泡；B. 过度滤过的大滤过泡；C 和 D. 渗漏的滤过泡。D. Seidel 试验显示切口和滤过泡漏

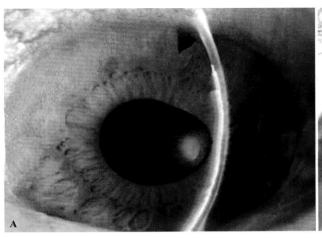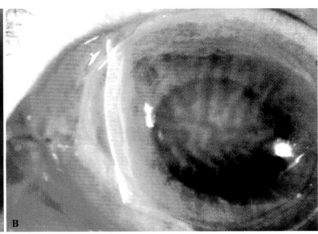

▲ 图 23-2　**A.** 小梁切除术后早期浅前房裂隙灯表现，显示虹膜角膜相贴，角膜和晶状体仍存间隙；**B.** 小梁切除术术后早期浅前房的裂隙灯表现，显示虹膜角膜与晶状体都和角膜相贴

浅前房（图 23-2A）和角膜晶状体接触前房消失（图 23-2B）十分重要，因为两者的治疗和预后存在很大不同。对于前一种情况，角膜通常是透明的，虹膜基质也没有因为虹膜角膜的轻柔接触而变平。大多数情况下前房可以随着时间的推移而自然加深，除了常规的术后处理，不需要特殊的干预。

长时间的浅前房可能导致角膜内皮细胞计数减少和周围虹膜前粘连形成。然而这些后遗症通常不会影响手术的长期效果，因此必须权衡过早干预可能对滤过泡功能造成影响的风险。如果浅房持续超过 1 或 2 周，通常需要采取措施进行干预。而对于出现角膜水肿和虹膜基质被拉伸的前房消失，需要立即处理以避免不良预后。

（三）视网膜和脉络膜

1. 低眼压性黄斑病变

其特点是低眼压的同时伴随眼底异常。包括以下几点。

● 视盘水肿。

● 血管迂曲。

● 脉络膜视网膜皱褶。

在低眼压性黄斑病变中，巩膜壁向内塌陷，造成脉络膜和视网膜的堆积，导致脉络膜视网膜皱褶[1]。在持续性的低眼压情况下，眼底明暗交替的条纹可能是视网膜色素上皮细胞结构和色素含量改变所致。在低眼压性黄斑病变中，光感受器的扭曲变形可能与其他低眼压相关改变（如不规则散光）有关，这些改变进一步加剧了脉络膜视网膜皱褶引起的视觉障碍。这些皱褶的方向可以是水平的、斜行的或垂直的，也可以是不规则的或放射状的。褶皱的持续时间越长，表现就越明显（图 23-3）。

视盘水肿可能是由于筛板向前膨隆，挤压视网膜神经节细胞轴突，限制了顺行性和逆行性轴浆流所致。视盘水肿在晚期青光眼视神经损伤患者中的发生率较低，因为这些患者的视神经内仅存少量的轴突来承受轴浆流运输的变化[12]。

2. 浆液性脉络膜脱离

低眼压导致的伴随皱褶和液体积聚的浆液性脉络膜脱离可以在眼底后极部被观察到（见第18章）。当脱离范围足够大时，就会发生视网膜间的接触。如果脱离向中央区延伸，将会出现临床上被形容为"脉络膜对吻"的典型影像（图 23-4 和图 23-5）。脱离和水肿的范围对临床治疗决策的选择具有重要意义。

浆液性脉络膜脱离的并发症比较严重。有晶状体眼中，晶状体混浊会迅速发展，并形成瞳孔区渗出膜。前房消失时，将会导致角膜内皮损伤和周边虹膜前粘连。慢性脉络膜脱离可导致黄斑病变和眼球萎缩。出血性脉络膜脱离的并发症与浆液性脱离相似，但预后更差。高达 40% 的病例最终失去了可用视力。

● 除非在急性病例中，浆液性脱离通常是无痛的，并伴有不同程度的视力下降。

● 脱离可能出现在咳嗽或打喷嚏后。抗凝血

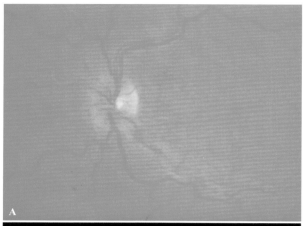
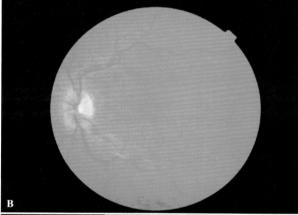
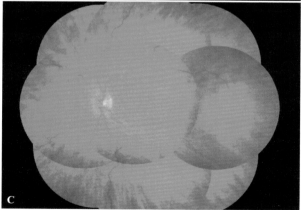

▲ 图 23-3　低眼压性黄斑病变眼
可见视盘水肿，以及黄斑区放射状的视网膜褶皱，视网膜血管扭曲，视网膜静脉扩张，导致轻至重度的视力下降

药和阿司匹林可能导致出血。

- 脱离的范围可以局限在一个或多个钟点，脱离部分可能受到涡旋静脉处纤维附着的限制。大量的液体积聚会导致不同脱离部位在视轴上的接触，视网膜与视网膜在中心区相互接触（脉络膜对吻）。而少量的

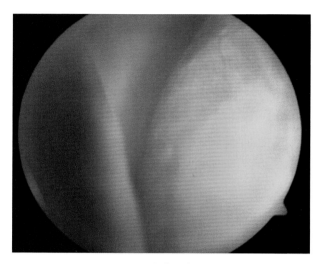

▲ 图 23-4　浆液性脉络膜脱离
可见颞侧和鼻侧两叶的液体积聚，持续的低眼压引起脉络膜对吻

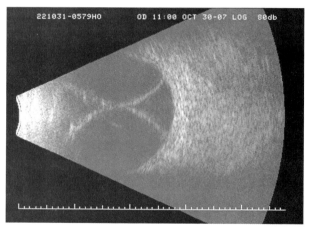

▲ 图 23-5　脉络膜脱离的 B 超检查
视网膜与视网膜接触，或对吻样的脉络膜脱离

液体积聚会导致较扁平的前部睫状体脱离，只有在超声生物显微镜（UBM）下才能观察到。

- 出血性脉络膜脱离的特点是突发剧烈疼痛，伴即刻视力丧失；这两者几乎是特异性表现。
- 视力通常会下降，甚至到光感。视力下降程度取决于脱离范围对视轴的影响程度。
- 不同程度的前后节炎症反应。
- 眼压可以正常，也可以降低，或升高。通常来说，低眼压伴随浆液性脱离，而高眼压伴随出血性脱离。

- 前房深度可以正常，也可以是浅前房或前房消失。
- 脉络膜上腔出血可伴有玻璃体积血、视网膜脱离和视网膜撕裂。
- 除了真性小眼球，浆液性脉络膜脱离无特殊易感因素。
- 当创伤或手术后没有其他明显的原因导致低眼压时，应使用房角镜检查确认是否存在睫状体离断。

3. 晚期低眼压的检查要点

(1) 确定病因主要是房水外流增加还是产生减少非常重要。

(2) 利用 Seidel 试验判断滤过泡渗漏（图 23-1C）。

(3) 房角镜检查睫状体离断。

- 在软的眼球上进行房角镜检查操作比较困难。
- 压陷房角镜检查对于证实房角后退或睫状体离断至关重要。

(4) UBM（图 23-6 至图 23-8）或前节 OCT（图 23-9）有助于进一步评估前房深度、睫状体位置、前部睫状体的脱离或睫状体离断的存在。只有 UBM 才能区分牵拉性和离断性睫状体脱离，这两种情况需要采用不同的治疗方法[13]。

(5) 利用检眼镜或眼底照相观察视盘水肿，以及黄斑或脉络膜脱离。

(6) 后极部 OCT 有助于更好显示黄斑下液和皱褶，OCT 分析和测量对于区分眼压正常后可逆转的视网膜增厚和导致永久性视力损害的囊样黄斑水肿十分有帮助。囊样黄斑改变和浆液性黄斑脱离是低眼压性黄斑病变的显著特征[14]。

(7) 荧光素血管造影有助于显示程度轻微时容易被忽略的脉络膜视网膜皱褶。

(8) B 超（图 23-10 和图 23-11）在眼底不易观察到时非常有用。它有助于确定脉络膜脱离、脉络膜出血和视网膜脱离的大小和范围。超声检查可以显示巩膜和脉络膜的扁平和增厚，但对脉络膜视网膜皱褶的识别很困难[15]。

(9) 怀疑眼部缺血的患者，推荐行颈动脉超声检查。

(10) 手术探查。

四、并发症的病因及病理生理学

(一) 病因学

1. 滤过过强

如果房水的流出量超过了它的产生量，就可能发生滤过过强。这可能是由于流出的阻力降低所致。小梁切除术后巩膜瘘口房水过度外流通常可形成弥漫性滤过泡和低眼压，但没有滤过泡渗漏。滤过过强可能是由于小梁切除内口过大或滤过泡过于弥散。区分滤过过强和滤过泡渗漏是很重要的，两者在裂隙灯下的表现看起来非常相似，有必要通过 Seidel 试验来鉴别。

2. 常见原因

- 抗代谢药物的应用：虽然不使用抗代谢药物的小梁切除术后也可以出现滤过过强，但在应用了抗代谢药物的情况下则更为常见。同时，抗代谢药物的应用也使低眼压的治疗更加困难。
- 激光缝线松解：术后早期应用激光缝线松解（LSL），远期眼压更低，但增加了低眼压的风险[16]。
- 引流阀植入术：目前有多种青光眼引流植入物可供选择，已被证实能有效降低眼压。在引流管对比小梁切除术（TVT）研究中，引流管组（$n=107$）和小梁切除术组（$n=105$）的低眼压性黄斑病变发生率分别为 1% 和 3%。术后 1 年，引流管组发生晚期性低眼压或持续性低眼压（术后三个月后连续两次随访 IOP=5mmHg）的累积概率为 0%，而小梁切除组为 2.85%[17]。

(1) 伤口渗漏。晚期滤过泡渗漏：手术中对结膜的过度操作可能导致伤口渗漏。文献报道小梁切除术中使用氟尿嘧啶或丝裂霉素的患者，术后伤口渗漏的发生率为 5%～30%[18]。组织病理显示相应部位出现结膜上皮破坏、变薄和基质坏死。应当使用生物显微镜来评价前房深度、滤过泡的大小和形状。渗漏的滤过泡呈现扁平外观和 Seidel 试验阳性，而滤过过强的滤过泡（无渗漏）外观隆起。

(2) 脉络膜脱离：睫状体脉络膜脱离的发生是由于脉络膜血管与眼内液体压力不平衡导致（见

图 23-1)。在低眼压眼中，液体将在脉络膜和巩膜之间的潜在空间中积聚。当眼压增高时，静水压差异逐渐减小，脉络膜脱离逐渐缓解。睫状体脉络膜脱离在低眼压中更容易发生，同时容易掩盖脉络膜出血。

浆液性脉络膜脱离中，血清渗出至脉络膜上腔。渗出通常是由于各种病因或创伤导致的低眼压引起的跨壁压增加或者炎症导致的血清渗出。确切的触发机制尚不清楚。脉络膜血管丛的跨血管压力增加可由血压升高、眼压低或联合因素引起。血管通透性的增加是由炎症引起的。其后果是血清与蛋白质大分子一同进入脉络膜上腔。渗出至脉络膜上腔液体的蛋白质含量与血浆相似，具有相等的胶体膨胀压，除非潜在病因（如炎症和低眼压）得到治疗，否则其自发再吸收是不太可能的。视网膜色素上皮血 – 房水屏障的破坏可以引起非孔源性视网膜脱离。由于睫状体脉络膜脱离可能与房水生成减少和睫状体炎有关，因此，对于低眼压和睫状体脉络膜脱离的患者，给予适当剂量的局部和（或）全身皮质类固醇和睫状体麻痹药非常重要[19]。

胶体渗透压：在血浆中，溶解的化合物具有渗透压。血浆蛋白质的渗透压（胶体渗透压）与组织液蛋白质的渗透压之间的差异称为渗透压。由于血浆大分子蛋白不易穿过毛细血管壁，它们对毛细管内部渗透压力的影响将在某种程度上平衡液体从毛细血管漏出的趋势。

（3）睫状体离断：睫状体离断（图 23-12，图 23-6 至图 23-8 ）是指睫状体从巩膜突附着点上分离，通常发生于外伤或眼部手术后。这种分离最常见的是外伤或眼科手术的结果。虽然不常见，但需将睫状体离断作为滤过术后低眼压的鉴别诊断。

从解剖学上讲，睫状体分离导致前房和脉络膜上腔之间的直接沟通，引起葡萄膜巩膜途径房水引流的增加。

- 睫状体与巩膜突的分离创造了一个直接的葡萄膜巩膜流出通道。睫状体脱离可能，但不是一定，会导致房水生成的减少。
- 离断的范围大小与低眼压的程度没有直接关系。睫状体离断可能是眼部手术或外伤时无意的结果，或是青光眼手术中有意造

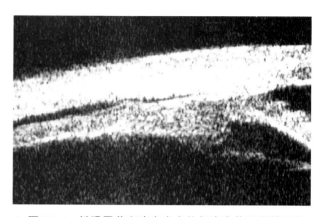

▲ 图 23-6　低眼压黄斑病变患者的超声生物显微镜图像，可见睫状体脱离睫状体上腔液体，但不存在睫状体离断
引自 Roters S, Engels BF, Szurman P, et al. Typical ultrasound biom-icroscopic findings seen in ocular hypotony. Ophthalmologica 2002; 216(2):90-5

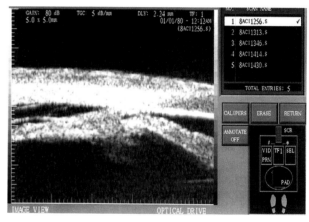

▲ 图 23-7　低眼压黄斑病变患者的超声生物显微镜图像，可见睫状体上腔液体伴睫状体离断

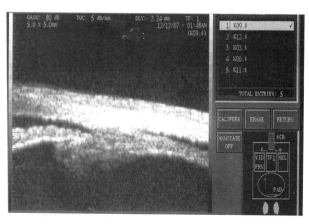

▲ 图 23-8　超声生物显微镜显示未发生睫状体离断

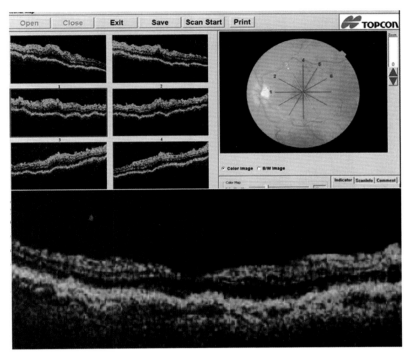

▲ 图 23-9　光学相干断层扫描黄斑显示低眼压性黄斑病变引起的视网膜和脉络膜毛细血管层皱褶

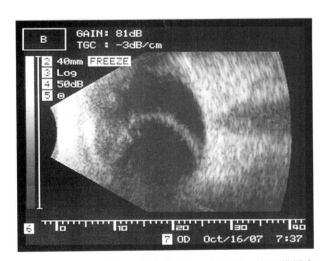

▲ 图 23-10　浆液性脉络膜脱离的 B 超图像。视网膜脱离是可移动的，反射性很强。脉络膜脱离呈穹隆状，浆液性或出血性

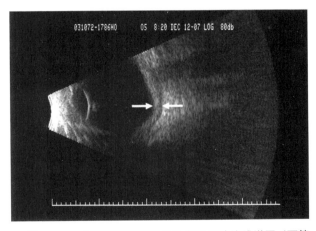

▲ 图 23-11　低眼压黄斑病变的 B 超显示脉络膜增厚（两箭之间）

成的。
- 睫状体离断的裂隙可以通过房角镜、超声生物显微镜或手术探查来诊断。在软的眼球上进行房角镜检查时，由于存在角膜变形使得操作十分困难。
- 滴用毛果芸香碱可以最大限度地显示睫状体离断。压陷式房角镜检查也有助于诊

断。如果前房变浅，房角不可见，可用透明质酸钠加深前房，从而确定离断的数量、范围和位置。

睫状体离断具有典型的临床影像特征。如果离断的裂隙突然闭合，眼压可能会上升到极高的水平。如果应用缩瞳药使得裂隙重新开放，眼压就会迅速下降。如前所述，睫状体离断范围的大小似乎

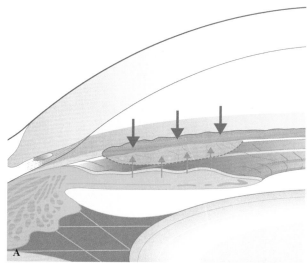

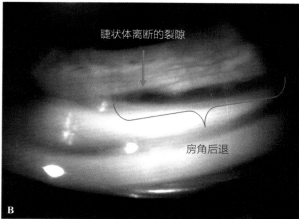

睫状体离断的裂隙

房角后退

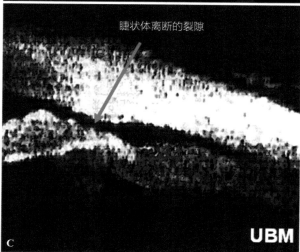

睫状体离断的裂隙

UBM

▲ 图 23-12　用角镜和超声生物显微镜观察到的睫状体离断的裂隙和房角后退

图 A 改编自 Boyd BF, Luntz M, Boyd S. Innovations in the Glaucomas–Etiology, Diagnosis and Management. 2002, Copyright Highlights of Ophthalmology

与低眼压程度没有任何关系。即使是一个小范围睫状体离断也可能导致大量的房水流出。超声生物显微镜提供了一种新的，无创的方法来检测睫状体离断（图 23-6 至图 23-8）。

(4) 炎症 - 虹膜睫状体炎（房水低分泌）：由于眼内炎症和血 - 房水屏障破坏，滤过术后可能发生睫状体房水分泌功能的下降。房水产生的减少与术后葡萄膜炎程度有关。因此，对于术后存在明显炎症和低眼压的术眼应每 1h 或 2h 给予皮质类固醇积极治疗。对于葡萄膜炎患者，可能需要全身应用皮质激素来加强抗炎治疗。

(5) 视网膜脱离：短眼轴（14～17mm）的真性小眼球患者接受小梁切除术后可能发生浆液性视网膜脱离和葡萄膜渗漏综合征[20]。黄斑囊样水肿和浆液性黄斑脱离是低眼压性黄斑病变的主要特征[21]。

(6) 眼部缺血：巨细胞动脉炎时眼压偏低。缺血性视神经病变中，低眼压可作为巨细胞动脉炎（GCA）与非动脉性缺血性视神经病变（NAION）的重要鉴别因素[22]。

(7) 抗代谢药物导致的化学性睫状体损伤：即使在低剂量条件下，结膜下应用的丝裂霉素和氟尿嘧啶也可能会穿透巩膜，对睫状体上皮产生毒性作用。这些变化仅在电镜下明显，在注射后 1 个月依然存在。这些发现提示，术中或术后应用抗代谢药物，除了对结膜的已知作用外，还会对睫状体上皮产生直接影响。我们需要进一步的研究来评估其对眼压的影响[23]。

(8) 睫状体光凝术或冷冻治疗：睫状体光凝术或冷冻治疗后可以出现持续性的低眼压[24]。

(9) 抑制房水生成药物：在接受了青光眼引流装置植入的部分患者中，联合应用抑制房水生成的药物可以诱发术后迟发性的睫状体脉络膜渗漏和低眼压。一系列的病例报告都报道了青光眼滤过术后应用多佐胺可以引起低眼压，而停用药物以后脉络膜渗漏通常会得以缓解[25]。

（二）病理生理学

通常情况下，房水的产生速率约为 2.5μl/min 或 3.6ml/24h。在正常健康人眼中，80%～90% 的房水

通过小梁网 /Schlemm 管途径流出，而 10%～20% 通过葡萄膜巩膜途径流出。当眼压低于上巩膜静脉压（通常为 9mmHg）时，常规途径的房水流出停止。因此，在低眼压情况下，葡萄膜巩膜流出占主导地位。

当房水的产生与流出不平衡时，就会出现低眼压。在存在伤口渗漏，滤过过强或睫状体离断的情况下，房水的流出会显著高于正常。

虹膜睫状体炎和牵拉性脱离等可以引起睫状体功能改变的情况都可以导致房水分泌不足。炎症会增加血 – 房水屏障的通透性，在低眼压的发生发展中发挥关键作用。脉络膜积液被认为是由于葡萄膜巩膜外流增强和房水生成不足的结果。一旦脉络膜渗漏发生，这一循环通常会持续存在 [26, 27]。

许多实验性研究都针对视盘水肿的原因进行了探讨。根据 Minckler 和 Bunt 的研究 [12]，低眼压可以导致筛板向前膨隆，挤压巩膜筛板处神经节细胞轴突束，从而限制顺行性和逆行性的轴浆流运输。来自脉络膜毛细血管的渗漏可能是视盘中液体积聚的另一个来源。他们推测，由于轴浆运输受阻而引起的轴突肿胀可能会减少视神经的血液供应，导致缺氧、内皮细胞损伤和渗漏。

血管静水压促使液体从血管进入组织，而毛细血管内胶体蛋白产生的胶体渗透压则将液体从组织吸收入血管。两者之间必须达到平衡。眼部血管和周围组织间的静水压力梯度（DP）由血管内的血压与眼压（IOP）之差决定。正常眼中脉络膜静脉压与 IOP 接近。Mäepea[28] 发现兔脉络膜静脉压比自身 IOP $[(20.3 \pm 1.6)\,cmH_2O]$ 高（3.3 ± 0.4）cmH$_2$O。当 IOP 逐步升高时，这一差值随着 IOP 接近动脉压而减小。当 IOP 下降时，DP 可能增加，这将导致液体从血管扩散到组织中。由于脉络膜血管不能够调节自身小动脉的直径，他们将直接承受 DP 上升所带来的影响。另一方面，IOP 下降时视网膜血管的小动脉直径缩小，缓冲了 DP 的增加。这可能解释了为什么脉络膜积液是低眼压早期和常见的临床表现，而水肿在低眼压性黄斑病变中的机制仍存在争议。炎症增加了眼部血管对大分子、白蛋白和球蛋白的通透性，使其从血管渗漏至周围组织，降低了渗透梯度（DQ），促使液体从血管进入组织。类

固醇治疗通过改善血管通透性可使之得以逆转 [28]。

在低眼压性黄斑病变中，巩膜壁向内塌陷，导致脉络膜和视网膜的堆积，形成脉络膜视网膜皱褶。随着玻璃体腔前后径的减小，黄斑中心凹周围视网膜较薄的旁中心凹区视网膜被牵拉形成放射状皱褶。年轻、近视、首次滤过性手术、全身系统性疾病和术前眼压升高都与低眼压性黄斑病变有关。

五、预防措施

（一）预防

抗代谢药物在青光眼滤过术中的应用，将导致术后继发于滤过过强的低眼压的发生率增加。为了避免滤过过强和低眼压性黄斑病变的发生，应改进手术技术，如采用巩膜瓣的紧密缝合，通过术后激光缝线松解或可调节缝线逐渐增加滤过量 [29, 30]。

青光眼术后低眼压可通过以下几种方式预防。

● 如果使用抗代谢药物，可考虑缩短术中的接触时间和药物浓度。

● 一般情况下，术中或术后结膜下注射氟尿嘧啶时，缝线松解的时间应至少延迟至术后 1 周。

● 使用了丝裂霉素时，缝线松解应至少延迟至术后 2 周。但即使遵循了这些预防措施，在丝裂霉素辅助的小梁切除术后几个月，缝合松解术后也可能发生持续性低眼压。

● 在小梁切除术中采用可调节缝线，或增加巩膜瓣缝线数量（术后可通过激光进行松解）可以防止滤过过强。

● 对于引流管植入手术，选择有压力控制阀门的装置或利用缝线可以限制引流。

● 许多医生在青光眼手术结束时给予前房注射黏弹剂。

● 积极使用抗炎药可以缩短虹膜睫状体炎和低眼压的周期。

（二）激光缝线松解术

对于未接受抗纤维化药的患眼，应在 1 周内进行缝线松解术，但如上文所述，使用氟尿嘧啶的情况下需推迟至术后 1～2 周，使用丝裂霉素时则需在术后 2 周甚至更长时间进行。

一旦出现并发症，即需要采取干预措施。对术后并发症的早期认识和及时、适当的干预可提高手术成功率，最大限度地减少患者的伤害。限制过度滤过的辅助技术包括加压包扎、大直径角膜接触镜和睑球环。浅前房可能需要进行前房成形。脉络膜积液通常会随眼压升高而消退，但有时可能需要手术引流。

1. 可调节缝线

另一种选择是使用巩膜瓣可调节缝线。采用可调节缝线，或增加巩膜瓣缝线数量（术后可通过激光进行松解）可以防止滤过过强。

2. 植入管结扎

选择有控制阀门的装置或引流管缝线结扎，内管堵塞（支架）或两者结合的方式可以减缓引流，降低术后低眼压的风险[31, 32]。

六、处理措施

并非所有低眼压都需要干预。有些低眼压的眼睛功能良好，视力佳，有一些则不然。对长期低眼压进行干预的适应证必须个体化。

晚期低眼压的治疗适应证如下所示。

- 引起明显视力改变的低眼压，包括黄斑病变、散光或视力波动。
- 持续的滤过泡渗漏，使眼睛处于感染的高风险（具有滤过泡炎或眼内炎史，慢性睑缘炎病史或个人卫生不良）。
- 存在发生滤过泡失败的紧急风险（即浅层巩膜上的滤过泡瘢痕化或浅前房时周边虹膜前粘连堵塞滤过口）。
- 由低眼压引起的持续性眼痛。
- 青光眼手术后轻度短暂性低眼压是常见的，通常耐受性好。在许多情况下，单纯观察低眼压可自行缓解。这种情况更多地发生在术后早期，而非术后晚期出现的持续性低眼压。
- 应用抗炎药和睫状肌麻痹药治疗，观察眼压和前房深度，必要时可经穿刺口注入黏弹剂重建前房。黏弹剂可反复注射。
- 前房重建术后应继续使用局部抗生素数日。

几种方法可以辅助加速（目前仍存在争议）低眼压的自发缓解，首先，房水抑制药可以减少渗漏滤过泡或滤过过强滤过泡的房水流速；其次可以通过最大限度地减少皮质类固醇的使用以诱发炎症。此外加压包扎也可以限制房水的引流速率。

（一）药物治疗

纠正根本病因是解决低眼压的最好方式。前房注入黏弹剂是使前房加深的暂时性措施。如果浅前房持续超过 1 周或 2 周，通常是进行前房重建的指征。伴有前房弥漫性变浅，角膜水肿，虹膜基质变平时通常需要立即进行术后干预，以避免手术效果不佳。

一些药物会引起眼压的短暂升高，但大多与其毒性作用有关；这些药物包括叠氮化钠、硝普钠、阳离子团和拟副交感神经药物。拟副交感神经药物刺激房水生成，减少葡萄膜巩膜途径房水的流出，可逆转实验性低眼压。

- 目前临床上还没有确定有效地提高眼压的药物。
- 类固醇的长期使用可以引起激素敏感人群的眼压升高，同时可以通过减轻睫状体炎症而增加房水的产生。
- 增加液体摄入可能会增加房水的产生。
- 对于炎症、近期手术或创伤，醋酸泼尼松龙是主要的治疗手段。此外，还包括局部或全身非甾体抗炎药（NSAID），全身或 Tenon 囊下、玻璃体腔内类固醇的应用，或其他全身性药物（如甲氨蝶呤、环孢素），可能是有效的。
- 房水抑制药可以减少引流过强滤过泡或渗漏滤过泡的房水流出量，从而促进瘘口愈合，但也有可能使低眼压恶化。使用乙酰唑胺来加速脉络膜液体的吸收尚存争议。
- 阿托品和其他睫状肌麻痹药可加深前房，减少虹膜 – 角膜接触。
  - ➢ 散瞳可以防止因粘连导致的永久性小且固定的瞳孔。
  - ➢ 尽管通常利大于弊，但阿托品同时也能增加葡萄膜巩膜途径房水的流出。

睫状体脉络膜脱离（见第18章）可能与房水生成减少和睫状体炎有关，因此，使用适当剂量的局部和（或）全身性皮质类固醇和睫状肌麻痹药治疗低眼压和睫状脉络膜脱离非常重要。当炎症是引起睫状体脉络膜脱离的一种因素时，可以使用口服类固醇。

（二）特殊治疗

1. 滤过过强的滤过泡或引流管植入

(1) 急性低眼压病例。

- 当存在角膜虹膜接触或角膜晶状体接触并伴有角膜失代偿，或出现粘连，浅前房就具有临床意义。
- 术后早期因滤过过强引起的浅前房可以选择加压包扎技术（图23-13）。将棉球拉成纺锤形放置在与手术瘘口相对应的上眼睑的位置。然后，在眉弓下放置一个对折的眼垫，上方另加一层平铺的眼垫，利用多条胶带固定，以施加适度的张力。
- 一个大的角膜绷带镜（直径16～22mm）（图23-14）或Simmons壳（图23-15）也可以用来填塞过度的滤过泡或渗漏。
- 如果几天后仍没有好转的迹象，特别是存在视网膜对吻或明显浅前房，可考虑引流大量脉络膜积液。

(2) 晚期滤过过强的低眼压病例。

- 手术切口修复：对结膜瓣重新缝合、结膜加固或自体结膜移植是滤过泡修复和滤过泡缩小可以选择的方法[33, 34]。单纯结膜瓣修复可以很好地治疗因组织变薄和无血管而导致的弥散性功能不良的滤过泡（图23-16）。
- 自体血注射：可用于处理薄壁滤过过强的滤过泡和滤过泡渗漏（图23-17）[35-37]。术前首先给予局部麻醉、抗生素或聚维酮碘溶液（Betadine）冲洗结膜囊。患者可以仰卧或坐于裂隙灯前。如果需要，可行前房内黏弹剂注射，以降低低眼压情况下血液回流至眼内引起前房积血的可能。使用结核菌素注射器和25G针头从前臂静脉

取出血液（约1ml）。换用无菌的30G针头，在距离滤过泡边缘约5mm处进针，以减少医源性渗漏的机会。将针头的尖端推至

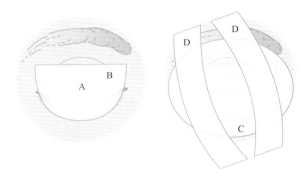

▲ 图 23-13　术后早期过度滤过致浅前房的加压眼垫技术
A. 将纺锤形棉球放置于与手术瘘口相对应的上睑处；B. 在眉弓下方放置对折的眼垫；C. 上方加盖一块打开的眼垫；D. 用多条胶带来施加适度的张力

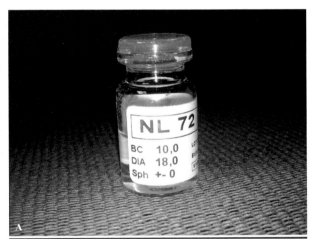

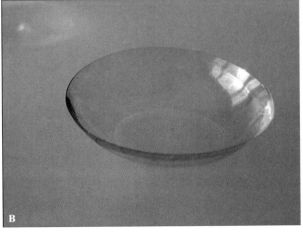

▲ 图 23-14　一个大的角膜绷带接触镜（镜片直径16～22mm），也可以用来减少滤过泡的过度滤过或渗漏

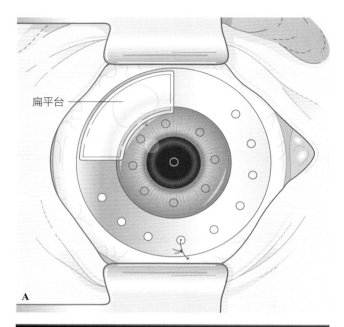

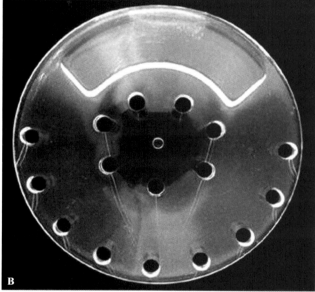

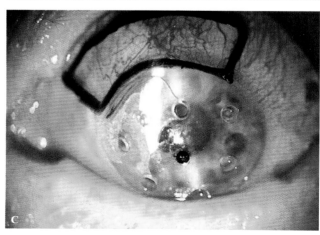

▲ 图 23-15　Simmons 壳的加厚脚板压迫于滤过部位

滤过泡中，并缓慢注入血液（0.2～0.5ml）。针头原位停留少许时间，直至血液凝固，以避免血液从注射针道反流。术后滴用抗生素滴眼液。该手术最常见的并发症是前房积血。眼压升高通常需要数周。操作可以根据实际需要重复进行。

- 氩激光或 YAG 激光的应用或烧灼术（图 23-18）：格栅激光可用于治疗滤过过强，滤过泡渗漏，或疼痛[36]。行球后或球周麻醉。采用热模式（连续波长、多模式）的 Nd:YAG 激光在巩膜外层进行治疗。激光功率 4J，偏移量 3～4（0.9～1.2mm），30 ～ 40 个激光斑以格栅模式传送，瞄准光束聚焦于滤过泡表面。从滤过泡周边开始，操作者逐渐调整激光参数，以达到结膜上皮变白和皱褶。除非存在明显的炎症，通常需要避免使用皮质类固醇药。术后第一天或两天通常需要使用止痛药。随着时间的推移，对应激光治疗位置的滤过泡内表面形成色素沉着点。并发症包括新的渗漏形成，短暂的眼压上升和前房炎症。

- 冷凝术：是缩小大的滤过泡的较好方法，但对于薄壁缺血滤过泡作用有限。操作采取球后麻醉，因为冷冻探头可以引起剧烈疼痛。在滤过泡中央区域给予多次冻融循环。接触时间要短，以避免不可预见的睫状体破坏。操作时，需要等待冷冻探头解冻后再移动，以避免撕裂滤过泡。

- 三氯乙酸：可以用于限制大的滤过泡面积。使用木制小棒将微量的溶液滴于结膜，可观察到组织的变白和收缩，随后产生炎症反应。必须注意避免药物接触角膜，以及邻近的结膜较薄区域产生裂孔。为了获得滤过泡功能的显著变化，通常需要重复治疗。

自体血注射、加压包扎、氩激光或 YAG 激光照射、烧灼、冷冻治疗或三氯乙酸在某些情况下可能起作用，但都不如手术修切口有效[37-39]。

① 葡萄膜炎：抗炎药是治疗的重点。玻璃体腔

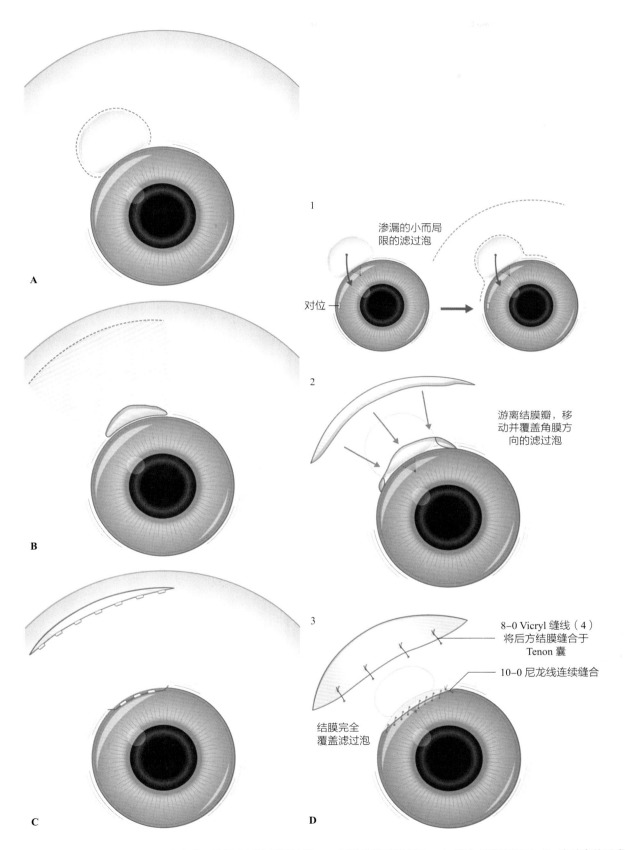

1
渗漏的小而局限的滤过泡

对位

2
游离结膜瓣，移动并覆盖角膜方向的滤过泡

3
8-0 Vicryl 缝线（4）将后方结膜缝合于 Tenon 囊

10-0 尼龙线连续缝合

结膜完全覆盖滤过泡

A

B

C

D

▲ 图 23-16　A. 滤过泡过度滤过或渗漏，剪开滤过泡周围结膜；B. 制作结膜减张切口；C. 缝合角膜缘切口；D. 滤过泡的手术修复

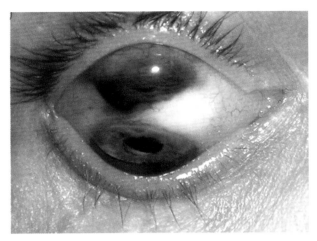

▲ 图 23-17　滤过泡内自体血注射

激光应用

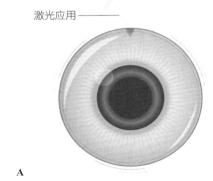

A

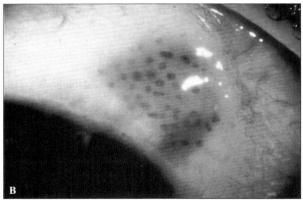

B

▲ 图 23-18　格栅 YAG 激光治疗。瞄准光束聚焦在滤过泡表面，Nd:YAG 激光能量以格栅模式发射

类固醇注射已经取得了一些成功，甚至在先天性青光眼患者也取得一定疗效。手术撕除睫状体膜可以解除睫状体牵拉性脱离。

　　② 伤口渗漏：一般来说，即使前房已经形成，也应修复外部伤口的渗漏以防止眼内炎的发生（见

第 24 章）。角膜巩膜缘处的结膜渗漏可能不会自发闭合。首先，这些渗漏可以通过加压联合碳酸氢酶抑制药和局部 β 受体拮抗药保守治疗。这些措施能够减少房水流出，促进渗漏口的闭合。角膜绷带镜或 Simmons 壳也可以用来治疗渗漏，但必须考虑感染的风险。白内障术后出现的无渗漏滤过泡一般不需要修复，除非因散光和低眼压引起明显不适或视力损害。巩膜切口的闭合通常会导致眼压的明显升高，直到小梁网恢复正常功能为止。

　　更隐匿的伤口渗漏包括眼钝挫伤所致后巩膜破裂或内眼手术时球后针头引起的巩膜穿孔。后者在近视合并后葡萄肿中更为常见。上直肌悬吊时缝针也可穿透巩膜，导致经巩膜的直接滤过或继发视网膜脱离引起低眼压。

- 角膜绷带接触镜（图 23-14）。前房形成良好的小伤口渗漏可以用加压或大直径（16～18mm）角膜绷带接触镜保守治疗。
- 氰基丙烯酸酯或纤维蛋白胶可涂在局部渗漏处，并放置角膜接触镜以保持舒适和稳定。液体氰基丙烯酸酯在应用于干燥组织时形成一种固体的、不流动的胶体。在使用时，渗漏区域必须保持尽可能干燥，患者最好保持仰卧姿势。该胶迅速扩散和聚合，留下大面积粗糙的表面。处理后使用软性角膜接触镜有助于减轻患者的不适。由于凝固胶体的硬性，邻近的薄结膜在眨眼和眼球转动过程中可能因胶体移动而形成孔洞[40]。
- 结膜加压缝线（图 23-19）可用于滤过泡渗漏区的分离。加压缝线可用于治疗渗漏或疼痛的滤过泡[41]。滤过泡的压迫可改变泡的结构。患者取仰卧位，予以局部麻醉。9-0 尼龙缝线于角膜缘内 1～2mm 处的周边角膜以平行于角膜缘的方向进针，之后向上跨越滤过泡，在滤过泡后方 2～4mm 处以平行于角膜缘的方向缝合结膜和 Tenon 囊。继而缝线向下跨越滤过泡，与角膜处的游离端进行打结，形成一个梯形图案。线结埋于周边角膜内。一到几个星期，达到预期的效果后可移除缝合线。

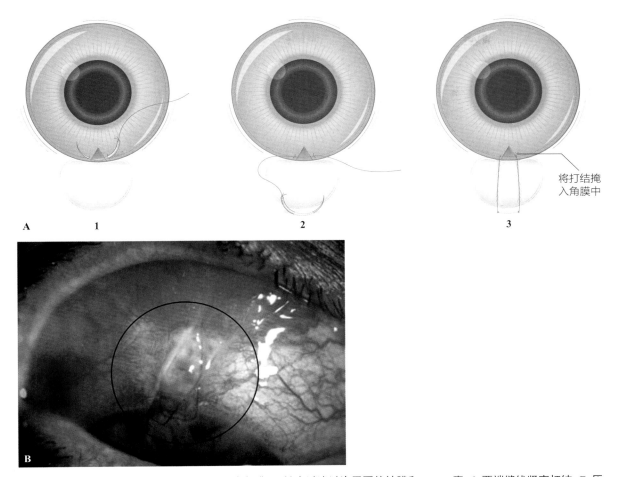

将打结掩
入角膜中

A　　　　　　**1**　　　　　　　　　　　　　　**2**　　　　　　　　　　　　　　**3**

▲ 图 23-19　**A.** 压迫缝合线。**1.** 针头穿过周边角膜。**2.** 针穿过滤过泡周围的结膜和 Tenon 囊。**3.** 两端缝线紧密打结。**B.** 压迫缝线。结膜压迫缝线可用于治疗渗漏或疼痛的滤过泡

这一操作的风险是可能会形成新的滤过泡渗漏。

● 滤过泡切除（图 23-16）联合结膜推进是大滤过泡修补的可行方法。这一技术成功地解决了渗漏和低眼压问题，在有或无药物治疗的情况下控制青光眼进展，并在大多数患眼中以最少的术后并发症保留了视力[42]。手术切除晚期渗漏滤过泡的方法为切除原有滤过泡，然后评估角膜缘结膜缺损的范围。如果缺损较小，并能以很小的张力将结膜和 Tenon 囊下拉，则可分离结膜和 Tenon 囊下组织后将其缝合到角膜缘。结膜减张切口只在缺损较大，且结膜和 Tenon 囊组织过度张力不易下拉的情况下才采用[43, 44]。

(3) 睫状体分离。

① 治疗：与威胁视力的低眼压相关的睫状体分离可观察 6～8 周。睫状肌麻痹阿托品可以促进睫状体和巩膜的贴附。有些炎症对于分离的恢复也是有益的，因此应尽量减少或停止使用皮质类固醇。

● 疑似睫状体分离患者的初始治疗包括使用睫状肌麻痹药来促进睫状体和巩膜组织的贴附和复位。

● 如果上述处理不成功，可以考虑手术矫正。治疗方案包括氩激光光凝术，冷冻治疗，经巩膜半导体激光，或内路光凝和睫状体缝合。

● 当分离的裂缝闭合时，眼压会急剧上升。

● 分离处可以自动闭合。

● 为防止分离的复发，应避免使用缩瞳药。

● 分离处闭合后，可长期应用睫状肌麻痹。

② 激光光凝术治疗睫状体离断：给予毛果芸香碱以最大限度地打开睫状体离断的裂隙。加压性房角镜检查也有助于诊断。如果前房变浅且房角不可见，应给予球后麻醉，使用易于冲洗的黏弹剂（Healon）（透明质酸钠）加深前房，离断的数量、范围和位置即可确定。

③ 激光治疗：如果不需要球后治疗，可局部应用丙美卡因进行表面麻醉。表面麻醉通常是足够的，但也取决于个人的不适阈值和所需的连续波能量。使用 Goldmann 三面镜，首先在离断处的巩膜面自巩膜突向分离深处进行一排高功率的激光烧灼，激光参数设置为 50～100μm 光斑直径，持续时间 0.1s，功率 100～3000mW。然后将激光参数改为 100～200μm 的光斑直径，持续时间 0.1s，功率为 800～1200mW（图 23-20）。从分离的深处开始，逐渐向前处理离断处的葡萄膜，以避免由于葡萄膜水肿和色素播散导致的视野模糊。在离断处的葡萄膜一侧可以观察到明显的表面反应。之后去除黏弹剂以防止术后可能立即出现的眼压显著升高。治疗可能需要多次重复。

④ 术后护理：如果使用了黏弹性来辅助诊断和治疗，操作结束时应使用轻柔的压力将其自穿刺口冲洗出来。氩激光手术后，给予阿托品滴眼 2～3 周，如进行了前房穿刺，还需给予抗生素滴眼液每日 4 次持续 3d。应避免使用皮质类固醇和缩瞳药。应告知患者眼压急性升高的症状，并提供紧急情况下的联系方法[45]。

经巩膜半导体激光治疗是一种安全、简单、无创的修复睫状体离断的方法，尤其是对于不适合氩激光凝和角膜不透明的患者[46]。

内镜光凝术。药物治疗失败时，眼科激光显微内镜可能是诊断和修复睫状体离断的合适方法，尤其是在儿童中[47]。

睫状体缝合术（图 23-21）可应用于氩激光修复睫状体分离失败后。

(4) 视网膜脱离。

● 孔源性视网膜脱离通常伴有轻度低眼压。偶尔发生的大范围视网膜脱离可伴有严重的低眼压。

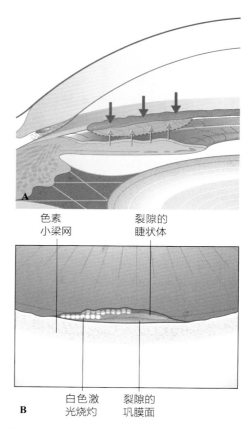

▲ 图 23-20　A. 氩激光修复睫状体的裂隙。巩膜侧（红箭）首先用高能量氩激光烧灼。然后利用可引起明显表面效应的激光能量和持续时间来处理葡萄膜一侧（黑箭）。B. 氩激光治疗睫状体离断裂隙。首先在巩膜侧进行高强度连续的激光烧灼，再处理葡萄膜一侧

改编自 Boyd BF, Luntz M, Boyd S. Innovations in the Glaucomas-Etiology, Diagnosis and management. 2002, Copyright Highlights of Ophthalmology

● 低眼压的机制与房水通过玻璃体、视网膜裂孔和视网膜色素上皮引流有关。同时，虹膜睫状体炎也可能减少房水的产生。

● 由于长期持续的炎症反应，低眼压会在视网膜脱离修复后逐渐缓解。利用巩膜扣带或硅油填充复位脱离的视网膜时低眼压可能会迅速逆转。

(5) 脉络膜脱离：处理了潜在病因后，术后发生的角膜晶状体接触的完全扁平的浅前房应进行手术处理。角膜内皮与晶状体或人工晶状体的接触可导致角膜内皮功能衰竭和失代偿，引起广泛的前后粘连，加速有晶状体眼白内障的发生发展，并可能引起房水逆流。

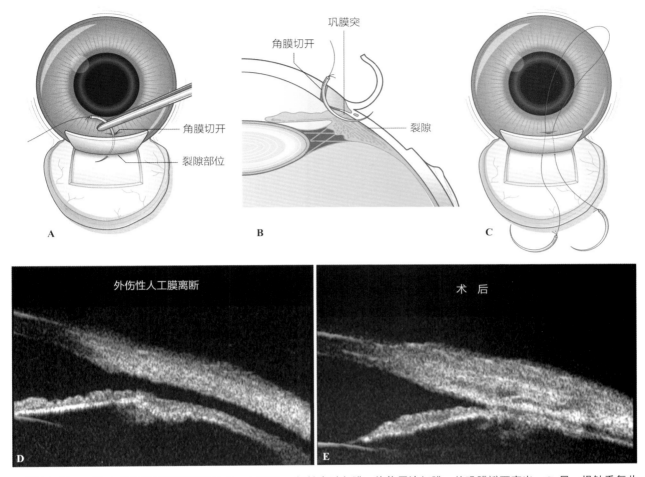

▲ 图 23-21　A 至 C. 睫状体离断裂隙修补术；A 和 B. 一根针穿过角膜，钩住周边虹膜，从巩膜瓣下穿出；C. 另一根针重复此步骤；D 和 E. UBM 显示修补术前后

如果脉络膜脱离的原因已经明确和解决，病情仍持续超过 1 周，应考虑脉络膜上腔液体引流。7d 的限期只是作为一个干预的指标，个性化的评估仍是关键。如果发现病情好转，可以进行更长时间的保守观察和严密监控。当存在晶状体 – 角膜接触或人工晶状体（IOL）– 角膜接触时，应立即处理。因为这种情况会导致角膜内皮损伤，并引起有晶状体眼的晶状体加速混浊。

如果病因已经明确但前房仍继续扁平，则应考虑前房注入黏弹剂。如果存在晶状体 – 角膜接触或 IOL– 角膜接触，在评估是否需要进行脉络膜上腔液体引流的同时，如果可能，应立即在裂隙灯下进行前房重建。

裂隙灯下前房重建最好是通过周边角膜的穿刺通道进行，穿刺口通常是在白内障或青光眼手术时制作的。

- 如果没有穿刺口，应非常小心地进行穿刺，因为伴随周边浅前房的眼球可能非常柔软和疼痛，稍有不慎就可能导致虹膜和晶状体的损伤。利用锋利的 15° 刀行角膜全层小切口相对更加安全。
- 如果操作在裂隙灯下进行，需要患者十分配合。

脉络膜上腔液体引流术（图 23-22）包括在周边角膜进行穿刺，向前房内注入平衡盐溶液（BSS）。也可以利用白内障或青光眼手术时制作的穿刺口。

- 术前，应通过检眼镜或 B 超来鉴别积液最多的部位。
- 从脱离最显著的部位开始，在距角膜缘

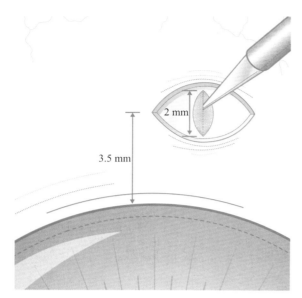

▲ 图 23-22　脉络膜脱离时脉络膜液体的引流

4 ～ 5mm 处行后巩膜切开。切口采用环形或放射状，长度约为 2mm。

● 一旦切口到达脉络膜上腔，积液就会排出。浆液性脱离的引流液呈清亮黄色液体。出血性脱离的引流液则为暗红色，常伴有血块。当积液的自动引流减缓时，可以利用钝性器械在巩膜造口处周围几毫米轻柔压迫，以帮助更多的积液排出。

● 完成一个象限的引流后，再次向前房内注入 BSS，在第二个象限以同样的方式进行巩膜切开和引流。如果必要，所有四个象限都可以重复这个过程。

● 最后，特别是在高度近视无晶状体眼，可以行玻璃体腔 SF_6 气体填充。关于手术结束时是否缝合巩膜切开口目前还没有一致性意见。一些术者选择不缝合，以利于积液的进一步引流[19]。

七、预后

（一）低眼压

眼压恢复正常后，脉络膜皱褶变平甚至完全消失。视网膜色素上皮层面可能残留色素增生和沉着的痕迹，荧光素血管造影呈现异常低荧光和高荧光的区域。脉络膜和巩膜恢复原来的厚度，视网膜血管的扭曲和充盈得以缓解。

视力恢复的预后主要取决于低眼压的持续时间。如果视网膜皱褶是由低眼压时巩膜皱缩所导致的，当视网膜和 Bruch 膜恢复正常光滑结构时，光感受器的排列也将得以恢复。如果治疗不当，长期低眼压会导致视网膜、脉络膜或巩膜组织不可逆的纤维化，而使脉络膜处于一个皱缩的状态。

（二）低眼压性黄斑病变

研究发现联合丝裂霉素的青光眼滤过术中低眼压性黄斑病变的发生率为 1.3%～20%。首次手术患者中的发病率（4%）明显高于二次或联合手术。进行相应处理并平均随访 15 个月，9 例患者中 8 例（89%）视力恢复至 20/30 或更高，眼压为（14.5 ± 4）mmHg[48]。

即使低眼压持续数年，在眼压恢复正常后，视力多有显著提升[49]。Delgado 等报道了一名在氩激光光凝治疗前有 7 年低眼压病史的患者，在睫状体分离处闭合后其视力从 20/200 提高到 20/30[50]。与此类似，视网膜脉络膜病变及视盘水肿在眼压正常后也都有不同程度的缓解。

（三）脉络膜脱离

预后良好。通常脱离的严重程度和范围与预后存在相关性。

发病前的眼部状况（如晚期青光眼）会影响最终的功能结果。

脉络膜出血患者的预后比浆液性脉络膜脱离的患者差，尤其是术中发生脉络膜出血且视功能严重受损时。

第 24 章　小梁切除术后的白内障
Cataract Following Trabeculectomy

Alain M Bron　Antoine Labbé　Florent Aptel　**著**

张绍丹　**译**

吴慧娟　**校**

本章概要

　　最近的随机对照试验结果明确显示小梁切除术可以加速白内障的形成，增加晶状体的摘除率。在曾接受滤过手术的患者中，白内障手术需要额外的手术技巧，同时也增加了患者的手术风险，如眼内炎、玻璃体丢失、晶状体脱位、后囊膜混浊等。

　　在某些情况下，白内障手术可能会对之前成功的青光眼手术的效果产生影响。

一、概述和定义

　　虽然仍存在不同意见，但长久以来大多数观点认为青光眼手术，尤其是小梁切除术这一最常用的滤过手术，可以导致白内障的形成[1-3]。在小梁切除术的所有术后并发症中，白内障可能是最常见的，也是最终对视力损害最小的。此外，目前的白内障手术在大多数情况下都是一种非常安全的术式，同时，近些年来针对白内障手术的诸多改良更是进一步提高了这一手术的成功率[4, 5]。

　　小梁切除术后的白内障进展必须被正确识别，因为晶状体混浊会影响视网膜的对光敏感度，进而引起视野改变[6]。同时晶状体厚度的增加也会导致前房角形态的改变。除此之外，当具有白内障摘除术指征时，可能也会面临之前青光眼手术所带来的各种问题。

二、发生情况和危险因素

　　全球范围内，不同研究报道的青光眼滤过手术后白内障进展的发生率差异很大，2%～79%[7-9]。完全公正地比较这些研究非常困难，但导致研究间显著差异的一些因素还是可以确定的。

（一）白内障的定义

　　文献中对于小梁切除术后白内障的发生和进展都还没有统一的诊断标准。

- 一些研究利用白内障或晶状体混浊进展作为一个终点指标。这种评估可以是主观的，也可以基于诸如 LOCS（晶状体浑浊分类系统）等分类系统[10]。但 LOCS 作为评估白内障进展的标准在较早前的研究中并未使用。使用 Scheimpflug 照相或晶状体混浊测量仪可以实现相对非主观的评分，但这些设备并没有得到广泛使用，且结果无法互相换算。

- 一些研究采用白内障相关的视力下降作为标准，部分作者将视力低于 6/12 定义为白内障进展[12]，而另一部分则采用视力下降大于等于 Snellen 视力表的 2 行[9]。不仅视力测试本身的差异很大，同时，更多采用的是 Snellen 视力表而非使用要求更高但更准确的 EDTRS 视力表。此外，视力下降并不总是由于晶状体所导致，角膜、视网膜或视神经疾病等也会影响视力。

- 最后，白内障摘除手术可以用来替代晶状体混浊作为判断小梁切除术后白内障发生率的指标。将白内障手术视为终点指标的优势在于患者病历中对其有明确的记录，同时基于统计学分析的目的，它代表了一个明确的结点，对于绘制生存曲线具有重要意义。但不同研究中心对于实施白内障手术的决定可能是基于许多不同的因素，如眩光、视力下降等。

（二）研究设计

- 虽然一些大型前瞻性试验的结果已经发表 [9, 12, 15-18]，目前大多数研究都是回顾性的 [13, 14]。不同研究的可信度也存在差异，纵向研究通常具有更严谨的设计，因此理论上来讲可能提供更有力的结论。然而，这些"近乎完美"的随机对照试验（RCT）的问题在于，试验纳入的都是能否遵从医嘱定期随访的理想患者，不能够反映现实生活中的真实情况。

- 另一种评估小梁切除术后白内障发生率的方法是在眼科医师中进行调查。一项在英国进行的研究，针对 1240 位接受了小梁切除术的患者进行为期 1 年的随访，报告其早期和晚期并发症 [19]。然而，不同医生对于晶状体混浊进展的定义及晶状体摘除的手术指征存在很大差异。

- 随访的时间长度是非常重要的。虽然中短期随访也提供了许多有用信息，但实际上中短期随访不足以充分的说明问题 [13, 21]。另一方面，随访时间过长也会导致评价的偏差。年龄增加可能会对与青光眼手术特别相关的因素产生干扰。

- 在评价小梁切除术对晶状体混浊的影响时，设立对照组以排除晶状体自然老化十分必要。青光眼初始治疗协作研究（CIGTS）比较了单纯青光眼患者中手术治疗和药物治疗间的差异 [16]。Kaplan–Meier 生存曲线显示，随机试验后的 1 年，初始

治疗为小梁切除术组的白内障摘除手术累积发生率是药物治疗组的 8 倍（2.4% vs 0.3%），随访 5 年时前者为后者的 3 倍左右（19% vs 6.5%）。然而，即使像 CIGTS 这样很好的随机对照研究，药物治疗组也不是一个理想的对照，因为局部药物的使用也被认为会导致白内障 [21]。正常眼压性青光眼协作研究（CNTGS）对比了眼压降低 30% 和随访观察两种处理方式在正常眼压性青光眼患者中的效果 [15]，结果显示 5 年后白内障在对照组、局部药物或激光治疗组，以及小梁切除组的发生率分别为 14%、25% 和 48% [20]。

（三）患者特征

一些患者的参数可能在小梁切除术后白内障的发生中起作用。

- 年龄：青光眼（特别是原发性开角型青光眼，POAG）和白内障都是年龄相关性疾病。因此，两种情况常常相关，很难将青光眼治疗的特定因素与晶状体老化的自然病程区分开来（图 24-1）。接受小梁切除术时的患者年龄已经被证明是未来发生白内障的危险因素，因此，当在比较两项研究或两种技术时必须要考虑到患者的平均年龄 [23]。

- 性别：目前只有一项研究发现女性患者在小梁切除术后更易出现白内障的进展 [12]。

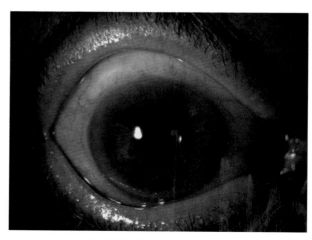

▲ 图 24-1 75 岁女性患者白内障超声乳化 1 周后的右眼情况；该眼 6 年前曾接受小梁切除术

● 种族：AGIS 报道在小梁切除术后，黑色人种白内障的进展率高于白种人，其中核性和皮质性混浊的差异具有统计学意义[12]。

● 糖尿病：糖尿病和白内障进展的关系目前仍存在争议。AGIS 和亚洲的一项研究将糖尿病确定为小梁切除术后白内障进展的危险因素[12, 24]。

● 青光眼术前的晶状体混浊是青光眼术后白内障发展的危险因素，但并不是一个短期的影响因素[13]。

（四）相关的药物治疗

小梁切除术术前和术后的各种药物治疗可能会影响术后白内障的发生率。

● 长期以来毛果芸香碱都被认为是小梁切除术后白内障发生的危险因素。虹膜后粘连和虹膜构型的改变是其引起白内障进展的主要原因。然而，毛果芸香碱的影响其实是很难评估的，因为明确的认定缩瞳或小梁切除术在此过程中的作用是不太可能的。

● 在青光眼术前长期使用局部药物治疗的患者大多暴露在苯扎氯铵（BAK）下。上述提及的几个随机对照试验的结果引发了一些关于苯扎氯铵在白内障形成中的作用的推测[22, 25]。蓝山眼病研究显示，抗青光眼治疗可增加白内障形成的风险（优势比，1.90；95% CI　0.92 ～ 3.92）[26]。同样，两项分别在黑人[27]和白种人[28]中进行的前瞻性临床试验结果显示，使用降眼压药后核性白内障的发病率增加。在高眼压症治疗研究（OHTS）中[29]，接受局部抗青光眼药物治疗的患者相对于未使用药物的患者，白内障摘除术或青光眼白内障联合手术的比例明显增加，分别为 7.6% 和 5.6%。但两组患者晶状体的 LOCS Ⅲ 评估并无显著统计学差异。这一研究中，其他相关危险因素包括高龄、白种人，以及基线视力低于 20/20 等。

● 长期以来各种给药途径的皮质类固醇激素都被认为是白内障形成的危险因素。这类药物在小梁切除术后被广泛应用以调节伤口愈合，因此它可以对晶状体的透明度造成影响[30]。这种效应似乎与治疗的持续时间有关。皮质类固醇使用超过 3 个月时，白内障发生的风险较短期应用约高 3 倍[24]。然而，6 周内的治疗不会出现这种差异。

（五）手术及其结果

自从 40 多年前 John Cairns 第一次描述了小梁切除术，以及此后在原始技术上的各种改进，浅前房已经被公认为小梁切除术后白内障进展的确定危险因素。但与浅前房相关的白内障似乎需要一定时间才会出现。在 CIGTS 研究中，虽然约 13% 的病例在小梁切除术后出现了浅前房，但术后第一个月内并没有观察到白内障的发生[21]。

在一项涉及 440 名患者 508 只眼的回顾性研究中，Costa 等随机选择了 85 只眼，探讨引起小梁切除术后 3 个月内视力下降的原因和危险因素[13]。他们发现高龄和浅前房与白内障的发展有关。在这个病例系列中，晶状体混浊是小梁切除术后早期视力下降的首要原因，其次是低眼压性黄斑病变（分别为 16% 和 4%）。有趣的是，当术后出现浅前房时，晶状体混浊的校正后优势比可达 11.66（95% CI　3.10～43.77，$P = 0.0003$）。术后第 1 天眼压 ≤ 2mmHg 与白内障进展并不相关，但却与 "wipe-out" 综合征密切相关。

AGIS 研究的长期随访结果也得到了类似的结果。小梁切除术术后无并发症和发生了并发症（主要是炎症和浅前房）的患者，其白内障进展的 5 年累积概率分别为 47% 和 104%。在这项研究中，小梁切除术术后发生白内障的 5 年总体累积概率为 78%。

（六）其他危险因素

其他危险因素仍存在争议。

● 基线时白内障的存在可能会进一步促进小梁切除术后白内障的进展[32]，但一般在术后的前 3 个月内并不发生[13]。

● 一些研究中，高眼压被认为是白内障进展潜在的危险因素[26, 32]，但这一结论并没有在其他研究中得到确认[27]。因此，理论上，小梁切除术前眼压升高的持续时间会对青光眼术后的晶状体混浊产生影响，但这一观点尚未在研究中得到确认。

- 抗代谢药物的应用已被证实与小梁切除术后白内障的发展有关。Robin 等在一项前瞻性、盲法和安慰剂对照的 1 年研究中发现，较长时间应用丝裂霉素（MMC）（4min）与白内障形成有关[33]。丝裂霉素的浓度也是小梁切除术后发生白内障的危险因素[31]。这些结果可能不同于氟尿嘧啶（5-FU）。在新加坡氟尿嘧啶小梁切除术研究中，术后 3 年，使用氟尿嘧啶的患者与未使用氟尿嘧啶（安慰剂组）的患者小梁切除术术后白内障的形成率相当[17]。同样，在 AGIS 研究中抗代谢药物的使用也不是术后白内障形成的危险因素，但该研究中术中使用了抗代谢药的患眼数量很少（19/472）[12]。

- 小梁切除术前的氩激光小梁成形术（ALT）不会影响术后晶状体的状态，但接受两次小梁切除术可以使白内障发展的风险增加近 3 倍[12]。

- 目前尚不清楚青光眼的类型（依据前房角的开放或关闭）是否可以影响小梁切除术后晶状体的透明度[14, 24]。

- 虽然医生对青光眼的兴趣和经验与小梁切除术后并发症的发生并不相关[21]，但 Husain 的研究发现，由培训阶段的医生操作的小梁切除术其术后白内障发展的风险增加了 2 ～ 3 倍[24]。导致这一结果的原因尚不清楚，但是笔者推测，更多对虹膜的操作，更长的手术时间，以及前房深度的波动等可能都与其有关。

- 负的球镜度数和假性剥脱也被认为是小梁切除术后发生白内障的危险因素[16]。

三、病理生理学

关于小梁切除术后的白内障的发生有许多假设和推测；然而对滤过术后白内障的发生和进展仍知之甚少。一些研究的报道，晶状体混浊主要出现在后囊下[24]，而其他研究中核性和皮质性混浊也会出现[12]。

晶状体对很多不良刺激的反应都是变混浊，如红外线照射、眼球挫伤、眼内异物、某些手术操作和眼部感染等。

Sugar 基于晶状体发生混浊时的方式提出了一个分类[34]。

- 术中：随着显微镜的广泛使用，小梁切除术术中直接损伤晶状体已很少见。有研究认为术中进行周边虹膜切除术或其他虹膜操作可能会导致白内障的形成[8, 35]。在一项针对 75 例（75 只眼）接受了小梁切除术患者（有或无周边虹膜切除术）的回顾性病例研究中，De Barros 等发现实施了周边虹膜切除的患者术后 30 ～ 90d 的炎症反应显著多于那些未行该操作的患者，更高的术后炎症反应发生率可能与白内障的形成有关[35]。

- 术后早期：炎症、低眼压、浅前房或脉络膜脱离可能会在术后第 1 个月内引起晶状体混浊。房水的质和量的变化都可能导致晶状体营养功能障碍，继而引发晶状体混浊[23,36]。

- 术后晚期：在此期间，遗传背景、迟发性炎症，局部皮质类固醇的使用，以及房水成分和循环的变化都可能会促进白内障的进展。

四、预防措施

小梁切除术后导致晶状体混浊的最明确的危险因素是浅前房。因此，手术医生必须注意维持前房深度，避免晶状体和角膜的接触。在手术过程中，可以如 Khaw 等建议的，进行前房黏弹剂填充或持续灌注。一项研究发现，小梁切除术中向前房内注入黏弹剂有助于维持前房深度，降低白内障等其他与浅前房相关的并发症的发生率[38]。与之相反，有研究报道黏弹剂有时也会引起局部晶状体的损伤。

巩膜瓣必须要利用多根缝线紧密缝合并测试房水渗透情况。结膜也需要细致缝合，避免滤过泡漏，以及由此导致的低眼压和浅前房。

必须仔细评估抗代谢药物的适应证，权衡收益和风险。如果术中使用了抗代谢药物，必须仔细冲洗手术部位并小心处理结膜。

五、治疗的选择

晶状体摘除术是治疗小梁切除术术后白内障的

唯一方法。这种情况下的晶状体摘除和人工晶状体植入（IOL）与常规的白内障手术步骤基本相同，但仍然有一些差异需要注意。

- 切口的部位需要根据滤过泡的范围来调整（图 24-2）。对于饱满的滤过泡，术者可能需要更靠近颞侧操作或者在透明角膜处做切口。小切口白内障超声乳化手术极大地简化了小梁切除术后晶状体的摘除（图 24-3）。

- 在某些情况下，需要对虹膜进行一些处理以扩大瞳孔或分离后粘连。

- 一些作者推荐在小梁切除术后的白内障摘除术中同时行滤过泡分离。迄今为止，这一技术的作用尚未得到充分评估。在一些情况下，还有可能引起小梁切除术部位的额外炎症和瘢痕形成。

- 术后早期是避免眼压突然增高的关键，这将与滤过泡的长期存活有关。因此，应该增加随访次数来更好地明确眼压情况。

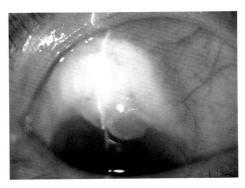

▲ 图 24-2 高度隆起的滤过泡使手术医生对白内障手术切口进行调整

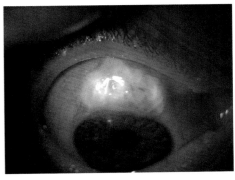

▲ 图 24-3 在一些情况下，结膜菲薄且脆弱，在进行眼部操作时需要非常小心

六、预后

小梁切除术后晶状体摘除和人工晶状体植入的总体预后通常很好。然而，晶状体摘除可能会影响视野，同时在某些情况下白内障手术可能会对滤过手术的效果造成影响。

（一）白内障摘除对视野的影响

许多已经发表的研究针对这一问题进行了探讨。在一个 41 名患者 41 只眼的回顾性研究中，Chen 发现总体来说，白内障摘除后患者视野的平均标准差（MD）有所改善，而与局部缺损相关的其他参数如模式标准差（PSD）和校正 PSD 均有所恶化[39]。但这情况主要适用于轻中度青光眼，而对于晚期青光眼并不十分适用。这一结果在之后的 CIGTS 前瞻性研究中得到了进一步证实。最近的研究发现新的视野参数视野指数（VFI）在白内障术后无明显改善[40, 41]。

（二）白内障手术对之前小梁切除术的影响

长久以来，大多数文献都认为小梁切除术后的白内障手术可能会对眼压控制造成影响。在一项对 115 位连续病例随访（21.1±14.3）个月的回顾性研究中，Chen 发现白内障手术后眼压总体增加 1.6mmHg，35 只眼（30.4%）需要增加降眼压药或滤过泡针拨分离，这一比率随着时间推移逐渐降低[42]。此外，11 只眼（9.6%）需要再次进行青光眼手术，这一比率随时间推移而增加。多因素分析确定的危险因素包括年龄≤ 50 岁，术中虹膜相关操作，以及基线眼压＞ 10mmHg。术后早期眼压峰值＞ 25mmHg 仅在单因素分析中被确定为危险因素。有趣的是，白内障囊外摘除术（ECCE）的 58 只眼与白内障超声乳化术（PE）的 57 只眼的条件成功率并没有差异；但 ECCE 组眼压失控的风险是 PE 组的 3 倍。切口位置（角膜、角膜缘、巩膜）、切口长度和缝合对滤过泡的存活率都没有影响。

另一项回顾性研究对小梁切除术后 34 例 ECCE 和 34 例 PE 患眼进行（30.6±23.8）个月的随访，白内障术后 3 年 PE 组和 ECCE 组的部分失败率（定义为需要药物或激光干预）分别是 39.5% 和 30.3%[43]，完全失败率（眼压＞ 21mmHg）分别为

12% 和 12.5%。在这项研究中，94.8% 的患者在白内障手术前未使用任何降眼压药，而他们当中的 42.9% 在白内障手术后需要降眼压药物治疗。PE 与 ECCE，以及晶状体摘除术中不同的切口位置对于这一比例没有明显影响。

两项前瞻性研究发现接受滤过术的术眼在白内障摘除术后 1 年，眼压约升高 2mmHg[44, 45]，而在未接受过小梁切除术的青光眼患者中进行白内障手术眼压下降 2mmHg[44]。

最近的几项研究都明确的提示，小梁切除术后接受了白内障手术的患者其眼压控制率随时间逐渐降低。这里仅引用其中一项研究，术后 3 个月时患者的眼压控制率为 87.8%，而术后 2 年降至 55.7%[45]。印度的一项研究将白内障手术成功定义为术后 2 个月内不需要使用降眼压药、不进行滤过泡修复及青光眼手术条件下 IOP < 21mmHg。6 个月时的累积完全成功率为 91.3%，术后 2 年为 78.1%[46]。在本研究中，仅针对 ECCE 进行分析，白内障摘除术后滤过泡失败的危险因素包括年龄 > 60 岁，小梁切除术与白内障手术的间隔 < 5 个月，术前使用抗青光眼药，术后早期的眼压 > 19mmHg。

然而，这些研究无法区分是哪些情况与白内障摘除有关，哪些又依赖于滤过泡存活的自然病程。当与对照组进行前瞻性的比较时，接受了未使用抗代谢药的小梁切除术，术后行白内障超声乳化吸出的 30 位患者中未观察到因晶状体摘除所导致的对之前青光眼手术的影响[47]。在两组中，无论是否进行 PE 手术，小梁切除术的成功率都随着时间而降低。该作者仅在白内障手术术后 6 个月时发现滤过泡的高度表现出有统计学意义的降低，但术后 1 年和 2 年时皆无统计学差异（图 24-4）。在其他研究也观察到类似的趋势[44, 45]。最近的一项研究报道了新加坡氟尿嘧啶小梁切除术研究的 3 年结果，Wong 等也发现无论使用何种标准定义眼压失控（眼压 > 21mmHg，眼压 > 17mmHg，或眼压 > 14mmHg），白内障手术对眼压的影响在接受过和未接受过青光眼手术的青光眼患者间无明显差异[17]。

最近的研究中，小梁切除术中是否使用抗代谢药与滤过泡的存活率无关[44, 45]。

最后，循证实践中心（Evidence-Base Practice

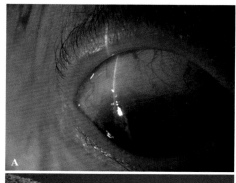
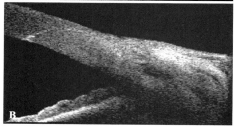

▲ 图 24-4　A. 在接受过滤过术的眼中，白内障手术术后早期滤过泡扁平非常常见；B. 同一患者滤过泡的 OCT 图像；角膜切口清晰可见

Center，EPC）团队研究了青光眼和白内障共同存在情况下的循证手术策略选择[48]，其结论是"白内障摘除是否会对先前存在的滤过泡产生负面影响的数据尚无定论"。

（三）白内障摘除术对小梁切除术后低眼压的影响

有研究提出，白内障手术结束时将黏弹剂留在前房中可以有效改善小梁切除术后的低眼压[49]。然而，Chen 发现白内障摘除术前存在低眼压的 19 只眼中，11 只眼（58%）术后仍表现为低眼压[39]。

（四）白内障摘除术对视力的影响

目前的研究普遍认为，除非青光眼已经导致了严重的视神经损伤，否则小梁切除术后的白内障摘除术是有益的。但是，一些作者发现在长期的随访过程中，视力依然会随时间的推移而下降。大多数情况下，这种改变是由于青光眼进展、年龄相关性黄斑变性和视网膜血管疾病[14]。但 Watson 等发现，一些患者的视力下降并不存在明确病因[50]。Molteno 研究中这类患者约占 15%[14]。在最近的另一项研究中，Wong 等发现在随访 6 个月和 16 个月时，接受了白内障手术的患眼其视力与未接受手术的眼相比，视力的提高没有显著性[17]。

第四篇
伤口愈合调节
Modulation of Wound Healing

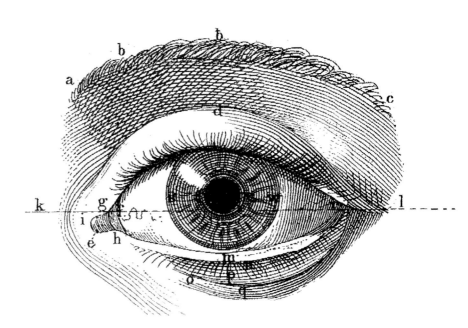

第 25 章　伤口过度愈合的危险因素

Risk Factors for Excess Wound Healing

Arvind Neelakantan　Richard K Parrish II　著

石　砚　段晓明　译

石晶明　校

一、概述

成功的青光眼滤过术（GFS）的特征是房水积聚于结膜下，形成滤过泡，通常使得眼压下降达到十几毫米汞柱。与大部分手术不同的是，典型的 GFS 需要改变正常的伤口修复过程。结膜切口的愈合是滤过泡形成的基础，但必须保证可以引流房水至结膜下的瘘管通畅。

美国和日本青光眼学会 1997 年的一项调查显示了会员们的偏好，他们选择小梁切除术作为首选的 GFS[1]。近年来，丝裂霉素（MMC）和氟尿嘧啶（5-FU）[2-6] 等药物的使用，通过其改变伤口修复的级联反应，使得预后不良患者小梁切除术成功率得以提高，但这种预后的改善可能增加晚期并发症的风险，如滤过泡渗漏、低眼压和眼内炎[7]。部分患者尽管使用了高浓度的抗代谢药，小梁切除术仍然失败[3]，因此对 GFS 术后伤口修复反应的调节存在争议，即如何在提高手术成功率和减少威胁视力的并发症之间寻求平衡。

在本章，笔者概述了导致 GFS 失败的主要危险因素。术后伤口修复的调节对于提高临床上的手术成功率至关重要。笔者还讨论了调整特定情况下伤口愈合反应的基本原理，如首次小梁切除术、小梁切除白内障联合术、修复失败滤过泡、青光眼引流植入物或房水分流手术。

二、青光眼滤过术的高危病例

小梁切除术的滤过泡失败通常是由于巩膜 - 结膜间伤口愈合引起的[8-9]。成纤维细胞的增殖、细胞外基质的合成和后续的结膜下纤维化是 GFS 失败的原因[2]。原已存在的结膜细胞活化引起某些病例手术失败[3]。晶状体、虹膜、玻璃体或睫状体脱出等术中并发症会增加滤过泡失败的可能，这些问题能通过精细的手术操作加以避免。术前和术后严重的眼内炎症会加速伤口愈合和 GFS 失败。

年轻、种族、既往的内眼手术（如晶状体摘除和失败的 GFS）、眼前节新生血管和葡萄膜炎都会增加 GFS 失败率[2]。在这些高风险病例中单纯小梁切除术的成功率 < 50%。这类患者术中应用药物（如丝裂霉素或氟尿嘧啶）调节 GFS 后的伤口愈合反应，可以改善手术的预后[6]。

氟尿嘧啶滤过术研究通过对比术后早期结膜下注射氟尿嘧啶和常规治疗，随机选择无晶状体眼、人工晶状体眼和既往 GFS 手术失败的患者，明确在高风险病例中应用氟尿嘧啶可以提高小梁切除术的成功率[4, 10]。20 世纪 90 年代早期丝裂霉素的引入使得 GFS 成功率提高到大约 80%[5, 11]。在类似的高风险病例术中应用丝裂霉素优于术后应用氟尿嘧啶[6, 12, 13]。

（一）年轻

回顾性研究发现年龄较大的患者 GFS 成功率更高[14-16]。Gressel 等报道了对 98 名年龄 < 50 岁的患者行 117 例小梁切除术，将用药 / 不用药眼压 21mmHg 或不用药眼压 22~25mmHg 定为手术成功，其中 10—29 岁组 45 人，17 人（38%）成功；30—49 岁组 66 人，43 人（65%）成功[14]。除外发育性和继发性青光眼，30—49 岁组成功率提

高至 83%，而 30 岁以下组仅 44%。婴幼儿小梁切除术应谨慎使用丝裂霉素，因为有文献报道尽管整体成功率显著提高，但滤过泡相关感染发生率很高[17-18]。

年轻患者成功率低可能部分与既往眼部手术史、Tenon 囊厚度和年轻人愈合反应更强有关[16]。Uitto 发现从婴儿到 30—35 岁人群中，人的皮肤胶原合成数量随年龄增长逐渐降低，在 35 岁之后则保持基本上不变[19]。以上结果提示，在没有种族、诊断和特定疾病性质的干扰因素下，年轻患者的愈合反应强度随年龄而减弱。值得注意的是，许多年轻患者瘢痕化增加与无晶状体眼和葡萄膜炎等因素有关。

（二）种族

西方和非洲的非洲裔患者的小梁切除术的预后比高加索种族差[20-25]。这可能部分与这些患者旺盛的愈合过程有关，这一过程被称为瘢痕形成。与白人相比，黑人的结膜中可能有更多的成纤维细胞和巨噬细胞[26]。一些研究表明，非洲裔患者使用抗代谢药能提高 GFS 成功率，使眼压下降幅度更大，术后低眼压等并发症发生率更低[21, 27-30]。相比之下，东亚人群小梁切除术中使用丝裂霉素和氟尿嘧啶的手术成功率较低、并发症发生率较高[31]。尚不明确的是，这种失败率的增加是否与远东地区闭角型青光眼患病率较高或者医疗保健等社会经济学因素相关。相反，印度的患者术中使用丝裂霉素的效果很好，且并发症发生率非常低[32]。

（三）既往内眼手术史

1. 无晶状体眼和人工晶状体眼

伴有结膜瘢痕的无晶状体眼和人工晶状体眼中，GFS 的成功率显著降低。Heue[33] 等观察了 82 只行小梁切除术的眼，成功率仅为 39%。囊内或囊外摘除术中娩出晶状体核和皮质需要大的结膜和角膜巩膜缘切口，这些通常会促进角膜巩膜交界处或手术区形成致密结膜瘢痕[34-36]。与此同时，这些眼房水中成纤维细胞生长刺激因子也会促进滤过区的瘢痕化。此类眼进行小梁切除术时需要小心翼翼的结膜操作以减少术中出现结膜孔的可能。术中合理应用抗代谢药能提高手术成功率及眼压控

制[4, 10, 37]。这些药物用于有结膜小洞的患者时，必须注意护理，以避免术后持续渗漏和后续滤过泡失败的问题。玻璃体嵌顿于滤过区也被认为是无晶状体眼滤过泡失败的原因之一[38]。然而，另有研究认为玻璃体嵌顿与滤过失败没有必然关系[39]。

超声乳化白内障手术是通过透明角膜小切口进行的，不引起结膜瘢痕。这些眼部的亚临床眼内炎症可能在 GFS 失败中起作用。白内障术后眼的激光房水闪辉读数持续高于单纯小梁切除术眼，甚至在临床安静的眼中[40]。因此，这些眼的 GFS 手术应谨慎使用抗代谢药，虽然可以调节剂量和时间以适应这些患者的伤口愈合特点[3, 10]。

2. 既往失败的小梁滤过术

失败 GFS 相关的结膜下瘢痕是再次 GFS 的不良预后因素，这些眼的失败率较高[41-43]。既往累及结膜的眼部手术增加了结膜成纤维细胞和炎性细胞的数量，可能导致小梁切除术失败的风险增加[43]。应用氟尿嘧啶或丝裂霉素会改变术后愈合反应，提高了再次 GFS 的手术成功率[10, 44]。

目前关于在曾行白内障或青光眼手术的眼部进行房水引流植入物（GDI）手术或小梁切除术中应用抗代谢药，青光眼专家的意见尚不统一。1997 年，Chen 等[1] 对美国和日本青光眼协会的成员进行调查，多数成员（59%～83%）支持既往眼部手术史的患者小梁切除术中应用丝裂霉素。2002 年，Joshi 等[45] 对美国青光眼协会成员进行同样的调查，对曾行小梁切除术的眼部选择引流管分流物手术从 7% 增加到 22%，对既往行囊外或囊内白内障摘除者从 8% 增加到 22%。一项正在进行的关于引流管对比小梁切除术（TVT）研究的随机试验中，比较既往眼内手术的眼行丝裂霉素调节的小梁切除术和 Baerveldt 青光眼引流管植入物（Advanced Medical Optics，Inc.，Santa Ana，CA）植入术的预后[44]。一年结果显示两组眼压控制相似，但是小梁切除术组的并发症发生率更高。

（四）葡萄膜炎

发生原发性葡萄膜炎相关的活动性眼内炎症的患者眼部，滤过区术后早期瘢痕化[46]，不应用抗代谢药的 GFS 通常不能获得长期的眼压控制[47]。慢

性血—房水屏障的破坏和相关的结膜炎症可能增强伤口愈合反应。亚临床炎症也会引起细胞活化[3]。研究显示，葡萄膜炎患者小梁切除术应用抗增殖药手术成功率为 50%～90%，但长期随访中成功率较低[48-53]。应用抗纤维化药物和其他混杂危险因素（如种族）对葡萄膜炎患者小梁切除术中长期成功率的影响，在很大程度上还不确定[54]。

（五）眼前节新生血管

新生血管性青光眼 GFS 的成功率很低[2]。这些眼球术前术后经常有明显的炎症。血—房水屏障的破坏和相关的血清蛋白渗漏导致成纤维细胞活化和 GFS 失败[36]。酶联免疫法（ELISA）检查发现新生血管性青光眼眼内转化生长因子（TGF）$-\beta_1$ 和 TGF-β_2 水平高[55]。结膜切开和虹膜切除时的术中出血也会导致快速的伤口愈合反应。在这些眼中，虹膜面的纤维血管增殖可能导致巩膜内口关闭，加之结膜—巩膜表面的瘢痕化导致滤过泡失败。

很多改良被建议用来改善新生血管性青光眼 GFS 的预后[56-57]。Tsai 等报道氟尿嘧啶辅助的滤过术 5 年成功率为 28%[58]。术中使用丝裂霉素可能提高 GFS 的成功率，但是可能增加 Tenon 囊包裹和囊肿的发生率[59]。新生血管性青光眼患者应用贝伐单抗（Avastin，Genentech，Inc.，South San Francisco，CA）（一种血管内皮生长因子的重组抗体）玻璃体腔注射，能使虹膜和房角新生血管快速消退[60]。目前尚不明确的是，GFS 使用丝裂霉素联合玻璃体腔注射 Avastin 可否改善眼压的长期控制和滤过泡维持。目前，尽管进行很多改良，此类患者的 GFS 失败率仍很高。

（六）原发性青光眼滤过性手术

药物和激光治疗无法将眼压降低至安全水平的原发性青光眼患者，通常需要行 GFS。有很好的证据提示，术前使用的多种抗青光眼药，包括前列腺素类衍生物和溴莫尼定，会引起亚临床炎症，增加成纤维细胞、淋巴细胞、巨噬细胞和肥大细胞的数量，增加后续 GFS 的失败的风险[61-63]。未经局部药物治疗而以小梁切除术作为初始治疗的青光眼患者手术成功率高于术前使用多种抗青光眼药的患者[64]。

考虑到使用抗纤维化药物存在远期并发症，对既往无结膜手术史的低风险患者辅助抗纤维化治疗的合理性仍存在争议。一项长达 10 年的前瞻、随机对照研究评估小梁切除术后常规局部使用醋酸泼尼松龙和单纯小梁切除术两组患者，发现应用糖皮质激素组的眼压控制更好、再手术率低、药物使用少[65]。Joshi 等[45] 在 2002 年美国青光眼协会的调查中发现，与 1996 年的调查相比，首次小梁切除术中丝裂霉素的使用率从平均 45% 提高到 68%。Spaeth 和 Mutlukan 进行了一个美国当前医疗和社会经济学趋势的评论性分析，结果认为 GFS 辅助应用抗代谢药物的快速接受存在除手术成功率增加预期以外的多个原因，如美国医疗健康的竞争要求标准化预后和获得更低的期望眼压[66]。以此为依据他们认为青光眼滤过术常规应用抗代谢药物是不合理的。

一项前瞻性随机对照研究比较了首次小梁切除术术中使用氟尿嘧啶和丝裂霉素，发现两组 1 年成功率无差异[67-68]。在低风险病例中，术中局部使用氟尿嘧啶发生低眼压和术后并发症的可能性低于丝裂霉素。然而，无论是辅助应用氟尿嘧啶还是丝裂霉素，青光眼视神经损害仍然可能进展[69]。近来有研究评估 CAT-152（一种 TGF-β_2 的单克隆抗体，抗代谢药的生物替代物）的应用，发现 CAT-152 不能阻止初次小梁切除术的失败，成功率并不优于安慰组[70]。

四、青光眼白内障联合手术

青光眼白内障联合手术可能存在影响 GFS 成功率的额外因素。超声乳化技术、透明角膜切口和抗纤维化药物的应用可能会改善成功率。关于术中应用氟尿嘧啶的有效性还没有形成共识，一些报道支持应用[71-72]，而也有研究发现其预后无差异[73]。Budenz 等[74] 对比研究超声乳化白内障摘除联合小梁切除术中应用丝裂霉素、氟尿嘧啶和安慰剂，发现各组术后眼压均显著降低，其中丝裂霉素组眼压最低，氟尿嘧啶组与安慰剂组无差异。一项对于联合手术应用丝裂霉素的长期研究发现丝裂霉素组的 3 年随访眼压控制更佳、用药更少、视野稳定[75]。Jampel 等[76] 的循证回顾提示丝裂霉素应作为联合手术的抗纤维化选择，因为它能提供 2～4mmHg 的眼压降低，而氟尿嘧啶不能改善眼压下降的效果。

五、失败滤过术的修复

青光眼滤过术的失败多是继发于巩膜上 – 结膜面间的瘢痕形成。针拨滤过泡以干扰滤过区的瘢痕，应用氟尿嘧啶[77-79] 或丝裂霉素[80-82] 以阻止进一步伤口修复，用于恢复失败的滤过泡。在前房和滤过腔隙间沟通重建后通常结膜下注射氟尿嘧啶。丝裂霉素尽可能远离滤过泡注射到颞上方结膜下形成"水疱"。针拨术前一段时间，如 15min 让丝裂霉素弥散进入结膜下组织。Shetty 等[81] 报道使用此方法 12 个月成功率为 64%。有报道经结膜应用丝裂霉素在 12 个月成功率达 76.1%，24 个月成功率为 71.6%[82]。这一技术有助于减少重复小梁切除手术或青光眼引流物植入的需要，但是存在抗代谢药的眼内沾染风险。

六、青光眼引流植入物手术的滤过泡调整

目前常用的青光眼引流植入物包括引流盘和引流管的设计。引流盘通常缝合在手术区角膜巩膜缘后 8～10mm，它会被纤维囊包裹，通过囊壁房水扩散形成滤过泡。青光眼引流装置通常用于 GFS 失败或小梁切除术失败风险高的患者。尽管结膜成纤维细胞处于活化状态，支持联合使用丝裂霉素的证据仍然不明确。

Prata 等[83] 对白化家兔行辅助丝裂霉素的 Baerveldt 引流物植入术进行随机研究，发现随访 6 周丝裂霉素组外流阻力降低具有统计学意义，但 12 周和 24 周并非如此。组织学检查发现 6 周丝裂霉素组形成的囊比较薄且不成熟。Perkins 等[84] 认为，双盘 Molteno 引流物辅助应用丝裂霉素与应用氟尿嘧啶或不用抗代谢治疗组相比，2～3 年不需药物控制眼压的可能性更高。多数研究者尚未确定青光眼引流植入物手术辅助应用丝裂霉素是否有显著的收益[85-88]。

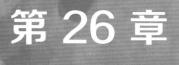

第 26 章 切口愈合的调节：抗瘢痕化疗法的选择

Modulation of Wound Healing: Choice of Antifibrosis Therapies

Antoine Labbé　Christophe Baudouin　**著**

康梦田　**译**

张　纯　**校**

本章概要

切口愈合反应是滤过术能否成功的主要决定因素之一。在过去的 20 年中，抗纤维化药、氟尿嘧啶和丝裂霉素改变了滤过术的预后，对于高失败风险的患者尤其如此。然而，这些药物与许多严重的并发症有关。最近，人们又对有潜力的新药物进行了评估，但迄今为止，没有一种药物在普遍实践中能取代丝裂霉素和氟尿嘧啶的术中应用。为了最大限度地发挥其益处并降低并发症的发生率，必须根据患者瘢痕化的风险因素仔细评估这些强效治疗方法的使用。在选择抗纤维化药的种类、方法、剂量和使用时长之前，应全面了解这些治疗方法的不同疗效，以针对每位经过术前详尽评估后的患者。

一、概述

术后切口愈合过程中的结膜和巩膜瘢痕化仍然是滤过术能否成功和眼压（IOP）控制的主要限制因素。滤过术后眼部的过度愈合反应在细胞水平上的特征是炎症反应、成纤维细胞增殖和细胞外基质的生成[1]。在过去的 20 年中，使用抗纤维化药，即氟尿嘧啶（5-FU）和丝裂霉素（MMC）来控制切口愈合并提高青光眼滤过术的成功率已经得到普及[2]。虽然许多临床试验证明了它们在改善滤过术结局方面的有效性，但两种治疗方法都产生了特定的问题并增加了并发症的发生率[3]。最近，针对特定生长因子的新型潜力药物，如抗血管内皮细胞生长因子（抗 VEGF）或抗转化生长因子 β（抗 TGF-β），以及新的给药途径也已经过评估，但迄今为止，在临床实践中，它们都没能取代丝裂霉素和氟尿嘧啶的术中应用。

正确选择调控切口愈合的治疗方法对于最大化患者获益和减少严重并发症的风险至关重要。应当在对患者过度瘢痕化风险进行仔细地评估后，选择适合的患者进行应用。

二、氟尿嘧啶

（一）概述

氟尿嘧啶（5-FU）是第一种用于通过减少瘢痕来增加滤过术的成功率的抗代谢药[4]。自 1984 年首次发表以来，尽管总剂量、平均剂量和应用方式有很多变化，但已明确证明了氟尿嘧啶作为抗瘢痕药的功效[3]。最初，在前瞻性随机多中心氟尿嘧啶滤过术研究（Fluorouracil filtering surgery study，FFSS）中，在术后前 7 天内每天 2 次以 5mg 剂量结膜下注射氟尿嘧啶（10mg/ml），接下来 7d 内每天 1 次，总剂量为 105mg[5]。这种方案已逐步修改，目前，在大多数情况下，术中应用氟尿嘧啶（50mg/ml，持续 5min），如果有必要，可在发生过度瘢痕化时进行额外的术后结膜下注射[6]。在涉及过度滤过泡瘢痕导致失败的情况下，在滤过术后的某个时间也可以通过使用氟尿嘧啶针拨术来重建滤过泡。

（二）作用机制

氟尿嘧啶是一种氟化嘧啶类似物，最初于1957年作为抗癌化学治疗药引入[7]。它最初被酶促转化为核糖基和脱氧核糖基核苷酸代谢物。这些核苷酸中的一种，即 5- 氟 -2- 脱氧尿苷酸单磷酸，竞争性地抑制胸苷酸合成酶，从而通过选择性地作用于细胞周期的 S（合成）期而影响胸腺嘧啶核苷酸的合成并因此影响 DNA 合成。核糖基代谢物对 RNA 合成也具有破坏性影响，会导致蛋白质合成缺陷。在基因和分子水平上，已经证明氟尿嘧啶可以通过真皮成纤维细胞拮抗 TGF-β 驱动的 COL1A2 转录和相关的 Ⅰ 型胶原蛋白生成。氟尿嘧啶还抑制 SMAD3/4 特异性转录和由 TGF-β 诱导的 SMAD/DNA 复合物的形成，诱导 c-Jun 磷酸化并激活 AP-1 特异性转录和 DNA 结合[8]。

实验已显示氟尿嘧啶抑制成纤维细胞生长并干扰成纤维细胞功能。在体外，将增殖的人 Tenon 囊成纤维细胞暴露于氟尿嘧啶（浓度为 25mg/ml）5min 后，与未处理的细胞相比，细胞增殖被抑制超过 50%[9]。此外，与对照组相比，在暴露于氟尿嘧啶的成纤维细胞培养物中，观察到 Ⅰ 型胶原和纤连蛋白产生，以及细胞迁移显著减少[10]。类似地，与对照相比，用氟尿嘧啶处理胶原蛋白晶格中的眼成纤维细胞显著抑制了晶格收缩[11]。这些结果在兔子实验性手术过程中得到了确认，在全层青光眼滤过术后，术中应用氟尿嘧啶 5min，会延迟成纤维细胞外生长[12]。然而，由于氟尿嘧啶影响分裂细胞，因此在术后低剂量施用是最合适的。为了避免重复的结膜下注射，已经开发了诸如聚原酸酯，一种具有生物溶蚀性和生物相容性的聚合物给药系统，以在术后即刻获得持续释放的低剂量氟尿嘧啶[13, 14]。研究者在低失败风险的患者中开发和测试了一种由聚丙交酯 / 共乙交酯的共聚物组成的 0.9mm×6mm、含有 0.66mg 氟尿嘧啶、释放速度 36mg/d、可持续 18d 的生物溶蚀性植入物[15]。虽然仍不能应用于临床实践，但它表现出良好的耐受性和体现其潜力的结果（图 26-1）。类似地，将氟

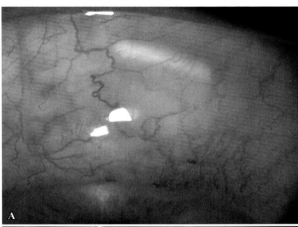

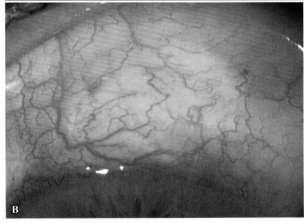

▲ 图 26-1　生物溶蚀性氟尿嘧啶植入术后 1 周（A）和 1 个月（B）

尿嘧啶与透明质酸组合也可以改善滤过泡针拨术的结果[16]。

（三）临床评估

前瞻性随机多中心氟尿嘧啶滤过术研究[17]和许多临床研究已经在有失败风险的患者（之前的白内障手术和不成功的滤过术）中证实术后注射氟尿嘧啶对滤过泡维持和眼压控制有益[3]。然而，研究初期成功的氟尿嘧啶强化的小梁切除术的长期结果发现，合并氟尿嘧啶注射的小梁切除术，其 IOP 控制作用随着时间的推移而持续减弱[18]。

鉴于重复结膜下注射的需要及因此增加的并发症发生率，剂量方案已经逐渐改向术中应用氟尿嘧啶（50mg/ml，持续 5min）。最近的一项研究在 228 只眼中比较了小梁切除术中单次使用氟尿嘧啶和安慰剂的情况，结果表明，前者数年内的成功率可保

持更高[19]。同样，在一项评估术中应用氟尿嘧啶（50mg/ml，持续 5min）和丝裂霉素（0.2mg/ml，持续 2min）在首次小梁切除术的疗效的研究中，平均随访超过 45 个月后，在两组中，两种药物在降低 IOP 方面没有显著差异[20]。然而，尽管该剂量足以满足在低风险患者中进行小梁切除术，但对于高风险患者而言，单次术中应用氟尿嘧啶可能是不够的[3]。

在失败的情况下，氟尿嘧啶也可用于针拨术，并在需要时重复使用。用于针对瘢痕化的针拨术修复的辅助措施，以防止进一步的瘢痕化和滤过泡失败（图 26-2）。经过 18.7 个月（中位）的随访后，在 101 只眼中，氟尿嘧啶针拨术修复的总体成功率为 59.4%[21]。另一项针对 53 只眼睛进行氟尿嘧啶注射针拨术修复的研究显示，在没有抗青光眼药或进一步手术的情况下维持 2 年眼压为 5～16mmHg 的概率为 30%[22]。

（四）并发症

虽然不使用抗纤维化药的滤过术的并发症已被描述过了，但是使用抗纤维化药后，部分并发症的发生率有所增加。使用氟尿嘧啶相关的主要风险与其作用方式直接相关。由于氟尿嘧啶能够抑制组织修复并阻止切口愈合过程，因此存在角膜结膜毒性、低眼压、滤过泡渗漏和眼内炎的并发症风险。

1. 角膜结膜毒性

点状角膜炎、角膜上皮缺损（图 26-3）和原发性结膜切口渗漏是术后氟尿嘧啶注射最常见的并发症[4, 5, 23]。虽然角膜上皮通常可以恢复，但在已有角膜疾病的眼睛中会发生一些严重的损伤[5, 24, 25]。由于这些不良反应是剂量依赖性的，它们可以通过减少注射的频率和剂量来降低[26]。由于术中应用氟尿嘧啶已经开始实行，减少了术后注射的需要，角膜上皮缺损的比率已大大降低[27]。

2. 低眼压性黄斑病变

术后使用氟尿嘧啶可出现术后低眼压并发黄斑病变。Stamper 等观察到发生黄斑病变的低眼压患者常见的相关因素包括年龄（平均年龄 46 岁）和近视（平均值 –7.5D）[28]。在对接受小梁切除术并进行术后氟尿嘧啶注射的年轻患者的研究中，低眼压发生率为 5%[29]。在一项为期 12 个月的前瞻性随机试验中，WuDunn 等报道 57 例接受小梁切除术并伴有术中辅助氟尿嘧啶的患者，并未出现持续性低眼压性黄斑病变[30]。然而，延长这项研究的随访表明，在随访（53.4±31.4）个月后，这些患者中有 5% 患有持续性低眼压和视力损伤[20]。

3. 滤过泡渗漏

在 FFSS 研究中，在结膜下注射氟尿嘧啶治疗组中，出现滤过泡渗漏的患者数量显著增加。然而，9% 的患者发生迟发性滤过泡渗漏，而仅做小梁切除术的对照组仅有 2% 的患者发生[17]。在 37 例接受小梁切除术且术中使用了氟尿嘧啶（50mg/ml）的患者的研究中，Smith 等报道了在至少 12 个月的随访后，滤过泡渗漏率为 8%[31]。在一项对小梁切除术术中接受氟尿嘧啶治疗的 57 例患者的研究中，仅有 2 例患者（3.5%）在随访 12 个

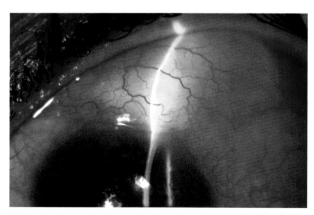

▲ 图 26-2　氟尿嘧啶穿刺术修复滤过泡包裹后

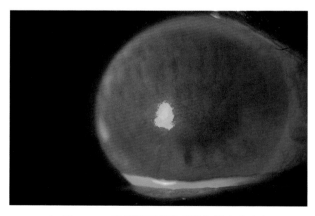

▲ 图 26-3　注射氟尿嘧啶后的角膜上皮病变

月后[30]发生了渗漏，但随访（53.4±31.4）个月后，发生率增加至12%（7例）[20]。在该研究中，滤过泡渗漏是最常见的并发症，并且每年大约有4%的受试者发生。

4.眼内炎

与单独进行小梁切除术的患者相比，接受术后氟尿嘧啶注射治疗的患者的滤过泡相关感染发生率更高[32]。然而，在FFSS研究的5年随访报告中，氟尿嘧啶组（105只眼）中只有2名患者出现眼内炎，对照组（108只眼）有1名[17]。术中氟尿嘧啶的广泛使用使得术后氟尿嘧啶注射减少，因此不良反应减少。WuDunn等报道使用术中氟尿嘧啶在随访12个月后[30]没有眼内炎的发生，随访（53.4±31.4）个月后有1例眼内炎（2%）[20]。

三、丝裂霉素

（一）概述

1981年Chen等首次描述了在小梁切除术中预后不良的眼睛中在滤过术期间使用丝裂霉素（MMC）来提高滤过泡存活率[33]。最初仅限于少数特殊病例，20世纪90年代初，丝裂霉素的使用越来越普遍[34]。尽管丝裂霉素与某些严重的术后并发症相关，但与氟尿嘧啶相比的优势，如术中应用、更强效力和更持久的效果，使得丝裂霉素成为滤过术的常见辅助手段[2]。

（二）作用机制

丝裂霉素是一种从头状链霉真菌的发酵滤液中分离而来的抗代谢药，具有抗增殖特性[3]。与其他抗肿瘤抗生素一样，丝裂霉素具有不饱和环结构，被归类为细胞周期性非特异性烷化剂。丝裂霉素的活化代谢物交联DNA，从而抑制DNA合成。由于丝裂霉素的抑制作用不依赖于细胞周期的阶段，它不仅可以抑制DNA复制，还可以抑制有丝分裂、ARN和蛋白质合成[33]。丝裂霉素通过抑制成纤维细胞和内皮细胞生长来抑制切口愈合，从而有效地提高滤过术的成功率。在增殖的人Tenon囊成纤维细胞中，丝裂霉素（1mg/ml）减少细胞数量且作用持久[9]。Crowston等证明丝裂霉素会诱导培养的Tenon成纤维细胞凋亡[35]。在比较丝裂霉素和氟尿嘧啶对体外连续培养的毒性研究中，虽然氟尿嘧啶似乎对成纤维细胞具有细胞毒性，但丝裂霉素对成纤维细胞和内皮细胞都具有细胞毒性[36]。这些结果也在兔子的实验性手术中得到证实。与氟尿嘧啶类似，已经证明丝裂霉素在术中应用于滤过术后抑制成纤维细胞生长。虽然使用氟尿嘧啶时，这种作用在1周后是可逆的，但丝裂霉素诱导的抑制作用可持续至少30d[12]。

（三）临床评估

大量研究表明，与对照眼相比，丝裂霉素可提高高危眼滤过术的成功率[3]。Fontana等进行的292只眼的回顾性队列研究结果显示，有晶状体开角型青光眼小梁切除术中使用丝裂霉素（0.3mg/ml，根据术前评估失败的危险因素选1～3min时长）可以使眼压低至12mmHg，1年后，80%眼睛的眼压降低30%。然而，这个比率在3年时下降到45%[37]。尽管成功的标准不同，但这些结果与其他研究结果一致，显示1年的成功率为83%～85%[38, 39]。从长远来看，在3年时，45%的患者眼压＜12mmHg、眼压降低30%，而81%的患者在无药物治疗的情况下达到眼压＜21mmHg的水平[40]。Beckers等报道，浓度为0.2mg/ml、持续3min、将成功定义为眼压水平为15mmHg或更低时，6年时成功率为60%[38]。

尽管存在潜在的并发症，丝裂霉素也可以在术后用于针拨术失败的滤过泡[41]。该方法包括在重建瘢痕化滤过泡后注射0.01ml浓度为0.2mg/ml的丝裂霉素。在一项98例失败的滤过泡中比较丝裂霉素或氟尿嘧啶针拨重建的长期结果研究中，丝裂霉素在1年和2年时似乎比氟尿嘧啶更有效，并发症发生率没有统计学差异[22]。修复后成功率可能较高，但与青光眼术后时间高度相关，在小梁切除术后4个月内进行针拨术时效果最佳。

（四）并发症

滤过术期间丝裂霉素应用的主要风险与其生物学效力和细胞学效应直接相关。通常与使用丝裂霉素相关的薄壁无血管泡（图26-4和图26-5）可能导致严重的并发症，如低眼压、局灶性滤过泡渗漏或眼内炎。即使在文献中报道的并发症发生率有很

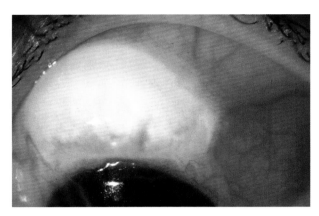

▲ 图 26-4　丝裂霉素应用 1 年后大而薄的无血管滤过泡

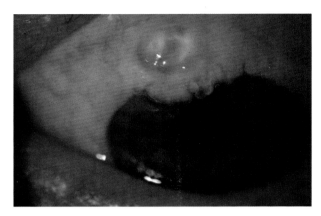

▲ 图 26-5　丝裂霉素应用 8 年后的无血管滤过泡

大差异，丝裂霉素也可能导致比氟尿嘧啶更严重的并发症[3]。丝裂霉素对睫状体和小梁组织的直接毒性已有报道，这可能导致长时间的影响视力的低眼压[42]。丝裂霉素在深层巩膜的含量，以及因此对睫状上皮细胞的渗透，取决于术中应用的浓度和用量[43, 44]。巩膜瓣下的应用也增加了这种风险，但灌洗对睫状体的保护作用较差，因为其对丝裂霉素浓度的稀释仅作用至巩膜厚度的一半，深部巩膜内浓度保持不变[45]。由于当丝裂霉素浸泡不同大小的海绵时，丝裂霉素的施用量在不同外科医师中的差异很大，因此最好将术中应用的流程标准化[46]。

1. 低眼压性黄斑病变

我们已经描述了在单独的滤过术或术中使用氟尿嘧啶的情况下极低眼压的持续存在，在术中使用丝裂霉素后极低眼压的持续存在也有报道。低眼压性黄斑病变的报道率为 0%～14%[37, 47-52]。使用丝裂霉素之后的这种持续性低眼压不仅可以用长期缺乏瘢痕形成而导致的过度滤过解释，而且似乎与睫状体毒性有关[53]。在未进行滤过术时，丝裂霉素的结膜下注射甚至能够通过对睫状上皮的直接毒性作用显著降低眼内压[42]。一些研究中较低的低眼压率与低剂量、应用时间短、应用区域大或小瓣切口有关[37, 54]。相反，这种并发症与应用时间长有关[49]。在动物模型中，低眼压的风险明显与巩膜瓣下使用丝裂霉素引起睫状体破坏相关[43]。因此，丝裂霉素应该用于巩膜以最大限度地降低这种风险。尽管如此，在小梁切除术后应用丝裂霉素的一项回顾性研究中，经过 5 年的随访，在 42.2% 和 8.9% 的眼睛

中观察到低眼压（＜ 6mmHg）和低眼压性黄斑病变。这些作者没有观察到丝裂霉素浓度或暴露时间与这些并发症发生之间的任何相关性[55]。另外两项研究也证实，无论丝裂霉素暴露的持续时间多长，2 或 3min 与 5min 相比，低眼压的风险是相同的，在疗效方面具有相同的结果[56, 57]，因此强调减少丝裂霉素的剂量和（或）应用时间的潜在优势，以限制（但不消除）严重并发症的风险。

2. 滤过泡渗漏

丝裂霉素会增加滤过泡渗漏（图 26-6），使用丝裂霉素时迟发性局灶性滤过泡渗漏比使用氟尿嘧啶时更常见[58]。因此，丝裂霉素应用后的滤过泡在大多数情况下是薄壁和无血管的。新的成像技术在滤过泡表面和内部显示出非常多的大水腔（图 26-7）。它们中的一些含有炎性细胞和（或）上皮碎片（图 26-8），而印迹细胞学显示在滤过泡表面有异常高密度的炎症细胞（图 26-9）[59]。在文献中，丝裂霉素滤过术后的滤过泡渗漏率为 1%～27%。在具有大的无血管区域或术后随访时间相对较长的滤过泡中，观察到这种风险似乎更高[60]。WuDunn 等报道在接受 12 个月随访后接受丝裂霉素治疗组（0.2mg/ml，持续 2min）的滤过泡发生率为 6.8%，平均随访约 5 年后为 17%[20]。在此研究中，比较术中应用丝裂霉素（0.2mg/ml，持续 2min）和氟尿嘧啶（50mg/ml，持续 5min），与氟尿嘧啶相比，未发现丝裂霉素是滤过泡渗漏的更大风险因素[20]。然而，在一项对 525 名患者的连续观察研究中，研究了青光眼滤过术后迟发性滤过泡渗漏，Greenfield

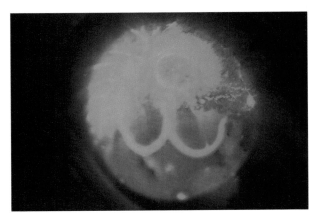

▲ 图 26-6　丝裂霉素应用 3 年后由于自发滤过泡边缘漏导致的滤过泡渗漏

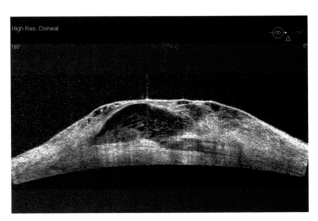

▲ 图 26-7　手术后 1 年丝裂霉素滤过泡的 Visante-OCT® 图像显示滤过泡表面和内部有大量含水腔

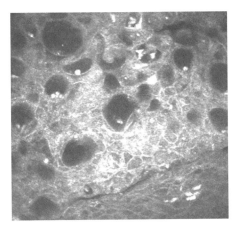

▲ 图 26-8　应用丝裂霉素后功能性滤过泡内的共聚焦显微镜图像显示许多含有对细胞碎片和（或）炎症细胞应答的反光微粒的微囊

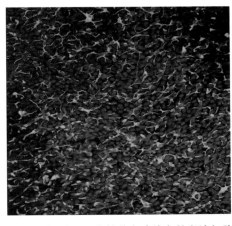

▲ 图 26-9　用抗波形蛋白抗体免疫染色的印迹细胞学标本显示丝裂霉素应用 1 年后滤过泡表面的炎性细胞密集网络

等观察到使用丝裂霉素的小梁切除术后结膜囊泡明显薄于用氟尿嘧啶的患者。这些作者还报道，与氟尿嘧啶或不使用抗纤维化药相比，丝裂霉素应用后迟发性局灶性滤过泡渗漏的风险显著增加[58]。在手术后的最初几个月内，丝裂霉素引起的无血管滤泡容易导致滤过泡渗漏，但这也受到手术类型的影响，小梁切除术在 24 个月随访后达到 14.6%，而深部巩膜切除术后仅达到 3.1%[61]。

3. 眼内炎

随着丝裂霉素的使用，小梁切除术后的滤过泡炎和眼内炎的发生率增加[62]。在 131 例滤过泡相关感染的多中心病例对照研究中，Jampel 等观察到术中应用丝裂霉素是一个重要的危险因素[63]。滤过泡

炎的发病率高达每年 6%，而眼内炎的发病率为每年 0.8%～1.3%[55, 64, 65]。一些作者认为，结膜切口的位置、穹隆或角膜缘为基底的结膜瓣，可能会影响感染率，因为以穹隆为基底的结膜瓣发生滤过泡感染的机会可能较少[66]。在比较氟尿嘧啶和丝裂霉素之间眼内炎发生率的研究中，没有报道统计学上的显著差异[3]。由于滤过泡渗漏率随着随访时间的延长[60]而增加，这些研究的持续时间可能不足以观察到感染风险的统计学显著差异[3]。

4. 白内障

与没有使用抗纤维化药的小梁切除术的对照组相比，已发现丝裂霉素可增加滤过术后白内障发生率[67]。

四、比较氟尿嘧啶和丝裂霉素

尽管在实验层面已发现丝裂霉素比氟尿嘧啶更有效，但临床研究仍显示出相互矛盾的结果。

（一）丝裂霉素在高风险患者中似乎比氟尿嘧啶更有效

在高失败风险的患者中比较术中应用丝裂霉素与术后注射氟尿嘧啶[68]。随访（32 ± 2.8）个月后，丝裂霉素组 81.3% 的 IOP ≤ 12mmHg，而氟尿嘧啶组为 26.7%。该结果与另一篇关于在人工晶状体眼患者中使用辅助抗纤维化药的滤过术的研究结果一致[69]。同样，在一项对比失败高风险眼中术后结膜下注射氟尿嘧啶与单次应用丝裂霉素治疗研究中，Skuta 等在经过 6 个月的随访观察到丝裂霉素组的总体眼压较低，对术后药物的依赖性降低，角膜毒性降低[50]。Kitazawa 等在一项前瞻性随机研究中发现了类似的结果：丝裂霉素组中 88% 的眼压 ≤ 20mmHg，而接受结膜下注射氟尿嘧啶的眼睛中则为 47%。尽管丝裂霉素组角膜并发症较少见，但随访 7～12 个月后，两组其他并发症的发生率相似[70]。Akarsu 等在一项回顾性非随机对照试验中也证实，在高风险患者中，尽管两者成功率没有显著差异，在术后 4 年，术后丝裂霉素比氟尿嘧啶更能有效降低眼压。在这项研究中，两组之间的滤过泡外观或并发症数量没有显著差异[71]。

（二）低风险患者中没有观察到差异

对于失败风险较低的患者，Singh 等进行的一项随机对照研究纳入了 108 例小梁切除术中接受丝裂霉素（0.4mg/ml，2min）或氟尿嘧啶（50mg/ml，5min）的患者，在约 1 年的随访中发现手术成功率、早期和晚期并发症、视力及最近 1 次就诊时使用的药物数量均没有差异[72]。这些结果与 Smith 等的另一项研究结果相似，在应用丝裂霉素（0.2mg/ml，3～5min）或氟尿嘧啶（50mg/ml，5min）的小梁切除术后，两组 IOP 降幅没有差异[31]。在这些研究中，晚期并发症在接受氟尿嘧啶或丝裂霉素的组中是相当的[31, 68, 72]。在一项前瞻性双盲随机临床试验中，作者比较了小梁切除术患者术中使用氟尿嘧啶和丝裂霉素的安全性和有效性，在 12 个月后观察到氟尿嘧啶降低眼压的效果至少与术中丝裂霉素一样有效[30]。此外，在该研究的延伸研究中，在约 5 年随访的结果仍是如此[20]。然而，在一项低滤过泡失败风险患者的随机试验中，单次术中应用氟尿嘧啶并不比安慰剂更有效[73]。与之类似，一项比较 3 次术后结膜下注射氟尿嘧啶效果的随机试验显示，对于低风险患者来说，其与未治疗对照组的效果没有显示出任何差异[74]。因此，在这类人群中，使用抗代谢药的优势问题仍然是一个争论的话题。

五、其他药物与策略

（一）抗炎药

局部抗炎药通常在滤过术后用于调节炎症和切口愈合。此前已经证实它们对滤过术的成功有正面效果[3]。

一些作者还观察到术中球后[75]或滤过泡[76]注射类固醇药可以提高手术成功率。目前含有类固醇药的新型持续给药系统的使用正在评估当中，并且这一系统可能在不久的将来辅助调节术后的切口愈合[77]。术前滴注抗炎药似乎也更有助于滤过手术成功[78, 79]。最近，在一项随机安慰剂对照试验中，Breusegem 等评估了使用局部类固醇（氟米龙）和非甾体抗炎药（酮咯酸）术前治疗（每天 1 次，每次 4 滴，术前 1 个月）的获益，证明两种治疗都与改善小梁切除术结果相关，且类固醇组的药物使用次数较少[80]。

环孢素也在体外研究中证实其致凋亡和抗增殖特性[81]。一项比较丝裂霉素，环孢素和对照组的随机临床试验也显示出较好的结果[82]。

（二）抗血管内皮生长因子治疗

抗血管内皮生长因子（VEGF）在切口愈合反应中起着重要作用。VEGF 是能够促进炎症细胞和成纤维细胞早期迁移的强效血管生成诱导剂，但它也可能对成纤维细胞活性产生直接影响，导致成纤维细胞迁移和增殖[84]。因此，越来越多的证据表明，抗 VEGF 药在青光眼滤过术后可用于切口愈合调节[84, 85]。虽然雷珠单抗（Lucentis，Novartis）和哌加他尼（Macugen，Pfizer）被批准用于眼部（与

AMD 相关的脉络膜新生血管膜），但大多数评估抗 VEGF 用于切口愈合调节的潜在作用的研究都使用了贝伐单抗（Avastin，Genentech），一种由美国食品药品监督管理局（FDA）批准用于转移性结直肠癌和乳腺癌的人源化抗 VEGF A 单克隆抗体[84]。

Kahook 等首次报道了使用贝伐单抗调节人滤过术后切口愈合的方法，应用于小梁切除术后的滤过泡穿刺术[86]。迄今为止，即使仅纳入少量患者，也鲜有研究评价贝伐单抗在患者小梁切除术中的用途。在体外实验和动物体内模型中，已经观察到抗 VEGF 在滤过术后切口愈合调节中的潜在作用[84]。Kahook 等在一项前瞻性随机试验研究中观察到，与单独使用丝裂霉素相比，玻璃体腔注射雷珠单抗联合术中丝裂霉素能使滤过泡更弥散，血管分布更少[87]。同样，Grewal 等在一项非随机开放性研究中发现，结膜下注射贝伐单抗是一种有潜力的辅助治疗方法，可用于降低小梁切除术后滤过泡失败的发生率[88]。然而，现在需要进行临床随机对照试验来对比抗 VEGF 药与现有疗法（如丝裂霉素和氟尿嘧啶等）的疗效（或其相关性），同时也需要确定其最有效的给药途径和给药频率[84]。

（三）其他

其他用于切口愈合调节或给药系统的方法也在研究。在兔子实验和临床研究中评估了射线，特别是 β 射线的作用，结果尚无定论[89]。使用羧基荧光素酯的光动力疗法也同样被用于滤过术以抑制 Tenon 囊成纤维细胞的增殖，但是需要进一步的研究以验证这些初步结果[90]。柔红霉素是一种蒽环类抗生素，也在滤过术中用作抗纤维化药，结果尚不明确[91, 92]。CAT-152 是 TGF-β_2 的重组人单克隆抗体，TGF-β_2 是最重要的瘢痕刺激生长因子之一，已经在滤过术的兔模型中及在人类的临床研究中显示出较好的结果[93]。然而令人失望的是，来自随机临床试验的最新数据表明其与单独的小梁切除术相比没有显著优势[94]。

总之，许多药物已经过评估或目前正在接受评估[95]，但迄今为止，没有一种药物在常规实践中取代丝裂霉素和氟尿嘧啶的术中应用。

六、抗代谢药的适应证和选择

基于现有证据，抗代谢药的选择对于最大化患者获益和降低严重并发症的风险是至关重要的。虽然丝裂霉素在高风险患者中似乎优于氟尿嘧啶，但对于低风险患者的结果并不明确，并且这些优势由于并发症发生率增加而被抵消了。因此，通过仔细评估可能导致术后过度瘢痕化的各种危险因素来选择合适的患者，才能正确地应用这些治疗。

（一）失败的危险因素

欧洲青光眼学会定义了以下滤过术失败的危险因素（EGS 指南，第 3 版）[96]：新生血管性青光眼、先前失败的青光眼滤过术、既往白内障手术（结膜切口）、无晶状体（囊内手术）、近期眼内手术（3 个月内）、炎症性眼病（葡萄膜炎、类天疱疮、Stevens-Johnson 综合征）、非洲加勒比或西班牙裔、年龄较小和长期局部用药。实际上，术后切口愈合可以通过结膜刺激，但也可以通过房水变化刺激，包括炎性细胞因子和生长促进因子[97]。因此，持续的结膜炎症与增强的瘢痕形成反应相关。在各种研究中，已经证明了在滤过术过程中使用多种含有防腐剂的药物的有效性[98,99]。长期联合应用局部药物会导致亚临床炎症并伴随结膜中炎症标志物的过度表达[100-102]。

（二）失败风险的术前评估

在根据人口统计学标准、眼部病史和当前治疗评估失败的危险因素后，对患者进行详细的术前检查也很重要。虽然在手术前需要进行全面检查，但对滤过部位的组织的检查应尤为仔细。应准确分析结膜、结膜下组织、血管分布和炎症体征。检查对侧眼也很重要，特别是如果该眼已经进行过滤过术。该眼在眼压控制及滤过泡外观方面的进展可能是判断该患者切口愈合调节治疗有效性的最佳指标。如果该眼睛曾有经历快速瘢痕形成和早期失败的情况，则应该加强治疗。相反，如果这只眼睛有与抗纤维化药相关的严重并发症，应该减少抗纤维化药的剂量或持续时间，或者改变用药乃至直接停用。

（三）抗纤维化药的选择

尽管抗纤维化药已经提高了青光眼滤过术的

成功率，但是它们的严重并发症抵消了其带来的获益。因此，应当基于术前评估可能导致快速瘢痕形成和手术失败的各种危险因素来适当地选择抗纤维化药。进行滤过术的眼科医师必须对药物种类、浓度、使用技巧和应用时间进行抉择。

为了帮助医生做出这些决定，已经提出了使用术中抗代谢药的建议。对于有瘢痕化中到高风险或者需要实现低 IOP 的患者，EGS 指南（第 2 版）建议术中使用丝裂霉素，剂量为 0.2mg/ml 或 0.4mg/ml，持续 2～5min[103]。对于瘢痕形成中低风险的患者，建议应用剂量为 25～50mg/ml 的氟尿嘧啶（框 26-1）。

此外，一些作者已对每个危险因素进行评分，以帮助进行抗增殖治疗（表 26-1）[3]。总计 -1～+1 分（低风险或无风险的患者），应考虑氟尿嘧啶；总计 +1～+4 分（中到高风险患者），应该使用丝裂霉素。丝裂霉素应用的浓度和持续时间应根据评分进行调整。对于评分为 +5 或更高的高风险患者，这些作者会考虑使用青光眼引流装置。然而，对于低风险患者的联合手术，这些作者不会应用丝裂霉素。

同样，Khaw 等将有低、中或高失败风险因素的患者进行归类[6]。对于低风险患者，不应使用抗纤维化药或术中应用氟尿嘧啶（50mg/ml），对于中度风险患者患者，应考虑术中氟尿嘧啶或丝裂霉素（0.2mg/ml），而丝裂霉素（0.5mg/ml）适用于高危患者。除了这种术中治疗方案外，如有必要，可给予术后氟尿嘧啶结膜下注射（框 26-2）。

由于 AGIS 研究证明了低眼压的益处[104]，即使患者不被认为有高失败风险，但当治疗目标是低 IOP 时，抗代谢药的使用也越来越广泛。在 Liebmann 等的一项研究中，对于无并发症的青光眼患者，氟尿嘧啶术后注射联合小梁切除术的患者眼压低于单独的小梁切除术[32]。在这些特殊情况下，应仔细评估风险一获益比。关于并发症的发生率，Membrey 等在对三组用或不用抗代谢药的患者进行的综述中得出结论，在正常眼压性青光眼中，术中氟尿嘧啶应优于丝裂霉素。然而，用辅助丝裂霉素的眼睛更常出现晚期低眼压（28%）和晚期滤过泡（12%）。与那些用辅助性氟尿嘧啶（2 年内为

框 26-1　EGS 滤过术中切口愈合调节指南（术中使用）

I. 丝裂霉素（0.2 或 0.4mg/ml，2～5min）
- 高 / 中风险瘢痕化
- 既往手术史
- 种族
- 先天性
- 青少年
- ICE 综合征
- 低目标眼压

II. 氟尿嘧啶（25～50mg/ml，5min）
- 低 / 中风险瘢痕化
  - 既往眼部用药
  - 青少年

表 26-1　滤过泡相关风险因素评分[3]

患者和眼部因素	风险评分
年龄	
＜ 50 岁	1
＞ 80 岁	-1
人种（非洲裔或黑皮肤人种）	2
既往手术涉及 1 个上方象限	1
既往手术涉及多个上方象限	3
慢性眼睑结膜炎包括药物结膜炎	1
葡萄膜炎	
轻度	1
中度	3
重度	5
新生血管性青光眼	5

14.7%）的患者相比，他们出现 Snellen 视力下降两行的频繁（2 年时为 39.8%）更高[105]。

（四）当前的临床实践

在 2008 年美国青光眼学会评估青光眼外科手术实践的调查中，如 2002 年调查中所观察到的一样[2]，丝裂霉素是小梁切除术的首选抗纤维化药，85%～99% 的病例中被选择[106]。在联合手术（90%）、原发性小梁切除术（84%）和之前的超声乳化术（74%）中，都观察到了对丝裂霉素的使用偏好。同时，2002—2008 年，氟尿嘧啶的使用在初次小梁切除术中的使用率从 39% 降至 5%。有趣的

框 26-2　Moorfields 眼科医院 / 佛罗里达大学术中单剂量抗瘢痕疗法（v2000）

Ⅰ. 低风险患者（无或术中氟尿嘧啶 50mg/ml）
- 没有危险因素
- 局部药物（β 受体拮抗药 / 毛果芸香碱）
- 加勒比黑人（老年人）
- 青年（< 40 岁），且没有其他危险因素

Ⅱ. 中度危险患者（术中氟尿嘧啶 50mg/ml 或丝裂霉素 0.2mg/ml）
- 局部药物（肾上腺素）
- 之前无结膜切口白内障手术（囊完整）
- 多个低风险因素
- 白内障联合青光眼滤过术
- 既往结膜手术

Ⅲ. 高危患者（术中丝裂霉素 0.5mg/ml）
- 新生血管性青光眼
- 慢性葡萄膜炎
- 既往失败的小梁切除术 / 引流管植入
- 慢性结膜炎
- 多个风险因素
- 无晶状体青光眼（在这种情况下引流管植入可能更合适）

是，与先前的调查相比，初次小梁切除术的术中丝裂霉素的平均剂量减少了（0.33mg/ml 与 2002 年的 0.36mg/ml 相比），在其他临床情景中用药剂量则保持稳定[106]。术中丝裂霉素应用的平均持续时间也发现有减少的趋势（初次小梁切除术期间的平均暴露时间为 2.16min，而 2002 年为 2.46min）。

七、特殊病例

（一）联合手术

抗纤维化药通常用于白内障和青光眼的联合手术。在滤过泡维护或眼压控制方面，小梁切除术联合白内障手术的结果不如单独进行小梁切除术治疗。虽然抗代谢药的影响在联合手术期间仍难以评估，因为这种类型的手术中有许多变量，如手术类型（相同部位或两个部位）或白内障摘除模式，但是似乎丝裂霉素能够增加此类手术的成功率[107]。2008 年美国青光眼学会评估青光眼外科手术模式的

调查，滤过术期间应用丝裂霉素的平均百分比最高的情况是白内障超声乳化联合小梁切除术[106]。对于联合手术，评估氟尿嘧啶对术中或术后应用效果的研究在统计学上尚无定论。在一项大型前瞻性研究中，Ren 等随机将 74 名患者分配至超声乳化联合小梁切除术组及联合手术加术后注射氟尿嘧啶组，在随访（45.3 ± 25）个月后，发现两组患者的眼压控制无统计学差异[108]。相反，在一项前瞻性双盲安慰剂对照试验中，Cohen 等评估了 72 例患者在有和没有丝裂霉素应用的联合手术后的 IOP 控制情况和滤过泡外观，发现在第 1 年，丝裂霉素组内的 IOP 控制明显更好[109]。在 29 只眼的随机安慰剂对照研究中，丝裂霉素组的眼压也降低了 3mmHg[110]。在比较术中丝裂霉素、氟尿嘧啶和安慰剂应用于超乳联合小梁切除术的研究显示，丝裂霉素组眼压最低[111]。

（二）青光眼引流装置

很少有研究评估抗代谢药与青光眼引流装置的使用，其结果存在争议。尽管一些作者已经证明了使用抗纤维化药[112]有更好的结局，但也有其他人未能找到显著的获益[113]。

（三）儿童青光眼

在儿童青光眼中，只发表了少数关于抗代谢药滤过术的报道。关于氟尿嘧啶，没有研究比较单独或术中使用氟尿嘧啶的小梁切除术的成功率。Yalvac 等对患开角型青光眼和发育性青光眼的 80 只眼进行的一项研究中，使用或没有使用丝裂霉素（0.4mg/ml，持续 3min）的小梁切除术后成功率各组之间无统计学差异[114]。同样，在先天性白内障手术后，使用或不使用丝裂霉素的小梁切除术治疗无晶状体和人工晶状体小儿青光眼的回顾性研究中，两组的成功率无差异[115]。

在 36 例青少年原发性开角型青光眼患者的另一项回顾性研究中，Tsai 等得出结论：对于这些患者，与单独的小梁切除术相比，初次小梁切除术联合丝裂霉素的累积成功率没有显著差异[116]。

第 27 章　手术相关技术
Technique

Ann Caroline Fisher　Robert T Chang　Kuldev Singh　著

康梦田　译

李树宁　校

本章概要

青光眼滤过术的成功取决于我们调控炎症、成纤维细胞增殖和眼组织重塑的能力。目前可用的药物包括皮质类固醇、非甾体抗炎药和抗纤维化药如丝裂霉素和氟尿嘧啶。除了目前可用的局部治疗和手术辅助治疗外，其他一些方法，包括生长因子抑制药、改变细胞因子活性的药物如环孢素、纤维蛋白溶解剂、基质金属蛋白酶抑制药，以及近期的血管生成抑制药正在做相关的研究[1-4]。在恰当和轻柔地进行眼部操作，使用合适的器械同时，了解伤口愈合途径也可以帮助我们使用治疗药物更好地调节和控制术中和围术期的愈合过程。

一、概述

青光眼滤过术的成功取决于我们理解眼部组织正常伤口愈合的过程和如何改变眼组织伤口愈合的能力。一般情况下，成功的外科手术通常需要完全愈合和瘢痕形成，但是青光眼滤过术是一个例外，它需要通过调节炎症、增殖和组织重塑，以维持开放的替代性引流通路。

目前对伤口愈合机制的理解可以帮助我们有针对性地调节术前、术中和术后愈合过程。随着新的药物治疗方法的出现，这些技术将继续发展。

目前临床上用于调节伤口愈合的药物包括皮质类固醇、非甾体抗炎药和抗纤维化药，例如丝裂霉素（MMC）和氟尿嘧啶（5-FU）。除此之外，目前正在进行生长因子抑制药、改变细胞因子活性的药物如环孢素、纤维蛋白溶解剂、基质金属蛋白酶抑制药，以及近期比较热门的血管生成抑制药的进一步研究[1-4, 29, 30, 40, 45]。

有关伤口愈合的调节大多关注药物治疗，但

手术技术和器械也能对手术成功的结局起到关键作用。恰当和轻柔地进行眼部操作、使用合适的器械（包括缝合材料和针的类型）、避免过度眼部操作是重要的考虑因素。例如，过度在 Tenon 囊和结膜部位进行操作可以诱导 Tenon 囊成纤维细胞的迁移，尽管术中使用了抗纤维化药，仍能刺激炎症级联反应发生[5]。

二、术前注意事项

针对不同的患者，影响青光眼滤过术成功的风险因素各不相同。这些因素包括不同青光眼诊断、年龄和种族，以及既往激光和手术史。通常患者使用最大量药物治疗仍病情进展则考虑手术。小梁切除术失败的危险因素包括非洲裔、年轻患者、既往失败的小梁切除术史、术前眼压（intraocular pressure，IOP）高，以及葡萄膜炎或新生血管性青光眼[5-7]。在决定围术期类固醇和抗纤维化方案时，必须考虑这些风险因素。

已有人注意到，长期使用局部降眼压药可以改变结膜细胞特征和引起 Tenon 囊的成纤维细胞炎症反应。这种炎症和纤维化可能导致患者手术效果不佳。Broadway 等的研究发现长期局部用药的患者成纤维细胞、肥大细胞、淋巴细胞和巨噬细胞数量会增加。变化最明显的是使用包括 β 受体拮抗药、缩瞳药和肾上腺素受体激动药的联合用药。仅用 β 受体拮抗药引起的反应最轻微。虽然一些研究与这些研究结果不一致，但 Broadway 等证明了长期使用局部药物治疗确实会改变结膜细胞成分并增加瘢痕形成的风险，导致小梁切除术失败[8-11]。这些研究大部分是在 20 世纪 90 年代引入新的药物治疗剂之前进行的。

前列腺素类药是最新一类的青光眼降压药。然而，这些药物不仅能有效降低眼压，它们还可以通过刺激结膜下成纤维细胞的增殖来引发炎症反应，Lark 等在兔模型中也观察到了这一点[12]。与前列腺素相关的不良反应包括结膜充血、黄斑囊样水肿，以及少见的易患视网膜血管病和炎性疾病的患者出现的葡萄膜炎样反应。这些不良反应引起了关于在过滤手术之前使用前列腺素的理论上的担忧，但是没有临床数据支持这种担忧的合理性。

有证据表明长期使用苯扎氯铵（Benzalkonium Chloride，BAK）（一种常见的局部抗青光眼药防腐剂）可能会显著改变眼表。苯扎氯铵是一种季铵化合物，可使蛋白质变性并破坏细胞质膜[13]。使用兔模型的研究表明，该分子在眼组织中累积并长时间保留，可能会导致之后出现角膜损伤及结膜淋巴细胞浸润[14]。这些发现表明防腐剂在改变结膜表面组成方面的作用与治疗药物无关。这些研究的结果促进研发了使用替代性防腐剂或不含防腐剂新降眼压药。目前还没有临床证据表明使用不含防腐剂的降眼压药在提高青光眼滤过术的成功率（无论是否使用辅助抗代谢药）方面优于含有防腐剂的药物[41, 46]。

由于大多数手术患者术前已经接受最大剂量的局部药物治疗，因此人们也尝试通过改变用药方案来减轻慢性炎症反应。Broadway 等发现术前停用拟交感神经药并使用局部或结膜下皮质类固醇激素时，结膜成纤维细胞和炎症细胞会减少[47]。实际上，人体组织培养显示肾上腺素治疗时，Tenon 囊成纤维细胞没有增殖的倾向[9, 15, 16]。术前改变局部降眼压药术者必须平衡考虑停用降眼压药后晚期青光眼视神经病变患者出现眼压峰值风险，以及围术期患者眼压升高所带来的手术并发症增加的风险。笔者目前不会在手术前立即改变局部青光眼用药。

三、手术技术

虽然分别在第三篇和第七篇讨论了小梁切除术和引流植入术的各种手术技巧，但对眼部操作和器械使用的基本原则仍值得进一步探讨。术者需要特别关注的是在术中最大限度的减少对组织的损伤操作，这样可以减少血管损伤和组织损伤，从而使炎症反应最小化。

充分适当暴露手术区域是手术成功的前提。合适的手术区暴露不仅可以提高术中可视性，还可以减少意外损伤和对组织的过度处理。笔者更喜欢使用 Barraquer 开睑器，因为它可以在不压迫眼球的情况下撑开眼睑，从而减少结膜张力或撕裂（图 27-1）。然后制作角膜缘牵引缝线，一般位于上方角膜缘 1mm 处，缝线可以选择铲形针双针的 7-0 或 8-0 多聚缝线，牵引向下旋转眼睛以暴露眼球上方象限（图 27-2 和图 27-3）。

青光眼手术期间的血管损伤是不可避免的。血管通透性增加、血管渗漏血浆蛋白和红细胞，刺激血小板聚集和富含生长因子的凝血级联，这些因子对炎症细胞具有趋化性和促有丝分裂作用[2]。青光

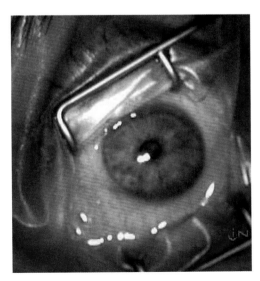

▲ 图 27-1 Barraquer 开睑器

眼滤过术期间的止血对于避免术后过度瘢痕、凝血和炎症很有必要。推荐在术中使用轻度的双极电凝止血，以避免过度的组织收缩和坏死。

结膜瓣制作时建议用剪刀进行钝性分离。作者建议使用 Weck 细胞海绵或 Wescott 剪刀的钝边，在进入结膜下或 Tenon 囊以下的空间时，轻柔的分离组织（图 27-3 和图 27-4）。此外，应该尽量避开大血管、避免意外撕裂结膜或在肌肉附着点附近过度损伤直肌和动脉。遇到出血时，应使用平衡盐溶液轻轻冲洗该区域。在进行切口之前，应仔细烧灼手术切口附近的血管。

此外，通过使用无齿或无创伤镊，可以减少意外的组织创伤和结膜破洞的可能性。在小梁切除术中，建议抓住 Tenon 囊代替结膜，以减少结膜损伤（图 27-5）。作者认为切除部分 Tenon 囊可能会减少 Tenon 成纤维细胞的数量。

小梁切除术过程中去除的自体组织要慎重处理，这种自体材料会在眼内导致严重的术后炎症反应。建议在虹膜切除术过程对虹膜组织进行类似处理。

选择适当的缝合线和针至关重要。对于部分较厚的巩膜瓣，笔者建议使用铲型针 10-0 尼龙线。对于缝合结膜，强烈建议用圆针，以避免意外撕

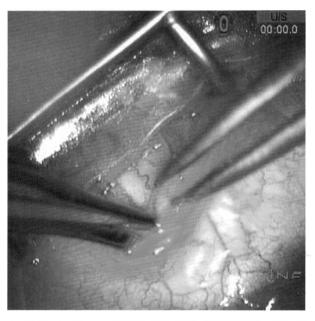

▲ 图 27-4 Wescott 剪钝性分离（左）结膜下组织，用无创伤纤维镊夹住 Tenon 囊（右）

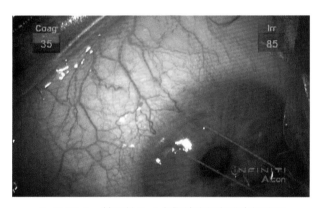

▲ 图 27-2 铲形针 8-0 多聚缝线做角膜牵拉缝线

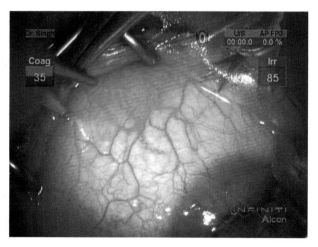

▲ 图 27-3 使用钝性 Wescott 剪暴露适当的术野，从而最大化暴露手术区，制作角膜缘为基底结膜瓣

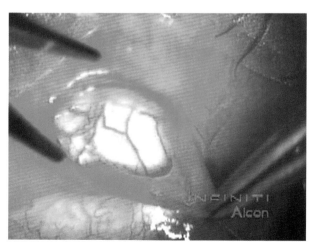

▲ 图 27-5 使用无创伤镊夹住 Tenon 囊做角膜缘基底的结膜瓣

裂[17]。笔者更倾向使用圆形缝合血管针的 8-0 或
9-0 多聚缝合线用以闭合结膜，采用水平褥式闭合。
这种缝合技术可用于以角膜缘为基底或以穹隆为基
底的结膜瓣。用以缝合血管的针通过的缝合线轨迹
使泄漏最小化，因为针尖在组织中形成仅与缝合线
一样大的开口。

自 20 世纪 90 年代以来，抗代谢药丝裂霉素
（Mitomycin C，MMC）和氟尿嘧啶（5-Fluorouracil，
5-FU）的使用已成为青光眼滤过术过程中不可或缺
的一部分。氟尿嘧啶是一种拮抗嘧啶代谢的化学治
疗剂。它通过掺入正在生长的 DNA 分子中阻断正常
嘧啶核苷酸的形成，从而抑制适当的 DNA 合成并
导致细胞死亡。其在滤过术中的功能是减少成纤维
细胞增殖和瘢痕形成。丝裂霉素是源自链霉菌的抗
生素，具有抗增殖特性。它是一种细胞周期非特异
性烷化剂，可抑制有丝分裂、DNA 复制和蛋白质合
成（丝裂霉素可能可以杀死成纤维细胞[18]）。丝裂霉
素抑制成纤维细胞、内皮细胞生长和复制，其效力
是氟尿嘧啶的 100 倍。小梁切除术中抗代谢药应用
研究组进行的一项多中心前瞻性随机临床试验显示，
丝裂霉素和氟尿嘧啶作为过滤手术过程中治疗辅助
用药，术后眼压水平和并发症的差异极小[4, 19, 20]。

第三篇讨论了术中丝裂霉素和氟尿嘧啶给药的
细节。第七篇还讨论了引流植入物的选择和术中放
置。商品化的 Mitosol 是丝裂霉素 0.2mg/ml 的新配
方，可浓缩至 0.4mg/ml，保质期为数年。

尽管丝裂霉素和氟尿嘧啶已成为小梁切除术中
的主要抗代谢药，目前仍有研究寻找替代药物。一
项初步研究将 5 名接受小梁切除术的患者随机分配
至只使用 0.4mg/ml 丝裂霉素组，另 5 名患者随机分
配至丝裂霉素加玻璃体内注射 0.5mg 雷珠单抗［一
种抗血管内皮生长因子（抗 VEGF）抗体］组。该
研究表明，接受丝裂霉素和玻璃体腔注射雷珠单抗
治疗的患者弥漫性滤过泡较多、血管分布较少[30]。
虽然这项研究与动物和体外研究中观察到的相似，
但在小梁切除术中最佳给药途径和抗 VEGF 剂量尚
不确定[40]。最近，Jurkowska-Dudzińska 等发现在
贝伐单抗或氟尿嘧啶联合小梁切除术后 1 年，两组
患者无显著差异[48]。

除了使用抗代谢药调节滤过泡的愈合过程，

β 射线照射被建议用于调节小梁切除术后伤口愈
合[43]。目前还有在小梁切除术中植入的 ologen 胶原
植入物，利用机械支撑的作用，改变滤过泡愈合的
手段，不过有研究表明使用小梁切除术联合 ologen
胶原植入物的完全成功率低于用丝裂霉素辅助小梁
切除术所获得的成功率[44]。Ex-PRESS 分流器植入
与小梁切除术类似，但手术过程创伤小，这可能会
减少术后炎症反应[51]。

四、术后注意事项

各种抗炎药已经被用来调节术后伤口愈合和炎
症，最常见的是类固醇和非甾体抗炎药。

类固醇通过减轻中性粒细胞、淋巴细胞和巨噬
细胞的迁移和增殖来改变炎症反应，从而缓解吞噬
作用、生长因子合成，以及相联系的前列腺素和白
三烯合成的其他环节。白三烯的抑制导致血管通透
性降低。通过抑制嗜碱性粒细胞释放的激肽和组胺
也可以降低血管通透性。这种稳定的血 - 房水屏障
导致凝血因子和纤维蛋白产物的渗漏减少[3, 4]。类
固醇改变环加氧酶和脂氧合酶途径，从而干扰成纤
维细胞的激活和增殖。

Starita 等研究证明了术后局部皮质类固醇激素
对眼压和滤过泡形成有益。Roth 等和 Araujo 等的 5
年和 10 年随访研究分别证实了使用局部糖皮质激
素可以促进形成较好的滤过泡，从而眼压控制效果
较好[21-23]。这些研究还表明，全身性类固醇不能改
善滤过泡的功能。目前这些研究中使用的局部用药
是 1% 的醋酸泼尼松龙。虽然现在在小梁切除术或
引流植入手术后建议使用局部类固醇，但对术后使
用疗程或方案并没有共识。作者的方案是在术后第
1 天每 2 小时给予 1% 的醋酸泼尼松龙，根据术后
滤过泡的外观逐渐减少类固醇激素的使用，术后局
部使用类固醇给药一般至少 3 个月。

在世界上大多数地区都有售 1% 醋酸泼尼松龙滴
眼液（仿制药或者非仿制药）。两种都是悬浮液，在
用前需要使劲摇匀。Durezol（0.05% 的二氟泼尼酯）
是一种乳液，与悬浮类固醇药物相比，它可能可以
提供更一致的滴剂浓度。使用 Durezol 时，这种假定
的剂量均匀性可能更容易预测，并且可以维持小梁
切除术后适当的稳定的类固醇浓度水平[42, 50]。

非甾体抗炎药（NSAID）可能会减少青光眼滤过术后炎症反应，但是目前尚无大型前瞻性随机临床试验来表明青光眼滤过术后此类药物的临床使用价值。非甾体抗炎药抑制环加氧酶，从而阻断花生四烯酸途径。这抑制了前列环素、血栓素 A_2 和前列腺素等炎症介质的形成，血小板聚集也受到抑制。一项样本量较小的临床研究表明在小梁切除术后辅助使用丝裂霉素，当术后使用 0.1% 的双氯芬酸或 0.1% 的醋酸泼尼松龙时，可得到相似的眼压控制水平 [24]。

一项全身使用药物用以控制术后早期纤维化和滤过泡失败的全身治疗方案——"全身性抗炎纤维化抑制"正在进行评估。该治疗结合了全身泼尼松、全身性非甾体抗炎药和秋水仙碱（这实际上是小梁切除术中使用的第一种抗纤维化药）。这些研究是在接受了小梁切除术但是没有使用抗代谢药治疗的眼睛上进行的 [25, 26]。但是全身使用这些药物对青光眼滤过术和引流植入术后滤过泡的功效和作用仍不清楚。

目前正在研究中的其他抗增殖药包括抑制转化生长因子 -β（TGF-β），如人单克隆抗体、曲尼司特、染料木黄酮和苏拉明。还尝试了使用纤维蛋白溶解剂，如组织型纤溶酶原激活剂、氨甲环酸和尿激酶。环孢素也可用于调节细胞因子活性 [1]。目前潜在的正在研究或已经研究的可用在临床的替代性伤口愈合调节剂包括 β- 氨基丙腈、D- 青霉胺、柔红霉素、博来霉素、紫杉醇、依托泊苷和基质金属蛋白酶抑制药如 Ilomastat [1, 3, 27, 28]。

术后结膜下注射氟尿嘧啶已经常规可以用于挽救失败滤过泡 [49]。Kahook 等报道了 1 例针对有失败倾向滤过泡给予针拨后注射贝伐单抗［一种抗血管内皮生长因子（抗 VEGF）抗体］的作用，使用该药后达到了降低眼压、减少滤过泡新生血管形成和改善滤过泡功能的作用。虽然这类药物可能具有抑制 Tenon 囊成纤维细胞的血管生成的作用，但是作为替代手术辅助和围术期滤过泡愈合调节剂，仍需要进一步研究 [29]。

五、滤过泡针拨步骤

抗代谢药常被用来挽救已经失败或正要失败的滤过泡。小梁切除术后晚期失败滤过泡的形态通常表现为囊样、包裹样或扁平的滤过泡。在使用抗代谢药之前，滤过泡失败通常是由于 Tenon 囊变而导致。1941 年费雷尔首次介绍了滤过泡针拨技术，自此几十年来滤过泡针拨技术一直得到应用 [30]。然而，在广泛使用抗代谢药之前，滤过泡针拨的成功率并不高，这就需要更好的手术技术以降低眼压。

滤过泡针拨需要把巩膜瓣边缘或筋膜平面内的瘢痕组织拨开以恢复房水的排出。目前有报道针拨的多种技巧，针拨术后成功率报道相似。因此具体采用哪种针拨技巧完全取决于手术医生的个人偏好。在美国眼科学会年会上，Chalfin 和 Memmen 于 1988 年首次描述了针拨联合抗代谢药。随后的几个病例系列显示氟尿嘧啶结膜下注射针拨的成功率为 75%～94% [31-33]。针拨术后成功的定义是不管附加或不附加降眼压药，IOP < 21mmHg 即为成功。随后的研究发现，术中联合抗代谢药的患者针拨成功率更高 [34, 52]。

研究发现失败的滤过泡的形态对针拨手术的成功率几乎没有影响。Hawkins 及其同事 [36] 对 43 例滤过泡面临失败或已经失败患者进行了针拨修复，这些患者包括包裹滤过泡、厚壁和瘢痕性滤过泡，结果显示滤过泡形态对针拨是否成功几乎没有影响。Broadway 及其同事也证实相同的结果 [37]。笔者自己的经验表明包裹、薄壁泡最适合针拨，而血管丰富、厚壁泡通常需要再次手术。

Greenfield 及其同事 [35] 发现针拨成功率与针拨次数呈负相关。不过在随后的研究中并未观察到一致的结果，这可能是因为不同操作者使用的针拨方法不同，一些研究者建议使用更大规格的针或刀 [31, 34, 35, 37-39]。由于小梁切除术术中联合丝裂霉素，术后血管化明显的滤过泡较少，因此针拨建议优先使用 30G 针头，从而避免伤口渗漏的可能性。另外，下面描述的针拨技术可以在诊室环境中进行。

六、滤过泡针拨技术

虽然关于滤过泡针拨的随机研究很少，但笔者倾向使用如下的针拨技术 [53]。一般小梁切除术后的 1 个月内很少行针拨术，在前 2 周内进行针拨则更少，不过由于瘢痕形成过程情况不同，也有例外情况。通常在小梁切除术后 2 周内最常用的是眼部按摩或激光断线技术，这些操作有助于确定房水流出情况，区分包裹滤过泡还是瘢痕形成。伴有眼压升高充血的滤过泡一般先频繁使用局部皮质类固醇，以减少炎症介质和生长因子对结膜组织针拨后的影响。同时，不管是否针拨，氟尿嘧啶或丝裂霉素的结膜下注射将有助于减少严重炎性瘢痕反应的可能性[54]。

针拨前，将 1 滴 0.5% 丙美卡因、5% 聚维酮碘和氟喹诺酮抗生素点在眼球表面。开睑器用于保持眼睛张开，注意避免球后压力。然后在裂隙灯上完成操作。麻醉结膜后，用 30G 1/2 英寸的结核菌素针头，预置 0.1ml 氟尿嘧啶（50mg/ml）穿刺进入滤过泡（通常从颞侧），并在 Tenon 囊的筋膜内左右滑动，在泡壁内做出多处穿孔，同时仍然保留上

覆的结膜完整性。在滤过泡壁内针拨遇到的阻力是破坏和机械分离瘢痕组织的力量。这个过程要特别小心，只能从一个部位穿透滤过泡，避免在入口部位对面无意中穿破结膜。针拨过程中避免碰触血管是非常重要的，如果在针拨过程之前注意到滤过泡扁平或结膜薄，则可通过针在结膜下注射平衡盐溶液以分离瘢痕粘连。如果此时未观察到足够的液体流动，则可以用针尖抬起巩膜瓣并划过。针拨结束后在移除针头之前，在远离滤过泡穿刺处结膜下注射氟尿嘧啶。在针拨前后均测量眼压，术后给患者使用氟喹诺酮抗生素滴眼液和 1% 的醋酸泼尼松龙，每日 4 次，共 4d，并在 24h 内重新检查。根据针拨的成功程度，可以进行重复针拨并且改变局部类固醇方案，但必须评价患者重复针拨的成功可能性和针拨后眼内炎等潜在风险的关系。

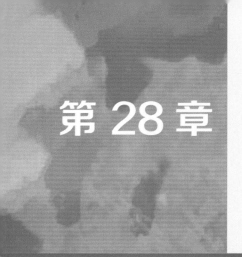

第28章　青光眼手术切口愈合调节相关的并发症

Complications Associated with Modulation of Wound Healing in Glaucoma Surgery

Herbert P Fechter Ⅲ　Francisco Fantes[*]　**著**

康梦田　**译**

朱益华　**校**

本章概要

在难以通过标准小梁切除术成功降低眼压的青光眼中，抗纤维化药作用显著。为了维持较低的眼压，低眼压和晚期感染的风险会相应增加。眼科医师在使用这些抗增殖药时，必须懂得如何预防、识别和处理与之相关的潜在并发症。因此全面了解氟尿嘧啶和丝裂霉素的毒性十分有必要，这可以帮助患者在术后获得最佳的有效性和安全性。

一、概述

青光眼手术需要在前房和眼球筋膜下建立永久的滤过性通道，因此会出现相关的特殊术后并发症。抗纤维化药在其中发挥着重要作用，无论是术中还是术后，丝裂霉素（Mitomycin C，MMC）、氟尿嘧啶（5-Fluorouracil，5-FU）和皮质类固醇的使用都提高了高危眼的滤过术成功率。这些抗纤维化药有助于维持滤过泡适宜的压力，但增加了发生并发症的风险。遗憾的是，滤过泡会随时间而变化，其中不乏眼压失控或者出现相关并发症的情况。笔者将讨论调控青光眼手术切口愈合过程中出现的常见难点，以及处理相关并发症的技术。

许多眼科医师通过免疫调节的药物（严格来说，抗纤维化药如氟尿嘧啶和丝裂霉素并不属于免疫调节药）来提高小梁切除术的成功率，维持术后眼压的稳定，尤其是在有滤过泡失败风险的眼睛中。手术失败的风险因素包括：青年人群、非洲裔

美国人、既往手术失败史、无晶状体眼、人工晶状体眼、新生血管性青光眼和活动期葡萄膜炎性青光眼。高危眼需要眼科医师具有娴熟的手术技巧和应用抗纤维化药，以此将眼压维持在略高的水平，同时尽可能保持基线视力，延缓青光眼性视神经损伤。遗憾的是，许多小梁切除术后眼的眼压太高或太低，加速了白内障的形成或加重了黄斑水肿而损伤视力，并导致视神经进行性损伤。事实上，小梁切除术的手术技巧、抗纤维化药的剂量和暴露时间存在诸多变量，因此我们无法获得一种完美的治疗方案。目前的手术趋势是采用基于穹隆部结膜的手术切口，根据导致滤过泡失败的术前危险因素，谨慎地使用丝裂霉素或氟尿嘧啶。一些医生在所有的小梁切除术中都使用抗纤维化药，而另一些医生则认为由于并发症的风险增加，常规使用抗纤维化药并不合理。

在小梁切除术中常规使用的三种主要免疫调节药具有不同的作用机制和作用持续时间。皮质类

固醇通过抑制白细胞及其功能，以及改变血管通透性，抑制炎症反应和切口愈合。皮质类固醇导致巨噬细胞功能暂时性损伤、血清渗漏减少和凝血因子下调，减少了纤维蛋白的形成。氟尿嘧啶通过拮抗嘧啶代谢和抑制 DNA 合成，抑制成纤维细胞活性。丝裂霉素是一种烷化剂，可干扰细胞周期的所有阶段，不仅可抑制 DNA 复制，还可阻碍成纤维细胞有丝分裂、内皮细胞生长和蛋白质合成。丝裂霉素通过与结膜和巩膜表面的成纤维细胞 DNA 交联，降低成纤维细胞增殖能力，从而抑制术后瘢痕形成。此外，丝裂霉素还通过诱导细胞凋亡导致成纤维细胞死亡，但细胞活性丧失也可能导致并发症发生率增加。与氟尿嘧啶或皮质类固醇相比，丝裂霉素的作用效能更强，持续时间更长，因此，使用丝裂霉素时发生并发症的风险更高。

二、巩膜表面瘢痕化的组织病理学

氟尿嘧啶和丝裂霉素均可减少小梁切除术手术部位的成纤维细胞活性。然而，丝裂霉素的作用往往更持久。氟尿嘧啶抑制成纤维细胞增殖及其功能，在术后最初几年往往是有效的。但是，氟尿嘧啶不能抑制晚期纤维化，使滤过泡形成失败，因此其长期作用效果不佳。通过对小梁切除术失败病例进行组织学检查，观察丝裂霉素对手术部位形成的瘢痕组织的长期效果，结果发现，未使用丝裂霉素的病例，术后眼球形成致密的瘢痕组织，伴有丰富的成纤维细胞、基质、平行排列的胶原纤维，以及成纤维细胞中的收缩性蛋白。而使用丝裂霉素的术眼标本则只有少量成纤维细胞，无收缩蛋白，并且胶原纤维随机排列，基质含量也较少。甚至在术后10个月，抗瘢痕化治疗组与未治疗组的瘢痕组织仍存在显著差异，表明丝裂霉素在抗瘢痕形成方面具有长期作用[1]。

三、皮质类固醇的使用

术前使用皮质类固醇可以提高早期滤过术的成功率，特别是对于有活动性炎症或长期接受降眼压药治疗的患者。具有长期青光眼用药史的患者通常结膜炎症细胞数量较多，存在亚临床炎症。此类患者在接受小梁切除术之前，成纤维细胞可能就已经

开始增生，因此增加了滤过泡失败的风险。因此，有研究人员对拟行小梁切除术的患者，在术前1个月，予1%氟米龙每日4次滴眼。结果表明，经皮质类固醇治疗的术眼的结膜活检标本中炎症细胞和成纤维细胞数量减少[2]。与对照组相比，术前使用皮质类固醇可能将小梁切除术的12个月成功率从50%提高到81%。

笔者在青光眼术后常规局部使用皮质类固醇，直至所有眼内炎症消退。并且根据初始炎症消退的速度和残留炎症的水平，进行皮质类固醇药物的减量。一项随访10年的前瞻性随机对照试验表明，传统滤过术后使用皮质类固醇可以更好地控制术后青光眼进展[3]。经皮质类固醇治疗的患者比未治疗者更容易出现薄壁的囊性滤过泡，术后眼压更低，需要的抗青光眼药也更少[4]。遗憾的是，薄壁滤过泡可能增加滤过泡渗漏和感染的风险。虽然长期使用醋酸泼尼松龙滴眼可有效抑制炎症，但这又可能导致白内障进展、感染性角膜炎、滤泡炎和眼内炎。

四、术中并发症

抗纤维化药的使用会加剧小梁切除术术中的并发症，如巩膜或结膜切口漏。氟尿嘧啶和丝裂霉素会干扰正常的愈合过程，减少切口漏自行修复的可能性。笔者在处理结膜时更喜欢使用无齿镊，以避免形成切口漏。术中在处理巩膜表面组织时，应该夹持 Tenon 囊而不是其上的结膜。理想情况下，术中应修复意外形成的结膜裂孔，以防止术后持续的切口漏和低眼压。如果在手术早期出现一个大的结膜裂孔，最好更换另一个象限做小梁切除术。小的裂孔可以用 10-0 或 11-0 的尼龙缝线做荷包或褥式缝合以修补裂孔。笔者推荐使用 Seidel 试验来确认裂孔是否已闭合。通过修补邻近的结膜，并使裂孔旋转而远离巩膜瓣和滤过泡的位置，可以使较大的裂孔移到巩膜瓣边缘。在术后早期，可以减少局部皮质类固醇的使用，以加速结膜裂孔的"愈合"。短效的房水生成抑制药，例如溴莫尼定、多佐胺或乙酰唑胺，可以通过减少滤过通道的流量来促进术后早期的切口闭合。

制作过薄的巩膜瓣加之使用丝裂霉素或氟尿嘧啶治疗，可能导致巩膜瓣开裂、离断或在后期处

理期间撕脱。裂开的巩膜瓣会导致滤过过强和低眼压。笔者使用 10-0 的尼龙缝线修复撕裂的巩膜瓣。必要时，可以使用异体巩膜或 Tutoplast 组织片来制作新的巩膜瓣，并将其缝合在先前的小梁切除部位上。可以用 Tenon 囊、Tutoplast 组织片或从术眼的相邻区域分离出厚的巩膜组织，以填塞巩膜瓣的裂孔，并使用 10-0 的尼龙缝线将该填塞的组织缝补在裂孔上（图 28-1）。

多数眼科医师在进入眼内前，习惯于将丝裂霉素或氟尿嘧啶浸泡的棉片放置于结膜下和巩膜瓣，以减少抗纤维化药引起角膜内皮毒性的可能性。在小梁切除术开始或术后针拨期间，应避免让这些药物进入前房。研究表明，术中分离巩膜瓣时若不慎将丝裂霉素原液（200～500μg/ml）流入眼内，会迅速损伤角膜内皮 [5]。有趣的是，我们也注意到浓度为 50mg/ml 的氟尿嘧啶对角膜内皮的毒性低于浓度为 1mg/ml 的丝裂霉素 [6]。如果抗纤维化药意外进入眼内，应立即使用无菌平衡盐溶液（BSS，Alcon，Ft.Worth，TX）进行前房冲洗。

在抗纤维化药处理期间，选择合适的棉片类型

及后期合理放置棉片可以增加功能性滤过泡的成功率。相较于纤维素棉片，笔者更喜欢聚乙烯醇棉片（PVA Spears，Eyetec Ophthalmic Products，Altomed Ltd，UK），因为 PVA 棉片不会留下细微碎片。有报道，在行丝裂霉素 C 辅助的小梁切除术后，滤过泡中残留的纤维素碎片会增加滤过泡炎症和异物肉芽肿反应 [7]。笔者将多个丝裂霉素或氟尿嘧啶浸泡的棉片向后放置于赤道部，以帮助形成弥散隆起的滤过泡。与单纯将棉片前置形成的薄壁血管化滤过泡相比，这些弥散隆起的滤过泡不易发生晚期渗漏 [8]。此外，术者也应避免棉片接触结膜瓣边缘以促进角膜缘愈合，以此减少早期切口渗漏（图 28-2 和图 28-3）。

五、滤过泡形成失败

滤过泡的完全愈合是小梁切除术后的一个重要并发症，因为它常会导致眼压失控。眼科医师可

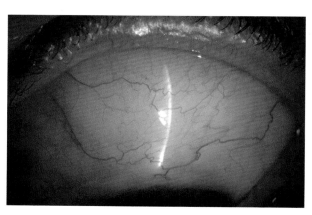

▲ 图 28-2　使用多个丝裂霉素棉片（IOP 11mmHg）制作的厚的弥散性滤过泡

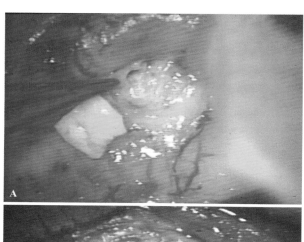

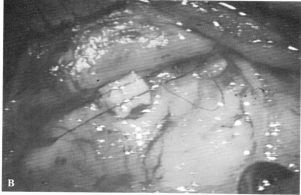

▲ 图 28-1　全层巩膜切开术上的巩膜植片移植

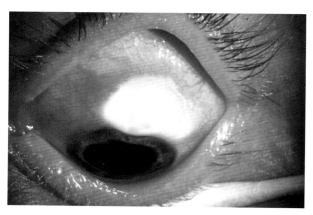

▲ 图 28-3　薄壁、局限性、无血管的滤过泡（环绕钢圈）

以利用微创手术和药物来降低滤过泡形成失败的概率。术前抗炎治疗、减少或停止局部用药对术后结膜切口的愈合有积极作用，且常常影响手术的成败。手术期间轻柔的处理组织可减少炎症和瘢痕组织形成。在伤后24h，成纤维细胞就会开始产生胶原蛋白、弹性蛋白和黏多糖。预先使用皮质类固醇、氟尿嘧啶或丝裂霉素可防止这些成纤维细胞瘢痕化导致的滤过通道关闭。术后是否使用氟尿嘧啶注射和局部皮质类固醇，取决于对滤过泡厚度、高度、范围和眼压的仔细检查（图28-4）。

医生需要持续监测滤过泡并间断干预以避免其形成失败。鉴于对成纤维细胞的抑制作用，术中使用氟尿嘧啶可以增加了术后最初几年滤过泡形成的成功率。然而，氟尿嘧啶的长期成功率依旧在不断下降，与围术期未接受抗增殖药处理的对照组成功率相近[9]。即使是眼压控制良好的滤过泡也可能会再次出现成纤维细胞活化，形成瘢痕包裹性的滤过泡。血管增多、进行性滤过泡壁增厚和结膜微囊减少都是手术即将失败的迹象。既往研究已证实滤过泡针刺分类与先前结膜下注射丝裂霉素或氟尿嘧啶的联合使用，可用于修复失败的滤过泡，但应注意

避免不慎将抗纤维化药注射到眼内。使用氟尿嘧啶或丝裂霉素的针拨手术相关的并发症与小梁切除术后相似，如低眼压、角膜炎、脉络膜渗漏、切口渗漏和前房积血[10]。

六、氟尿嘧啶诱导的角膜病变

角膜毒性是与氟尿嘧啶相关的最常见的并发症。氟尿嘧啶对快速分裂的角膜上皮是有毒性的，可导致点状和丝状角膜病变，以及可能累及整个角膜的上皮缺失（氟尿嘧啶的pH也可能起作用）。干燥性角结膜炎、大疱性角膜病或暴露性角膜病变患者，发生角膜并发症的风险较高。氟尿嘧啶应用的缺陷是其剂量依赖性，通常在没有远期后遗症的情况下可逐渐减量，但可导致细菌性溃疡、角膜溶解甚至穿孔。同时使用皮质类固醇可能会加剧这些问题，减少氟尿嘧啶剂量可以加速角膜上皮修复，同时保持其治疗效果。使用无反流技术注射氟尿嘧啶可以将药物性角膜并发症降到最低[11]。术中通过浸泡含有氟尿嘧啶或丝裂霉素的PVA棉片可减少术后氟尿嘧啶的使用，从而降低角膜毒性的风险（图28-5）。

如果角膜上皮在手术前已经受损，丝裂霉素的应用可能对其造成额外的毒性作用，并可能导致局部大疱性角膜病变。已有报道指出角膜内皮部分失代偿导致角膜增厚和邻近滤过泡的大疱性角膜病变[12]。研究人员通过显微镜发现滤过泡周边有明显的角膜内皮细胞异常和坏死，并比较了使用和不使

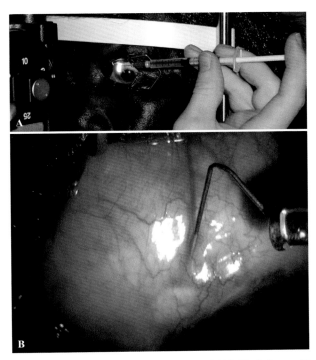

▲ 图 28-4　A. 在裂隙灯下进行结膜下注射氟尿嘧啶；B. 用 27 号针头行针拨滤过泡

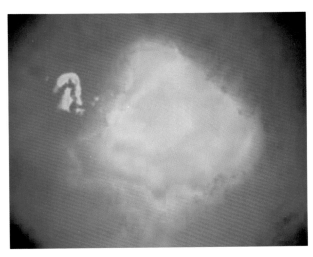

▲ 图 28-5　角膜炎

用丝裂霉素进行小梁切除术的内皮细胞数。结果表明使用丝裂霉素的小梁切除术后 3 个月，角膜内皮细胞损失较未使用组增加了 4 倍[13]。

七、滤过泡渗漏

滤过泡的房水渗漏可能发生在术后早期或作为滤过泡重塑的晚期并发症。30% 术眼在使用氟尿嘧啶或丝裂霉素治疗后发生了滤过泡渗漏[14]。早期的滤过泡渗漏主要取决于切口缝合的技术，并且通常发生在术后前 3 个月内。迟发性渗漏通常与薄的、囊性、无血管的滤过泡相关，并且在手术后数月至数年发生。在一项纳入 525 例小梁切除术患者的横断面研究中，研究者发现使用丝裂霉素治疗发生滤过泡渗漏的概率至少是使用氟尿嘧啶组的 3 倍[14]。未经处理的滤过泡渗漏可能导致浅前房、角膜失代偿、周边虹膜前粘连、白内障、脉络膜渗漏、脉络膜上出血、低眼压性黄斑病变和眼内炎等并发症，对视力造成严重威胁。已有诸多学者提出了多种滤过泡修复的治疗方案，但如何成功修复滤过泡仍是一个具有挑战性的问题（图 28-6）。

八、早期切口渗漏

氟尿嘧啶或丝裂霉素辅助的小梁切除术增加了术后早期切口渗漏和手术失败的风险。氟尿嘧啶滤过术研究显示，术后 1 年，氟尿嘧啶组的成功率在无渗漏的术眼为 80%，在有渗漏的术眼为 60%[15]。无渗漏术眼的 5 年手术成功率下降到 54%，而有渗漏术眼下降到 28%。渗漏部位的溪流现象可导致滤过泡隆起度降低，并且不能维持结膜下组织和巩膜表面之间的机械性分离。组织附着可以增强成纤维细胞在两个组织平面之间产生永久粘连的能力。渗漏消退后，残余的结膜下纤维化可能会限制滤过泡隆起和扩张，导致滤过减少和术后眼压升高（图 28-7）。

相对于术后管理，早期切口渗漏在手术开始的时候更容易预防，特别是在术中使用抗纤维化药时。结膜边缘应使用无齿镊，并使其远离浸泡药物的棉片，以减少结膜与抗增殖药的接触。当制作以角膜缘为基底的结膜瓣时，应进行双层缝合以将密闭的 Tenon 囊覆盖于结膜下。类似地，当制作以穹

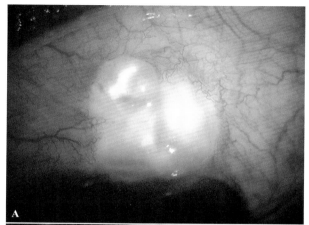
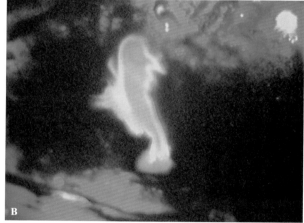

▲ 图 28-6　A. 薄壁、局限性、无血管的滤过泡（巩膜下方皮瓣，可见）；B. 溪流试验阳性，滤过泡渗漏

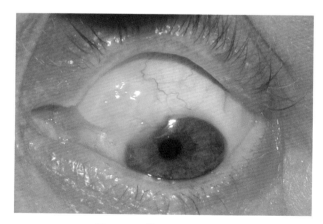

▲ 图 28-7　薄而无血管的滤过泡

隆部为基底的结膜瓣时，Tenon 囊也应该处于密闭的结膜下。期间应用圆锥形针头而不是锐利边缘的缝线更容易堵塞进针部位。笔者在穿刺充气后使用荧光素条（Seidel 测试），查找并确认需要更紧密缝

合的区域。第 4 章和第 11 章更详细地描述了有助于防止早期渗漏的切口缝合技术（图 28-8）。

如果在术后早期发现结膜裂孔，应减少或停止局部皮质类固醇的应用。裂孔应使用圆锥形针头的缝线（Vicryl、Ethicon、Somerville、NJ）进行褥式缝合、8 字缝合或荷包缝合。

角膜缘的早期渗漏通常会自发密闭，但有时需要医生进行水平褥式缝合。同时，可以应用短效的局部或全身房水抑制药（如碳酸酐酶抑制药）以减少房水生成。医生对于渗漏部位应密切观察并及时处理。笔者建议一旦通过 Seidel 试验发现渗漏停止，应及时停用碳酸酐酶抑制药，并恢复频点局部皮质类固醇滴眼液（图 28-9 至图 28-11）。

九、非手术技术

目前，已有多种非手术技术应用于术后滤过泡渗漏的处理中。局部应用房水抑制药可能就足以使房水流出减少，渗漏的切口自发性密闭。自体纤维蛋白胶[16]、Simmons 填塞胶囊[17]、大号的角膜接触镜[18]、结膜下注射自体血清[19]、应用氰基丙烯酸酯胶、三氯乙酸表面磨削、加压包扎和热烧灼都被用来密闭渗漏的滤过泡。需要注意的是，许多渗漏的滤过泡需要悉心护理以防止感染和低眼压。

十、持续的滤过泡边缘渗漏

持续性的切口渗漏和长时间的低眼压可能因浅前房、脉络膜上出血和低眼压性黄斑病变而较为棘手。诸多文献已经报道了滤过泡渗漏的密闭技术，但最终的治疗通常是缝线闭合。医生可以在裂隙灯

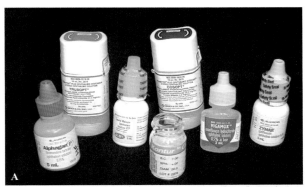
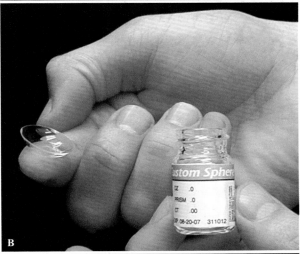
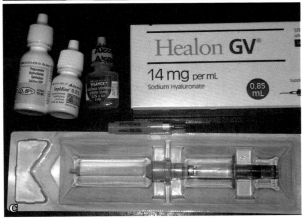

▲ 图 28-9 A. 用于早期切口渗漏的房水生成抑制药、抗生素和角膜绷带镜；B. 用于早期切口渗漏的大号角膜绷带镜；C. 用于重塑浅前房的黏弹剂

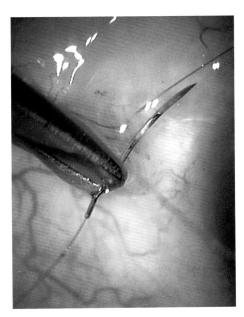

▲ 图 28-8 用 9-0 聚乳酸羟基乙酸缝合线和血管针密闭结膜裂孔

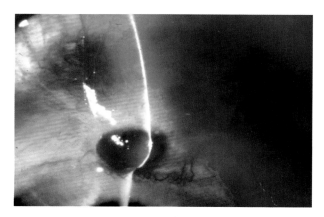

▲ 图 28-10 滤过泡内自体血注射

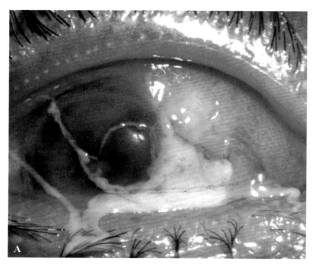

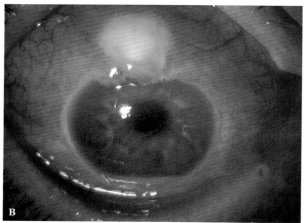

▲ 图 28-11 滤过泡相关性眼内炎

或手术显微镜下，通过局部麻醉进行修复。对于以穹隆部为基底的结膜瓣的滤过泡渗漏，笔者建议首先提起结膜瓣，刮去或烧灼其下的角膜缘上皮，再

使用 10-0 的尼龙缝线或 9-0 聚乳酸羟基乙酸缝线（Vicryl，Ethicon，Somerville，NJ）紧密缝合结膜瓣的远端。此时，水平褥式缝合可以使结膜重新贴紧巩膜瓣前的角膜缘。

十一、迟发性滤过泡渗漏

随着时间的推移，滤过泡形态继续演变，导致大约 6% 使用过丝裂霉素（Greenfield Archives 1998）的术眼出现迟发性滤过泡渗漏。最近一项对 125 只眼的研究表明，以穹隆部为基底的结膜瓣的小梁切除术中使用丝裂霉素和术后使用氟尿嘧啶，无血管滤过泡、结膜渗漏和迟发性滤过泡渗漏发生率较高。这些渗漏通常在一年后出现，并且它们的发生率随着时间的推移而持续增加。通过组织病理学观察，丝裂霉素通过对血管内皮细胞、成纤维细胞和角膜缘多能干细胞的持续性细胞毒作用，产生无血管、少细胞的巩膜瓣[20]。在单纯性小梁切除术后数月至数年，滤过泡无血管化和渗漏将导致结膜上皮屏障最终破坏。因此，笔者认为只有放置丝裂霉素的作用部位更深而宽，才能降低滤过泡无血管化和渗漏的概率，这一方法或许应该在临床上作为一种常规使用。获得无血管化的滤过泡和降低渗漏的概率（图 28-12）。

在有一定程度血管化的滤过泡中，可以采用结膜加压缝合隔开位于外围的渗漏。笔者将 8-0 尼龙缝线穿过角膜缘处的角膜，并在滤过泡上方进行水平褥式缝合，以将其锚定于滤过泡后方的 Tenon 囊。缓慢收紧缝线末端以加压滤过泡，并将线结埋藏至角膜中。这样房水流出将明显减少，从而使结膜细胞能够密闭渗漏。术后 3～4 周即于裂隙灯下移除加压缝线。当附近的血管能够提供促进切口愈合的生长因子时，该技术通常能起作用。如果渗漏持续，就需要采取进一步措施，如结膜前徙术。

十二、结膜前徙术

据报道，丝裂霉素辅助小梁切除术后 5 年内发生滤过泡渗漏的风险高达 20%[21]。薄壁和无血管的滤过泡发生低眼压的风险是最高的。低眼压可进一步导致浅前房、角膜失代偿、低眼压性黄斑病变、眼睑痉挛或眼内炎。

经保守治疗后，滤过泡切除术和结膜前徙术可能是修补滤过泡的最佳选择。这项技术可以成功解决渗漏和低眼压，延缓青光眼进展并保留视功能，使大多数眼睛的术后并发症降到最少。在一项研究中，83% 的术眼获得了成功的临床治疗，即解决了渗漏、低眼压的问题，也将眼压控制于6～21mmHg[22]。另一项研究则在 51 只眼的迟发性青光眼滤过泡渗漏中，分别进行结膜前徙术和非侵入性操作，并比较两者的结果差异[23]。这些非侵入性操作包括：使用亲水性角膜绷带镜、氰基丙烯酸酯凝胶、自体血清注射或以上治疗方式的组合。笔者认为结膜前徙术的成功率可能更高，并且跟保守治疗相比，患者出现严重眼内感染的可能性更低。

十三、脉络膜渗漏

青光眼手术后出现的脉络膜渗漏常可以通过保守治疗来控制。如果虹膜和角膜没有相互接触，笔者常通过局部加强皮质类固醇、散瞳药和睫状肌麻

痹药的使用，以及口服少量皮质类固醇来治疗脉络膜渗漏。并且联合使用阿托品、环喷托酯和去氧肾上腺素比单药治疗更有效。治疗期间还应加入非甾体药以缓解视网膜水肿。耐心等待眼压升高之后，大多数脉络膜渗漏在无须外科手术干预的情况下即可自行恢复。若持续低眼压并威胁到角膜、晶状体或黄斑，则必须考虑手术引流渗漏的积液。一旦排出积液，低眼压就会消退，视力就会提高。笔者通过巩膜切口两侧打孔，经两个孔洞来增加巩膜切开的范围。这种扩大的巩膜切开在术后数周可以维持足够的脉络膜引流（图 28-13 和图 28-14）。但由于引流前低眼压的出现，在脉络膜引流后可能伴有白内障的发生发展[24]。

十四、低眼压

术中保持房水流量和巩膜瓣阻力的平衡对于确保术后早期的眼压控制是非常必要的。抗增殖药的应用并不会导致低眼压，但可以维持手术期间的低

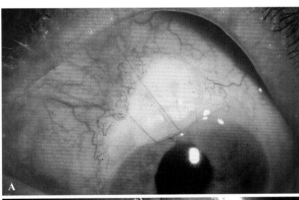

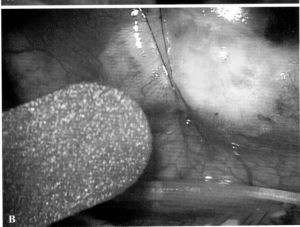

▲ 图 28-12　A. 带加压缝线的无血管滤过泡；B. 溪流试验下的加压缝线测试无血管滤过泡

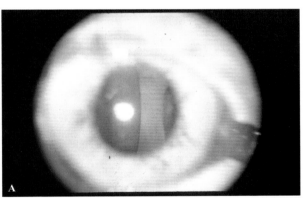

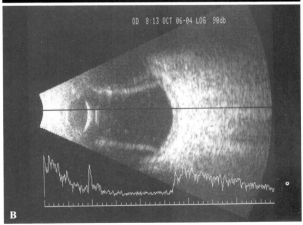

▲ 图 28-13　A. 脉络膜的瞳孔视图；B. 脉络膜积液的超声视图

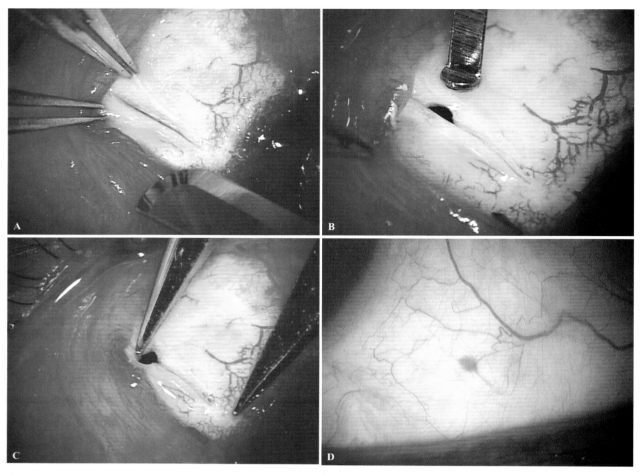

▲ 图 28-14　**A.** 用于脉络膜引流的巩膜切口；**B.** 用于脉络膜引流的 Kelly 冲头；**C.** 完成了用于脉络膜引流的巩膜切开术；**D.** 术后 3 周脉络膜引流部位

眼压状态。较软的眼球出现浅前房通常表示滤过过强，需要更紧密地缝合巩膜瓣。额外的缝线可以将阻力提高到所需水平。一旦结膜切口愈合到足以防止渗漏，可以在术后使用可吸收的缝合线或激光断线来增加房水流出。

　　长期低眼压诱发的黄斑病变是小梁切除术的严重并发症，随着抗增殖药（通常为丝裂霉素）的出现而变得愈加常见。丝裂霉素造成的薄壁缺血性滤过泡通过持续性地滤过和最小流出阻力来维持低眼压。黄斑病变的特征在于视力丧失、视网膜褶皱和无血管渗漏的脉络膜褶皱[25]。与老年患者相比，年轻的近视眼患者发生黄斑病变的风险最大，且视力持续下降。限制过度滤过并将眼压升高至生理水平，是处理低眼压的最佳方式（图 28-15 和图 28-16）。

　　研究表明，丝裂霉素对睫状体上皮的毒性可能是导致术后低眼压的重要因素。局部应用丝裂霉素后，可以在眼内检测到大量丝裂霉素。在兔眼和人眼中，仅通过结膜下注射丝裂霉素就可以使原本正常或升高的眼压降低，无须滤过术[26]。人眼的睫状体组织病理学检查显示，在应用丝裂霉素术后不久，该药对两层睫状上皮具有中度、弥散性的毒性作用。研究者在小梁切除术后通过荧光光度法检测发现，与不使用抗纤维化药的术眼相比，使用丝裂霉素的术眼产生的房水更少。

十五、滤过泡麻痹

　　滤过泡麻痹通常是指与丝裂霉素相关的滤泡灼烧感、流泪、疼痛或眼部不适。大的滤过泡会干扰眼睑的闭合并妨碍角膜表面的泪膜形成。这些都

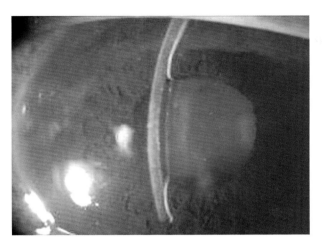

▲ 图 28-15 由于滤过过强导致的浅前房

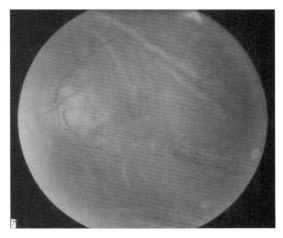

▲ 图 28-16 滤过术后的低眼压性黄斑病变

可能导致角膜干燥、角膜小凹形成和上皮缺损。微小的囊泡通常沿着眼睑 - 滤过泡的界面形成，每次眨眼时都会产生强烈的异物感。针对此类问题的治疗方法包括局部使用润滑剂、Nd:YAG（钕：钇铝石榴石）激光、氩激光、加压缝合、滤过泡切除等[27]。术者还可以使用 Bovie 高温烧灼装置（Aaron Medical，St. Petersburg，FL）烧灼角膜缘周围脱垂的滤过泡，以控制疏松组织的范围。脱垂并覆盖角膜的滤过泡通常可以手术修剪，以此缓解症状并改善视力（图 28-17 至图 28-20）[28]。

十六、滤过泡炎和眼内炎

晚期滤过泡感染和眼内炎通常与滤过泡形成失败及功能性视力丧失有关（图 28-21）[29]。薄壁

滤过泡和全层巩膜切除手术的眼内炎发生率往往更高。许多研究报告表明，青光眼术中应用抗纤维化药增加了滤过泡相关性眼内炎的发病率[30]。虽然这种技术可以产生更薄的滤过泡，提供更强的滤过效果，但它也增加了术后滤过泡渗漏、低眼压和眼内炎的发生率。在眼内炎玻璃体切割术的研究中，由于患者的临床表现、感染的部位和预后不同，因此白内障手术后眼内炎患者的预后良好，但青光眼手术后眼内炎患者并非如此。在最近的一项研究中，及时行平坦部玻璃体切割术的滤过泡相关性眼内炎患者，术后视力恢复较眼内注射治疗的患者显著提高[31]。

一项回顾性研究纳入了229例小梁切除术后持续性应用氟尿嘧啶的患者，在迟发性滤过泡相关并

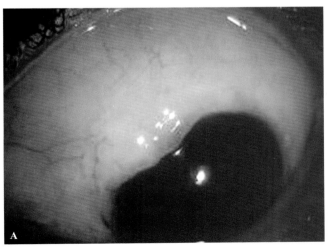

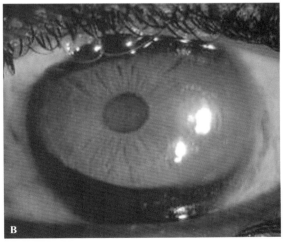

▲ 图 28-17 A，B. 滤过泡麻痹（注意上眼睑边缘的滤过泡）

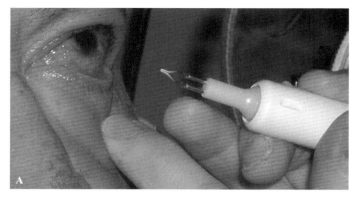 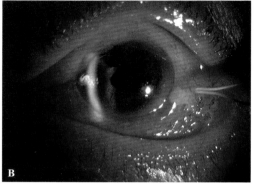

▲ 图 28-18　用于治疗周围滤过泡的热烧灼器

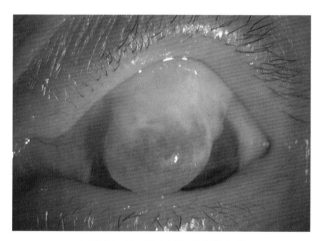

▲ 图 28-19　巨大滤过泡覆盖角膜

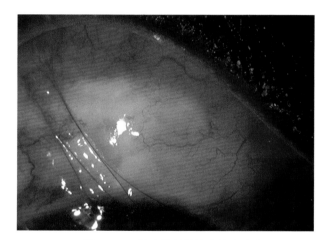

▲ 图 28-20　缝合线压迫抬高的滤过泡

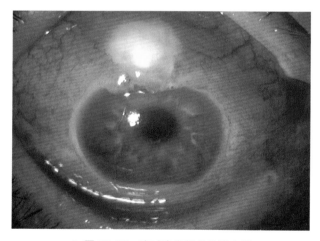

▲ 图 28-21　滤过泡炎相关性眼内炎

发症中，眼内炎的发生率为 5.7%[32]。下方的滤过泡发生眼内炎的风险是上方的 4 倍。使用氟尿嘧啶的小梁切除术后滤过泡相关性眼内炎的发生率似乎

高于没有使用的术眼。同样，一项病例对照研究比较了 131 例青光眼滤过术后迟发性感染的病例，与 500 例匹配的对照组相比，研究结果表明丝裂霉素的使用是眼内炎发生的重要危险因素，风险比为 2.48[33]。

十七、新型青光眼手术

眼科医师发明了几种新型青光眼手术，以避免免疫调节药辅助性小梁切除术所导致的滤过泡相关性并发症。黏弹剂小管切开术和深层巩膜切除术允许房水经内侧小梁网和（或）后弹力层缓慢渗透，进而从前房引流，并且不需要明显的巩膜切口。这降低了突然减压、低眼压或浅前房的风险。无论是黏弹剂小管切开术，还是巩膜切除术，由于鲜少形成薄且无血管的滤过泡，降低了远期的滤过泡炎和眼内炎的风险。一项前瞻性研究回顾了深层巩膜切

除术中，制作薄壁巩膜瓣联合应用丝裂霉素的效果，结果表明术后眼压显著降低而无脉络膜脱离、前房积血或渗漏等并发症发生[34]。另一项回顾性研究比较了有或没有丝裂霉素辅助的黏弹剂小管切开术术后 1 年的结果，研究表明使用丝裂霉素辅助组眼压略低，且没有增加并发症发生的概率[35]。同时该研究也发现丝裂霉素辅助组有薄壁无血管的滤过泡，这可能有助于结膜下过滤。

与黏弹剂小管切开术或深层巩膜切除术相比，丝裂霉素辅助小梁切除术后眼压更低，但并发症也随之增加。最近的一项随机前瞻性研究比较了黏弹剂小管切开术和小梁切除术，两种术式都采用了抗纤维化药。正如预期的那样，研究人员发现小梁切除术组眼压控制更好，而黏弹剂小管切开术组的早期术后并发症较少[36]。在目标眼压不需要特别低的术眼中，较新的技术可能是更好的选择。这可以避免外滤过式对于一些患者产生不良作用，例如患有睑缘炎、佩戴角膜接触镜或必须在下侧或外侧象限进行手术的患者。

Baerveldt 青光眼引流植入物（Advanced Medical Optics，Irvine，CA）或 Ahmed 青光眼引流阀（New World Medical，Rancho Cucamonga，CA）在没有术中药物辅助的情况下，降眼压的能力可能不及小梁切除术[37]。引流植入物周边的囊壁比由小梁切除术形成的要厚得多，因此，植入物通常需要额外使用抗青光眼药以实现将眼内压维持在正常水平。丝裂霉素已被应用于增加青光眼引流物手术的疗效，以期发挥与小梁切除术一样的降眼压作用。在一项为期 3 年的研究中，Baerveldt 植入联合丝裂霉素并没有降眼压的优势[38]。而 Ahmed 植入物联合丝裂霉素的类似研究也表明，使用丝裂霉素没有增强降眼压的效果，但也没有增加并发症的风险[39]。

Ex-PRESS 分流物（Optonol Inc. Kansas City，KS）、Bypass 小梁旁路支架（Glaukos Corp，Laguna Hills，CA）、小梁消融术（Neomedix Corp，Tustin，CA）和 Solx 引流物（Solx,Inc.）是新型青光眼术式，可以在不依赖氟尿嘧啶或丝裂霉素的情况下促进房水流出。据报道，这些术式在不影响结膜完整性的情况下降低了眼压。尽管这些装置和技术可以避免薄的、无血管的滤过泡，但可能降眼压幅度不如联合应用丝裂霉素的小梁切除术。

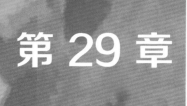

第 29 章　术后瘢痕化的生物动力学
Biological Drivers of Postoperative Scarring

Sonal S Tuli　Mark B Sherwood　Gregory S Schultz　**著**

康梦田　**译**

黄丽娜　**校**

本章概要

　　青光眼滤过术后的伤口愈合调节是一个复杂的过程，牵涉多个生长因子、细胞因子和蛋白酶，而TGF-β 和 CTGF 系统在促进瘢痕化和收缩导致滤过泡失败中起到重要作用。

　　理想的青光眼滤过术效果是一个弥散又健康的滤过泡，既能滤过房水又不渗漏。然而实现这一目标是具有挑战性的，因为目前可用的药物属于广泛作用的抗代谢药，会导致早期并发症如毒性，以及晚期并发症如滤过泡渗漏和巩膜融解。因此，青光眼滤过术的理想调节剂不仅应该具有细胞特异性，而且能够具有基因特异性选择性地改变 Tenon 囊成纤维细胞的愈合，而不会对周围组织和成纤维细胞都产生影响。了解青光眼滤过术在结膜/筋膜囊组织中愈合的分子调控，将有助于设计药物，从而对基因和蛋白质选择性地干预而促进瘢痕形成和收缩，并且不产生不良反应。

一、概述

　　青光眼滤过术（glaucoma filtration surgery，GFS）涉及的眼组织包括眼表面的眼结膜和眼球筋膜囊，以及巩膜距、虹膜和房水（图 29-1A）。一个未进行手术的正常眼，其结膜和眼球筋膜囊包含静止的成纤维细胞和组织中的血管组织。GFS 创建了一个从前房到筋膜囊下的通道，使房水引流到这个空间，伴随血管组织消退（图 29-1B）。GFS 术后伤口愈合分为炎症期、增殖修复期和重塑期三个阶段。最初是血液外渗和纤维蛋白凝块的形成，将炎症细胞聚集到该区域。这些炎性细胞来源于眼表组织中的血管，以及从虹膜损伤中渗出的液体及房水。炎症细胞和眼组织会释放生长因子和炎性细胞因子。同时激活成纤维细胞并迁移沉积在细胞外基质形成血管簇，导致肉芽组织的形成。这些因子同时也受到眼部组织释放的抗炎细胞因子，以及外用抗炎和抗

代谢药的反作用。愈合过程的最后一步是组织的重塑，发生在几个月到几年之间（有关伤口愈合细胞基础的更多内容，见第 13 章）。胶原蛋白收缩会形成致密的瘢痕[1, 2]。最终结果取决于各种瘢痕调节物质的相对活性。如果促瘢痕形成的细胞因子和生长因子占优势，则结果是厚壁、功能不良的滤过泡（图 29-1C）。然而，如果抗炎和抗代谢因素占主导地位，则结果是薄壁、滤过过强的滤过泡（图 29-1C）。青光眼手术的最佳结果是形成具有相对正常外观结膜和 Tenon 囊的滤过泡，能排出最适宜量的房水以维持眼压平衡及健康（图 29-1C）。

　　在过去的 15 年中，人们在从分子水平上了解眼部伤口愈合过程方面取得了重大进展。这使得通过设计仅针对某些蛋白质或细胞的治疗策略来选择性地改变伤口愈合成为可能，并有机会能够减少治疗的脱靶效应，降低并发症发生率。

　　为了理解正常伤口愈合的分子和细胞调节，首

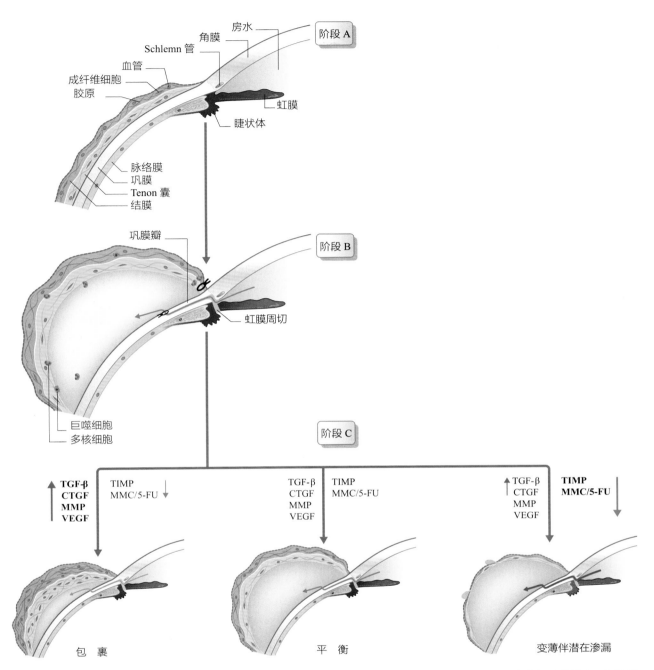

▲ 图 29-1　青光眼滤过术后伤口愈后的不同阶段的时间过程；最初是纤维蛋白凝块的形成，然后是炎症细胞的聚集，细胞因子和生长因子的释放导致成纤维细胞的迁移和活化，成纤维细胞开始沉积细胞外基质并形成血管簇，最后是通过收缩胶原蛋白来重塑组织，形成一个致密的瘢痕

先要确定愈合期间基因表达中发生的变化。基因芯片技术使全面检查青光眼伤口愈合过程中发生的基因表达变化的模式成为可能[3, 4]。基因芯片可以在GFS 后快速评估数千个基因表达的变化[5]，从而能够确定 GFS 后伤口愈合期间大幅上调或下调的基因。确定从这些 mRNA 翻译的蛋白质在愈合过程中作用，能够使我们确定潜在的治疗目标。最后，在愈合过程中位于更下游的调节靶有可能更有利地减少瘢痕形成，同时具有最小的脱靶效应。Esson等[4] 对大鼠进行了 GFS 并在手术后第 2d、5d 和12d 提取滤过泡组织（结膜和 Tenon 囊），提取 RNA并将其与基因芯片合成（图 29-2），他们发现 GFS

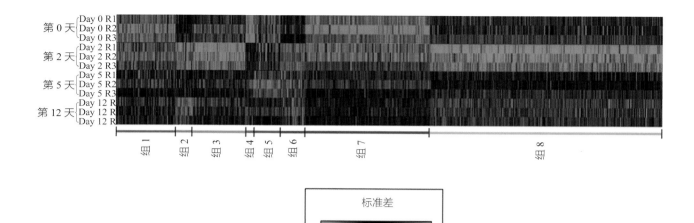

第 0 天 Day 0 R1 / Day 0 R2 / Day 0 R3
第 2 天 Day 2 R1 / Day 2 R2 / Day 2 R3
第 5 天 Day 5 R1 / Day 5 R2 / Day 5 R3
第 12 天 Day 12 R / Day 12 R / Day 12 R

组 1　组 2　组 3　组 4　组 5　组 6　组 7　组 8

标准差
−2.6　　0.0　　2.6

▲ 图 29-2　青光眼滤过术后滤过泡显著改变基因的方差归一化信号值的 k- 均值聚类分析；每一行代表一个样本，每一列代表一个基因；该量表表示一个基因在所有样本上的信号值经过 z 变换后的标准差。相对于每个基因的所有样本的平均值，红色代表更高水平的基因表达，绿色代表更低水平的基因表达；下面的行和散列标记各个集群之间的边界；923 个基因的表达变化显著（**P < 0.005**），治疗期间，包括生长因子（**TGF-β、CTGF、fgf**），细胞外基质蛋白（胶原蛋白、纤连蛋白、层粘连蛋白、**luminican**）和蛋白酶（**MMP-2、MMP-9**）

手术后基因表达水平明显改变。结膜 /Tenon 囊组织基因表达的最大变化发生在第 0 天和手术后第 2—5 天的（正常非损伤）组织样本。基因表达水平有 5 倍或更大的变化，包括生长因子（TGF-β、CTGF），细胞外基质蛋白基因（Ⅰ、Ⅱ、Ⅲ、Ⅴ和 ⅩⅧ型胶原蛋白、纤连蛋白、玻连蛋白和蛋白多糖），参与细胞迁移和 ECM 重塑的蛋白酶（MMP2、9、11），以及金属蛋白酶抑制药的组织抑制药（TIMP1、2、3）。这些基因的表达在术后第 12d 降低，此时滤过泡组织几乎完全瘢痕化。

二、生长因子

在调节多种组织瘢痕形成中起关键作用的三种生长因子是转化生长因子 –β（TGF-β）、结缔组织生长因子（CTGF）（表 29-1）和血管内皮生长因子（VEGF）。

（一）转化生长因子 –β

TGF-β 系统已经确定在促进多种组织中瘢痕形成中发挥关键作用 [6-9]。哺乳动物中发现的三种同型 TGF-β（TGF-β1、TGF-β2 和 TGF-β3）对培养的成纤维细胞产生类似的作用，包括刺激 ECM

表 29-1　基质金属蛋白酶在眼部创伤愈合中的作用

MMP 的通用名称	代　号	基底和活动
成纤维细胞胶原酶	MMP-1	在天然类型 Ⅰ 型、Ⅱ 型和Ⅲ型胶原中裂解单键
72kDa 明胶酶	MMP-2	降解 Ⅳ 型、Ⅴ 型、Ⅶ 型胶原，明胶，纤连蛋白；由成纤维细胞和巨噬细胞合成
92kDa 明胶酶	MMP-9	降解Ⅳ型和Ⅴ型胶原蛋白、明胶；由上皮细胞、巨噬细胞、中性粒细胞合成
基质溶素	MMP-3	降解蛋白多糖、纤连蛋白、层粘连蛋白、明胶，以及Ⅲ型、Ⅳ型和Ⅴ型胶原蛋白
中性粒细胞胶原酶	MMP-8	与 MMP-1 类似，可降解Ⅰ型、Ⅱ型和Ⅲ型胶原

蛋白的合成，如胶原蛋白 Ⅰ、胶原蛋白Ⅲ、蛋白聚糖、弹性蛋白、胶原交联酶、赖氨酰氧化酶和 CTGF。此外，TGF-β 降低 MMP 的合成并增加成纤维细胞对组织金属蛋白酶抑制物（TIMP）的合

成（图 29-3）。动物试验通过细胞培养结果观察到 TGF-β 的纤维化作用。例如，用 TGF-β 治疗正常大鼠的皮肤切口或受伤的大鼠可促进瘢痕形成和提高张力[10, 11]。此外，在许多人类病理性瘢痕化疾病中检测到 TGF-β 升高，包括肾小球肾炎、肝硬化、肺纤维化、皮肤硬化、血管再狭窄和肥厚性烧伤瘢痕[8, 9]。TGF-β 系统在调节角膜伤口愈合方面似乎也起到重要作用。TGF-β 蛋白在角膜细胞和泪腺细胞中被免疫定位，患者 PRK 后泪液中 TGF-β 水平升高，TGF-β 水平增加[13]。在 PRK 消融后瘢痕形成过程中 90d 内，所有三种 TGF-β 亚型及其受体的 mRNA 水平在大鼠角膜内均升高并保持一定水平[14]。如上所述，大鼠 GFS 伤口愈合过程中，滤过泡组织中 TGF-β 和 CTGF 水平也升高[4]。因此，

多方数据证明 TGF-β 系统的联合作用是促进瘢痕沉积。

（二）结缔组织生长因子

结缔组织生长因子（CTGF）是瘢痕形成的另一个关键调节因子[15-17]。最初，CTGF 从人血管内皮细胞的条件培养基中分离出来，已发现 CTGF 对成纤维细胞具有促有丝分裂作用和趋化作用，并且通过培养的成纤维细胞刺激 ECM 蛋白的合成，包括 I 型胶原、纤连蛋白和弹性蛋白。在许多纤维化疾病中 CTGF 蛋白的水平升高，但更重要的是，在 TGF-β 和 CTGF 系统之间似乎存在关键联系。具体而言，TGF-β 诱导 CTGF 的合成，CTGF 的抗体或反义寡核苷酸阻断 TGF-β 诱导的纤维母细胞增殖

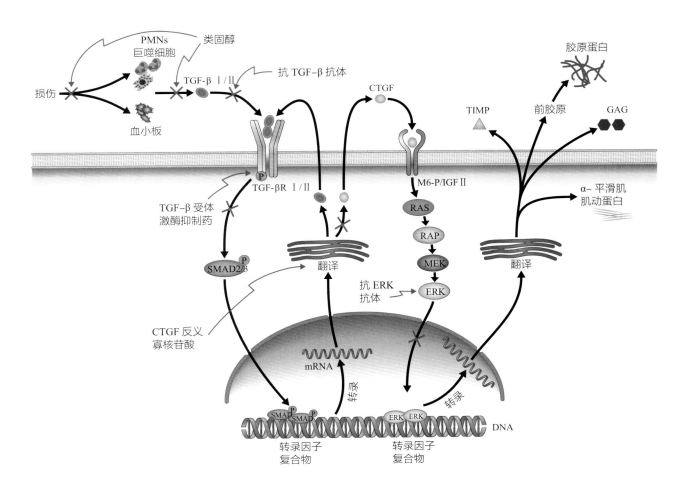

▲ 图 29-3 损伤后成纤维细胞中生长因子的信号通路及其作用，损伤后可导致血管中白细胞和血小板的释放，之后释放 TGF-β 与受体相互作用的成纤维细胞细胞壁（TGF-βR I 和 II），由此发动 SMAD2/3 途径进入细胞核，导致 CTGF 和额外的 TGF-β 信使 RNA 的转录；在细胞质中，这是由粗面内质网翻译成 TGF-β 和 CTGF 蛋白；CTGF 与受体相互作用（6- 磷酸甘露糖 / 胰岛素样生长因子受体），刺激 ERK 通路导致组织金属蛋白酶抑制物（TIMP）、原骨胶原、黏多糖、α- 平滑肌肌动蛋白

和 ECM 合成的增加（图 29-4）[18, 19]。因此，CTGF 似乎是 TGF-β 诱导的成纤维细胞增殖和 ECM 合成的介质。CTGF 在眼部伤口愈合中的作用尚未完全确定，但 GFS 后 CTGF 蛋白在角膜、结膜、巩膜和葡萄膜组织中具有免疫定位，大鼠 GFS 后滤过泡组织中 CTGF mRNA 增加[20]。这些结果提示 ECM 在伤口愈合中的过量沉积是通过 CTGF 直接介导而不是 TGF-β。因此，靶向抑制 CTGF 可能是减少 GFS 后瘢痕形成的关键。

（三）CTGF、TGF-β 和 VEGF 在青光眼滤过术中的作用

1. TGF-β 和 CTGF

各种研究表明，TGF-β 和 CTGF 是 GFS 后瘢痕形成的两个主要生长因子[21-23]。Esson 及其同事使用 ELISA 研究了兔 GFS 后滤过泡组织中 TGF-β_2 和 CTGF 水平的变化（图 29-5）。他们发现，术后第 5 天，滤过泡组织中 CTGF 和 TGF-β_2 水平显著升高。有趣的是，滤过泡外 180° 的结膜组织中 CTGF 和 TGF-β_2 水平没有明显增加。这表明伤口愈合反应局限于损伤部位。对该观察结果的推断是，控制瘢痕形成的治疗仅需局部作用于手术部位[21-23]。Esson 及其同事还评估了球外注射 CTGF 和 TGF-β_2 对丝裂霉素处理的滤过泡瘢痕形成反应的影响[24]。他们发现 CTGF 和 TGF-β_2 显著增加了丝裂霉素处理的滤过泡失败的发生率（瘢痕和包

裹）。Cordeiro 及其同事先前的研究也显示 GFS 后结膜中所有三种 TGF-β 亚型的水平均增加，并且 GFS 后结膜中 TGF-β 的注射加速了瘢痕形成和滤过泡的失败[25]。这两项研究均支持假设 CTGF 和 TGF-β 在 GFS 后结膜和 Tenon 囊瘢痕形成中起主要作用。

2. 血管内皮生长因子

近年来，由于 VEGF 在湿性黄斑变性的发病机制中的公认作用，人们对它的兴趣激增。Wong 等研究了三种血管生成抑制药对成纤维细胞增殖和迁移的影响，发现两者均被这些药物显著抑制[26]。这一发现促使研究人员开始研究 VEGF 对青光眼和青光眼手术的影响。Hu 等的一项研究发现青光眼患者的手术眼要比手术前的非手术眼的 VEGF 水平增多[27]。动物研究表明，经小梁切除术的家兔在青光眼手术后第 1d 开始血管内皮生长因子水平升高，手术后 30d 内持续升高[29]。有趣的是，VEGF 的不同亚型具有不同的功能；$VEGF_{121}$ 和 $VEGF_{165}$ 参与血管生成，而 $VEGF_{121}$ 和 $VEGF_{189}$ 增加成纤维细胞生长。因此，在接受青光眼手术的眼睛中靶向减少 VEGF 有可能改善预后。

三、基质金属蛋白酶及其抑制药

基质金属蛋白酶（MMP）是能够切割 ECM 组分的酶家族，包括胶原酶、明胶酶、溶基质素和

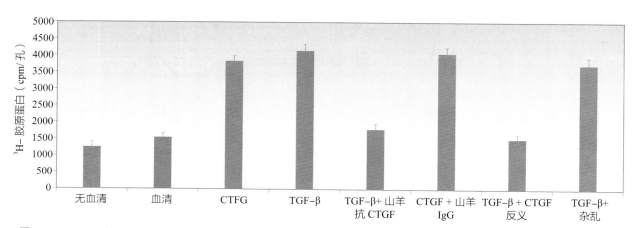

▲ 图 29-4　CTGF 抗体和 CTGF 反义寡核苷酸抑制 TGF-β 介导的胶原合成；在化学培养基（chemically defined medium, CDM）中培养人角膜成纤维细胞，加入规定的添加物，培养 36h，加入 ^{3}H 标记的脯氨酸，测量胶原合成水平；添加 TGF-β_1 或 CTGF CDM 显著增加胶原蛋白合成而无血清培养基；添加中和抗体或 CTGF 反义寡核苷酸阻断 TGF-β 诱导胶原蛋白合成，表明 CTGF 介导 TGF-β 在胶原蛋白合成的影响

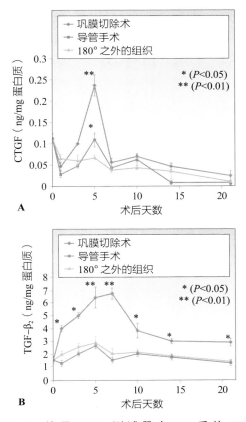

▲ 图 29-5 使用 ELISA 测试鼠在 GFS 后的 CTGF 和 TGF-β 蛋白质水平变化；使用 GFS 后 TGF-β 和 CTGF 在滤过泡组织的浓度显著提高；TGF-β 增长迅速，超过 CTGF 浓度的增加速度；在 GFS 区 180°外的组织样本中发现 CTGF 和 TGF-β 的浓度没有增加，提示该局部主导性的反应

膜型 MMP（表 29-2）。MMP 被认为在 Tenon 囊成纤维细胞收缩 GFS 滤过泡中起主要作用。例如，Daniels 及其同事[30] 测量了成纤维细胞填充的 I 型胶原蛋白收缩过程中 MMP 的产生。他们发现，在这些 I 型胶原蛋白网架的收缩期间，Tenon 囊成纤维细胞会表达 MMP-1、MMP-2 和 MMP-3 mRNA 和蛋白质。此外，添加 MMP 抑制药如 Ilomastat、BB-94 和 BMS-275291 抑制了这些网架的收缩，表明 MMP 活性是成纤维细胞介导的胶原凝胶网架收缩所必需的。因此，GFS 滤过泡中 MMP 的选择性抑制可能会减少 GFS 的收缩和衰竭。

Ilomastat 是一种非常有效的基质金属蛋白酶合成抑制药。这种含羟基酸的修饰二肽是一种非常有效的成纤维细胞胶原酶（$K_i = 0.4$nmol/L）、明胶酶（$K_i = 3$nmol/L）和溶基质素（$K_i = 40$nmol/L）的抑制药[31]。Wong 和他的同事评估了结膜下注射的效果。图 29-6 所示，他们发现与对照组相比，Ilomastat 组在眼压和滤过泡存活方面均有统计学意义上的显著改善。此外，他们发现治疗组的组织切片中瘢痕形成减少。他们在较长时间内重复该实验，并与另外一个在手术时接受了丝裂霉素的治疗组作对比。他们发现，使用 Ilomastat 治疗的平均失败时间为 46d，丝裂霉素治疗为 51d，载体治疗

表 29-2 在眼创伤愈合中起重要作用的生长因子和细胞因子

生长因子	缩 写	描 述
表皮生长因子	EGF	由角膜上皮细胞、泪腺合成；3 种类型的角膜细胞均有丝分裂原和趋化因子
转化生长因子 -α	TGF-α	结构上和功能上类似于表皮生长因子；由角膜上皮细胞、泪腺合成
转化生长因子 -β	TGF-β	3 个亚型，TGF-β₁、TGF-β₂、TGF-β₃；促进细胞外基质的形成；TGF-β₂ 在房水中；由多种细胞合成
碱性成纤维细胞生长因子	bFGF	基底膜中检测到的 bFGF 由内皮细胞、成纤维细胞的丝裂原和血管生成的内皮细胞合成
酸性成纤维细胞生长因子	aFGF	在角膜上皮细胞基底层和基底膜中检测到 aFGF，由内皮细胞、成纤维细胞的丝裂原和内皮细胞合成
角化细胞生长因子	KGF	由角质细胞合成，刺激角膜表皮细胞增殖和迁移
肝细胞生长因子	HGF	由角膜上皮细胞合成，刺激角膜表皮细胞增殖和迁移
血小板衍生生长因子	PDGF	PDGF 由角膜上皮细胞合成，刺激基质成纤维细胞增殖
类胰岛素生长因子	IGF-I	
结缔组织生长因子	CTGF	刺激纤维化和介导 TGF-β 在基质形成中的作用

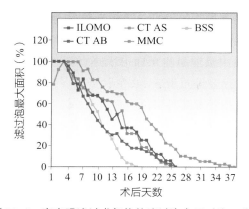

▲ 图 29-6　青光眼滤过术部位的滤过泡存活对比；分别用平衡盐溶液（**BSS**）、丝裂霉素（**MMC**）、CTGF 抗体（**CT AB**）、CTGF 反义寡核苷酸（**CTAO**）、Ilomastat（**ILOMA**）等处理；经丝裂霉素处理的滤过泡存活时间最长（**38d**），经 **BSS** 处理的滤过泡最短（**19d**）；其他三组的中位数生存期约为 **26d**，明显长于 **BSS** 治疗

为 16d。重要的是，使用 Ilomastat 治疗组对于 IOP 维持与丝裂霉素组相似。组织学上，虽然丝裂霉素和 Ilomastat 治疗均观察到最小的瘢痕组织，但丝裂霉素治疗组显示结膜下细胞过少而周围纤维化，而 Ilomastat 治疗的组织维持更正常的结膜形态[33]。这些实验证实 MMP 在 GFS 后瘢痕形成的作用，提示 MMPI 可能有利于调节愈合反应，而不会导致抗代谢药的后期并发症，如无血管、薄壁泡、滤过泡渗漏和迟发性眼内炎[34, 35]。

四、减少瘢痕

目前，青光眼伤口愈合的调节涉及使用抗代谢药如氟尿嘧啶（5-FU）和丝裂霉素（MMC），他们广泛破坏细胞迁移、增殖和细胞外基质产生。氟尿嘧啶具有多种细胞毒作用，包括通过抑制胸腺嘧啶合成酶抑制 DNA 合成，通过干扰 RNA 合成减少蛋白质合成，间接破坏肌动蛋白细胞骨架和促进 Tenon 囊成纤维细胞的凋亡[3]。丝裂霉素是一种烷基化剂，通过交联 DNA，破坏 RNA 和蛋白质合成，并产生活性氧类[4]。然而，这些物质不是组织、细胞或基因特异性的，它们会对增殖细胞和非增殖细胞造成损害，导致对眼细胞的严重毒性。持续性低眼压是这些药物的另一种早期不良反应。此外，丝裂霉素和较小程度上的氟尿嘧啶可能会在手术后数十年内出现延迟效应，从而导致薄而无血管的滤过

泡，发展为渗漏并且非常难以愈合。

生长因子选择性调节对瘢痕的调节作用

1. TGF-β

抑制 TGF-β 系统的首选方法之一是使用针对 TGF-β 的中和抗体，实际上，几个实验模型提示重复给予 TGF-β 中和抗体减少了瘢痕形成[8, 9]。对青光眼伤口愈合特别重要的是，已有报道中和 TGF-β_{236} 的人源化单克隆抗体或 TGF-β_{137} 的反义寡核苷酸可减少瘢痕组织和结膜滤过泡的收缩来延长兔的滤过泡生存率。这些动物实验是前瞻性随机安慰剂对照的 I / II a 期临床试验的基础，该试验评估了 24 例有滤过泡风险的患者对 TGF-β_2 的中和抗体[38]。治疗方案是一系列 4 次结膜下注射术后即刻，以及术后第 1d、第 7d、术后 1 年，两组并发症发生率无统计学差异，且与研究药物无相关的严重不良事件发生。用抗 TGF-β_2 处理的滤过泡是弥漫性、非囊性和非无血管性的，与抗代谢药相关的滤过泡不同。抗体组在 3 个月和 6 个月时眼压下降更多（$P < 0.05$），并且在 12 个月时接近统计学显著性。对于用抗体治疗的患者，存在减少干预的趋势。这种针对 TGF-β 的中和抗体的首次临床研究的这些结果是令人鼓舞的，并且支持 TGF-β 系统在调节眼组织瘢痕形成中起关键作用的概念。

2. CTGF

用特异性靶向 CTGF mRNA 的反义寡核苷酸（ASO）治疗兔 GFS 滤过泡也可以使 GFS 滤过泡失败率延迟。图 29-7 所示，兔眼实施 GFS 后分别在滤过泡内注射平衡盐溶液（BSS）、丝裂霉素（MMC）、CTGF 反义寡核苷酸（CT AS）、CTGF 抗体（CT AB）、基质金属蛋白酶抑制药（ILOMO）等处理，每天测量滤过泡的大小直至泡的完全失败。结果表明，BSS 处理的滤过泡最早失败（术后 19d），丝裂霉素处理的泡沫存活时间最长（38d）。CTGF-（CT AS）和 Ilomastat 处理的滤过泡的反义寡核苷酸遵循中间路径并在 26d 时失败。最初，CTGF 的中和抗体（CT AB）的生存率较低，但效果较差，术后平均存活 26d。这些结果表明选择性抑制 CTGF 显著增加了滤过泡的存活率。需要进一

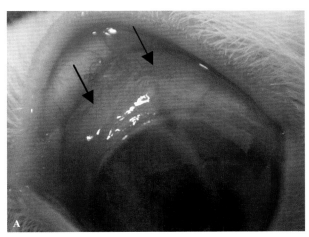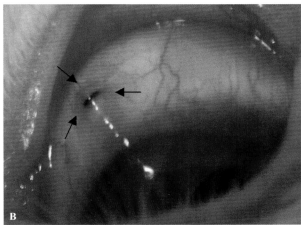

▲ 图 29-7　与对照组相比，使用 Ilomastat 处理的兔 GFS 滤过泡的外观；Ilomastat 处理的兔滤过泡（A）在术后 30d 内都有不同程度的滤过提高，而对照组的滤过泡（B）则是扁平的、有瘢痕的、血管化的

步研究以优化抗 CTGF 疗法的剂量和使用。

3. VEGF

VEGF 抑制药最明显的指征是新生血管性青光眼，许多研究已经评估了 VEGF 抑制药在新生血管性青光眼患者中的作用，并且已经发现有利于减少血管化和降低压力[39, 40]。然而，VEGF 抑制的作用在改善青光眼手术后的结果方面没有取得相等

程度的成功。Van Bergen 及其同事发现 Pegaptanib（MacugenTM，Pfizer）的使用通过改善血管生成改善了兔小梁切除术的结果。然而，对胶原蛋白的产生或炎症没有任何益处[41]。一项比较贝伐单抗和氟尿嘧啶在原发性小梁切除术中的研究发现，两组的结果相似，但是贝伐单抗组需要更多的降眼压药以控制眼压[42]。

第 30 章　未来的策略
Future Strategies

Peng Tee Khaw　Alastair Lockwood　Stelios Georgoulas　Annegret H Dahlmann–Noor　Stephen Brocchini　**著**

王洪涛　段晓明　**译**

张　旭　**校**

本章概要

目标：滤过术后瘢痕化的控制

　　在疾病、创伤或外科术后瘢痕的预防方面，新的技术和新的治疗方法已经取得了重大进展。除了传统的化学药物如树枝状大分子、纳米粒子、适配体、核酶、病毒载体的基因治疗技术和 RNA 干扰技术外，新技术的出现将为新一代预防青光眼术后纤维化的治疗开辟新的方向。完全控制眼内纤维化进程将为青光眼手术 100% 成功提供诱人的前景，青光眼手术成功体现在维持眼压 10mmHg 左右超过 10 年。基因检测定位可以准确地预测患者对手术伤口的愈合反应，以及对最小瘢痕化进行精准干预。

一、概述

　　瘢痕化仍然是影响青光眼滤过术（GFS）长期成功的主要因素。滤过术创面愈合反应与眼压控制和青光眼成功密切相关。使用抗纤维化药抑制小梁切除术后滤过通道瘢痕化已被广泛证实。抗代谢药如丝裂霉素（MMC）和氟尿嘧啶（5-FU）在局部应用时能抑制成纤维细胞的功能和存活，但它们与严重的术后并发症有关，如低眼压，可能的致盲性眼内炎。此外，有些患者的瘢痕化过程仍然是难治的，尽管使用了抗代谢药，他们的滤过术仍然失败。因此，有必要开发有效的、无毒的替代品。在本章中，笔者综述了目前正在研发的、能介导青光眼滤过术伤口愈合反应的新方法和新型药物。表 30-1 列出了最近研发的一些正处于临床评估和体外评价阶段的新的治疗策略。

二、与外科生物材料相关的新的手术技术

　　手术技术的改良结合抗代谢药的正确使用增加了手术的成功率（图 30-1）[1, 2]。改良的手术技术减少了手术创面的刺激，较大面积抗代谢药的使用可以改善滤泡的形态。应用可调节缝合线可以很好地控制眼压，降低早期低眼压发生的风险。

　　物理性阻隔物可以用作为抗代谢药的替代物，这些替代物可以是固体、液体或者气体。动物模型[3]和人类[4]的研究发现人的羊膜具有抗血管生成、抗炎和抗纤维化的特性。Ologen 植入物是一种胶原植入物，已设计用于小梁切除术滤过泡形成细胞外

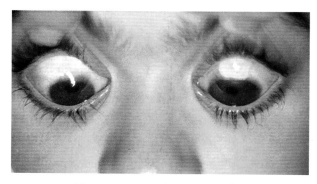

▲ 图 30-1　不同术式的滤过泡形态变化

表 30-1　调节目标和作用机制

调节目标	作用机制
手术策略	
• 停用局部用药	• 减轻炎症反应和成纤维细胞活化（尤其引起眼表刺激 / 红眼的滴眼液）
• 术前使用类固醇	• 可使细胞失活，防止炎症介质的早期释放
• 轻柔组织处理和止血	• 避免出血和炎症介质释放，包括促纤维化细胞因子
间隔支架	
• 羊膜	• 三胚层的最内层，首先用作皮肤移植材料，具有很强的抗炎作用 • 提供覆盖组织的机械保护
• 透明质酸	• 吸湿性聚合物在结膜和巩膜之间提供间隔效应 • 可能具有抗纤维化的特性 • 交联透明质酸的半衰期更长
• 异种植入物	• 可吸收胶原间隔作为 ECM 的临时支架
抗炎药	
• 激素	• 靶向炎症细胞基因的表达
• 糖皮质激素合成衍生物	• 减少伤口中白细胞和中性粒细胞的数量，抑制巨噬细胞功能 • 通过降低血管通透性减轻血浆和凝血因子的渗漏 • 抑制花生四烯酸途径，从而抑制前列腺素和白三烯的生成
• 非甾体抗炎药（NSAID）	• 抑制环加氧酶，导致前列腺素、前列环素和血栓素 A_2 的减少 • 对人眼成纤维细胞的直接抗增殖作用
• D（+）- 葡糖胺 和 D（+）- 葡糖胺 6- 硫酸盐树枝状大分子	• D（+）- 葡糖胺和 D（+）- 葡糖胺 6- 硫酸盐树枝枝状大分子分别具有免疫调节和抗血管生成的特性
• 环孢素	• 首次从真菌中分离出来的黄曲霉 • 抑制淋巴细胞介导的免疫反应
生长因子	
• 曲尼司特［N-（3′,4′-二甲氧基肉桂基）氨基苯甲酸］	• 最初被描述为肥大细胞组胺释放的抑制药 • TGF-β 活性抑制药
• 抗 TGF-β 抗体	• 活性 TGF-β 的特异性重组人单克隆抗体
• 抗 TGF-β 寡核苷酸	• 结合特定细胞内信使 RNA 链的合成分子 • 通过抑制 mRNA 的转录从而抑制 TGF-β 蛋白的合成
• 抗 TGF-β siRNA	• 与 mRNA 互补的 siRNA 序列阻断 TGF-β 蛋白的翻译和生成
急性期蛋白质	
• 血清淀粉样蛋白 P	• 抑制血液循环的单核细胞向成纤维细胞的活化
抗血管生成	
• 贝伐单抗和雷珠单抗	• 抑制血管内皮生长因子（VEGF）的人单克隆抗体 • 抑制内皮新生血管形成和血管通透性

（续表）

调节目标	作用机制
细胞增殖	
• β 射线照射	• 电离辐射影响 DNA 并抑制细胞复制
• 光动力疗法	• 2′,7′–双（2–羧基乙基）–5（6）–羧基氟烷乙酰氧基甲基酯（BCECF-AM）是一种荧光探针和细胞内作用的光敏剂 • 以非活性形式局部应用，扩散到相邻细胞，然后被细胞内酯酶分解并呈现荧光 • 蓝光照射（激活）后，产生光氧化效应，只在靶细胞内具有破坏性
• 乳糜酶抑制药	• 抑制成纤维细胞的糜蛋白酶活化；乳糜酶也可能将血管紧张素 I 活化为血管紧张素 II 和潜在的 TGF 结合蛋白
• 抗增殖基因插入	• p21（waf-1/cip-1）是一种转录因子，在细胞应激反应中介导细胞周期停滞
细胞迁徙和胶原收缩	
• 基质金属蛋白酶抑制药（MMPI）	• 在胚胎发生、组织重塑和修复过程中表达含锌催化位点的酶 • 在青光眼手术模型的无细胞基质蛋白中，酶的抑制可防止胶原收缩和阻止瘢痕形成
• 依托扑沙	• 稳定通常短暂的 DNA 拓扑异构酶 II 复合物，从而增加双链 DNA 断裂
• 紫杉醇	• 初次从太平洋紫杉树皮分离 • 促进微管的组装，抑制微管蛋白的分解过程

基质（ECM）的支架。胶原植入物的吸收会形成一个松散的 ECM 架构。动物研究发现胶原植入物能很好控制滤过泡的形态[5]。截至本文写作时，仅有一项为期 24 个月的随机临床试验[6]，也有研究发现体内模型中胶原植入物会导致炎性反应。结膜下腔隙注入全氟丙烷气体或 2.3% 透明质酸钠可形成更为弥散的滤过泡，改善外引流效果[7, 8]，据研究报道交联透明质酸作为小梁切除术的阻隔剂是成功的[9]。聚四氟乙烯（PTFE）、Seprafilm（由透明质酸钠和羧甲基纤维素制成的可生物降解膜）、ADCON-L（一种多聚糖脂）、Interced（一种纤维素基质）、透明质酸钠和聚乳酸素网状物，以及其他衍生物都可能在未来有所帮助。由相对惰性材料制成的装置植入一些空间（如脉络膜上腔），也可能有助于引流道的通畅和滤过泡瘢痕化的抑制。

三、抗炎药

长期炎症反应促进小梁切除术后瘢痕形成，这多与葡萄膜炎患者有关。根据 Moorfields 分级系统的一项长期 MRC 实验结果显示炎症反应与滤过泡的长期预后明显相关（图 30-2）[10]。局部类固醇的使用对术后滤过泡常规管理是有效的，最近一种新的缓释方法是使用植入体，这已经在 GFS 动物模型中进行了研究。术后常规局部使用糖皮质激素抗炎是有效的。最近有研究探讨了在青光眼滤过术（GFS）动物模型中一种新型激素缓释体的应用[11]。局部非甾体抗炎药（NSAID）可能是有效的[12]，但对它们的使用仍然存有争议。最近的一项随机试验表明，在 Ahmed 青光眼引流管植入术中，对比类固醇激素与非甾体抗炎药的使用效果，发现在非甾体抗炎药处理组出现了更多的手术并发症[13]。环孢素是一种免疫调节药，可抑制炎症细胞因子（包括白细胞介素 -2）的释放，但它应用于 GFS 抗瘢痕药的潜能还存在争议。动物研究的结果是有差异的。在一项随机临床试验中发现，它确实改善了眼表的炎症反应，但对滤过术的成功并没有明显的效果[14]。一种与细胞增殖相关的脂质信号分子，鞘氨醇 -1- 磷酸酯已显示出了它的抗增殖作用，研究发现鞘氨醇 -1- 磷酸酯抗体可促进兔模型中滤过泡的存活[15]。另一种调节炎症细胞因子的新方法是树枝

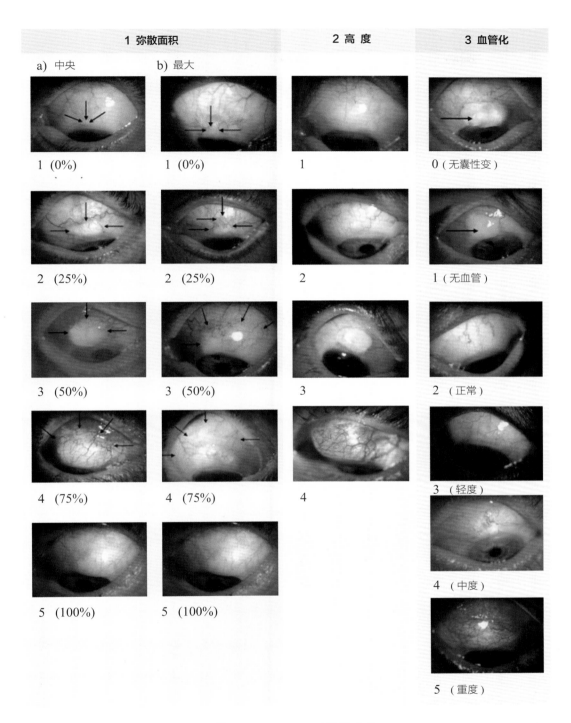

▲ 图 30-2 Moorfields 滤过泡分级

四、生长因子调节剂和急性期蛋白

状大分子的应用。这些超支化纳米分子能够化学合成具有精确结构特征的共轭物。多价树枝状大分子葡糖胺结合物可防止瘢痕组织形成。在 GFS 实验模型中，$D(+)$ - 葡糖胺和 $D(+)$ - 葡糖胺 6- 硫酸盐的水溶性结合物可以提高手术的长期成功率，从 30% 提高到 80%[16]（图 30-3）。

流经滤过泡的房水中含有大量的生长因子或细胞因子。其中转化生长因子 β（TGF-β）较房水中发现的其他生长因子，对成纤维细胞活性的刺激作用更强，甚至有可能中和丝裂霉素在体内的作

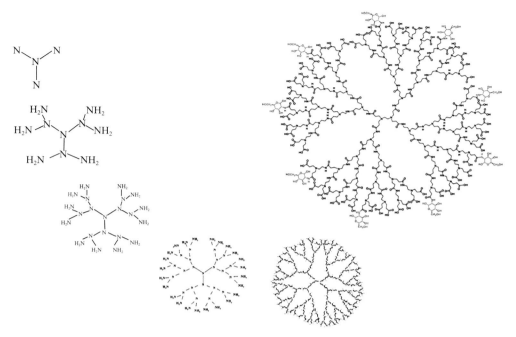

▲ 图 30-3　转运药物的树枝状大分子

用[17]。影响生长因子活性的调节剂，包括 TGF-β，可能是抗纤维化的有效抑制药。曲尼司特 [N-（3′，4′-二甲氧基肉桂酰），邻氨基苯甲酸] 是 TGF-β 表达的抑制药，目前正在进行药物洗脱支架的测试。有研究表明它与透明质酸联合应用对 GFS 具有抗纤维化作用。在一项动物研究中发现它的有效作用延长，但在一项临床小梁切除术的研究中并没有获得预期的良好效果[18]。

靶向 TGF-β 通路的其他方法。抑制蛋白质翻译的反义寡核苷酸，已被证明能延长滤过泡在体内的存活时间[19]。人源化的 TGF-β 单克隆抗体（乐地单抗）延长了滤过泡的存活和减少瘢痕的形成（图 30-4）[20]。与丝裂霉素处理的效果相比，它对局部组织的破坏性要小得多。在一项临床试验研究发现在 GFS 中使用 TGF- 抗体没有明显的不良反应或炎症反应，也没有发现常规抗代谢药使用过程中出现的囊性滤过泡[21]。然而两项较大的随机对照研究发现并没有显著的效果[21]。这可能是基于早期研究[20] 的使用剂量不足，该实验室的后续研究显示了长时间给药的方案具有显著增强效果[22]。数据还

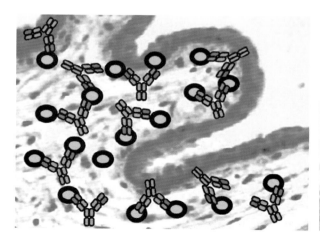
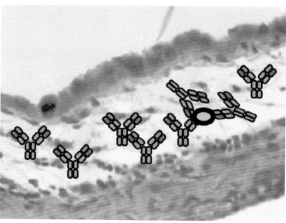

▲ 图 30-4　高、低浓度 TGF-β$_2$ 抗体示意图

表明，当 TGF-β 抗体与术中氟尿嘧啶（5-FU）联合使用时，效果增强。

多个 TGF-β 的替代抑制药已经被使用。核心蛋白多糖，一种天然蛋白聚糖抑制药，可与 ECM 中的 TGF-β 结合。在兔 GFS 模型中，术前和术后使用核心蛋白多糖可减少纤维化[23]。据报道，体外使用抗 TGF-β 受体 II mRNA 的小干扰 RNA，能减少 TGF-β 受体 II 和纤维连接蛋白的生成，以及人体角膜成纤维细胞的迁移。

在体内实验中，相同的小干扰 RNA 分子可减少炎症反应和细胞外基质（ECM）的沉积[24]。微球可改善药物的传输。在一项实验动物模型中，小梁切除术后一次性注射包裹有小干扰 RNA 分子的聚（D, L- 丙交酯 - 乙醇胺）纳米微球，可以使滤过泡100% 存活率超过 1 个月[25]。

调控 TGF-β 受体信号通路的其他因子的相关研究。Smad 蛋白是基因转录的激活剂，$Smad_3$ 是 TGF-β 诱导细胞外基质蛋白生成的必要成分[26, 27]。激活素受体样激酶（ALK）通过磷酸化 $SMAD_{2/3}$ 介导 TGF-β 的活化。最近一项研究发现，ALK_5 抑制药 SB-431542，通过抑制 ALK 通路降低成纤维细胞 Smad 活性，也发现 Sb-431542 抑制青光眼滤过术后的瘢痕形成[28]。

五、血清淀粉样蛋白 P

急性期蛋白有助于调节对损伤或致病性刺激的初始免疫反应。有研究显示作为一种调理素的血清淀粉样蛋白 P（SAP）可以抑制血循环体系单核细胞激活的纤维细胞分化[29]。研究发现 SAP 作为一种抗瘢痕药可以抑制小鼠模型中的肺纤维化[30]。进一步的研究发现重组人的 PRM-151（Promedior, Inc.，Malvern，PA）可以减少屈光性角膜切削术后角膜成纤维细胞的活化[31]。笔者课题组也发现 PRM-151 是一种有效的抗瘢痕药。滤过术后结膜下注射 PRM-151 有效性的临床 II 期研究仍然正在进行中。

六、抗血管生成药

血管生成是伤口愈合过程的关键。血管生成过程的一个常见刺激因子是血管内皮生长因子（VEGF），在活动性瘢痕形成的成纤维细胞中 VEGF 表达是上调的[32]。由于抗血管生成的治疗方法已经彻底改变了对渗出性黄斑变性的治疗模式，目前有许多研究正在探讨抗 VEGF 抑制药是否也可以调节 GFS 的伤口愈合和提高手术的成功率。

贝伐单抗和雷珠单抗都是抗 VEGF 的单克隆抗体。有研究报道贝伐单抗可以抑制 Tenon 囊的成纤维细胞增殖，在 GFS 动物模型，术后贝伐单抗注射可减少瘢痕生成和延长滤过泡的存活时间。当与抗代谢药氟尿嘧啶联合使用时，有协同的抗瘢痕作用[34]。贝伐单抗已成功用于滤过泡的修正处理过程[35]。有临床研究将其作为围术期的辅助用药，发现术后有良好的 IOP 控制，但也发现手术 3 个月后一些滤过泡血管化的增加[36]。最近的一项贝伐单抗与丝裂霉素的随机对照试验发现，丝裂霉素处理组有更好的 IOP 控制，但两组术后滤过泡的形态没有差异[37]。在另一项前瞻性非随机试验中，将贝伐单抗与氟尿嘧啶作为小梁切除术的辅助用药进行了对比，发现眼压控制和并发症发生率两组无差异，但是贝伐单抗治疗组术后低眼压更多见[38]。在这两项研究中，随访时间都较短（1 年或更短），还需要更长时间的随访研究。

七、抗增殖药

β 射线是一种替代丝裂霉素或氟尿嘧啶的抗增殖药。^{90}Sr 探针的低剂量辐射（1000cGy）已被证明对成纤维细胞的生长抑制具有类似于单一剂量氟尿嘧啶的作用[39]。在一项大型的非洲试验中，β 射线照射显著改善了小梁切除术的成功率，治疗组的失败风险为 5%，而未治疗组的风险为 30%[40]。使用放射性探针的优点是它的可重复使用性，且具有较长的保质期，与使用液体抗代谢药相比，靶向组织的处理会更精确，缺点是增加白内障的发展。弥散蓝光的光动力疗法，结合光敏剂杀死成纤维细胞，可能是控制滤过术后纤维化和调节术后伤口愈合的另一种有效方法[41]。一些相关的临床试验已显示出有希望的应用前景[42, 43]。最近一项为期两年的临床试验评估了小梁切除术后三种处理方式的结果，①丝裂霉素；②光敏剂 2′, 7′- 双（2- 羧乙基）-5-（和 -6）- 羧基荧光素；③乙酰甲基酯，或无辅助剂（安慰剂）。虽然光敏剂处理组的并发症发生率低于丝裂霉素，但 IOP 控制与安慰剂相似[44]。

成纤维细胞的活化和增殖也可能是由肥大细胞中糜蛋白酶的释放引起的。最近的研究表明，在犬模型中，糜蛋白酶抑制药可以抑制成纤维细胞增殖，延长 GFS 的术后效果[45]。另一个有趣的控制增殖的方法是过表达抑制增殖的基因，如腺病毒介导的 p21WAF-1/CIP-1 基因可以预防滤过术的伤口愈合[46]。

八、细胞运动、基质收缩和合成的调节剂

通过精细分级的数码照片对滤泡进行分析，发现组织收缩是滤过术失败的关键因素。近年来细胞成像技术的发展，对滤过泡组织收缩过程有了更进一步的了解（图 30-5）。基质金属蛋白酶是参与 ECM 重塑的重要蛋白质，具有内在酶活性

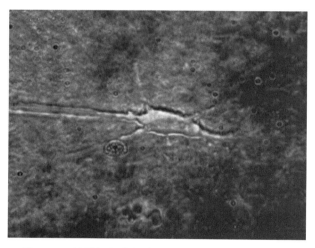

▲ 图 30-5 结膜组织的细胞和基质成像；胶原基质成纤维细胞的高分辨率成像

和信号分子激活剂的作用。基质金属蛋白酶抑制药（MMPI）是目前正在研究的抗瘢痕药。广谱的 MMPI 抑制成纤维细胞介导的胶原收缩[47]。在 GFS 动物模型的实验中，MMPI 的使用显著延长了滤过泡的存活，并保留了正常的组织形态。与使用丝裂霉素处理的滤泡不同，MMPI 处理未发现上皮毒性[48, 49]。其他的一些药物也可以通过作用于细胞骨架，而抑制细胞迁移。紫杉醇和依托泊苷（微管稳定剂）已被应用于滤过手术动物模型的研究，发现能延长滤过泡的存活时间[50]。β- 氨基丙腈和 D- 青霉胺干扰胶原蛋白的分子交联，已有实验和临床证据表明可用于滤过术[51]。

九、改良的药物输送和联合用药

治疗的长期效果和药物处理狭窄的治疗窗口期仍然限制了对瘢痕的有效控制。几种缓释传递系统，包括脂质体胶囊[52]、微球[53]、巩膜塞[54]和可生物降解的植入聚合物，可能具有非常好的应用前景。联合用药的疗效会更好，例如氟尿嘧啶和肝素联合用药可以预防增殖性视网膜病变[54]。

致谢

作者感谢 Wellcome 信托基金会、医学研究委员会、导盲犬、Moorfields 信托基金会、Hayman 信托基金会、Ron-Liora Moskovitz 基金会、Michael-Ilse Katz 基金会、纪念 Paul Hamlyn John Nolan-Helen Hamlyn 信托基金会、共济会大慈善组织和英国为视力而战组织的支持。这项研究得到了摩尔菲尔德眼科医院国家健康研究所、生物医学研究中心和眼科学院的部分资助。

第五篇
非穿透性青光眼手术
Nonpenetrating Glaucoma Surgery

第 31 章　原理与机制

Principle and Mechanism of Function

Shibal Bhartiya　Tarek M Shaarawy　著

李树宁　译

梁远波　乐融融　校

本章概要

非穿透性青光眼手术包括多种相似但不完全相同的手术技术，如窦小梁切开术、外部小梁切除术、深层巩膜切除术和（或）深层巩膜床填充物植入手术、黏弹剂小管切开术，所有手术的目标位置均为房水流出阻力最大处。

房水经由 Schlemm 管及其邻近组织向远端外流，所以选择性地切除 Schlemm 管外壁及邻管组织小梁网可增加房水的流出。

保留完整的小梁网 –Descemet 膜（包括前部和后部小梁网，Schlemm 管内壁的内皮细胞和后弹力层）可保留一定的流出阻力，从而减少手术并发症，提高安全性。

可吸收或不可吸收的植入物可用于保持手术制作的巩膜下间隙，避免小梁网 –Descemet 膜（TDM）层的继发性塌陷，从而达到最佳的滤过效果。

一、概述

原发性开角型青光眼（POAG）主要的房水流出阻力位于小梁网（TM）[1-12]，因此，在过去 20 年中，基于小梁网的选择性微切除非穿透性青光眼手术，已成为青光眼医生关注的焦点。

非穿透性青光眼手术包括几种相似但不完全相同的手术技术，包括窦小梁切开术、外部小梁切除术、深层巩膜切除术、深层巩膜床填充物植入手术、黏弹剂小管切开术和黏小管成形术。

目前，这些手术的最佳选择策略仍在不断完善之中，关于其作用原理和房水流出的机制仍不明确。不过有足够的证据表明，无论是疗效还是安全性方面，这些手术对于开角型青光眼患者都是重要的治疗手段。

非穿透性青光眼手术基于两个基本原则。

1. 房水经由 Schlemm 管及其临近组织向远端外流，所以选择性地切除 Schlemm 管内壁及相邻的小梁网组织可增加房水的流出（图 31–1）。

2. 保留完整的小梁网 –Descemet 膜（包括前部和后部小梁网，Schlemm 管内壁的内皮细胞和后弹力层）可保留一定的流出阻力，从而减少前房积血、脉络膜积液、浅前房、术后感染和白内障等并发症的发生。

二、命名法

Krasnov 首先描述了窦小梁切开术，该手术切除了覆盖 Schlemm 管表面的大块巩膜，Schlemm 管的内壁被保留在原位 [8-1]。其理论基础是假设房水流出的最大阻力位于巩膜房水静脉。

Zimmerman 提出了"外部小梁切除术"，在巩膜瓣下切除邻管组织小梁网（JXT）和 Schlemm 管

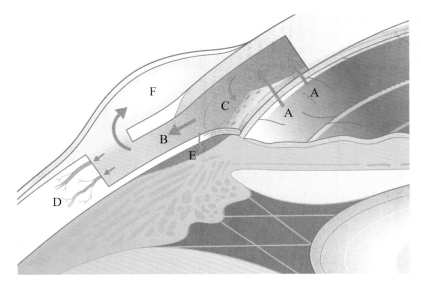

▲ 图 31-1 深层巩膜切除术联合外部小梁切除术的示意，及手术后可能的房水路径；小梁网 -Descemet 膜（A），巩膜下间隙（B），经 Schlemm 管口进入巩膜上静脉（C），巩膜下间隙中新的房水静脉（D），脉络膜上腔（E），结膜下滤过泡（F）；箭指示方向表示房水可能的流出方向

内壁，以减少房水流出阻力[11, 12]。由 Fyodorov 和 Koslov 设计的深层巩膜切除术[14]，在巩膜瓣下切除前部小梁和后弹力层后侧的角膜基质。

现代非穿透性深层巩膜切除术结合了这两种手术，因此其完整的命名法是"深层巩膜切除术并外部小梁切除术"[14, 15]。

Stegmann 设计的黏弹剂小管切开术[16,17]，在切除外部小梁网的同时，在 Schlemm 管开口中注射黏弹剂使之扩张。如同深层巩膜切除术一样，房水通过小梁网 -Descemet 膜（TDM）进入手术制作的巩膜下间隙；但由于浅层巩膜瓣紧密闭合，不会产生滤过泡。推测房水从巩膜池到达 Schlemm 管开口，随后进入巩膜房水静脉。

黏小管成形术是旧式黏弹剂小管切开术的改进，使用微导管进行 Schemm 管的全周扩张和拉紧，而不是不仅局限于某一节段。在 360° 置管后，导入 10-0 聚丙烯缝合线，将缝线打结后产生的牵拉力量将对 Schlemm 管内壁和相邻小梁网提供张力。推测这种张力可以拉伸小梁网，增加房水流出[18, 19]。

三、房水流出的功能解剖

小梁网是一种网状结构，与巩膜沟和周边管道 Schlemm 管相连。小梁网由内皮包围的结缔组织组成，分为三个部分：葡萄膜小梁网、角膜巩膜小梁网和邻管组织小梁网[4-7, 14, 15]。

葡萄膜小梁网从虹膜根部和睫状体延伸到周边角膜，由结缔组织带组成，具有 25～75μm 的不规则开口，形成前房的外侧界。

角膜巩膜小梁网是小梁网中最广泛的部分，由带孔的板状结构组成，接近 Schlemm 管处逐渐变小。它从巩膜突延伸到巩膜沟的前壁。

邻管组织是小梁网的最外层部分，由一层无孔的结缔组织组成，内侧有内皮细胞。外层内皮细胞参与构成 Schlemm 管的内壁[4-7, 15]。

最外侧的邻管组织或筛状区域有数层细胞分布在松散的细胞外基质网（ECM）中，后者含有基底膜物质、蛋白多糖和糖胺聚糖等，从而产生流出阻力。基质部没有胶原束，但在电子显微镜下可以看到细小曲折的水流通道（看起来像空的间隙）。

Schlemm 管的内皮像静脉一样被结缔组织包围，是体内水传导能力最强的内皮。内皮的内侧面具有渗漏性，这可能是由于内皮中存在众多微米级的跨细胞孔和与之相邻的大型空泡。Schlemm 管内皮有几个内集液管，并通过外集液管、巩膜下静脉丛、深巩膜血管丛和房水静脉连接到巩膜外层和结膜静脉。

四、房水流出的生理与阻力定位

"常规"流出路径（通过前房到小梁网、Schlemm 管和集液管）占房水流出量的 70%，剩余的 30% 由葡萄膜巩膜或"非常规"通路排出，房水通过被动运输进入睫状肌、睫状体上腔，并穿过前巩膜或后巩膜进入涡静脉周围或脉络膜血管[1, 3, 4, 6, 7]。

人类 75% 的房水流出阻力来源于小梁网，25% 位于 Schlemm 管之后[3]，在 Schlemm 管外壁或周围组织中[3, 4]。小梁网内的主要阻力部位目前尚未明确，大多数研究人员认为高达 75% 的阻位于 JXT 部分[1, 3, 4, 6, 7]。

传统房水流出通路的阻力的主要调节机制如下。

通常情况下，Schlemm 管并不被认为是流出阻力大的部位。然而，随着 IOP 增加，小梁网扩张到 Schlemm 管管腔内，使之变窄[6]，流出阻力显著增加。而且我们假定内壁和外壁之间的胶原性隔膜可以防止 Schlemm 管塌陷和集液管阻塞。

Schlemm 管的塌陷被认为可能会增加流出阻力，尽管这方面的证据并不明确。

五、非穿透性青光眼手术的功能解剖

- 深层巩膜切除联合外部小梁切除术可通过多种机制发挥作用：切除 JXT 组织；残余小梁网连接巩膜间隙，导致筛状间隙变宽，以及在巩膜下间隙中形成新的房水静脉[20, 21]（图 31-2）。
- 黏弹剂小管切开术包括从开放性 Schlemm

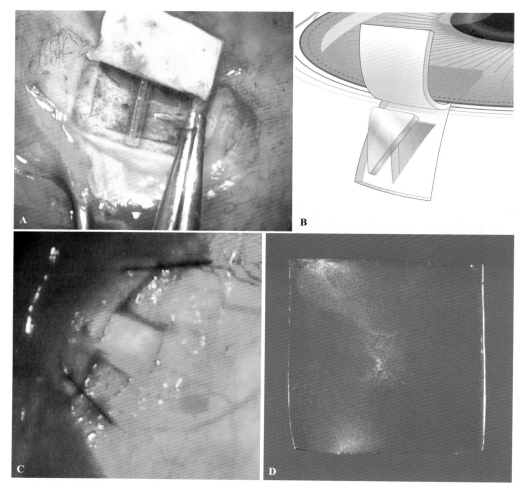

▲ 图 31-2 植入物

A. 将胶原植入物径向放置并用单根 10-0 尼龙缝合线固定；B. 网状透明质酸植入物；C. 固定在巩膜瓣下的自体巩膜植入物；
D. 平坦的胶原蛋白植入物（A 和 D 由 Tarek M Shaarawy，MD 馈赠）

管的开口处注射高分子量的黏弹性物质以扩张管道。推测有几种机制可增加房水流出：从扩张的 Schlemm 管引流至巩膜内毛细血管和静脉、巩膜上静脉，以及 Schlemm 管内外壁的局灶性裂开；延伸到 JXT 并形成与邻管组织细胞外间隙与 Schlemm 管内腔相交通[22,23]（图 31-3）。

六、NPGS 中房水引流通道

（一）打开 Schlemm 管外壁

由于连接内外壁的隔膜剪切应力在 Schlemm 管外壁打开过程中被破坏，所以切除 Schlemm 管外壁会导致内壁的损坏。这与 JXT 区域的破坏共同有效地降低了房水流出的主要阻力[1,3,4,6,7,15]。

影响因素包括小梁网变薄，以及残余小梁网直接连接巩膜内腔隙从而导致筛状间隙变宽（类似于氩激光小梁成形术）。

外部小梁涉及 Schlemm 管的内壁，邻管组织小梁网和部分角膜巩膜层。房水从此到达巩膜池和结膜下间隙[1,3,4,6,7]。

（二）创建 Descemet 膜窗

暴露 Descemet 膜、切除浅层巩膜是为了建立小梁网 –Descemet 膜窗，为房水排出提供替代途径。房水绕过了小梁网，通过完整的小梁网 –Descemet 膜即前小梁，到达巩膜池[1,3,4,6,7]（图 31-2）。

在手术过程中部分切除后弹力膜之后，其通透性可能会增加；也可能是由于 Schlemm 管外壁打开之后残留的小梁网，发生了如同小梁网 –Descemet 膜类似的渗透效果。

完整的后弹力膜的通透性不足以让房水通过的。即使在部分 Descemet 膜切除后仍为相对的不通透，其间接证据是深部巩膜切除术后的房角小梁网激光打孔的比例超过 40%[14]。

（三）注射黏弹性材料

在黏弹剂小管切开术中，将黏弹性材料注射到 Schlemm 管的开口，以增强 Schlemm 管断端和 Schlemm 管非功能区域的房水流出，最终流入集液管的量。

由于黏弹性在 4～5d 内被吸收，因此由机械因素阻止管道切口愈合的机制是不合理的。不过，黏弹性材料具有抗炎特性，可抑制细胞迁移、吞噬作用和细胞因子的产生，因此可以改变伤口愈合的过程。

一个更合理的解释是，Schlemm 管的突然扩张导致内外壁的局灶性破裂；延伸到近管结缔组织和小梁网，引起邻管区细胞外间隙与 Schlemm 管腔直

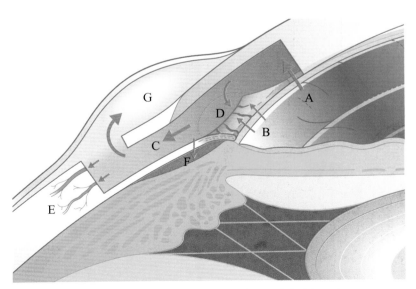

▲ 图 31-3 黏弹剂小管切开术后可能的房水路径示意

A. Descemet 膜窗；B. Schlemm 管壁和小梁网的破裂；C. 巩膜内下间隙；D. 通过扩张的 Schlemm 管进入巩膜上静脉；E. 巩膜下间隙中新的房水静脉；F. 脉络膜上腔；G. 结膜下滤过泡。箭指示方向表示可能的流出方向

接连通，从而导致流出阻力降低。因此，这可能是增强了传统的流出通路的房水量，研究显示非人类灵长类动物的房水流出增加了近30%[22]。Schlemm管内壁的破坏也可以直接沟通Schlemm管腔与睫状体组织，从而增强了葡萄膜巩膜通道的房水流出。

（四）黏小管成形术

这是一种相对较新的外科手术，在黏弹剂扩张的基础上，在Schlemm管内放置张力缝合线，从小梁网上施加向内的张力。推测缝线张力可以增加小梁网通透性，类似于毛果芸香碱的作用。有间接证据表明，Schlemm管可能在较高压力下塌陷，推测张力缝线有助于维持管腔形态，消除由塌陷带来的外流阻力的增加，这类似于Cairns报道的眼内张力缝线[18, 19]。

七、巩膜池外的房水通道

一旦房水通过小梁网–Descemet膜进入巩膜池，推测它可通过以下4种机制进行重吸收：①结膜下滤过泡；②巩膜内间隙（巩膜内滤过泡）；③脉络膜上腔滤过；④通过Schlemm管两端进入巩膜上静脉。

1. 结膜下滤过泡

NPGS术后第一天，几乎所有患者都有弥漫性结膜下滤过泡，虽然这些滤过泡小于小梁切除术后的滤过泡。持续滤过和眼压控制良好的患者，甚至在手术数年后仍然能在UBM上看到轮廓模糊的弥散性滤过泡[24, 25]（图31-4）。

据报道，黏弹剂小管切开术后的滤过泡小于深部巩膜切除联合外部小梁切除术，因为前者的表层巩膜瓣缝合得很紧。然而，即使在黏弹剂小管切开术后，UBM评估也报道了结膜下低反射腔隙，提示结膜下滤过泡的存在[26, 27]。

2. 巩膜内滤过泡

在深层巩膜切除术中，切除深部巩膜组织会形成巩膜内滤过泡或积液池，作为房水的蓄水库。巩膜内积液池（巩膜内滤过泡）的存在已经被证明与长期IOP控制有关[26]，但是目前并没有证据显示巩膜内间隙的大小和IOP水平存在相关性[27]（图31-5）。

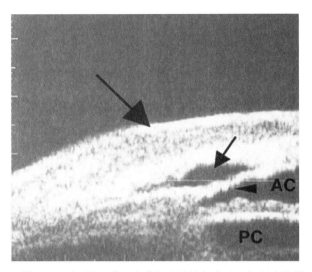

▲ 图31-4　深层巩膜切除联合胶原植入术后1年以上的浅层弥漫性滤过泡（大黑箭）；小梁网–Descemet膜是完整的（箭头），分隔了低反射性巩膜内间隙（小黑箭）与前房（AC）PC. 后房

引自 Kazakova D, Roters S, Schnyder CC, et al. Ultrasound biomicroscopy images: longterm results after deep sclerectomy with collagen implant. Graefe's Arch Clin Exp Ophthalmol 2002; 240(11):918–923, with kind permission from Springer Science & Business Media

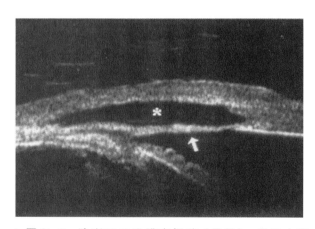

▲ 图31-5　清晰可见巩膜内间隙（星号），以及小梁网–Descemet膜（箭）

引自 Marchini G, Marraffa M, Brunelli C, et al. Ultrasound biomicroscopy and intraocular pressure-lowering mechanisms of deep sclerectomy with reticulated hyaluronic acid implant. J Cataract Refract Surg 2001; 27(4)：507–517.

该流体湖中的房水可通过各种机制重吸收：通过跨结膜转移，结膜淋巴管道吸收，不过主要还是通过新的房水引流血管，无论是否使用胶原植入物。

使用胶原植入物增加NPGS的成功率可能归

因于巩膜内滤过泡的维持。因为植入物在愈合阶段机械地占据了这个空间，使得这个潜在间隙得以维持，并且还防止了浅层巩膜瓣的塌陷[15]。在接受胶原蛋白植入的患者中，90%以上可以观察到巩膜内间隙，其平均大小为 1.8mm[3, 28]。

3. 脉络膜上腔滤过

由于在深层巩膜切除术中，将近 90% 的深层巩膜组织被切除，因此可以认为房水通过该层剩余的巩膜组织滤过到脉络膜上腔。推测脉络膜上腔的房水可以到达葡萄膜巩膜通道从而增加房水流出（图 31-6）。

关于这一流出通道的证据尚无定论。在超声生物显微镜检查中，45% 的患者的睫状体和剩余巩膜之间可观察到房水。然而，这也可能是由于慢性局限性的睫状体脱离，随后房水产生减少，从而控制住 IOP（图 31-4）。

研究发现，在胶原植入的深层巩膜切除术中，脉络膜浅层的低反射区域与 IOP 控制之间存在相关性[24]，但在另一项研究中，两者之间的关系却尚不明确[27]。

4. 通过 Schlemm 的巩膜上静脉通路

在深层巩膜切除术中，Schlemm 管被打开、切除，并且假定 Schlemm 管的两个切口端可直接将房水引流到巩膜上静脉中。

在黏弹剂小管切开术后，由于术中用高黏度的黏弹剂扩张 Schlemm 管，其侧壁的破裂和 JXT 的解体也有助于房水引流。而且假设 Schlemm 管外壁破裂可以直接连通 Schlemm 管腔与睫状肌组织，从而增强葡萄膜巩膜通道的房水流出[22, 23]。

假设 T-Flux 植入物通过该途径增加房水引流，因为 T-Flux 的两个臂插入 Schlemm 管的两个口中，只要保持它们，就可以通过毛细管作用和渗透作用主动引流房水。

植入物

在小梁 –Descemet 膜之外，房水再吸收的主要途径之一是通过巩膜内滤过泡。为了在愈合阶段维持这个潜在腔隙，防止由于瘢痕形成而导致其闭合，在 NPGS 中需使用植入物（图 31-7）。Koslov 提出了将胶原作为中性植入物植入维持这个腔隙，

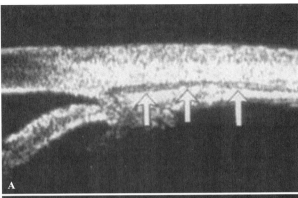
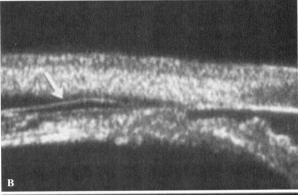
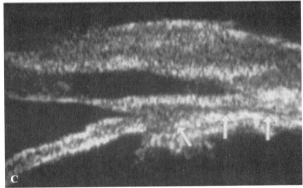

▲ 图 31-6　脉络膜上腔 / 睫状体上腔

A. 正常眼睛；其特征是巩膜和睫状体的边界上可见薄的低回声条带（箭）；B. 小梁切除术后睫状体脱离；可见大的低回声条带和线性条状结构（箭），将巩膜连接到葡萄膜组织；C. 联合植入物的深层巩膜切除术；睫状体上低回声条带（箭）大于正常眼睛

引自 Marchini G，Marraffa M，Brunelli C, et al. Ultrasound biomi-croscopy and intraocular pressurelowering mechanisms of deep sclerectomy with reticulated hyaluronic acid implant.J Cataract Refract Surg 2001; 27(4)：507–517

防止浅层巩膜瓣塌陷。

在 NPDS 中使用的第一个植入物是胶原蛋白植入物 Aquaflow（STAAR，Collagen Glaucoma Drainage Device，STAAR Surgical A–G Niclau，Switzerland），

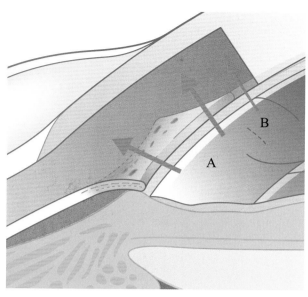

▲ 图 31-7　小梁网 -Descemet 膜的解剖结构示意
小梁网（A），Descemet 膜周边部（B）；箭指示房水流出的方向和位置

由高度纯化的猪脱水巩膜胶原制成。当接触房水后，植入物可吸收水分并增加体积，并且可以在巩膜内间隙中存在 6～9 个月，吸收后形成的巩膜间隙用于房水的引流。常用的植入物是圆柱形的，使

用 10-0 单丝尼龙缝线固定到巩膜床上。

SK GEL（Corneal Laboratoires，Paris，France）网状透明质酸植入物是通过马链球菌的天然野生菌株发酵得到的，该菌株在人体中是非致病性的，并且可在磷酸盐缓冲溶液中发生水合反应。该植入物约 3 个月内被吸收，曾应用于深部巩膜切除术和黏弹剂小管切开术[29]。

T-Flux 植入物[30]（Ioltech，La Rochelle，France）是一种臂长 4mm，体部长 2.75mm，厚度 0.1～0.3mm 的不可吸收支架。它由一种叫 Poly Megma 的高度亲水的丙烯酸制成。术中支架每个臂均插入 Schlemm 管的一个横切口中，而体部的排水口以 90° 的角度放置，用 10-0 尼龙缝合线从体部末端的孔将引流管固定在巩膜床中，通过毛细管作用和渗透作用主动排水。

有人尝试将自体巩膜植入物，在手术过程中将部分深层巩膜瓣切除，修剪成 4mm×1mm 的圆柱。用一根 10-0 的尼龙缝合线将它固定在浅层巩膜瓣下面，留下上边缘，使其刚好从切口的上方水平边缘突出。初步结果显示，这种自体植入物比猪胶原蛋白植入物诱导产生更多的纤维化反应[28]。

第 32 章　深层巩膜切除术
Deep Sclerectomy

Sylvain Roy　André Mermoud　著

李树宁　译

唐广贤　校

本章概要

深层巩膜切除术是一种新兴的非穿透性青光眼手术，旨在降低小梁切除术后并发症的发生率。这些并发症主要是由于术后早期低眼压，导致的浅前房、前房积血，脉络膜出血和脱离，以及白内障加重的风险。充分掌握眼前节的解剖学和生理学是理解深层巩膜切除术基本原理的必需条件。仔细分离 Schlemm 管外壁、邻管组织小梁网和小梁网 –Descemet 膜对确保滤过功能安全有效至关重要。术中不穿透前房平稳降眼压，避免出现很多和小梁切除术相关的并发症。术后并发症处理可采用辅助注射抗代谢药、滤过泡针拨或房角镜下激光击穿小梁网 –Descemet 膜。一项 10 年的随访结果显示，深层巩膜切除术和小梁切除术的手术效果相似、但总的并发症较少。最近，一种新型的双交联透明质酸钠植入物用于预防滤过术后纤维化，同时，CO_2 激光辅助的巩膜组织消融术有助于准确消融深层巩膜组织和 Schlemm 管外壁。

一、概述

20 世纪 60 年代后期，Cairns 发明了小梁切除术[1]。这种手术设计原理是绕开小梁网阻力区建立滤过通道降低药物无法控制的青光眼患者高眼压（IOP）。

即使对最初设计的小梁切除术进行了大量改良，但仍存在严重的术后并发症，如低眼压、前房积血、浅前房、脉络膜脱离、脉络膜积液或出血、眼内炎和手术相关性白内障[2-4]。即使术中没有发生并发症，也难以预测术后第 1d 的眼压变化。此外，术后可能还需要激光断线、拆线等操作以便更好地控制眼压。为了减少以上并发症，人们设计了各种类型的非穿透性青光眼手术，具有以下优点：提高降眼压效果的可预测性，降低术后早期并发症的发生率，建立新的房水流出通道。

1962 年，Kraznov 描述了窦小梁切开术[5]。这个手术切除 Schlemm 管上方的、窄的薄片状巩膜组织、范围为 10 点钟～2 点钟位超过 120°。Kraznov 认为，大多数原发性开角型青光眼房水流出阻力位于巩膜房水静脉引流通道，而不是小梁网。他发明了第一个安全的非穿透性滤过术，保留小梁网和 Schlemm 管内壁。Zimmerman 在 1984 年描述了一种非穿透性小梁切除术（外部小梁切除术），浅层巩膜瓣为方形、1/3 巩膜厚度[6]。Schlemm 管外部切开和窦小梁切开术相似，轻轻撕除 Schlemm 管内壁和邻管组织，完整保留角膜巩膜和葡萄膜巩膜小梁网。1990 年，Fyodorov 和 Kozlov 提出了深层巩膜切除术[7]。与上述两种手术方法的主要区别在于它们依赖于两种不同的房水流出通道。深层巩膜切除术中房水主要通过前部小梁网流出，窦小梁切开术和外部小梁切除术房水则主要通过后部的色素小梁网流出。深层巩膜切除术的主要优点是，房水通过薄的小梁网 –Descemet 膜（TDM）缓慢滤过到巩膜池（图 32-1），避免发生小梁切除术中和术后的突然性低眼压。

深层巩膜切除术旨在实现两个清晰的目标。首先创建小梁网 –Descemet 膜（TDM）确保术后重建眼压，防止术后滤过过强，避免发生术后大多数严重并发症。其次，建立巩膜内滤过腔，以减少对结膜下滤过泡的依赖。巩膜瓣下薄的巩膜床能将部分房水重新引流到脉络膜下间隙，从而促进葡萄膜巩膜通道房水流出。为了维持巩膜池存在及防止浅层巩膜瓣塌陷，在深层巩膜切除术中，通常使用填充物填充巩膜内腔。最常用的填充物是可降解的猪胶原蛋白。此外还包括黏弹性物质、甲基丙烯酸羟乙酯（HEMA）、高网状透明质酸和聚甲基丙烯酸甲酯（PMMA）（图 32-2）。

深层巩膜切除术的关键步骤之一通过剥离去除 Schlemm 管内皮小梁网和邻管组织小梁网，此处是房水流出的主要阻力所在。这个操作又被称为"外部小梁切除术"，可以使后部小梁的房水引流增加[9]。通过切除小梁前面的部分角膜基质增大滤过区域，能够正确解剖 TDM。最后一步是暴露部分

Descemet 膜于巩膜腔隙。

基于几项研究，深层巩膜切除术房水滤过机制如下：房水从前房通过 TDM，主要是前部小梁网进入巩膜内间隙，之后房水通过 4 个潜在通道排出：①结膜下滤过泡，与小梁切除术后相比，外观更加弥散平坦；②巩膜内滤过：房水也可以直接从巩膜内间隙通过新建的、互相连接的跨巩膜房水静脉进入上巩膜引流系统；③葡萄膜巩膜通道：脉络膜上腔也发挥着一定的作用，使部分房水通过薄的巩膜床渗入脉络膜上腔；④通过 Schlemm 管的两个断端开口进行生理性引流。

二、适应证

深层巩膜切除术的两个主要优点是：①整个手术过程中眼压缓慢下降，可预防低眼压相关并发症；②手术没有穿透前房、避免了虹膜切除术，减少了术后炎症反应。同时减少了房水代谢的变化，有利于维持前房结构，主要是减轻了对前房深度和晶状体的干扰性。因此，深层巩膜切除术是最适合有透明晶状体的年轻患者，以避免出现晶状体混浊从而需要二次手术摘除白内障。

深层巩膜切除术的最佳适应证如下：原发性开

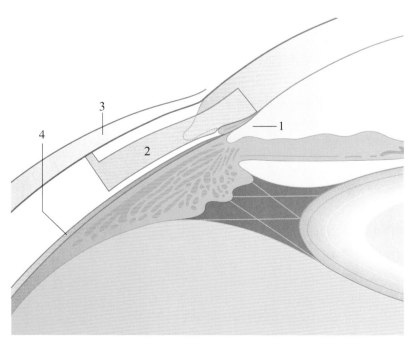

▲ 图 32-1　深部巩膜切除术的示意
1. 小梁网 –Descemet 膜；2. 巩膜内滤过；3. 结膜下滤过泡；4. 脉络膜上腔

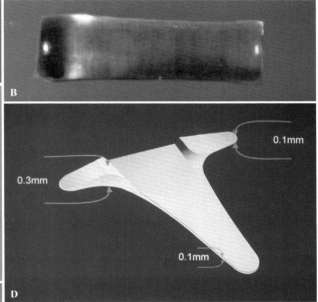

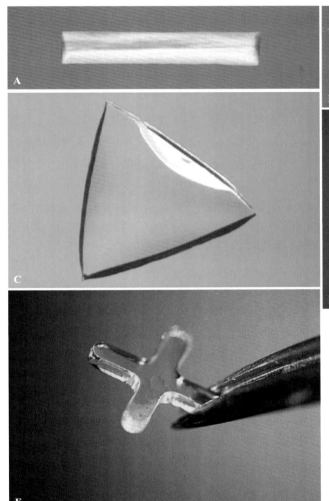

▲ 图 32-2 **A.** 干燥阶段的胶原蛋白植入物；**B.** 水中的胶原蛋白植入物；**C.** 网状透明质酸植入物；**D.** HEMA 植入物；**E. PMME** 植入物

角型青光眼、假性剥脱性青光眼、色素性青光眼、伴有近视的青光眼、无晶状体性青光眼、人工晶状体性青光眼、开角型葡萄膜炎性青光眼、正常眼压性青光眼和类固醇继发性青光眼。在所有类型的开角型青光眼中，房水流出的阻力主要位于小梁网。通过手术去除小梁网阻力可以显著改善房水流出。因深层巩膜切除术后并发症明显减少，建议应用于早期原发性开角型青光眼，从而避免长期药物治疗，进而保护结膜组织。同样，也建议用于晚期青光眼患者，这样避免了因小梁切除术引起的潜在视觉损害风险。假性剥脱性青光眼通常眼压非常高、眼压波动不规律，使用降眼压药难以控制眼压，深层巩膜切除术后也有的患者还需要激光房角击孔。色素性青光眼经常对药物治疗无效，多为年轻患者，需要多年局部用药。早期行深层巩膜切除术可

以保护结膜免受局部药物的不良反应，这种不良反应可引起结膜和 Tenon 囊术后产生持久性的瘢痕反应，从而阻止形成有效的结膜下滤过泡[13, 14]。

由于高度近视在眼球体几何形状上的异常，高度近视相关的青光眼发生术后并发症的风险较高。高度近视眼球直径增加，巩膜厚度变小，由此产生的较大的眼内容积是眼压迅速下降后脉络膜渗漏的危险因素。深层巩膜切除术缓慢的降低眼压可以降低这种并发症的发生率[15]。

对于无晶状体和人工晶状体性青光眼，非穿透性深层巩膜切除术与传统小梁切除术相比具有优势。白内障摘除手术需要进入前房，从而有可能导致术后虹膜、囊袋和玻璃体等眼内结构的改变，在新的手术中这些改变不再涉及，因此避免了出现继发性并发症。与小梁切除术不同之处在于深层巩膜

切除术不需要切除周边虹膜。在无晶状体眼中切除周边虹膜，可能不利于玻璃体的稳定，尽管部分患者切除了基底部玻璃体，仍可能有部分玻璃体通过虹膜周切孔移动到内滤过口阻塞滤过区，同时增加了玻璃体牵拉视网膜引起视网膜脱离的风险。对不适合小梁切除术的无晶状体眼，早期行深层巩膜切除术而非长期药物治疗将有益于患者。囊外白内障摘除术（extracapsular cataract extraction，ECCE）患者，需要考虑在上方角膜缘做一个大的角膜巩膜切口取出晶状体，紧邻切口的结膜过度瘢痕将对结膜滤过泡产生影响。透明角膜缘切口超声乳化摘除术对深层巩膜切除术的影响和并发症与无眼部手术史者相同。

葡萄膜炎继发性开角型青光眼破坏了血 – 房水屏障，释放炎性介质、细胞刺激成纤维细胞增殖，影响了术后功能滤过区维持时间。对于这种类型的青光眼，深层巩膜切除术的主要优点是非穿透性和避免虹膜切除，这减轻了术后的炎症反应。在正常眼压性青光眼中，降眼压药治疗效果通常不理想，需要手术降眼压治疗。手术前后眼压平稳，降低了滤过泡相关并发症的发生，从而有益于其愈后 [16]。深层巩膜切除术后早期有助于保护眼部血循环障碍患者的视神经功能。深层巩膜切除术对激素性青光眼和葡萄膜炎继发性开角型青光眼具有相同的优点。术后轻度炎症只需要短暂的皮质类固醇治疗，随后患者改用非甾体抗炎药预防激素性反应。

（一）相对禁忌证

眼前节解剖结构正常，眼压升高源于房角功能异常时，深层巩膜切除术效果最佳。先天性青光眼和青少年性青光眼中因虹膜、虹膜角膜角、小梁网和角膜的解剖结构发育异常，行非穿透性手术效果不佳。尽管术中仔细解剖 Schlemm 管、形成小梁网 – Descemet 膜，但这种解剖上的发育异常仍会减弱滤过膜通透性，阻碍房水流出。手术是先天性和青少年青光眼推荐的首选治疗方法，很少选择长期用药，通常前房角切开术和小梁切开术是治疗这种青光眼的首选方法。也有研究者在先天性青光眼患者中进行深层巩膜切除术，并获得了相对成功 [17, 18]。于是有学者提出一种改良的深层巩膜切

除术，在浅表巩膜瓣下切除深层巩膜组织形成巩膜床，再行经典的小梁切除术。这种技术的优点不形成大的滤过泡，因为大部分滤过和房水吸收发生在巩膜床也就是巩膜腔隙，而不发生在结膜下和 Tenon 囊间隙。

严重的房角构型异常，例如窄房角，是深层巩膜切除术的相对禁忌证。在这种情况下，即使精确解剖 Schlemm 管和小梁网 – Descemet 膜也不能有效降低眼压。部分虹膜附着在小梁网上堵塞内滤过区，阻断了小梁网 – Descemet 膜窗和房水之间的循环，房水流出受阻。激光周边虹膜打孔术可有效增加前房深度和增宽前房角，这种激光手术可以改善房水循环，在一定程度上降低眼内压。尽管没有证据，激光虹膜打孔术后行深层巩膜切除术随着时间的推移可能会进一步降低眼压。

某些外伤性青光眼手术部位有严重的房角后退，也是深层巩膜切除术的相对禁忌证。房角后退对小梁网造成的严重创伤，即使经过仔细的手术重建，也不可能恢复正常的滤过功能。深层巩膜切除术治疗外伤性青光眼的实际效果存在争议，因此，手术适应证的选择仍是眼科医师争论的焦点。

巩膜上静脉压升高继发性青光眼是由眼眶房水回流受阻引起。上巩膜静脉压为 6～7mmHg，眼压最低值不能低于上巩膜静脉压。在巩膜上静脉压升高的情况下，尽管进行了细致的手术，术后眼压仍可能增加。在这种特殊情况下，深层巩膜切除术的主要并发症是脉络膜出血，因此，所有手术都必须谨慎进行 [19]。

（二）绝对禁忌证

原发性和继发性闭角型青光眼是深层巩膜切除术的绝对禁忌证。虹膜附着粘连在小梁网上、房角全周关闭，完全阻止了房水外引流。在新生血管性青光眼中，房角内的多量新生血管，阻止房水通畅地流向小梁网。实际上，这些血管从内部"封锁"了小梁网。在这两种情况下，非穿透性手术不是首选手术，应选择其他替代方案。经典的小梁切除术有一个优势，即通过虹膜周边部切除术，使得房水从后房通过切除的小梁直接到达滤过泡。在这种情况下，虹膜粘连不再是一个关键问题。通过冷冻或

激光热凝技术破坏睫状体用于治疗严重新生血管或其他类型的继发性闭角型青光眼。若有视力，难治性青光眼可以应用引流管手术[20]。

三、术前注意事项

在进行非穿透性深层巩膜切除术之前，必须考虑以下因素。为了防止切开结膜和巩膜时出血，建议在手术前几天停止口服任何抗凝血药。

术前停用毛果芸香碱和其他缩瞳药，因为它们影响、破坏血 - 房水屏障。同样，前列腺素衍生物如拉坦前列素、曲伏前列素和比马前列素也应停用，因为它们在术后早期促进炎症反应。

通过局部使用抗炎药如皮质类固醇或非甾体抗炎药，可以较好地控制术前和术后的炎症。

术前，停用毛果芸香碱和前列腺素衍生物时，可以口服碳酸酐酶抑制药控制眼压。建议术前眼压降到最低值，将降低视网膜减压性病变和脉络膜出血的风险。

四、麻醉的考虑因素

在深层巩膜切除术中可能应用几种麻醉方法，可以是局部麻醉或全身麻醉。一般情况下选择局部麻醉，进一步分为注射或局部麻醉。在进行球后或球周注射麻醉时，必须考虑一些因素。麻醉注射量不应超过3～4ml，以防止眼球活动受阻。球后或球周麻醉过度可能会导致眼压升高[21]。这对于晚期已受损伤的青光眼尤其重要，小幅度眼压升高都可能

诱发进一步的神经节细胞损伤。通常应给予最小量的麻醉药，但应足够使眼外肌制动并且镇痛。

全身麻醉适用于不合作的患者，如儿童或极度焦虑的成人，他们在手术过程中不能或不愿合作。

五、操作技术

手术部位（通常是上方象限）的良好可视化对后续完成精确的解剖非常重要。使用 6-0 丝线做上直肌牵引线或透明角膜牵引线，以便通过牵引线进行眼球的运动和转位。在角膜缘或穹隆处打开结膜做高位或低位结膜瓣，切口 8～10mm，打开Tenon 囊暴露巩膜（图 32-3），注意不要撕裂结膜瓣留下针眼状裂孔；在暴露的巩膜表面，去除巩膜表面疏松组织（图 32-4），使用双极烧灼轻轻止血（图 32-5）。

使用 11 号刀片尖端做一角膜缘为基底的、大小约 5mm×5mm、1/3 巩膜厚度的浅层巩膜瓣（图 32-6），新月形刀（图 32-7）完成剖瓣，巩膜瓣向透明角膜延伸 1mm。助手协助固定浅层巩膜瓣、不要过度牵引，做一正方形、大约 4mm×4mm 的深层巩膜瓣，每侧留 0.5mm 的边缘，深层巩膜瓣下留一薄层巩膜组织覆盖下面的脉络膜（图 32-8）。

在巩膜瓣侧切口或后切口，从巩膜到脉络膜做一个小穿孔是评估剩余巩膜厚度的有用手段（图 32-9）。巩膜距也是确定 Schlemm 管位置的明显标识（图 32-10）。在手术切口的后部，巩膜纤维

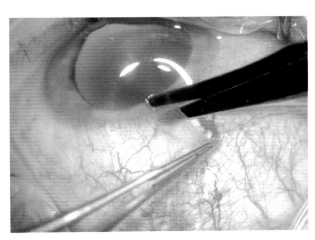

▲ 图 32-3　打开结膜

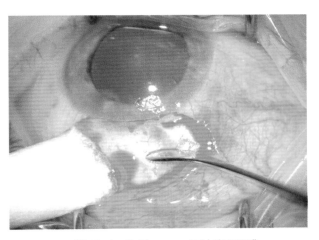

▲ 图 32-4　使用 Hockey 刀片清理巩膜

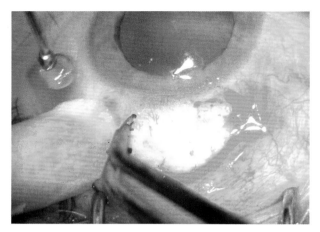

▲ 图 32-5　烧灼止血

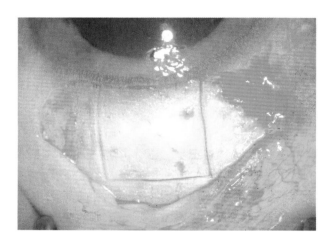

▲ 图 32-6　剖出浅层 5mm×5mm 巩膜瓣

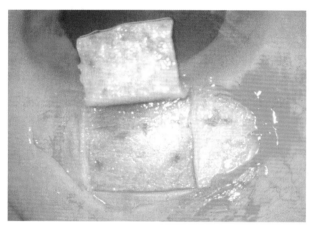

▲ 图 32-7　打开浅层巩膜瓣

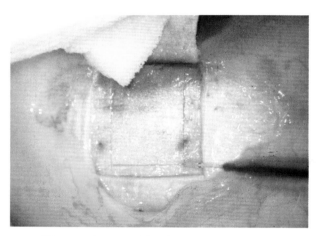

▲ 图 32-8　深层巩膜瓣的边界比浅层巩膜瓣小 1mm

随机排列，而在前部，这些纤维更有规律地排列，形成平行于角膜缘走向的巩膜距，而 Schlemm 管恰好位于其前。切除 Schlemm 管的顶部，然后仔细解剖到角膜基质，去除巩膜角膜组织（图 32-11）。

分离 Descemet 膜时应特别小心。该膜非常薄并且易于穿孔，导致前房消失。在最严重的情况下，这可能导致部分虹膜组织嵌入到穿孔处。为了有助于剥离小梁网 –Descemet 膜，预防术中损伤，使用 MVR 刀在颞侧角膜缘做一侧切口以降低眼压。为了暴露 Descemet 膜，用金属刀片在巩膜床两侧角膜组织做两个放射状切口，使用浸湿的三角形海绵或钝头刮刀暴露小梁网 –Descemet 膜（图 32-12 和图 32-13）。完成深层巩膜瓣制作后，在 Descemet 膜部位用钻石刀切除深层巩膜瓣，再用显微眼科剪

刀修剪。进行外部小梁切除术时，使用 Mermoud 镊子（Hugovision AG）（图 32-14）或其他特殊镊子撕除 Schlemm 管内皮小梁网和邻管小梁组织。在此操作过程中，重要的是在撕除之前保持 Schlemm 管内壁干燥。

操作步骤中，通常会看到房水通过剩余的小梁网 –Descemet 膜渗透到巩膜腔隙，从而表明组织剖离良好。然后在巩膜床上放置一个腔隙填充物，以防止浅层巩膜瓣塌陷（图 32-15 和图 32-16）。通常，一种长 4mm、直径 0.5mm 的圆柱形胶原蛋白植入物可以充当这种填充物。这种植入材料由 γ 射线灭菌的冻干猪巩膜胶原制成。一旦水化，植入物体积增加至其干燥尺寸的两倍，植入后 6~9 个月缓慢再吸收。胶原植入物放射状放置在巩膜床中

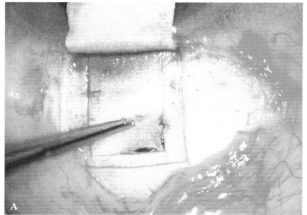

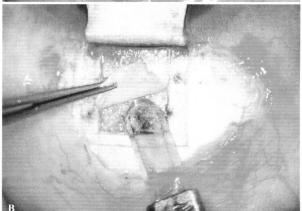

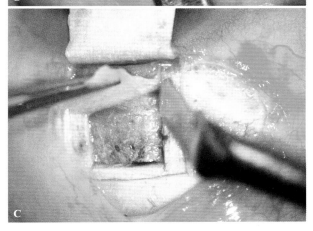

▲ 图 32-9 **A.** 打开脉络膜以精确计算巩膜深度；**B.** 深层巩膜瓣；**C.** 放射状切开后打开 Schlemm 管

心，10-0 尼龙缝线缝合固定，植入物前端一般放置在小梁网 –Descemet 膜上。最近开发的一种新型植入物，由生物发酵的双交联透明质酸钠制成，可作为腔隙维持物、防止术后纤维化，使用注射器和钝针头将植入物注射到巩膜床和浅层巩膜瓣之间（图 32-17）。

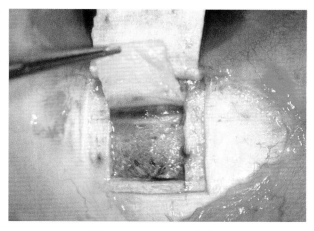

▲ 图 32-10 Schlemm 管的开口

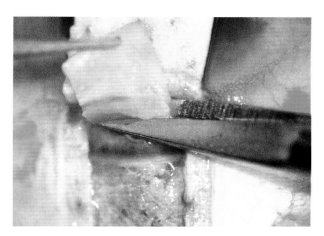

▲ 图 32-11 切除深层巩膜瓣

正如本文前面所述，非穿透性深层巩膜切除术的关键步骤在于从深层巩膜瓣到小梁网 –Descemet 膜的精细解剖。在学习阶段需要掌握这一技能，不经意间小梁网 –Descemet 膜容易发生穿孔等并发症。为了降低并发症的发生率并有助于完成这一关键步骤，最近开发了一种新技术，即使用 CO_2 激光辅助的消融巩膜组织。CO_2 激光的固有优势在于波长 1064nm 的激光束可以完全被水吸收。因此裸露的巩膜床应保持干燥，以使激光治疗有效。一旦水从 Schlemm 管或脉络膜上腔渗出，就不能继续消融，因为激光会被这些水完全吸收。这种特性为完成深层巩膜瓣和 Schlemm 管切除提供了安全保证（图 32-18）。

将浅层巩膜瓣覆盖在胶原植入物上，使用 10-0 尼龙缝线轻轻固定 2 个后角（图 32-19）。缝

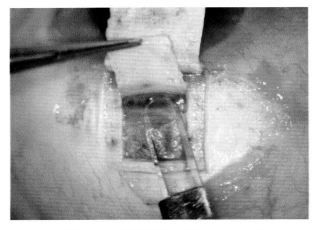

▲ 图 32-12　使用月牙刀分离 Descemet 膜

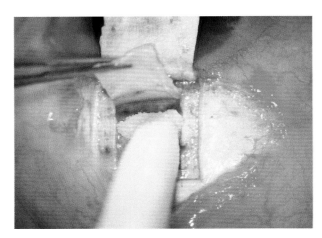

▲ 图 32-13　使用海绵分离 Descemet 膜

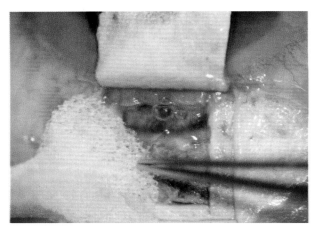

▲ 图 32-14　外部小梁网切除（切除邻管组织小梁网和 Schlemm 管内壁）

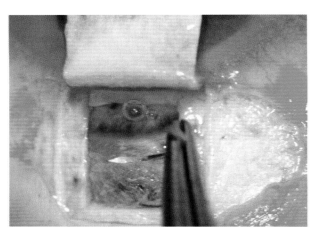

▲ 图 32-15　10-0 尼龙缝合线固定胶原蛋白植入物

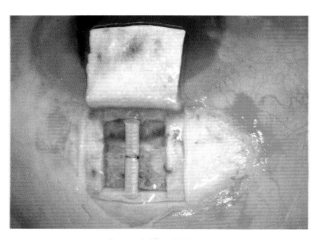

▲ 图 32-16　胶原蛋白植入物缝合在深部巩膜床上

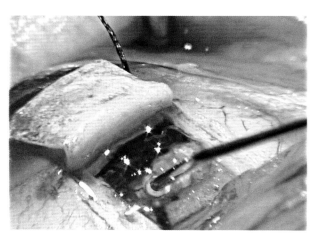

▲ 图 32-17　双交联透明质酸钠植入物放置在巩膜床上

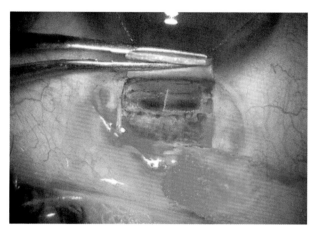

▲ 图 32-18　CO_2 激光辅助的巩膜组织光消融

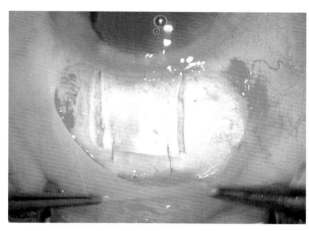

▲ 图 32-19　浅层巩膜瓣的闭合

合线不需要张力，因为房水流出阻力位于小梁网 –Descemet 膜上。这与小梁切除术不同，后者通过巩膜瓣缝合松紧度来调控房水流量。使用 8-0 聚乳胶缝线密闭缝合结膜和 Tenon 囊。

术后管理和干预

术后，患者局部使用皮质类固醇 – 抗生素滴眼液联合治疗（如 0.3% 妥布霉素和 0.1% 地塞米松），每日 3 次，共 4 周，然后局部使用非甾体抗炎药（如酮咯酸 5mg/ml）每日 3 次，使用 3～6 个月。大多数情况下，通常不需要进一步治疗。然而，当滤过泡出现包裹或纤维化迹象时，根据手术医师的习惯，在深层巩膜切除区域上象限或下象限结膜下注射 5mg 氟尿嘧啶（5-FU）或 0.05ml 的 0.02% 丝裂霉素溶液。与小梁切除术相似，也可以通过针拨的方法来处理包裹的滤过泡。

手术后期随访期间，眼压可能会逐渐上升。推测可能是小梁网 –Descemet 膜的滤过功能不够充分。在这种情况下，通过使用钕：钇铝石榴石（Nd：YAG）激光在小梁网 –Descemet 膜区击孔来恢复功能性滤过。Q 开关模式下，房角镜辅助下进行 Nd：YAG 前房角击孔，能量范围为 2～4mJ，以便在小梁网 –Descemet 膜上形成一个小孔，建立前房到巩膜内间隙的直接房水通道，从而降低了房水流出阻力[12, 22]。激光治疗后，局部使用类固醇（1% 醋酸泼尼松龙）每日 3 次，持续 3d，控制治疗后的炎症。

六、术后效果及与其他滤过术的比较

关于小梁切除术已经进行了很多研究。在中期随访中，将深层巩膜切除术联合胶原植入（DSCI）与小梁切除术进行了比较。据报道，在手术后早期至中期，DSCI 的效果比小梁切除术更令人满意。Karlen 等报道，DSCI 术后 3 个月眼压下降至（12.4 ± 3.9）mmHg（降幅 55.4%），术后 3 年下降至（13.0 ± 3.8）mmHg（53.2%）[23]。Shaarawy 等发现术后 5 年和 7 年的完全成功率（无药物治疗 IOP 控制在 ±21mmHg）分别是 62% 和 57%[24, 25]。Ambresin 等对照研究发现，在一只眼睛进行 DSCI 手术，对侧眼进行小梁切除术，2 年后完全成功率分别是 45% 和 40%[26]。与小梁切除相比，DSCI 手术并发症的发生率显著降低。然而，与小梁切除术相比，DSCI 术后结膜下注射氟尿嘧啶治疗滤过泡纤维化或包裹，或者是激光房角击孔治疗更常见。

对于小梁切除术失败者，联合丝裂霉素的深层巩膜切除术是一种安全的降眼压手术[27]。完全成功率（IOP ± 21mmHg 未治疗）为 65%。Cillino 等发现，非穿透性深层巩膜切除术和小梁切除术后随访 2 年，无干预情况下仍能有效控制眼压[28]。但是当考虑到较低的靶眼压和持久的成功率时，小梁切除术更有优势，更适合更高的眼压或更长的预期寿命。Khairy 等认为深部巩膜切除术可暂时降低眼压，同时将标准小梁切除术常见的术后并发症风险降至最低[29]。然而，经过 36 个月的随访，这种手术未能保持较低眼压，30 个月的成功率为 18.9%。Roy 等最近报道了标准深层巩膜切除术联合浅层巩膜瓣下注射交联透明质酸钠，术后 12 个月完全成功率（IOP ≤ 18mmHg，无药物治疗）为 70%，总成功（IOP ≤ 18mmHg，药物治疗）为 91%[30]。Geffen 在最近的一篇文章中介绍了 37 例原发性和假性囊膜剥脱性开角型青光眼患者进行 CLASS 手术后的临床结果，在 12 个月时，眼压从（26.3 ± 7.8）mmHg 下降到（14.3 ± 3.1）mmHg，完全成功率和条件成功率分别为 60% 和 86.6%[31]。

七、并发症及如何避免

（一）常见并发症

滤过性手术过程中可能出现的一般并发症，在每次手术过程中都很常见，包括积血、急性炎症反应、持续性和间歇性疼痛、高眼压、恶性青光眼、低眼压、感染、视力显著下降、眼球痨，最终失明。严格的标准化手术操作，可以预防或限制大多数并发症的持续时间和严重程度。治疗方案良好的依从性和术后随访的规律性对于快速恢复正常眼部状态至关重要。例如，巩膜剥离时的少量出血可以通过轻微的局部烧灼预防，避免出血的进一步发展和扩大瘢痕，最终导致结膜滤过泡纤维化和滤过失败。

结膜缝合不够密闭时，可观察到滤过泡周围渗漏（Seidel 阳性）。这种并发症可发生在每个滤过术中，应该仔细观察。大多数情况下，这种并发症很轻微，并且可自行愈合，但在一些严重情况下，最好通过手术修复结膜，预防长期低眼压及相关并发症（低眼压相关的黄斑病变、脉络膜脱离、眼球痨）。

与小梁切除术相比，非穿透性手术后炎症反应一般较轻。主要由于保留了前房结构，尤其是虹膜组织。由于破坏了血 – 房水屏障，释放大量炎性细胞和介质，周边虹膜切除术易引起急性反应。深层巩膜切除术后即使炎症较轻，但通过皮质类固醇减轻轻微的前房炎症反应，防止滤过泡纤维化的发生很重要，治疗时间一般 3～6 个月。

（二）专业技巧

非穿透性手术的学习曲线较长，主要由于需要掌握精细且复杂的手术技术，例如解剖小梁网 –Descemet 膜。对于初学者来说，在最初的 10 例深层巩膜切除术中，这层薄膜穿孔并不罕见。前房较深且薄膜的小穿孔不是很大时，手术可以正常完成。一般的情况，小穿孔可以通过旁边的胶原蛋白植入物填塞。严重的情况，大穿孔导致前房变浅，虹膜可以通过此裂孔膨出（图 32-20）。前房注入黏弹剂可恢复虹膜的正常形态。最糟糕的情况，当虹膜嵌顿于裂孔时，所有突出的虹膜组织必须通过周边虹膜切除术切除，类似于小梁切除术。这种情况，非穿透性手术转变为经典的穿透性小梁切除术，手术过程应进行相应的调整以完成手术（图 32-20）。相反地，巩膜瓣应紧密缝合，防止过多的房水从穿孔流出。

由于这种非穿透性手术中眼压缓慢降低，眼内出血是一种罕见的并发症。当上巩膜静脉压力高于眼压时，可出现 Schlemm 管断端的血液回流。这种并发症由于影响术野观察，加大解剖小梁网 –Descemet 膜的难度。将少量高分子黏弹剂注入 Schlemm 管断端或前房注入适量平衡盐溶液，可提高眼压，阻止出血。

术后眼压的控制是每种滤过术的关键。小梁切除术或深层巩膜切除术后早期的低眼压不应超过 1 周或 2 周。术后早期 5mmHg 左右的眼压通常是手术成功的有利预测因素，表明解剖过程仔细、有

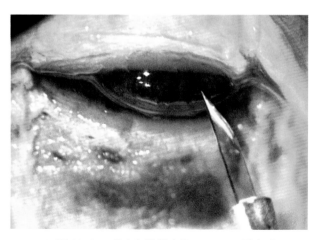

▲ 图 32-20　伴有虹膜脱出的 Descemet 膜穿孔

效[32]。长期低眼压应仔细监测，并彻底检查眼睛以明确低眼压的原因。应检查 Seidel 征，排除房水渗漏。

另一方面，持续性高眼压可能由许多原因引起，因此需要对滤过术中涉及的病理生理学有充分的了解。在某些情况，前房注入黏弹性物质防止解剖小梁网 –Descemet 膜时塌陷。尽管仔细清洗，但仍有一些残留物可能会堵塞小梁网，减少房水流出。小梁网 –Descemet 膜窗的解剖不够大，或者仍有部分巩膜或角膜阻塞滤过窗，从而阻止房水正确的、充分的流出。小梁网 –Descemet 膜继发性穿孔伴虹膜嵌顿，可导致流出阻力显著增加。

深层巩膜切除术后也要观察滤过泡的改变，例如滤过区纤维化加重或包裹型滤过泡形成等。房水可以通过几个途径流出，在成功的深层巩膜切除术中，结膜滤过泡一般比较弥散。可能认为扁平结膜滤过泡更容易引起结膜和 Tenon 囊之间的瘢痕化反应，从而导致滤过泡发生一定程度的轻度纤维化。

这种并发症的治疗已经在上面的术后管理部分中提到。

深层巩膜切除术后一种罕见但并不特殊的并发症就是 Descemet 膜被破坏，不论是房水、黏弹剂，还是血液[33]。这种情况可能在手术后几周出现，在手术切口附近的角膜下出现大泡，引起邻近角膜基质变成乳白色。原因可能是术后眼压升高的明显囊性滤过泡，继发于创伤或过度眼部按摩。治疗包括排出滞留的液体和（或）囊性滤过泡的治疗，最终结果较好。

脉络膜脱离是深层巩膜切除术后罕见的并发症，一般情况无须特殊治疗。当脱离程度较重，脱离的两侧连接在一起（脉络膜脱离对吻），视野可能会缩小，甚至产生暂时性的视力丧失。这种情况患者可能很痛苦，应该给予睫状肌麻痹、抗炎药和镇痛药。只有当脉络膜脱离程度造成视网膜脱离或角膜损伤时，才需要通过手术排出脉络膜上腔的液体，手术引流应在鼻下或颞侧进行。

聚焦 1　深层巩膜切除术中的植入物

Sergio Estrela Silva

深层巩膜切除有四种可能的降眼压机制，即结膜下滤过、巩膜内滤过、脉络膜上腔和巩膜表层静脉，引流 schlemm 管的房水。从早期开始，人们就尝试了各种改变以提高手术成功率和减少并发症，如使用抗代谢药，植入物或特殊设计的手术设备。

Kozlov[1] 是第一个提出使用巩膜内植入物作为巩膜床空间保持者的人。许多发表的研究表明，植入物增加了深层巩膜切除术的成功率[2]。植入物通过它的尺寸大小和位置避免浅层巩膜的二次塌陷和维持巩膜池（也称为巩膜内泡）。

近年来使用 3 种主要类型的植入物：可吸收、不可吸收和自体植入物。

使用的第一个植入物是纯化的猪胶原蛋白（Aquaflow®, Staar Surgical AG），一种可吸收的圆柱形的植入物，6～9 个月后被吸收。紧接着是网状透明质酸植入物（SK–GEL®, Corneal）的应用。还开发了合成的可吸收胶原植入物（Ultraplug®, Reading, USA）。最近，一种衍生自交联透明质酸钠（Healaflow®）的半固体植入物被注射到浅层巩膜瓣下和结膜下。

3 种类型的材料使用于不可吸收的植入物中：亲水性丙烯酸聚合物聚合物（T–FLUX®, Carl Zeiss）；聚甲基丙烯酸甲酯 PMMA（Homdec, Belmont Switzerland）；和甲基丙烯酸 2- 羟乙酯 HEMA（Esnoper®, AJL Ophthalmics, Spain 和 HAMS®, Mehta, India）。为了提高其功效，它们的形状、大小、设计和插入方式各不相同（Schlemm 管应用 T–Flux® 或脉络膜上腔应用 Esnoper®）。

最后，其他植入物如应用丝裂霉素的自体巩膜或角膜、羊膜或铬缝合材料用于深层巩膜切除术。这些都是低成本的替代品，但手术效果各不相同。

由于不同深层巩膜切除植入物使用的模型和材料多样性，目前还没有找到最佳的植入物。目前，没有一项研究表明任何一种商业生产出的植入物比其他植入物优越。Kaluzny 等[3] 得出结论，兔子中，与可吸收或无植入物相比，使用不可吸收的植入物可显著增加植入物周围巩膜的血管密度。

为了确定深层巩膜切除术中最有效和最安全的植入物，进一步的研究是必要的。

参考文献

[1] Kozlov VI, Bagrov SN, Anisimova M, et al. Deep sclerectomy with collagen. Oftalmokhirurugiia 1990;3:44–46.

[2] Shaarawy T, Nguyen C, Schnyder C, et al. Comparative study between deep sclerectomy with and without collagen implant: long term follow up. Br J Ophthalmol 2004;88:95–98.

[3] Kaluzny JJ, Grzanka D, Wisniewska H, et al. Intrascleral outflow after deep sclerectomy with absorbable and non-absorbable implants in the rabbit eyes. Med Sci Monit 2012;18(10):402–408.

聚焦 2　用抗代谢药增强深层巩膜切除术效果

Nitin Anand

随着时间的推移，所有青光眼手术都有可能因逐渐愈合而失败，尤其是依靠前部结膜滤过泡获得成功的手术更是如此，如小梁切除术和深层巩膜切除术（deep sclerectomy, DS）。与小梁切除术一样，深层巩膜切除术中，丝裂霉素（MMC）等抗代谢药，可抑制巩膜下、巩膜上和结膜下的愈合。小梁网 –Descemet 膜纤维化是深层巩膜切除术失败的另一原因。一项随机对照研究显示，丝裂霉素显著提高了 DS 术后 3 年以上的成功率，未行房角激光打孔（laser goniopuncture, LGP）降低 IOP，3 年后，应用丝裂霉素组的平均眼压为 16mmHg，而对照眼为 19mmHg[1]。

深层巩膜切除术中应用丝裂霉素联合房角激光打孔可将眼压降低 50% 或更多。当眼压超过目标眼压时，可选择性地进行房角激光打孔。术中应用丝裂霉素和术后房角激光打孔（LGP）的有晶状体眼的深层巩膜切除术后，观察 1~3 年的眼压为 12~14mmHg[2, 3]，术后 3 年，60% 未应用抗青光眼药的患者眼压 < 13mmHg[3]。也有文献报道失败的小梁切除术后或人工晶状体患者进行了深层巩膜切除联合丝裂霉素术，术后 3 年，深层巩膜切除术完全成功率可高达 76%，而引流管和小梁切除术对比试验中，对类似患者进行引流管和小梁切除术的成功率约为 30%[4]。

使用不当或过度使用丝裂霉素可能导致薄壁、无血管的滤过泡，而且，术后房角激光打孔破坏了小梁 –Descemet 膜屏障，用丝裂霉素进行针拨可导致结膜下流出阻力急剧下降；5 年以上，这些操作引起的迟发性低眼压的发生率为 1%~6%，滤过泡炎为 1%[3, 4]。房角激光打孔术后 2~3 年眼压逐渐下降，即使在健康的正常血管滤过泡，如果不进行房角激光打孔或针拨治疗，也很少观察到低眼压。

深层巩膜切除术中应用丝裂霉素可避开这些并发症；丝裂霉素浸泡的 PVA 海绵放置于巩膜上，角膜缘后至少 8~10mm 处的以穹隆为基底的结膜瓣下。低瘢痕化风险病例中放置 0.2mg/ml 丝裂霉素 2min，高危失败病例中放置 3min。浅层巩膜瓣下应用丝裂霉素可降低巩膜瓣下纤维化，但增加房角激光打孔后低眼压和巩膜坏死的风险。对于目标眼压较低的病例，可以使用房水抑制药而不是房角激光打孔，避免过低眼压发生。

丝裂霉素具有显著的眼部毒性，对更安全的抗瘢痕药的研究仍在继续。术中应用氟尿嘧啶可能没有那么有效，但可在术后早期结膜下使用并进行针拨治疗。深层巩膜切除术中，结膜下使用贝伐单抗 2.5mg 可能与丝裂霉素有相同效果，这种等效性可保持 3 年，该研究还表明，任何一种伤口愈合抑制药都没有严重的不良反应[5]。也许，抗 VEGF 可以用于瘢痕化低风险眼中，而丝裂霉素应用于手术后瘢痕化风险较高的眼中。

参考文献

[1] Kozobolis VP, Christodoulakis EV, Tzanakis N, et al. Primary deep sclerectomy versus primary deep sclerectomy with the use of mitomycin C in primary open-angle glaucoma. J Glaucoma 2002;11:287–293.

[2] Ollikainen ML, Puustjarvi TJ, Rekonen PK, et al. Mitomycin C-augmented deep sclerectomy in primary open-angle glaucoma and exfoliation glaucoma: a three-year prospective study. Acta Ophthalmol 2009;89:548–555.

[3] Anand N, Kumar A, Gupta A. Primary phakic deep sclerectomy augmented with mitomycin C: long-term outcomes. J Glaucoma 2011;20:21–27.

[4] Anand N, Wechsler D. Deep sclerectomy with mitomycin C in eyes with failed glaucoma surgery and pseudophakia. Eye (Lond) 2012;26:70–79.

[5] Anand N, Bong C. Deep sclerectomy with bevacizumab and mitomycin C: a comparative study. J Glaucoma 2013; Epub ahead of print.

聚焦 3　如果初次深层巩膜切除术失败

Shibal Bhartiya

与传统的滤过性青光眼手术相比，非穿透性深层巩膜切除术 (NPDS) 由于更高的安全性和等效性，作为小梁切除术的一种替代方法正在迅速兴起[1, 2]。

NPDS 术后眼压的控制依赖于小梁网 –Descemet 膜的滤过。如果手术切除不充分或术后纤维化导致该膜太厚，眼压就会升高。可以使用前房角镜观察到半透明膜样的小梁网 –Descemet 膜，并可进行房角激光打孔。波长 1064nm、光斑大小为 3~10μm 的 Q-开关 Nd:YAG 房角激光打孔术是深层巩膜切除术后进一步降低眼压的有效方法，功率 5~15mJ，2~15 个点，使 TDM 微穿孔，使房水引流到巩膜瓣下[1-3]。

除了与小梁切除术后常见滤过泡瘢痕化之外，NPDS 术后由于纤维化导致巩膜池瘢痕化同样可导致眼压的失控。

早期滤过泡瘢痕化特征是眼压升高、结膜弥漫性充血和粗大的、扩张的、弯曲的血管。出现滤过泡瘢痕化，应用丝裂霉素 C 或氟尿嘧啶进行针拨，可阻止瘢痕形成。对隆起的、乳白色的、厚壁的房水聚集在 Tenon 的包裹型滤过泡进行针拨。如果复发，可切除囊肿[1]。

手术微穿孔或房角激光孔部位形成的虹膜粘连和（或）虹膜嵌顿也可能导致手术失败。如果缩瞳药不能恢复和控制眼压，则可考虑使用激光复位或手术分离治疗。

如果未达到目标眼压，需要更改最初的手术部位或选择其他手术方式时，则必须权衡利弊，作出明智地选择。

聚焦3 如果初次深层巩膜切除术失败（续）

如果在原滤过部位进行手术，可明显增加手术并发症的发生，应牢记的是，大部分失败的 NPDS 需要针拨和（或）抗青光眼药才能达到目标眼压。如果需要，滤过泡剥离包括巩膜瓣下空间的重建和使用辅助抗代谢[4]。

再次行深层巩膜切除术、引流管植入术或者小梁切除术，须考虑患者的个体化。主要考虑安全性时，建议再次选择深部巩膜切除术，因为它具有更好的安全性。如果目标眼压更低，考虑术后组织瘢痕化较重，最好考虑青光眼引流管植入术或小梁切除术，这取决于手术医生的偏好和经验。出于简单和可用性的原因，笔者更喜欢 Ahmed 青光眼阀，但无阀门植入物同样是一个很好的选择。必须记住的是，由于小梁切除术和深层巩膜切除术都依赖于前部结膜滤过来获得手术成功（除了手术技巧），因此对于深层巩膜切除术失败的病例，小梁切除术失败的机会可能高于引流管植入术。

参考文献

[1] Mendrinos E, Mermoud A, Shaarawy T. Nonpenetrating glaucoma surgery. Surv Ophthalmol 2008;53:592–630.
[2] Varga Z, Shaarawy T. Deep sclerectomy: safety and efficacy. Middle East Afr J Ophthalmol 2009;16:123–126.
[3] Mansouri K, Mendrinos E, Shaarawy T, et al. Visualization of the trabeculo-Descemet membrane in deep sclerectomy after Nd:YAG goniopuncture: an in vivo confocal microscopy study. Arch Ophthalmol 2011;129:1305–1310.
[4] Anand N, Arora S. Surgical revision of failed filtration surgery with mitomycin C augmentation. J Glaucoma 2007;16:456–461.

聚焦4 CO₂ 激光辅助巩膜切除手术（CLASS）用于治疗开角型青光眼

Noa Geffen, Yokrat Ton 和 Ehud I Assia

在药物或激光不能控制眼压的情况下，原发性开角型青光眼（POAG）选择手术治疗。CO_2 激光消融作为一种简化的滤过术[1]，由 Assia 及其同事提出并将其命名为 CLASS（CO_2 激光辅助巩膜切除手术）。这项手术技术基于 CO_2 激光的物理特性，即有效的消融干燥组织和凝固出血的血管，而激光能量可以被少量水吸收。

该手术包括巩膜瓣的制作，然后在小梁网部位应用激光，使巩膜组织逐渐消融至薄层，直到看到房水渗透。渗出的液体可以吸收额外的激光能量，防止穿透剩余的变薄的巩膜壁。因此，当达到预期终点（有效渗透 – 无穿透）时，消融就"自动"停止。动物和人类尸体眼的初步研究[1,2]，以及 CLASS 的临床试验研究已证明其临床疗效和高安全性[3]。

一组前瞻性、非随机、非对照的多国多中心临床试验评估了 CLASS 在 POAG 和假性剥脱性青光眼（PEXFG）中的疗效。房角激光穿孔和针拨不认为是失败或不良事件，这两种方法通常用于正常的术后干预，以维持或增强手术疗效。

结果

该研究包括 111 例患者，年龄（64.2±13.0）岁，其中 55% 为男性。青光眼类型：POAG 85 例（76%），PEXFG 26 例（24%），103 例（93%）患者使用丝裂霉素。所有患者前房较深且保持稳定。早期并发症如图所示。晚期并发症包括 1 例（0.9%）视力下降超过 2 行和 10% 患者白内障加重。

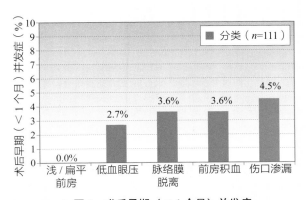

▲ 图1 术后早期（＜1个月）并发症

平均眼压 25.7mmHg 下降至术后第 1 天 7.4mmHg，术后随访 3 年，眼压稳定在 13.5～14.5mmHg（图2）。降眼压药的平均种类，从术前 2.3 种分别降至术后第 1、2、3 年的 0.5、0.5、0.6 种。随访 3 年，90% 的患者眼压低于 21mmHg，包括使用药物的患者和 60% 没有使用任何降眼压药的患者。

聚焦 4　CO₂ 激光辅助巩膜切除手术（CLASS）用于治疗开角型青光眼（续）

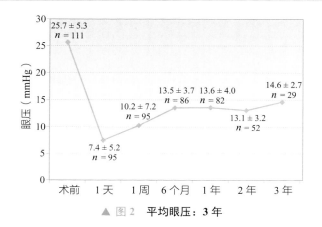

▲ 图 2　平均眼压：3 年

讨论

与目前的手术技术相比，CO_2 激光辅助巩膜切除术（CLASS）具有许多显著的优势，包括高安全性，有效的房水渗透和长时间理想的低眼压水平。大多数情况下，CLASS 手术是一种非侵入性的眼外干预，激光技术用于实现手术的准确性和临床效果。

参考文献

[1] Assia EI, Rotenstreich Y, Barequet IS, et al. Experimental studies on non-penetrating filtration surgery using the CO_2 laser. Graefes Arch Clin Exp Ophthalmol 2007;245: 847–854.

[2] Ton Y, Geffen N, Kidron D, et al. CO_2 Laser-Assisted Sclerectomy Surgery (CLASS) Part I: Concept and experimental models. J Glaucoma 2012;21(2):135–140.

[3] Geffen N, Ton Y, Degani J, et al. CO_2 Laser-Assisted Sclerectomy Surgery (CLASS) Part II: Multicenter clinical preliminary study. J Glaucoma 2012;21(3):193–198.

聚焦 5　深层巩膜切除术中脉络膜上腔 T–Flux 植入物的非缝合植入技术

Gonzalo Muñoz

深层巩膜切除术（DS）中使用植入物是为了维持去除深部巩膜角膜组织（巩膜池或房水减压空间）后产生的间隙[1]。T-flux（Carl Zeiss）是一种不可吸收的丙烯酸植入物，可以防止深层巩膜切除术后瘢痕形成并促进新的房水静脉形成，此植入物已成功用于多项研究[2-4]。

最近报道了一种 T-flux 植入脉络膜上腔的非缝合技术[5]。沿其根部切除深层巩膜瓣之后，使用 30° 金属刀片在巩膜突后面制作 2.5~3mm 的切口；Mermoud 钝刮刀（Huco Vision）将巩膜与下面的葡萄膜组织分开。T-flux 植入物的足部通过巩膜和脉络膜之间的间隙进入，T-flux 植入物的两个臂插入 Schlemm 管中，使得 T-flux 植入物自行固定而不需要缝合（图 1）。沿着植入物足部形成引流通道并进入到脉络膜上腔。由于巩膜池与脉络膜上腔之间直接沟通，因此脉络膜上腔 T-flux 植入物可增强深层巩膜切除术后葡萄膜巩膜通路的房水吸收。

考虑到植入物下面的巩膜床非常薄，缝合植入物是一个具有挑战性的步骤。与缝合相关的并发症包括巩膜床出血、撕裂植入物和不对称放置。与此相反，在巩膜距后面制作切口很容易，因为这部分巩膜比剩余的巩膜床厚，通过钝性分离巩膜和脉络膜，使得潜在的脉络膜上腔转变成真正的腔隙。

对于有深层巩膜切除术经验的眼科医师来说，脉络膜上腔 T-flux 植入术的学习曲线很短。尽管需要在脉络膜附近进行一些操作，因为脉络膜组织非常有弹性，所以出血的风险非常低。在制作浅层或深层巩膜瓣时，巩膜切口的出血，可用烧灼法止血。如果植入物的两个臂顺利插入 Schlemm 管中，T-flux 固定是非常好的。笔者没有发现任何植入物挤压或移至前房或脉络膜上腔的情况。因为稳定的 DS 术后房水流出阻力主要在小梁网，所以没必要缝合浅层巩膜瓣，但是结膜瓣应以足够的张力固定，以保持巩膜瓣的位置并防止其收缩。以笔者的经验，脉络膜上腔放置 T-flux 比缝合植入物更容易更快。

聚焦 5　深层巩膜切除术中脉络膜上腔 T–Flux 植入物的非缝合植入技术（续）

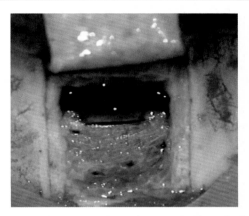

▲ 图 1　巩膜距后部制作切口，**T–flux** 植入物的足部插入脉络膜上腔，两个臂插入 **Schlemm** 管中（**3** 点固定，无须缝合）

参考文献

[1] Shaarawy T, Mermoud A. Deep sclerectomy in one eye vs. deep sclerectomy with collagen implant in the contralateral eye of the same patient: long-term follow-up. Eye 2005;19:298–302.

[2] Drolsum L. Deep sclerectomy in patients with capsular glaucoma. Acta Ophthalmol Scand 2003;81:567–72.

[3] Ates H, Uretmen O, Andac K, et al. Deep sclerectomy with a nonabsorbable implant (T-Flux): preliminary results. Can J Ophthalmol 2003;38:482–8.

[4] Ravinet E, Bovey E, Mermoud A. T-Flux implant versus Healon GV in deep sclerectomy. J Glaucoma 2004; 131:46–50.

[5] Muñoz G. Nonstitch suprachoroidal technique for T-flux implantation in deep sclerectomy. J Glaucoma 2009; 18:262–4.

第33章 黏小管切开术
Viscocanalostomy

Roberto G Carassa **著**

王书华 **译**

张 虹 **校**

本章概要

黏小管切开术是一种有效的青光眼降眼压手术。与小梁切除术相比,黏小管切开术具有以下优点:手术并发症发生率更低,术后白内障的发生率更低,感染相关并发症更低,对屈光状态影响更小,明显降低眼部不适感,以及术后管理更容易。以靶眼压控制在 16~21mmHg 为例,这两种手术的远期失败率相仿,而小梁切除术能使术后眼压更低。此外,黏小管切开术在技术上更具有挑战性,术者的学习曲线比小梁切除术更长。

一、概述

近年来,非穿透性青光眼手术作为小梁切除术的一种可能替代方法受到广泛关注。此类手术主要以深层巩膜切除术和黏小管切开术(亦称为黏小管成形术)为代表,原始研究见于 Krasnov[1] 和 Zimmerman[2] 等关于非穿透手术的研究。这类手术的目的均为通过内层小梁网和(或)Descemet 膜(巩膜—Descemet 膜)的渗透作用使房水自前房排出,而不是通过打开的巩膜排出。这类手术避免了眼压骤降、低眼压状态和浅前房的发生。

术中没有前房内外沟通和虹膜切除的步骤,从而降低了白内障和感染的风险。黏小管切开术是深层巩膜切除术的进步,它不仅承袭了非穿透手术的优势,而且恢复了生理性房水流出通道,避免外滤过产生。它的成功不依赖于结膜或巩膜的瘢痕化过程(小梁切除术首要的失败原因),减少了抗瘢痕药的使用。此外,该手术不产生滤过泡,避免了滤过泡相关的眼部不适,同时手术可以在眼球任何象限进行。

二、作用机制

黏小管切开术通过不同的作用机制增加房水流出。将黏弹剂注入 Schlemm 管不仅可以扩张管腔和临近的集液管,而且同时破坏了 Schlemm 管的内外壁和临近的小梁网组织,增加了小梁网的房水流出能力,起到了类似于小梁切开术的作用(图 33-1)[3]。通过破坏手术部位的 Schlemm 管内壁和临近小梁网也增加了房水外流能力,促进房水流入巩膜池。从这里开始,房水通过三条路径流出眼外:通过 Schlemm 管断端和此前无功能的 Schlemm 管流至集液管;通过结膜下外滤过;通过脉络膜上腔再吸收。黏小管切除术后出现外滤过和滤过泡很少见,仅有 1/3 手术眼可探及滤过泡[4],借助 UBM 能看到睫状体上腔的低回声区,提示房水向脉络膜上腔引流[5]。

三、适应证

黏小管切开术有其特殊的适应证和禁忌证。房角关闭或新生血管化、Schlemm 管可能已遭到破

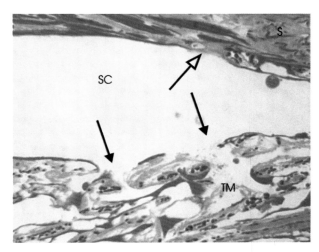

▲ 图 33-1　猴眼黏小管切开术后 2 个月的小梁网，12 点钟方向角膜巩膜缘后 4mm，箭指示 Schlemm 管（SC）内、外壁上较大的缺损，1~5μm 长

TM. 小梁网；SC. 巩膜

引自 Tamm ER, Carassa RG, Albert DM, et al. Viscocanalostomy in Rhesus monkeys. Arch Ophthalmol 2004; 122:1826–1838

坏时（这常发生在既往手术中角膜巩膜缘被过度烧灼），该手术均无法奏效。

考虑到最终的手术效果，此术式适用于靶眼压设定不是很低的开角型青光眼患者[6]。由于不依赖于外滤过（或极少的外滤过）使得这项技术更加安全，所以尤其适用于存在慢性睑缘炎、佩戴接触镜，或者手术只能在外侧或下方象限进行的患者。此术式在炎症控制良好的葡萄膜炎继发青光眼[6, 7]、青少年型青光眼[8]、先天性青光眼[9]也被证实有效。

四、术前评估

术前评估包括评估手术失败的危险因素，如结膜或角膜巩膜缘的手术史、手术部位的房角粘连情况、房角是否存在新生血管、是否存在虹膜角膜内皮综合征或巩膜变薄。术前需停用全身抗凝血药的使用，以减少因术中出血过多而导致烧灼过度，同时降低眼内出血的风险。眼部炎症存在时，需术前 1 周给予局部激素，如 1% 醋酸泼尼松龙滴眼液。

五、麻醉方式的选择

根据术者的偏好，表面麻醉、局部浸润麻醉、球周麻醉、球后麻醉（慎用于晚期青光眼）及全身麻醉均可选择。但是，基于黏小管切开术手术时间较长与手术难度较大的考虑，能够提供足够深度、持续时间长、制动效果好的麻醉方式，如球周阻滞麻醉，更加推荐。

六、手术技术和潜在改变

为简化操作，需要配备一套特殊的手术器械，包括 0.5mm 钻石刀、1mm 圆钢斜面刀、165μm 钝针头用于向 Schlemm 管插管（Grieshaber, Switzerland）。根据出血控制的情况，手术时间通常需要 25~40min。实际上为避免对房水流出通道（Schlemm 管、房水静脉、集液管等）的损伤，应尽可能少用电凝，可采用向手术部位频繁应用含有血管收缩药（如鸟氨加压素）的冲洗液来减少出血。应用上直肌或透明角膜牵引缝线可使手术野更加清晰。手术过程分为以下 10 步。

1. 制作结膜瓣

穹隆为基底的结膜瓣可在任何象限实施，上方和颞侧最常被采用。尽可能少地使用电凝。

2. 制作外层巩膜瓣

用钻石刀制作一个大小为 5mm×5mm、约 200μm 深的抛物线形巩膜瓣（可以用有刻度的钻石刀预先划出切口轮廓，以保证切口深度一致）。到达正确层次后，用斜面隧道刀继续保持层次、向前慢慢地剖切巩膜瓣至透明角膜。

3. 制作内层巩膜瓣

在外层巩膜瓣下平行于外层切口做 4mm×4mm 抛物线形切口，深达几乎脉络膜水平，能够透见深色的脉络膜反光。用斜面刀精确剖切直达 Schlemm 管，撕除内层巩膜瓣，这样在两侧切口各出现一个明显的 Schlemm 管开放处。为了维持剖切始终在同一层面上和锐利的切缘，侧切的深度要缓慢逐渐加深（图 33-2）。

4. 前房穿刺

前房穿刺降低眼压，以便向 Schlemm 管插管时更容易，减少 Descemet 膜从角膜基质分离时发生膨出、破裂的风险。为了避免外部压力对眼球的影响，牵引缝线也要松开。

5. Schlemm 管插管

使用 165μm 针管分别向内层巩膜瓣侧面两

个 Schlemm 管断端内缓慢注入高分子透明质酸钠
（图 33-3）。为避免管腔内皮损伤，插入深度不超
过 1～1.5mm。黏弹剂的注入使得 Schlemm 管得到
了自断端 1～2 个钟点范围的无损伤性扩张，而且
它的止血剂特性避免了出血和纤维蛋白血凝块的形
成，因此限制了 Schlemm 管断端的瘢痕修复过程。
每一侧注射分别重复 6 或 7 次。

6. Descemet 窗的制作

房水绕过小梁网直达 Schlemm 管的另一通道
为小梁网前部和未受损的 Descemet 膜组成的一个
"窗"结构。这个"窗"通过轻柔地撕除其上的内
层巩膜瓣、用棉棒尖端小心地压下 Schlemm 管底部
而实现。小心重复这个步骤，Descemet 膜逐渐从巩
膜瓣分离。巩膜瓣此时已通过圆形斜面刀对两侧切
口仔细剖切而进入透明角膜区域内约 1mm。此步骤
中必须看到房水通过小梁网 – Descemet 膜窗引流的
证据（图 33-4）。如果必要的话，为提高房水自此
窗引流量，Schlemm 管内壁要小心用镊子剥去或者
刮除。

7. 内层巩膜瓣切除

用锐利的 Vannas 剪剪除内层巩膜瓣，避免损伤
Descemet 膜。

8. 放置植入物

与深层巩膜切除术相比，黏小管切开术中使用
植入物提高远期效果的证据甚微。这可能与两者作
用机制不同有关。不同的植入物曾被使用，如胶原
性青光眼引流装置（STAAR）、网状透明质酸植入
物（SKGEL）或 T–Flux（Ioltech Lab）（图 33-5）。
然而，为了维持术后巩膜内湖的存在，在大多数手
术中，高分子透明质酸钠被注射到外层巩膜瓣下
（见下）。

9. 外层巩膜瓣的缝合

为封闭巩膜内"腔"（图 33-6），外层巩膜瓣需
用 10-0 尼龙缝线紧密缝合 6 或 7 针。两层巩膜瓣
大小的差异使得外层巩膜瓣更容易被固定。最后，
为了减少出血，防止巩膜内腔的塌陷和瘢痕化，在
瓣下注入高分子透明质酸钠。

10. 缝合结膜瓣

将结膜复位，每侧缝合一针，结膜下注射激素/
抗生素。

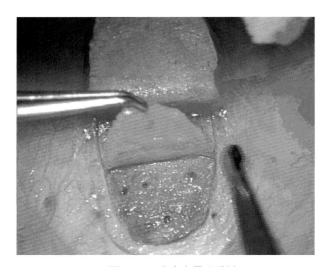

▲ 图 33-2　分离内层巩膜瓣

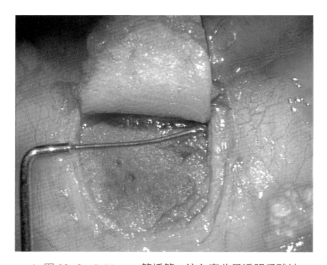

▲ 图 33-3　Schlemm 管插管，注入高分子透明质酸钠

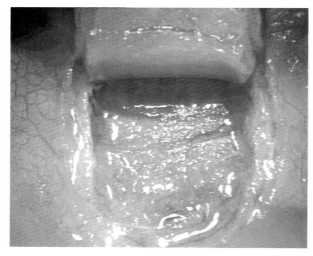

▲ 图 33-4　房水可渗透的巩膜 – Descemet 膜

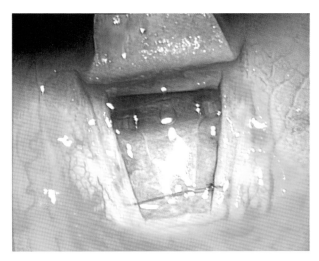

▲ 图 33-5　T-Flux 植入（IOLtech Lab）

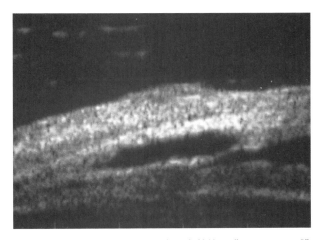

▲ 图 33-6　UBM 显示巩膜内湖和完整的巩膜 – Descemet 膜

七、术后管理与干预

术后抗生素与激素的复方滴眼液至少使用 4 周。无须使用缩瞳药，因为术后炎症反应非常轻，最重要的是，由于会增加虹膜嵌顿的风险，扩瞳药是相对禁忌使用的药物。小梁网或 Descemet 膜穿孔的病例，需使用 3~4 周缩瞳药以减少虹膜嵌顿风险。术后 IOP 通常较低，5~10mmHg 持续 1~2 周，不伴有浅前房或脉络膜上腔渗漏。不需特殊手术处理。术后早期的高眼压与激素的使用、虹膜嵌顿于滤过区域或小梁网 – Descemet 膜窗渗透作用不足有关。房角镜检查或 UBM 对于鉴别高眼压原因有帮助。如房角是开放的，则停用激素。虹膜嵌顿通常会导致瞳孔变形，在房角镜下可以看

得很清楚。此时可用缩瞳药或尝试氩激光虹膜成形术（光斑 100~500μm，爆破时间 0.1~0.2s，能量 300~400mW）纠正。当激光治疗无效时，通常需要打开手术部位进行修复。如果已停用激素且房角开放，眼压仍处于升高状态，应考虑为小梁网 – Descemet 膜窗渗透作用不足所致，常发生在术后 6~8 个月。可采用 Nd:YAG 激光穿孔术解决。在房角镜下，瞄准呈凹陷状、半透明的小梁网 – Descemet 膜窗，自由运转 Q 开关模式，能量 4~8mJ，4~15 次击射。这个过程中一个不常发生但与此非常相关的并发症为虹膜嵌顿，尤其当处理前使用药物眼压难以降低或处理后进行了眼球按摩的病例。为避免这些并发症的发生，在房角切开前要用毛果芸香碱缩瞳，眼压高的患者要全身使用碳酸酐酶抑制药或阿拉可乐定。对于远期失败病例，当针拨和（或）房角切开无效时，是否再次进行手术依赖于医生的选择和手术失败的原因。某些医生选择丝裂霉素（MMC）联合小梁切除术，某些医生选择丝裂霉素联合深层巩膜切除术。

八、手术效果及与其他术式的比较

黏小管切开术是一种安全有效的降眼压手术。术后并发症少；术后管理轻松；术后眼部不适感较小梁切除术明显减少，这可能与术后大部分术眼不形成滤过泡有关。与小梁切除术相比，大量研究未发现两者之间显著差异；但黏小管切开术患者的终末眼压较小梁切除术患者高。由于成功标准、随访时长和手术操作的不同，直接比较两种术式很困难。很多论文将黏小管切开术与白内障手术联合。而且黏小管切开术操作困难，学习曲线很长，至少 40 例手术后才能掌握这项技术[10]。这也可以解释不同作者报道的结果之间差异巨大。相关研究有回顾性、前瞻性和随机对照研究如下。

九、回顾性研究

Stegmann 等[11] 报道了 157 名非洲裔开角型青光眼患者 214 只眼黏小管切开术的效果，术前 IOP 为（47.4 ± 13.0）mmHg。术后随访 35 个月，IOP 水平为（16.9 ± 8.0）mmHg，83% 的术眼在不使用抗青光眼药的情况下 IOP < 22mmHg。

更近的一项研究中，Yarangumeli 等[12] 比较了使用或不使用丝裂霉素（MMC）（0.2mg/ml，3min）的两组黏小管切开术效果。1 年后，完全成功率（不用药 IOP ＜ 18mmHg）分别达到 40%（无丝裂霉素组）和 67%（丝裂霉素组），两组并发症发生率无显著差别。另有两项研究显示黏小管切开术对于葡萄膜炎继发青光眼有治疗效果。Miserocchi 等[6] 发现经 46 个月随访，完全成功率和部分成功率可达 54.5% 和 90.9%，终末眼压为（18.1±4.9）mmHg。Auer 等[7] 在 14 只葡萄膜炎继发青光眼患眼施行的包括黏小管切开术在内的非穿透手术，术后随访 12 个月完全成功率和部分成功率分别达到 45.4% 和 90.4%，终末眼压为（12.1±4.0）mmHg。Koerber[13] 分析了 15 例患者，他们一只眼行黏小管切开术、另一眼行 Schlemm 管成形术。18 个月后，两种术式均显示显著的降眼压效果，Schlemm 管成形组终末 IOP 为（14.5±2.6）mmHg，黏小管切开组终末 IOP 为（16.1±3.9）mmHg，两组无显著差异。自基线眼压下降的百分比，Schlemm 管成形组更高，结果有显著性差异（44% vs 33%）。但应注意到，基线眼压水平也是 Schlemm 管成形组更高（26.5mmHg vs 24.3mmHg）。Schlemm 管成形组术后 13.3% 的眼形成滤过泡，黏小管切除组仅为 6.7%。

十、前瞻性研究

Carassa 等[4] 报道了 23 例 23 只眼黏小管切开术，其中 4 只眼术中改行小梁切除术。16 只眼术后 IOP ＜ 21mmHg，平均 IOP 为（11.6±4.4）mmHg。Sunaric-Mégevand 和 Leuenberger[14] 评估了 67 例 POAG 病例中 67 只眼施行黏小管切开术的效果，完全成功定义为 IOP ≤ 20mmHg 且在不使用药物或其他手术方法情况下 IOP 下降 30% 或以上，部分成功定义为使用药物或其他手段使 IOP ≤ 20mmHg 或 IOP 较基线下降幅度 ＜ 30%。全部成功率在术后 1 年为 88%，术后 2 年为 90%，术后 3 年为 88%。完全成功率术后 1 年为 68%，术后 2 年为 60%，术后 3 年为 59%。这一系列患者中未见报道严重并发症。Luke 等[15] 比较了黏小管切开术联合或不联合网状透明质酸植入物的效果，结果显示两组在术后 12 个月时成功率（IOP ＜ 22mmHg，不

使用抗青光眼药）均为 40%，并发症发生率极低。Shaarawy 等[16] 在一个随访 5 年的研究中显示终末 IOP 为 13.9mmHg，60% 的术眼完全成功（IOP ＜ 21mmHg），37% 的病例需行房角切开术。Stangos 等[8] 报道了黏小管切开术在 20 只眼青少年型青光眼的效果，随访 36 个月成功率（IOP ＜ 20mmHg 或 IOP 下降幅度 ＞ 30%，视野和视盘损害无进展）为 55%。

十一、随机对照研究

Jonescu-Cuypers 等[17] 在 2001 年报道了 20 只眼、随访 6 个月，黏小管切开术完全成功率（IOP ＜ 20mmHg）为 0%，小梁切除术为 50%。2002 年，Luke 等[18] 的报道显示 60 例患者随访 1 年的成功率（不用药 IOP ＜ 22mmHg）：黏小管切开术组为 30%，小梁切除术组为 56.7%。黏小管切开术组的手术并发症发生率明显低于小梁切除术组。O'Brart 等[19] 报道了黏小管切开术 1 年成功率（不用药 IOP ≤ 21mmHg）为 60%，而小梁切除术为 91%。Carassa 等[20] 在一项 24 个月的随机对照研究中比较了黏小管切开术和小梁切除术，两组终末眼压相近，黏小管切开术组为（14.1±4.7）mmHg，小梁切除术组为（16.3±5.1）mmHg。两种手术组之间未发现显著差异，如不用药 IOP ＜ 21mmHg 的比例（76% vs 80%）或 IOP ＜ 16mmHg 的比例（56% vs 72%）。Yalvac 等[21] 对 50 只眼随访 36 个月也发现了相似的结果。术后 3 年黏小管切开术组平均 IOP 为（17.8±4.6）mmHg，小梁切除术组为（16.0±7.07）mmHg（P = 0.694）。完全成功率（不用药 IOP 为 6～21mmHg）在黏小管切开术组为 35.3%，小梁切除术组为 55.1%（P ≤ 0.05）。术后低眼压、白内障形成的发生率在小梁切除术组更高（P = 0.002）。O'Brart 等[22] 报道了一项 50 只眼随访 20 个月的研究，比较了黏小管切开术和小梁切除术联合抗代谢药，发现黏小管切开术组完全成功率（IOP ≤ 21mmHg）为 34%，明显低于小梁切除术组（68%）。早期一过性并发症如浅前房、包裹性囊性滤过泡更常见于小梁切除术（P ＜ 0.05）。术后远期白内障的发生率两组相似。但 Yarangumeli 等[23] 的研究显示两种术式之间无显著性差异，此

项研究中的 22 例患者各有 1 眼接受了黏小管切开术或小梁切除术。在随访 18 个月后，完全成功率（IOP ≤ 18mmHg，不使用抗青光眼药）在小梁切除术组为 64%，黏小管切开术组为 59%。两组之间并发症发生率也没有显著差异。小梁切除眼白内障进展速度更快，处于临界显著性差异。Noureddin 等[9] 近期发表了黏小管切开术或小梁切开术用于先天性青光眼的随机对照研究，共 8 例双眼患者，一只眼接受了黏小管切开术，另一只眼接受了小梁切开术。两组术眼均得到了相似的 IOP 下降幅度。随访 16 个月后，终末 IOP 在黏小管切开术组与小梁切开术组分别为（15.6 ± 4.3）mmHg 和（12.9 ± 3.9）mmHg。黏小管切开术在进展更快的患者中展性的成功率更高。一项随机对照研究[24] 比较了非穿透性青光眼手术对屈光状态的影响。研究纳入 19 只眼，包括黏小管切开术 11 只眼和小梁切除术 11 只眼。术后 IOP 和视力（logMar 值）没有显著差异，非穿透组的平均散光度低于小梁切除组。

　　黏小管切开术与小梁切除术的 Meta 分析研究已发表：Hondur 等[25] 纳入了 14 篇文章，黏小管切开术成功率（IOP < 21mmHg）达到 51.5%，房角切开术实施率为 4.1%～56%，随后 IOP 下降幅度最高可达 38.2%。Chai 与 Loon[26] 的研究显示小梁切除术较黏小管切开术，在术后 12 个月时眼压多降 3.64mmHg，在术后 24 个月时多降 3.42mmHg（P < 0.0001），但黏小管切开术安全性更好。

十二、并发症及预防

一般并发症

黏小管切开术是一种安全有效降眼压手段。与所有手术所固有的常见并发症类似，也会发生麻醉或手术本身相关的并发症。例如球后阻滞麻醉时可能发生球后出血、眼球穿孔、视神经损伤。所以球周麻醉更常被选用。感染、眼内出血、恶性青光眼、眼压失控是所有青光眼手术均有可能出现的并发症。

十三、此手术特有的并发症

黏小管切开术有其特殊的并发症。无法准确辨认和开放 Schlemm 管常发生在手术学习过程中，或发生在高度近视眼或"牛眼"患者。在多数病例中，精确的深层剖切可以成功显露 Schlemm 管的正确位置。此外，手术可以顺畅地改为小梁切除术。脉络膜暴露常发生在剖切内层巩膜瓣时，通常没有严重后果。巩膜 – Descemet 膜撕裂或撕脱可发生在分离角膜巩膜时，大多数病例不需特殊处理，当撕裂较大而发生虹膜嵌顿时，需要行虹膜切除术并在术后使用毛果芸香碱 1 个月。小梁网破裂可发生在向 Schlemm 管注射黏弹剂时，通常不会导致不良后果，但部分病例术后也需要使用匹罗卡品。Descemet 膜脱离是另一有可能发生的并发症，为减少这种情况的发生，注射黏弹剂时需要非常小心且重复多次。目前尚无黏小管切开术发生滤过泡炎或眼内炎的报道。

第 34 章

非穿透性青光眼手术并发症
Complications of Nonpenetrating Glaucoma Surgery

Emilie Ravinet　著

王书华　译

梁　亮　校

本章概要

　　手术前应告知患者，非穿透性青光眼手术并不像白内障手术那样可提高视力，亦非永久治愈青光眼的方法。术后随访仍是必需的。但是，安全性和有效性之间的平衡使得 NPGS 无疑是值得努力学习的手术技术。

一、概述

　　非穿透性青光眼手术（NPGS）较之小梁切除术发生严重并发症的概率更小。但是，多年以来，两者之间的效果比较一直存在许多争议。一些研究将两者进行比较显示小梁切除术的效果更好。但是，如果患者选择得当，手术方式合适，术后密切随访，必要时应用激光、针拨或其他常规用于小梁切除术的措施（抗代谢药、抗 VEGF 药），NPGS 可以达到与小梁切除术相当的降眼压效果，甚至达到更低的眼压。因此，NPGS 对于严重的青光眼损害病例[1]、血 – 房水屏障（BAB）已破坏的病例[2]、过度的眼压波动或独眼患者[3]是一种重要的选择。但小梁切除术的适应证更为宽泛。NPGS 肯定不适用于所有的青光眼患者，谨慎的术前评估非常关键。原发和继发性闭角型青光眼是 NPGS 的禁忌证，除非虹膜与小梁网的贴附能够解除、房角可以通过术前的虹膜切开 / 成形术、同时或之前实施白内障摘除术打开（图 34–1）。新生血管性青光眼、前节解剖结构缺失或手术区域有显著的瘢痕也是 NPGS 手术禁忌证。笔者也不推荐用于先天性青光眼。

　　为了优化 NPGS 的效果，需要满足以下几个先决条件。手术部位在术前需要使用房角镜帮助确定。术前对任何存在的炎症进行合理治疗，必要时偶会用到口服激素或免疫抑制药。一些医生建议在小梁切除术前常规使用抗炎滴眼液[4]，同样也应考虑在 NPGS 术前使用。眼表疾病（OSD）及其他眼病、心血管疾病、代谢性疾病需要得到很好的控制。正在口服抗血小板聚集药、抗凝血药或其他相关药物（如银杏叶提取物）的患者应暂停使用。对于某些高风险患者，应采用低分子肝素替代华法林一段时间。理想状态下，对血 – 房水屏障产生不良影响的药物（如毛果芸香碱、前列腺素衍生物）应在术前停用。口服碳酸酐酶抑制药可以暂时用来控制眼压。当术前眼压非常高时，可静脉使用高渗剂。术前优先推荐不含防腐剂的滴眼液[5]，但目前并不常用。当前，基本的 NPGS 也被称为深层巩膜切除术（DS），包括几种不同的深层巩膜切除[6, 7]、黏小管切开术和 Schlemm 管成形术。DS 手术特有的并发症将在本章讨论。

二、术中并发症

1. 牵引线

好的牵引缝合需要合理暴露手术位置同时不会

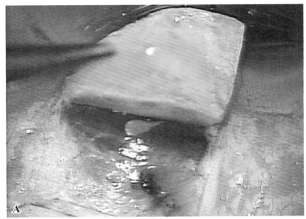

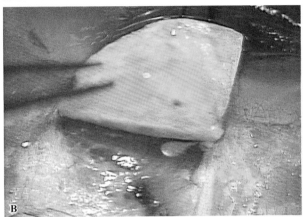

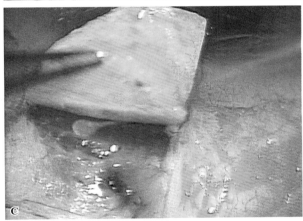

▲ 图 34-1　一例严重青光眼损害的独眼患者接受联合手术（深层巩膜切除联合白内障摘除术），尽管患者有近视，但仍由部分虹膜前粘连；小梁网 – Descemet 膜呈现出良好的房水外渗作用，白内障摘除后前房变深，粘连部分用铲形刀断开，未改成小梁切除术

对眼球造成压力。因此穿过角膜的牵引线比直肌下牵引线更好，后者可能会引起肌腱损伤、结膜下出血、滤过泡失败风险升高、结膜穿孔甚至眼球穿通伤。角膜牵引线不能太表浅导致角膜豁开，也不能

过深引起低眼压及后面的剖切过程操作困难。

2. 结膜瓣

小梁切除术中以穹隆部为基底的结膜瓣与角膜巩膜缘为基底的结膜瓣相比发生滤过泡囊样变、滤过泡无血管化、滤过泡炎的概率较低，因而以穹隆部为基底的结膜瓣更为美观和安全[8, 9]。同理，根据笔者的经验，采用以穹隆为基底的结膜瓣深层巩膜切除术后，滤过泡更弥散、瘢痕化更少。术中使用浸泡抗代谢药的海绵、对小睑裂或眼窝凹陷的眼进行剖切、联合手术（如白内障摘除术）这些情况下，采用角膜巩膜缘结膜切口可使操作更方便。但是，角结膜切口的水密合难度会更大一些，角膜缘缝线的异物感也会更强烈。对于所有的病例，术中都应小心地处理结膜，避免出现结膜孔或撕裂。

3. 抗代谢药或其他辅助药物的使用部位、使用方式、作用时间、浓度和时机

当促进纤维化的危险因素存在和（或）术后需达到较低的目标眼压时，需考虑使用这些抗代谢药的相关问题，以期提高深层巩膜切除术的疗效[2, 10-14]。在术中和（或）术后使用，也取决于医生的经验和选择。目前我们并不知道最适合的抗代谢药浓度和作用时间，但更高的浓度、更长的作用时间会导致更高的并发症发生率。抗代谢药的使用应根据已知的滤过泡失败危险因素，为每位患者制定个性化治疗方案。术中使用浓度为 0.02% 丝裂霉素 2～3min 是目前最常推荐的方案[15, 16]。这类药物不要接触结膜切口边缘。表层巩膜瓣（SSF）下的能够暴露的最大区域及巩膜与 Tenon 囊之间是区域的是抗代谢药作用的位置。如果是运用海绵浸泡的方式，作用完毕后要完整抛弃浸有药物的海绵，并且用平衡盐溶液（BSS）彻底冲洗作用区域。在放置和取出海绵时也要小心保护结膜。

4. 前房穿刺

虽然前房穿刺不是强制步骤，但高度推荐，因为前房穿刺可以降低眼压从而使小梁网 – Descemet 膜（TDM）的切开更为容易。前房穿刺能够缓慢地降低眼压，从而随着小梁网 – Descemet 膜的贯穿，大大减少了剧烈眼压波动及其在高危患者（如高度近视患者、有出血倾向的患者）中出现相关的并发症。自穿刺口可再次形成前房（AC），然后

可以检查滤过术后是否漏水。前房穿刺需要在进入
Schlemm 管（SC）之前完成，以便于巩膜的剖切。

5. 巩膜瓣（SF）

找到 Schlemm 管是非穿透性青光眼手术成功的
关键。医生应该在开始剖切表层巩膜瓣（SSF）之
前就定位 Schlemm 管，因为 Schlemm 管的位置在
某些病例可能异常的靠后（图 34-2）。巩膜瓣的剖
切应该比小梁切除术中巩膜瓣更靠前，进入透明角
膜后进一步剖切。巩膜瓣厚度约 1/3 巩膜厚度，因
为过薄的巩膜瓣易形成"纽扣孔"、巩膜瓣撕裂甚
至撕脱。

过厚的巩膜瓣可能导致深层巩膜瓣（DSF）和
小梁网 – Descemet 膜制作困难、易穿孔，并且由于
切除的深层巩膜瓣将逐渐变薄，导致重要的巩膜内
湖的体积将减少[17]。

术中应避免使用烧灼止血，因为这样可以造成
术后瘢痕化、使巩膜床缩窄导致缝合困难，后者对
于常规深层巩膜切除术无明显影响，但不利于小梁
网 – Descemet 膜穿孔术和黏小管切开术[18]。

在深层巩膜剖切之前，尤其是经验不足的医
生，剩余的巩膜厚度要根据后方脉络膜的暴露情况
进行预估（图 34-3）。保持在正确的巩膜层次，仅
在葡萄膜之上保留薄层巩膜非常重要。手术刀的方
向要随着眼球角膜巩膜缘曲率的变化而随时调整。
初学时葡萄膜暴露很常见，一般不需要缝合。睫状
体暴露通常不会导致严重后果，除非睫状体暴露在
巩膜距（SS）之前，造成对抗牵引力减弱导致对小
梁网 – Descemet 膜制作更为困难（图 34-4）。手术
刀的方向要重新调整到与巩膜距平行巩膜纤维上方
更表浅位置，以免不慎进入前房。

开始学习非穿透性青光眼手术时一个常见的错
误是将深层巩膜瓣做得过浅[18-20]（图 34-5）。手术
医生错误地认为自己在正确的巩膜层次，这样导致
手术失败不可避免。手术的关键是正确辨认和去除
Schlemm 管覆盖物。对手术有帮助的线索是：将要
打开 Schlemm 管时可见到巩膜距白色的平行纤维，
打开后可见小沟槽，房水进流而出。当巩膜瓣太薄
时，术中应寻找一个新的巩膜深度实行剖切。当此
类情况发生在前部靠近巩膜距时，应该从后方重新
向前剖切一个新的深层巩膜瓣。深层巩膜瓣尽可能

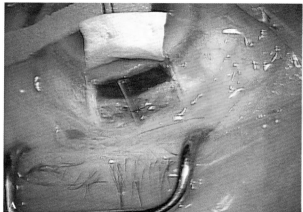

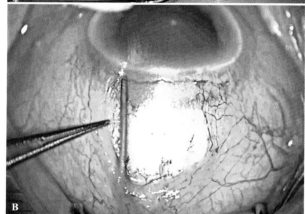

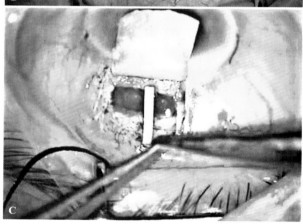

▲ 图 34-2　Schlemm 管位置在某些眼可出乎意料得后移，
如高度近视、有明显老年环的眼，建议在剖切表层巩膜瓣之
前先定位 Schlemm 管

保持在巩膜较深的层次，因为解剖标识已丧失，避
免进入前房。当 Schlemm 管仅被打开一部分或者手
术医生不能确定是否已经打开，可以进行轻柔的插
入 Schlemm 管，并在插入的器械之上将 Schlemm
管切开（图 34-6）。进入 Schlemm 管时，可能会发
生断端出血。此处不能烧灼止血，因为容易引起小

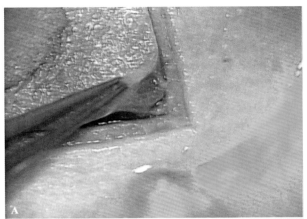
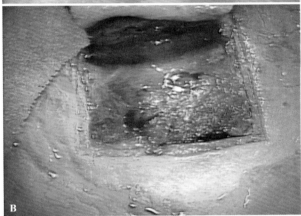
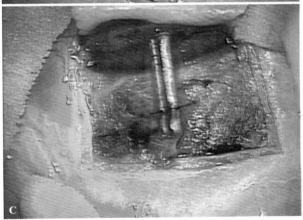

▲ 图34-3　术中脉络膜暴露很常见，通常无严重后果，有时会有意在后部形成脉络膜暴露以便在制作深层巩膜瓣之前估计剩余巩膜的厚度

梁网－Descemet膜穿孔。如果出血持续存在，可以通过前房穿刺口注入BSS提高眼压止血或经过断口注入高分子量（HMW）黏弹剂最终止血。

由于小梁网－Descemet膜的制作对手术技术要求极高且有着极高的穿孔率，手术医生经常仅在Schlemm管打开后停止手术操作。手术剖切过程中，

应该做大足够大的小梁网－Descemet膜，达到提高滤过作用的目的，并且保证术后如果有需要能够进行前房穿刺（GPT）。而且，去除深层巩膜瓣DSF后小梁网－Descemet膜一般会变窄，因为切口的角膜边缘组织会回缩并覆盖它。为了最大限度地减少这种情况，制作巩膜瓣要用锋利的手术刀尽量靠近角膜附着的地方切割，然后再使用同一把仪器或小剪刀将其切除（图34-7A）。手术中不要让器械向后倾斜并与小梁网－Descemet保持平行以避免穿孔。

偶尔表层巩膜瓣会发生断裂或出现纽扣孔，尤其伴随小梁网－Descemet穿孔时，切掉的深层巩膜瓣可作为一个补丁用于修补。

6. 去除Schlemm管内皮和邻管组织小梁网

这是手术走向成功的重要一步（图34-7B）。因为此处是房水外流阻力所在[21]，所以此步成功常会伴随多余的液体涌出，并且可能导致看不见的微穿孔[22]。撕除过程很少会出现大的穿孔。在抓紧小梁网－Descemet膜之前充分干燥该区域，并使用特定且正确的镊子对准手术部位有助于减少穿孔的发生率。

7. 植入物

使用黏弹剂尤其是高分子黏弹剂时，不应盲目、用力地向表层巩膜瓣下注入黏弹剂，因为这样会增加小梁网－Descemet膜穿孔的风险。向Schlemm管断端内注入时，也应该轻柔、多次重复地操作，以免损伤小梁网。当注入力量过猛或方向错误时，有报道导致了多发小梁网破裂甚至Desceme膜脱离（DMD）。

8. 小梁网－Descemet膜穿孔

当小梁网－Descemet膜穿孔发生时，手术进程是否仍能继续依赖于穿孔的位置、大小和虹膜是否脱出。小梁网－Descemet膜穿孔虽然在学习阶段常常发生，但对于经验丰富的术者也并不能完全避免。如果穿孔靠前且极小，可以正常继续深层巩膜切除DS，因为切割后的深层巩膜瓣的角膜缘组织可以覆盖它。其他小的穿孔，如果不过于靠后，可以用亲水性植入物或高分子黏弹性物质填塞。还要根据穿孔的大小和位置、手术结束时的前房深度决定是否增加表层巩膜瓣的缝合针数。如果前房变浅，可用低分子黏弹剂（LMW）注入前房，将虹

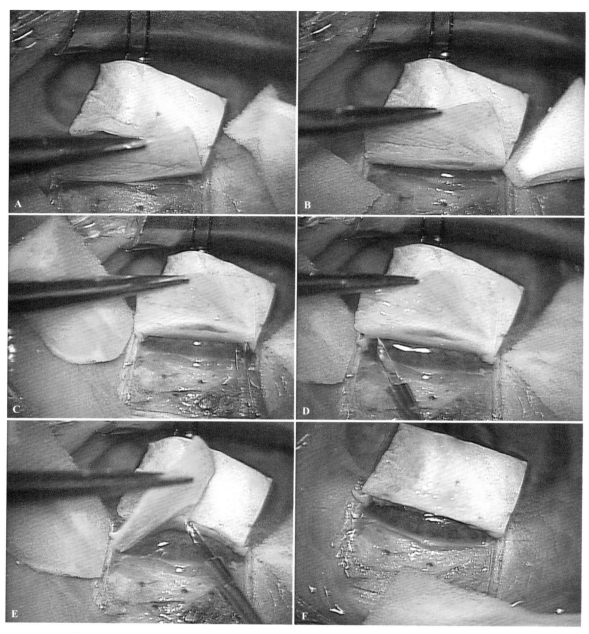

▲ 图 34-4　睫状体暴露一般无严重后果除了由于缺乏对抗牵引力而使得 TDM 剖切更为困难外

膜推离小梁网 – Descemet 膜。如果发生撕脱 / 穿孔位置靠后或较大，强烈建议将手术方式改为小梁切除术。术中虹膜脱垂的处理非常关键（图 34-8）。此时须行虹膜切除术并且表层巩膜瓣缝合要更加紧密，通常需要 6~8 针尼龙缝线预防滤过过强（图 34-9）。尽管可以根据外科医师自己选择是在表层巩膜瓣下还是结膜下或前房注射黏弹性体（但随后注射低分子黏弹剂以避免眼压升高），但不推荐

使用植入物。

9. 缝合 Tenon 囊与结膜

使用无损伤缝线仔细缝合，避免"纽扣眼"形成，完毕后仔细检查是否达到水密。

10. 术后第 1 天

眼压在 2~8mmHg 提示巩膜瓣切除的操作很成功[23]。较高的眼压可能与联合手术中残留黏弹剂或小梁网 – Descemet 膜贯穿后将黏弹剂注入前房所

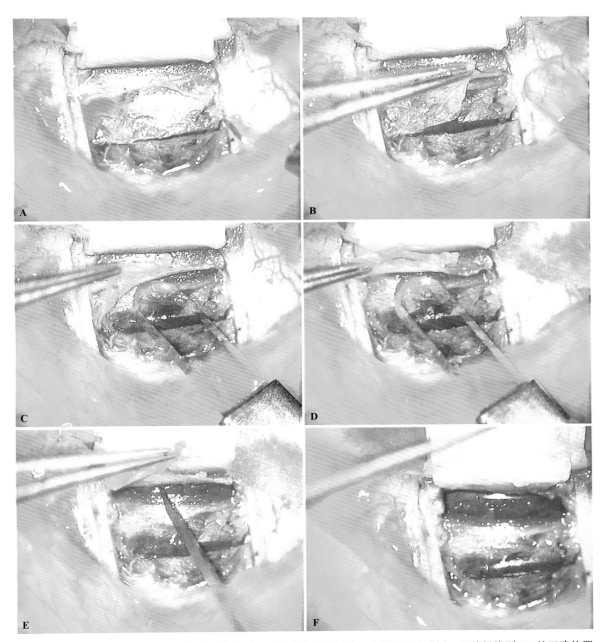

▲ 图 34-5　剖切深层巩膜瓣过于表浅和靠前时，可重新从后房制作一个第三层巩膜瓣，以确保找到 SC 的正确位置和制作 TDM

致。小梁网 – Descemet 膜纤维化导致的房水渗透降低也可导致异常眼压升高。低眼压性前房积血通常与微穿孔、动脉性高血压、出血性疾病或抗凝血药使用相关。当然，因为术中缓慢降低眼压、制备完整的小梁网 – Descemet 膜及避免虹膜切除这些措施使得前房积血并不常见。轻度的前房变浅可能是小范围的脉络膜脱离所致，眼压通常在术后 2～3 周仍保持于 5～10mmHg。

三、术后并发症

见表 34-1 和图 34-10。

更多特殊并发症

1. 小梁网 – Descemet 膜纤维化

多发生于术后数月（术中 AH 渗漏不良多由 TDM 剖切不正确导致，与术后 TDM 纤维化不同）。表现为 IOP 升高，滤过泡扁平。可采取靠前

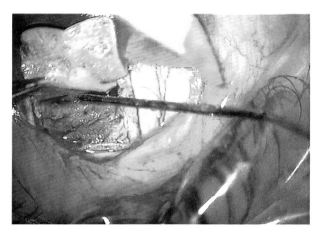

▲ 图 34-6　用铲形刀探查并打开 SC

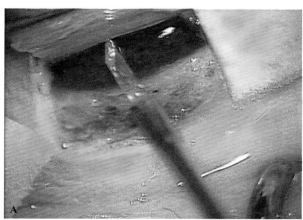

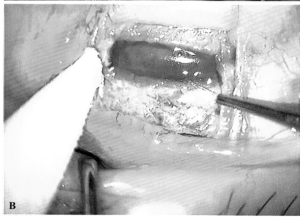

▲ 图 34-7　为提高 NPGS 的效果，部分深层巩膜瓣的深面应尽可能向角膜方向剖切，以便更好地暴露和剖切 TDM（A），SC 的内皮和邻管组织小梁网用特殊的镊子夹取剥离（B）

的 Nd:YAG 激光房角穿孔术（GPT）降低周边虹膜前粘连（PAS）或虹膜疝形成（IH）。如术中 TDM 剖切得当，激光操作就会很容易。GPT 激光房角穿

孔术不要在术后 1 个月内进行，以免发生与眼压骤降相关的并发症（图 34-11），在此期间可先试用抗青光眼药。如眼压非常高，那么在进行 GPT 前要使用药物降低眼压。运用 532nm Nd:AG 激光改良的 GPT 是更有效和安全的选择，尤其是早期实施，至少提供一个中间步骤[25]。即使手术已过去多年，GPT 仍然是值得尝试的。有时，特别是假性剥脱综合征或色素性青光眼，GPT 需要重复进行，因为假性剥脱物质或色素可能堵塞 GPT 孔。浅前房患者存在较高的虹膜疝形成风险，建议在 GPT 前先行局部虹膜成形术。偶尔术后发现 TDM 后有出血时，GPT 可帮助将积血从巩膜内湖引流至前房内，尤其当 IOP 已升高时。当纤维化累及 TDM 之外的范围，单独行 GPT 效果欠佳，可能需要实施辅助药物下的针拨术，就像小梁切除术后那样。

2. TDM 撕脱和虹膜疝

虽然不太常见，但这种情况也可由于碰擦眼球、外伤或 Valsalva 动作（如咳嗽或便秘）导致术后发生 TDM 撕脱和虹膜疝。而且 GPT 也可以引起虹膜疝。同时 NPGS 术后不鼓励患者像小梁切除术后那样进行手指按摩。虹膜疝的眼球体征可以很明显，但也可能微小到仅能在房角镜下可见（图 34-12）。如果在 24h 内得到处理，一般用缩瞳药就可解决。如果在发生时间较长的病例，必须用 Nd:YAG 激光使嵌顿的虹膜游离，一些病例在嵌顿部分的前部给予几个激光脉冲通常就足够达到效果（图 34-13）。在另一些虹膜的撕裂的病例中，可能会导致越来越严重的炎症、出血及滤过泡失败的风险。激光难以解决的虹膜疝病例需要手术处理。缩瞳药或激光成功使虹膜退回后，笔者通常追加局部的氩激光虹膜成形术以防止再次发生虹膜疝。而且，对于有虹膜疝复发危险因素的患者，他们会被建议如果发现瞳孔形状变化或者突发的疼痛应立即告知医生。术后偶尔发现虹膜疝也可见于眼压控制良好时，此时建议暂且观察。房角镜下有时可见小范围的静止的 PAS，与术中的微穿孔有关。

3. DMD（Descemet 膜脱离）

尽管罕见，但是 DMD 的发生率 NPGS 多于小梁切除术后[26]。DMD 的发生有其解剖易患性。黏小管切开术后的 DMD 可能与黏弹剂注入方向错误

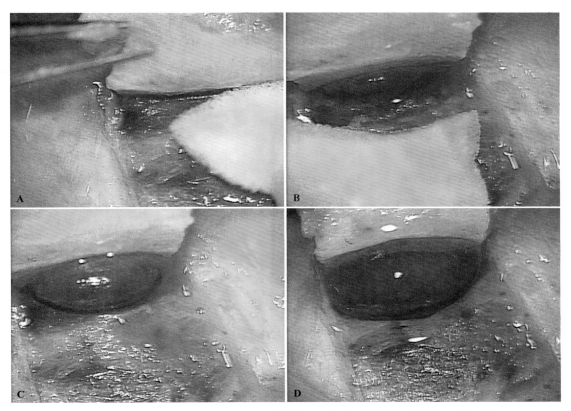

▲ 图 34-8　伴有少许虹膜脱垂的 TDM 微穿孔从一角落开始发展为广泛嵌顿的全过程

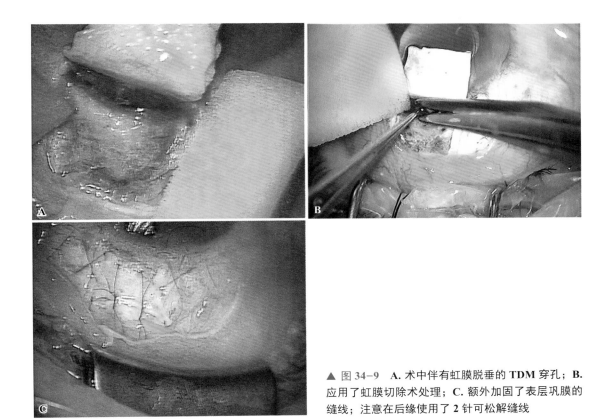

▲ 图 34-9　A. 术中伴有虹膜脱垂的 TDM 穿孔；B.
应用了虹膜切除术处理；C. 额外加固了表层巩膜的
缝线；注意在后缘使用了 2 针可松解缝线

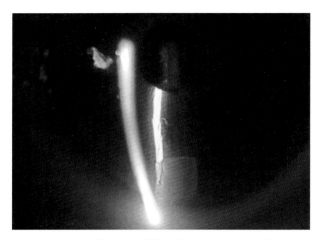

▲ 图 34-10　偶然发现术后数周后部分胶原植入物进入 AC，可能与外伤有关

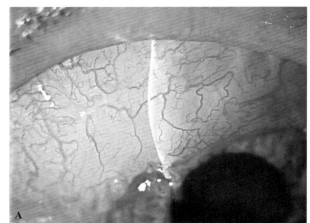

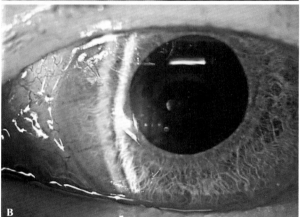

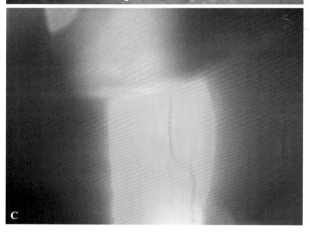

▲ 图 34-11　采取 Nd:YAG 房角穿孔术的时机太早，深层巩膜切除术后 2 周，结果引起低眼压和滤过过强（A），AC 变浅（B），脉络膜脱离（C）

有关[26]。术中或术后早期即可见，角膜清亮或罕见角膜层间血肿[27, 28]，常被忽视（图 34-14）。仅在特定方法的裂隙灯配合房角镜检查时才被确认[26]。Descemet 膜前的出血，之后转化为色素沉积，这种情况使用 UBM 可帮助确诊。可以先观察一段时期，因为黏弹剂通常会经过数月至数年缓慢吸收，视力（VA）通常不受影响，除非 DMD 非常严重，有引起角膜内皮损害、出血或永久性视力下降的风险[27, 28] 或在术中被立即发现。另外，DS 之后的 DMD 通常较晚确诊[26, 29]，由于术后滤过泡内压力异常上升，如包裹型滤过泡或受到外伤时，AH 被迫从巩膜内湖被推挤进入 Descemet 膜下间隙（图 34-15）。而且因为角膜含水量增加而变浑浊，所以易于辨识，常伴随 Descemet 膜前积血[26, 29] 和视力下降（图 34-16）。治疗方案包括处理病因，得到正确处理后 DMD 通常恢复迅速[26, 29]，进而视力也得到提高。同时治疗过程中需防止角膜内皮接触（图 34-17）。NPGS 之后的 DMD 通常预后良好，因为只是在局部发生，与前房内房水没有形成沟通，没有形成显著地 Descemet 脱离或卷曲。但是，偶尔也需要 Descemet 膜固定术。

4. 巩膜葡萄肿

非常罕见，曾有报道在非常薄的巩膜患者中出现（如高度近视、多发类风湿关节炎或幼年性关节炎），也可能与抗代谢药使用相关[30, 31]。

在线获得图 34-10、图 34-11 和表 34-1：http://www.expertconsult.com

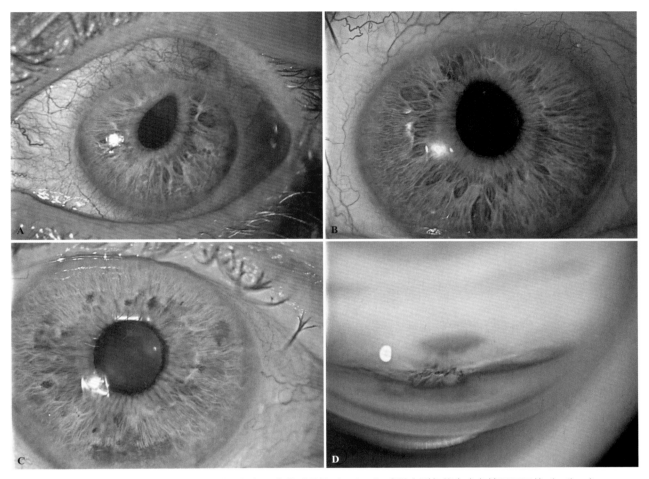

▲ 图 34-12　裂隙灯下发现虹膜疝的征象：非常明显的（**A** 和 **B**）或微小到仅能在房角镜下可见的（**C** 和 **D**）

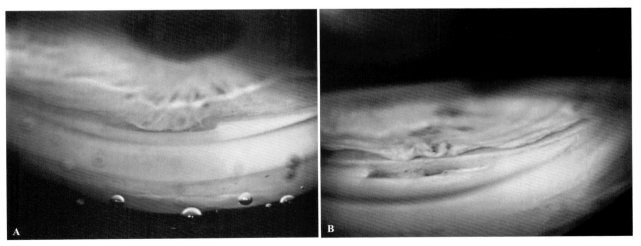

▲ 图 34-13　虹膜疝（**A**）及在其应用毛果芸香碱和激素后嵌顿松解（**B**），在疝的前面使用了数次 **Nd:YAG** 激光击射和局部虹膜成形术

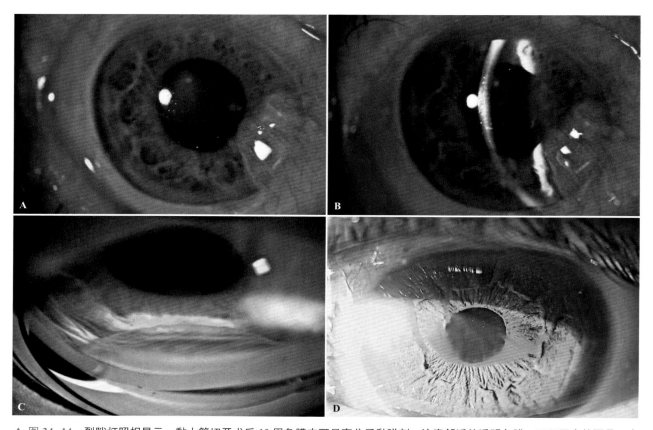

▲ 图 34-14　裂隙灯照相显示，黏小管切开术后 10 周角膜内可见高分子黏弹剂；注意邻近的透明角膜，可见巨大的不是一个平面的 DMD（A 和 B）；房角镜下所见（C）；另一患者伴有轻微出血性 DMD，但注意邻近透明角膜（D）

A 至 C 经许可引自 Ravinet E, et al. Descemet's membrane detachment after nonpenetrating filtering surgery. J Glaucoma 2002; 11(3):244–252.

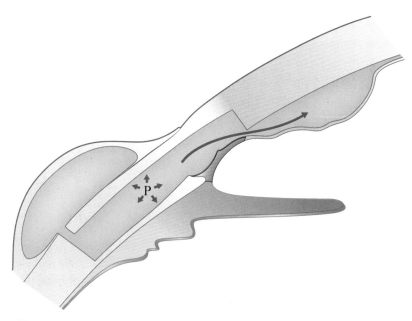

▲ 图 34-15　深层巩膜切开术后 DMD 形成假说的模式图，伴有滤过泡内压力上升

经许可引自 Ravinet E, et al. Descemet's membrane detachment after nonpenetrating filtering surgery. J Glaucoma 2002;11（3）: 244–252

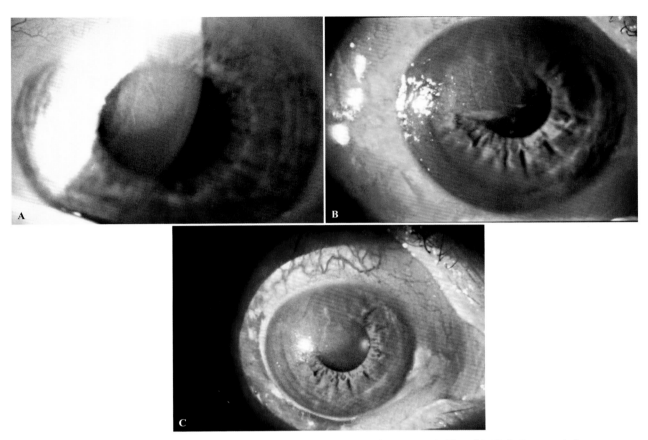

▲ 图 34-16　A. 发生在深层巩膜切开术后，与 DMD 相关的角膜水肿混浊；B. 另一深层巩膜切开术后 DMD 患者，Descemet 膜前有积血，Tenon 囊囊肿针拨 1d 后；C. 1 周后状况改善

图 B 经许可引自 Ravinet E et al. Descemet's membrane detachment after nonpenetrating filtering surgery. J Glaucoma 2002; 11（3）: 244–252

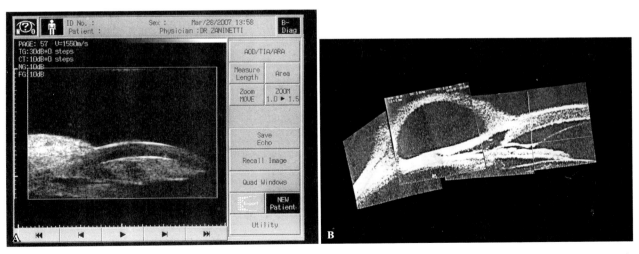

▲ 图 34-17　A. Ultrasound biomicrographs showing non-planar detachments after deep sclerectomies with the Descemet's membrane almost in contact with the iris. Hemorrhagic DMD；B. Montage of biomicrographs showing the DMD associated with a large Tenon's cyst. Simple descemetopexies were done in both cases.

With permission from Ravinet E, et al. Descemet's membrane detachment after nonpenetrating filtering surgery. J Glaucoma 2002; 11(3):244–52

表 34-1　非穿透性青光眼手术后并发症（在线）

发生部位或标志	可能的并发症或原因
眼睑	药物过敏、血肿、肿胀、上睑下垂
结膜，腱膜囊，水疱	出血、化脓、炎症、早发性 / 晚发性渗漏（尤其是在无血管、薄壁、有瘢痕组织的水疱中，在使用抗代谢药后）、过大和感觉不清 / 不美观的水疱、包裹性水疱、纤维性水疱
角膜	磨损 / 上皮缺损 / 其他上皮病变、OSD、陷凹、地形变化和散光、DMD± 出血、内皮吞噬
小梁 – 后弹力膜	解剖不当，术中 / 术后穿孔伴或不伴虹膜脱垂，周围性前粘连，纤维化
巩膜内室	出血（早 / 晚），纤维化
前房 *	轻度变浅或无症状，除非与其他并发症（如 TDM 穿孔、渗漏、葡萄膜积液、脉络膜上出血、恶性青光眼）、前房积血 / 出血、大约 1 周的轻微短暂炎症，除非存在局部或全身易感因素，并有后粘连的风险
晶状体 *	白内障
葡萄膜和玻璃体 *	葡萄膜积液，尤其是术前高眼压 / 术后低眼压和某些疾病（如真性小眼球、Sturge–Weber 综合征）、恶性青光眼 / 睫状体阻滞 / 睫状体视网膜阻滞、脉络膜上和玻璃体积血
视网膜 *	减压性视网膜病变，视网膜脱离
视力和（或）视野恶化 *	• 由于轴长缩短、屈光变化、OSD、相对或真性低眼压、脉络膜积液、青光眼进展、炎症、前房积血、感染、其他眼部疾病而导致视力下降 • 排除术前严重青光眼或视野注视点中心分裂的典型表现
感染 *	静脉炎 / 眼内炎（尤其是薄的、无血管的、渗漏的或位置较低的水疱，并使用抗代谢药）/ 角膜炎
持续性 / 延迟性低眼压及相关并发症（如脉络膜脱离、浅层 AC、黄斑病变、后弹力层皱襞、脉络膜视网膜皱襞、视盘肿胀）*	• 使用抗代谢药和术中或术后穿孔（包括前房角穿孔）时出现过度过滤（通常在 NPGS 后的第 1 个月内完成） • 结膜渗漏伴或不伴有巩膜瓣穿孔 / 融化，通常与抗代谢药的使用有关 • 继发于炎症、抗代谢物、睫状体脱离、脉络膜 / 周期性膜 / 晶状体囊收缩 / 玻璃体牵引，以及可能在睫状体破坏性手术（如睫状体光凝术）后引起的房水分泌减少 [24] • 其他：脉络膜积液、睫状体脱离、视网膜脱离、眼缺血
高血压	患者选择不当、手术技术不当、联合手术后或术中穿孔后黏弹剂残留、虹膜疝、出血（包括脉络膜上出血）、皮质类固醇诱导、囊泡、结膜和巩膜 / 巩膜瓣 / 巩膜内室 /TDM 纤维化，周围性前联合，瞳孔阻滞，恶性青光眼
其他 *	黄斑囊样水肿、巩膜扩张、植入物移位（图 34-10）

*. 当术中发生相关穿孔时，尤其是在 TDM 二次破裂后或 Nd:YAG 前房角穿孔术后，尤其是术后 1 个月内发生相关穿孔时，一些相关并发症的发生率通常较高

理论上，与深层巩膜切除术相比，黏液管造口术没有水疱相关的并发症，尽管临床上 1/3 的手术眼可以检测到滤过泡 [18]

第 35 章 非穿透性青光眼手术后处理
Postoperative Management of Nonpenetrating Glaucoma Surgery

Shibal Bhartiya　Tarek M Shaarawy　**著**

尹　鹏　**译**

张　虹　**校**

本章概要

　　如同其他的抗青光眼手术，术后最初几周对非穿透性青光眼手术（nonpenetrating glaucoma surgery，NPGS）的成功是至关重要。因此，对患者一定要定期随访检查，以便尽早发现、处理并治疗并发症。

　　青光眼术后终生随访的重要性再怎么强调都不为过。

　　本章提供了 NPGS 术后随访流程框架，对每位患者还需制定具体方案。

一、概述

　　文献证据表明 NPGS 比其他青光眼手术更安全，患者视力和其他方面恢复更迅速[1-4]。保留的小梁网 –Descemet 膜（trabeculo-Descemet membrane，TDM），包含前、后小梁网、Descemet 膜，使得外流阻力残存，减少前房积血、炎症反应、低眼压相关并发症、术后感染及白内障形成等并发症[1, 2]。尽管如此，如同其他青光眼手术，术后最初几周对于 NPGS 手术能否成功极为关键。

　　目前所有青光眼手术都存在着自相矛盾。既依赖人体愈合形成足够的瘢痕，以防止房水过度流出；同时又要保持滤过管道的开放。

　　因此，NPGS 术后护理的主要目的是对抗由创伤引发的机体过度修复，避免滤过失败。影响 NPGS 最终结果的瘢痕形成位置包括：小梁网 –Descemet 膜、巩膜下、巩膜、上巩膜、Tenon 囊及结膜。控制早期或晚期并发症是术后处理的重要部分。

二、评估参数及方案

　　以下为建议指导方案，术后随访流程根据患者情况因人而异。在医院资源（包括时间和人力）允许的前提下最好的临床习惯是手术数小时后观察患者。否则，第一次随访应在术后第 1d，必须进行全面的眼部检查。特别要检测眼压（intraocular pressure，IOP）、滤过泡和前房的情况。

　　之后，患者需每周随访 1 次，再往后每 2 周随访 1 次。患者在术后第 2、3、6 个月应进行检查，最终，每 6 个月进行 1 次视野检查，每年进行视网膜神经纤维 / 视盘影像检查；或者根据青光眼的严重程度酌情调整。

　　在每次随访时，必须评估并记录以下参数。

- 裸眼视力和最佳矫正视力。
- 滤过泡：范围、高度、结膜的血管分布、是否出现结膜微囊、是否出现结膜渗漏或渗透（必须进行 Siedel 检查）。
- 前房：深度、炎症反应、前房积血。
- 角膜：清亮度、后弹力层完整性、散光。
- IOP。
- 视盘、黄斑和视网膜。

　　进行前房角镜检查将 TDM 可视化（图 35–1），从而评估其厚度和大小；任何孔、粘连、虹膜疝都

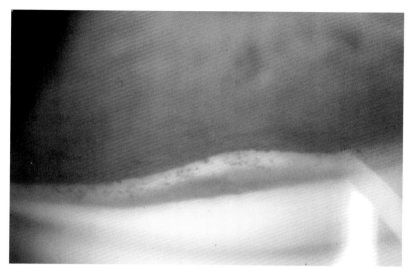

▲ 图 35-1　深层巩膜切除后，前房穿刺前小梁网 -Descemet 膜的前房角镜成像

须进行记录。

此方案是一个参考指南，医生应灵活掌握，并形成自己个性化的随访流程，适应不同的病例和情况。

三、术后用药

常规 NPGS 术后用药防止感染、炎症反应和过度瘢痕化[5]。

皮质类固醇激素可抑制术后前节的炎症反应，从而减少结膜上皮形成、胶原蛋白合成、血管生成率。1.0% 醋酸泼尼松龙滴眼液可从手术当日开始使用。通常情况下，术后前 2 周每天滴 4～6 次，然后在随后的 4 周中快速递减用量。不过，有的医生使用皮质类固醇长达 3 个月[6]。有一点必须记住，这些激素滴眼液能够引起激素性眼压升高。

根据当地的抗生素预防相关政策，推荐使用广谱抗生素预防滤过泡感染和眼内炎，可酌情使用 1～4 周。笔者所在诊所目前使用莫西沙星氯化钠滴眼液，每日滴 3 次，持续 4 周。

有研究表明非甾体抗炎药（non-steroidal anti-inflammatory drug，NSAID)，如吲哚美辛和双氯芬酸对炎症反应和疼痛有效。它可以作为类固醇敏感者替代局部用药。

作为常规，患者在停用皮质类固醇后，局部用 NSAID 每日 3 次，为期 2 个月。

四、患者指导

除了术后用药，还需向患者说明注意事项和术后护理。包括以下几点。

● 向患者说明在 IOP 低于正常生理水平时，通常至少术后两周，应避免重体力活动（提重物和用力）。

● 向患者说明不能揉眼睛；通常不建议佩戴护目镜，但是老年人，特别是在夜里，可以视情况而定。

● 患者在至少 4 周内，应避免体育运动和眼部受伤。

● 一些患者限制身体活动，如前屈动作是有益的。例如，向患者说明找拖鞋时不能过度弯腰。

● 一定要向患者说明每天用无菌棉和水清洁眼部至少 2 次。由于类固醇滴眼液是悬浮液，所有沉积物都须用无菌棉擦干净。

● 一定要向患者说明给未手术眼继续用抗青光眼药，这个信息在沟通中有时容易遗漏。

五、特别注意

相较于其他类型的青光眼手术，特别是小梁切除术和房水引流物植入术，NPGS 术后并发症更少且伤害更小[1-5]。这些并发症的发病机制、诊断和治疗在术后早期和晚期是不同的。以下是术后可能遇到的特殊情况，有可能不全。处理方案须根据每位患者的具体情况而定。

（一）前房积血

前房积血是行深层巩膜切除术后很少见的并发症[8]，一般见于 TDM 微穿孔、接受抗凝血药治疗者，也可能与低眼压相伴发生。前房积血被认为是通道成形良好的指标，因为一般认为前房积血是血液回流的结果，术后从前房到 Schlemm 管生理压力梯度小会发生血液回流[9]。控制前房积血一般采取保守疗法，推荐抬高头部加支持疗法。

（二）低眼压

研究报道在深层巩膜切除术后第 1 天 IOP 为（5±4）mmHg，并且初始的低眼压现已作为一个好的手术切除的指标，因此也是一个好的预后指标[10]。早期术后 IOP 就算低至 0～2mmHg 也有可能无任何并发症，而且 NPGS 术后的低眼压不被认为是一种并发症，除非伴有视力下降或其他相关病变[2, 3, 5, 8, 10, 11]。

但是，对所有早期低眼压者都要进行 Seidel 检查，以排除滤过泡渗漏，特别是伴有浅前房患者。如果滤过泡渗漏，可在用抗生素情况下保守观察。对某些患者应用抗生素眼膏、睫状肌麻痹药联合皮质类固醇激素就足够了。如果无效，则需进行渗漏修补，可联合或不联合黏弹剂前房重建。

对于低眼压且 Seidel 测试结果一直呈阴性的病例，应必须排除以下情况：脉络膜脱离（分别处理，在后文阐述），滤过泡滤过过强，（由于过度使用丝裂霉素），以及睫状体休克（炎症反应后）或脱离。与滤过泡相关的低眼压则需修复滤过泡，可选择切除或不切除滤过泡，和（或）注射自体血以增加滤过泡区域形成瘢痕[12]。睫状体脱离和休克可尝试加强用类固醇和睫状肌麻痹药，睫状体脱离很少需要手术介入。

（三）脉络膜脱离

脉络膜脱离常伴低眼压出现[13]。小范围的脉络膜脱离通常是自限的，可保守观察。大范围脉络膜脱离，特别是伴有浅前房，则应使用睫状肌麻痹药（1% 阿托品或 0.25% 莨菪碱，每日 2 或 3 次）和皮质类固醇激素进行治疗。

在脉络膜和晶状体接触，和（或）角膜条件允许的情况下，可考虑排液。

（四）视力下降

由于 NPGS 术后的炎症反应显著低于小梁切除术[14]，视力下降通常更少，术后 1 周内大多视力可恢复到术前水平[2, 7]。但是，严重低眼压者，可能需要较长时间才能恢复视力，因为低眼压导致黄斑病变，视网膜和脉络膜的血流需要重新调整压强梯度。术后散光也可能导致术后早期视力下降。对年轻患者出现术后视力下降，特别是术前 IOP 高的，应排查一种罕见的并发症，减压性视网膜病变[15]。已报道 2 例对 Sturge-Weber 综合征患者进行巩膜切除术后出现渗出性视网膜脱离的情况。

如果因前房炎症引起视力下降，应加强局部抗炎。

（五）Descemet 膜脱离

Descemet 膜脱离是非穿透性滤过术后一种罕见的并发症。有可能是在 Descemet 窗的前缘形成了从巩膜腔到 Descemet 膜下腔的房水的通道，继发于滤过泡内压力增加，就像创伤、包裹滤过泡、深层巩膜切除术后用力眼部按摩时引发的情况一样[2]。

黏小管切开术后，Descemet 膜脱离可能是向 Schlemm 管中注射黏弹剂时导管方向有误。这种情况通常可以自愈，有时则需要手术干预。

（六）滤过泡炎

小梁切除术后滤过泡炎可导致眼内炎，但是在 NPGS 术，小梁网-Descemet 膜是阻挡细菌向眼内扩散的屏障。尽管目前还未见 NPGS 术后眼内炎的报道，但应加强局部抗生素控制发生滤过泡炎。

（七）术后早期高眼压

NPGS 术后 IOP 升高的原因有多种，每种情况都要对症治疗。通过局部和（或）系统的抗青光眼药可解决一过性眼压升高，同时注意下述原因，包括

1. 手术切除不充分。

2. 巩膜床出血 一般会在几天内自行吸收。

3. 过多的黏弹剂留在前房 这种情况也能自愈，不需要干预。

4. 术后小梁网 –Descemet 膜破裂伴虹膜嵌顿 常继发于眼压升高，也可能继发于受伤、Valsalva 动作或眼部按摩。在虹膜嵌顿范围大的病例中，瞳孔变形，在结膜下可到虹膜。通过前房角镜观察，虹膜嵌顿在断裂的 TDM 中。控制方法包括每 5 分钟使用 1 次局部缩瞳药，交替使用皮质类固醇激素或非甾体抗炎药，从而将虹膜拉回并防止炎症反应。可以对残留的疝出的虹膜进行 Nd:YAG 房角粘连分离术（Q 开关，单脉冲，3～5mJ），进而使虹膜从 TDM 中的孔中缩回。如果通过上述方法还不能有效控制 IOP 升高，就需要实施虹膜切除术。

5. 在滤过窗处形成虹膜前粘连 常继发于术中微穿孔。

6. 类固醇敏感患者可发生类固醇诱导的 IOP 激增。

7. 恶性青光眼 可以加强使用皮质类固醇激素和睫状肌麻痹药治疗。对浅前房和高 IOP 患者要考虑瞳孔阻滞和脉络膜上腔出血。

框 35–1 前房穿刺

- 如果术后眼压上升是由于通过 TDM 滤过不充分，可进行 Nd:YAG 激光前房穿通作为 NPGS 的补充。这种术后早期滤过不充分可能由于手术分离不正确，或是因为后来 TDM 纤维化。必须切记的是前房穿通在术后头 4 周内基本上是禁忌的，因为其有可能导致眼压快速下降及前房塌陷。在前房穿通前，患者需使用局部麻醉药和术前用药 1% 阿泊拉可乐定（Apraclonidine）滴眼液和毛果芸香碱滴眼液。阿泊拉可乐定是防止激光导致 IOP 突然激增，毛果芸香碱是减小虹膜通过 TDM 的穿孔嵌入并脱垂的可能性。前房角接触镜（笔者更喜欢 Lasag 15 前房角镜，CGA1，前段接触镜，Lasag，图恩，瑞士）提供了治疗区域的放大全景像。
- 激光瞄准光束聚焦在半透明的 TDM 上，在手术剖开部位看上去 TDM 是朝向角膜、发白、半透明的一层膜。
- 使用 Nd:YAG 激光在自由转换 Q 开关下，3～5 个脉冲，能量设置范围是 5～10mJ，可在 TDM 上形成微穿孔。这些微穿孔恢复房水通过 TDM 渗漏，使房水从前房直接流出到达巩膜内间隙，将失效的滤过泡转化为功能性的滤过泡。目前关于最佳的房水外流阻力下降所需的微穿孔数目还存在争论，有科学家提倡高达 15 个微穿孔。笔者认为向角膜上 TDM 部分射击 3～5 次足以达成对眼压的最佳控制。

（八）术后晚期高眼压

术后晚期眼压升高的原因可能和早期升高的原因相同，也可能由于在不同层面形成瘢痕，包括 TDM、结膜和巩膜外层、浅层巩膜瓣和巩膜瓣间隙。

滤过泡扁平 IOP 高意味着通过 TDM 和（或）巩膜内间隙的滤过不充分。应进行 Nd:YAG 行前房穿通治疗（框 35–1），在前房角接触镜下，选择 Q 开关单脉冲，基于 TDM 的厚度能量设定在 4～8mJ。前房穿通不应在术后 1 个月内进行，以避免严重的低眼压（图 35–2 至图 35–4）。

之后，对患者使用局部的类固醇 / 非甾体抗炎药，每日 3 次，用 4～5d。如有需要使用缩瞳药，每日 3 次，用 4～5d。前房穿通的并发症包括炎症反应、前房积血、低眼压伴有或不伴有脉络膜脱

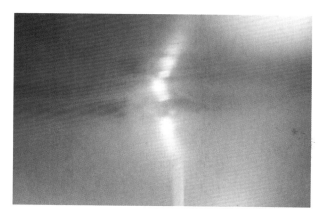

▲ 图 35–2 Nd:YAG 前房穿通术后小梁网 –Descemet 膜和前房角的前房角镜成像；注意观察 Schlemm 管中的血

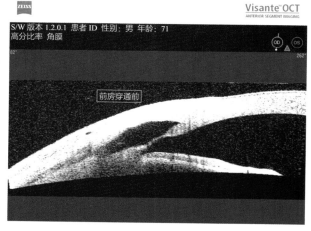

▲ 图 35–3 前房穿通前过滤泡的 ASOCT 成像

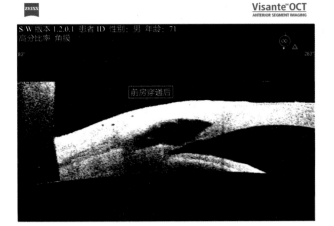

▲ 图 35-4　前房穿通后过滤泡的 ASOCT 成像

离、前房虹膜粘连及虹膜嵌顿 [2, 17-20]。前房穿通术的并发症包括炎症、前房积血、伴有或不伴有脉络膜脱离的低眼压、虹膜前粘连和嵌顿。

一个有炎症的滤过泡伴有大量的、曲折的、扩张的结膜血管，以及升高的 IOP 是滤过泡失效的指征。可在结膜下注射适当剂量的抗代谢药丝裂霉素、氟尿嘧啶或贝伐单抗。局部麻醉后，使用 30G 针头，滤过泡后面，通常在颞象限。

一个包裹且隆起的滤过泡除了结膜下注射抗代谢药外，还需在局部麻醉下进行针拨术，从而促进房水扩散及后部滤过 [21, 22]。

如果针拨术和（或）结膜下注射抗代谢药不奏效，也许就需要手术修复 [23, 24]。

第 36 章

非穿透性青光眼手术的结果
Results of Nonpenetrating Glaucoma Surgery

Daniel E Grigera　Jorge Acosta　Virginia E Zanutigh　**著**

陈琳 **译**

陈琴 **校**

一、概述

近年来发表的非穿透性青光眼手术（NPGS）的研究日渐增多。这有助于我们客观评价这一类手术的有效性、安全性和其在提高患者生活质量方面的优势。此外，这些研究可能会帮助这种手术方式在青光眼的治疗中占一席之地。

不仅数量，研究结果的质量更是至关重要的。世界青光眼协会（WGA）[1] 的第 3 个共识已明确指出，在这一领域有许多方面需要改善。这意味着这些研究应该是高水平的。研究需要明确：长期随访（最好超过 1 年），纳入累积生存率分析，使用包括晚期青光眼所需目标眼压在内的成功标准，视觉功能的数据，排除严重并发症的病例，以及采集数据用以评估生活质量。

有两项基本的 NPGS 技术被广泛应用：分别是黏小管切开术与深层巩膜切除术（deep sclerectomy，DS）。由于第一种术式并不依赖于外滤过，其滤过效果不会被 Tenon – 结膜囊瘢痕所影响，但是其滤过效果会由于浅层巩膜瓣边缘或小梁网 – Descemet 膜的愈合而受到影响。另一种手术方式 DS，其滤过效果则完全依赖于滤过泡。

剥除 Schlemm 管的内壁（去除邻管旁小梁组织）这一手术步骤通过调节房水的滤过量进而影响到 NPGS 的降眼压效果（图 36-1）。这一手术技术最早应用在深层巩膜切除术中，同样可以应用在黏小管切开术中。

在 NPGS 的研究中，旨在提高或者重建房水的滤过的方法种类繁多，这些方法的使用频率与组合方式也不尽相同。这些方法包括术中抗代谢药的使用，术后抗代谢药的使用，针拨术（仅在存在外滤过泡时使用），YAG 激光房角穿刺术（图 36-2），以及巩膜内植入物的使用（图 36-3）。

二、长期研究的结果

（一）回顾性分析

近期关于 DS 的两项回顾性研究中包括了不同的 NPGS 的手术步骤。Lachkar 等 [2] 报道了针对 247 只眼的一项 6 年的研究，其中 157 只眼接受了巩膜内胶原植入，90 只眼术中使用了氟尿嘧啶（5-FU）。47.3% 的病例使用了 YAG 激光房角穿刺术。随访第 6 年时的眼压是（15.81 ± 3.79）mmHg。抗青光眼药使用数量从术前（2.01 ± 0.58）种降至（0.8 ± 0.92）种。60 个月时手术完全成功率是 66.46%

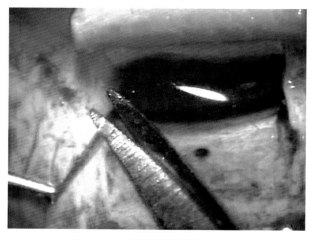

▲ 图 36-1　手术镊撕除邻管组织小梁网

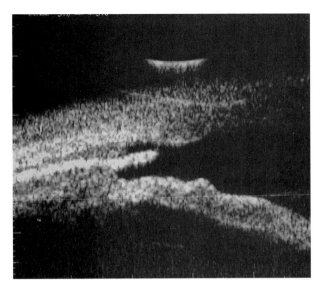

▲ 图 36-2　YAG 激光房角穿刺术的 UBM 图像

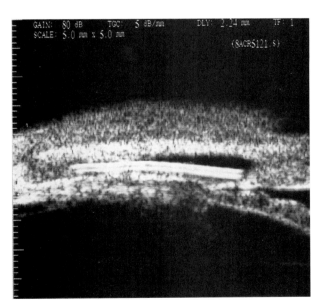

▲ 图 36-3　巩膜内植入物的 UBM 图像（T-Flux）

（IOP ＜ 21mmHg）。

另一项研究是随访 5 年时间，观察了采用不同增强滤过方法的 171 只眼（DS 联合 Healon GV，DS 联合植入物，DS 联合抗代谢药的应用，以及 DS 联合抗代谢药与植入物），结果显示第 5 年最后一次眼压［（15.3±5.3）mmHg］各组相仿[3]。术后 4 年完全成功率（在不用药情况下达到个体化的靶眼压）是 52%。93 只眼的末次随访眼压是 15mmHg。

（二）前瞻性研究

有两项前瞻性研究都随访了 5 年甚至更长时间，同样显示了 NPGS 持久的降眼压效果，并探讨了是否 NPGS 术后可以达到较低的眼压水平（10～13mmHg）。

一项为期 10 年的前瞻性、非随机、非盲法研究评估了开角型青光眼行深层巩膜切除联合胶原植入术（DSCI）的成功率与并发症[4]。105 例患者随访（101.5±43.1）个月（3～144 个月）。术后 10 年的眼压是（12.2±4.7）mmHg（6～20mmHg），最佳矫正视力是 0.63±0.34（0.01～1.2）。10 年完全成功率（未用药眼压≤ 21mmHg）达到 44.6%，部分成功率（用药情况下眼压≤ 21mmHg）是 77.6%。61 只眼（59.8%）施行了房角穿刺术，有 25 例患者在术后使用了氟尿嘧啶的治疗，有 5 例患者接受了针拨滤过泡的治疗。

Shaarawy 等[5] 的一项 5 年非随机临床研究，对 57 只眼进行了黏小管切开术联合巩膜瓣松弛缝合，结果显示术后 36 个月平均眼压 13.9mmHg，术后 60 个月完全成功率（没有治疗的情况下眼压 ＜ 21mmHg）60%。YAG 激光房角穿刺术的使用率是 33.8%，氟尿嘧啶结膜下注射次数是 2.9±1.9。

（三）非穿透性青光眼手术联合抗代谢药

两项对照性研究证实了丝裂霉素（MMC）在深层巩膜切除术中的优势。在一项前瞻性对照研究中，对 90 只眼随访了 36 个月，术中使用浓度为 0.2mg/ml 丝裂霉素 2.5min，可以明显降低术后眼压并提高手术成功率。另一项对照实验，数据来源于正在进行的前瞻性研究，结果显示同样浓度的丝裂霉素术中使用 2min，1 年随访达到靶眼压水平与眼压降至 14mmHg 以下的可能性明显增加[7]。

（四）非穿透性青光眼手术联合巩膜层间植入装置

对照性研究表明在 DS 术中使用胶原植入物可以提高长期手术成功率并降低药物的使用。Shaarawy 等在 104 只眼中开展了对 DS 与 DSCI 的随机对照研究（RCT）[8]。术后 48 个月 DS 组完全成功率（未用药眼压 ＜ 21mmHg）是 34.6%，DSCI

组是 63.4%。DSCI 组平均药物使用减少更为显著。Shaarawy 与 Mermoud 还在同一患者的双眼比较了 DS 与 DSCI [9]。13 例患者的 26 只眼被纳入研究，术后 48 个月 DS 组眼压是（16±3）mmHg，DSCI 组眼压是（10±4）mmHg（$P = 0.005$）。48 个月 DS 组完全成功率（未用药眼压＜ 21mmHg）是 38%，DSCI 组是 69%。同样的，DSCI 组对药物的需求少于 DS 组。

两项对照不同植入物的研究：PMMA 植入物（Homdec SA）vs 胶原植入物 [10]，T-Flux（纯化丙烯酸）vs Healon GV [11]，在术后 24 个月时降低眼压方面没有明显差异。

三、非穿透性青光眼手术与小梁切除手术的比较

表 36-1 与表 36-2 列举出已发表的各种针对 NPGS 与小梁切除术（TEC）对比的临床研究 [12-25]。

比较疗效的一个有用指标是先前分析中使用的 TEC/NPS 成功率指数 [26]，这个指数通过 TEC 成功率 /NPGS 成功率计算得出。本章节所参考的 6 项比较研究中这一指数均明显高于 1 [13-15, 17, 19, 22]。还有 4 项研究的指数稍高于 1 [16, 18, 21, 23]，2 项研究中的指数低于 1，这意味着 NPGS 的成功率更高 [20, 24]。实际上，现有的信息其实更加复杂。在不同的比较研究中可以看到，为了增强房水流出所采用方法的不均衡性，导致研究结果有明显差异。例如，在一项 RCT 研究中，TEC 组术中应用氟尿嘧啶或者丝裂霉素，或者术后使用氟尿嘧啶与针拨术，而黏小管成形术组未提及是否采用了 YAG 激光房角穿刺术 [14]。

由于剥除邻管组织作为一项手术步骤很少在研究方法中被提及，其对手术效果的影响也知之甚少。

下面的报道里有详细的讨论。

（一）黏小管切开术与小梁切除术

有两篇论文，其作者隶属于同一医院，两组手术都没有使用其他辅助措施，结果非常有趣。第 1 篇论文 [12]，将术后 6 个月不用药情况下眼压 ＜ 20mmHg 定义为成功，黏小管切开术的成功率是 0%，而 TEC 术的成功率是 50%。随后发表的第 2 篇论文 [13]，术后 12 个月的完全成功率（定义为眼压＜ 22mmHg），黏小管切开术成功率是 30%，TEC 组的成功率是 56.7%（$P = 0.041$）。手术成功率的提高可以用学习曲线来解释。

在 Kobayashi 等所做的针对 50 只眼的 RCT 研究中，仅在 TEC 组术中使用了丝裂霉素 [15]。黏小管切开术组使用了 YAG 激光房角穿刺术，TEC 组使用了氩离子激光断线与氟尿嘧啶结膜下注射。术后 12 个月眼压黏小管切开术组是（17.1±1.5）mmHg，TEC 组是（12.6±4.3）mmHg（$P < 0.000 1$）。在累积概率分析中，考虑到了不同水平的成功率。他们观察到当手术成功定义为眼压≤ 20mmHg 时，小梁切除术完全成功的概率明显大于黏小管切开术（$P = 0.0240$），当定义为眼压≤ 16mmHg，差异更显著（$P = 0.0039$）。

Carassa 等所做的另一项 RCT 研究中，根据靶眼压的水平应用了不同的成功标准 [16]。黏小管切开术组不使用 YAG 激光房角穿刺术黏小管切开术，而 TEC 组中可以使用氟尿嘧啶与激光断线。50 只眼 24 个月完全成功率（眼压 = 6mmHg，≤ 21mmHg）在黏小管切开术组是 76%，在 TEC 组是 80%（$P = 0.60$）。当眼压 = 6mmHg（≤ 16mmHg）时，完全成功率分别是 56% 与 72%（$P = 0.17$）。

（二）深层巩膜切除术与小梁切除术

Mermoud 等对 44 只眼进行了非随机对照研究 [20]，在这项研究中仅在 DS 组中使用增强滤过措施。DS 组应用了胶原植入与 YAG 激光房角穿刺术，随访 24 个月（IOP ≤ 21mmHg）两组的成功率相近［DSCI 组是 69%，小梁切除术组是 57%（$P = 0.047$）］。DSCI 组的术后并发症显著低于小梁切除组。

El Sayyad 比较了同一患者一只眼行 DS 手术，另一只眼行 TEC 手术的手术效果 [21]。研究中针对增强滤过的措施，特意进行了两组之间的平衡：DS 组采用剥除邻小管组织与 YAG 激光房角穿刺，TEC 组术后使用氟尿嘧啶。研究纳入 78 只眼，随访 12 个月，眼压是（12.3±4.2）mmHg（DS 组）与（14.1±6.4）mmHg（TEC 组）（$P = 0.15$）。完全

成功率（眼压 = 21mmHg）DS 组 92.3%，TEC 组 94.9%，两组没有显著性差异。该研究中 YAG 激光房角穿刺术使用率较低（10.3%），可能与术中去除了 Schlemm 管的内壁有关。

Chiselita 对 34 例患者随访 18 个月，DS 术中未剥除 Schlemm 管的内壁或应用房角穿刺术[23]。一只眼随机选择 DS 式式，另一眼选择 TEC。术后未用药情况下 TEC 组眼压为（17.27 ± 1.2）mmHg，DS 组为（20.90 ± 4）mmHg。这一研究中的手术成功率相对较低。

Ambresin 等针对 20 例患者的 40 只眼进行了另一项非随机临床研究（一只眼 TEC 术后回顾性研究，另一只眼前瞻性研究 DSCI 术）[23]。两组均可以采用 YAG 激光房角穿刺术与氟尿嘧啶注射，随访（24.3 ± 19.1）个月。24 个月 DSCI 组眼压为（13.9 ± 4.5）mmHg（39.7%），TEC 组为（12.9 ± 4.8）mmHg（55.9%）。累积完全成功率两组接近（IOP < 21mmHg）（DSCI 组 40% vs TEC 组 45%）。

在一项 40 只眼（DS 组 19 只眼，TEC 组 21 只眼）的 RCT 研究中，DS 组去除了 Schlemm 管内壁与邻管组织的小梁网[24]，两组均使用了丝裂霉素（0.02mg/ml）。DS 组术后 1 年完全成功率（眼压 ≤ 21mmHg）是 78.9%，TEC 组是 71.4%。如果采用更严格的成功标准（眼压 =17mmHg），DS 组的成功率是 63.1%，TEC 组的成功率是 61.9%。眼压 ≤ 17mmHg 时的完全成功率生存分析两组间没有统计学差异（对数秩和检验，P = 0.918）。TEC 组发生低眼压与浅前房明显更多。

在一项 22 只眼的 RCT 研究中[25]，两组均使用了 0.02% 的丝裂霉素，DS 组还使用了巩膜内植入物并去除邻管组织。术后 12 个月，DS 组中位数眼压是 11.5mmHg，TEC 组是 11mmHg。DS 组实施了"小基底的虹膜周切"使这一手术"非穿透"的特性受到质疑。正如预期，两组间并发症没有统计学差异。

（三）非穿透性青光眼手术与小梁切除术：用药数量

在 5 项对比研究中，TEC 组术后用药数量较少[14-17,19]。只有 1 项研究 NPGS 组的用药更少[20]。

（四）非穿透性青光眼手术与小梁切除术：并发症

在大部分的对比研究中，NPGS 组的并发症更少也更轻微，尤其是术后低眼压与浅前房[13-15,19-24]、脉络膜脱离[13,16,20,23,24]及白内障形成[13-15,19,20,22,23]。必须指出的是后期的白内障手术会影响青光眼手术的效果。有两项研究显示 NPGS 组术后的终末随访视力更好[20,23]。

四、非穿透性青光眼手术联合白内障手术

与单一手术相似，青光眼白内障联合手术也可以有两个基本的选项：超声乳化黏小管切开术与超声乳化 – 深层巩膜切除术（phaco–DS）。表 36-3 列举了所选出的关于联合 NPGS 与白内障手术的研究数据。

与小梁切除术相反，当联合白内障手术时，NPGS 的有效性与成功率并没有受到影响。一项非随机对照研究比较了 40 例患者的 40 只眼，分别行超声乳化黏小管切开术与黏小管切开术，在眼压下降幅度（分别为 38% 与 34%），抗青光眼药的减少量与成功率方面两者没有明显差异[27]。

Wishart 和 Dagres 进行了一项前瞻性非随机研究，165 只眼行超声乳化黏小管切开术联合邻管组织撕除[28]。这项研究的人群有明显的导致失败的危险因素。随访时间是 1～7 年，3 年完全成功率是 88%（眼压 < 21mmHg），5 年完全成功率是 80.6%。眼压为（16.6 ± 4.4）mmHg，眼压下降幅度是 33.2%。总药物使用数从术前（2.5 ± 0.9）种减少至终末随访时的（0.1 ± 0.5）种（P < 0.001）。未观察到小梁切除型滤过泡或者滤过泡相关并发症。有意思的是，经典的超声乳化联合小梁切除术，尤其是使用丝裂霉素后，容易发生晚期滤过泡相关的并发症。

Cillino 等[29]在一项前瞻性 RCT 研究中比较了联合或不联合超声乳化的 DS 与 TEC 手术，结果显示 DS 与 TEC 手术，无论是单一手术或者联合超声乳化，在不使用抗代谢药、植入物或者房角穿刺的情况下，其中期成功率是相似的。32 只眼行 DS 手术（17 只眼行单一手术，15 只眼联合手术），33 只眼行 TEC 手术（18 只眼单一手术，15 只眼联合手

表 36-1 黏小管切开术与小梁切除术的比较研究

诊断	例数 (TEC/NPGS)	AMB	穿剌、缝合、溶解	前房角穿刺术 (是/否, %)	平均随访 (个月)	术前 IOP (mmHg)	术后 IOP (mmHg)	成功 (mmHg)	TEC/NPGS 成功率指数	作者	期刊 & 年份
POAG	10/10 (ver)	否		否	6（6～8）	TEC 28.1±5.84 Visco 31.2±6.96	TEC 15.6±3.17, Visco 18.3±5.03	＞20	N/A	Jonescu-Cuypers C 等	Ophthalmology 2001
OAG	30/30	否	TEC 激光、缝合溶解	否	12	27.1（7.1）mmHg	TEC 15.0±3.5, Visco 17.1±5.45 ($P=0.15$)	＜22	187	Luke C 等	J Glaucoma 2002
初次和再次 OAG	30/30	TEC（术中 5-FU 25mg/ml, MMC 0.2mg/ml 和 0.4mg/ml）术后 5-FU	TEC 穿刺	否	19（6～24）			＜21mm	2.92	O'Brart DP, Rowlands E 等	Br J Ophthalmol 2002
POAG	25/25	Visco RJCT TEC 术中 MMC（0.04% 3min）	TEC 激光、缝合溶解	是（56%）	12	TEC 24.8±2.6 Visco 25.0±2.2	TEC 1.5 12.6±4.3 Visco 17.1±1.5mmHg ($P=0.0001$) ($P<0.0001$)	≤20, IOP 减少 ≥30%	138	Kobayashi H 等	Graefe's Arch Clin Exp Ophthalmol 2003
POAG, PEXG	25/25	TEC（术中注射 5-FU）	TEC 激光、缝合溶解	否	24	TEC 22.88±7.18 Visco 24.75±6.73	TEC 14.04±4.64 Visco 16.29±5.10	≤21, ≤16	1.05, 1.29	Carassa RG 等	Ophthalmology 2003

（续表）

诊　断	例数（TEC/NPGS）	AMB	穿刺、缝合、溶解	前房角穿刺术（是/否, %）	平均随访（个月）	术前 IOP（mmHg）	术后 IOP（mmHg）	成功（mmHg）	TEC/NPGS 成功率指数	作　者	期刊 & 年份
初次和再次 OAG	25/25	根据协议，两组均符合术中5-FU（25mg/ml）MMC（0.2mg/ml 和 0.4mg/ml）	TEC穿刺	是（13%）	20（3~24）			<21	2.00	O'Brart DP, Shiew M 等	Br J Ophthalmol 2004
	11/11	否	否	否	TEC 18.0±6.0, Visco 17.4±5.9	TEC 39.3±11.9, Visco 38.6±12.5	Visco 12.6±4.0, TEC 9.6±3.8	≤18	1.08	Yarangumeli A 等	Int Ophthalmol 2004
POAG	25/25	否	否	否	TEC 18.0±9.5, Visco 17.5±10.6	没有报道	TEC 16.0±7.07, Visco 17.8±4.6, (P=0.694)	≤21	156	Yalvac IS 等	J Cataract Refract Surg 2005
POAG	25/25	两组都符合代谢药的条件，无进一步信息	TEC穿刺	是（4%）	40（6~60）	TEC 25.3±4.1 Visco 25±4	TEC 14.00 Visco 16.88±2.36	≤18完成，≤18 合格	2	Gilmour DS 等	Eye 2009

TEC. 小梁切除术; NPGS. 非穿透性青光眼手术; AMB. 抗代谢药; N/A. 不适用; Visco. 黏小管切开术; RICT. 小管旁小梁移除术; PEXG. 假性剥脱性青光眼

Quotient success rates TEC/NPGS. 对应于相邻列中的成功标准

表 36-2　DS 与小梁切除术的比较研究

诊断	例数（TEC/NPGS）	NPGS 相关技术数据	AMB	穿刺、缝合、溶解	前房角穿刺术（%）	平均随访（个月）	术前 IOP（mmHg）	术后 IOP（mmHg）	成功标准	TEC/NPGS 成功率指数	作者	期刊 & 年份
POAG, PEXG	44/44	胶原植入物	DS-TEC 术后注射 5-FU	否	是（23%）	14.4±6.3	TEC 25.4±7.3, DSCI 26±7.3	TEC 11.9±4.4 DSCI 13.8±3.7	<21	0.82	JMermoud A, Schnyder CC 等	J Cataract Refract Surg 1999
POAG	39/39	无植入物 RJCT	DS-TEC 术后注射 5-FU	TEC 缝合、溶解	是（10.3%）	12	TEC 28.2±4.7 DS 27.9±5.9	TEC 14.1±4.6 DS 15.6±4.2	≤21	1.08	El Sayyad F, Helal M 等	Ophthalmology 2000
POAG	17/17	无植入物	No	否	否	15.35±4.7	TEC, 27.29±2.08 DS 7.7±2.22	TEC 17.27±1.2 DS 20.9±4	<21	2.09	Chiselita D	Eye 2001
初次和再次 OAG	10/10	无植入物	DSCI-TEC 术后注射 5-FU	否	是（45%）	24.3±19.1	没有报道	DSCI 13.9±4.5, TEC. 12.9±4.8	<21	1.13	Ambresin A, Shaarawy T 等	J Glaucoma 2002
POAG, PEXG	21/22	Healon-GV, RJCT	DS DS-TEC 术前给予 MMC（0.2mg/ml）	否	是	12	TEC 28.0±6.0 DS 29.6±5.8	TEC 16.1±3.8 DS 14.5±4.0	≤21, ≤17	0.90 0.98	Cillino S, Di Pace F 等	Ophthalmologica 2005
POAG	11/11	透明质酸植入物, RJCT	TEC-DS 术前给予 MMC（0.02mg/ml）	否	没有报道	12±1	DS 35±10.4 TEC 2.4±6.8	DS 12.5±4.1, TEC 11.3±4.6	没有报道	没有报道	Schwenn O, Springer C 等	Ophthalmologe 2004

TEC. 小梁切除术；NPGS. 非穿透性青光眼手术；AMB. 抗代谢药；DS. 深层巩膜切除术；Visco. 黏小管切开术；PEXG. 假性剥脱性青光眼；RJCT. 小管旁小梁移除术
Quotient success rates TEC/NPGS. 对应于相邻列中的成功标准

表36-3　NPGS 与超声乳化联合应用的选择报告

目的	设计	例数	相关技术数据	Amb	前房角穿刺术	平均随访（个月）	术前IOP（mmHg）	术后IOP（mmHg）	成功标准（mmHg）	成功率（%）	作者	期刊 & 年份
Phacovisco vs. phaco	NRCT	Phaco-visco 103 phaco 103	Phacovisco RJCT	否	否	6~24	Phacovisco 19.9±3.2 Phaco 19.3±2.2	Phacovisco 16.2±2.2 Phaco 18.6±3	<21, <18, <15	Phacovisco 85, 53.6, 17.2 Phaco 51.4, 11.9, 3.5	Park M 等	J Glaucoma 2004
Phaco-DS vs. conv phaco TEC	非随机回顾	Phaco-DS 96 Convphaco TEC 10	Phaco-DS Skgel implant, RJCT	否	是	Phaco-TEC 27.8 Phaco-DS 31.9	22.5±7.3 和 22.7±4.9	PhacoTEC 12.8±3.1 Phaco-DS 15.5±3.1	<21	1年成功率 phaco-DS 81.2, phaco TEC 100	Rebolleda 等	Eur J Ophthalmol 2005
Phacovisco +RJCT vs. phacovisco -RJCT	NRCT	Phacovisco +RJCT 73 Phacovisco -RJCT 63	Group 1 RJCT	否	否	24	Phacovisco +RJCT 20.0±5.9 Phacovisco -RJCT 21.3±5.1	Phacovisco + RJCT 15.5±2.3 Phacovisco -RJCT 15.9±2.1	<21, <18, <15	Phacovisco + RJCT 61.7, 41.5, 23.9 Phacovisco -RJCT 61, 33, 10.4	Park M 等	J Glaucoma 2005
Phacovisco	展望, 不具可比性	165	RJCT	否	否	38.7±19.3 (12~90)	24.1±5.1	16.6 ± 4.4	≤21, ≤18, ≤15	85.4%, 76%, 42%	Wishart 等	J Cat Refract Surg 2006
Phacovisco vs. phaco-LOT	非随机回顾	Phacovisco 110 phaco-LOT 110	RJCT	否	不适用	857±409d (1~3年)	Phacovisco 20.2±3.5 phaco-LOT 20.9±3.5	Phacoviscol 6.1±3 Phaco-LOT 16.5±3.3	<21, <16	Phacovisco 92, 30.5 Phaco-LOT 84.7, 19.4	Park M 等	J Glaucoma 2006

TEC. 小梁切除术；NPGS. 非穿透性青光眼手术；NRCT. 非随机对照试验；PXEG. 假性剥脱性青光眼；RJCT. 小管旁小梁移除术；Phacovisco. 超声乳化联合黏小管切开术；Phaco-DS. 超声乳化联合深层巩膜切除术；Phaco-LOT. 超声乳化联合小梁切开术；Amb. 小管旁小梁药物治疗），并符合相邻栏中的成功标准

成功率是指完全成功（无抗青光眼药物治疗），并符合相邻栏中的成功标准

术）。随访（22.5 ± 2.5）个月，两组完全成功率与部分成功率没有显著性差异。低眼压在两个 TEC 组（单一手术和联合手术）更容易出现，浅前房与脉络膜脱离的发生率在 TEC 组也更高。

在一项回顾性研究中，phaco-DS 转化为 phaco-TEC 后较常规的 phaco-DS 可以获得更好的中期眼压控制[30]。phaco-DS 组去除了邻管组织并植入了 SK 胶。术后 1 年，未用药情况下眼压达到 21mmHg，转化为 pacho-TEC 组为 100%，pahco-DS 组为 81.2%（P = 0.206）。

随访第一个月，常规 phaco-DS 组术后视力更好（P < 0.05）。

一项非随机前瞻性研究比较了 103 例接受黏小管切开联合白内障手术和 103 例仅接受白内障手术的青光眼患者[31]。术后 2 年，白内障联合黏小管切开术组眼压 < 21mmHg、18mmHg 与 15mmHg 的概率明显高于单一白内障手术组（P < 0.000 2）。超声乳化联合黏小管切开术组的眼压是（16.2 ± 2.2）mmHg。

在切除邻管组织的相关文献中，一项研究比较了 63 只眼行超声乳化黏小管切开术联合邻管组织剥除这一步骤与 73 只眼未联合剥除邻管组织[32]。术后 2 年随访，两组眼压相近［（15.9 ± 2.1）mmHg 与（15.5 ± 2.3）mmHg］，但成功率（眼压 < 15mmHg）在邻管组织剥除组比未剥除组更高（分别为 23.9% 和 10.4%）。另外，联合剥除邻管组织这一组在术后随访中没有出现眼压峰值超过 30mmHg 的阶段。

在一项对 220 只眼（100 只眼超声乳化联合黏小管切开，100 只眼超声乳化联合小梁切开）进行的为期 3 年的对比研究中，联合黏小管切开和白内障手术获得了联合小梁切开和白内障手术相同或略好的结果[33]。超声乳化联合黏小管切开术终末眼压为（16.1 ± 3）mmHg，而超声乳化 -TEC 组的终末随访眼压为（16.5 ± 3.3）mmHg。完全与部分成功率在超声乳化黏小管切开术组（眼压 < 21mmHg）是 52.2% 与 92%，超声乳化小梁切开组是 36% 与 84.7%。当定义靶眼压 < 16mmHg 时，超声乳化黏小管切开术组完全与部分成功率为 30.3% 与 30.5%，超声乳化小梁切开术组为 19.4% 与 27.5%。

五、假性剥脱相关青光眼的非穿透性青光眼手术

一项为期 6 年的前瞻性对比研究对比了 PEXG 与 POAG 患者单纯行黏小管扩张或者联合白内障超声乳化术的结果[34]。POAG 组包括 174 只眼行白内障超声乳化联合黏小管切开术与 104 只眼单纯行黏小管切开术（VC）。PEXG 组，20 只眼行超声乳化联合黏小管切开术与 16 只眼行黏小管切开术。术后随访 3 年，在没有 YAG 激光房角穿刺的情况下，PEXG 眼失败率是 100%，POAG 眼失败率是 21%。研究的结论认为，在接受黏小管切开术的有晶状体眼中黏小管切开术，YAG 激光房角穿刺是手术成功的绝对必要条件。而对于 POAG 或 PEXG 眼行超声乳化黏小管切开术时，YAG 激光房角穿刺不是必需的。

六、其他情况下的非穿透性青光眼手术

非穿透性青光眼手术可以应用于高度近视、先天性青光眼与青少年型青光眼、葡萄膜炎继发性青光眼与 Sturge-Weber 综合征。这些研究虽然数量很少，样本量偏小，有时证据水平偏低，但仍然可以提供有意义的信息，并指出在这一领域需要增加样本量，随访时间与研究中的合作。

Hamel 等对 21 位高度近视的患者行 DSCI 术后进行了长期非对比性前瞻性研究[35]。当有必要时行结膜下注射氟尿嘧啶与 YAG 激光房角穿刺术，后者占 71.4%。术后 48 个月眼压为（10.5 ± 6.06）mmHg。48 个月完全成功率是 38%（眼压 < 21mmHg），部分成功率 81%。7 只眼（占完全成功组的 87.5%，占全组的 33%）眼压 ≤ 15mmHg。除了 2 例白内障进展和 1 例发生年龄相关黄斑变性外，患者平均视力保持。在相当多的病例（8 例，占 38.1%）中观察到了一过性的浅前房，但不伴有视功能改变。

对 8 例原发性先天性青光眼患者的 16 只眼进行了黏小管切开术和外路小梁切开术的前瞻性对比研究，随访期为（12.5 ± 1.86）个月[36]，在每次随访（术后第 1 周、第 6 周和末次随访）时的眼压无显著差异。由于样本量小，对并发症没有结论性的数据。

对连续 20 例青少年开角型青光眼的 20 只眼行

黏小管切开术[37]。这项前瞻性，非对比性研究随访时间是 36 个月。术中均剥除了邻管组织。将必须接受房角穿刺术的病例认定为手术失败。在 36 个月时，55% 的病例获得了完全成功（眼压 = 20mmHg，未观察到神经纤维层的进展与视野的恶化）。术后 36 个月眼压为（14.63 ± 2.69）mmHg。所有患者在手术过程中或术后均未出现严重并发症，且在整个随访期间，保持了术前视力。

"安全性高，长期效果好"这一结论是对连续 11 例葡萄膜炎继发青光眼患者进行黏小管切开术的长期前瞻性研究的一部分结论[38]。研究排除了活动性病变。所有患者术后均未接受房角穿刺术。终末眼压为（18.1 ± 4.9）mmHg。尽管对于晚期青光眼患者来说不安全，但作者认为这一眼压水平是可以接受的，因为与炎症性青光眼行引流植入术的术后眼压水平没有差异。术后 48 个月完全成功率是42.4%。并发症很少发生，且主要发生在围术期。

七、成本效益

由于 NPGS 显示良好的安全性，有理由对其成本效益比与其他的治疗方式进行比较。最近在巴西进行的一项此类研究，将 NPGS 与最大耐受药物治疗（MTMT）进行了比较，使用了 3 种不同的组合方案（贝美前列素、拉坦前列素或曲伏前列素，联合一种固定配方混合制剂噻吗洛尔 / 多佐胺）[39]。NPDS 成本效益比优于任何 MTMT 方案。

八、小结

对 NPGS 的研究所采取的一种态度是接受所有数据，认可所有的结论。另一种态度是优先考虑高质量的研究，并考虑到每个研究中不同因素的交互作用，对一些细节进行讨论。从第二种态度衍生出来的结论是，对于开角型青光眼，在某些条件下，NPGS 可以提供与 TEC 同样的手术效果。

这些条件包括适当使用增加房水滤过的措施。

(1) 剥除 Schlemm 管的内壁是 NPGS 的重要步骤，应作为手术方法的一部分必须实施并且注明。

(2) YAG 激光房角穿刺术是 NPGS 不可或缺的一部分，其地位类似于 argon 激光缝线松解之于 TEC，必要时应及时使用。

(3) 抗代谢药的使用提高了 NPGS 手术的长期成功率，降低了对药物的需求。手术者在 NPGS 中普遍倾向于使用抗代谢药来获得较低的眼压，这正反映了抗代谢药的作用。

(4) DS 巩膜内胶原的植入同样可以提高手术成功率。

(5) 最后但同样重要的是，病例报告应当排除 NPGS 的学习效应，因此外科医师应当考虑放弃最初的病例。

当不使用（或不恰当使用）增强房水滤过措施时，NPGS 效果可能不如 TEC，尤其是需要较低的靶眼压时（10～13mmHg）。

前瞻性研究显示黏小管切开术与 DS 一样，可以在长时间维持一个稳定的眼压水平（至少 5～6 年）（图 36-4）。

有大量证据表明，NPGS 的并发症比 TEC 少，也没有严重并发症。当 NPGS 手术达到非常低的靶眼压时，其安全性需要进一步研究。

白内障手术并不改变 NPGS 手术的成功率。

超声乳化联合 NPGS 是一种长期疗效可以接受的安全手术。超声乳化黏小管切开术可以避免在白内障联合小梁切除术后发生的滤过泡相关的并发症。

患者合并高度近视与青光眼时，DSCI 是一种相当安全并有良好的长期疗效的方法。

NPGS 可能在先天性与青少年型青光眼、葡萄

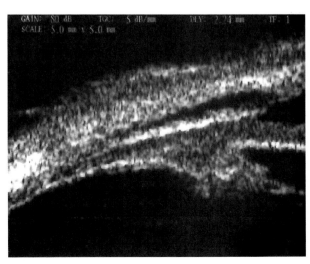

▲ 图 36-4　功能性黏弹性造口术的 UBM 图像，术后 8 年

膜炎继发性青光眼及 Sturge 膜炎继发好的综合征相关青光眼中同样有效，但需要进一步的研究证实。

虽然 NPGS 术后并发症少，对生活质量有明显的积极影响，仍然需要有关于 NPGS 术后生活质量的直接的研究。

近年来有推测提出是否将 NPGS 取代 TEC 作为金标准。然而，TEC 较 NPGS 的适应证更广，后者对手术技巧的要求更高，尽管安全性确实是 NPGS 最大的优势，但在获取更低的靶眼压时，这种优势是否会消失尚不得知。更合理的回答可能是 NPGS 增加了一种手术方式来帮助我们战胜疾病，而不是多了一种限制。

- 大多数比较研究显示，TEC 组的成功率高于 NPGS。

- 这些研究中，用于增强房水滤过的措施极其多样。此外，关于 NPGS 组去除邻管组织（Schlemm 管的内壁）很少被报道。

- 如果医生的手术技术到位，已经完成了学习曲线，并采取恰当措施提高房水滤过，对于未控制的开角型青光眼，NPGS 可以达到较低的眼压（10～13mmHg）。

- 有效性可以长期维持。

- NPGS 的安全性高于 TEC。

- NPSG 与白内障手术联合并不影响前者的手术效果。

- 据笔者所知，没有关于 NPGS 术后生活质量的研究。

聚焦 1　非穿透青光眼手术：何时成为我的首选

Stefano A Gandolfi

CIGTS 9 年的研究显示，随机接受滤过术的眼能长期维持较好的视功能[1]，这为重新考虑给青光眼患者在适当的时机进行手术提供了参考。然而，小梁切除术居高不下的并发症冷却了那些赞成早期（如果不是立即）手术的人的热情。

迄今为止，非穿透性青光眼手术（如深层巩膜切除术，黏小管切开术与其最近的改良术式，黏小管成形术）已经在世界范围内应用了近 20 年。经历了最初的热情，不尽如人意的眼压结果（尤其是与小梁切除手术相比）与技术的挑战性使这一类手术在眼前节医生中并不太受欢迎。然而，随着科学信息量的加大，从随机研究与真实病例系列中收集的信息，对非穿透性青光眼手术进行了更准确的刻画：众所周知非穿透性青光眼手术较小梁切除术更加安全。对于术后并发症发生的高危患者，非穿透性青光眼手术可以作为更恰当的选择。另外，借助于及时恰当使用 YAG 激光房角穿刺[2]与术中与术后抗代谢药的应用[3]，深层巩膜切除术的降眼压效果与小梁切除术相接近[4]。最后，小梁切除术有增加白内障的风险。这一风险并非无关紧要，因为在存在滤过泡的眼行白内障手术可以最终导致滤过失败。相反，非穿透性青光眼手术可降低进一步白内障形成的发生率和白内障摘除的必要性[5]。

因此，在下列开角型青光眼中，非穿透性手术可能是一个可行的（而且可能是首选的）选择。

- 有晶状体眼，靶眼压在 15～20mmHg（黏小管切开术 / 黏小管成形术）或 10～15mmHg（深层巩膜切除术）。
- 有迟发型脉络膜上腔出血风险的眼（黏小管切开术 / 黏小管成形术）。
- 人工晶状体眼伴有后囊膜破裂（深层巩膜切除术或者黏小管切开术 / 黏小管成形术）。
- 独眼患者（根据估计的靶眼压施行深层巩膜切除术或者黏小管切开术 / 黏小管成形术）。
- 有滤过泡炎的高危风险的眼（黏小管切开术 / 黏小管成形术）。
- 葡萄膜炎继发青光眼与激素性青光眼，靶眼压 15～20mmHg（黏小管切开术 / 黏小管成形术）。

总体来说，非穿透性手术降低了手术适应证的门槛。此外，通过提供实现外滤过（深层巩膜切除术）或增加内引流（黏小管切开术 / 黏小管成形术），非穿透性手术功能的多样性足以满足大多数青光眼治疗的个体需求。

参考文献

[1] Musch DC, Gillespie BW, Lichter PR, et al. Visual field progression in the Collaborative Initial Glaucoma Treatment Study the impact of treatment and other baseline factors. Ophthalmology 2009;116:200-7.

[2] Shaarawy T, Karlen M, Schnyder C, et al. Five year results of deep sclerectomy with collagen implant. J Cataract Refract Surg 2001;27:1770-8.

[3] Anand N, Kumar A, Gupta A. Primary phakic deep sclerectomy augmented with mitomycin C: long-term outcomes. J Glaucoma 2011;20(1):21-7.

[4] Gandolfi SA, Cimino L. Deep sclerectomy without absorbable implants and with unsutured scleral flap: prospective, randomised 2-year clinical trial vs. trabeculectomy with releasable sutures. Inv Ophthalmol Vis Sci (ARVO suppl) 2000;S83.

[5] Roy S, Mermoud A. Deep sclerectomy. Dev Ophthalmol 2012;50:29-36.

第六篇
青光眼合并白内障的治疗
Management of Co-Existing Cataract and Glaucoma

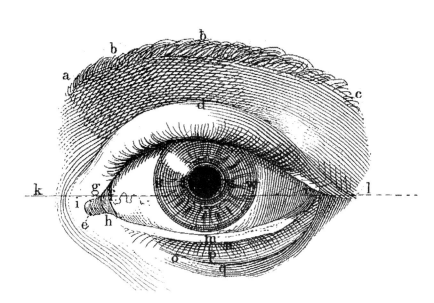

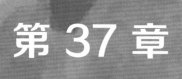

第 37 章　开角型青光眼的白内障手术
Cataract Surgery in Open-Angle Glaucoma

Michael A Coote 　著

杨晓晗　译

李艳霞　郑雅娟　校

本章概要

　　白内障与开角型青光眼的发展进程密切相关。白内障手术在青光眼治疗中的作用，特别是手术的时机也越来越受到关注。白内障手术在闭角型青光眼中的作用已经被阐明，但对于开角型青光眼，白内障手术的优点还需要结合更多其他因素来考虑。和所有干预措施一样，如果正确的干预措施没有发挥出其应有的作用，同样会影响患者的预后——患者期望白内障手术后视力能够得到提高，然而由于青光眼这一疾病的存在，医生很难实现患者的这一期望。

一、概述

　　青光眼和白内障常同时存在，医生应该制订一个将两者同时考虑在内的治疗计划。青光眼会导致白内障，白内障同样可以使眼压升高。青光眼和白内障的症状会有重叠——两者都会降低对比敏感度，加重视物模糊，导致夜间视力差及眩光。白内障会影响视野的检查结果，并且可能会妨碍视盘的观察和眼底照相。单纯的白内障手术可有效降低眼压，但是青光眼术后行白内障手术常常会引起眼压的升高。白内障手术在青光眼患者中更具有挑战性，术后需要密切关注眼压的变化（图 37-1）。

二、术前评估

　　青光眼会增加白内障手术发生并发症的风险。建议对青光眼患者进行一个完善的白内障术前评估，包括最新的一般医学问题，眼部检查结果，最新的眼底照相和视野（如有需要）、生物学测量数据和明确的手术适应证。

　　检查结果应包括眼睑和睑缘的状态、滤过泡 /

管的状态（如果存在）、角膜健康状况（可能包括角膜地形图和角膜内皮成像）、前房角镜检查、虹膜活动度和最大瞳孔直径、有无假性囊膜剥脱综合征及其影响（图 37-2）、散瞳检查眼底和视盘状态（±眼底照相）。

　　手术之前应对青光眼重新进行分期，并且需要将青光眼恶化的可能性纳入到考虑范围内，将其用书面形式记录下来。在对青光眼重新进行分期时，需要注意的是白内障会影响视盘的观察从而影响对视神经的准确评估。白内障会使得一些细微损害难以被分辨，从而影响对视神经和视网膜神经纤维层的客观评估。患有白内障时，会使 TD-OCT 和 SD-OCT 测量的视网膜神经纤维层信号强度（SS）减弱，从而会高估视网膜神经纤维层丢失的程度[1-2]。同样，后发性白内障也可以导致此类现象[3]。

　　白内障会影响视野检查结果。总体来说，虽然使用 SITA 标准阈值检测策略时模式标准偏差（PSD）受到的影响很小[4]，但白内障患者的视野结果会表现为平均偏差的增加及模式标准偏差的下降[5]。例如，局限性视野丢失，尤其是被清晰地描

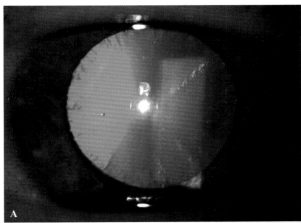

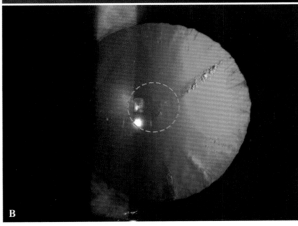

▲ 图 37-1　皮质性白内障——仔细观察视轴，皮质性白内障是引起患者症状的原因

绘出来的局限性缺损，可能会随着白内障的进展而丢失（框 37-1）。

术前需要评估哪种手术方案更佳，是先做青光眼手术，还是青光眼白内障联合手术，或是先做白内障手术[9]。简单的白内障手术，术后房水闪辉至少 1 个月内会很明显，3 个月之后会慢慢消失。复杂的白内障手术或者伴有糖尿病视网膜病变时，房水闪辉的时间会更长。如果白内障术后眼压控制不佳，需要继续做青光眼手术，而房水闪辉又会影响接下来的青光眼手术，那么白内障联合小梁切除术也许是一个更好的选择。

由于测量角膜曲率和非接触式激光测量眼轴长度的方法不断改进，使术前的生物学测量更加精准。但是尽管有这些方法的改进，对于前房极浅、角膜曲率异常及硅油眼的患者，人工晶状体度数的计算公式仍然会出错（需要使用者自己鉴别）

（框 37-2）。

三、麻醉

越来越多的白内障手术在表面麻醉下进行，但这种方式可能不适合青光眼患者，特别是对瞳孔无法散大或有其他健康问题的患者。结膜下麻醉是一种很好的选择，尤其是在颞下象限。如果选择球后麻醉，应注意尽量减少药物用量，并且麻醉药中不应含有肾上腺素[10]。对于术前瞳孔无法散大的患者需要注意，应及时有效地使用局部散瞳药使瞳孔尽可能散大。

框 37-1　青光眼患者的白内障术前检查列表

- 青光眼诊断：是否对手术有特殊影响（如葡萄膜炎）？
- 对青光眼视神经病变重新分期：术后是否需要为维持眼压进行特殊护理？
- 角膜的健康和角膜地形图：基础诊断或先前的治疗是否会使角膜处于危险状态，或者角膜的状态是否影响屈光？
- 房角的状态：白内障膨胀可能会造成房角关闭和周边虹膜前粘连，可能会影响前房型人工晶状体的安全性（如果需要的话）
- 瞳孔的功能：在专业地点散瞳并且记录 α_1 受体拮抗药的使用，患有假性囊膜剥脱综合征和有虹膜后粘连的患者术中所需去氧肾上腺素 / 肾上腺素需要提前准备
- 悬韧带完整：散瞳检查晶状体有无震颤，是否需要囊袋张力环植入？
- 人工晶状体度数计算：前房深度、眼轴长度、角膜曲率——不同的计算公式？散光晶状体？
- 记录干预的原因：视力、前房 / 房角，和（或）屈光度，并且青光眼的进展似乎不是导致视力下降和症状产生的原因

框 37-2　人工晶状体计算[6, 6a, 7, 8]

- 人工晶状体度数的计算需要外科医师仔细的审核——外科医师可以通过积极的干预，提高屈光结果的准确性；术后屈光误差的主要来源是植入不合适的人工晶状体和原始数据不准确
- 不准确的原始数据不能通过公式修正；非接触式技术改善了眼轴长度的测量，但角膜曲率测量仍会有误差
- 公式的优点和不足——在异常的眼中更重要（浅前房、眼轴长度异常、角膜曲率异常）；如果白内障手术后前房深度会发生很大的变化（如浅前房或者闭角型青光眼），第三代公式（SRK/T 与 Hoffer Q）会更好；Hoffer Q 适用于闭角型青光眼或者眼轴长度 < 22mm 患者，Haigis 第四代公式则把人工晶状体的位置也考虑进去了（双重回归）
- *A* 常数是从聚合数据中导出的——如果可能的话，优化 *A* 常数是减少人工晶状体度数计算误差的最有效方法

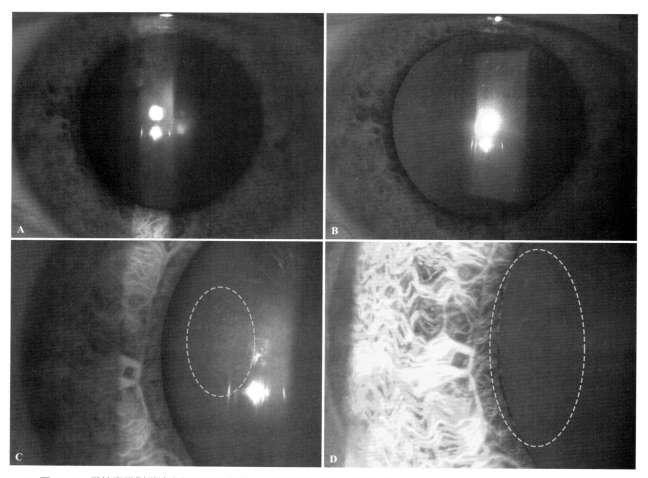

▲ 图 37-2   假性囊膜剥脱综合征可以很隐蔽——需特别注意检查前囊膜表面有无改变及寻找表面有无碎屑物沉积等证据

四、手术技术

青光眼患者行白内障手术可按照常规的白内障手术方式进行，然而，当有眼部解剖结构异常（外伤、牛眼、小眼球、眼前节发育不良等）、角膜疾病、瞳孔无法散大或晶状体不稳定等情况时会改变手术方式。此外，先前的青光眼手术会影响白内障手术的切口位置和术中眼球的活动，并改变术后的治疗。

术前低眼压会给外科医师带来挑战。从技术上讲，难以制作令人满意的切口，并且由于悬韧带的松弛，晶状体的前后稳定性可能较差。此外，前房黏弹剂的填充通常会导致晶状体异常后移。为了平衡晶状体虹膜隔的压力，可能需要用黏弹剂对玻璃体腔进行再填充。这通常通过虹膜切除术来实现。

（一）切口位置

一般来说，完全位于角膜内的切口不会影响任何后续的青光眼治疗，但如果在 1 个月内计划或可能进行滤过术，那么应该使白内障切口远离青光眼手术部位。如果有滤过泡存在，则需要考虑切口相对于滤过泡的位置。广泛的角膜缘滤过泡的存在可能是一个挑战，需要主切口和侧切口的距离比平常更远些（图 37-3）。

（二）瞳孔的处理

患有假性囊膜剥脱综合征、虹膜后粘连或者以前用过毛果芸香碱的患者瞳孔不易散大。瞳孔无法散大可能合并浅前房。在这种情况下，由于前房容积减少很难使用瞳孔扩大装置来开大瞳孔。此时如果需要牵拉虹膜，使用虹膜拉钩可能更合适（框 37-3）。

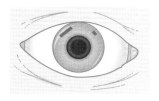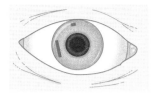

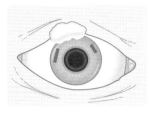

▲ 图 37-3　切口的位置
A. 上方；B. 颞侧；C. 滤过泡周围

框 37-3　小瞳孔的处理

- 术前停用毛果芸香碱（停用 α₁ 受体拮抗药的作用是有限的）
- 术前用 1% 浓度的阿托品每天 2 次，每次 1 滴预处理
- 术前 30min 使用去氧肾上腺素散瞳
- 前房内使用肾上腺素或去氧肾上腺素
- 术中应用内聚型黏弹剂
- 用虹膜拉钩扩大瞳孔
- 牵拉虹膜——虹膜拉钩或者瞳孔扩大装置

　　根据用药史及专业的检查可以怀疑虹膜松弛综合征是由于使用 α₁ 受体拮抗药继发而来。术前停药作用有限。术中应用去氧肾上腺素可能会有作用[15]，但是轻柔操作，避免触碰虹膜和用弥散型黏弹剂是有效的。

　　用虹膜拉钩或者瞳孔扩大装置开大瞳孔会增加术后的炎症反应[16]，并且可能会造成瞳孔永久性的散大，伴有相应的视觉损害。

　　只要操作时接触到虹膜，就会增加术后炎症的风险。需考虑增加局部类固醇激素的使用，延长使用时间，并加用非甾体抗炎药[17]。

（三）撕囊

　　随着前房加深，撕囊在操作上更容易和更可预测。"后房高压"和浅前房会增加前囊膜向周边裂开的风险。裂开常常发生在术野不清晰，或者是伴有

小瞳孔的假性囊膜剥脱综合征的情况下。它也可能发生在晶状体不稳定和悬韧带断裂的情况下。在撕囊过程中，不稳定的晶状体提醒外科医师应该先稳定晶状体，小心用拉钩把前囊钩住，如果晶状体非常不稳定，则需要完整摘除晶状体。假性囊膜剥脱综合征的患者撕囊口过小会增加囊袋皱缩和悬韧带断裂的风险。正常大小的撕囊口（4.5~5.5nm）是最好的。YAG 激光松解前囊口可以有效解除囊袋皱缩[18]。

（四）白内障超声乳化与皮质注吸

　　安全的白内障超声乳化和皮质注吸的一般原则包括维持稳定的前房，注意晶状体的稳定性，术野清晰，在转核、劈核及碎核时减小对悬韧带的牵拉。张力环只能用于悬韧带部分断裂，但是囊袋整体稳定性较好的患者。在术前或术中早期就可观察到晶状体不全脱位的情况下，植入张力环并不会改善预后。尤其是患有假性囊膜剥脱综合征的患者，随着时间的推移患者会逐渐失去悬韧带的全部支撑，晚期会发生整个囊袋和人工晶状体的脱位，植入张力环亦无法改善此种情况的发生[19]。前房型人工晶状体的植入与少部分人多年后眼压升高有关[20]。

　　在摘除晶状体核的过程中或者之后，囊袋塌陷可以继发于悬韧带的不稳定并且可以增加囊膜破裂的风险。

（五）人工晶状体的选择

　　没有充分的证据支持青光眼患者适合选择特殊设计的人工晶状体[21]。校正散光是合理的，但由于角膜疾病，低眼压或滤过泡等引起的散光并不适合植入散光晶状体。

　　多焦人工晶状体会降低对比敏感度，对青光眼患者并无帮助，单眼视（一只眼视远，另一只眼视近）在患者固视良好的情况下可能会提高患者对视野缺损的意识。通过近视附加放大物像对老年患者是有益的。这些问题需要在术前与患者进行沟通。

（六）前房抽吸

　　在人工晶状体植入后，最重要的是吸除所有的晶状体碎片和黏弹剂，对于小瞳孔或有功能性滤过泡的患者该步骤更加不可缺少（晶状体的碎片会进

入滤过泡）。同样地，吸除黏弹剂及注吸房角有助于降低眼压峰值。尽管黏弹剂较难吸尽，并且需要较长时间的注吸，但是所有的黏弹剂都会导致术后眼压的升高[22]。对于外科医师来说，重要的是需要吸除黏附于人工晶状体后的黏弹剂，而如果撕囊口过小的话则是更为关键和有操作难点的问题（这就是所谓的"2 室法"）[23]。

广泛的前房抽吸可在白内障术后有效降低眼压，也许并不逊于 1994 年 Jocabi 和 Krieglstein[24]所描述的小梁抽吸。

（七）围术期眼压控制

白内障术前应控制好眼压。应指导患者在手术前继续使用降眼压滴眼液（和口服药）。患者可以在术前行选择性激光小梁成形术（SLT），尽管与术前行 SLT 相比，白内障术后接受 SLT 的疗效会有一定的延迟，但也同样有效[11]。

青光眼患者更可能在白内障术后出现眼压升高[12]，因此需要制定术后眼压处理方案，包括术中充分吸除黏弹剂，前房内注射乙酰胆碱或卡巴胆碱（如果有的话），如果出现并发症[13]或者手术时间过长（如培训）[14]，需要积极检查眼压。手术结束时局部使用降眼压药有助于控制眼压，尽管使用药物后眼压仍可能升高。若无禁忌证，可以给予口服乙酰唑胺（250mg×4/d），直至复查眼压。正常患者一般术后 8～12h 内眼压升高，而青光眼患者术后眼压可能会更高，且持续时间更长。如果术后一过性眼压非常高，这可能会导致进一步的视野缺损和固视丢失[12]。

手术时眼压会升高（瓶高约 80mmHg），但会随着切口渗漏和抽吸而降低。目前尚不清楚这种压力对于手术时间的长短是否有影响，但是对于晚期青光眼患者来说，提倡保证手术安全的最低瓶高和最短手术时间是合理的（框 37-4）。

五、白内障手术及对眼压的影响

一般而言，尽管不同的研究及不同的青光眼类型对眼压的控制程度各有差异，但白内障手术在青光眼的治疗中是有价值的，总的来说，人们一致认为，只有简单的白内障手术是有益的，而作为治疗

> **框 37-4　青光眼患者围术期眼压管理策略**
>
> - 继续局部用降眼压药直到手术
> - 减少术中虹膜损伤与色素播散
> - 彻底吸除黏弹剂和冲洗前房
> - 术中缩瞳（首选长效制剂）
> - 术后局部使用 β/α 受体拮抗药（手术结束时）
> - 术后口服碳酸酐酶抑制药（24h 或直至复查）
> - 术后眼压高行前房穿刺放液降眼压

高眼压症是没有必要的。在治疗晚期开角型青光眼中，单纯的白内障手术的降眼压效果不足以达到目标眼压。开角型青光眼通过白内障手术控制眼压，似乎只对那些药物可控且无广泛视野缺损的青光眼患者最适合。

虽然有许多报道表明白内障术后眼压有很明显的下降[25-28]，但我们看这些报道时需要提高一些警惕。Singh 及其同事进行了一次详细的研究，他们用对侧眼作为对照，并进行了长达 3 年的随访，发现手术眼的眼压没有明显降低[29-30]。这组患者不同之处在于他们只有单眼白内障，但它确实表明，白内障手术对眼压的影响被夸大了，可能是由于回归到术前眼压升高的平均值。

人们过分关注于白内障手术对青光眼患者眼压的影响，而忽略了白内障手术的另一明显优势，在房角关闭时可加深前房深度（好处是明显的）[28, 31]。对于假性囊膜剥脱综合征患者，大家公认白内障摘除术可有效地降低眼压。白内障手术同样使滤过性手术的术后管理更为简单，使引流管更容易植入眼内，并且不需要担心滤过性手术后期还需要行白内障手术。

根据现有的证据，白内障手术可以一定程度地降低高眼压症或原发性开角型青光眼患者的眼压，但超过 3 年的随访发现，眼压下降值为 1～2mmHg[25]。据报道，初始眼压越高，眼压下降幅度越大，这是青光眼干预中常见的观察结果。有些眼压下降是通过均值回归来解释的，但应该注意的是，增加相同数量的房水外流通道，初始眼压越高，眼压下降程度越大[38]。

假性囊膜剥脱综合征的患者眼压下降的幅度更大，4～5mmHg[34, 35]。房角关闭患者的预后取决于

术后是否有永久性的房角粘连。在那些没有房角粘连的患者中，大多数患者眼压控制良好，并且显著减少了术后药物的使用[36, 37]。但这些结果不适用于晚期的假性囊膜剥脱综合征或晚期的闭角性青光眼患者及术前眼压明显超过目标眼压的患者——这部分患者需要谨慎处理，因为白内障手术可能会引起持续的高眼压。

虽然不常见，白内障术后确实会发生类固醇反应。在 Chang 等[32] 的一项研究中，有 2% 的白内障患者术后出现了明显的类固醇性眼压反应。一般来说，这些患者较为年轻且眼轴长度至少为 29mm。

六、滤过性手术或引流管手术后的白内障手术

（见第 39 章）

多年来，青光眼治疗医师已经注意到白内障手术与功能性滤过泡失败风险的增加有关。虽然有关这方面的研究很少，但是确实有证据表明接近青光眼手术部位与起始眼压同等重要[33]。

现有的数据普遍认为：小梁切除术后低眼压（< 10mmHg）的患者倾向于保持低眼压，而高眼压（> 20mmHg）的患者倾向于不再变化。滤过泡有功能但眼压仍然高（> 14mmHg）的患者，白内障手术的风险会更高。术前眼压升高表明滤过泡失败，提示白内障手术对术后眼压影响不大。

在有滤过泡的情况下行白内障手术需要仔细考虑。避免使用器械损伤滤过泡引起渗漏，不要让虹膜和晶状体碎片进入滤过泡，严格控制术后炎症反应是降低失败风险的重要方法。

尽管外科医师采用了各种方法，但是先前有功能的滤过泡在白内障术后仍可能会失去滤过功能。这需要清楚地传达给即将手术的患者，并且应该在他们的白内障手术知情同意书中进行一个明确的补充（框 37-5）。

框 37-5　减少白内障术后滤过泡失败的策略

- 术前控制好眼压
- 减少手术创伤
- 术后增加类固醇激素，包括缓释剂
- 术中滤过泡使用氟尿嘧啶
- 针拨滤过泡
- 密切随访和早期修复滤过泡

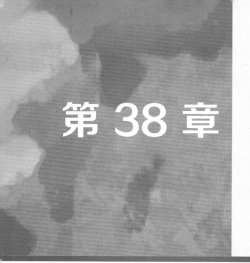

第38章

晶状体摘除在原发性闭角型青光眼中的作用

The Role of Lens Extraction in Primary Angle–Closure Glaucoma

Clement Cy Tham　Nafees B Baig　Dexter Yl Leung　著

牟大鹏　卿国平　译

刘丹岩　校

本章概要

晶状体摘除可以有效逆转原发性闭角型青光眼（primary angle–closure glaucoma，PACG）患者房角关闭的解剖倾向，降低患者眼压并减少抗青光眼药的使用。PACG 患者可以单独进行晶状体摘除，或联合其他降眼压手术，以实现病情的稳定。

一、概述

原发性闭角型青光眼是指主要由于房角关闭、贴附或粘连引起眼压升高的一类青光眼。PACG 患者具有特征性的浅前房，而浅前房与晶状体厚、位置偏前有密切关系。众所周知，在 PACG 患眼中摘除透明晶状体或白内障可以逆转房角关闭的解剖学倾向。近年来，透明晶状体或白内障摘除在 PACG 治疗中的作用引起了人们的广泛关注和兴趣，手术医生及患者都希望这一术式作为 PACG 的治疗方案，以减少青光眼手术可能的并发症。

二、PACG 的治疗原则

PACG 初始治疗的目的是开放所有贴附性关闭的房角。由于绝大多数 PACG 患者房角关闭的主要机制是瞳孔阻滞，因此通常将激光周边虹膜切开术作为一线治疗方案，但已经存在广泛周边虹膜前粘连（PAS）的患眼除外。在激光周边虹膜切开术后，如果仍存在广泛的贴附性房角关闭和高眼压，可考虑氩激光周边虹膜成形术（argon laser peripheral

iridoplasty，ALPI），也可以行早期透明晶状体摘除或白内障摘除术，这将在本章下面部分进一步讨论。目前正在进行的一项随机对照试验（EAGLE 研究）对新近诊断且未合并白内障的 PACG 患者行透明晶状体摘除和激光周边虹膜切开术的疗效进行对比。在结果公布时，透明晶状体摘除是否可以代替周边虹膜切开术值得关注。

使用所有使房角重新开放的措施后，若眼压仍不能控制，应开始局部使用抗青光眼药，并根据眼压水平调整用药。当最大药物剂量仍不能很好地控制眼压时，可以考虑手术治疗。手术方式包括小梁切除术、房角分离术（GSL）、小梁切开术、青光眼引流装置（GDD）植入术和睫状体破坏术（睫状体光凝术和睫状体冷凝术）。这些手术可以单独进行，也可以与晶状体 / 白内障摘除手术联合进行。

三、PACG 患者的眼部生物学参数

PACG 患者具有独特的眼部生物学特征，因此晶状体摘除能够起到治疗作用。20 世纪 70—80 年代的研究就发现 PACG 患眼有明显的浅前房

（图38-1）和窄房角[1-7]。与对照组比，这部分患者的晶状体更厚，晶状体前表面更加陡峭，整体位置更靠前。Lin等将急性原发性房角关闭（acute primary angle closure，APAC）眼与对照组进行比较，发现中央前房深度＜2.70mm时，借助该生物学参数区分APAC患者与正常人的敏感性和特异性都高达94%[8]。

四、白内障摘除术对前房解剖学特征和眼压的影响

20世纪90年代的几项研究证实了白内障摘除术对前房深度的影响（图38-2）[9, 10]。Hayashi[11]和Nonaka[12, 13]发现晶状体摘除会使前房明显加深，术后前房深度平均增加2mm或1.37倍，房角开放范围增加17°或1.57倍。Yang等研究表明，

PACG患者在白内障摘除术后，前房深度从术前的（2.04±0.29）mm增加到术后的（3.44±0.16）mm，并且四个象限的房角均明显增宽[10]。Tham等[14]的报道中，单纯行白内障摘除，可以使房角粘连关闭的范围从266.4°显著降低至198.9°。经超声生物显微镜（ultrasound biomicroscopy，UBM）测量，白内障摘除可以使平均房角开放距离（angle opening distance，AOD 500）从208.0μm显著增加至468.0μm，平均小梁网-睫状突距离（trabecular-ciliary process distance，TCPD）从824.6μm明显增长到1043.6μm，平均前房深度从1798.6μm加深至3528.4μm[14]。图38-3是PACG患者的眼前段光学相干断层扫描（anterior segment optical coherence tomography，AS-OCT）图像，患眼前房浅。图38-4显示同一患眼行白内障摘除后前房加深、房角

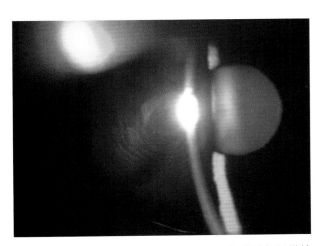

▲ 图38-1　原发性闭角型青光眼（PACG）裂隙灯显微镜下可见前房浅

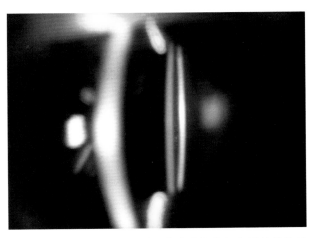

▲ 图38-2　图38-1同一眼：白内障摘除加人工晶状体植入术后裂隙灯显微镜下所见，前房明显加深

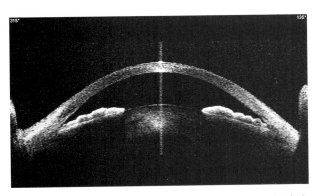

▲ 图38-3　浅前房的原发性闭角型青光眼（PACG）患者的眼前节OCT（AS-OCT）

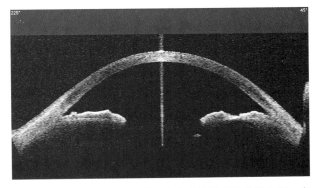

▲ 图38-4　图38-3同一眼；白内障摘除术后前房加深、房角变宽

增宽。

Greve 报道了 21 例 PACG 患眼行白内障囊外摘除联合后房型人工晶状体植入术后眼压的变化。平均眼压从术前 31mmHg 降至术后 16mmHg[15]，术后仅有 5 只眼需要抗青光眼药物治疗。即使患眼存在广泛的周边虹膜前粘连（peripheral anterior synechia，PAS）或曾行外滤手术后失败，白内障摘除术后也有良好的降眼压效果。Gunning 和 Greve 对 67 例行白内障囊内或囊外摘除的患者术后效果进行回顾性分析[16]，发现急性房角关闭患者（眼压降低 55%）和眼压控制欠佳的原发性闭角型青光眼患者（眼压降低 44%）术后降眼压效果最好。在 PACG 其他亚组中，患者眼压降低 20%～33%。67 例患眼中有 63 例（占 94%）术后眼压长期保持在 21mmHg 以下，91% 的患者可减少术后抗青光眼药的使用，65% 的患眼术后无须抗青光眼药物治疗。

Hata 等[17] 和 Zhuo 等[18] 的报道结果相似，在 Zhuo 的研究中，急性房角关闭（APAC）和原发性闭角型青光眼（PACG）患眼行白内障摘除后眼压降低、所需的抗青光眼药物减少。APAC 组手术成功率达 100%，PACG 组为 80%。这些病例研究证实白内障摘除能从解剖结构上逆转房角关闭倾向，从而降低眼压。

五、合并白内障的 PACG

对于合并白内障的 PACG 患者，单纯的小梁切除术作用有限。小梁切除术可以加速白内障进展。小梁切除术本身及白内障的进展都可能使前房进一步变浅，在解剖结构上加重房角关闭倾向。

Tham 等[19-21] 进行了两项随机对照试验，在已行周边虹膜切开且合并白内障的 PACG 患者中，比较仅做白内障超声乳化摘除术与白内障超声乳化联合小梁切除术的治疗效果。

第一个试验中的患者术前应用药物可以控制眼压[19]。经过 24 个月的随访，发现单纯行白内障摘除可使眼压平均降低 9.8%，术后需用抗青光眼药的数量减少 59%。术后 24 个月，与单纯白内障摘除术相比，白内障超声乳化摘除联合小梁切除术使眼压多降低 1.7mmHg，术后应用抗青光眼药的数量多减少 0.8 种。第二个临床试验则纳入药物不能控

制眼压的 PACG 患者[20]。单纯行白内障超声乳化摘除术后患者眼压平均降低了 34.4%，术后应用抗青光眼药的数量平均减少了 52.4%；行白内障超声乳化摘除联合小梁切除术的患者比单纯行白内障超声乳化摘除的患者眼压多下降 2.0mmHg，术后应用抗青光眼药物数量多减少 1.3 种，但联合手术的并发症发生率为 26.2%，高于单纯行白内障超声乳化摘除术组的 8.1%（P=0.007）[21]。此外，为了治疗联合手术的并发症，需要进行更多手术操作（联合手术组再次手术的概率为 13.1%，单独白内障超声乳化术为 1.6%，P=0.01）[21]。研究结束时发现在随访的 32.6 个月中，两组之间在术后视力、青光眼性视神经病变进展及青光眼性视野缺损方面均无显著性差异。

基于这些数据，Tham 等提出在合并白内障的 PACG 患者中，若药物可以控制眼压，可以考虑单纯行白内障超声乳化摘除术，因为白内障超声乳化摘除联合小梁切除术的额外临床收益并不能弥补发生并发症的风险。若药物不能控制眼压，行白内障超声乳化摘除联合小梁切除术获得的更大的临床收益，能否弥补发生额外干预的风险仍不能确定。在这种情况下，可以根据患者的情况，决定采用何种手术方法。一方面，如果患者更容易发生或不能接受滤过术的并发症或患眼不能承受联合手术的创伤（如晚期青光眼或角膜内皮状况不佳者），则可考虑仅行白内障摘除术。另一方面，如果患者对应用抗青光眼药依从性差、对多种抗青光眼药物过敏、长期购药或随诊不便，则可考虑联合手术。

六、不伴有白内障的 PACG

一项针对不伴有白内障的 PACG 患者的随机对照试验比较了小梁切除术联合丝裂霉素 C 与透明晶状体摘除术的手术效果。这个试验中患者经周边虹膜切除术后眼压均不能通过药物控制[22]。在 24 个月的随访中，透明晶状体摘除术组眼压平均降低 34.0%（图 38-5），应用抗青光眼药数量平均减少 59.5%（图 38-6）。24 个月后，与透明晶状体摘除术相比，小梁切除术组眼压平均降低 0.75mmHg，应用抗青光眼药的平均数量减少 1.1 种。行小梁切除术的 PACG 患者中，有 45.8% 的患眼出现手术并

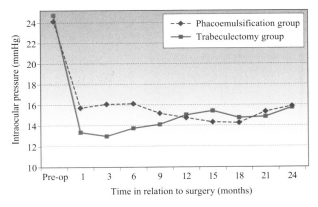

▲ Figure 38-5　Intraocular pressure (IOP) profiles in medically uncontrolled primary angle-closure glaucoma (PACG) eyes after clean lens extraction versus trabeculectomy

From Tham CC, Kwong YY, Baig N, et al. Phacoemulsification versus trabeculectomy in medically uncontrolled chronic angle closure glaucoma without cataract. Ophthalmology. 2013;120(1): 62-7

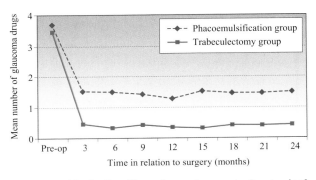

▲ Figure 38-6　Profiles of requirements for topical glaucoma drugs in medically uncontrolled primary angle-closure glaucoma (PACG) eyes after clean lens extraction versus trabeculectomy

From Tham CC, Kwong YY, Baig N, et al. Phacoemulsification versus trabeculectomy in medically uncontrolled chronic angle closure glaucoma without cataract. Ophthalmology 2013;120(1):62-7

发症（33.3% 是显著影响视力的白内障），而透明晶状体摘除组并发症发生率只有 3.8%；透明晶状体摘除术组 19.2% 的患眼在随访 24 个月内需要进行小梁切除术，而在小梁切除术组，25.0% 的患眼在同一时期接受了其他的手术治疗（P=0.22）。小梁切除术在减少对青光眼药物依赖方面比透明晶状体摘除术更有效，但手术并发症发生概率更高。作者的结论是，在已行周边虹膜切除术的 PACG 患眼，当药物不能控制眼压时，透明晶状体摘除术可以替代小

梁切除术作为首选术式。对于易发生手术并发症或不能接受滤过术并发症的患者，透明晶状体摘除术是更佳的选择；但若优先考虑减少用药，小梁切除术可能更为合适。

在药物不能控制眼压且不伴白内障的 PACG 中，白内障超声乳化摘除联合小梁切除术的作用尚未被评估。

七、晶状体摘除在急性房角关闭患者中的作用

急性房角关闭患者的治疗分为两个阶段。

第一阶段的治疗目的为降低眼压，并迅速、安全地缓解症状。根据传统观念，这个阶段应使用降眼压药。近年来发现，氩激光周边虹膜成形术比药物能更好地降低眼压[23-25]。晶状体摘除术可以有效地使前房加深，房角变宽，然而，作者不建议将晶状体摘除作为急性房角关闭的常规一线治疗，因为此阶段对手术技术来说非常具有挑战性，且发生手术并发症的风险也很高。

第二阶段的治疗目的为避免病情进展为闭角型青光眼慢性期，并防止急性发作的复发。此阶段行激光周边虹膜切开术是有效的，但最近的一项研究表明，晶状体摘除在预防急性房角关闭进展为慢性闭角型青光眼方面可能效果更好[26]。Lam 等发现，在 18 个月的随访中，早期接受晶状体摘除术的 APAC 患眼只有 3.2% 的患者眼压＞21mmHg，这与虹膜切除术组 46.7% 的发生率相比，具有很大的优势[26]。早期行晶状体摘除的 APAC 患者使用抗青光眼药数量（0.05 种）亦明显少于虹膜切除术组（0.90 种）。因此，早期晶状体摘除是迄今为止最有效的 APAC 第二阶段的治疗方案。然而在 APAC 急性发作后行"早期"晶状体摘除的最佳时间窗仍不能确定。至少在理论上，晶状体摘除越早，形成周边虹膜前粘连并进一步发展为慢性病程的机会越低，但早期晶状体摘除手术难度更大，发生并发症的风险更高。本文作者更倾向于在 APAC 急性发作后 1 个月左右进行"早期"晶状体摘除，但此种做法尚无充分合理的依据。在等待"早期"晶状体摘除的过程中，是否进行激光周边虹膜切开亦并未确定。

表 38-1 总结了作者根据现有研究证据总结的

表 38-1　虹膜周切术后原发性闭角型青光眼（PACG）和急性原发性房角关闭（APAC）患者手术方案的选择

临床诊断	眼压控制情况	手术方案
PACG 合并白内障	药物控制	单纯行白内障超声乳化摘除
PACG 合并白内障	药物不能控制	依据患者情况决定采用白内障摘除或者白内障超声乳化摘除联合小梁切除术
PACG 不合并白内障	药物控制	可不考虑手术
PACG 不合并白内障	药物不能控制	依据患者情况考虑透明晶状体摘除或者小梁切除术
APAC	急性期合并高眼压	药物降眼压或者氩激光周边虹膜成形术（ALPI）
APAC	眼压控制	早期行晶状体摘除避免 APAC 复发或者进展为 PACG

手术方法。

八、晶状体摘除联合其他青光眼手术

除了小梁切除术外，晶状体摘除术还可以与其他青光眼手术联合，如房角分离术（GSL）、小梁切开术、青光眼引流装置（GDD）植入术和睫状体破坏术（睫状体光凝术或睫状体冷凝术）。联合摘除晶状体，抗青光眼手术后与浅前房相关的并发症（如虹膜角膜接触或粘连、恶性青光眼）发生的风险可能会降低。晶状体摘除还可以使术者更好地看到房角结构，这对房角分离术非常重要。联合手术也避免了一些内眼手术后白内障迅速加重。

九、PACG 患者晶状体摘除的技术挑战

PACG 患者行晶状体摘除在技术上具有很大的挑战性。手术的难度与 PACG 患眼的解剖特征、高眼压持续时间及升高程度、抗青光眼药使用时间和种类，以及疼痛等眼部症状的出现均有关。PACG 患者行晶状体摘除时的难点包括角膜水肿、浅前房、虹膜后粘连、小瞳孔、虹膜松弛脱出、晶状体悬韧带松弛和玻璃体腔压力高等。

角膜水肿可能与眼压突然升高有关，也可能与 APAC 发作导致的角膜内皮损伤[23]、长期高眼压、激光周边虹膜切开术、ALPI 或慢性炎症有关。建议术前仔细检查角膜，包括使用角膜内皮镜对内皮细胞进行计数。应详细向患者告知其术前角膜状态和术后角膜失代偿的风险、大泡性角膜病变，以及未来行角膜移植的可能性。术中应采取措施避免进一步损伤内皮细胞。手术过程中应加深前房，以便在虹膜平面或低于虹膜平面进行超声乳化，避免超声乳化能量对内皮细胞的损伤。另外建议使用"冷"超乳技术，并尽量减少眼内操作，缩短操作时间。在手术过程中术者为了看得更清晰，必要时可刮除水肿的角膜上皮。也有一些手术医生使用高渗盐水或甘油来减轻角膜水肿。

浅前房是 PACG 患者行晶状体摘除手术中的另一个主要挑战。推荐使用足量的黏弹剂（最好是高黏性的黏弹剂）及小切口连续环形撕囊（continuous curvilinear capsulorhexis，CCC），如截囊针撕囊。升高平衡盐溶液的瓶高以保持足够的前房深度。在极端的情况下，可以考虑使用玻璃体穿刺或经睫状体平坦部行局部的玻璃体切除。

PACG 患者常伴有虹膜后粘连和小瞳孔，尤其是长期使用缩瞳药的患者，急性发作后或激光虹膜切开术后有严重炎症反应的患者。手术前充分散瞳很重要。学者们也倾向于在手术前一周停用缩瞳药。术前应给予充分麻醉，因为对大部分患者来说，术中对虹膜组织的牵拉会引起不适。大多数情况下，在连续环形撕囊前应进行虹膜后粘连的分离。使用黏弹剂和 Kuglen 钩对瞳孔进行机械拉伸可分离虹膜后粘连并扩大瞳孔（图 38-7），但应避免过度拉伸虹膜组织，因为这可能会引起虹膜松弛，并导致术中虹膜反复脱出。虹膜拉钩也是保证瞳孔充分扩大的非常有效的工具。目前瞳孔扩张器种类很多，如 Malyugin 环[24]和 Oasis 瞳孔扩张器。过去没有这些器械时，常采用瞳孔括约肌细小切开以扩大瞳孔。

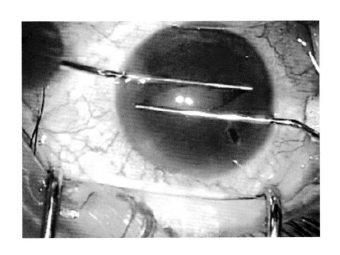

◀ 图 38-7　原发性闭角型青光眼（PACG）白内障手术时用 Kuglen 钩分离虹膜后粘连，牵拉、扩大瞳孔

为了防止虹膜松弛并脱出应采用靠前且较长的角膜隧道切口，特殊情况下可应用虹膜钩，并大量使用黏弹剂防止虹膜脱出或虹膜出血。

术前通过有无晶状体震颤、甚至晶状体半脱位来判断是否有悬韧带松弛。伴有悬韧带松弛的患者手术时需要注意一些问题，如操作时动作轻柔、充分的水分离和水分层、使用新超乳针头以保证有足够的超乳能量、减少转核（使用劈核技术而不是刻槽分核技术），减少前房深度的波动。必要时使用囊袋张力环，在特殊情况下，可以用虹膜拉钩来固定囊袋。

对于玻璃体腔压力高的患者，术前可考虑静脉使用乙酰唑胺或甘露醇。避免开睑器对眼球施加额外的压力。如果眶压过高，可考虑行外眦切开术。如果表面麻醉不能提供良好的麻醉效果，可加用球后麻醉，但开始手术之前应进行充分的眼球按摩，以利于麻醉药的弥散吸收。在某些情况下还可行玻璃体穿刺[25]或睫状体平坦部玻璃体切除术[26]。

术后早期眼压升高并不罕见。应确保手术结束时充分吸除黏弹剂。对于晚期青光眼性视神经病变或视野进行性缺损的患者，可预防性地全身应用碳酸酐酶抑制药。术后早期应更频繁地监测眼压，以便及早发现眼压的上升趋势。

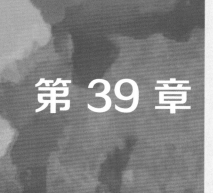

第 39 章 功能滤过泡患者的白内障手术
Cataract Surgery in Patients with Functioning Filtering Blebs

Franz Grehn　Thomas Klink　**著**

李　猛　**译**

王　峰　**校**

本章概要

　　小梁切除术后的白内障手术，即使是现代透明角膜切口超声乳化手术，也会影响滤过泡的功能。考虑到白内障是滤过术后的一个常见远期并发症，白内障手术会对小梁切除术的远期成功率有重要影响。这个问题一直被既往的短期或中期临床研究所低估。

一、青光眼术后白内障形成

　　白内障是青光眼滤过术后的一个常见的远期并发症[1]。术后的低眼压、浅前房、虹膜切除、抗代谢药的使用、再次手术等因素都会加速白内障的形成。滤过术后白内障的发生率也取决于青光眼手术前的晶状体混浊程度和进展速度。对于大部分青光眼患者，如果一只眼睛接受了青光眼手术，即使手术非常成功，该眼的白内障会比对侧眼发生更早。其机制仍然没有被完全阐明。成功滤过术后的白内障手术一直都是一个重要问题，同时它对眼压（intraocular pressure，IOP）的长期影响也必须引起重视[2]，特别是那些需要较低眼压来维持残存视野的患者[3]。

二、不同青光眼手术对白内障的影响

　　小梁切除术是获取术后低眼压的一个重要手术选择。该手术可以在不使用抗青光眼药的情况下，使患者获得一个较低的靶 IOP。最近的有关青光眼手术随机、前瞻、对照研究的 Meta 分析[4]显示：同非穿透性手术和其他房角手术相比，穿透性滤过术可以获得更低的 IOP。

　　穿透性滤过术和非穿透性青光眼手术后的白内障发生率和进展程度也显著不同。既往的随机前瞻性研究比较了小梁切除术和非穿透性青光眼手术对白内障的影响，研究发现非穿透性手术组的白内障发生率更低[5]。当我们在评估青光眼手术的长期预后时，白内障的形成和后续手术也应该被考虑，这也会影响到术者是否选择滤过术、是否使用联合手术，以及决定手术的先后顺序。

　　对于复杂青光眼患者、甚至普通青光眼患者，引流物植入术变得越来越流行。然而，有关引流装置对白内障影响的相关研究还很少[6, 7]。

三、不同白内障摘除手术方式对滤过泡的影响

　　现代白内障超声乳化术对青光眼患者会产生一个适度的长期 IOP 降低效果[8, 9]。

　　但对于既往接受过小梁切除术的患眼，白内障手术对 IOP 产生怎样的影响仍然不清楚。白内障术后的伤口愈合过程是否会对功能滤过泡有影响仍存在争议[10]。Siriwardena 等的研究显示：前房内的持续房水闪光提示术后的炎症反应持续时间较长，它

可能在术后相当长一段时间内促进伤口的愈合[11]。白内障手术切口的大小和周围组织的血管供应可能会使滤过泡趋向于消失。以前，白内障囊内和囊外摘除术很常见，术中需要做一个大的角膜巩膜切口，它不利于功能滤过泡的存在。因此大部分医生倾向于做透明角膜切口的囊外或囊内白内障摘除，它保留了完整的结膜；如果做角膜巩膜切口，也要远离滤过区；这也是青光眼白内障联合手术中的常规选择[13-16]。

对于青光眼患者，如果进行现代白内障摘除联合可折叠人工晶状体植入术，医生通常选择作颞侧透明角膜切口。透明角膜切口不会损伤结膜，因此其引起功能滤过泡瘢痕化的可能性更小。这只是理论上的，但临床研究显示透明角膜切口的现代白内障手术依然会对功能滤过泡产生一定的负面影响。

四、既往青光眼手术后的白内障手术对眼压的影响

对于部分高眼压症和原发性开角型青光眼患者，白内障摘除手术本身能够降低IOP[9, 10, 12]。对于晚期青光眼，特别是伴有高度近视的患者，由于术中的刺激和术后皮质激素的使用，白内障手术后，患者的IOP可能会立即升高。对于接受过青光眼引流物植入手术的患者，透明角膜切口白内障手术后IOP升高的发生率及数量尚不清楚。这个问题需要特别的关注，因为青光眼手术后很多患者需要接受白内障手术，术后滤过泡失败会导致IOP失控。最近多个研究对这个问题进行了分析并被总结在这个章节中。

（一）小梁切除术后囊外白内障摘除

早期的研究使用大切口的囊外白内障摘除技术而不是超声乳化术。比起透明角膜切口，角膜巩膜切口也许会诱发更多的炎症和瘢痕形成[12, 17]。Dickens和Cashwell的一项研究在既往小梁切除术后使用颞下方的切口进行囊外白内障摘除，发现术后IOP没有超过20mmHg，但平均IOP升高了3.5mmHg[18]。

（二）小梁切除术后白内障囊外摘除与超声乳化术的对比

Chen等进行了一个回顾性非对照的连续病例研究，该研究纳入了105只眼，一半接受了囊外摘除，一半使用了超声乳化术，发现：30%需要额外的药物和前房穿刺，10%需要额外的青光眼手术。末次随访（21±14）个月时，平均IOP升高了1.6mmHg。在该研究中，青光眼和白内障手术的平均间隔时间很短（1.6个月），白内障术前的IOP还不稳定。由于白内障手术的间隔时间比较短，这些研究类似于青光眼和白内障的联合手术。如果年龄＞50岁、两种手术的间隔时间＞6个月、术后IOP高峰＜25mmHg，滤过泡的成功率会更高。同ECCE相比，超声乳化后的完全成功率会更高[19]。Manoj等的回顾性研究对小梁切除术后进行ECCE和超声乳化术的是否有差异进行了分析。这些研究发现：如果使用超声乳化术，所有眼的IOP均被控制在靶IOP内而不需要使用药物；如果使用的是ECCE，术后平均IOP显著升高，35只眼中有7只眼在不使用降眼压药的情况下IOP失控[20]。

（三）小梁切除术后的超声乳化术

在一个回顾性研究中，Crichton和Kirkerfenxile分析了69只眼，他们之前均接受过小梁切除术，随后接受了超声乳化和可折叠人工晶状体植入术，在术后1年，IOP升高了1.85mmHg。另外，术后需要使用的抗青光眼药也有轻度增加（20.3%的患者需要额外的抗青光眼药）[21]。

Derbolav等的回顾性研究平均随访了2年，所有患者术前IOP在不使用药物下，IOP＜22mmHg，约1/3（10/35）的患眼术后IOP失控[22]。

然而，在一个印度的前瞻性非对照研究中，60只慢性闭角型青光眼患眼均接受了小梁切除术，术后IOP在不使用降眼压药条件下均控制（＜22mmHg），这些患者再接受超声乳化术后IOP没有显著改变[23]。IOP降低可能取决于一种特殊的机制，晶状体摘除对窄或关闭的房角有一定的影响。

在一个前瞻性对照研究中，Klink等发现：对于具有功能性小梁滤过泡的患眼，再接受透明切口超声乳化术，1年随访后，IOP平均增加2.05mmHg[10]。在该研究中，30只眼中有15只眼（50%）IOP升高＞2mmHg，然而30只眼中仅4只眼IOP下降＞

2mmHg。对照组包含了匹配的青光眼患者，他们之前没有接受过小梁切除术，使用药物后 IOP 均能控制，他们接受超声乳化术后，随访 1 年，IOP 平均降低 2.01mmHg。在对照组中，36 位患者均接受了透明角膜切口白内障手术，其中仅 6 位（16.7%）术后的 IOP 升高 > 2mmHg，而 36 位患者中的 13 位（36.1%）随访 1 年，IOP 下降 > 2mmHg（图 39-1）。因此，现代白内障手术被认为是功能滤过泡的一个危险因素。

与 Klink 等的研究类似，Yamagami 等对滤过术后再进行白内障手术的患者同单纯药物控制的匹配患者进行了比较[24]。在对照组中，随访 2 年，IOP 没有出现升高，然而在滤过术后再进行白内障手术组中，仅有 56% 的患者能够维持 IOP。Swamynathan 等进行了一个前瞻性随机双盲研究，该研究对小梁切除术后再进行白内障手术的患者同单纯接受了小梁切除术而没有接受白内障手术的患者随访了 3 个月，对其 IOP 进行了对比。对于每个患者，超声乳化术后患者的 IOP 较术前显著升高。同对照组相比，在相同的随访时间，超声乳化术后的 IOP 较对照组显著高一些[25]。

Rebolleda 和 Munoz-Negrete 进行了一个类似的前瞻性研究，但没有对照组[26]。49 位接受了小

梁切除术的患眼在不使用降眼压药下 IOP 控制，随后他们接受了透明角膜切口超声乳化术联合可折叠人工晶状体植入术，并随访了 1 年。术后 IOP 显著升高，在术后 1 个月时，IOP 升高 3.8mmHg，在术后 1 年 IOP 升高 2.0mmHg。在每次随访中，需要额外抗青光眼药物治疗的患者数量逐渐增加，在末次随访时，34.7% 的患者需要抗青光眼药物治疗。Husain 等的研究显示：小梁切除术后的患眼再行超声乳化术，术后尽管部分患眼 IOP 升高，但同小梁切除术前相比，总体上 IOP 还是显著降低的。对于小梁切除术后的患眼再进行超声乳化术 IOP 升高主要取决于两次手术中间的间隔时间，其风险比在间隔时间为 6 个月、12 个月和 24 个月时分别为 3.0、1.73 和 1.32[27]。白内障手术和小梁切除术的间隔时间越短，小梁切除术失败的越早[27]。

在一个包含了 25 只眼的回顾性研究中，Wyganski-Jaffe 等发现：在小梁切除术后再进行透明角膜切口白内障手术，手术后 12 个月和 18 个月，IOP 分别升高了 5.4mmHg 和 2.8mmHg[2]。

有意思的是，对于小梁切除术联合丝裂霉素使用后慢性低 IOP 的患眼，再次行超声乳化术可以增加术后 IOP，从而解决了低 IOP 的问题[28]。

当比较滤过术后的颞侧透明角膜切口超声乳化

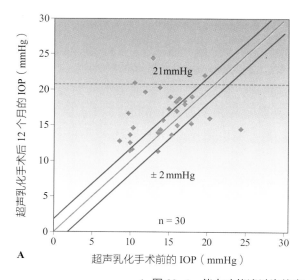
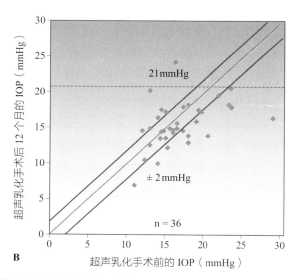

▲ 图 39-1 伴有功能滤过泡的患眼在超声乳化手术前和术后 1 年的 IOP

A. 既往未接受青光眼手术的青光眼患眼在超声乳化手术前；B. 术后 1 年的 IOP 对比

引自 Klink J, Schmitz B, Lieb WE, et al. Filtering bleb function after clear cornea phacoemulsifcation: a prospective study. Br J Ophthalmol 2005; 89:597–601

术和匹配的小梁切除术后而未行超声乳化切除术的滤过泡生存率时，Park 等发现：Kaplan–Meier 分析中两组的滤过泡生存率没有显著的差异，但在小梁切除术后 9 年滤过泡生存率会稍高一些[29]。

多个其他研究从不同方面揭示：对于有功能滤过泡的患眼，白内障手术后均有相似的 IOP 升高[30-36]。

关于既往小梁切除术后再行超声乳化术 IOP 升高的发生率的最近研究总结了这些并发症的各个方面[37, 38]。

五、引流装置植入术后再行白内障手术的眼压

在既往引流植入物手术后，再行白内障手术，有关其对 IOP 的影响的研究很有限。少量的研究对既往青光眼引流装置植入术后，再行透明角膜切口超声乳化术对 IOP 和引流物功能的影响进行了分析。Erie 等的研究显示：9 只眼接受了 Baerveldt 植入物手术，再行超声乳化术后，随访 17～25 个月，其中 2 只眼出现了 IOP 升高，4 只眼 IOP 下降[7]。在该研究中，术前术后 IOP 和降眼压药均无显著改变。另一个研究对 13 位接受 Ahmed 引流物植入术的患者进行了分析，随访 12 个月，Sa 和 Kee 等并没有发现 IOP 有显著改变，但是需要使用药物来控制 IOP 的患者数从术前的 6 例增加到术后的 13 例[6]。这些研究提示：IOP 升高更像是来源于手术而不是疾病的自发性进展。在 TVT 研究的 5 年随访研究中，54% 的引流管组和 43% 的小梁切除术组接受了白内障摘除，但该研究并没有对白内障手术对 IOP 的影响进行分析[39]。

六、滤过术后白内障形成的机制

青光眼术后白内障形成的机制目前还没有完全阐明。一个可能的原因是：滤过术后，房水可以不通过晶状体表面，而经虹膜切除术分流，这就减少了晶状体表面的营养供应。同样的，在滤过术后低眼压过程中，脉络膜渗漏导致房水流入脉络膜而不是前房，也会减少房水同晶状体的接触。在以下情况下可以导致晶状体表面的直接外伤，如虹膜切除、浅前房时晶状体与角膜内皮直接接触、前房灌

注。这种外伤在每个青光眼患者中都可能发生到一定程度。因此，仔细的操作是青光眼手术成功的一个先决条件。

七、既往滤过术后再行白内障手术滤过泡失功能的原因

现代白内障手术对眼的损伤极小。使用小的颞侧透明角膜切口进行超声乳化术通常不会损伤结膜，所以经常被用到既往接受过滤过术的患者。这一观点的目的是尽量减少白内障手术对已经存在的滤过泡的影响。

超声乳化术损伤滤过泡功能的机制很多。然而，伤口愈合过程的复杂网络尚未完全阐明[40]。晶状体蛋白和亚临床炎症调节因子的释放均可能在超声乳化术后损伤滤过泡功能，但其机制尚不清楚。同小梁切除术相比，白内障术后的低度炎症（房水闪光）反应持续时间更长[11]。在胚胎发育过程中，晶状体蛋白存在于晶状体囊膜下，躲避了免疫系统，白内障手术后暴露的晶状体蛋白可以导致免疫源性炎症。手术的机械影响，特别是超声能量和眼内灌注也会产生一定影响。人工晶状体植入术过程中使用的透明质酸钠也会导致一个短暂的高 IOP 效应。对于伴有白内障和功能滤过泡的眼睛，超声乳化术对 IOP 和滤过泡的超声生物显微镜影像产生什么影响？最近有研究对其进行了分析[41]。滤过泡的评估需要一个可重复的滤过泡分级系统[42-46]。在 Klink 等的研究中，在生物显微镜观察中，滤过泡在白内障术前术后的变化并不明显。超声生物显微镜可以用来在小梁切除术后或小梁切除术后再次行白内障手术后进一步评估滤过泡的变化[47-50]。

滤过术再行白内障手术，术后眼压升高的治疗

小梁切除术后再行白内障手术怎样预防或治疗术后高 IOP？目前还没有循证医学证据。白内障术后的亚临床炎症可以导致瘢痕形成，一些术者使用氟尿嘧啶来预防瘢痕形成[51]。但单个病例的观察并不能证实其临床效果。其他术者使用碳酸酐酶抑制药或局部药物治疗术后 IOP 升高。部分病例对上述的治疗反应良好，但是尚没有带对照组的临床试验来验证这些治疗方式的效果。

聚焦 1　滤过泡的处理

Alan S Crandall

　　患者既往接受滤过术后再行白内障手术是很常见的。白内障手术过程中，有很多问题需要考虑，如切口的选择、伤口的大小和 IOL 的类型。但医生必须要考虑好怎样处理滤过泡。

　　为了决定是否需要对滤过泡进行进一步处理，滤过泡的结构和其内压力均需要进一步的评估。笔者还会考虑两个手术之间的间隔时间。

　　如果眼压很好（每个患者都不同），滤过泡是微囊状的，同时没有增厚的 Tenon 囊，就不需要再做额外的判断。

　　如果滤过泡是隆起的、同时伴疼痛，笔者考虑切除扩张的滤过泡，再使用自身结膜移植或将上方结膜转位来覆盖原来的滤过泡区域（笔者通常会将含 0.02mg/ml 的丝裂霉素的海绵放在该区域 2min）。

　　如果 IOP 轻度升高、滤过泡很厚，医生会考虑很多方法来减少传统白内障手术伴随的炎症导致滤过泡完全失败和 IOP 升高的可能性，因为白内障手术可以导致滤过泡完全失败。

　　医生可以考虑在白内障手术中结膜下注射抗代谢药，如丝裂霉素或氟尿嘧啶。这些均可以注射到滤过泡的旁边。如果氟尿嘧啶使用量是 2.5～5mg，将会是安全的，同时也能有效减少成纤维细胞的形成。如果使用丝裂霉素，笔者通常会注射浓度为 0.02% 的丝裂霉素 1ml。由于术中的虹膜操作也会加重手术后的炎症反应，可以在 Tenon 囊下注射一定的皮质激素。如果炎症得到很好的控制，将有助于维持滤过泡的功能。

第 40 章

单切口联合手术 / 双切口联合手术
One-site Combined Surgery/Two-site Combined Surgery

Jason Cheng　　Yvonne M Buys　**著**

李　猛　**译**

王　峰　**校**

本章概要

　　对于同时伴有白内障和青光眼的患者的治疗，目前还没有一种单一的治疗方法。必须根据青光眼的类型、严重程度、进展速度、对青光眼治疗的反应、白内障的程度对每个病例进行具体分析。另外，还要考虑不断发展的手术技术。

　　出现以下两种情况可考虑超声乳化小梁切除术，一是青光眼眼压失控伴晶状体混浊已经或即将影响视力；二是青光眼需要两种以上药物控制同时伴有显著的晶状体混浊。目前的研究数据显示：接受单切口超声乳化小梁切除术和双切口手术的患者在随访 12 个月时，眼压的下降幅度无显著差异，而其他一些因素，如上方通路、眼眶形态、术者经验、术中人体工程学舒适度和时间均影响着术者的决策。

　　超声乳化小梁切除术中需要术者在操作中保持高度的注意力。结膜操作需要尽量少以避免纽扣样改变。在进入前房前应制作巩膜瓣，巩膜瓣制作过程中需要固定好眼球。当关闭巩膜瓣时将巩膜瓣缝紧，术后可以通过松解缝线来调整滤过，而不要处理术后低眼压。在双切口手术中，应缝合透明角膜切口，因为术后眼睛可能会变软，从而损害自密封的切口；且术后眼部按摩时，房水会从巩膜瓣瘘道的引流而不是角膜切口的引流。

　　比起单一的超声乳化白内障手术或小梁切除术，超声乳化小梁切除术后前节炎症反应可能会更重一些。因此，术后频繁使用抗炎药将会有助于患者更好地恢复。最后，同小梁切除术类似，在术后早期密切随访患者是很重要的，因为早期发现和合理的处理并发症将会提高手术成功率。

一、概述

　　白内障和青光眼同时存在的病例在临床上很常见。因为这两种疾病的发生率均随年龄增加而增大。另外在治疗青光眼的过程中，药物和手术都会加速白内障的形成 [1-5]。正常眼压性青光眼合作研究发现：同对照组相比，治疗组中白内障的发生率显著增高。在治疗组中，接受过小梁切除术的患者中白内障的发生率为 48%，接受过抗青光眼药物治疗的患者中发生率为 25%；而在对照组中，白内障的发生率仅为 14% [1]。在晚期青光眼干预研究中，小梁切除术后，白内障发生的风险增加了 78% [2]。在青光眼初始治疗合作研究中，手术治疗组中白内障手术率比初始药物治疗组增加了 3 倍（$P=0.0001$）[3]。最近的循证综述也认为：小梁切除术与白内障的发生率增高显著相关 [4]。

　　尽管白内障和青光眼常常同时存在，但对于他们的治疗还没有达成一致意见。目前有多种手术策略，例如，单独行白内障手术，单独行青光眼手术（包括小梁切除术、青光眼引流植入物、非穿透性青光眼手术、Ex-PRESS 分流物、黄金分流物和 iStent 植入）和青光眼白内障联合手术。多种因素影响了手术的决策，包括靶眼压（intraocular pressure，IOP）、抗青光眼药种类、青光眼损害的严重性、白内障的程度、青光眼的类型、既往手术的次数和术者的经验。

二、适应证

什么时候联合或不联合白内障青光眼手术，目前还没有统一的结论。当前的文献综述提供证据来辅助治疗决策。根据系统综述，仅有少量证据提示：超声乳化手术在 1～2 年内可导致 IOP 下降 2～4mmHg；强有力的证据表明：同联合手术相比，小梁切除术单独可以导致 2～4mmHg 额外的 IOP 下降[7]。同单独的小梁切除术相比，联合手术的效果较差的可能原因是：联合手术的伤口面积增大可以导致转化生长因子 –β 等生长因子的高表达[8]、手术时间的延长导致了血 – 房水屏障的破坏[9]。

越来越多的证据表明：在慢性闭角型青光眼患者中，单独的超声乳化术能够降低 IOP。一项来自东亚的研究比较了单独超声乳化术和超声乳化小梁切除术联合手术在治疗药物可控的慢性房角关闭患者中的疗效[10]。结果是与单独超声乳化手术组相比，超声乳化小梁切除术可使 IOP 多降低 1.5mmHg，但术后 6 个月后的平均 IOP 在两组之间并没有显著差异，但超声乳化小梁切除术需要的抗青光眼药比单独超声乳化组少 0.8 种（P < 0.001）。对于药物不能控制的慢性闭角型青光眼[11]，同那些接受单独超声乳化术的患者相比，接受了超声乳化小梁切除术的患者术后的 IOP 多降低了 1.2～3.0mmHg，但这种差异仅在术后 3 个月和 18 个月时有显著差异（P=0.01）。在各个时间点，超声乳化小梁切除术组需要更少的抗青光眼药（1.25 种，P < 0.001）。在 24 个月时，接受单独接受超声乳化手术的 27 位患者中仅 7 位（25%）不需要药物，而接受超声乳化小梁切除联合手术的 27 位患者中 17 位（71%）不需要药物治疗。

除了闭角型青光眼[10]，对于其他类型青光眼，如：剥脱性青光眼[12, 13]、房水逆流、晶状体体积增大引起的青光眼、晶状体溶解性青光眼和球形晶状

体导致的青光眼[14]，单独的超声乳化手术就能够降低 IOP。

对于同时有白内障和青光眼的患者的处理，加拿大眼科协会制作的循证指南建议：①使用 1～2 种抗青光眼药就能控制 IOP 的早期青光眼，如果伴有显著影响视力的白内障——单独行超声乳化手术；②显著影响视力的白内障合并中晚期青光眼，如果术前 IOP 接近靶 IOP 或在靶 IOP 内——超声乳化小梁切除术联合手术；③显著影响视力的白内障合并失控的 IOP——考虑先行小梁切除术，至少 6 个月后再行白内障手术。后面的建议也应该针对个体进行具体分析，如：对于伴轻度白内障的晚期青光眼患者，应该需要一个非常低的目标 IOP；对于 IOP 显著升高的患者，手术中 IOP 迅速下降有出现脉络膜上腔出血的风险[15, 16]。

同分期手术相比，联合手术有很多优点，如：包括降低一次手术的手术和麻醉风险，减少医疗保险系统和患者的花费、更快的视力恢复，降低术后 IOP 峰值的风险[15-17]。

对于白内障和小梁切除术联合手术，两种手术可以共用一个切口，也可以分别做两个切口（一个切口用来做白内障，另一个切口用来做小梁切除术）。下面将会对手术适应证、技巧和结果进行讨论。

三、术前思考

单切口或双切口超声乳化小梁切除术的选择受多个因素的影响如靶 IOP、手术部位、眼眶形态、手术经验、人体工程力学的舒适度和手术时间。有限的证据表明：单切口或双切口的选择会影响到患者的终末 IOP、抗青光眼药种类、视力和并发症[9, 18-20]，将在下文详述。对于结膜有瘢痕的患者，结膜瘢痕限制了小梁切除术主切口的选择，如果在此位置联合进行超声乳化术，会增加手术难度，所以术者往往倾向于选择双切口的联合手术。对于眼眶比较深的患者，术者也喜欢使用双切口联合手术，通过颞侧的切口做超声乳化术，通过上方切口做小梁切除术。如果术者有很多的颞侧超声乳化术经验，也会倾向于双切口联合手术。由于双切口手术花费的时间比单切口手术更长，如果单位

时间手术室的使用费很贵，需要慎重考虑双切口手术[21-23]。

四、麻醉的思考

在进行超声乳化小梁切除术联合手术的过程中有多种麻醉方式可供选择，如表面麻醉、球后麻醉、球周麻醉、Tenon 囊下麻醉、结膜下麻醉。球周和球后麻醉均伴有严重的风险，如球后出血、眼球穿孔、脑干麻醉、视网膜血管阻塞和视神经损伤[15]。另外，球周或球后麻醉不管是否合并眼球按摩都会增加眶压，对已经损害的青光眼视神经带来进一步损伤。球后麻醉和球周麻醉的潜在优势是运动障碍。

Tenon 囊下、结膜下和表面麻醉除了比球后、球周麻醉更安全，还有一些其他优点。如操作过程中的疼痛更小、起效时间更快、视力恢复更快、不需要遮盖眼球、花费也更低[24]。表面麻醉出现结膜下出血的风险基本没有。先前的研究报告了使用Tenon 囊下和表面麻醉进行小梁切除术[25, 26] 和超声乳化术[27-30] 的安全性。

表面麻醉已经很好地应用于超声乳化手术中。比起超声乳化术，小梁切除术还有其自身特点，如手术时间更长、术中需要止血、结膜操作更多、需要巩膜切口、需要虹膜切除和缝合。基于以上原因，笔者更倾向于在超声乳化小梁切除术中使用镇静联合 Tenon 囊下麻醉。对于要进行瞳孔操作或虹膜切除的患者，术中在前房内注射 1% 利多卡因是一种有效的辅助麻醉手段。

五、手术技术和潜在的变化

在超声乳化小梁切除联合手术过程中，除了单切口或双切口途径，在手术操作和技术上还有一些小的变化。下面将对笔者目前常用的单切口和双切口超声乳化小梁切除术进行详述。

（一）单切口超声乳化小梁切除术

1. 麻醉师进行安定麻醉，眼球表面滴 0.5% 丁卡因。

2. 对术眼进行消毒和铺无菌单。

3. 上开睑器。

4. 在 12 点钟位的周边透明角膜上使用 7-0 的可吸收缝线制作角膜牵拉缝线，要注意避免缝针穿入前房。将缝线固定在无菌单上以保证最大限度的术野暴露（图 40-1）。

5. 在 12 点钟位，使用 30G 的针头将 0.5ml 的1% 利多卡因注射到 Tenon 囊下，松弛结膜切口（图 40-2）。

6. 使用 Wescott 剪制作以穹隆为基底的结膜瓣，先在 12 点钟 Tenon 囊下注射的位置做一个小的松解切口，从 12～2 点钟位剪开结膜，继续分离结膜下组织，向右上方充分暴露巩膜（对于右手为主的医生）。

7. 在拟做巩膜瓣的区域内使用湿法烧灼血管来止血。在角膜缘上也要进行烧灼破坏周边的上皮组织，促进伤口沿着角膜缘愈合。

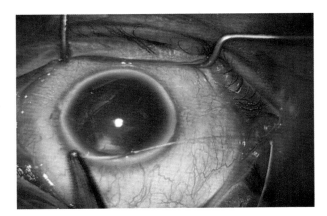

▲ 图 40-1 使用 7-0 可吸收缝线制作角膜牵拉缝线，最大限度地暴露手术野

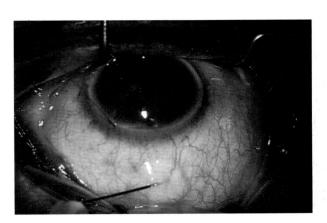

▲ 图 40-2 1% 利多卡因注射到 Tenon 囊下进行麻醉

8. 在巩膜瓣区域，使用 6400 Beaver 刀片将残余的 Tenon 囊去除。

9. 提前将 4mm×10mm 的海绵条带浸入 0.4mg/ml 的丝裂霉素中，取出后放置到巩膜瓣后面的结膜瓣下 2min（图 40-3）。

10. 当含丝裂霉素的海绵放置在结膜下时，使用卡尺标记 4mm×4mm 大小的基于角膜缘的三角形巩膜瓣区域，使用 11 号刀片标记处巩膜瓣的两侧边。用 52 号刀片制作半厚的巩膜瓣，向前一直进入到透明角膜（图 40-4）。

11. 上述步骤一般都可以在丝裂霉素海绵放置 2min 即可完成上述步骤，2min 结束后移去海绵。并使用 30ml 平衡盐水冲洗巩膜表面和结膜下空隙。

12. 松解角膜牵拉缝线。

13. 在 11 点钟位，使用 15° 刀做一个透明角膜侧切口，方便辅助器械进入前房操作。前房内注入 1% 的利多卡因，随后前房内注入黏弹剂。

14. 在巩膜瓣下，使用 3.2mm 的角膜刀做透明角膜斜切口，这个切口是超声乳化术的主切口。为了减少虹膜脱出，切口应该适当进入透明角膜内（图 40-5）。

15. 当使用黏弹剂不能解除小瞳孔和瞳孔后粘连的时候，应将瞳孔扩大。笔者喜欢使用双手扩张技术，该技术需要用到两个 Kuglin 钩，一个通过超声乳化主切口，另个一通过侧切口进入前房。Kuglin 钩放置在瞳孔缘，180° 分开，使用推和拉的操作扩大瞳孔，分别在 11～4 点钟和 2～7 点钟操作。该操作后需要在前房内额外补充黏弹剂。根据笔者的经验，几乎所有的小瞳孔患者经过该操作，瞳孔均扩大了，能够满足手术的需要。还有一些其他方式可以帮助扩大瞳孔，如虹膜拉钩、瞳孔扩张环、Beehler 瞳孔扩张器和多点瞳孔括约肌切开[31]。

16. 使用截囊针起瓣，使用撕囊镊完成环形撕囊。在该步骤中使用台盼蓝将有助于提高囊膜的可视性。

17. 使用带 27G 注水管的装有平衡盐溶液的注射器，轻压切口后唇，排出前房内黏弹剂，接着进行水分离和水分层。

18. 超声乳化晶状体核，然后使用灌注抽吸去除皮质残留。

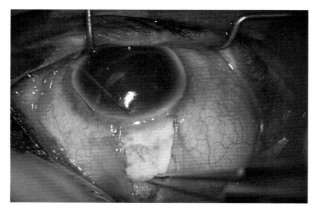

▲ 图 40-3　将含丝裂霉素的海绵放置到以穹隆为基底的结膜瓣之下

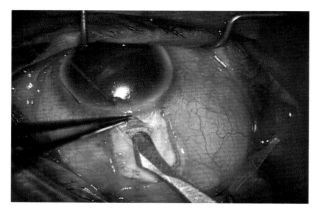

▲ 图 40-4　制作半厚的巩膜瓣

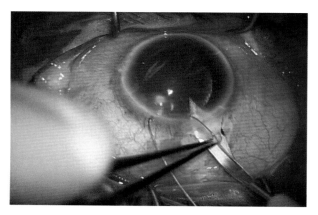

▲ 图 40-5　在单切口手术中，使用角膜刀从巩膜瓣下刺入前房

19. 在前房内和晶状体囊袋内再注入黏弹剂。

20. 将可折叠人工晶状体（IOL）植入囊袋内。

21. 使用 Kelly Descemet 刀，将位于切口中央的约 1mm×2mm 大小的阻塞组织切除，包括了小梁网和巩膜等组织。在小梁切除的部位下方可能见到睫状体。

22. 使用 De Wecker 剪刀做周边虹膜切除。虹膜切除的基底应该比小梁切除区域稍微宽一点，以避免虹膜嵌顿到瘘道。小心尽量避免做象限性虹膜切除。

23. 从前房内去除残留的黏弹剂。

24. 为了方便观察巩膜瓣，将角膜牵拉缝线再次固定到无菌单上。对于比较合作的患者，也可以不使用牵拉缝线，但需要让患者向下看。

25. 使用 10-0 尼龙线缝合巩膜瓣，在三角形的顶端缝合一针，在巩膜瓣的两侧靠近角膜缘，也就是结膜松解切口的相应巩膜位置再缝合一针。线结需要埋藏在巩膜下（图 40-6）。这样缝合巩膜瓣将有助于房水向后流出，同时减少结膜伤口渗漏的风险。如果前房稍浅，可考虑多缝合巩膜瓣几针。

26. 去除结膜瓣下的 Tenon 囊直至能清楚看到巩膜瓣缝线。用 8-0 缝线间断缝合结膜 3 或 4 针，将结膜的两翼固定在透明角膜上，使结膜有足够的张力遮盖透明角膜达到一个水密状态，在结膜松解切口上均匀的制作 1 或 2 针缝线（图 40-7）。

27. 去除牵拉缝线，给术眼滴一滴含抗生素和激素的混合滴眼液。

28. 取下开睑器，将清洁眼罩覆盖在术眼上。

（二）双切口超声乳化小梁切除术

该术式的第 1～12 步与单切口的完全一致。

1. 麻醉师进行安定麻醉，眼球表面滴 0.5% 丁卡因。

2. 对术眼进行消毒和铺无菌单。

3. 上开睑器。

4. 在 12 点钟位的周边透明角膜上使用 7-0 的可吸收缝线制作角膜牵拉缝线，要注意避免缝针穿入前房。将缝线固定在无菌单上以保证最大限度的术野暴露（图 40-1）。

5. 在 12 点钟位，使用 30G 的针头将 0.5ml 的 1% 利多卡因注射到 Tenon 囊下，松弛结膜切口（图 40-2）。

6. 使用 Wescott 剪制作以穹隆为基底的结膜瓣，先在 12 点钟 Tenon 囊下注射的位置做一个小的松解切口，从 12～2 点钟位剪开结膜，继续分离结膜下组织，向右上方充分暴露巩膜（对于右手为主的医生）。

7. 在拟做巩膜瓣的区域内使用湿法烧灼血管来止血。在角膜缘上也要进行烧灼破坏周边的上皮组织，促进伤口沿着角膜缘愈合。

8. 在巩膜瓣区域，使用 6400Baever 刀片将残余的 Tenon 囊去除。

9. 提前将 4mm×10mm 的海绵条带浸入 0.4mg/ml 的丝裂霉素中，取出后放置到巩膜瓣后面的结膜瓣下 2min（图 40-3）。

10. 当含丝裂霉素的海绵放置在结膜下时，使用卡尺标记 4mm×4mm 大小的基于角膜缘的三角形巩膜瓣区域，使用 11 号刀片标记出巩膜瓣的两侧边。用 52 号刀片制作半厚的巩膜瓣，向前一直

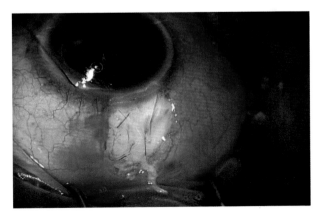

▲ 图 40-6 使用 **10-0** 尼龙线缝合巩膜瓣两针

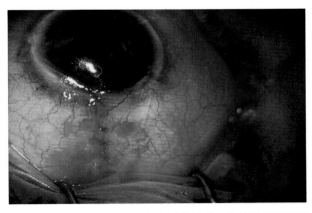

▲ 图 40-7 使用 **8-0** 缝线间断缝合结膜；将结膜的两翼固定在透明角膜上，结膜前缘应该向前稍微覆盖透明角膜

进入到透明角膜（图 40-4）。

11. 上述步骤一般都可以在丝裂霉素海绵放置 2min 的时间内完成。当含丝裂霉素的海绵放置时间 1~2min，就可取出海绵并使用 30ml 平衡盐水冲洗巩膜表面和结膜下空隙。

12. 松解角膜牵拉缝线。

13. 术者从患者的头部移动到术眼的侧边。使用 15° 刀做一个透明角膜侧切口以方便第二种器械进入眼内。前房内注入 1% 利多卡因，然后前房内注入黏弹剂。

14. 使用 3.2mm 角膜刀做一个透明角膜阶梯切口。该切口的位置应该稍微靠前一点在透明角膜内，以防术中虹膜脱出（图 40-8）。

15. 对于小瞳孔或瞳孔后粘连，使用黏弹剂不能足够扩大瞳孔的病例。处理可参考单切口超声乳化小梁切除术的第 15 步。

16. 使用截囊针起瓣，使用撕囊镊完成环形撕囊。在该步骤中使用台盼蓝将有助于提高囊膜的可视性。

17. 使用带 27G 注水管的装有平衡盐溶液的注射器，轻压切口后唇，排出前房内黏弹剂，接着进行水分离和水分层。

18. 超声乳化晶状体核，然后使用灌注抽吸去除皮质残留。

19. 在前房内和晶状体囊袋内再注入黏弹剂。

20. 将可折叠人工晶状体（IOL）植入囊袋内。

21. 术者再次移到手术台患者的头部。将角膜牵拉缝线再次固定到无菌单上以方便观察和在巩膜

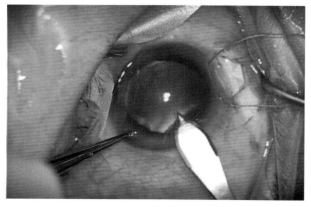

▲ 图 40-8　在双切口手术中，制作一个颞侧透明角膜切口作为超声乳化的主切口

瓣区域进行手术操作。对于比较配合的患者，可以不用牵拉缝线。

22. 使用 15° 刀在巩膜瓣的基底部小梁网之前区域做切口进入前房。切口应该足够大，以保证 Kelly Descemet 刀的前唇能够进入切口。将位于切口中央的约 1mm×2mm 大小的阻塞组织切除，包括了小梁网和巩膜等组织。在小梁切除的部位下方可能见到睫状体。

23. 使用 De Wecker 剪刀做周边虹膜切除。虹膜切除的基底应该比小梁切除区域稍微宽一点，以避免虹膜嵌顿到瘘道。小心尽量避免做象限性虹膜切除。

24. 使用 10-0 尼龙线缝合巩膜瓣，在三角形的顶端缝合一针，在巩膜瓣的两侧靠近角膜缘，也就是结膜松解切口的相应巩膜位置再缝合一针。线结需要埋藏在巩膜下（图 40-6）。这样缝合巩膜瓣将有助于房水向后流出，同时减少结膜伤口渗漏的风险。如果前房稍浅，可考虑多缝合巩膜瓣几针。

25. 去除结膜瓣下的 Tenon 囊直至能清楚看到巩膜瓣缝线。用 8-0 缝线间断缝合结膜 3 或 4 针，将结膜的两翼固定在透明角膜上，使结膜有足够的张力遮盖透明角膜达到一个水密状态，在结膜松解切口上均匀的制作 1 或 2 针缝线（图 40-7）。

26. 去除牵拉缝线。

27. 术者移动到患者术眼的侧边，去除前房内残留的黏弹剂。

28. 10-0 尼龙缝线缝合透明角膜切口，埋藏线结。

29. 给术眼滴一滴含抗生素和激素的混合药水。

30. 取下开睑器，将清洁眼罩覆盖在术眼上。

六、术后处理和干预

单切口和双切口超声乳化小梁切除术的术后处理同小梁切除术基本一致。笔者目前常规这样处理：使用局部激素滴眼液每 2 小时 1 次直至睡觉前，连用 2 周；接着减少为每天 4 次，连用 4 周；最后用 2~3 周的时间将药逐步减量至停药。术后局部抗生素滴眼液也要使用 1 周。为了避免对眼球的剧烈挤压，患者术后 1 个月睡觉时均需要佩戴保护性

眼罩。

在术后第 1 个月密切观察以早期识别和适当的处理并发症来获得最大的滤过。读者可以在本书的第三篇进一步详细学习小梁切除术术后的处理。最后的屈光矫正可以在患者完全停用激素滴眼液至少 2 周后进行。

七、手术效果和同其他手术的对比

超声乳化小梁切除术可以在减少患者的抗青光眼药使用量的基础上控制 IOP，也能够提高患者的视力 [17, 19, 21, 22, 32–45]。联合手术的 IOP 控制略差于单独的小梁切除术，高 2~4mmHg[7, 41, 46]，但显著好于单独超声乳化术 [11, 46]。联合手术术后视力提高同单独的超声乳化术基本类似 [6, 18, 19, 46]。

Friedman 等在 2002 年的综述中对 5 个前瞻性研究和 1 个回顾性研究进行了分析，发现：同单切口手术相比，双切口手术 IOP 可以多降低 1~2mmHg。其机制可能为：在单切口手术中，超声乳化头对小梁切除术切口的机械和热损伤可以使得滤过泡更容易瘢痕化 [7-9]。

随后又有关于单切口和双切口手术对比的 3 个 Meta 分析文章发表。Liu 等对 5 个随访时间不等的随机对照试验的最终结果进行了分析，发现：双切口手术后 IOP 降低幅度更大，但两种手术在术后最佳矫正视力、完全手术成功率和并发症上是没有差异的 [18]。有趣的是，这个 Meta 分析纳入的 5 个研究均没有发现两组之间的 IOP 差异。Gdih 等纳入了 10 个研究（7 个用来定量分析）对术后 3~36 个月不同时间点的术后 IOP 降低幅度进行了评估，发现两组之间没有差异。另外，两组之间的青光眼药物使用量、视力和并发症均没有差异 [19]。第 3 个 Meta 分析纳入了 13 个研究，评估了从术后 3~36 个月特定时期的 IOP 下降比率，发现：仅在 12 个月时 IOP 下降程度在两组之间有差异（单切口手术平均 IOP 为 15.83mmHg，双切口为 15.04，$P < 0.001$）[20]。表 40-1 总结了已发表的对比单切口和双切口超声乳化小梁切除术的前瞻性研究。

单切口手术的一个可能优点就是其手术时间更短。5 个研究比较了两组的平均手术时间，发现单切口手术时间比双切口快 6.9~23.3min（平均 11.8min）[21–23, 38, 45]。

据报道，单切口超声乳化小梁切除术的角膜内皮细胞丢失在 1 年时比双切口更多，可能是由于这些患者之前已经存在角膜内皮疾病 [22, 23]。手术后远期的散光程度在单切口和双切口两组之间无统计学差异 [47, 48]。

除了单切口和双切口超声乳化小梁切除术，其他方面也会影响到手术的效果，如角膜缘或穹隆为基底的结膜瓣、抗代谢药的使用、周边虹膜切除术和 IOL 的类型。多个研究比较了超声乳化小梁切除术中使用穹隆为基底和角膜缘为基底的结膜瓣的差异，发现两种结膜瓣对最终 IOP 无影响 [49, 50]。一个回顾性研究 [51] 和两个前瞻性研究 [42, 52] 发现：在超声乳化小梁切除术中，同对照组相比，使用丝裂霉素组在术后 12~20 个月时的 IOP 更低。Shin 等对 246 位接受了超声乳化小梁切除术的患者进行了分析，这些患者被随机分为两组，一组使用了丝裂霉素，另一组没有使用抗代谢药物，两组在滤过术成功率方面无显著差异。但是进一步的亚组分析发现：在特定亚组（非裔美国人种，IOP > 20mmHg，使用了 2 种以上抗青光眼药和既往的小梁切除术手术史）中，丝裂霉素的使用显著提高了滤过成功率。Jampel 等 [41] 的循证综述对超声乳化小梁切除术中使用某些技术后对 IOP 的影响进行了分析，发现：超声乳化小梁切除术联合丝裂霉素比联合氟尿嘧啶能够显著降低 IOP。有趣的是，一个 Cochrane 综述发现丝裂霉素能够减少小梁切除术的失败率，但是在合并白内障手术时不能 [55]。目前，在小梁切除术或超声乳化小梁切除术中是否需要做周边虹膜切除还存在争议。Shingleton 等 [56] 的回顾性研究纳入了 126 只眼，均接受了超声乳化小梁切除术，随机分配为周边虹膜切除组合不做虹膜切除组，研究发现两组在滤过术成功率方面没有差异。Casson 等 [46] 的综述认为 IOL 晶状体的设计不会影响手术后的滤过功能。

对于同时伴有白内障和青光眼的手术处理还有其他策略，如超声乳化手术合并小梁网穿刺 [57]、黏小管扩张 [58, 59]、深层巩膜切除术 [60-62]、内镜睫状体激光光凝 [63]、Ex-PRESS 青光眼分流物、iStent 或小梁切开术 [64]。目前还没有足够的科学证据对他们

表 40-1　有关单切口和双切口超声乳化手术对比的研究总结

研　究	设　计	随访时间（月）	手术数量	眼压（mmHg）		术后使用降眼压药数量
				术　前	术　后	
Rossetti 等 [32]	前瞻性，随机	24	25 单切口	23.4±4.3	14.0	0.32
			25 双切口	34.0±4.5	13.0	0.16, P=0.04
Wyse 等 [34]	前瞻性，随机	平均 16.5	20 单切口	20.9±6.5	15.3±4.1	0.8±0.9
			13 双切口	19.9±4.6	13.3±4.0	0.2±0.6, P=0.03
Bellucci 等 [35]	前瞻性，随机	24	10 单切口	23.0	17.2	0.4
			10 双切口	25.8	16.3	0.1
Borggrefe 等 [21]	前瞻性，随机	平均 19	25 单切口	29.5	16.8±5.1	18 不用药
			25 双切口	30.1	15.0±3.1	17 不用药
El Sayyad 等 [36]	前瞻性，随机	18	37 单切口	26.2±6.5	19.2±3.3	1.6±0.8
			39 双切口	28±7.1	17±3.4	1.9±0.9
Shingleton 等 [37]	回顾性	12	71 单切口	20.6±7.1	15.1±6.3	0.61±1.1
			64 双切口	21.5±8.0	15.0±3.7	0.43±0.9
Mandic 等 [43]	前瞻性，非随机	12	27 单切口	26.2±6.2	18.8±2.5	7 不用药
			31 双切口	25.3±5.2	18.7±2.6	4 不用药
Baradaran 等 [38]	前瞻性，随机	12	17 单切口	26.4±6.6	14.8±2.5	0.43±0.5
			17 双切口	22.9±3.3	13.6±1.7	0.06±0.24
Cotran 等 [45]	前瞻性，随机	36	44 单切口	20.1±3.8	12.6±4.8	0.3±0.07
			46 双切口	19.5±5.3	11.7±4.0	0.4±0.9
Buys 等 [22]	前瞻性，随机	24	39 单切口	17.6±4.8	12.5±4.5	0.2±0.5
			40 双切口	17.6±5.5	12.9±6.1	0.4±0.9
Bagli 等 [44]	前瞻性，随机	36	24 单切口	22.7±2.2	15.0±1.6	0.7±0.7
			23 双切口	21,3±2.4	15.0±2.0	0.8±0.8
Bagli 等 [44]	前瞻性，随机	36	23 单切口	23.0±2.3	15.0±1.8	1.0±0.7
			23 双切口	22.9±2.5	15.3±1.3	0.8±0.6
Nassiri 等 [40]	前瞻性，随机	18	85 单切口	28.1	16.2	0.7
			85 双切口	27.9	15.5	0.7
Bayer 等 [39]	前瞻性，随机	12	30 单切口	23.7±5.5	14.3±3.4	
			28 双切口	24.6±5.7	14.5±3.0	

如果没有标明 *P* 值，则表明所有结果没有显著统计学差异

和超声乳化小梁切除术的疗效进行比较。

八、并发症和如何避免并发症

发生手术并发症是很不幸的。多种手术技术将有助于减少手术并发症，但同等重要的是：早期识别和适当地处理并发症，使患者获得良好的视力和滤过功能。单切口和双切口超声乳化小梁切除术的潜在并发症更多一些，它包括了超声乳化术联合晶状体植入术和小梁切除术两者所有的并发症。合并青光眼的白内障手术常常会碰到一些挑战，如小瞳孔、瞳孔后粘连和假性剥脱，这些均可增加眼内并发症的发生率，如悬韧带断裂、囊膜破裂、玻璃体

脱出和掉核[31]。使用一些技术来扩大瞳孔将有助于减少这些并发症。当悬韧带支持不佳时，使用囊袋张力环可以增加囊袋的稳定性。

同单独进行小梁切除术相比，联合手术中小梁切除术相关并发症更少一些。这一定程度上可能是由于联合手术的滤过更差。还有一个例外的，同单独手术相比，联合手术后早期由于长时间的血-房水屏障破坏，前房炎症反应更重[46]。

很有必要将并发症分为术中并发症、术后早期并发症和晚期并发症。与小梁切除术相关的并发症的处理在第三篇有详述。图40-9[65]描述了术后早期诊断并发症的流程。

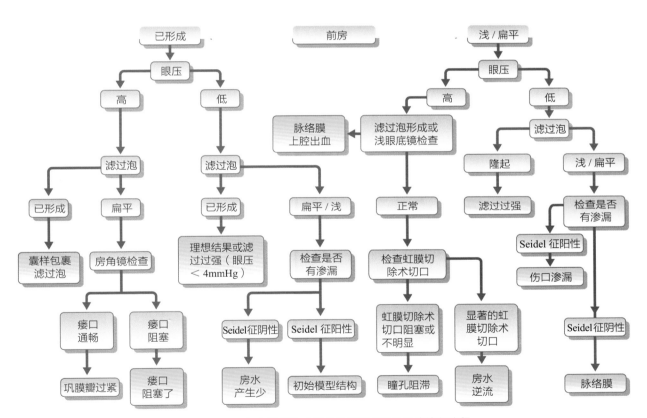

▲ 图 40-9　与小梁切除术相关的早期术后并发症诊断流程

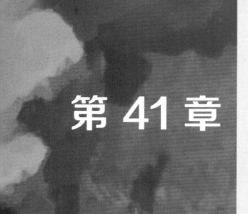

第 41 章

白内障摘除联合青光眼引流植入物手术

Combined Cataract Extraction and Glaucoma Drainage Implant Surgery

Vital P Costa　Enyr S Arcieri　著

李　猛　译

唐　莉　校

本章概要

对于白内障合并难治性青光眼的患者，超声乳化术和青光眼装置植入联合手术是一个可选方案。其成功率和并发症与单独的青光眼装置植入手术相似。在某些情况下，应考虑这一手术。

一、概述

在老年人群中白内障和青光眼同时发生很常见。当药物治疗不足以控制眼压（intraocular pressure，IOP）时，为了避免进行性视神经损伤，通常需要滤过术来控制眼压。在这种情况下，大部分医生把小梁切除术作为超声乳化术的一线联合方案。但是在一些难治性青光眼患者中，特别是伴有以下情况，如既往失败的小梁切除术、弥漫性结膜瘢痕和已伴有滤过泡相关并发症，青光眼引流装置（glaucoma drainage device，GDD）植入术也许是降低 IOP 的最佳方式。

二、适应证

在有些情况下，小梁切除术（即使联合使用了抗代谢药）的手术成功率是很低的。

GDD 通常用于复杂的继发性青光眼，例如：葡萄膜炎性青光眼、新生血管性青光眼（neovascular glaucoma，NVG）、年轻患者、既往滤过术失败的患眼和由于既往手术或外伤引起的结膜瘢痕导致没有足够结膜行滤过术的。

表 41-1 列出了可以在白内障合并难治性青光眼的患者中进行 GDD 联合超声乳化手术的适应证。

目前已发表的两个关于超声乳化联合青光眼引流植入物手术的系列临床研究结果显示，其最常见的适应证是既往小梁切除术失败的患者（47%～58%）和 NVG（3%～22%）[1, 2]。

三、术前准备

拟接受超声乳化联合青光眼引流装置植入术的

表 41-1　超声乳化联合青光眼引流装置植入术的适应证

适应证
• 既往小梁切除术失败
• 广泛的结膜瘢痕（如巩膜扣带术后）
• 新生血管性青光眼
• 葡萄膜炎继发性青光眼
• 慢性滤过泡渗漏
• 滤过泡炎
• 虹膜角膜内皮综合征
• 无虹膜
• 外伤继发性青光眼
• 穿透性角膜移植术后

患者需要接受详细的生物显微镜检查。特别需要关注以下几个方面。

（一）选择合适的手术象限

引流管植入的位置取决于既往手术的部位及其对眼部的影响，特别是对结膜的影响。

颞上象限是引流物放置一个理想位置，除非遇到以下情况，如巩膜过薄、结膜瘢痕、周边前粘连和巩膜扣带。特殊情况下，颞下和鼻下象限也可作为引流物的放置位置。

（二）炎症

葡萄膜炎继发性青光眼和 NVG 常伴有炎症。为了减少术后炎症反应，推荐术前使用局部（甚至全身使用）激素。术后炎症反应可以增加黄斑囊样水肿、虹膜前、后粘连和术后引流物周围纤维化等并发症发生的风险。

最近，多个研究显示：对于 NVG 患者，在前房内和玻璃体腔内注射贝伐单抗具有很好的治疗效果 [3-7]。在药物注射后的 48h 内就可以看到明显的改善，如新生血管消退、炎症减轻、IOP 降低。

（三）瞳孔大小

众所周知，小瞳孔会增加超声乳化手术中出现并发症的风险，如悬韧带断裂、后囊破裂、晶状体脱位。在这些患者中，使用瞳孔扩张、虹膜拉钩及其他技术将有助于扩大瞳孔，降低手术难度，减少手术并发症。

四、麻醉

尽管可以在表面麻醉或 Tenon 囊下浸润麻醉的辅助下完成超声乳化和 GDD 植入联合手术，但考虑到眼部操作范围较大，最好还是在球周麻醉或全身麻醉的情况下进行手术。

五、手术技巧

在准备进行超声乳化和 GDD 植入联合手术之前，术者需要选择植入什么样的引流装置。青光眼引流装置有两类，一为非限制性植入装置，如：Baerveldt 植 入 物（BVD，Advanced Medical Optics Inc，Santa Ana，CA，USA）；二为限制性装置，如

Ahmed 青光眼引流阀（AGV，New World Medical Inc.，Rancho Cucamonga，CA，USA）。BVD 的表面积为 350mm²（型号 BG 102-350），具有一个硅胶引流盘，对液体外流没有限制。AGV 的表面积为 185mm²，具有一个聚丙烯（S2 型）或硅胶引流盘（FP7 型），后者的锥形腔内有两层硅胶弹性膜。这些膜作为一种文丘里型单向阀，只有在压力为 8mmHg 以上时才开放。

（一）超声乳化手术联合 Ahmed 引流阀植入术

一般在颞上象限制作一个穹隆为基底的结膜瓣，打开结膜瓣下的 Tenon 囊。制作一个角膜或表层巩膜牵拉缝线，使用 Westcott 或 Stevens 剪向后分离制作一个口袋，引流阀的引流盘将会放置于此。在植入之前，需要使用平衡盐水冲洗引流装置以保证引流阀能够开放。在角膜缘后 8～10mm，使用两股 8-0 丝线或 9-0 尼龙线将引流盘固定在巩膜上。要在做超声乳化手术之前固定引流盘，否则眼球变软操作会变得困难，这是很重要的。

然后，进行经透明角膜切口超声乳化和囊袋内人工晶状体植入术。超声乳化和人工晶状体植入术结束时，建议使用 10-0 尼龙线缝合角膜切口，避免做引流物植入操作时角膜伤口漏水。多个研究显示：辅助使用抗代谢药（氟尿嘧啶或丝裂霉素）并不会提高青光眼植入物手术的成功率 [8-10]。

修剪引流管的头端呈斜面，以避免房水从引流管流出时虹膜堵塞引流管。在颞上象限，使用 23G 针头从角膜缘后 2mm 穿刺进入前房。前房内的引流管应该位于虹膜之前并远离角膜内皮。将异体巩膜或人心脏补片移植物覆盖暴露的引流管上，10-0 尼龙线间断缝合固定。使用 8-0 或 9-0 聚酯缝线或 10-0 尼龙缝线缝合结膜。通过侧切口，使用平衡盐水或黏弹剂形成前房。术后使用局部抗生素和睫状肌麻痹药 2～4 周，局部使用激素约 2 个月。

（二）超声乳化手术联合 Baerveldt 植入术

当使用 Baerveldt 装置时，手术过程有一些不一样。使用肌肉拉钩分离外直肌和上直肌，引流盘的两翼要放置在每条肌肉的肌腹之下。由于 Bearveldt 装置是一个非限制性装置，为了避免术后低 IOP，需要一些技巧。常常使用 7-0 聚酯缝线将引流管结

扎在靠近引流管盘交界处。接着，可使用 TG160 针（Ethicon，Sommerville，NJ，USA）在结扎处的近端引流管上制作 1~3 个孔。最后，当 Baerveldt 装置被植入后，前房内不能残留黏弹剂，因为它有导致术后 IOP 高的风险。手术的其他操作和术后用药类似于 Ahmed 引流阀。最后，术后前 30d 内，使用抗青光眼药并不少见，因为用来结扎引流管的聚酯缝线的吸收需要一段时间。

六、结果及同其他术式的比较

目前尚没有一个前瞻性随机对照临床研究对比超声乳化联合引流阀植入术和超声乳化联合小梁切除术的疗效及安全性。

关于超声乳化引流装置植入术的文献主要是少量回顾性、非随机病例研究，这些研究的样本量也很有限。Hoffman 等 [1] 对接受了超声乳化 Baerveldt 青光眼引流植入术的 33 位患者的 33 只眼进行了分析。平均随访了 15 个月，IOP 从（21±7.3）mmHg降低到（13.1±3.5）mmHg。使用的抗青光眼药种类从（2.3±1.0）种减少到（0.7±1.1）种。手术成功率（定义为术后 IOP 为 5~21mmHg）在 12 个月时是 94%，在 18 个月时是 89%。其中，20/33（61%）的患者视力有提高。

Chung 等 [2] 分析了 32 位亚洲患者，他们均接受了超声乳化联合青光眼植入物手术。在 32 只眼中，16 只眼植入了 Ahmed 引流阀，16 只眼植入了 Baerveldt 植入物。平均随访 13 个月，IOP 从（28.0±11.5）mmHg 降低（15.2±6.0）mmHg。而使用的抗青光眼药数量从（2.4±1.4）种减少到（0.3±0.7）种。如果术后 IOP 为 6~21mmHg 被定义为成功，手术成功率在末次随访时为 87.5%。两种型号的引流阀在 IOP 降低幅度和手术成功率方面没有显著差异。在 72% 的患者中发现视力有提高。

Nassiri 等 [11] 回顾性分析了超声乳化和 AGV 植入物联合手术的效果及安全性，特别是在视力提高和 IOP 控制方面。他们报道显示在术后 1 年 31 位患者（41 只眼）的手术累积成功率为 87.8%。视力从（0.73±0.5）提高到（0.16±0.16）（P=0.000）。IOP 由（28.2±3.1）mmHg 降低到（16.8±2.1）mmHg（P=0.000，40.4%），使用的降 IOP 药数量由（2.6±0.66）种降低到（1.2±1.4）种（P=0.000）。

Takhar 等 [12] 对由同一手术医生完成的超声乳化联合 AGV 植入术（n=41）或联合 BVD 植入术（n=29）的患者进行了回顾性分析。超声乳化联合 AGV 植入术的 1 年手术成功率（成功定义为术后 IOP 为 5~18mmHg 或 IOP 较基线 IOP 下降 20% 以上）为 80.5%，而超声乳化联合 BVD 植入术的 1 年成功率为 82.8%（P=0.77）。同术前 IOP 相比，两组患者术后 1 年的 IOP 均显著降低（P < 0.001）。在术后 1 天和 1 周，同超声乳化联合 AGV 植入术组相比，超声乳化联合 BVD 植入术组的 IOP 均更高（P < 0.001）。然而两组在术后 1 年的 IOP 并没有显著差异（P=0.39）。在术后 1 周和 1 个月，同超声乳化联合 AGV 植入术组相比，超声乳化联合 BVD 植入术组需要更多的抗青光眼药数量（P < 0.001），但在术后 1 年时两组之间并无显著差异（P=0.34）。同超声乳化联合 AGV 植入术组相比，超声乳化联合 BVD 植入术组需要更多的术后干预（P=0.013），尽管两组在手术并发症方面没有显著差异。

当进行联合手术时，很有必要对其疗效同分开手术的疗效进行对比分析。对于单独行青光眼植入物手术，大部分作者报道的成功率为 58%~87%[13-17]，这意味着：在植入物手术同时进行超声乳化手术并不会增加手术的失败率。

另外，在已经装有 Ahmed 或 Baerveldt 植入物的眼睛上进行超声乳化手术并不会引起 IOP 的失控 [18-20]。Gujral 等 [19] 分析了 19 位患者（23 只眼）的资料，他们均在插入 AGV 后至少 3 个月接受了透明角膜超声乳化手术。尽管在术后 1 天，有 4 只眼的 IOP 升高 > 10mmHg，但平均随访 1.6 年，患者的平均 IOP 和使用的抗青光眼药数量并没有显著的改变。另一个研究 [18] 对 13 位插入 AGV 后再接受超声乳化手术的患者进行了分析，证实：术后 12 个月时平均 IOP 并没有显著的改变。然而，使用的抗青光眼药数量有了显著的增加，由于 IOP 升高，46% 的患者需要额外的抗青光眼药。Erie 等 [20] 回顾性分析了 8 位患者的 9 只眼，他们均在植入功能性 Baerveldt 引流管分流物后接受了透明角膜超声乳化手术。平均随访了 21 个月，IOP 和青光眼用药量的平均改变均没有统计学差异。

七、并发症

由于植入物手术引起的手术并发症包括：滤过过强（低 IOP、浅前房、脉络膜渗漏）、高 IOP 期（22%）、引流管堵塞 / 侵蚀、前房积血和角膜失代偿 [1, 2]。即使植入手术很顺利，术后由于长时间的引流管角膜接触可导致角膜内皮细胞丢失 [21]。然而，对于部分患者，角膜内皮失代偿可能是由于既往未能控制的高 IOP 导致的角膜内皮损失而引起。

GDD 的失败可以发生在术后早期或晚期 [22]。在滤过泡周围和引流盘表面过多的纤维增殖反应是手术晚期失败的主要原因。继发性青光眼（NVG、葡萄膜炎性青光眼）的房水内的炎症因子在 GDD 失败中也扮有重要的角色。

对于一些复杂病例，在超声乳化过程中也会发生一些并发症，如：晶状体悬韧带断裂、后囊破裂和晶状体脱位 [1, 2]。前段玻璃体切除及晶状体的完全清除是避免术后炎症、角膜水肿和引流管堵塞的重要措施。

最后，黄斑囊样水肿是手术的另一个可能并发症。术后应该避免使用前列腺素衍生物滴眼液，因为他们会破坏血 – 房水屏障 [23]。

第 42 章 白内障联合非穿透性青光眼手术
Combined Cataract and Nonpenetrating Glaucoma Surgery

Gema Rebolleda Francisco J Muñoz-Negrete Javier Moreno-Montañés 著

李 猛 译

卓业鸿 校

本章概要

尽管超声乳化小梁切除术是报道最多的联合手术，但非穿透性青光眼手术（nonpenetrating glaucoma surgery，NPGS）联合超声乳化术是损伤更小的联合手术。

超声乳化术的优点是切口小，而 NPGS 避免了眼压下降和滤过泡相关并发症。

对于合并青光眼和白内障的患者，超声乳化联合深层巩膜切除（deep sclerotomy，DS）或黏弹剂黏小管切开术（viscocanalostomy，VC）比超声乳化小梁切除术更安全，但疗效相似。超声乳化联合 DS 或 VC 并不会改变 NPGS 对眼压的控制效果。

NPGS 避免了眼压的突然降低，减少了术后并发症的发生率。这也解释了其多方面的优点，如优秀的安全性、早期术后眼压的稳定性和恢复的迅速。

不用做虹膜切除，减少了由虹膜切除引起的术后炎症和前房积血的发生。

视力（visual acuity，VA）恢复更快、更易于门诊护理。

当使用了巩膜内植入物，超声乳化 - NPGS 的效果更好、但花费也更多。

Schlemm 管内壁的撕除能够增加手术成功率。

术中使用丝裂霉素（Mitomycin C，MMC）能够获得更低的靶眼压。

Nd:YAG 激光房角穿刺术被认为是 NPGS 的必需步骤，它能够增加手术成功率和降低眼压。

氟尿嘧啶或丝裂霉素结膜下注射的适应证包括增厚的、血管扩张或囊样包裹的滤过泡伴进行性眼压升高。对于在滤过泡区域有瘢痕增多的病例，这些抗代谢药也是有效的。

NPGS 不能应用于闭角型青光眼。

同其他手术一样，有必要进行长期随访来证实其安全性和有效性。

一、概述

青光眼和白内障常常在同一患者上发生。这很大程度上是因为两者均是年龄相关性疾病。而且，抗青光眼药在白内障形成和进展中有一定的作用[1-4]。

超声乳化小梁切除联合手术已经被很多医生认为是一种标准手术。小梁切除术可能会伴有潜在的短期或长期并发症，如低眼压伴或不伴黄斑病变、浅前房或无前房、浆液性或血液性脉络膜脱离、前房积血和前房炎症。滤过泡相关的长期风险包括滤过泡渗漏、滤过泡炎和眼内炎。由于这些潜在的威胁视力的并发症，所以很多病例的手术时间被推迟。

其他技术，例如，非穿透性青光眼手术（nonpenetrating glaucoma surgery，NPGS）和内路小梁网手术都是非滤过泡依赖的降眼压手术。

NPGS 通常是指深层巩膜切除术（deep sclerectomy，DS）、黏弹剂黏小管切开术及黏小管成形术。NPGS 的主要优点是手术更高的安全性。NPGS 由于没有突然的眼减压过程，所以避免了标准小梁切除术的大部分严重并发症 [5-11]。DS 的其他优点是术后前房炎症的发生率更低 [11, 12]、对角膜散光的影响更小 [13]，后者能够解释为什么术后第一天患者的视力就有提高。这些手术技术能够简化术后门诊护理。在术后第一天，患者就能有很好的视力及稳定的前房（图 42-1）。

同小梁切除术相比，DS 术后的滤过泡更为弥散和浅，因此晚期基本可以避免出现薄壁缺血滤过泡这一并发症（图 42-2）。

然而，由于 NPGS 的技术难度大、学习曲线长，目前该术式还没有获得广泛普及。关于它的疗效，目前还存在一些争议。同小梁切除术相比，所有的随机临床实验都证实 NPGS 的手术并发症发生率更低，但不同研究中 NPGS 的疗效不同，有的认为 NPGS 与小梁切除术降 IOP 效果一样，也有学者认为 NPGS 的降 IOP 效果差一些 [7-11]。文献中 NPGS 的疗效不一致可能是由于不同研究的手术技巧和方式有一定的差异所导致。其他一些辅助操作 [14, 15]，如：外路小梁切除术 [5]、抗代谢药 [6, 16] 和 Nd:YAG 激光房角穿刺术 [17] 能够增加手术成功率和降低术后 IOP。

在小梁切除术的同时联合白内障手术能够减少小梁切除术的降 IOP 幅度达 2~4mmHg [1]。同小梁切除术相比，在 DS 的同时联合超声乳化术并不会减少 DS 的降 IOP 幅度 [18]。

目前的对照研究比较少，这些研究显示：同超声乳化小梁切除术相比，超声乳化联合 NPGS 能够引起相似程度的 IOP 降低、同样的术后视力，但是手术并发症显著降低 [19-23]。

二、适应证

青光眼和白内障联合手术的目的是：在一次手术中降低 IOP 和提高 VA。联合手术的一个争议是：

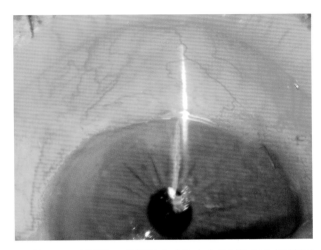

▲ 图 42-1　颞侧切口超声乳化术和上方 DS 联合手术后第 1 天；术眼前房清、深度良好

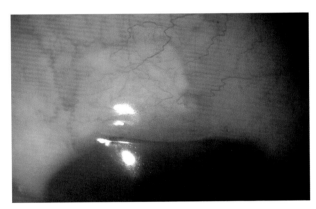

▲ 图 42-2　DS 手术后 1 年的滤过泡外观，滤过泡是扁平和弥散的

对于有青光眼和白内障的患者，联合手术后难以评估其视野是否进展。白内障会影响视野测试的可信度，它会影响术后是否继续药物治疗或手术治疗的决策。

联合手术仅需要一次手术，视力恢复也不会延迟，也没有术后 IOP 升高损伤视力的威胁。

手术的选择取决于多种患者因素，如靶 IOP、青光眼分期和患者个体的危险因素，以及手术医生对不同手术的经验。

随着更新和更安全治疗手段的进展，怎样处理同时伴有青光眼和白内障的患者的争议也在变化。一般来说，联合手术的适应证是患者有影响视力的白内障和药物难以控制的青光眼。而对于同时伴有白内障和药物控制良好的青光眼患者，很多术者选择单独进行白内障手术来治疗。这种手术方式的选择是受到了小梁切除术后的损害视力的严重并发症的影响。

由于 NPGS 是一种很安全的手术，所以白内障和青光眼联合手术的适应证也在逐渐增加。因此，目前有很好的理由在药物控制良好的青光眼患者中进行超声乳化 –DS 或超声乳化 –VC，而不用考虑患者使用的抗青光眼药数量。这一手术也扩展到具有高眼压症的患者中。Park 等的最新研究显示：14.7% 的计划接受超声乳化 –VC 的患者有高眼压症[24]。

对于伴有严重潜在小梁切除术并发症的患眼，如：对侧眼既往在小梁切除术围术期内出现过出血性脉络膜脱离，可以考虑给他们实施超声乳化 NPGS 联合手术。由于合并严重白内障的剥脱性青光眼手术术中并发症较多，为了减少风险，对于视力良好的剥脱综合征患者就可以实施超声乳化 NPGS 联合手术。

高度近视和既往玻璃体切割术会增加小梁切除术后脉络膜出血的风险。如果要实施联合手术，为了避免突然的眼压下降，则更倾向于实施 NPGS 而不是小梁切除术。在这些患者中，巩膜的厚度通常比较薄，制作巩膜瓣的难度大大增加。

对于术后炎症风险比较大的患眼，如伴有葡萄膜炎[11]、外伤性青光眼，进行 NPGS 手术优势更大，因为术后炎症的可能性降低了。

超声乳化 DS 的禁忌证包括广泛的原发性或继发性房角关闭、广泛的结膜瘢痕、原发性和继发性闭角型青光眼、明确的新生血管性青光眼。

三、术前考虑

为了证实房角是开放的，术前的房角镜检查是强制的。如果房角很窄或已经关闭，单独行 NPGS 是不可行的。有时，尽管房角很窄，但是超声乳化术后房角能够开放，对于这类患者，可以考虑行 NPGS 和白内障联合手术。

如果周边前粘连出现在上方，可以考虑在无粘连的地方做 NPGS，但要考虑到小梁切除术后下方滤过泡相关并发症。

NPGS 手术失败的危险因素与小梁切除术一样，包括年轻、黑色人种、活动性眼内炎症、既往失败的手术和结膜瘢痕。对于这些患者，可以考虑在联合手术中增加术中丝裂霉素[25]。另外，对于有晚期青光眼的患眼或靶 IOP 比较低的患者，建议术中添加丝裂霉素。对于高度近视的患者必须更加小心，因为他们发生低眼压和丝裂霉素相关并发症并不少见（图 42-3）。

对于接受过氩激光小梁成形术（argon laser trabeculoplasty，ALT）的患者，在小梁网上会有一层细胞长入。这层细胞会阻碍房水通过小梁网 –Descemet 膜（trabeculo–Descemet's membrane，TDM）外流，所以部分学者建议如果患者既往接受了 ALT，最好给他行传统的小梁切除术。但这是有争议的，因为既往的多个关于超声乳化 –NPGS 联合

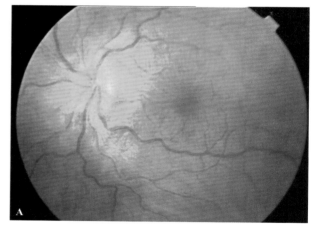

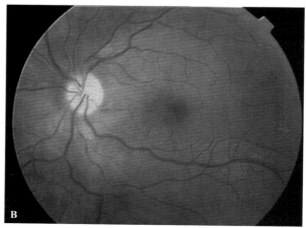

▲ 图 42-3　A. 高度近视患者经超声乳化 –DS 与术中丝裂霉素联合使用后，出现术后低眼压及其继发的视盘水肿和黄斑病变；B. 1 个月后，视盘和黄斑基本正常

手术的研究均纳入了既往接受过 ALT 的患者[16, 19]。

对于正在接受抗凝血治疗的青光眼患者，在青光眼手术前怎样对待抗凝血治疗仍存在争议。最近的研究显示：在青光眼手术中或手术后进行抗凝血治疗或抗血小板治疗将会显著增加出血的发生率。为了减少出血的风险，一般建议围术期停止抗凝血治疗[26, 27]。

假性剥脱性青光眼的患者晶状体悬韧带很脆弱，在超声乳化术中为了避免悬韧带断裂，需要更精细和小心的操作。一个大的撕囊口将有助于减少术中对悬韧带的牵拉。对于小瞳孔患者，可以通过周边角膜穿刺口放置虹膜拉钩而扩大瞳孔。对于原发性开角型青光眼和假性剥脱性青光眼两组人群，他们接受超声乳化 –DS 或超声乳化 –VC 后的手术成功率没有显著差异[19, 28]。

四、麻醉

超声乳化联合 NPGS 通常是在球周或球后麻醉下进行。建议使用少量的麻醉药，一方面有助于 NPGS 暴露术野，另一方面可以减少视神经损伤[5]。

对于超声乳化小梁切除术，表面麻醉（可卡因滴眼液、利多卡因滴眼液或利多卡因凝胶）联合或不联合前房内或结膜下麻醉均是有效的麻醉方式，可以替代球后麻醉，能够消除局部麻醉所导致的威胁视力的并发症和全身并发症[29]。由于表面麻醉不会增加眶容积和 Honan 气球相关的间接作用，表面麻醉并不会增加眶压。这对于晚期青光眼患者特别重要，因为这些患者的视神经可能由于外部压力的影响而进一步损伤。

表面麻醉的优点包括易于暴露手术野、花费少、不用遮盖眼球、在术后早期即可使用局部滴眼液。

笔者推荐做一个上方的球周麻醉来阻滞上直肌 – 提上睑肌复合体从而预防 Bell 现象。由于下直肌没有被阻滞，所以患者可以向下看，有利于在不使用缝线固定眼球的情况下暴露更大手术野。

基于以上考虑，只有当患者高度配合、手术医生经验丰富时，才可以在表面麻醉或结膜下麻醉或两者结合的情况下进行超声乳化和 NPGS 的联合手术。

五、手术技巧和潜在的改动

NPGS 的目的是通过去除邻管组织小梁网和 Schlemm 管内壁这些房水外流的阻力部位而不直接进入前房来减少房水外流阻力，促进房水流出。所有的技术都需要通过去除深层的巩膜组织和去除 Schlemm 管外壁来实现。

NPGS 初始步骤都比较类似。先做一个上直肌或上方角膜内的牵拉缝线。同前文所述，也可以不制作固定缝线来完成手术。

制作以角膜巩膜缘或穹隆为基底的结膜切口。笔者倾向于制作穹隆为基底的结膜瓣，因为这样，手术野暴露得更好、更清晰。另外，考虑到外层巩膜瓣的大小（5mm×5mm），如果制作以角膜巩膜缘为基底的结膜瓣，切口将会比较靠近上直肌止端。

巩膜充分暴露后进行止血。然后制作 1/3 巩膜厚度的外层巩膜瓣，大小为 5mm×5mm，其前端进入透明角膜 1~2mm。制作 4mm×4mm 大小的深层巩膜瓣，两个巩膜瓣的总厚度约占巩膜厚度的 90%，这样才能暴露 Schlemm 管。关键的标志是巩膜距。该结构很容易被识别，因为巩膜纤维是亮白色的且平行排列于角巩膜缘。在巩膜距后面就是 Schlemm 管，它一直向前延伸到 Descemet 膜附近。尽管不需要直接剖开 Schlemm 管，但是在巩膜瓣的外侧脚上需要做一个松解切口。为了避免切穿下面的 TDM，必须非常小心地制作松解切口。

术中需要保留一薄层组织，该组织仅包含 Schlemm 管内壁和邻管组织小梁网。这一薄层组织也就是前面提到的 TDM。其前端就是角膜的 Descemet 膜。

当一个宽的 TDM 窗制作完成后，使用钻石刀或锐利的手术刀沿着深层巩膜瓣的前端切开，并使用小剪刀完全切除深层巩膜瓣。为了避免减少 TDM 窗暴露的范围，尽可能靠着深层巩膜瓣前端进行剪切。

DS 和 VC 后面的手术步骤开始不同了。DS 需要切除 Schlemm 管内壁，因为该处被认为是大多数青光眼患者房水流出阻力所在。一般使用一把镊子采用拨膜的手法将 Schlemm 管内壁剥除（图 42–

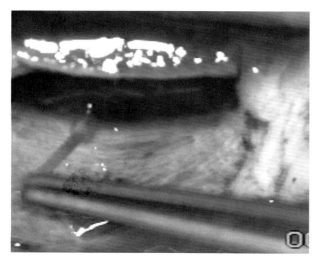

▲ 图 42-4 使用 **Mermoud** 镊来撕除邻管组织小梁网；撕除 **Schlemm** 管内壁后，房水通过房角残余组织流出，渗出量显著增加

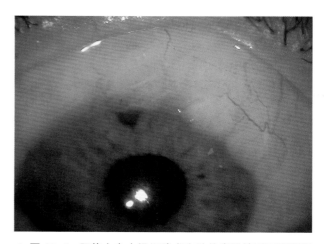

▲ 图 42-5 既往上方小梁切除术失败的患眼接受了颞侧透明角膜切口超声乳化术联合鼻上方 DS 联合手术；术中使用了丝裂霉素，也对上方手术失败区进行了针拨分离；图示术后环绕角膜缘的大滤过泡

4）。当成功剥除 Schlemm 管内壁后，可以明显看到房水从 TDM 流出。

多种植入物（AquaFlow[TM]，Collagen Draining Device，STAAR Surgical，Monrovia，CA；T-Flux implant[TM]，IOLTECH，la Rochelle，France；Esnoper[TM]，AJL Ophthalmics，Alava，Spain，HEALAflow[TM]，Anteis，Switzerland）可以放置于浅层巩膜瓣下。

黏弹剂黏小管切开术需要使用一个很细的针（AlconGrieshaber, Switzerland）将高黏滞性的透明质酸钠注入 Schlemm 管断端。然后牢固的缝合巩膜瓣以保证房水不通过巩膜瓣流出至结膜下。与 DS 用到的植入物不同，在 VC 过程中可以在浅层巩膜瓣下注入高黏滞性的透明质酸。

（一）深层巩膜切除术和超声乳化术

当进行联合手术时，超声乳化需要在颞侧或水平位做一个透明角膜切口，而 DS 需要在上方制作切口。如果患者之前接受过失败的小梁切除术，DS 的手术切口可以改为鼻上或颞上象限（图 42-5）。

超声乳化和人工晶状体（IOL）植入应该在切开 Schlemm 管之前完成，因为超声乳化术中和水分层过程中的高 IOP 会导致脆弱的 TDM 破裂。

笔者倾向于先按照之前的步骤做 DS，但当要切开 Schlemm 管时，停止 DS 的手术步骤，开始做

标准超声乳化和可折叠 IOL 植入，直到前房内黏弹剂被完全清除。接着切开 Schlemm 管，完成剩余的 DS 手术步骤（图 42-6）。

还可以采取另一种手术顺序，先完成标准的透明角膜切口超声乳化手术。在清除前房内黏弹剂之前开始 NPGS，手术部位一般为眼球上部。残留在眼内的黏弹剂会增加眼球的硬度，这样更容易制作浅层巩膜瓣。为了避免 IOP 升高和 TDM 破裂，黏弹剂必须使用灌注针头手动清除。该方式的优点

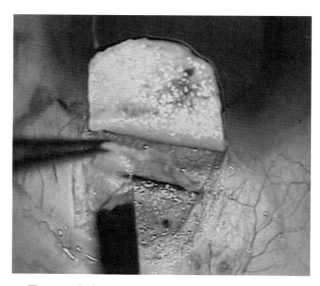

▲ 图 42-6 超声乳化和 IOL 植入术一旦完成，就进行 DS，进入 Schlemm 管，刨切 TDM

是：如果术中出现眼内并发症，如悬韧带断裂、玻璃体脱出，青光眼手术可以推迟。

（二）黏小管切开术和超声乳化术

黏小管切开术在理论上并不依赖于外滤过，房水通过 Schlemm 管的新裂口和正常生理性房水流出通道进入巩膜池而流出，从而实现降低 IOP 的目的。

超声乳化 VC 联合手术可以使用单切口[23]，也可以使用双切口[31]。据报道，使用单切口或双切口超声乳化 VC 联合手术均可获得满意的手术结果[31]。

如果使用双切口进行手术，透明角膜切口将被用来完成超声乳化术，而 VC 的手术切口一般选择在上方。

如果使用单切口进行手术，先不要切除深层巩膜瓣，在浅层巩膜瓣下直接进入前房。在浅层巩膜瓣止端之前制作透明角膜隧道切口，切口进入前房的位置应在 TDM 之上和之前。超声乳化术之后，剪除用来保护 Descemet 膜的深层巩膜瓣。使用钻石刀平行于 Descemet 膜将深层巩膜瓣切除，也可先从下方将深层巩膜瓣部分切开，然后使用显微剪刀完全剪除。

同 DS 不同，VC 中的浅层巩膜瓣应该密闭缝合，开放的 Schlemm 管和黏弹剂重建的正常生理通道能够满足房水的流出。

往巩膜瓣下注入黏弹剂一定要慢，这很关键。

因为和超声乳化术共用了一个切口，所以只需要将巩膜池填满，而不需要过多的填充黏弹剂，因为过多的黏弹剂引起的压力会使白内障手术切口开放，从而导致黏弹剂进入前房。

（三）辅助植入物

NPGS 术后巩膜池的进行性缩小会导致 IOP 的进行性升高。DS 术后的 IOP 与巩膜内滤过泡的高度相关[32-34]（图 42-7）。

为了增加房水从前房进入结膜下，也为了减少巩膜瘢痕化，在缝合浅层巩膜瓣之前，多种植入物被置入巩膜池内。植入物能够保持巩膜池腔隙的存在，也能间接的促进房水外流，从而提高 DS 的手术成功率。而且，还会推迟手术后行 Nd:YAG 激光房角穿刺术的时间[14]。

多种植入物被用在 DS 手术中。AquaFlow® 胶原植入装置最为常用的。非可吸收的植入物包括：T-Flux® 和 Esnoper®[34]。对于大部分病例，10-0 的尼龙线就可以将植入物固定住（图 42-8A）。

还有另外一种植入方式，有医生不使用缝线直接将 T-Flux® 植入到脉络膜上腔。

类似的，最新的一个产品 Esnoper® 植入物也被设计成可以植入到脉络膜上腔（图 42-8B 至 D）。

不需要缝合固定的可吸收网状透明质酸植入物

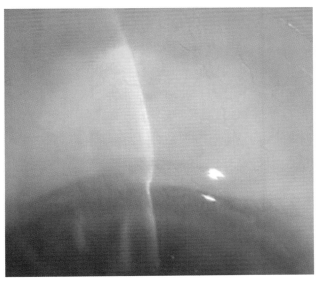
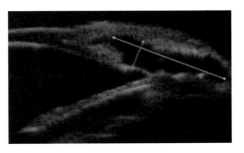
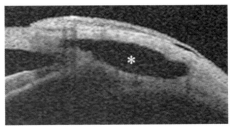

▲ 图 42-7　术后 IOP 与巩膜内滤过泡大小相关；可见一个扁平的结膜下滤过泡，但 IOP 是 12mmHg；UBM 和 SA-OCT（*）可见一个大的巩膜内滤过泡

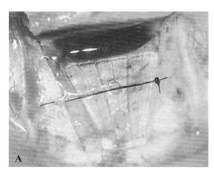
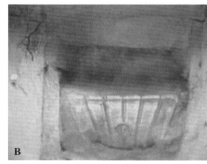

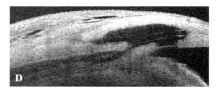

▲ 图 42-8　A. 使用 10-0 尼龙线将 Esnoper® 固定在巩膜上；B. 不使用缝线将新型 Esnoper® 固定于脉络膜上腔；C. 新型设计的 Esnoper 带有两个凹口，可将 Esnoper 固定在脉络膜上腔口袋中；D. 葡萄膜巩膜流出增加（J Belda，MD 馈赠）

（SK gel®,Corneal, Paris, France）很久不再使用了。

　　一般说来，不同植入物的降 IOP 效果和安全性基本类似[34]。

　　一个新型 X 形状的非可吸收聚甲基丙烯酸甲酯（polymethyl methacrylate，PMMA）植入物具有同圆柱形胶原植入物类似的增加房水流出和降 IOP 效果[36, 37]。

　　HEALAflow™ 的使用经验是很有限的[38]。

　　同单独的 DS 手术类似，在超声乳化 DS 联合手术中，如果不使用植入物，手术成功率会降低。

　　Luke 等[15] 报道：在 VC 中，同不使用植入物相比，使用网状透明质酸植入物的降 IOP 效果更明显。但两种手术方式术后一年的手术成功率相似。

（四）外路小梁切除术

　　房水流出的阻力部位被认为主要是在邻管组织小梁网。在尸体眼中发现，如果去除 Schlemm 管内壁和邻管组织小梁网会增加房水流出。在深层巩膜切除术中，这部分组织（外路小梁切除术）经常被切除。

　　为了完成这一手术步骤，通常需要使用特殊的镊子（Huco Vision，St. Blaise，Switzerland）（图 42-4），也可以使用很细的捆绑式无创伤镊完成。一旦邻管组织被撕除，就可看到房水流出。

　　对于青光眼患者，如果在超声乳化 VC 联合手术中撕除邻管组织，是有益于患者的。同 DS 不同，在 VC 中，只需要将黏弹剂注入 Schlemm 管中而不需要撕除邻管组织。在最近的一个前瞻性临床研究中，Park 等[22] 比较了超声乳化 VC 联合（73 只眼）或不联合（73 只眼）邻管组织撕除的降 IOP 效果。尽管在长期观察中，两组的降 IOP 效果类似。但在术后第 3 天，辅助邻管组织撕除组的 IOP 更低，同时出现 IOP 骤升的风险也明显降低。

（五）术中使用丝裂霉素

　　循证医学证据表明：在超声乳化小梁切除联合手术中使用丝裂霉素将有助于抗纤维化和促进 IOP 下降（2～4mmHg）[1]。

　　经典的 NPGS 手术是不需要使用抗代谢药的。但在 NPGS 手术中辅助使用丝裂霉素也是很安全的，同时也有很好的降 IOP 效果[6, 39]。

　　在一个回顾性研究中，Funnell 等报道：如果以 19mmHg 和 15mmHg 的 IOP 为界，超声乳化 DS 和超声乳化小梁切除术联合丝裂霉素（0.1～0.4mg/ml 放置 1～3min）具有类似的 Kaplan-Meier 生存曲线。两组之间的视力提高也没有显著差异。在超声乳化小梁切除术组，晚期滤过泡渗漏的发生率会显著高一些。在一个非随机回顾性对照研究中，在超声乳化 DS 中如果联合使用丝裂霉素有助于将患者的 IOP 控制在更低的水平[39]。

　　在 NPGS 联合手术中，病例选择、丝裂霉素的放置方式、使用时间和浓度同标准的超声乳化小梁切除术类似。大部分医生根据每个患者的手术失败风险来确定丝裂霉素的浓度。

　　浸有丝裂霉素的海绵一般都是放置在结膜下或者浅层巩膜瓣下。不要挤压海绵，因为过多的丝裂霉素会被释放出来，这是很重要的。为了避免丝裂霉素进入前房，不建议将含丝裂霉素的海绵放置在 TDM 表面。据报道，DS 合并使用丝裂霉素术后，一位患者出现了亲水性 IOL 混浊[40]。

特别是对于一些容易出现滤过泡瘢痕化的患者，如：合并有葡萄膜炎[11]、眼外伤后、青少年性青光眼或之前接受过失败的小梁切除术等眼部手术的患者[25,41]，联合使用丝裂霉素可以获得更低的 IOP 和更长时间的疗效。这些病例均是联合使用丝裂霉素的适应证。

（六）其他改进

激光辅助的 DS 过程更简单，但有关其长期疗效和安全性的信息很有限[42]。由于 CO_2 的能量在水中会快速消退，所以当激光遇到从 TDM 渗出的液体时，其能量会被吸收（图 42-9）。

六、术后处理和干预

术后推荐使用局部抗生素滴眼液 1 周，使用局部激素 4~6 周，也可根据术眼的炎症及滤过泡形态来确定激素的使用时间。

除了术后低眼压，超声乳化联合 NPGS 术后的前房一般是比较安静和稳定，所以没有必要使用睫状体麻痹药。同超声乳化小梁切除术相比，术后脉络膜渗漏和前房积血显著减少。

尽管术后并发症发生率很低，术后仍需要仔细的随访。在术后第一天 IOP 就可升高，在术后数月 IOP 还可以再次升高。术后早期高 IOP 的原因可能

是黏弹剂的残留。对于这类患者，需要使用降 IOP 药和口服碳酸酐酶抑制药。

由于房水通过 TDM 流出受阻，还可能出现晚期 IOP 升高。对于这类患者，可以行 Nd:YAG 激光房角穿刺术来重建有用的房水滤过通道[18]。必须仔细鉴别 TDM 阻塞和结膜巩膜瓣瘢痕化，后者可以通过氟尿嘧啶（5-fluorouracil，5-FU）结膜下注射、针拨或两者联合来缓解。

同小梁切除术相比，NPGS 术后不推荐进行眼部按摩，因为它会导致 TDM 破裂和 Descemet 膜脱离。

（一）针拨术和抗代谢药注射

手术的失败率同随访的时长和青光眼的类型不同而不同。手术后，必须密切观察滤过泡，因为术后可以出现同小梁切除术类似的并发症（螺旋血管长入、滤过泡包裹、炎症等），尽管这些并发症少见。

术后需要仔细地检查，这样才能识别术后高 IOP 和给予及时的治疗。

Gianoli 等报道：超声乳化小梁切除术联合手术和超声乳化 DS 联合手术后出现外滤过的发生率无显著差异[20]。同小梁切除术一样，DS 术后也可能因为巩膜和结膜的瘢痕化而出现手术失败。滤过泡可以出现纤维化或和囊样包裹。

在术后的检查中，一旦发现滤过泡囊样包裹、

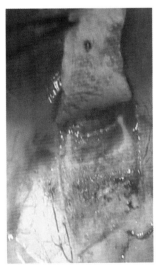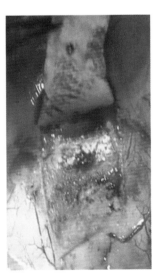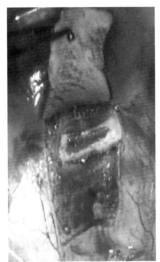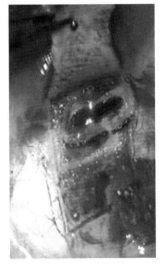

▲ 图 42-9　使用 IOPtiMate[TM] 进行 CO_2 激光辅助的巩膜切除术（CLASS）的术中步骤；按预定的消融程序使用激光束对巩膜进行反复的消融，直到暴露和去除 Schlemm 管外壁；当出现足够的渗液时，渗液将会吸收激光能量从而阻止进一步的消融

瘢痕化或两者均发生，可以在下穹隆或滤过泡附近的结膜下注射皮质激素、氟尿嘧啶或丝裂霉素（图 42-10）。

注射的剂量、时间和部位，以及注射后的并发症同前述的标准小梁切除术类似[43]。

（二）ND:YAG 激光房角穿刺术

滤过减少常常出现在两个不同时期：一是 NPGS 术后早期（1 周~2 个月），二是术后数月到数年。早期术后房水外流阻力增加常常是由于手术切开不完全引起。房水流出阻力的晚期增加常常是由于 TDM 纤维化、色素播散或两者共同作用。

当通过 TDM 的滤过不充分时，可以行小梁网-Descemet 膜切开（房角穿刺）（图 42-11）。应该使用合适的房角镜在 Descemet 窗的最前端进行房角穿刺。

在 DS[18] 和 VC[44] 术后进行 Nd:YAG 激光房角穿刺术是增加滤过的很有效和安全方式。

由于房角穿刺通常是在 DS 术后数月进行，所以激光治疗一般不会伴随眼减压相关的典型并发症。尽管并发症很罕见，但是术后低眼压、脉络膜脱离、前房积血（图 42-12）、虹膜周边前粘连（图 42-13）、虹膜嵌顿及其导致的高 IOP 均有报道。[18, 45]

最近，Mansouri 等报道：体内共聚焦显微镜（in vivo confocal microscopy，IVCM）有助于预测房角穿刺术的效果，因为纤维组织长到 TDM 上就会导致手术的失败[46]。

七、其他技术的效果和比较

多个因素，如样本量、人群特点、手术切开的质量、成功的定义均会显著改变手术的结果。通过联合使用巩膜内植入物[14, 15]、抗代谢药[6, 16] 和激光房角穿刺术[18] 可以显著增加 NPGS 的降 IOP 效果。

尽管相关文献比较少，目前的资料显示：超声

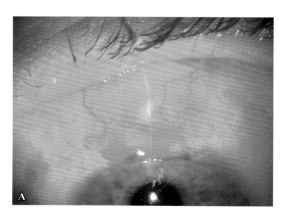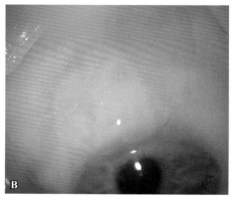

▲ 图 42-10　A. 滤过泡针拨联合丝裂霉素治疗早期滤过泡纤维化（IOP 为 18mmHg）；B. 针拨术后 6 个月，IOP 为 13mmHg，滤过泡高度增加

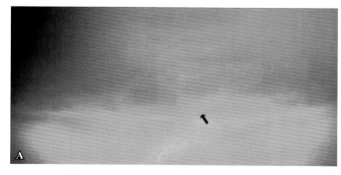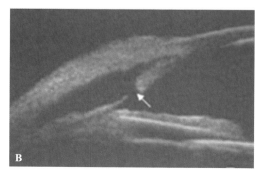

▲ 图 42-11　A. Nd:YAG 激光房角穿刺术，可见一个 TDM 瓣（箭）；B. UBM 显示房角穿刺口（白箭）

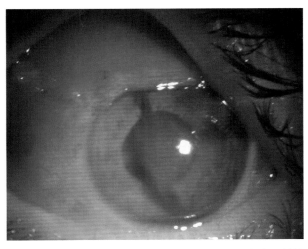

▲ 图 42-12　房角穿刺术后，来源于 TDM 周围新生血管的前房积血

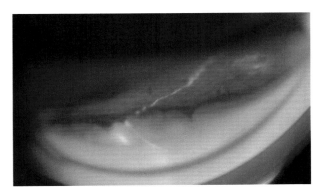

▲ 图 42-13　靠近 TDM 的小的虹膜周边前粘连，IOP 为 12mmHg

乳化联合 VC 或 DS 和联合小梁切除术的手术成功率及术后 IOP 没有显著差异[19-23]。

（一）超声乳化联合深层巩膜切除术

仅数个研究对超声乳化 DS 和超声乳化小梁切除术的疗效进行了比较[17, 20, 21]。这些研究显示：超声乳化 DS 联合手术的降 IOP 效果、视力预后同超声乳化小梁切除术类似，但并发症发生率更低。

Gianoli 等[19] 进行了一个前瞻性随机研究，对比了接受超声乳化 DS（30 只眼）和超声乳化小梁切除术（30 只眼）的疗效。随访 1 年，超声乳化 DS 和超声乳化小梁切除术的完全成功率（不使用抗青光眼药的条件下 IOP＜21mmHg）分别为 59% 和 52%。两组术后的视力类似。同超声乳化小梁切除术组相比，超声乳化 DS 组术后 IOP 曲线更稳定、

患者术后的炎症反应更轻、前房积血发生率更低。

Cillino 等报道：如果要获得一个更低的靶 IOP，超声乳化小梁切除术似乎更好。但在该研究中，超声乳化 DS 组中没有使用任何植入物，也没有进行房角穿刺[20]。

（二）超声乳化和黏弹剂黏小管切开术

同单独的白内障手术相比，VC 联合白内障手术在拥有良好的术后视力和很轻的并发症的基础上，其降 IOP 效果更显著[47]。

超声乳化联合 VC 并不会对 VC 的降 IOP 效果产生负面影响，也不会增加手术并发症。Wishart 等报道：平均随访 24 个月，97% 接受了超声乳化 VC 的患眼术后 IOP 在不使用药物的情况眼能够控制在 21mmHg 以下[44]。

仅少量研究比较了超声乳化小梁切除术和超声乳化 VC 的疗效。在一个非随机的临床实验中，Tanito 等[21] 比较了接受超声乳化小梁切除术的 57 只眼和接受超声乳化 VC 的 57 只眼。研究发现：两组术后的平均 IOP 类似，两组不同水平靶 IOP 下的手术成功率也类似。

Park 等[22] 在一个回顾性研究中发现：同超声乳化小梁切除术相比，超声乳化 VC 术后 IOP 控制更好、威胁视力的严重并发症的发生率更低。最近，Kobayashi 等在一个前瞻性随机试验中报道：对于原发性开角型青光眼，超声乳化 VC 具有同超声乳化小梁切除术加丝裂霉素联合手术类似的降 IOP 效果[23]。

超声乳化 VC 在治疗剥脱综合征和 POAG 方面具有良好的控制 IOP 和改善视力效果[28]。

八、避免并发症

（一）普通并发症

单独 NPGS 或联合超声乳化术能够减少手术后发生并发症的风险。所有的对照研究都证实：同超声乳化小梁切除术相比，超声乳化联合 NPGS 术后并发症的发生率更低[19-22]。

NPGS 的主要目的是促进房水通过生理性膜外流，而这个生理性膜是房水流出阻力部位之一，因此，手术中的 IOP 骤降可以避免。这也解释了为什

么术后并发症显著减少。

在术后第一天，IOP 通常为 5～10mmHg，前房也很稳定。术后复查更容易、术后随访次数显著减少、为门诊管理患者提供了便利条件[19]。

根据作者的经验，术后第一天 IOP ≤ 9mmHg 往往提示：联合手术远期疗效良好[48]。

术后脉络膜脱离发生率为 0%～10%。超声乳化 DS 联合手术术后前房积血发生率也显著降低[19]。

NPGS 术后炎症反应也显著减少。Gianoli 等[19]报道：同超声乳化小梁切除术组（83.3%）相比，超声乳化 DS 组前房炎症的发生率显著减少（40%）。在超声乳化 DS 组中，由于没有进行虹膜操作和虹膜周切，这可以解释为什么术后炎症和前房积血的发生率显著减少。

据报道：同超声乳化联合 DS 或单独的超声乳化术相比，超声乳化小梁切除术后出现 IOL 闪光物的概率更高[12]。闪光物的密度同术后炎症的存在密切相关。这也解释了为什么同超声乳化小梁切除术相比，超声乳化 DS 联合手术术后患眼闪光物密度更低（图 42-14）。

术后早期的高 IOP 同术中残留的黏弹剂或深层巩膜瓣切除不当相关。据报道，术后 IOP 骤升与术后皮质激素的使用也有一定的关系。

对于视神经已经很脆弱的青光眼患者，一过性高 IOP 也是一种损伤很大的并发症。Park 等[22]报道：同超声乳化小梁切除术组相比，超声乳化 VC 组术后出现 IOP 高于 30mmHg 的情况明显减少。据报道超声乳化 VC 联合手术显著减少了 IOP 骤升[24]。

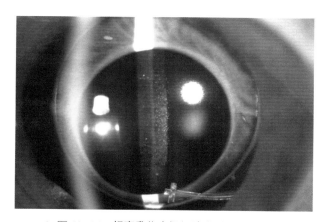

▲ 图 42-14 超声乳化小梁切除术后 IOL 闪光物

超声乳化 DS 术后还会出现轻度的角膜屈光改变[13]。缝线更松、滤过泡形态更弥散等多个因素可以解释为什么 DS 对角膜结构影响远小于小梁切除术（图 42-7 和图 42-15）。

VC 术后通常没有滤过泡，DS 术后滤过泡更浅也更弥散。尽管目前只有少量的数据，但滤过泡的形态改善将有助于减少术后发生晚期渗漏和滤过泡炎的风险[6]。

（二）特殊的技巧

1. 术中并发症

对于 NPGS，制作 TDM 的技术挑战很大，在学习期间，常常会出现 TDM 穿孔。随着手术经验的增加，术中 TDM 穿孔的发生率显著减少，但仍不能完全杜绝。据报道，在前 10 位患者中，TDM 穿孔的发生率为 30%～40%，而在随后的手术中，其发生率仅为 3%。

当 TDM 穿孔很小，同时虹膜也没有脱出时，手术可以照常进行，同时也可以放置植入物。在这些病例中，侧切口内注入平衡盐液将有助于检查 TDM 的完整性。

如果穿孔很大，需要进行周边虹膜切除。Rebolleda 和 Munoz-Negrete[49]报道：106 只眼拟行超声乳化 DS 的患者，其中 10 眼（9.4%）最后转化为超声乳化小梁切除术，同顺利的超声乳化 DS 相比，这些患者术后中期 IOP 控制的更好一些；但是这些患者术后早期的并发症更多、视力也更差（图 42-16）。

2. 术后并发症

TDM 处的术后改变。可能会出现虹膜前粘连，尽管范围很小而不至于影响 IOP（图 42-13），如果没有进行房角镜检查也发现不了虹膜前粘连（见第 34 章）。当虹膜前粘连伴有 IOP 升高时，需要使用缩瞳药或激光治疗（图 42-17）。

TDM 可能在术后多年出现自发性破裂，这些术眼之前往往有一个小的注意不到的孔，它常常伴有 IOP 的升高。其他潜在原因包括：外伤、用力揉眼、Valsalva 运动和术后早期的重体力活。瞳孔常常会向巩膜切除的地方移位（图 42-18）。

尽管很少见，在 Nd:YAG 激光房角穿刺术

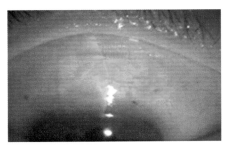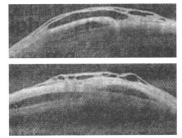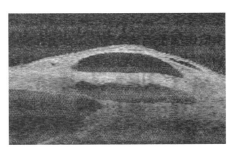

▲ 图 42-15 超声乳化深层巩膜切除联合手术后的滤过泡形态（左）；前节 OCT（中）和超声生物显微镜（右）在巩膜池内可见低反射结膜囊、结膜下滤过泡和 Esnoper® 植入物

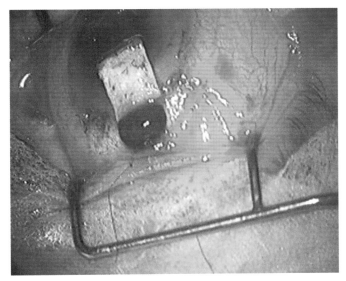

◀ 图 42-16 术中 TDM 破裂伴有虹膜脱出；需要进行虹膜切除术

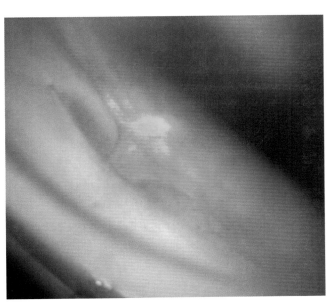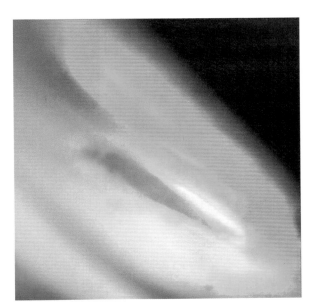

▲ 图 42-17 虹膜前粘连至 TDM，通过 Nd:YAG 激光将其去除

后有可能出现虹膜嵌顿和继发性高 IOP。为了避免这一并发症，房角穿刺不能太大也不能太靠后（图 42-19）。而且，在术后第 1 个月就进行房角穿刺会增加这些并发症的发生率[45]。

局部使用缩瞳药联合 Nd:YAG 或氩激光虹膜粘连松解术可以将嵌顿的虹膜从 TDM 处松解（图 42-17）。对大部分病例，需要打开浅层巩膜瓣、切掉嵌顿的虹膜和转化为小梁切除术。还有一种方式，使用玻璃体切除专用的小剪刀和小探针通过透明角膜切口拉开和剪断嵌顿的虹膜。

在实验和临床研究中可以观察到 TDM 处的新生血管形成。Moreno-Montanes 和 Rodriguez-Conde 等[50] 报道了 2 例患眼，它们均接受了成功的超声乳化 DS 联合 SK gel® 植入术，术后数月行房角镜检查均发现了出血。出血来源于 Descemet 窗附近的血管，可能和检查中转动使用房角镜有关。小心

仔细的房角镜检查可以避免这一并发症（图 42-20 和图 42-21）。对于反复前房积血的患者，可以通过再次手术凝固 Schlemm 管开口附近的出血血管来治疗。

根据笔者的经验，TDM 附近的血管是普遍现象。然而笔者没有发现它与术后 IOP 的相关性（图 42-22）。未来的研究将会阐明新生血管对术后 IOP 的影响[51]。

与 DS 和 VC 相关的少见并发症包括黏弹剂注入导致的 Descemet 膜脱离、角膜内出血。在伴有 Tenon 囊肿（图 42-22）的患者中，这一并发症的发生率更高。对于该并发症的修复的时机和方法仍存争议，方法有针拨囊肿、Descemet 膜固定术和前房内注射空气或 20% 六氟化硫（SF₆）。据报道，在超声乳化 -VC 过程中注射黏弹性物质后也会立即导致 Descemet 膜脱离[24]。

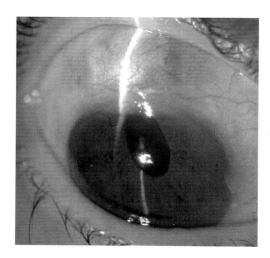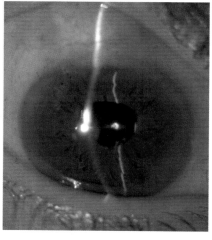

◀ 图 42-18　左：手术后 1 个月咳嗽后 TDM 发生破裂；瞳孔被向上方牵拉，眼压为 32mmHg；右：手术修复和周边虹膜切除术后 1 个月的术眼，眼压为 17mmHg

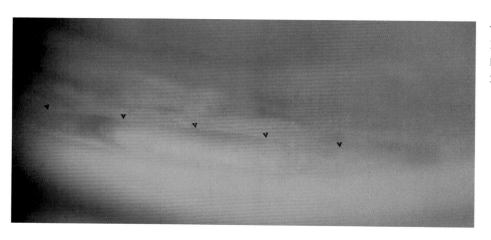

◀ 图 42-19　在 Nd:YAG 房角穿刺术中沿着 TDM 有一个大的撕裂（箭头）；然而，虹膜并没有嵌顿，眼压依然控制良好

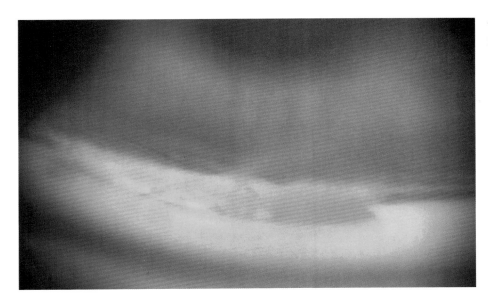

◀ 图 42-20　房角镜中可以看到新生血管出血

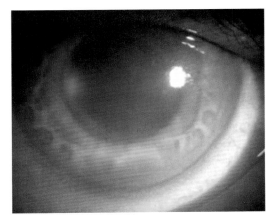 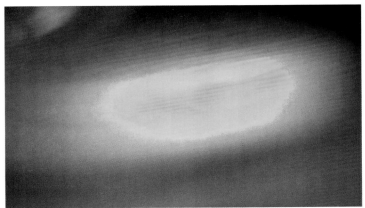

▲ 图 42-21　顺利的超声乳化 -DS 联合手术 3 年后，继发于 TDM 周围新生血管的前房积血

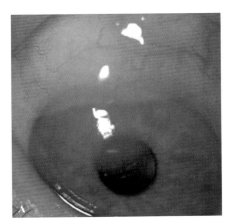 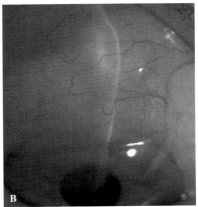 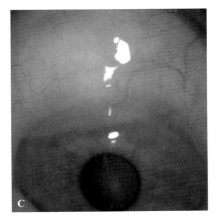

▲ 图 42-22　顺利的 DS 手术后 2 个月发生了 Descemet 膜脱离（DMD）

A. 显示上方角膜水肿；B. 巩膜瓣后面可见 Tenon 囊肿；C. 针拨术后 1 周，角膜上可见一轻微的线条，勾画出了之前的 DMD 范围，线以外的其他区域角膜是透明的

第 43 章　房角分离术
Goniosynechialysis

Chaiwat Teekhasaenee　**著**
颜繁诚　**译**
唐　莉　**校**

本章概要

　　房角分离术是一种用于分离房角处粘连及恢复小梁通道流出的手术操作。此手术操作的成功与否不仅取决于前粘连的持续时间，还取决于术后前粘连的复发情况。

　　当晶状体摘除后，行房角分离术将更加有效。这是因为晶状体移除后，为在前房行手术操作提供了更大的空间，也降低了房角粘连再发生的概率。超声乳化白内障摘除联合房角分离术在控制眼压及减少前粘连方面显示出良好的安全性和有效性。

　　房角分离术禁用于长期虹膜前粘连导致的小梁网功能改变的患者。对于先天性房角异常，以及由葡萄膜炎、新生血管性纤维膜牵拉、虹膜角膜内皮综合征和后部多形性角膜内皮细胞营养不良引起的继发性房角关闭的患者，房角分离术的效果也并不理想。

一、概述

　　原发性房角关闭（PAC）是一种眼部解剖学异常，特征为虹膜根部粘连于房角的。尽管激光虹膜切开术被认为是一种有效的治疗方式，但是高达58%的患者激光术后的眼压仍高，需要应用抗青光眼药[1-5]。对那些在虹膜切除术之前有较长时间的房角关闭粘连的患者，其剩余房角关闭的发生率将会增加[6-7]。房角分离术后IOP的控制依赖于小梁网的损伤范围及虹膜前粘连（PAS）的程度。如果PAS不进行后续的治疗，则患者最终会进展性发生不可逆的内皮性损伤和Schlemm管及小梁网的阻塞[8]。

　　眼压和房角粘连关闭的程度有直接但非线性相关性关系。眼压的升高经常发生于房角前粘连范围＞180°时。当房角前粘连范围＞270°时，药物治疗通常无效，往往需要滤过术进行干预[9]。然而，

滤过术有一些潜在的严重并发症，且并发症在闭角型青光眼发生率更高[10]，包括浅前房和恶性青光眼。滤过术中常规使用的抗代谢药将会增加术后眼内炎及滤过泡渗漏的发生。此外，滤过效果本身会随着伤口愈合而减弱，手术成功率随着时间的推移而降低。更加合理的治疗方法是，在房角发生超微结构改变之前，消除房角周边前粘连，恢复小梁功能。通过眼内自身的小梁流出通道的房水流出与手术制作的滤过通道相比，更符合正常生理状态，也更加可靠。

　　氩激光周边虹膜成形术能够拉开粘连关闭的房角，但是并不会消除虹膜的周边前粘连。房角分离术是一种用于分离房角处粘连及恢复小梁流出的手术操作。Shaffer等首先报道在术中前房角镜下利用睫状体分离刮铲进行房角分离术的操作[11]。然而，前房塌陷以及无法控制的出血使得此术式未得到普及。Chandler和Simmons等又提出将加深前房

作为诊断和治疗未缓解的急性原发性房角关闭的方法[12]。然而，这一手术操作无法消除广泛或长期存在的虹膜前粘连。对于这种单纯加深前房的较为温和的手术操作，大部分的虹膜前粘连仍然会顽固的存在。

Campbell 和 Vela 等又提出了一种改良的手术操作方法，使用黏弹剂来维持前房的稳定及控制出血，同时使用灌注刮铲来分离虹膜前粘连（图43-1）[9]。此项手术操作在虹膜前粘连的时间小于1年的患眼上成功率可达到80%，且并发症很少。后续的研究也证实了房角分离术在减轻虹膜前粘连及改善眼压方面是有效的[13-17]。一项研究表明，在解除虹膜粘连后，可使房水流畅度增加[14]。同时，房角分离手术的操作，不仅对原发性房角关闭有效，对由于玻璃体视网膜手术及滤过术后引起的继发性房角关闭同样有效[15, 18]。

房角分离术能否取得成功，不仅取决于手术前虹膜周边前粘连的持续时间，还取决于术后虹膜周边前粘连的再发生率。虽然周边虹膜切除术可解除瞳孔阻滞，但若还存在非瞳孔阻滞的因素，房角进行性关闭还会继续发生。研究显示，近60%的行周边虹膜切除术[19]及38%的行激光周边虹膜切除术的患者，其暗室激发实验结果仍然阳性[5, 20]。已经有报道，在发作眼及对侧眼，均存在再次发作和进行性房角关闭的可能[3, 6, 21, 22]。促使虹膜周边前粘连在发生的因素包括术后早期的炎症反应、高褶虹膜，以及晶状体增大或位置靠前等。研究表明，青光眼急性发作后，白内障形成的速度也将会增加[1]。增厚的白内障性晶状体，将会使前房拥挤，推挤虹

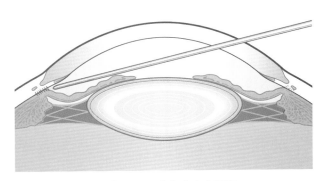

▲ 图43-1　房角分离术示意

用一把钝头刮铲伸入预先填充黏弹剂的前房；通过向后方按压刮铲，将房角壁处的虹膜前粘连精确剥离

膜靠近小梁网。

对于原发性房角关闭的患眼行白内障摘除及人工晶状体（IOL）植入术后，前房深度及房角的宽度均有明显的增加（图43-2A和B）[23-25]。术前前房角越窄，术后其前房角结构的改变也就越大。在有晶状体眼中可以观察到虹膜晶状体的接触，而在人工晶状体眼中，虹膜与人工晶状体并没有接触（图43-2A和B）。虹膜平面向后方移动，加深中央前房的深度大约850μm。

对6个月内发生急性原发性房角关闭的48名泰国中老年患者的52只眼睛进行行术前生物学测量发现，其晶状体的平均厚度为4.83mm，中央前房深度为1.8mm[26]。由于屈光度为20~25D人工晶状体（聚甲基丙烯酸甲酯、硅树脂、丙烯酸）的厚度为0.75~1.42mm，所以，将患者自身的晶状体替换成人工晶状体后，可以为眼前节提供最多4mm的垂直深度，从而消除前房角的拥挤及黏附闭合的可能。除此之外，在人工晶状体植入术中，粘黏弹剂加深前房的过程的应用，也会起到解除发生时间不长的虹膜前粘连作用。多项研究表明，白内障囊外摘除（ECCE）联合人工晶状体植入术在治疗难治性原发性房角关闭中，能有效扩开房角及控制眼压。目前，白内障囊外摘除术已被手术成功率高、术后炎症反应轻及并发症少的超声乳化术取代。此外，如果有需要，透明角膜切口入路可以为后续可能的滤过术保留上方结膜。有报道指出，对于超声乳化联合人工晶状体植入术对治疗不受控制的原发性房角关闭非常有效。但是，ECCE术后或超声乳化联合人工晶状体植入术后，仍有高达32%的患者PAS持续存在，需要长期使用抗青光眼药物治疗（图43-2A）。而房角分离术正是解除残余房角前粘连和控制眼压的后续措施（图43-2C）。

晶状体摘除后，房角分离术的实施将更加有效。前房空间的增加为手术提供了充足的空间，减少了再次发生房角前粘连的概率。超声乳化联合房角分离术（phaco-GSL）对52只6个月内发生急性房角关闭且激光治疗后眼压仍持续升高的患眼进行超声乳化联合房角分离术90%以上的患者眼压得到控制（<21mmHg），房角前粘连减少效果均明显。无论术前眼压如何，术后眼压均可降至低

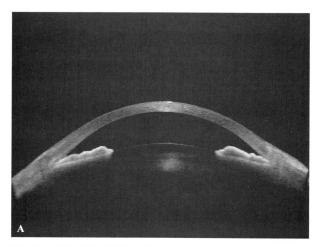

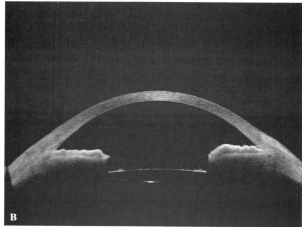

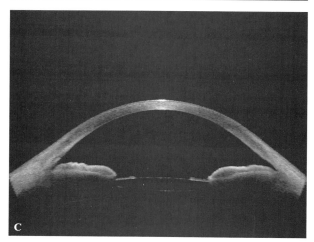

▲ 图 43-2　右眼前节光学相干断层增强扫描，180° 轴向
A. 原发性房角关闭术前房角关闭；B. 单纯行晶状体超声乳化和人工晶状体植入术后房角仍有前粘连；C. 随后再行房角分离术后房角重新开放

于 15mmHg。房角再粘连虽然较为少见，最可能在术后前 3 个月内发生。自术后第 3 个月开始，超声乳化联合房角分离术的术后效果可从术后第 3 个月

开始持续稳定长达 14 年达到了长期控制眼压的效果，甚至是永久的治愈。最近的一项多中心研究显示，109 只患有难治性原发性房角关闭及原发性闭角型青光眼的患眼在超声乳化联合房角分离术后 1 年和 3 年，眼压控制（＜ 21mmHg）的成功率可达 85.9%。

二、适应证

房角分离术最适用于那些小梁网之前正常，最近发生急性或慢性原发性房角关闭、白内障摘除和穿透性角膜移植等手术或外伤的导致的房角前粘连的患者。在成功行激光虹膜切开术和激光周边虹膜成形术后，对于急性原发性房角关闭的患眼应会出现眼压失控和持续性的房角前粘连。房角前粘连的范围应＞ 180°，并与眼压高低呈正相关。如果并非如此，有可能并存开角型青光眼的发病机制，且预后并不理想。虹膜粘连持续的时间越短，手术的预后就越好。不过，若手术是在急性发作后 4 周内进行，术后通常会发生前房内的纤维素性反应，所以建议超声乳化加房角分离术的手术时间为急性发作后 6 周，这时眼内反应变得安静。

三、禁忌证

房角分离术的禁忌证包括患者可能存在因长期房角虹膜前粘连导致的小梁网超微结构的改变。严重的青光眼视神经大视杯或大范围的视野缺损提示，尽管最近有急性发作病史，其之前存在长时间无症状房角关闭；先天性房角异常，继发于葡萄膜炎、新生血管性纤维膜牵拉、虹膜角膜内皮综合征和后部多形性角膜内皮细胞营养不良的房角关闭，均不是理想的可行房角分离术的患者。

四、术前评估及治疗

在行房角分离术之前必须评估房角虹膜前粘连的程度且与眼压正相关。必须确认房角虹膜前粘连的持续时间。A 型超声生物测量法不仅对人工晶状体的度数计算有重要意义，而且对准确诊断也有重要意义。极浅的前房深度＜ 1.8mm 或双眼前房深度不对称，相差＞ 0.2mm 的可能有潜在的晶状体脱位。晶状体囊袋张力环、可用于巩膜固定的带缝线

环的人工晶状体，以及前段玻璃体切割术均有可能是术中必要的。患者术前应使用降眼压药，以最大限度的降低术前眼压。对于眼压非常高的患者，术前静脉输入甘露醇也可能是必要的。此外，还需要频繁使用类固醇类药来预防术后反应。术眼停用缩瞳药。

五、手术技巧

通过房角镜清晰地观察到房角结构是非常重要的。手术盲操不仅会损伤小梁网结构，还有可能损伤邻近组织，导致进一步的房水流出道损伤及出血。

房角分离术可以用头灯照明的手术放大镜进行。这项技术的使用可以提供不受限制的手术入路范围。不过，手术显微镜可以提供更加清晰精细的手术视野。配备了省力斜臂结构和直目镜的手术显微镜可以更加有效地进行手术。

房角分离术可以在眼表麻醉、眼内麻醉、球周麻醉或球后麻醉下进行。手术中患者应覆盖洞巾，这样其在转位过程中其不会受到限制。当显微镜倾斜时，患者的头部和身体将向左或向右旋转大于

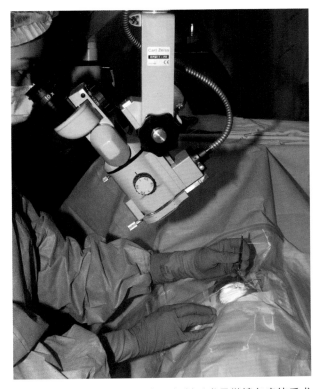

▲ 图 43-3　旋转患者的头部及倾斜手术显微镜角度使手术野暴露充分

45°，直到完成适当的手术操作（图 43-3）。如果患者头部旋转受到限制，显微镜必须倾斜到几乎水平，这将使手术过程变得烦琐。对于高鼻梁和眼窝深陷的患者，实施颞侧的房角分离可能较为困难，眼球朝向治疗角度的移动可以帮助手术顺利完成。

六、手术步骤

在右眼 3 点钟、7 点钟和 11 点钟位置，左眼 2 点钟、5 点钟和 9 点钟位置，用 15° 穿刺刀均匀间隔 120° 分别制作 3 个透明角膜侧切口。在有角膜血管翳的情况下，穿刺切口应该更靠前，以避免出血，因为出血会在角膜和房角镜之间形成一层薄层，使房角镜下的视野模糊。穿刺道应该指向相对侧房角，宽度恰好能让分离器械舒适地摆动。切口过大会导致粘弹剂的漏及浅前房。

前房加深手术是通过压低前房后唇，使房水从前房流出。用斜视钩来轻压角膜缘，使房水从后房流经瞳孔进入前房。房水再次从前房中释放出来。重复这个过程，直到几乎所有的房水都放出来。然后将黏弹性物质注入前房，以充分加深前房并升高眼压。过多的黏弹剂会导致严重的眼压升高和角膜水肿。周边虹膜将向后伸展并向空的后房弯曲（图 43-1）。对于极高眼压和浅前房的眼，可能需要前部玻璃体切开术。

联合超声乳化术时，GSL 应在晶状体摘除和人工晶状体植入之后进行。超声乳化术既可以通过颞侧透明角膜，也可以通过巩膜切口来施行。如果通过巩膜切口进行手术，充分止血是必要的，以避免血膜干扰房角镜检查。对浅前房眼施行超声乳化术需要熟练的技能。不小心可能会发生角膜损伤或晶状体脱位。

术中房角镜使用直接手术房角镜，通过黏弹性加深前房和提高眼压，不仅可以通过防止角膜皱褶的形成，从而获得清晰的房角镜视野，而且还可以在意外发生时止血。只有在清晰地看见房角并确认虹膜前粘连存在的情况下，才会进行房角分离术的操作。房内注射 1∶100 稀释的卡巴胆碱，可用于收缩瞳孔，除非瞳孔括约肌麻痹。一把钝头 Swan 刀通过穿刺通道进入前房，并在直视到达房角。当 Swan 刀进入穿刺道时，也可以用来固定眼睛，或

者向相反的方向移动和倾斜眼睛，以确保最好视
野。然后，精确地将刀尖压在房角黏附点附近最周
边的虹膜上，然后向后轻轻按压，直到小梁网完全
暴露（图 43-4）。

只有刀尖的前后运动才能从角壁上剥离粘连。
避免水平横扫或过度用力，以免引起出血或睫状体
脱离。通过其余的穿刺通道，在相邻区域中重复该
过程，直到打开整个房角。过程中可能会发生出
血，但通常局限于黏弹剂内，不会分散而模糊手术
范围。在手术结束时，去除所有黏弹剂，并通过角
膜水化或缝合关闭颞侧角膜切口。注入一个大气泡
加深前房，并将虹膜向后推离房角壁。如果虹膜括
约肌对缩瞳有反应，则给予房内注射卡巴胆碱以使
周边虹膜远离房角壁。

或者，可以进行瞳孔成形术来收缩麻痹及散大
的瞳孔。如果必须对最近发作过急性房角关闭的、
还有炎症存在的患眼实施该手术，可以考虑前房内
使用组织型纤溶酶原激活剂。也有报道术中采用双
面镜、牙科镜或眼内镜等实现术中的可视化，利用
巩膜压陷器，虹膜镊分离虹膜前粘连等改良的房角
分离法。

七、并发症

术后并发症包括前房纤维素性反应，一过性
眼压升高，局限性前房积血及麻痹性瞳孔散大引起
的畏光。精细的手术技术、彻底吸除黏弹性和频繁
的类固醇治疗可以预防这些较为轻微的并发症。瞳
孔成形术或人工瞳孔可能有助于缓解畏光症状。后
者是通过制作直径为 4mm 的小直径中央环形晶状
体撕囊，保留前囊下晶状体上皮来实现的。术后晚
期前囊残留混浊导致瞳孔再次变小。第三个"瞳
孔"也可以通过 Nd:YAG 激光后囊膜切开术产生
（图 43-5）。

八、术后处理

患者使用抗青光眼药和频繁的局部类固醇进行
治疗。当炎症消退时，药物可在 1 个月内慢慢减少。
偶尔，如果出现眼压升高，则通过裂隙灯，在穿刺
通道处释放房水。房角镜通常显示新暴露的小梁网
和房角壁上不规则色素沉着（图 43-6）。房角后退

或睫状体脱离都是不希望发生的一些并发症。如果
成功，眼前段光学相干断层扫描或超声生物显微镜
应该显示虹膜前粘连的分离并一半以上的房角重新
开放（图 43-2 和图 43-7）。

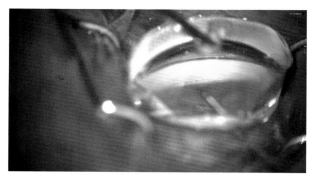

▲ 图 43-4　在 Barkan 术中房角镜直视下，用钝头 Swan 刀
剥除房角壁上的虹膜前粘连，再次暴露出小梁网和巩膜距

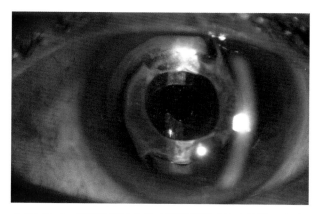

▲ 图 43-5　前囊的混浊在散大瞳孔后形成较小的第二瞳孔；
第三瞳孔可以通过 Nd:YAG 激光后囊膜切开术来实现

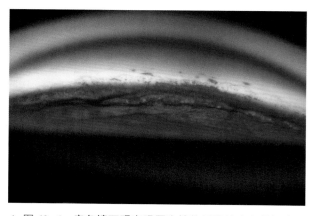

▲ 图 43-6　房角镜下观察眼压失控的原发性房角关闭患眼
在行晶状体超声乳化及房角分离术后显示房角不规则开放，
再次暴露的房角结构上有成团状的棕色色素沉着；此患眼接
受了激光周边虹膜成形术，在虹膜表面留下了激光术后萎缩

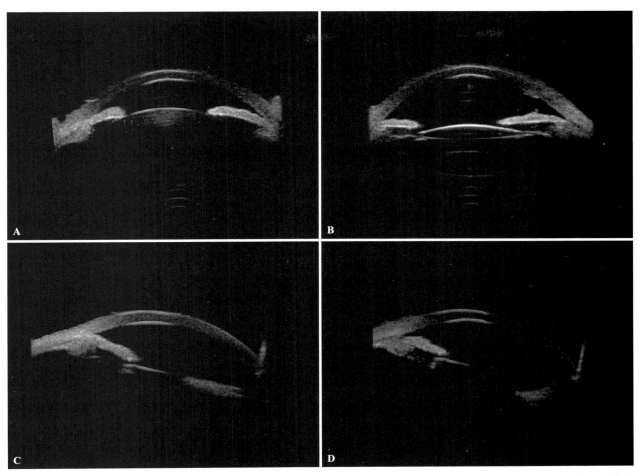

▲ 图 43-7　超声生物显微镜显示急性原发性房角关闭的左眼鼻侧和颞侧房角关闭（A），单纯行晶状体超声乳化和人工晶状体植入术后鼻侧房角仍然前粘连（B 和 C），行房角分离术后，鼻侧房角重新开放

九、结论

近 60% 的急性房角关闭患者在激光治疗后仍有持续性的虹膜前粘连和高眼压。如果虹膜前粘连不治疗，小梁网终将发生不可逆转的变化。早期分离前粘连可恢复房水流出。通过小梁途径房水流出比人工造成的滤过更生理性和可靠性。晶状体摘除后，房角分离将更有效。人工晶状体替代天然晶状体为眼前段手术提供了充足的空间，防止了虹膜前粘连的再次发生。通过房角镜术中清晰地观察到房角结构是非常重要的。除了简单和安全外，对于 90% 以上最近急性发作和激光治疗后眼压失控的急性房角关闭患者，超声乳化联合房角分离术可长期控制眼压。

第七篇
引流装置
Drainage Devices

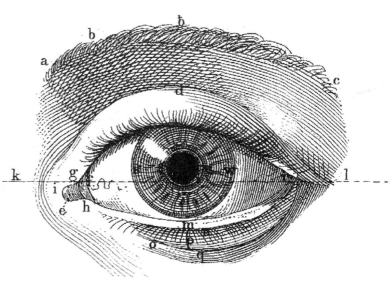

第 44 章

引流植入物手术前患者评估
Preoperative Evaluation of Patients Undergoing Drainage Implant Surgery

Jeffrey Freedman **著**
尹　鹏　**译**
潘晓晶　**校**

本章概要

使用青光眼植入物的最终目的是降低眼压，常用于严重青光眼病例的治疗。虽然绝大多数研究将使用青光眼植入物的成功定义为眼压≤ 21mmHg，但严重的青光眼病例多数需要将眼压下降到比 10mmHg 略高的水平，这是青光眼植入物引流手术很难达到的标准。已知植入物降低眼压的效果取决于植入盘上滤过泡的厚度和渗透性，为使植入物降眼压效果达到治疗严重青光眼患者的目标，可以通过全身使用像类固醇这样的抗纤维化药，或使用 Tenon 囊上方植入等手术方法来实现。因此，如果需要达到很低的眼压水平，术前就需要考虑系统用药，如类固醇和非甾体抗炎药等。如果患者患有某种疾病或存在如糖尿病，高血压等不能使用系统性抗纤维化药的情况，就需要考虑修改手术方式，包括植入物的选择。其中 Tenon 囊上方一般应当植入一个单体植入物，而单体 Molteno 植入物的尺寸较理想。

小梁切除术和使用青光眼植入物是治疗药物无法控制的青光眼的主要手术方式，目前正计划进行一个前瞻性研究，对两者进行比较。除了不考虑患者之前做过青光眼手术的情况，对以植入物作为首选手术和不以植入物作为首选手术的患者，要进行同样的术前评估。一般认为眼球的所有象限都可以进行植入手术。

使用青光眼植入物的术前需要评估很多因素，完善的术前评估有助于简化手术流程，减少术后并发症，更好地降低眼压。

一、概述

在决定使用青光眼植入物治疗失控的眼压时，需要考虑很多重要的因素。这些因素总结如下。

1. 患者青光眼的发病原因。

2. 患者眼球和眼眶的解剖。

3. 患者的年龄和种族。

4. 眼部的既往手术史及目前可能存在的其他病理情况（如白内障和角膜疾病）。

5. 植入物的选择需与眼压期望值相符。

以上这些术前因素会逐一讨论。

二、青光眼的病因

最初引入引流植入物是用来治疗难治性青光眼 [1, 2]，包括无晶状体和人工晶状体术后青光眼、葡萄膜炎继发性青光眼、新生血管性青光眼、角膜移植术后继发性青光眼、由于虹膜角膜营养不良（如 ICE 综合征）引起的先天性青光眼，以及之前滤过术失败的患者。随着如氟尿嘧啶和丝裂霉素等抗代谢药的引入，目前很多上述疾病患者会先进行常规滤过术。但是，包括新生血管性青光眼、广泛结膜瘢痕化、先天性青光眼伴随虹膜角膜发育不良或既往行房角切开或小梁切开术失败等情况例外。其中，无晶状体眼青光眼和角膜移植术后继发性青光眼的患者行青光眼植入物手术的效果更好。3年随访数据表明，引流管分流器手术比小梁切除术治疗人工晶状体术后青光眼的成功率更高。但是，需要进一步的研究来比较引流物植入术与小梁切除术治疗非人工晶状体术后青光眼患者的效果，如果研究结果类似，可能会将引流管分流器手术作为治疗青光眼更常规的手术选择。

三、眼球和眼眶的解剖

眼球和眼眶的解剖结构决定了所能放置植入物的大小。使用不同眼轴长度的尸眼对5种不同青光眼植入物的最优定位进行评估[3]。此研究目的是为了确定将不同植入物从眼球的不同象限植入时，从角膜缘到植入物放置位置的最大距离，从而使植入物的后缘距离视神经至少2mm。在颞上象限进行青光眼植入的测试结果表明，从植入盘的前缘到角膜缘距离为9.0～15mm。到鼻上、鼻下、颞下象限的距离分别为8.0～14mm、9.0～14mm、11.0～17mm。Molteno植入物可以被放置到相对于角膜缘最靠后的位置而不会碰到视神经，而Ahmed植入物最不适合被放置在后部。研究表明，术前对眼眶大小和眼轴长度的评估不仅对决定使用哪种引流装置很重要，而且对决定从哪个象限植入装置也至关重要。眼眶大小的评估通常在术前进行，真性小眼球患者可在术前使用A超评估。真性小眼球不能植入大的引流装置，因为植入物可能会碰到视神经。眼眶小或凹陷、滤过泡的大小等因素，可能导致术后眼球运动障碍，需要在选择引流装置前就进行评估，此种情况可能不得不使用产生扁平滤过泡的植入物，如Baerveldt植入物。

四、患者的年龄和种族

（一）年龄

患者的年龄既决定了所使用的植入物的选择，也决定了组织可能对植入盘存在的反应。

当使用传统的外科手术，如前房角切开术和小梁切开术，治疗先天性青光眼都失败时，就会使用青光眼植入物（见第49章）。植入物治疗由虹膜角膜发育不全、无虹膜、无晶状体、Sturge–Weber综合征引发的儿童型青光眼也更加合适。一般来讲，儿童进行标准的滤过术（standard filtering procedure）的成功率没有成人高，成功率为37%～85%[4, 5]。儿童进行标准滤过术时要避免使用抗代谢药，因为较薄的滤过泡多年后可能会导致滤过泡相关炎症和眼内炎发生。

对于眼眶还没有发育完全的婴幼儿，植入物的选择尤为重要，有时不得不使用小的儿科植入物。

年龄也决定着植入物的预期降眼压效果。Tenon囊厚的年轻患者会对植入物产生更强烈的组织反应，导致更厚的滤过泡壁，从而引流更差，预期眼压会高于年纪大的患者，他们的Tenon囊薄，因而滤过泡更薄、更有效。因此，术前就要考虑减少年轻患者术后纤维化反应的方法，也许包括使用Molteno和Dempster提出的系统性抗纤维化方案[6]。

（二）种族

据推测，黑人患者有更强的血管增生和伤口愈合能力[7]。研究表明，黑人患者行小梁切除术失败的风险更高，即便使用了像氟尿嘧啶和丝裂霉素这样的抗代谢药[8]。使用青光眼植入物在黑人患者中成功率仍然很低[9]。基于以上认识，根据患者种族不同应有不同的术前降眼压预期及补救措施，如考虑使用抗纤维化药或Tenon囊上方放置植入物[10]。现已证明，在使用青光眼植入物时联合使用丝裂霉素，对防止过度纤维化无效[11]。

五、既往存在的结膜异常

要根据拟行青光眼滤过术患者的结膜健康情况，来选择具体的手术方式。长期使用抗青光眼药可能造成表层巩膜组织的轻度炎症和瘢痕化，这种情况只能在术中表层巩膜区域暴露时才能确定。当医生发现标准的小梁切除术因巩膜瘢痕而可能失败时，会选用青光眼引流物植入术作为治疗方法，这是因为青光眼引流物植入术不会受巩膜瘢痕的影响。根据既往手术史，如果青光眼滤过术要进行的象限，其角膜缘结膜已经瘢痕化，则必须进行青光眼引流物植入术。当结膜广泛存在瘢痕并且无法充分覆盖植入物的引流管时，就需要另选一个象限。如果先前的植入物由于滤过泡过度纤维化而失败，切勿移除原植入物然后在同一象限内放入新的植入物，因为针对第二个植入物的纤维化反应仍会发生，而且会更加严重，最终仍会导致手术失败。所以当先前的植入物失败后，应留在原位置，再选择另一个象限进行新的植入。特殊的情况下，4 个象限均不适合做手术，并且也无法进行睫状体破坏性手术时，可在结膜下植入背驼式儿童大小青光眼植入物，置于先前植入物的纤维化滤过泡之上。既往因滤过泡过度纤维化而失败的植入手术史，会影响包括引流物植入术在内的眼科手术的选择。有研究表明，将植入物放置于 Tenon 囊的上方，通过消除大部分基于 Tenon 囊的纤维化过程，可获得更薄、更有效的滤过泡。最近改良的 Molteno 3 植入物，结膜隆起更低，因而结膜磨损的可能性较小，此外，Molteno 3 植入物还具有更多的前置缝合孔便于放置后进行缝合 [12, 13]。

角膜的失代偿与青光眼植入物相关，因此，将内皮细胞计数作为患者进行植入术之前的常规检查是一项保障措施，尤其对那些一只眼睛已经做了引流物植入术且另一个眼睛也需要进行植入的患者最有帮助。因为两只眼睛内皮细胞计数存在差异，其中已移植眼的内皮细胞计数明显更低，则第二只眼需要确保引流管放置于后房中。以上过程只能在无晶状体眼、人工晶状体术后或联合晶状体摘除术中完成，这个手术通常需要广泛的玻璃体切割术，否则将导致引流管受阻。

针对白内障或角膜疾病患者，进行青光眼引流物植入术的同时可完成白内障摘除和（或）角膜移植手术。

当轻症的青光眼患者需要进行角膜移植时，可以在移植角膜的同时进行青光眼植入术。因为角膜移植术后常加重青光眼的发展，这种情况下应选择青光眼引流物植入术。在有青光眼植入物的情况下进行角膜移植术的失败率更高，因此，在角膜移植的眼中放入植入物时，在条件允许情况下，引流管应尽量靠近虹膜，或是放入睫状沟或后房中。

六、植入物的选择

关于植入物选择的问题如下

1. 不论植入物的设计如何，植入物都能同等地降低眼压吗？

2. 植入物的尺寸重要吗？

3. 不同植入物的相关并发症都是什么？

关于使用不同植入物获得不同临床效果的文献综述显示 [14]，纳入研究的 5 种植入物包括 Molteno 的单盘和双盘（single and double plate）、Baerveldt、Ahmed 和 Krupin 植入物，总成功率为 72%～79%。5 种植入物降低眼压的幅度是 51%～62%。5 种植入物，包括根据引流盘大小而分的 Molteno 不同亚型植入物，降低眼压的百分比及总体手术成功率，在统计学上都没有显著性差异。

除了有无阀体之外，区分大多数植入物的特征是尺寸和材料。因此，仍需回答的问题是尺寸或材料是否会影响最终的降眼压效果，如果有的话，可以通过使用带有阀体或无阀体的植入物来确定效果。

（一）植入物的尺寸重要吗？

目前很少有人使用最初的单盘和双盘 Molteno 植入物。更倾向于使用新设计的更大的单盘 Molteno 植入物。这种新的单盘 Molteno 3 植入物有两种尺寸，185mm² 和 245mm²。单盘 Ahmed 和 Krupin 植入物的尺寸同为 184mm²。Baerveldt 植入物有两种尺寸，250mm² 和 350mm²，后一种是与双盘 Ahmed 植入物大小相同的双盘。选择小型植入物的优点是便于插入并且可以只用到眼球的单个象限，这可保留其他象限以备日后二次植入所需。

一项比较单盘与双盘植入物的降眼压效果的前瞻性研究证实了植入物越大降压幅度越大的理论 [15]。但是，该研究只进行了 12 个月的随访，而且，后续研究表明，随着随访时间的延长，植入物的大小与压力下降没有显著相关性。Molteno 等 [16] 发现单盘和双盘 Molteno 植入物在压力控制上无显著差异。Britt 等 [17] 报道在长期随访中发现 500mm² 的 Baerveldt 比 350mm² 的 Baerveldt 植入物的成功率低。

从长期的结果来看，也许更大的植入物并不会更好地控制 IOP，并且不同品牌标准尺寸的单体植入物，降压潜力可能是相近的。现有的不同品牌标准尺寸的单体植入物的大小几乎完全相同，只有 Baerveldt 稍大一点。目前，植入物的选择似乎除了取决于尺寸之外，还与是否易于插入、不同植入物的相关并发症、植入物的材料，以及有无阀体有关。

（二）植入物的材料

Molteno 引流盘是由聚丙烯制成，Ahmed 是由聚丙烯或光滑的有机硅构成，Baerveldt 是有机硅。那么植入物的材料会通过影响纤维化反应从而影响植入物上的滤过泡，进而产生不同的降压效果吗？两项比较 Ahmed 有机硅和聚丙烯植入物的研究对此取得了不同结论[18, 19]。这两项研究平均都随访了 12 个月，第一项研究结果表明有机硅植入物与聚丙烯植入物在降眼压方面效果相同，但是有机硅植入物相关并发症发生率更高；第二项研究表明，有机硅植入物的降眼压效果更好，这两项研究表明植入物的材料可能会影响植入物的降眼压能力。但是，还需要更多、随访时间更长的研究来证实或反驳阀体的材料对植入物降眼压效果的影响。

（三）并发症

术后低眼压是一个主要问题，因此，需要提前做出防止这种情况发生的决策。例如，选择有阀体还是无阀体的植入物。像 Ahmed 和 Krupin 这种有阀门的植入物的主要优势在于，大多数情况下术后低眼压的发生率更低。虽然有可能发生阀体失效，从而导致低眼压。有阀门植入物的主要缺点则是，长期而言，因为滤过泡更厚和眼压降幅更小，所以高压期持续时间更长。使用无阀门的引流管植入物进行支架植入术，也许能够防止术后低眼压。

第 45 章

房水分流物：植入物的选择
Aqueous Shunts: Choice of Implant

Keith Barton　Dale K Heuer　**著**

尹　鹏　**译**

吴仁毅　**校**

本章概要

自从引流管对比小梁切除术研究（Tube vs Trabeculectomy Study）公诸于世后，人们对于使用房水分流物控制青光眼的兴趣不断增加。

有证据显示使用房水分流物后眼压（intraocular pressure，IOP）的长期控制不仅取决于分流物上引流盘的尺寸还取决于其材料、外形和表面构造。

最常用的两种植入物是 Ahmed 青光眼引流阀和 Baerveldt 青光眼植入物。两者不同之处在于：前者有一个限流器以减少早期低眼压，后者有一个大而光滑的、柔软的盘从而减少包裹形成。

两项随机研究结果表明使用 Baerveldt 350 植入物 1 年后眼压更低、青光眼用药更少，但是并发症略多。长期的实验结果数据还有待收集。

一、概述

自从引流管对比小梁切除术研究发表之后，房水分流物在现代青光眼手术中的作用就被广泛讨论，同时分流物也越来越受欢迎[1-4]。分流物功能的基本原理包括永久性巩膜咬切术，即将通常由硅胶制成的引流管置入前房、睫状沟或玻璃体腔内，将房水引流到赤道部 Tenon 囊下。

为保持引流管的远端开口长期通畅，开口用一个通常由硅胶制成的、有预设的表面积的盘包围。这个盘在术后几周逐渐被周围的组织所包裹，形成房水流出的阻力。

分流物的两个主要问题是：首先，分流物可能在术后早期包裹形成前引流过快。其次，包裹可能会限制房水的吸收以至于不能有效控制住 IOP。

可能影响个别患者对分流物选择的因素包括与分流物相关的因素，比如那些影响包裹的因素，像盘的表面积和材料，还有那些影响早期 IOP 控制的因素，像有无限流器。患者的因素包括青光眼的类型、患低眼压的可能性、植入存在阻碍，如巩膜扣带；还有可能影响瘢痕程度的因素，如前节新生血管的形成。

二、分流物的相关因素

（一）表面积

虽然盘的表面积（表 45-1）是影响包裹的唯一变量，在两个随机的对照研究已经很好地证明了表面积是长期 IOP 控制的主要决定因素[5, 6]。

Heuer 等[5]随机分析了 132 例向患有无晶状体性青光眼或人工晶状体术后青光眼且非新生血管性青光眼眼球，植入单盘或双盘 Molteno 植入物（Molteno Ophthalmic Limited, Dunedin, New Zealand），并报道双盘组在两年后 IOP 控制（＜22mmHg）方面成功率更高（71% vs 46%）。

表 45-1　市售植入物

有阀门				
Ahmed 青光眼引流阀				
硅 胶			FP7	184mm^2
			FP8	96mm^2
	附属盘		FX1	180mm^2
聚丙烯			S2	184mm^2
			S3	96mm^2
	附属盘		B1	180mm^2
无阀门				
Baerveldt 青光眼植入物				
硅 胶			103–250	250mm^2
			101–350	350mm^2
	睫状体平坦部改型		102–350	350mm^2
Molteno				
聚丙烯		单盘	S1	133mm^2
		单盘压力脊	D1	133mm^2
		小眼球的单盘	M1	50mm^2
		双盘	R2/L2	265mm^2
		双盘压力脊	DR2/DL2	265mm^2
硅 胶	Molteno 3		GS	175mm^2
			GL	230mm^2

双盘组 IOP 下降百分比为 46% ± 33%，单盘组为 25% ± 43%，并且前者高眼压期更少。两组术后 2 年均需使用抗青光眼药［分别为（1.2 ± 0.9）种和（1.6 ± 0.9）种］。但是，双盘的并发症患病率较高，如脉络膜出血、浅前房、角膜失代偿，以及低眼压导致的眼球萎缩。

随后，Britt 等[6]进行了一项随机实验，比较了使用 Baerveldt 的 350mm^2 植入物（Advanced Medical Optics, Inc., Irvine, California, USA）与 500mm^2 植入物，发现使用较大植入物的总体成功率略低，表明 500mm^2 植入物过大，无法达到最佳 IOP 控制。350mm^2 植入物组 5 年的成功率为 79%，

500mm^2 植入物组为 66%。两组在视力、并发症及 5 年平均 IOP 均无显著性差异，虽然 500mm^2 组有更多由低眼压所致后遗症的趋势。

Molteno 进行了一项样本量小的研究比较单盘、双盘和四盘植入物，发现类似的结果。双盘植入物控制 IOP 的效果显著性优于单盘。四盘的 IOP 控制效果也略好一点，但是代价是报道的 3 个病例全部有早期低眼压[7]。Seah 等进行了 1 项回顾性研究比较 70 例 Baerveldt 350mm^2 植入物与 54 例 Baerveldt 250mm^2 植入物在植入亚洲人眼球后的效果，发现两组平均随访 33 个月后降低 IOP 的效果差别不大[8]。

盘的表面积是最容易修改的植入物相关因素，有几种不同尺寸的植入物可以选择。从表 45-1 这些数据来看，250～350mm^2 的植入物似乎可以对一般的眼球提供发生包裹和低眼压之间的最佳折中方案。但是，分流物的适应证包括了多种的继发性、发育性、难治型原发性青光眼，因此个体的反应也千差万别。许多手术医生进行分流物植入术时更喜欢使用较小尺寸的植入盘，能够忍受较高的远期眼压作为一种更安全的选择，而不是冒着更高的低眼压风险，从而实现更好的 IOP 控制。

（二）引流盘材料

有证据表明引流盘的制造材料可能会影响包裹。Ayyala 等[9, 10]比较了聚丙烯和硅胶盘植入兔结膜下，并报道聚丙烯植入物的炎症反应更多，较硬的盘比柔软盘的炎症反应多。但是，由于这些盘在其他方面也有差异，如形状、轮廓、表面构造、与相邻组织的接触面积、柔韧度和微小运动。所有这些因素都可能会影响包裹形成，因此观察到的效果可能不完全取决于材料或表面积的类型[11]。Choritz 等[12]证明最常植入的分流物的表面形貌有显著不同。Ahmed 青光眼引流阀（New World Medical, Rancho Cucamonga, California, USA）FP7 和 S2 引流盘比 Baerveldt 101-350 和 Molteno 引流盘在共聚焦显微镜下有更大的表面粗糙度。组织培养 72h 后细胞在更粗糙的表面上黏附性更高。

（三）有阀门与无阀门对比

分流物最重要的特征之一是有无限流器（有阀

门或无阀门）。虽然前一组的限流器并没有实际起到阀门的作用，但是名字沿用了下来[13, 14]。

阀门装置理论上只允许在最小开启压力下单向流动，然而无阀门装置是被动的，无法影响水流[15]。

Ahmed 青光眼引流阀是前者的一个例子，而 Molteno 植入物和 Baerveldt 青光眼植入物则是后者的例子。这些植入物有相似的管腔直径（约 300μm）。如果没有阀门，这种直径的管子几乎不会产生流动阻力，可以相对较快地将前房里的房水引流出去。

有阀门的植入物的术后早期不会发生这种情况，因为内置的限流器大多数情况下防止了低眼压[16, 17]。Ahmed 植入物必须先用诸如平衡盐溶液（balanced salt solution，BSS）等液体灌注好，从而分离并湿润阀门瓣。

无阀门引流器不包含限流器，在植入时手术医生必须有效地进行堵塞以防严重低眼压。已报道了若干技术可防止使用无阀房水引流器术后的早期低眼压。在撰写本文时最常用的方法是用可吸收的缝合线进行外部结扎，如 7-0 聚乳酸 910（Vicryl，Ethicon，Johnson & Johnson International，Brussels，Belgium）。目前尚无任何方法通过结扎的技术将房水流量成功地控制到临床安全的水平。因此，结扎的目的只能是将引流管完全堵塞，未能完全堵塞的话可能会导致严重的低眼压。

成功的结扎常导致较高的 IOP，为了抵消这一点，许多手术医生需要在结扎处附近的引流管上开孔[18]。

外部结扎的另一个缺点是眼压骤然下降，通常在术后 5~6 周当缝合线被吸收时。即便已经形成足够的包裹，具有较大植入物（例如 Baerveldt 350）的眼睛在眼压急剧下降足以在易感个体中造成脉络膜出血。

有人提出一种替代的堵塞技术，即管腔内缝线堵塞联合结扎，从而减缓眼压的下降。常用的腔内缝线是 Sherwood 和 Smith 描述的 3-0 编织尼龙缝线（Supramid，S.Jackson Inc.，Alexandria，Virginia，USA）[18]。已有报道称这在单独使用时也可提供一些阻力[19]。

（四）市售装置

目前市售装置包括 Ahmed、Baerveldt 和 Molteno。

1. Ahmed 青光眼引流阀

这种植入物（图 45-1）是由柔软的硅胶盘（FP7）或坚硬的聚丙烯盘（S2）制造的，具有相近的表面积（184mm²）。引流管部分是相同的，外径约为 23G。也有适用于儿童眼睛的较小尺寸的盘。

2. Baerveldt 青光眼植入物

这种植入物的特点是具有与 Ahmed 明显不同的大型（250mm² 或 350mm²）柔软的硅胶盘，盘更薄，更宽，经钡浸渍而不透射线。350mm² 植入物的翼通常放于相邻直肌下方。为了避免干扰肌肉的功能，通常将其置于肌肉止端后 1mm 处，并牢固地固定在巩膜上避免移动。

也可以将带有翼的 Baerveldt 101-350 植入肌肉上面，有时在有大面积瘢痕的患者中进行，最常见于视网膜手术后。250mm² 植入物有较小的翼，通常不塞入肌肉下方。

3. 其他植入物

经典的 Molteno 植入物有聚丙烯单盘（135mm²）和通过管连接的双盘。两个盘被设计成分别位于鼻上和颞上（或鼻下和颞下）象限，连接管在相应的直肌下方行走。因此，一个盘在植入时需要经过直肌下方。在一个平均随访 5.6 年的 260 例患者系列中，当引流器植入术作为原发性开角型青光眼的首选滤过术时，双盘 Molteno 植入物术后 5 年控制 IOP ≤ 21mmHg（n=117）的概率达到 91%，用药平均为 0.95 种[20]。

Molteno 植入物的改进包括设计了减缓滤过泡填充以预防低眼压的压力脊。还提供较小的儿童尺寸的 Molteno 植入物。

Molteno 3 植入物是最近上市的一种有弹性的、更大的单盘植入物。盘的尺寸有两种：185mm² 和 245mm²。

一些更加新的跨角膜缘装置在没有引流盘的情况下将房水引流到角膜缘周围区域。这些植入物与传统的分流物不同，因为房水不会被引流到赤道部结膜下的空间，而是在角膜缘周围形成滤过泡。这

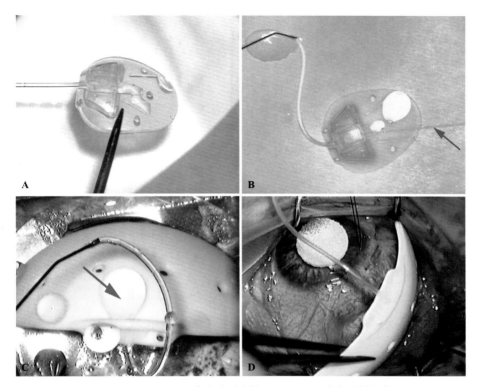

▲ 图 45-1 **Ahmed 青光眼引流阀和 Baerveldt 青光眼植入物**

A. Ahmed 青光眼引流阀的表面有一个阀门装置，在插入前必须初始化；B. 箭指示初始化时从阀门装置中流出的 BSS；C. 箭指示
注入的 BSS 流经 Baerveldt 350 青光眼植入物的上表面；D. 显示与眼球相比较大的植入盘表面积，以及植入时较薄的弧形的轮廓

些分流物包括 Ex-Press 青光眼滤过装置（Alcon Inc.Fort Worth，USA）和 Xen 青光眼植入物（Aquesys Inc，Irvine，USA）。

（五）比较研究

最近有回顾性研究提供了 Baerveldt 植入物和 Ahmed 青光眼引流阀之间的大多数的比较数据[21]。Tsai 等报道了 118 只眼[21]，其中 75 只眼（30 个 Ahmed，45 个 Baerveldt）随访了 48 个月。在控制 IOP 方面，两组的生存率几乎相同，Ahmed 组为 62%，Baerveldt 组为 64%（$P = 0.843$）。

这两个组并没有直接的可比性，因为植入 Ahmed 植入物的患者更多患有炎症性青光眼（20.8% vs 4.3%，$P = 0.005$），且术前 IOP 较高（38.5mmHg vs 34.6mmHg，$P = 0.032$）。

手术失败的类型和原因在两组中不同。使用 Baerveldt 更容易因低眼压相关的并发症而失败，而植入 Ahmed 更有可能由于需要额外的抗青光眼药而失败。虽然在 4 年时未观察到结果的总体差异，

但是在 Ahmed 组更多地观察到滤过泡的包裹形成（60% vs 27%）。

有人认为植入有阀门分流物术后早期房水流出，可能会使 Tenon 囊比植入结扎的引流器暴露于更高水平的炎性细胞因子中，因为植入结扎的分流物在术后 5～6 周后才有房水流出。因此，使用 Ahmed 青光眼引流阀加速了滤过泡的包裹形成。

一项针对 23 例 Baerveldt 350 和 18 例 Ahmed S2 聚丙烯植入物的小型回顾性研究表明，在 42 个月时 Baerveldt 组的成功率更高[22]。在术后平均 23 个月后，Baerveldt 组的成功率为 83%，而 Ahmed 组为 67%。两组在人口统计学方面存在一些差异，Baerveldt 组的平均年龄为 48 岁，Ahmed 组的平均年龄为 60 岁。

同年的一项病例对照研究发现，尽管术后 1 年时植入 Ahmed 的眼球比 Baerveldt 的眼球的有更高的 IOP 趋势，但是两者在控制眼压上并没有差异[17]。此研究比较了 32 例 Baerveldt 植入物和 32

例 Ahmed 植入物(对照组匹配了年龄、种族、性别、青光眼亚型、既往眼科手术史、术前 IOP 和手术医生)，术后 1 年的结果为 66% vs 66%，Baerveldt 组 的 IOP 值 为（2.1 ± 5.3）mmHg，Ahmed 组 为（13.6 ± 5.6）mmHg（$P = 0.17$）。令人担忧的是本研究中严重并发症的发生率很高（每组均为 9%）。低眼压的发生率在 Baerveldt 组为 37.5%，Ahmed 组为 34.4%。共计 45.5% vs 29% 的患者丢失超过 1 行的 Snellen 视力（$P = 0.37$）。不过这个结果与其他研究具有可比性，也可能反映了疾病的持续性进展。笔者认为其中一些结果可能与患者的选择有关。

最近，有两项实验，Ahmed 与 Baerveldt 比较研究（the Ahmed Baerveldt Comparison Study，ABC）和 Ahmed 对比 Bererveldt 研究（Ahmed vs Baerveldt Study，AVB），公布了基线和 1 年治疗结果[23-26]。这两个研究分别将 276 名和 238 名患者随机分配使用 Ahmed 硅胶 FP7（Ahmed 植入物）或 Baerveldt 101-350（BGI）。AVB 研究的纳入标准更宽松，排除标准比 ABC 研究更少。两项研究中患者的人口统计学略有不同，AVB 与 ABC 相比，原发性开角型青光眼略多（50% vs 40%），新生血管性青光眼（21% vs 29%）较少。AVB 的研究所有手术医生（7 个中心 10 名手术医生）对两种植入物都有丰富的经验，而 ABC 手术医生（16 个中心的 25 名手术医生）仅对两种植入体中的一种有使用经验。ABC 研究使用变量区组随机化方案，根据手术医生所在的临床中心及青光眼的类型分层。AVB 研究中的治疗方案的分配由掷硬币决定。

两个研究的主要转归指标是成功地将 IOP 控制在预定的目标范围内，两个研究设定的上限和下限是不同的。AVB 研究将高眼压的界限定义为 > 18mmHg，将低眼压定为 < 5mmHg；而 ABC 研究将高眼压定义为 > 21mmHg，将低眼压定为 < 6mmHg。此外，AVB 研究在其手术失败的定义中包括了威胁视力的并发症。

两项研究均发现术后 1 年时 Baerveldt 植入的平均眼压和青光眼用药的平均数量均显著性低于 Ahmed 植入物。在 AVB 研究中，Ahmed 植入物术后 IOP(均数 ± 标准差) 为（16.5 ± 5.3）mmHg，用药是（1.6 ± 1.3）种；相比之下，Baerveldt 植入

物 的 IOP 为（13.6 ± 4.8）mmHg（$P < 0.001$），用药为（1.2 ± 1.3）种（$P = 0.027$）。在 ABC 研究中，Ahmed 植入物术后 1 年时眼压为（15.4 ± 5.5）mmHg，青光眼用药为（1.8 ± 1.3）种；用 Baerveldt 植入物的眼压为（13.2 ± 6.8）mmHg（$P = 0.007$），用药为（1.5 ± 1.4）种（$P = 0.071$）。两项研究均报道 Ahmed 植入物术后 1 年的累积失败率高于 Baerveldt 植入物，但在 ABC 研究中两组并没有显著性差异（AVB：$P = 0.049$，ABC：$P = 0.52$）。因此，两项研究均表明 Ahmed 植入物术后 1 年的 IOP 显著性高于 Baerveldt 植入物，并且青光眼用药种类也显著更多。

在 AVB 研究中，Ahmed 植入物组的失败率为 43% 而 Baerveldt 组的失败率为 28%，均分别高于 ABC 研究中相应的失败率，即 16% 和 14%，即使前者调整成更严格的 IOP 上限，并在失败的定义中包含了威胁视力的并发症。

与 ABC 研究相反，AVB 研究报道了 Baerveldt 植入物组比 Ahmed 植入组有更多的并发症，两组并发症总数并没有显著性差异，但是 Baerveldt 植入物组需要再次治疗的患者显著更多。个别并发症的比较显示两项研究的一些相似之处：Baerveldt 植入物组角膜水肿比 Ahmed 组多 10%(两项研究 $P < 0.05$)，Baerveldt 植入物组比 Ahmed 组有更多的引流管阻塞(AVB 为 6% 且 $P = 0.12$，ABC 为 7% 且 $P = 0.02$)。AVB 研究报道 Ahmed 植入物组的包裹的滤过泡率比 Baerveldt 组高 8%（$P = 0.01$）。

两项研究均表明 Ahmed 植入物的眼球运动障碍与 ABC 研究中 Ahmed 组 6% 相似。在 AVB 研究中列出的眼球运动障碍率术后 1 年时为 3%，相比之下 ABC 研究中复视为 5%。

尽管两项随机研究的发表令人鼓舞，但是 1 年的治疗结果对长期安全性和有效性的指导价值有限，因此期待更长期的数据发表。

三、患者和眼部因素

有很多患者相关因素可能影响植入物的类型和植入位置（的选择）。

（一）青光眼损害的严重程度

虽然术后早期眼压控制仍然无法预测，仍有支

持和反对使用不同的市售分流器治疗晚期青光眼患者的争论。如果术后早期能够保证稳定的 IOP 在一个安全的范围内，那么理想的分流物则是最有可能将眼压长期控制在正常范围内的较低部分的那种。现有的有限证据表明最有可能达到这一目标的是 Baerveldt 350。

　　然而，如果眼球必须维持高 IOP 数周，然后在不可预测的时间点突然降压，那么为了达到略好一点的长期眼压的潜在成本会很高。与术后早期眼压控制相关的大多数问题可以在一定程度上被手术医生缓解。手术时将诸如 Healon GV 或 Healon 5（Advanced Medical Optics，Irvine,California,USA）等黏弹剂留在前房中，可以避免 Ahmed 植入术后早期低眼压。Baerveldt 植入术后早期眼压的控制更难实现。在完全结扎引流管时，可以用 3-0 尼龙缝线将管腔内部堵塞，从而降低当结扎开放时

眼压骤降的严重程度[18]。通过引流管开窗或行小梁切除术联合房水分流物植入术可以一定程度上避免术后早期的高眼压[27]。用聚丙烯缝合线进行前房内结扎的优点是可以用激光在计划的时间点打开管腔，但是缺点是这样使得引流管开窗的方法失效。

　　在对眼压骤降敏感的眼球，或者也可以使用传统的两阶段植入技术。作者之一（KB）成功使用的一项技术就是将 Sherwood 的 3-0 尼龙缝线[18]塞进引流内，通过比正常进入尺寸（25G）更小的切口进入前房，从而挤压尼龙线周围的管腔；或是在尼龙线上再 10-0 尼龙缝线结扎，3 周后可在门诊以激光断线。这种调整的技术在附带的 DVD 有相应的描述。在使用这种技术时，在引流管植入眼球后必须检查引流盘表面房水引流的情况。如果观察到房水外流，则必须结扎引流管（图 45-2）。

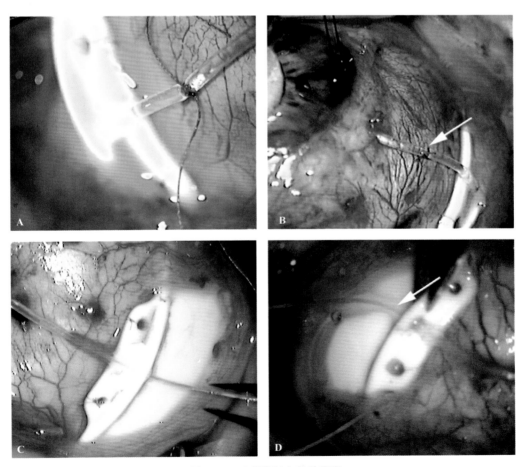

▲ 图 45-2　无阀门植入物的堵塞
A. Baerveldt 350 植入物必须紧紧地结扎；B. 在插入前房之前结扎（箭）；C. 或者可以在管腔中插入 3-0 尼龙 Supramid 缝线；
D. 如果采用缝线堵塞管腔，必须确保形成足够的阻力来防止房水外流，图中显示房水外流过多，不足以防止低眼压

（二）局部降眼压药的耐受性

显然，一个有局部用药困难的患者很难进行任何分流物植入术，因为术后需药物治疗的可能性很大。尽管植入 Baerveldt 后局部用药需求低于 Ahmed，但是大多数患者仍然需要长期使用至少一种抗青光眼药。

（三）房水分泌不足

房水分泌不足很难定量，因此通常只能从临床观察中推断出来。最有可能在植入物功能正常而引流相对过多房水所导致的低眼压的情况包括：广泛缺血的眼睛，如增殖性糖尿病视网膜病变或眼部缺血综合征，行大范围睫状体破坏术的眼睛（如，用二极管激光治疗 2 或 3 次治疗 ），或患有严重慢性葡萄膜炎的眼球，特别是与青少年特发性关节炎相关的青光眼。

（四）既往眼部手术

眼球曾行结膜手术，尤其是巩膜扣带术或玻璃体切割联合硅油填充手术，以及斜视手术和小梁切除术，将有更高的瘢痕形成和植入盘包裹的风险，也可能更难植入引流物。曾行视网膜手术的眼球植入引流物的困难及克服的方法将在第 53 章中详细讨论。一般来说，在可能情况下最好在颞上方植入。下方象限的植入物暴露比例较高。尽管 Baerveldt 植入物的改进似乎已经显著降低了先前报道的复视发生风险 [28]，但是仍然最好避免从鼻上象限植入。引流管与小梁切除术对比研究（ Tube vs Trabeculectomy Study ）报道了植入 Baerveldt 101-350 引流管组中有 5% 的患者出现了新发的复视，而小梁切除组无一例。有意思的是此研究 28% 的患者在基线时有可检测到的眼球运动障碍 [29]。

对于曾行大范围手术的眼球，可能无法将 Baerveldt 350 的翼植入眼外肌下。只要能将植入盘通过固定孔牢牢固定在巩膜上，就不必植入到肌肉下方。

（五）巩膜变薄

巩膜显著变薄的眼睛尤其不适合行小梁切除术，但是在采取了某些预防措施下通常可以安全地植入分流物。对于巩膜变薄的眼球，没有任何相关的植入技术能使笔者改变对植入物的选择。但是，如果可能的话，尽量将盘固定在巩膜足够固定缝合的位置，并且从没有过度变薄的巩膜区域进入前房。

（六）患者的依从性与对裂隙灯下处理的耐受性

还有其他因素也可能影响植入物的选择。对于不太可能耐受和（或）不充分配合术后裂隙灯下处理的患者，其手术医生的个人偏好将影响植入物选择。这时可以用 Ahmed 分流物，在手术时将黏弹剂留在眼内；或使用结扎的 Baerveldt 分流物，但是将管腔部分堵塞以防缝线吸收后眼压骤降。虽然很难概括这些情况下的处理方案，手术医生还是必须考虑根据出现的情况相应地调整手术技术的可能性。

第 46 章

手术技术（一）：Molteno 青光眼植入术

Surgical Technique 1 (Molteno Glaucoma Implant)

Andrew M Thompson　　Tui H Bevin　　Anthony Cb Molteno　**著**

郝　洁　**译**

潘英姿　**校**

本章概要

　　研究结果基于青光眼病因和既往眼病史。Otago 青光眼手术结果研究随访来自新西兰 Dunedin 医院的青光眼手术治疗病例。在单盘或双盘植入物手术后，5 年（有可能 10 年）的长期眼压控制率为原发性青光眼 100%，葡萄膜炎性青光眼 87%（77%），青少年性开角型青光眼 85%（78%），外伤继发性青光眼 80%（72%），新生血管性青光眼 40%。小梁切除术和单盘、双盘 Molteno 植入物植入的结局对比见表 46-1 和表 46-2，依据青光眼病因分类的植入物植入后眼压控制情况见表 46-3，Molteno 3 植入物的结果见表 46-4。

一、概述

Molteno 植入物（Molteno Ophthalmic Limited，Dunedin，New Zealand）是用于治疗复杂、重症青光眼的手术装置。这类装置由 Anthony C.B. Molteno 研发，由一个有细孔的硅胶管将房水由眼内引流至浅层巩膜的引流盘表面（图 46-1）。引流盘表面被 Tenon 囊和结膜覆盖，形成并可维持一个大的圆形的单一滤过泡。此滤过泡为一种独特的衬有纤维血管的囊泡，并可在房水的填充下膨胀。滤过泡可调节房水由眼内的流出，是植入引流物后最终眼压的主要决定因素。

二、历史背景

（一）滤过泡形成

Molteno 植入物最初经单次手术植入，并立即将房水引流至引流盘表面覆盖的组织中[1]。在获得长期稳定的眼压前先有一个短暂的低眼压，紧随其后的是一个暂时的高眼压期（图 46-2）。滤过泡囊

壁的渗透性主要取决于患者年龄，其次是青光眼的严重程度。18 月龄以下的婴儿和虚弱的老年人一般形成较薄、引流房水效果较好的滤过泡，年龄较大的儿童和健壮的成年人常形成严重纤维化的厚壁滤过泡，不能充分降低眼压。

来自 Otago 青光眼手术结果研究表明滤过泡囊的厚度和渗透性受细胞激活和凋亡的平衡调节，其正常寿命周期包含持续的内表面退化和外表面的再生（图 46-3）[2,3]。

（二）低眼压、高眼压和稳定期

当将单盘植入物用于引流重症和晚期的年轻成年青光眼患者时，植入物周围滤过泡形成的变化最为明显。根据引流物植入后的眼压变化可分为三个时期（图 46-2）。

1. 低眼压期

这一时期在术后持续 7～10d，其特征为低眼压伴有巩膜表面植入盘覆盖组织的弥漫水肿及血管充血。

表 46-1 Dunedin 医院 1986—2003 年（截至 2004 年 1 月）小梁切除术和
单 / 双盘 Molteno 植入物治疗原发性开角型青光眼的病例概况

	例数（n）	眼压控制（5 ～ 21mmHg）		
		未给药	给药	失败
小梁切除术作为初始或后续手术 *	531	366（69%）	125（24%）	40（8%）
植入物作为初始手术或继小梁切除术后 *	223	153（69%）	70（31%）	0
小梁切除术作为初始手术	510	357（70%）	122（24%）	32（6%）
植入物作为初始手术	182	135（74%）	47（26%）	0
小梁切除术失败后再行小梁切除术	21	10（48%）	3（14%）	8（38%）
小梁切除术失败后引流物植入术	41	20（49%）	21（51%）	0
白内障超声乳化联合小梁切除术	109	64（59%）	38（35%）	7（6%）
白内障超声乳化 / 植入物	51	39（77%）	12（24%）	0
小梁切除术加后续白内障摘除术	122	74（61%）	26（21%）	22（18%）
植入物加后续白内障摘除术	48	34（71%）	14（29%）	0

* 包含以下表格中的所有亚组病例

表 46-2 Dunedin 医院 1986—2003 年（截至 2004 年 1 月）小梁切除术和单 / 双盘
Molteno 植入物治疗原发性开角型青光眼病例的平均眼压和降眼压药使用情况

	术前	术后时间（年）				
		1	2	5	10	15
小梁切除术作为初始或后续手术 *	n = 531	n = 445	n = 377	n = 224	n = 90	n = 14
	23.7（6.6）	15.0（3.5）	15.0（3.4）	14.9（3.2）	15.4（4.2）	14.5（4.1）
	1.9	0.23	0.29	0.42	0.45	0.96
植入物作为初始或继小梁切除术后 *	n = 223	n = 182	n = 160	n = 87	n = 27	n = 2
	24.0（6.5）	14.4（2.9）	14.2（3.2）	14.2（3.1）	13.1（3.3）	10.3（0.4）
	1.98	0.59	0.54	0.48	0.5	1
小梁切除术作为初始手术	n = 510	n = 431	n = 365	n = 216	n = 87	n = 12
	23.7（6.5）	15.0（3.5）	15.0（3.3）	14.8（3.1）	15.3（4.3）	14.1（4.3）
	1.89	0.21	0.27	0.38	0.45	0.87

（续表）

	术　前	术后时间（年）				
		1	2	5	10	15
植入物作为初始手术	*n* = 182	*n* = 147	*n* = 126	*n* = 63	*n* = 16	–
	23.9（6.6）	14.4（2.8）	14.0（2.8）	14.2（2.9）	12.2（2.5）	
	1.96	0.57	0.49	0.35	0.4	
小梁切除术失败后再行小梁切除术	*n* = 21	*n* = 14	*n* = 11	*n* = 9	*n* = 5	*n* = 5
	25.9（8.7）	18.4（4.7）	16.2（5.4）	16.7（4.7）	15.7（1.0）	16.1（2.4）
	2.1	0.72	0.97	1.22	0.8	0.8
小梁切除术失败后植入引流物	*n* = 41	*n* = 35	*n* = 34	*n* = 24	*n* = 11	*n* = 2
	24.6（6.0）	14.7（3.3）	14.8（4.3）	14.4（3.7）	14.3（4.0）	10.3（0.4）
	2.07	0.73	0.72	0.81	0.66	1
白内障超声乳化联合小梁切除术	*n* = 109	*n* = 89	*n* = 64	*n* = 28	*n* = 6	–
	21.0（6.0）	16.2（3.2）	16.2（3.6）	15.2（3.6）	19.5（7.0）	
	1.66	0.3	0.42	0.57	0.85	
白内障超声乳化／植入物	*n* = 51	*n* = 47	*n* = 38	*n* = 21	*n* = 11	–
	21.7（6.2）	14.0（2.3）	13.5（2.6）	13.1（2.9）	12.0（2.3）	
	1.87	0.51	0.48	0.52	0.36	
小梁切除术加后续白内障摘除术	*n* = 122	*n* = 117	*n* = 115	*n* = 86	*n* = 47	*n* = 18
	24.9（5.6）	14.5（3.7）	14.9（3.8）	15.3（3.1）	14.8（3.4）	14.2（3.2）
	1.95	0.21	0.24	0.43	0.3	0.37
植入物加后续白内障摘除术	*n* = 48	*n* = 46	*n* = 43	*n* = 27	*n* = 8	–
	23.8（7.2）	14.8（2.7）	14.6（3.0）	14.6（3.6）	14.9（4.6）	
	1.75	0.48	0.39	0.52	0.68	

*. 包含以下表格中的所有亚组病例

注. 表中数据均按例数（*n*）、平均眼压（标准差）、平均降眼压药使用种数排列；平均眼压单位为mmHg

表 46-3　Dunedin 医院 1977—2003 年单 / 双盘 Molteno 植入物治疗
青光眼病例按病因分组的平均眼压和降眼压药使用情况

青光眼病因	术　前	术后时间（年）					
		1	2	5	10	15	20
原发性开角型青光眼	$n = 279$	$n = 279$	$n = 245$	$n = 168$	$n = 65$	$n = 18$	$n = 2$
	24.2（6.6）	15.7（3.9）	14.9（3.5）	14.4（3.5）	14.4（3.8）	13.2（3.7）	13.8（1.1）
	2.11	1.15	0.65	0.57	0.62	0.84	1.5
新生血管性青光眼	$n = 148$	$n = 100$	$n = 75$	$n = 29$	$n = 9$	$n = 2$	
	40.0（12.8）	19.6（9.3）	19.1（10.0）	21.9（11.0）	26.8（10.7）	12.0（5.7）	–
	1.3	0.77	0.72	0.78	0.52	0.25	
继发性青光眼	$n = 74$	$n = 65$	$n = 60$	$n = 37$	$n = 21$	$n = 13$	$n = 3$
	31.2（10.9）	16.4（5.5）	15.9（5.5）	17.4（7.6）	16.5（4.1）	18.6（6.9）	18.8（13.3）
	2.02	0.68	0.53	0.65	0.5	0.98	0.16
先天性青光眼（牛眼）	$n = 49$	$n = 43$	$n = 42$	$n = 36$	$n = 27$	$n = 19$	$n = 8$
	32.9（12.5）	15.0（4.3）	15.2（4.4）	15.5（4.1）	16.6（3.5）	17.3（3.7）	16.7（3.0）
	1.67	0.4	0.38	0.39	0.68	0.76	0.87
葡萄膜炎继发性青光眼	$n = 49$	$n = 43$	$n = 39$	$n = 29$	$n = 17$	$n = 7$	$n = 3$
	31.4（13.4）	15.9（5.2）	15.5（6.1）	14.8（4.4）	15.4（4.6）	13.4（5.5）	10.5（4.9）
	1.87	0.58	0.46	0.52	0.47	0.14	0.33
外伤性青光眼	$n = 43$	$n = 35$	$n = 34$	$n = 29$	$n = 19$	$n = 12$	$n = 9$
	32.7（13.6）	15.9（3.3）	15.4（3.9）	15.5（3.5）	15.0（4.4）	15.4（3.8）	13.8（4.4）
	1.86	0.44	0.31	0.36	0.14	0.08	0.33
青少年性青光眼	$n = 24$	$n = 20$	$n = 19$	$n = 18$	$n = 13$	$n = 9$	$n = 4$
	27.8（9.7）	17.1（4.8）	17.1（4.7）	16.3（4.3）	16.2（2.6）	18.4（8.8）	16.3（1.5）
	2	0.81	0.58	0.77	0.99	1.11	1.07
闭角型青光眼	$n = 21$	$n = 21$	$n = 21$	$n = 14$	$n = 6$	$n = 1$	
	29.3（12.0）	16.9（4.6）	15.5（3.9）	14.7（3.6）	16.0（2.7）	14	–
	2.04	1.4	0.64	0.66	0.45	0	

注 . 表中数据均按例数（n）、平均眼压（标准差）、平均降眼压药使用种数排列；平均眼压单位为 mmHg

表 46-4 Dunedin 医院 2004—2010 年 Molteno 3 植入物病例与 1984—2003 年
单 / 双盘植入物病例的平均眼压和降眼压药使用情况

引流物种类	术 前	术后 n 年		
青光眼病因 n（%）		1	2	3
Molteno 3[*]				
原发性开角型青光眼 148（60%）				
新生血管性青光眼 37（15%）				
葡萄膜炎继发性青光眼 12（5%）	$n = 245$	$n = 245$	$n = 208$	$n = 166$
外伤性青光眼 10（4%）	27.2（10.5）	16.2（5.1）	15.1（5.2）	15.0（5.7）
继发性青光眼 22（9%）	2.2	1.37	1.35	1.31
闭角型青光眼 12（5%）				
青少年型青光眼 4（2%）				
Molteno 3（175mm^2）				
原发性开角型青光眼 139（65%）				
新生血管性青光眼 24（11%）				
葡萄膜炎继发性青光眼 10（5%）	$n = 215$	$n = 215$	$n = 185$	$n = 147$
外伤继发性青光眼 8（4%）	26.2（9.8）	16.2（5.1）	14.9（4.9）	14.6（5.4）
继发性青光眼 19（9%）	2.19	1.37	1.34	1.3
闭角型青光眼 12（6%）				
青少年型青光眼 3（1%）				
Molteno 3（230mm^2）				
原发性开角型青光眼 9（30%）				
新生血管性青光眼 13（43%）				
葡萄膜炎继发性青光 2（7%）	$n = 30$	$n = 30$	$n = 23$	$n = 20$
外伤继发性青光眼 2（7%）	34.3（12.9）	16.0（5.2）	17.2（7.4）	18.2（6.8）
继发性青光眼 3（10%）	2.2	1.44	1.3	1.35
闭角型青光眼 0				
青少年型青光眼 1（3%）				

（续表）

引流物种类	术　前	术后 n 年		
青光眼病因 n（%）		1	2	3
单盘引流物				
原发性开角型青光眼 81（37%）				
新生血管性青光眼 86（40%）				
葡萄膜炎继发性青光眼 5（2%）				
外伤继发性青光眼 3（1%）	n = 217 31.4（13.2） 1.82	n = 217 16.8（4.9） 1.38	n = 179 16.7（6.9） 0.98	n = 159 15.7（6.8） 0.87
继发性青光眼 16（7%）				
闭角型青光眼 9（4%）				
青少年型青光眼 17（8%）				
双盘引流物				
原发性开角型青光眼 147（52%）				
新生血管性青光眼 32（11%）				
葡萄膜继发性青光眼 31（11%）				
外伤继发性青光眼 18（6%）	n = 283 28.5（10.3） 2.23	n = 283 16.3（4.6） 1.38	n = 244 15.3（4.8） 0.85	n = 231 15.2（4.7） 0.76
继发性青光眼 15（5%）				
闭角型青光眼 9（3%）				
青少年型青光眼 31（11%）				

*. 包含 Molteno 3 引流物植入的亚组病例

注 . 表中数据均按例数（n）、平均眼压（标准差）、平均降眼压药使用种数排列；平均眼压单位为 mmHg

2. 高眼压期

这一时期特征为术后 4～5 周（未治疗患者）出现的眼压增高，其峰值可达 30～50mmHg。随着水肿的消退，滤过泡的最内层逐渐形成一层纤维组织，滤过泡也因房水的填充而膨胀。直到血管充血逐渐缓解眼压才开始下降。最初眼压呈快速下降，之后下降速度逐渐放缓，并在术后 3～6 个月达到稳定。

3. 稳定期

本期特点包括稳定的眼压和由中等程度血管纤维囊包绕、边界清楚的滤过泡，稳定期滤过泡往往在患者余生中保持不变。滤过泡囊的厚度取决于高眼压期滤过泡炎症的严重程度和持续时间。关于抗炎、抗纤维化治疗的临床试验正在进行中，以实现限制炎症的同时产生渗透良好的薄壁滤过泡。

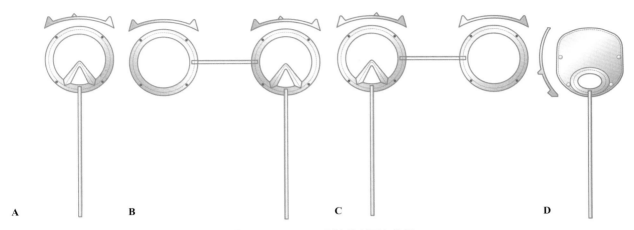

▲ 图 46-1　**Molteno** 引流物剖面和俯视

A. 单盘压力脊；B. 双盘压力脊，右眼；C. 双盘压力脊，左眼；D. Molteno 3（面积 175mm²）

图 A 至 C 修改自 Chen, Roy and Benjamin. Surgical Techniques in Ophthalmology: Glaucoma Surgery. Philadelphia: Saunders; 2007

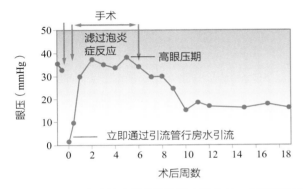

▲ 图 46-2　**47 岁男性晚期外伤性青光眼患者，在即时通过 Molteno 植入物手术引流房水后的眼压变化；注意低眼压期、高眼压期和较晚的稳定期**

修改自 Chen, Roy and Benjamin. Surgical Techniques in Ophthal-mology: Glaucoma Surgery. Philadelphia: Saunders; 2007

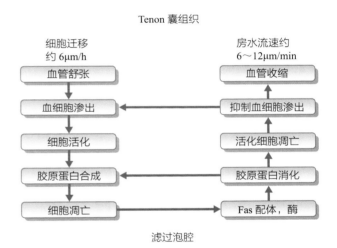

▲ 图 46-3　**手术后 6 周开始在滤过泡囊内形成长期平衡的过程**

经许可重制自 Dempster AG, Molteno ACB, Bevin TH, Thompson AM. Otago Glaucoma Surgery Outcome Study: Electron microscopy of capsules around Molteno implants. Invest Ophthalmol Vis Sci 2011;52:8300–8309

（三）控制纤维化

1. 延迟房水引流

用延迟房水引流来控制滤过泡纤维化最初是通过两次手术来完成的[4]。一期手术时，引流盘被缝在巩膜上，引流管被塞到直肌下而不是直接插入前房。6～8 周后，当植入的引流盘被薄的致密结缔组织覆盖后，才把引流管由直肌下移出，在水密缝合的巩膜瓣下插入前房。这一技术可通过连接 2～4 个引流盘来扩大引流区域。一项临床试验显示，4 个引流盘将会产生持续低眼压，故双引流盘（274mm²）植入被认为是最佳选择，既能避免术后低眼压又能获得长期良好眼压。

自 1986 年以来，上述分期手术技术被可吸收的 Vicryl 缝线结扎技术所替代[5, 6]。在此类手术中，引流盘被缝在巩膜上并由 Tenon 囊覆盖。引流管则由 5-0 Vicryl 缝线结扎系紧封闭塞，然后经可自闭穿刺口插入前房。这样，眼压可一直维持在术前水平，直到术后 3～5 周引流管自行开放。Vicryl 线溶解后，房水被引流至内壁衬有厚 20～60μm 的薄层纤维组织的滤过泡囊。

炎症反应的强度和随后的高眼压期取决于患

者年龄和青光眼严重程度。对小于 18 月龄的婴儿和青光眼未至晚期的虚弱老年患者，引流管开放后，经过 3 周的偏低眼压期（10～15mmHg），3～4 周中高眼压期（25～30mmHg）后，降至正常水平（图 46-4）。对严重青光眼患者和年轻患者，除了眼压较快达到 35～40mmHg 和明显可见的滤过泡血管扩张之外，其他与上述过程相似。在这些高危患者中，高眼压期可以通过抗炎抗纤维化治疗及偶尔加用降眼压药控制。随后滤过泡变苍白，眼压降至正常水平。

2. 抗炎抗纤维化治疗

全身应用抗炎药可起到直接控制滤过泡纤维化的作用。最早的抗炎药临床试验显示，在滤过泡炎症较重的高眼压期应用这类药物可降低眼压。口服糖皮质激素、一些非甾体抗炎药和秋水仙碱具有显著的抗炎效果。当单独给药时，这些药物并无效果，然而当联合用药时，这些药物减轻了术后伴有眼压升高的滤过泡炎症反应，形成可长期控制眼压的稳定期薄壁滤过泡。

迄今为止，最有效的术后联合用药是口服 10mg 泼尼松、非甾体抗炎药（如 50mg 双氯芬酸）和 0.3mg 秋水仙碱，加上 1%～2% 肾上腺素和 1% 阿

托品联合局部应用，术后每日 3 次，持续应用 5～6 周（上述剂量按 70kg 健康成人计算）[7-9]。抗炎抗纤维化治疗对于严重青光眼患者尤其有效，如伴有活动性眼内炎症者。然而，房水延迟引流的手术技术的发展很大程度上减少了抗纤维化治疗的需求。

值得注意的是，当使用植入物时，在引流导管开放前不建议使用上述药物，因为这些药物将阻止滤过泡形成，延缓导管开放时间，增加引流管开放后低眼压发病率。

（四）降眼压药

通过在术后直至 10～12 周内应用降眼压药可以实现对滤过泡纤维化的间接控制，并在术后直至 10～12 周内维持眼压在正常水平。适当的降眼压药治疗包括局部应用 β 受体拮抗药及局部或全身应用碳酸酐酶抑制药。在出现高眼压期的征兆后，如眼压升高超过 20mmHg，即可局部应用 β 受体拮抗药。如果有必要，可联合碳酸酐酶抑制药，调整剂量使眼压维持小于 30mmHg 即可。一旦度过高眼压充血期，通常引流开始后 6～7 周，眼压即降至正常水平。该治疗方法减少了患者对消炎药的远期需求，减小了滤过泡囊壁的厚度，并增加了稳定期滤过泡的渗透性。

激素敏感者的眼压有时并不下降。在这种情况下，可通过暂停局部激素的应用，使眼压在 1～2 周内达到正常。在此期间，应避免使用可促进炎症反应的药物，如缩瞳药、前列腺素类药，以及肾上腺素类药。

（五）抗代谢药

引流物植入围术期应用丝裂霉素或者氟尿嘧啶并不能增加眼压控制率。因两种药物均会抑制伤口愈合，并可能由于对覆盖引流物的组织有破坏作用而导致引流物暴露，所以不建议使用该类药物[10]。

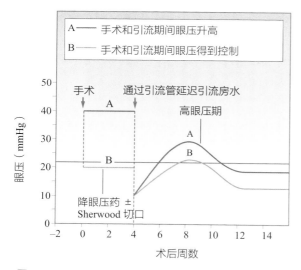

▲ 图 46-4 使用 Vicryl 缝线打结技术插入 Molteno 植入物后延迟房水引流的眼压曲线；术后用降眼压药有助于缓解房水引流后滤过泡炎症导致的高眼压期；用药后眼压（B）总体低于未用药眼压（A）

修改自 Chen, Roy and Benjamin. *Surgical Techniques in Ophthalmology: Glaucoma Surgery. Philadelphia: Saunders;* 2007

三、适应证

Molteno 植入物适用于简单引流术，如小梁切除术，无法实现安全的长期眼压控制时。目前该引流物的适应证包括以下方面。

1. 婴幼儿和青少年型青光眼[11-13]。
2. 无晶状体或人工晶状体眼的青光眼患者[14, 15]。
3. 外伤性青光眼[16]。
4. 葡萄膜炎继发性青光眼[17]。
5. 继发于既往内眼手术的青光眼[5]。
6. 新生血管性青光眼[18, 19]。
7. 既往小梁切除术失败史（表46-1）。
8. 对侧眼出现过小梁切除术后并发症[14]。
9. 无法耐受或无法配合药物治疗方案的患者[14]。

四、术前注意事项

术前处理包括尽可能将眼压降至接近正常。这可能需要用到患者无法长期耐受的降眼压药用量。如果眼压能降至接近正常，即使只能维持很短的一段时间，也将会降低最终滤过泡壁的厚度，从而增加滤过泡囊壁的长期通透性。

五、麻醉注意事项

在多数病例中该手术可用于非住院患者，采用局部麻醉或全身麻醉均可。

六、Molteno 植入物

Molteno 引流植入物包含注射式聚丙烯盘和硅胶管（图46-1），有多种样式。单引流盘（面积137mm²）外面是圆形的脊，通过内在的三角形压力脊与引流管相连。为儿童设计的小的单引流盘（面积50mm²）植入物可适用于眼轴12mm的小眼球。双引流盘（面积274mm²）有分别适用于左右眼的型号，由两个单引流盘连接而成，但没有与引流管相连的三角形压力脊。

第三代 Molteno 3 引流植入物是单引流盘。然而，与早期引流物的设计相比，这一代的巩膜表面引流盘较薄且有较好的变形性，有两种型号（面积175mm² 和230mm²），外部脊的高度降低，且压力脊的外形也由三角形改进为椭圆形（图46-1）。这些改变增强了压力脊的限流作用，减少了术后低眼压的发生，并通过单个引流盘足够的引流面积来使术后眼压降至正常偏低的水平。Molteno 3 植入物的植入过程与其他 Molteno 植入物类似，但具有更易于植入的优点。

七、手术技术和更新

（一）植入物选择

控制眼压所需要的植入物的面积取决于患者年龄、青光眼严重程度和既往眼病史。总体来说，需要引流的房水量越大，患者纤维化反应越强，所需的引流面积也就越大。下面是针对单个或双个引流盘植入物的选择的一般建议，具体应用则取决于术者的手术经验和临床判断。

对于小于18月龄的婴幼儿，无论青光眼的严重程度如何，均将产生较薄的滤过泡，因此往往单引流盘即可满足需要。类似的，70岁以上的虚弱的老年患者，特别长期全身应用激素类药物者，也易形成较薄的纤维化泡囊，因而单盘引流物即可为多数患者提供足量引流。对于既往有睫状体破坏术手术史或眼部多次手术史的患者，应当用单引流盘，若用双引流盘，可能会由于睫状体本身房水分泌减少而易发生眼球痨。在这种情况下，较好的选择是植入一个单引流盘，若有需要，以后可再添加第二个引流盘。单盘引流物也适用于降眼压药可将眼压降至正常的轻度青光眼患者。小眼球患者可应用儿童引流盘。

年龄较大的儿童和健康状况较好的成人由于其形成的较厚滤过泡且渗透性较差，即使是不甚严重的青光眼患者也通常需要双引流盘植入物。双引流盘还可用于术前应用两种以上降眼压药眼压仍在25mmHg 以上者，或不论年龄多少既往曾有引流手术失败史的患者。

自2004年以来，对 Molteno 3 植入物的评估表明，除了年轻患者和眼睛较大的患者首选230mm²的 Molteno 3 植入物外，其他所有病例均推荐使用175mm² 的 Molteno 3 植入物[20]。

（二）手术技术的选择

1. 选择延期或一期引流房水

Molteno 植入物可以采用延期或一期房水引流方式植入。延期房水引流的优点在于通常应用 Vicryl 缝线结扎技术延缓房水引流。然而，对于急性眼压升高并需要迅速降低眼压，如急性新生血管性青光眼、葡萄膜炎继发性青光眼、外伤性眼内出血的患者，则需立即引流房水。针对潜在视网膜疾病的患者，通过视网膜光凝术或抗炎抗纤维化治疗，可以缩短植入术后高眼压期的时间。

延缓房水引流给予组织足够的愈合时间使引流盘周围先期形成较薄滤过泡。在此期间，可通过降眼压药或术中采用经角膜巩膜缘引流管旁行 Sherwood 切开降低眼压 [6]。该法切开的缝隙可在眼压升高超过正常范围时作为一个释放安全阀。术后 4 周后，当 Vicryl 结溶解，引流管疏通，房水被引流至滤过泡后，该切开阀作用即停止。这样可避免术后低眼压，减轻了由于房水过量引流导致的炎症反应，以产生较薄滤过泡并长时间控制眼压。

2. 象限选择

鼻上或颞上象限是最佳位置。Tenon 囊在鼻上象限最厚，可减少晚期引流管腐蚀结膜的可能。然而，颞上方手术暴露较为方便。

当上方植入难以实现，下方象限也可考虑。对于双眼视力较好的患者，在鼻下象限植入有发生复视的风险，而选在颞下象限植入可避免复视的发生。

硅油眼可选择从上方或下方植入引流物。进入引流管内的硅油均可引流至滤过泡内，极少数阻塞管口的硅油可用 YAG 激光清除。

3. 经角膜缘植入或睫状体平坦部植入

多数情况下会将引流管植入前房。睫状体平坦部引流管植入需要事先或同时进行玻璃体切割术，其适应证包括以下方面。

(1) 角膜受损或不透明。

(2) 前房过浅或消失，难以将引流管植入虹膜和角膜之间。

(3) 已经完成或计划进行玻璃体切割术。

(4) 前节损伤无法安全行角膜缘植入。

（三）植入物的外科手术技术

1. 第 1 部分：经角膜缘植入

步骤 1：切口。为确保引流盘被 Tenon 囊和结膜很好地覆盖，需要做足够大的以穹隆为基底的结膜瓣（图 46-5）。使用无齿镊和 Westcott 剪经结膜和 Tenon 囊做近角膜缘切口，切口两端向后做放射状切开，以便在相应的象限中充分暴露巩膜和直肌止端。烧灼所有出血点。

步骤 2：眼球固定。将 4-0 缝线穿过所选择象限相邻的直肌并固定于无菌单上以固定眼球。用刀柄轻轻将 Tenon 囊向后推，暴露巩膜至直肌止端后方 2～3mm。

步骤 3：制作板层巩膜瓣。当巩膜厚度足够时，做以角膜缘为基底的 1/2 巩膜厚度的板层巩膜瓣向前分离至透明角膜内 1mm（图 46-6）。暴露区

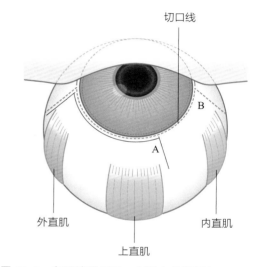

▲ 图 46-5　左眼结膜切口，在颞上象限插入 Molteno 3 和单盘 Molteno 植入物（A），以及双盘 Molteno 植入物（B）
修改自 Chen, Roy and Benjamin. Surgical Techniques in Ophthalmology: Glaucoma Surgery. Philadelphia: Saunders; 2007

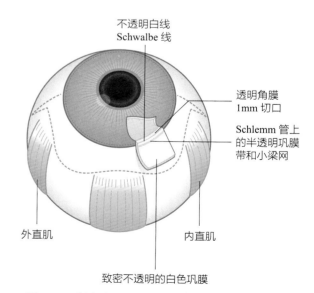

▲ 图 46-6　拟在左眼鼻上象限放置引流管，分离板层巩膜瓣进入透明角膜内 1mm
修改自 Chen, Roy and Benjamin. Surgical Techniques in Ophthalmology: Glaucoma Surgery. Philadelphia: Saunders; 2007

域从后往前依次为不透明的白色巩膜、Schlemm管所在的半透明区域和标志着后弹力层边界的不透明白线（Schwalbe线）。在巩膜很薄时，可不做巩膜瓣，而在引流管植入前房后，用一片异体巩膜覆盖引流管。

步骤4：放置引流植入物。调整引流物植入物位置，使引流盘的前缘位于相邻两条直肌间的对称位置，从而尽可能减少其对肌肉运动的干扰，避免复视（图46-7）。植入双引流盘时，可将第二个引流盘穿过上直肌下方，或将连接管放置于肌肉上方。需检查Tenon囊是否可以轻松覆盖该引流盘。如果操作遇到困难，通常是Tenon囊在引流盘后折叠嵌顿，可用无齿钳向前轻柔牵拉予以松解。

用一根7-0缝线在直肌附着点从前向后穿过巩膜，从下而上穿过引流盘内的前缝合孔，然后将缝线在直肌止端位置从后往前穿回巩膜（褥式缝合）。将缝线拉紧并打结。在引流盘的另一侧重复这一缝合步骤。如此，引流盘便会牢固地固定在直肌止端位置后方的巩膜上。

双引流盘植入需要两根缝线来固定第一块引流盘和经角膜缘引流管，而在第二块引流盘放好后仅需要一针固定缝线并确保连接管没有扭转。

步骤5：用Vicryl结临时闭塞引流管。用一根5-0 Vicryl缝线在引流管近引流盘处打双半结形成滑结，拉紧此结并第三次打结将其固定（图46-8）。

在收紧缝线时要小心，若用力过猛，缝线可切穿硅胶引流管或将引流管从引流盘上扯离。使用2ml注射器和Rycroft插管，向管中注入生理盐水测试其是否已完全闭塞。再将绳结打紧，并在末端留下3～4mm长的缝线，防止绳结自行解开。

步骤6：修剪引流管。为将引流管修剪到合适长度，需将板层巩膜瓣复位并将引流管放于其上伸至角膜表面。用弹簧剪呈45°斜面于超出角膜缘2mm处剪断，使斜面朝前，注意不要拉伸引流管。如此，在引流管插入巩膜瓣下方后，将恰好伸入前房内约3mm。

步骤7：将引流管插入前房。前房必须足够深，引流管才可在不损伤角膜内皮的情况下植入。如果前房深度不够，则应将引流管插入后房。

将22G针头远端2/3的斜面向前弯曲30°以制作一空心的微型角膜刀并将其插入前房。弯曲针头时将使其略微变平，并使其直径大于引流管直径。有些医生则会使用未经处理的23G针头。将此微型角膜刀平行于虹膜平面，插入Schlemm管所在的半透明区域后方1～1.5mm处的不透明巩膜（图46-9）。推进针尖，直至锥形切口外部稍大于引流管外径，但内部与流管紧密贴合。当房水流出针孔时，将针头抽出。将Rycroft插管插入切口，确保其准确进入前房，沿通道将引流管修剪后的斜面插入管道（图46-10）。插入过程初始时通常比较顺

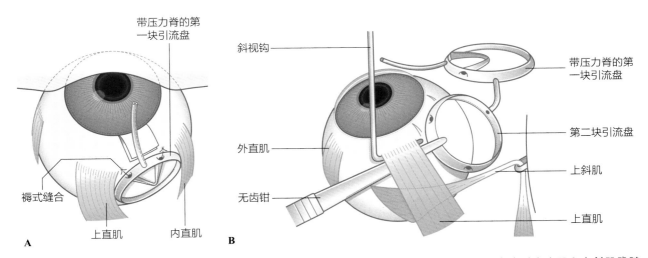

▲ 图46-7　**A.** 展示单盘 Molteno 植入物位置的左眼；**B.** 将双盘 Molteno 引流物的第二个引流盘穿过上直肌和上斜肌肌腱之间

修改自 Chen, Roy and Benjamin. Surgical Techniques in Ophthalmology: Glaucoma Surgery. Philadelphia: Saunders; 2007

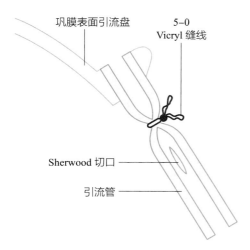

▲ 图 46-8 **巩膜表面引流盘和引流管的横截面，示 Vicryl
缝线和 Sherwood 切口**

修改自 Chen, Roy and Benjamin. Surgical Techniques in Ophthalmology:
Glaucoma Surgery. Philadelphia: Saunders; 2007

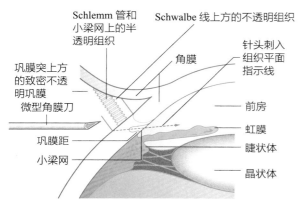

▲ 图 46-9 **22G 针尖穿过组织进入前房**

修改自 Chen, Roy and Benjamin. Surgical Techniques in Ophthalmology:
Glaucoma Surgery. Philadelphia: Saunders; 2007

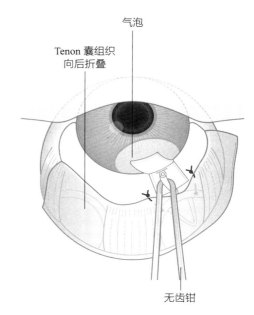

▲ 图 46-10 **将引流管插入针道**

修改自 Chen, Roy and Benjamin. Surgical Techniques in Ophthalmology:
Glaucoma Surgery. Philadelphia: Saunders; 2007

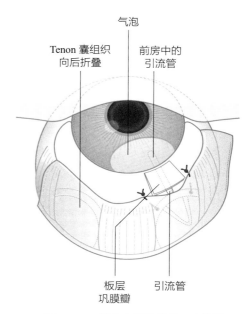

▲ 图 46-11 **前房中引流管的正确位置**

修改自 Chen, Roy and Benjamin. Surgical techniques in ophthalmology:
glaucoma surgery. Philadelphia: Saunders; 2007

利，当将其推入前房时会有轻微阻力。

如果引流管插入前房遇到困难，可重新插入
微型角膜刀以扩大锥形通道。随后将引流管推进前
房并轻微移动，以检查管子末端的位置是否合适
（图 46-11）。如果引流管太靠前，则可将其取出，
并在先前的切口后方开一个稍靠后的切口。通过这
一靠后的切口中插入引流管并闭合先前的通道。

步骤 8：制作 Sherwood 切口。若强效降眼压药
无法将术前眼压降至接近正常水平，则应使用临时
瓣膜。可在 Vicryl 结前方的引流管上作一线性切口，
在后续数周内，房水将通过这一切口从板层巩膜瓣
下方外流，直至引流管周围形成的瘢痕组织将此房
水流出通道封闭。此时，Vicryl 结将会溶解，将房
水引流至前期形成的滤过泡中。

做 Sherwood 切口时需先将引流管插入前房，

再将30°微型刀片穿过平行于巩膜表面的引流管的侧面，随后推进刀片，形成与引流管同宽的线性切口（图46-8）。当眼压达到20～25mmHg时，房水可经此切口自引流管中流出。

在进行Vicryl打结操作时，形成切口比较简单。但必须特别注意的是，切口的朝向必须准确，且在前房植入后引流管不会扭曲，否则，切口可能会开裂，无法很好地发挥作用。

步骤9：引流管覆盖。将板层巩膜瓣覆盖在引流管表面，并用7-0丝线将其间断松散缝合固定，巩膜瓣两侧各一根缝线。必要时这些缝线的张力可用以调节引流管的角度。在许多情况下，巩膜瓣无须缝合而由缝在角膜巩膜缘上的Tenon囊固定在适当的位置。

如果用Vicryl结扎，要确保绳结与血管Tenon囊接触。如果巩膜瓣盖住了Vicryl结，使其与Tenon囊分离，则此结的溶解时间会有显著的延迟。如出现这种情况时，也无须移动引流盘，只需在巩膜瓣的后缘切出一块小的V形区域使Vicryl结能与Tenon囊接触即可。

如果巩膜过薄或有瘢痕，使得板层巩膜瓣不能充分覆盖引流管，则应用一片异体巩膜或类似组织来补充或代替它。如果使用甘油保存的异体巩膜，可将其置于板层巩膜瓣下方或上方，在其前缘和角膜之间留1mm，并确保其后缘不触及巩膜表面引流盘的前缘。用7-0丝线在距其前缘1～2mm的位置间断缝合两针将固定在巩膜上。如果异体巩膜覆盖至角膜内，则角膜上皮可长入自体组织和供体巩膜之间并阻止后者与自体组织融合。

步骤10：关闭Tenon囊和结膜切口。

① 标准闭合。必须确保Tenon囊没有被卡在引流盘的后缘后方，而是能游离至角膜缘。如果有卡顿，需小心提起并使其游离。确定组织可以很容易地贴合复位后，在角膜缘处用2～3根间断7-0丝线缝合Tenon囊和结膜（图46-12）。

② 压力敏感性"生物阀"。压力敏感性"生物阀"用于不使用Vicryl结时。Molteno 3植入物具有一个小的椭圆形压力脊，用于限制房水从眼内流出的量，以防止术后早期低眼压。将Tenon囊缝合到巩膜上，将使其拉紧在这个压力脊上，形成一个压力

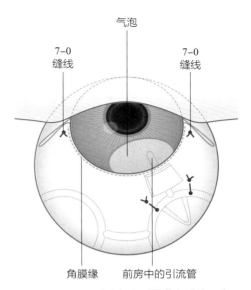

▲ 图46-12　结膜闭合时覆盖角膜缘上方

修改自 Chen, Roy and Benjamin. Surgical Techniques in Ophthalmology: Glaucoma Surgery. Philadelphia: Saunders; 2007

敏感性生物阀。该生物阀将房水限制在脊内较小的原始引流区域，直到眼压升高至15～25mmHg，组织被从脊上顶起，房水方能引流至主滤过泡囊腔。眼压略微降低后，组织瓣膜便会关闭，直至眼压再次上升，更多的房水溢出。该过程持续7～21d，直到足够的房水积聚在主滤过泡腔中，滤过泡腔扩张，将组织从压力脊上抬离。此后，这一组织瓣膜不再阻止房水通过，眼压则由滤过泡的引流区域和渗透性决定。

将Tenon囊和结膜向前越过巩膜表面引流盘拉至角膜缘。用无齿钳在椭圆脊的一侧旁边夹住Tenon囊的下表面，轻轻向前拉伸，以7-0丝线将其沿着椭圆形脊缝合到该侧引流盘前方的巩膜上（图46-13）。在椭圆脊的另一侧重复此操作。

③ 结膜下注射。将预防性抗生素混合液如头孢菌素、庆大霉素和长效激素如甲泼尼龙醋酸盐悬浮注射液（Depo-Medrol，Pharmacia and Upjohn，Kalamazoo，Michigan）注入结膜下。术后第一天停用降眼压药以待观察。

2. 第2部分：睫状体平坦部植入

睫状体平坦部植入技术是经角膜缘植入技术的改良。由于引流管是插入全层巩膜，因此无须做板层巩膜瓣。此时不能沿狭窄针孔通道插入引流管，

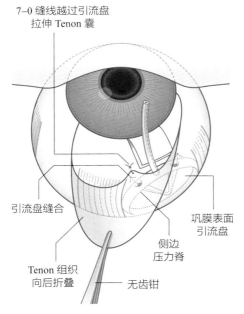

▲ 图 46-13 拉起 Tenon 囊和结膜，暴露 Tenon 囊的下表面，缝合至引流盘前方的巩膜上

因引流管较软易被误插入脉络膜上腔而卷曲，从而无法引流房水。

以 7-0 丝线将引流盘褥式缝合到巩膜上，但暂时先不将结系上。引流管可以暂时用 5-0 Vicryl 缝线闭合，并采用前面叙述过的方法检测。

使用 30° 微型刀片制作平行于角膜缘的 3～4mm 长的板层巩膜切口。在成人的人工晶状体或无晶状体眼中，切口应位于角膜缘后 3mm 处；在有晶状体眼中，为避开晶状体，切口应位于角膜缘后 3.5mm 处。烧灼切口边缘，加深切口至可见脉络膜。彻底电凝切口床，使下方的脉络膜血管凝结。

修剪引流管使其前端呈 45° 斜面并可伸至一个恰好位于视轴外侧的位置，使其能在散大瞳孔后可见，便于裂隙灯检查和 YAG 激光消融任何可能堵塞引流管的玻璃体。

通过插入如上文所述制作的微型角膜刀完成平坦部切口。对于需要进行睫状体平坦部玻璃体切割术的病例，可以在植入导管的同时进行手术，具体方法是：扩大切口至玻璃体切割术所需大小，然后在插入导管后缝合切口的一端，以防止导管周围的渗漏。用带有套管的玻璃体切除头，将玻璃体从玻璃体腔前部移除，然后用 7-0 丝线间断两针缝合巩

膜切口。将引流管经切口垂直插入后房。通过瞳孔直接观察引流管，确保引流管的尖端已插入后房正确位置。将预置在巩膜切口的两根缝线系紧，在引流管周围形成水密缝合，并将引流管向前推进直到 Vicryl 结贴在巩膜上。

通过系紧预置缝线来调整引流管的角度，使引流盘保持在适当位置。将这些缝线系紧，使引流盘向前滑动，从而增大引流管的角度，反之则减小角度。在理想情况下，引流管应以 45° 的角度穿过巩膜以平行于虹膜平面。如前所述缝合 Tenon 囊和结膜。

3. 第 3 部分：联合手术

当引流物植入术与其他眼内手术并行时，先行引流物管植入术，至准备插入前房时，在随后的内眼手术过程中，将引流管移开。眼内手术完成后需快速插入引流管，这样可以减少在术后柔软的眼球上进行手术操作。

八、术后管理与干预

（一）术后短期

在术后第 1 天，确认引流管位于前房的正确位置（图 46-14A）。如果引流管在手术时切割得太短，术后引流管不可见，可行前房角镜检查确认引流管是否进入前房。如果引流管位置错误或位于前房外，可能需要手术修正。如果引流管位置正确，可予以局部使用抗生素和激素，每天 4 次，持续 4 周。初次随诊时间为 1 周，之后可根据临床需要每 1～2 周进行一次随诊，直至引流管腔打开，眼压稳定。

若使用 Vicryl 打结，则引流管会在术后 3～5 周内自发开放。引流开启时通常并无临床症状，仅在常规随诊检查时表现为低眼压和滤过泡扩张。此时应减少或停止使用所有降眼压药，以将眼压维持在 15～20mmHg，防止出现低眼压。此后眼压将保持较低水平 1～3 周，直至滤过泡出现充血迹象。随后进入高眼压期，眼压将在 3～4 周内升高至 25～35mmHg 直至血管充血消退、眼压降至正常（图 46-14B 和 C）。如果在高眼压期不加以干预，将导致纤维组织的过度增生，可通过应用降压药将眼压维持在 25mmHg 以下来避免。

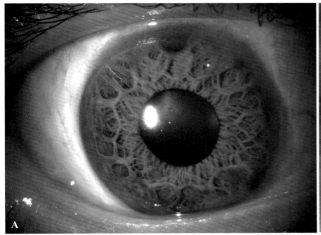
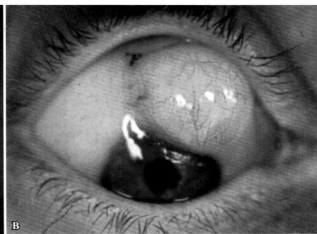
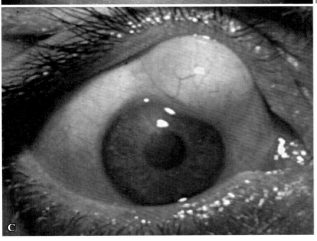

▲ 图 46-14　A. 56 岁男性右眼晚期原发性开角型青光眼，有小梁切除术失败史，图示引流物植入后 4 年随诊时前房中的引流管；局部滴用噻吗洛尔每日 1 次，眼压 16mmHg；B. 48 岁男性患外伤性青光眼，高眼压期的滤过泡炎症充血 4 周；（注：此次单 / 双盘植入前，有早期引流物植入史，故滤过泡位于前方）；C. 为图 B 中的患者术后 3 个月时的稳定期无炎症滤过泡

Vicryl 结可在任意时期用氩激光松解。松解后滤过泡立即扩张，眼压降低至 1～2mmHg，之后 3～4h 内升高至 10mmHg。

（二）术后远期

根据临床进展情况随诊的时间间隔可在 1～12 个月。如果需要长期应用降眼压药噻吗洛尔、其他 β 受体拮抗药和局部或全身碳酸酐酶抑制药可有效降低眼压，并具有明显的协同作用，并对滤过泡渗透性具有良好的长期作用。可通过调节口服乙酰唑胺的剂量控制眼压。由于缩瞳药和前列腺素类似物具有促炎作用，其效果并不稳定，可能无明显降压效果，甚至增高眼压。肾上腺素能药有时有降压效果，但反弹性血管扩张增加了其作用的不确定性。降眼压药的需求将随着时间缓慢减少。

在一些急性新生血管性青光眼病例中，需立即降低眼压来挽救部分视力。这要求植入可以立即引流房水的引流物以将眼压降至正常水平。术后需尽快对潜在视网膜疾病进行激光光凝术，同时积极治疗相关的血管疾病和全身疾病。

九、并发症及其预防

（一）早期并发症

引流物植入后的并发症与传统引流术类似，其防治方法也大致相同。

1. 前房积血

较常见，特别是在新生血管性青光眼病例中，不需特殊治疗。

2. 脉络膜脱离

不常见，多发生于终末晚期病例中，其薄巩膜可阻止引流管的水密插入。一般采取保守处理。

3. 引流管漏

应通过细致的手术操作加以预防。若已经发

生，可通过使用局部激素和睫状肌麻痹药保守处理，借助由压力脊形成的生物阀防止低眼压。

4. 低眼压

即使手术操作理想，由于睫状体房水分泌受到暂时抑制，可能会出现低眼压。保守处理为最佳方案。有时，在本应植入单盘或小型 Molteno 3 引流物的病例中植入了双盘或大型 Molteno 3 引流物，也会导致低眼压的发生。经保守处理，若眼压在 2~3 周内未充分升高，应移除第二块引流盘或将大型引流物更换为较小的 Molteno 3 引流植入物。在移除第二块引流盘时，可用局部麻醉并在第二块巩膜表面引流盘的前缘切开结膜，用无齿钳夹住引流盘，将其向前拉出滤过泡腔。拉伸连接管，将其尽可能切短，使其缩回组织内。结缔组织随后包围连接管的切口端，眼压可在 3~4d 内升高至正常水平。

（二）晚期并发症

1. 眼压升高

对于植入单盘或小型 Molteno 3 引流物不能充分控制眼压的患者，可在不直接干扰眼内组织的情况下添加第二个引流盘。将第二个单盘或另一个 Molteno 3 引流物植入放置在现有滤过泡相邻的象限中。操作时，将引流盘缝合到适当位置并用 5-0 Vicryl 缝线封闭引流管。修剪引流管，使其长度适合接到第一块引流盘的中心。将引流管的末端向下斜向引流盘的表面，防止其接触滤过泡囊内壁而被堵塞。制作上文所述的微型角膜刀，在滤过泡囊壁中做一个逐渐变窄的切口，将引流管插入腔中。在第二块引流盘周围预先形成滤过泡囊，当 Vicryl 结溶解后，房水引流自动开启。

2. 引流管暴露

如覆盖引流管的结膜组织在后期变薄，可通过打开结膜瓣，在引流管上方缝合一片异体巩膜来代替结膜瓣覆盖引流管。

3. 后期引流管在前房中移位

由于婴幼儿和慢性葡萄膜炎患者的眼部组织异常柔软，引流管可能在前房中发生缓慢移位。在随诊记录时应常规标注引流管的位置，若出现引流管末端向着可能与角膜内皮接触的方向移位风险时应该予以处理。如需重新调整引流管，可打开穹隆为基底的结膜瓣和 Tenon 囊，找到巩膜表面引流盘和角膜缘间的引流管，纵向仔细分离引流管周围的结缔组织鞘，用镊子将引流管从前房抽出，用一根 7-0 丝线紧密缝合此通道。重新形成前房，在附近另做一个巩膜瓣，将引流管重新经新巩膜瓣下插入前房。通常，必须用一片供体巩膜缝合在新巩膜瓣上方以支撑引流管，取代原有的结膜瓣。

第 47 章

手术技术（二）：
Baerveldt 青光眼植入术
Surgical Technique 2
(Baerveldt Glaucoma Implant)

George Baerveldt   Anthony Leoncavallo   著

郝　洁　译

吴仁毅　校

本章概要

　　在青光眼患者的治疗中，Baerveldt 青光眼植入物一直发挥着重要作用。谨慎细致的术前计划和手术操作将有助于减少并发症。目前，植入物常被推荐用于继发性青光眼或有既往手术史的病例。针对初次手术的原发性开角型青光眼患者，一项前瞻性随机试验比较了使用 350mm Baerveldt 植入物对比小梁切除术联合应用丝裂霉素（PTVT 研究）的效果，或许能支持植入物在未来发挥更大的作用。

一、概述

　　Baerveldt 青光眼植入物（Advanced Medical Optics，Inc.，Santa Ana，CA）在 1990 年首次被应用，它是由较早的 Molteno 植入物改良而来，不带阀门的硅胶管（外径 0.63mm，内径 0.30mm）附在医用硅胶引流盘上构成。目前植入物有两种尺寸，250mm 和 350mm（图 47-1A 和 B）。经睫状体平坦部植入的引流物是在 350mm 引流盘的基础上，将硅胶管与带有倾斜插管的小型巩膜表面引流盘相连，通过巩膜切开术植入（图 47-1C）。所有设计均将房水从眼内通过硅胶管重新引流至围绕引流盘的囊状空间来降低眼压，空间内的房水可以扩散到滤过泡的纤维壁中。

　　青光眼植入物引流盘经钡浸渍以允许放射线照相识别和 γ 线照射。引流盘经滚轮抛光后润湿角较小。前缘有两个大的缝合孔和一个 1mm 高的脊，引流管的开口位于脊的后部。植入物的厚度为 0.84mm，使得引流盘平滑、细薄而仍具有适于植入的柔韧性和硬度。引流盘本身有四个孔，植入后可允许纤维组织在前面的结膜和后面巩膜壁之间的空

隙中生长，从而形成纤维囊。这被认为降低了滤过泡的高度，从而减少了与眼球运动相关的问题。

二、适应证

　　Baerveldt 植入物适用于药物难以控制且不适合进行标准小梁切除术的青光眼患者，包括新生血管性青光眼、穿透性角膜移植伴青光眼、视网膜脱离伴青光眼、虹膜角膜内皮（ICE）综合征、外伤性青光眼、葡萄膜炎性青光眼、既往小梁切除术失败、上皮向下生长、难治性婴幼儿型青光眼患者和

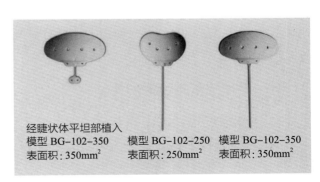

经睫状体平坦部植入
模型 BG-102-350
表面积：350mm²　　模型 BG-102-250
表面积：250mm²　　模型 BG-102-350
表面积：350mm²

▲ 图 47-1　Baerveldt 植入物（American Medical Optics 馈赠）

需行青光眼滤过术的角膜接触镜佩戴者。

三、术前注意事项

是否进行手术往往最难做决定，具体取决于患者的整体健康状况、术后有效视力的可能性，以及危及视力的术后并发症。

在认为行 Baerveldt 植入物手术是择优选择之后，全面的术前检查将有助于手术实施，尤其需要识别可能影响手术成功的因素。例如，术前眼压过高会增加迟发性脉络膜上腔出血的可能，这一风险可通过在手术期间逐步降低眼压来降低。结膜状况和既往瘢痕决定在哪个象限进行手术。在无老年环、瘢痕或缝线遮挡的情况下，清晰周边角膜有助于确认眼内引流管的位置。若前房过浅或前房有玻璃体，则可能需要切除玻璃体，并行睫状体平坦部植入。

最合适的植入部位是颞上象限，此处眼球与眶壁间的空间最大，有利于充分暴露，并减少术后与眼球运动相关的问题。在此部位植入也更加美观，因为上眼睑可以完全覆盖植入物。在二次植入或其他特殊情况下，仅次于颞上象限的植入部位为鼻上象限，鼻下象限次之，最后是颞下象限。

四、麻醉注意事项

眼球麻醉首选球后神经阻滞麻醉。静脉镇静药通常作为辅助给药。局部或前房麻醉难以控制疼痛，特别是在处理眼外肌时。有些手术医生会在局部麻醉后行球旁神经阻滞麻醉。在如下所述的所需位置作结膜和 Tenon 囊切口，在扩大切口之前将一钝针头插入 Tenon 囊下方并向后穿入肌锥，注射常用麻醉药混合剂。只有当患者因年龄、认知状态而无法遵从指导或既往局麻效果差时，才需行全身麻醉。

五、手术技术和可能的调整

必需的器械和用品清单见框 47-1。

完成合适的麻醉后，常规消毒。常规使用手术显微镜。应考虑使用较轻的开睑器，避免压迫眼球，避免过度撑开眼睑。用 S-29 针带 6-0 Vicryl 缝线穿过上方周边角膜的一半厚度作牵引，以更好地

框 47-1 器械和用品

- Lieberman 开睑器
- 大号和显微持针钳
- Pierse-Hoskins 镊子
- 0.12 Castroviejo 镊子
- 全尺寸和微型 Wescott 剪刀
- Bonnacolto 镊子
- 23G 针头
- 直头和弯头 McPherson 打结镊
- 大号斜视钩
- 角膜遮光保护器
- 蚊式止血钳
- 6-0 可吸收缝线带 S-29 针
- 7-0 聚丙烯缝线带 CV-1 针
- 8-0 可吸收缝线带 TG-140 针
- 15° 剃须刀
- Baerveldt 青光眼植入物
- 巩膜移植片
- Weck-cel 海绵
- 双极电凝
- 27G 冲洗针头
- 平衡盐溶液（BSS）

暴露相应象限。用蚊式血管钳将缝线向下夹在贴膜上。用剪刀在角膜缘后 4～5mm 处将结膜和 Tenon 囊切开约 14mm，或是颞上象限约四个钟点大小。切口宽度需足以暴露上直肌和外直肌的边缘。用剪刀在 Tenon 囊下直肌间分离，向前作以角膜缘为基底的结膜和 Tenon 囊钝性分离。这个步骤可以通过用镊子夹住 Weck-cel 海绵，向前沿着巩膜表面，钝性分离结膜和 Tenon 囊来一步完成。可能需要轻度烧灼止血以保持术野清晰。

用斜视钩分离上直肌和外直肌。将 Baerveldt 植入物置于术野并用生理盐水冲洗。分离上直肌，用斜视钩牵引。另一斜视钩插入肌腹下更靠后的位置，配合抬高和牵引上直肌。用较大的无齿镊（如 Bonnacolto 镊）纵向夹住植入物，将其上翼插入上直肌和巩膜之间。植入物被推向鼻上象限，直至约 3/4 进入肌肉下方。在插入过程中，需紧持引流盘并保持可见，以防止植入物向后滑动。保持植入物在上直肌下方的同时，用无齿镊和斜视钩通过类似操作将植入物的另一翼插入外直肌下。在植入物两翼均固定在相应的直肌下方后，植入物可向任意

方向相对适度地活动，向前活动除外，因直肌的止点能防止植入物向前移动至角膜缘。调整植入物位置，使其前缘和引流管位于两个直肌止点之间。

用卡尺确认植入物前缘位于角膜缘后10～12mm处。随后用7-0或8-0不可吸收缝线（如Prolene缝线）通过缝合孔将植入物缝合到巩膜上。必须注意缝针只能穿过部分巩膜层，全层穿透可能导致视网膜或脉络膜损伤。笔者通常用大持针器持BVI针带7-0 Prolene缝线，便于控制缝针刺入巩膜。缝线结应旋入缝合孔眼内。

此后就是引流管插入步骤。前结膜和Tenon囊瓣应向前分离至角膜缘。可能需要轻度烧灼止血。引流管在预定植入前房的部位放在角膜缘上，用剪刀修剪引流管，使其在眼内留1～2mm长，管口末端斜面朝上。用7-0或8-0可吸收缝线（如Vicryl缝线）在植入物前缘的几毫米范围内将引流管结扎。在切口端插入30G针头并用生理盐水冲洗，检查引流管是否完全封闭。若引流管存在泄漏，用第二根缝线结扎并检查。7-0 Vicryl线结通常在术后4～6周松解，8-0 Vicryl线结在术后2～4周松解（图47-2）。

透明角膜做穿刺口进入前房，用平衡盐溶液调节眼压或加深前房，以便插入引流管。

最关键的操作是制作针道以便引流管经此插入前房。23G针头最为常用，因其贴合引流管周而漏水最少。用22G针头时会有少量液体从引流管周围流出，可用于术后最初2～3周的眼压控制。21G针头仅推荐用于虹膜红变患者。可先行插入27G针头，方便后续23G针头插入，也有利于最初观察引流管的径路位置。

针道从角膜缘后方0.5～0.75mm处开始，针头斜面朝下并平行于虹膜平面。有晶状体眼的患者需要更靠近角膜。将针前推，直至在前房中清晰可见。如果针头太靠近角膜，应将其退回，从初始针道的后方重新插入。第二条通道内的引流管将挤压闭合第一条通道，避免泄漏。

在直形或弯形镊子，或特制的引流管植入镊帮助下，将引流管插入针道。引流管应进入前房1～2mm，位于虹膜前，与虹膜平面平行并远离角膜。开口斜面应向上朝向角膜以避免虹膜嵌顿。如

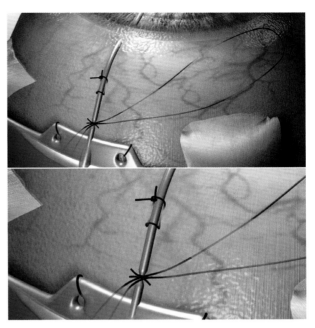

▲ 图47-2 低倍和高倍图示用5-0尼龙缝线结扎成结，两个线端均置于在引流盘前缘下方；图中也展示了固定引流管的非压迫褥式缝线（8-0或7-0可吸收缝线）；缝线结也可置于外面的环末端，以便在植入后数周拆除或留在结膜下；7-0可吸收缝线结扎缝线环的两端，暂时缩小（闭合）引流管（Don Minckler, MD 馈赠）

果引流管插入前房太深，应将其取出，重新剪好斜面再插入前房。一旦正确定位，用可吸收缝线将引流管较松地固定在巩膜上。也可以用Vicryl缝线的针刺穿角膜缘后、结扎线结前的引流管来辅助降低早期眼压。可以用这种方法制作1或2个孔。

前部引流管可用结缔组织植片如供体巩膜、硬脑膜、阔筋膜、心包膜或角膜组织等遮盖。植片复水后剪成合适的形状和大小，约4mm×6mm。用可吸收缝线（如7-0或8-0可吸收缝线）将其缝合到巩膜上。用植片的目的是覆盖任何先前手术造成葡萄肿，也可以遮盖引流管以防止其被挤出到结膜外。

结膜切口的闭合通常为双层缝合，先用7-0或8-0可吸收缝线连续缝合Tenon囊。如果Tenon囊的前部太薄，可将囊后缘缝合至植片上或巩膜上，保护植入的引流盘。随后用7-0或8-0可吸收缝线连续缝合结膜。结膜的水密缝合可防止术后低眼压和上皮向内生长。

建议结膜下注射抗生素和激素。手术当日术眼眼罩覆盖。

经睫状体平坦部植入

在某些情况下需要经睫状体平坦部植入引流管，如前房过浅、无晶状体、既往穿透性角膜移植术，前房存在玻璃体，以及因糖尿病性视网膜病变需行视网膜手术或广泛前部葡萄肿的患者。此时需行玻璃体切割术并适当切除玻璃体基底部。

经睫状体平坦部植入有两种方式，可根据病例具体情况进行选择。如果患者在插入植入物前刚完成经睫状体玻璃体切除手术步骤，则使用 Baerveldt 经睫状体平坦部植入物。如前所述固定引流盘，在玻璃体切除和气液交换后，将折角的 Hoffman 引流管经 MVR 巩膜穿刺管插入玻璃体腔。首选 Hoffman 引流管而非标准引流管的原因在于标准引流管插入巩膜穿刺口不能保证水密闭合。随后用不可吸收缝线将引流盘缝合到巩膜上，缝合生物植片，并完成上述的剩余步骤。

对既往曾行玻璃体切割术的患眼，经睫状体平坦部插入引流管可选用标准 350mm 植入物。如前所述固定引流盘。用 21G 针头平行于虹膜平面从角膜缘后 3mm 处穿透巩膜插入（图 47-3），作为插入引流管的针道。引流管需留长 4~5mm，以便通过瞳孔可见确保准确定位。使用较大的针头刺穿巩膜和睫状体平坦部，避免引流管插入脉络膜。结扎引流管，固定至巩膜，并完成上述剩余步骤。

六、术后管理与处理

术后第 2 天开始使用局部抗生素和激素，后者根据炎症情况每 1~3h 给药 1 次。应告知患者眼内手术后的标准注意事项，如避免做 Valsalva 动作。眼压升高可通过穿刺放液处理，也可重新使用抗青光眼药。在引流物周围形成滤过泡包裹和结扎引流管的可吸收缝线断裂期间，需要控制眼压局部抗生素通常给药 7~10d，局部激素给药时间稍长，逐渐减量。患者随访检查应重点观察前房反应和深度、引流管位置和结膜愈合情况。根据所用缝线的规格，引流管应在术后 3~6 周内复通。应告知患者眼压有突降的可能，此时会有些不适，视力也会下降。前房可能发生炎症反应，伴沉积物甚至积血，这些均可通过适当使用局部激素而解决。

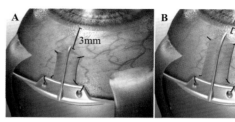

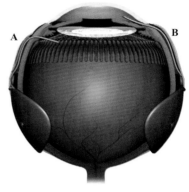

▲ 图 47-3　**A.** 人工晶状体眼经睫状体平坦部安装 **Baerveldt** 植入物，可见引流管在角膜缘后 **3mm** 的位置穿过巩膜；**B.** 前房安装；在两个安装部位中，引流盘前缘均位于角膜缘后 **9~10mm**，通常在颞上象限；植片组织（保存的供体巩膜或阔筋膜）覆盖引流管插入部位，可延伸至引流盘前缘（**Don Minckler, MD** 馈赠）

患者在术后约 2 个月常有报道眼压升高，这个阶段常被称为高眼压期。此时的高眼压是由植入物周围滤过泡囊的炎症和纤维化，房水无法渗透囊壁所致。应恢复局部应用抗青光眼药缓解眼压升高，直至情况缓解。

联合用药的使用

尚无证据表明使用术中和术后联合用药可提高手术成功率。虽然没有关于 Baerveldt 植入物和联合用药的前瞻性随机试验，但是参考其他植入物的少数研究和一些回顾性研究。有两项随机试验研究了植入 Molteno 和 Ahmed 引流阀联合应用丝裂霉素的有效性[1, 2]，记录了术后平均眼压、logMAR 视力评分和术后随访 12 个月的抗青光眼药使用情况，均未发现其有效性的证据。Trible 等[3] 在一项回顾性分析中发现，在所有阶段、所有人群中，使用抗代谢药并不能降低眼压或减少药物需求。因此，术间使用丝裂霉素不被推荐用于 Baerveldt 青光眼植入术。

术后全身激素治疗被认为有助于减少滤过泡纤

维化，但 Valimaki 等[4]发现在 Molteno 手术后常规口服皮质激素药物并不能控制滤过泡纤维化，也不能缓解术后高眼压。因此，Baerveldt 植入手术后不推荐全身激素治疗。

七、手术效果及与其他技术的比较

许多正在进行中的研究比较 Baerveldt 青光眼植入与其他手术方法的安全性和有效性。Gedde 等[5]开展的引流管对比小梁切除术（TVT）研究[Tube versus Trabeculectomy（TVT）Study]，采用多中心随机临床试验将无阀门引流管分流器手术与小梁切除术联合应用丝裂霉素进行比较。这项研究纳入了 212 只患眼，纳入标准为患有药物难以控制的青光眼且既往曾行小梁切除术和（或）白内障手术。患者随机接受 Baerveldt 350mm 青光眼植入物或小梁切除术联合丝裂霉素治疗。5 年研究结果显示，两组患眼眼压降低和用药情况无明显差异，但小梁切除术组具有较高的术后并发症发生率和累积失败率。该研究中的手术失败定义为眼压 > 21mmHg 或 < 5mmHg、术后眼压未降低 20%、需再次手术治疗青光眼，或光感消失。小梁切除术组在 5 年后的失败率为 46.9%，而在引流管组中仅为 29.8%。小梁切除术组有 29% 需要再次手术以控制眼压，而引流管组中仅有 9%。

Budenz 等的 Ahmed 和 Baerveldt 比较（ABC）研究[Ahmed Baerveldt Comparison（ABC）Study][6]是一项多中心随机对照临床试验，旨在比较两者在 5 年随访期间的疗效和并发症发生率。在研究的第一年，Ahmed 组的术后早期严重并发症发生率（20%）低于 Baerveldt 组（34%）。然而，Baerveldt 组的平均眼压在 1 年和 3 年随访时略低，青光眼再次手术的风险也较低[7]。同样，在 Christakis 等的 Ahmed 对比 Baerveldt（AVB）研究[Ahmed Versus Baerveldt（AVB）Study][8]中，1 年结果显示，与 Ahmed 组[（16.5 ± 5.3）mmHg]相比，Baerveldt 组的眼压较低[（13.6 ± 4.8）mmHg]。此外，1 年随访结果发现 Baerveldt 组的后续干预率高于 Ahmed 组，但 3 年结果并无统计学显著性[9]。

在一项对青光眼植入物的 Cochrane 系统综述中，Minckler 等[10]通过 Meta 分析得出结论，在安全性或疗效方面没有任何一种房水分流器具有明显的临床优势。

八、并发症及其防治

亦可参阅第 51 章。

（一）低眼压

有多种因素可能导致低眼压。在术后早期，低眼压常由引流管不完全闭塞引起。引流管穿孔过大或管周房水渗漏也可以导致低眼压。如果前房相对稳定，眼压可自行升高。如果引流管与角膜内皮或晶状体上皮接触，应立即行前房成形，可使用黏弹剂经角膜穿刺口完成。

（二）引流管相关并发症

如前所述，植入过程中最重要的步骤是制作针道，引流管通过该针道进入前房。将针头正确定向是防止引流管错位的最佳方法。引流管离角膜太近可能导致内皮细胞计数减少，在穿透性角膜移植术后患者可导致植片失败。引流管离虹膜太近可能导致炎症和出血，离晶状体太近可能导致白内障。如果在术中引流管位置不佳，应移除引流管，用 10-0 尼龙缝线封闭针道，随后制作第二条针道。如果引流管切得太短，可用 Teflon 静脉留置针套或其他手术材料进行修补。

前房内的引流管开口可能会被纤维蛋白、虹膜、积血或玻璃体堵塞。如果少量虹膜或炎症组织堵塞管道，可用 YAG 激光消融管口组织。如果堵塞了大量组织或玻璃体，通常需要手术修复和（或）玻璃体切割术。

在长期随诊期间，应仔细检查覆盖引流管和植片表面的结膜。当上覆结膜组织中的脉管系统消失或变薄时，提示需手术修复，防止发生暴露或眼内炎。如果暴露的原因明确，如植片位置太靠前而持续与眼睑摩擦，可能需要移除并更换整个植片。如果原因并不明确，对浅表组织稍作修复即可。松解缺损周围区域的结膜和 Tenon 囊使组织活动度增加，有足够组织移至缺损处将其覆盖。植片（如供体巩膜）置于缺损处的引流管或引流盘上方，随后用缝线缝合，加强植片的作用。

（三）斜视

复视常继发于植入物及其周围滤过泡产生的障碍物效应。其他的原因包括眶内脂肪进入引起的脂肪纤维化综合征、肌肉分离或球后注射引起的直肌损伤，以及上斜肌肌腱的嵌顿。障碍效应通常伴随发生斜视，多为植入物被放置在颞上象限时发生的下斜视。植入物在鼻上象限时可见假 Brown 综合征。植入术后的斜视很难治疗。首选棱镜矫正，也可考虑斜视手术。有时只能移除植入物，再用较小的植入物替换。所幸的是，将引流管穿孔与引流盘植入术结合后，Baerveldt 植入物的斜视发生率有所降低。如前所述，这将使植入后纤维囊的前后壁之间的纤维组织得以生长，使得滤过泡的高度下降，从而缓解眼球运动障碍。

聚焦 1　麻醉注意事项

Don Minckler

房水分流器安装采用球后或全身麻醉患者感觉最为舒适。局部用丁卡因溶液或利多卡因凝胶有助于在眼睑和结膜消毒时减轻不适，同时也适于制作角膜牵引缝线（6-0 可吸收缝线带 S-29 针；Ethicon）。应注意避免开睑器损伤提上睑肌。植入引流盘时需打开较大的球周空间，可在 Tenon 囊下从眼球赤道部后方直肌间插入大的钝头针注射麻醉药完成麻醉。这一操作较为方便且安全性高，无须用到球后针头。如果愿意的话，也可通过在下方结膜 –Tenon 囊处开一个小切口轻松完成。要达到较好的球后麻醉效果，最简单安全的方法就是通过注射利多卡因以升高植入象限的以角膜缘或穹隆为基底的结膜瓣，向后钝性分离，再大的钝针头经过赤道部在 Tenon 囊和巩膜之间注射利多卡因。通过以穹隆或角膜缘为基底的结膜瓣均可将麻醉药注射到球后空间。将 2～3ml 的麻醉药（2%～4% 利多卡因和 0.5%～0.75% 的布比卡因比例 50：50，无肾上腺素，有或无透明质酸酶）注射到球后通常就足够了，在术中眼周空间被打开后，如有需要也可适量补充麻醉药。上述麻醉药混合物通常可以止痛几小时，术后一般无须使用止痛药。即使采用全身麻醉，局部麻醉药的球后注射对于避免术后疼痛也是有用的，必要时也可在植入后的引流盘下方施用。

聚焦 2　手术技术和可能的调整

Don Minckler

在结膜剥离术前制作角膜牵引缝线对分流器安装保持足够的暴露很有帮助，尤其是在没有手术助手的情况下。虽然结膜 –Tenon 瓣的制作形式取决于手术医生的选择，但若角膜缘周存在大量瘢痕，最好使用基于穹隆的皮瓣，并舍弃 1～2mm 角膜缘结膜，在穹隆组织松解后可缝合。必要时可在后方超出穹隆边界处切开结膜和 Tenon 囊，以获得大幅度的结膜松解。在极少情况下，既往手术未在植入象限中留下可移动的球结膜，此时需要在放置植入物前修整结膜直至角膜缘，即使是为此单独做一个手术。4～5mm 大小的以角膜缘为基底的结膜瓣即可满足经前房或经睫状体平坦部插入引流管的需要。

房水分流外植盘应定位在眼球赤道部的中央。通常，引流盘的前缘应位于角膜巩膜后 8～10mm。该位置将有助于将引流盘的最宽部分放置在相邻的直肌下方，同时也不会在肌肉腹部上施加过度的张力。需要注意的是，如果将引流盘放得太靠后，可能会触及视神经，尤其是在鼻上象限位置较后的情况下。

植入前房时，用 23G 一次性针头形成一条恰好通过标准引流管 外径 635μm，内径 305μm）的针道，避免房水通过管周泄漏。在针头刺穿巩膜后，通过针头的推拉针道会变得圆滑。引流管的理想植入位置是前房深部，平行于但不接触虹膜，尖端恰好在瞳孔缘外，以最小化接触角膜内皮的风险。无论是经睫状体平坦部植入还是通过角膜缘植入前房，引流管开口的尖锐斜面通常有利于植入。如果适当地制作引流管口斜面，并将其准确引导至针道中，那么就可以很容易地用无齿镊双手操作植入引流管。引流管植入器™可从 Ahmed 植入物制造商 New World Medical 公司获得。

在经睫状体平坦部植入前，患眼应接受玻璃体全切术。在将穿刺针穿过巩膜或角膜缘组织之前，最好检查针尖是否有毁损或弯折。在无晶状体或人工晶状体眼中行经睫状体平坦部植入术时，23G 针应于角膜巩膜缘后 3mm 处（卡尺测量）垂直于巩膜穿刺。针头应该瞄准眼球中心，并通过瞳孔在玻璃体腔中央可直接看到。

在保留晶状体的玻璃体切割术后的有晶状体眼中，针头的进入部位应在角膜巩膜缘后 4mm 处，进针方向如上所述，以避开晶状体的后表面。

沿着针道插入有尖锐斜面的引流管，调整管的长度，将管尖端置于玻璃体腔的中周部。在插入后须确定可以直接看到玻璃体内的引流管，以避免不小心插入脉络膜。

350 Baerveldt 带有 Hoffman 弯头（见图 54-2），小儿和成人用 Ahmed 分流器带有可调节的睫状体平坦部夹（见图 54-1）。这些调整有利于经睫状体平坦部植入，但缺点是由于管径不同，需要更大直径的针头用于穿刺（18G 及以上）。此外，这两种设计使上覆

聚焦 2　手术技术和可能的调整（续）

的植入组织和结膜隆起更高，特别是 Hoffman 弯头。理论上，两者都可以在保留晶状体的玻璃体切割术后降低晶状体损伤的风险，因为插入中间玻璃体的锐角可保护晶状体后表面不与引流管接触。

使用褥式或交叉字缝合将引流管固定在入口附近位置，使得引流管的横向移动最小化。扁平缝针带 8-0 或 7-0 可吸收缝线可以很好地予以固定。如果在无阀门装置（Molteno 或 Baerveldt）上使用缝线（5-0 尼龙），则最好缝合固定引流管以防止术后缝线移除后引流管的移动。

用植片覆盖前部 3～4mm 的引流管有助于减少通过结膜的引流管暴露，这种暴露最常发生在距角膜缘 2～3mm 内。但即便使用了供体巩膜或心包膜植片，仍可能发生暴露。应注意通过斜切或剪薄植片来避免边缘处的陡峭边缘形成凹陷。有些手术医生更喜欢使用受体巩膜隧道来降低前房插入后引流管暴露的风险，这与上一种方法效果相同。

尽管引流管后部 4～5mm 处或更偏后的位置不太可能暴露，在睫状体平坦部插入部位放置保护性植片也是可取的。遗憾的是，即使将植入物正确放置在角膜缘后 8～10mm 处，也可能在引流管和（或）引流盘的边缘或脊部发生暴露。

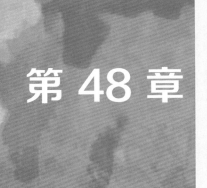

第 48 章

手术技术（三）：
Ahmed 青光眼引流阀引流植入术

Surgical Technique 3
(Ahmed Glaucoma Valve Drainage Implant)

John W Boyle Ⅳ　　J Ryan Mcmanus　　Peter A Netland　　著

李　丽　耿云云　译

张秀兰　孙　懿　周柔分　熊　健　林凤彬　宋云河　王雅怡　程伟靖　校

本章概要

　　Ahmed 青光眼引流阀的设计是通过硅胶管和限流阀装置，将房水从前房引流到位于角膜缘后方的硅胶或聚丙烯材料的引流盘。在 Ahmed 青光眼引流阀的设计中，采用了限流阀装置，这区别于其他的开放性引流管设计，包括 Baerveldt 和 Molteno 植入物。术后早期，阀门机制可减少低眼压及其相关并发症的发生率，如脉络膜渗漏、浅前房或无前房、脉络膜上腔出血等。严重威胁视力的并发症在 Ahmed 青光眼引流阀植入后较少见。像其他青光眼引流植入物一样，Ahmed 青光眼引流阀，是治疗各种难治性青光眼，包括小梁切除术失败、广泛的结膜瘢痕化、小梁切除术作为初次手术预后不佳的有效方法。目前，Ahmed 青光眼引流阀更广泛的应用，包括初次手术能否应用，正在研究中。

一、概述

　　青光眼引流植入物可以分为限流（带阀门）和非限流（无阀门）装置。Molteno 和 Baerveldt 植入物是无阀门装置，通过开放无阻碍的引流管引流来自前房的房水。

　　Ahmed 青光眼引流阀（New World Medical, Rancho Cucamonga，CA）于 1993 年被推出，旨在解决非限流装置中引流不受控制的问题。它是最常用的植入性限流型青光眼引流装置。在放置 Ahmed 青光眼引流阀后，前房的房水通过引流管和限流阀被引流到位于角膜缘后的结膜和 Tenon 囊下面的引流盘。

二、装置

　　Ahmed 青光眼引流阀由引流盘及与之相连的硅管组成（图 48-1）。该装置由两片位于文丘里腔中的薄硅橡胶膜（8mm × 7mm）组成（图 48-2）。硅橡胶膜在低于 8～12mmHg 的压力下关闭，在压力更高时才打开以允许液体流动。这种装置可以减少由于滤过过强导致的低眼压问题。体外和体内研究也证实了 Ahmed 青光眼引流阀可以通过这种阀门机制限制液体流动[1-3]。

　　Ahmed 青光眼引流阀有多种尺寸和材料（框 48-1）。单盘（S2 型）和双盘（B1 型）使用的是稳固的聚丙烯引流盘。柔性单盘（FP7 型）和柔性双盘（FX1 型）使用的是更柔软的硅胶引流盘。双盘 Ahmed 青光眼引流阀的表面积较大，以引流更多房水，并且可以植入眼球的右侧或左侧。尽管许多术者更喜欢在患儿中使用成人型号的植入物，但两种单盘引流阀（S2 型和 FP7 型）都有适用于儿童的较小尺寸的型号（S3 型和 FP8 型）。

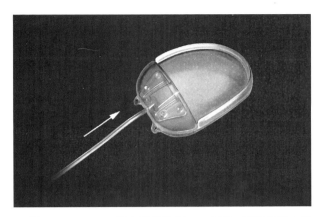

▲ 图 48-1　**Ahmed** 青光眼引流阀，**S-2** 型；箭指示房水引流方向

修改自 photograph provided by New World Medical，Inc.，Rancho Cucamonga，CA

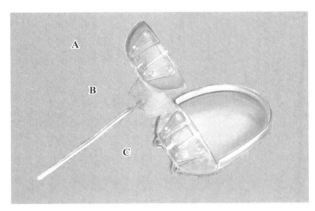

▲ 图 48-2　**Ahmed** 青光眼引流阀的组成

A. 文丘里腔的盖子和上部；B. 硅胶管和弹力膜；C. 引流盘，组成了文丘里腔的下部

框 48-1	Ahmed 青光眼引流阀的表面积	
材料	型号	大小
聚丙烯	S2	184mm^2
	B1	364mm^2
	S3	96mm^2
硅胶	FP7	184mm^2
	FX1	364mm^2
	FP8	96mm^2

框 48-2　Ahmed 青光眼引流阀的适应证
小梁切除术失败
小梁切除术可能失败
广泛的结膜瘢痕化
新生血管性青光眼
葡萄膜炎继发性青光眼
与穿透性角膜移植术相关的青光眼
ICE 综合征
上皮向下生长
难治性儿童青光眼
视网膜脱离术后青光眼
一期手术 *

*. 目前正在研究

三、适应证

Ahmed 青光眼引流阀植入术的适应证与其他青光眼引流物植入术相同（框 48-2）。Ahmed 青光眼引流阀植入术的适应证包括既往小梁切除术失败或行小梁切除术失败风险高的患眼。初次手术也可以考虑使用植入物，但这一观点仍有争议。

（一）小梁切除术失败的高危因素

既往小梁切除术失败或小梁切除术后眼压控制不佳被认为是再次小梁切除术失败的高风险因素。在这些情况下，引流植入物是一个有效的手术选择。

在结膜条件不佳导致小梁切除术失败风险很高的患眼中也应考虑引流植入物。这些情况可能是由于既往的眼部手术，严重的眼表疾病或外伤，或其他一些原因造成的结膜瘢痕。即使出现了广泛的结膜瘢痕化，也可以进行 Ahmed 青光眼引流阀植入术。

在其他情况下，患者的基础眼部病变也会成为小梁切除术失败的高危因素。这些情况包括新生血管性青光眼、葡萄膜炎继发性青光眼、ICE 综合征、上皮向下生长，以及儿童青光眼。对于这些病例，为了提高手术的远期成功率，手术医生可能会选择植入 Ahmed 青光眼引流阀而不是小梁切除术。

（二）一期手术

通常，Ahmed 青光眼引流阀被用于一期手术是基于行小梁切除术很可能失败的判断。然而，有一些研究比较了一期手术选择植入术或小梁切除术的效果。在一项一期手术选择小梁切除术与 Ahmed 青光眼引流阀的效果比较的前瞻性随机试验中 [5, 6]，术后第一年小梁切除术组的眼压更低，但在 31 个月的平均随访时间中，两组的眼压与成功率类似。另一项引流管对比小梁切除术的研究发现，与小梁切除术联合应用丝裂霉素相比，术后 5 年，Baerveldt 植入术的术后眼压类似，失败率更低、再次手术率更低[7]。

四、禁忌证

Ahmed 青光眼引流阀植入术没有绝对的禁忌证。对于在术后不服从自我护理的患者，Ahmed 青光眼引流阀植入术是相对禁忌。美国眼科学会关于青光眼引流植入物的报告提醒，术后长期并发症主要是角膜内皮失代偿[8]，因此在角膜内皮功能受损的眼中植入引流植入物时应慎重对待。

五、手术技巧

采用局部麻醉，包括球后麻醉或球周麻醉。将带有 6-0 丝线或聚乳酸牵引线的铲形针穿过与植入物相邻象限的角膜基质，旋转眼球以最大限度暴露术野。

Ahmed 青光眼引流阀通常放置在颞上象限，引流盘放置在角膜缘后约 8mm 处。当引流盘放置在鼻上象限时，引流盘与视神经距离较近，而且有诱发 Brown 综合征的风险，所以需要小心谨慎[9, 10]。

在选定的象限中，通过结膜和 Tenon 囊做一以穹隆部为基底的切口。通常在结膜瓣的一侧或两侧加做放射状切口以使术野暴露更好。钝性分离表层巩膜与 Tenon 囊之间的组织。在 Tenon 囊下方继续向后轻柔地钝性分离，以在直肌之间形成一个兜袋。通常在角膜缘附近进行湿场电灼止血。

在植入引流阀之前，应检查引流阀并进行初始化（图 48-3）。该装置的灭菌过程可能导致阀膜彼此黏附。术中利用 27G 或 30G 针头中的平衡盐溶液对引流阀进行初始化能够确保引流阀通畅。

用手或无齿镊抓住引流盘的前缘，将其插入直肌之间的兜袋中（图 48-4）。在插入过程中，应注意不要用器械接触阀门装置，因为这可能会损坏引流阀[11]。用 8-0 尼龙线，9-0 尼龙线或其他类似的不可吸收线通过引流盘前缘的小孔将引流盘固定在角膜缘后 8～9mm 处的巩膜上。

将引流管延伸于角膜，然后修剪成一定长度，

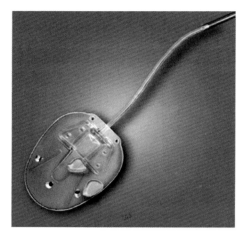

▲ 图 48-3 在植入 Ahmed 青光眼引流阀之前，用平衡盐溶液进行初始化，以确保引流阀功能正常

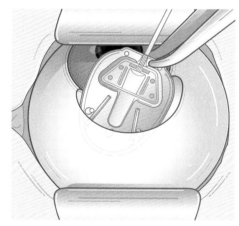

▲ 图 48-4 将 Ahmed 青光眼引流阀插入某个象限，注意避免损伤阀门；在插入过程中，避免用镊子抓持阀门

使引流管进入前房 2～4mm（图 48-5）。然后使用 23G 针头制作巩膜隧道，在角膜缘后面 0.5mm 处开始进针，与虹膜平面平行或略微成角进入前房（图 48-6）。一些手术医生在针头离开眼球时注射黏弹剂，以润滑隧道。23G 针头所做的隧道尺寸既保证引流管可以插入又可以最大限度地减少管周渗漏。引流管进入前房时，使其位于 Schwalbe 线和虹膜面之间，将能最大限度地降低引流管与角膜或虹膜接触的风险。使用无齿镊或专门设计的引流管推注器（New World Medical, Inc., Rancho Cucamonga, CA）将引流管通过针道插入前房（图 48-7）。然后使用单根 9-0 或 10-0 尼龙线将引流管轻轻地缝合于巩膜，注意避免加压。

为了防止引流管侵蚀角膜缘附近的结膜，可以将植片缝合于引流管上（图48-8）。加工的心包膜（Tutoplast；New World Medical，Inc.，Rancho Cucamonga，CA；或 IOP，Inc.，CostaMesa，CA）是最常用的植片，但是其他材料，包括保存的供体巩膜或角膜、阔筋膜、硬脑膜也可以使用。

然后将结膜瓣的两个角重新缝合于角膜缘。结膜的前缘也可能需要缝合到植片的角膜缘面。缝合结膜时，单丝 9-0 聚乳酸缝线优于 8-0 多聚乳酸编织缝线，因为它更细、抗拉强度更大。放射状结膜切口也使用相同的缝线连续或间断缝合。

必要时，可以考虑行颞侧透明角膜穿刺术，便于术后形成前房。如有必要，也可以在手术结束时用平衡盐溶液形成前房。

优选在远离引流盘 180°的结膜下注射类固醇激素和抗生素。根据所使用的麻醉类型，将含有抗生素和类固醇激素的眼膏涂在眼睛上，轻轻包眼，直至术后一天。

（一）改良

Ahmed 青光眼引流阀最常放置于颞上象限。然而，由于个人偏好或特定的患者个体因素，一些手术医生将其放置于下方。在硅油眼中建议将引流盘放置在下方，以尽量减少术后硅油通过引流管损

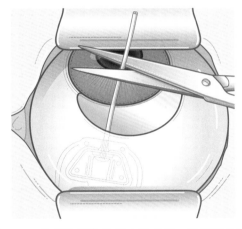

▲ 图 48-5 将引流管修剪至合适长度，通常延伸至前房 2～3mm；将引流管放于前房时，使引流管斜面向"上"

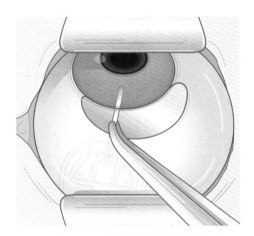

▲ 图 48-7 硅胶管通过隧道插入前房

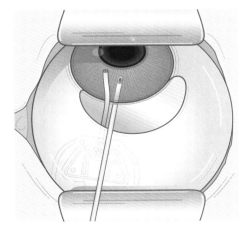

▲ 图 48-6 23G 针头用于制作引流管插入的隧道；较大的隧道会引起管周渗漏，而较小的开口又会导致引流管难以插入

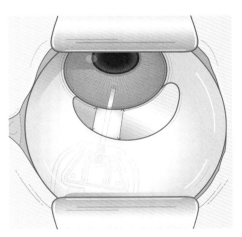

▲ 图 48-8 用心包膜、巩膜或其他合适材料的植片覆盖硅胶管，将植片间断缝合固定至少两针

失[14]。将引流盘放置在下方操作上较难。在一项前瞻性队列研究中，上方和下方植入引流阀在 1 年内眼压降低幅度和成功率相似，但下方植入的并发症发生率（25%）较上方（5%）高，包括暴露、影响美观和眼内炎[12]。在一项回顾性研究中，下方与上方植入引流阀具有类似的降眼压效果，但是下方植入的伤口裂开和短暂复视发生率更高[13]。

普通病例一般不需要黏弹剂。然而，如果手术医生认为患者发生低眼压或浅前房的风险高，则可以行颞侧前房穿刺，将黏弹剂注入前房。或者，可以在做巩膜隧道时，利用 23G 针头将黏弹剂注入前房。在硅油眼中，黏弹剂可以避免术中硅油通过引流管损失[14]。黏弹剂可留在眼中或在术毕时清除。

作为通过巩膜全层制作隧道的替代方案，可以制作以角膜缘为基底的巩膜瓣。然后用针头制作隧道并将引流管通过巩膜瓣下方插入前房，用 10-0 尼龙线缝合巩膜瓣。这样，不需植片就可以保护引流管免受结膜侵蚀。

在某些人工晶状体或无晶状体眼且有玻璃体切割史的患者中，将引流管放入玻璃体腔而非前房可能更好。有一种睫状体平坦部夹子（Model PC，New World Medical，Rancho Cucamonga，CA），可以让引流管朝着睫状体平坦部方向弯曲而不会扭结[15]。在人工晶状体眼或无晶状体眼中，引流管也可以自前房插至虹膜后方，特别是那些房角关闭或瘢痕化的患者。这样操作可以降低角膜内皮损伤的风险。

有抗纤维化药与 Ahmed 青光眼引流阀植入术联合应用的报道。然而，一项前瞻性随机多中心试验显示，与对照组相比，术中联合使用丝裂霉素对术后眼压、术后用药数量及术后成功率并无益处[16]。美国眼科学会报道，目前可用的青光眼引流物联合抗纤维化药并没有表现出明显的优势[8]。

有学者提倡使用抗 VEGF 药作为 Ahmed 青光眼引流阀植入的辅助手段。在围术期，可以玻璃体腔注射和结膜下注射这些药物治疗新生血管性青光眼和原发性开角型青光眼，但效果尚不确切[17, 18]。

（二）术后病程

术后局部使用类固醇激素和抗生素滴眼液。抗生素滴眼液通常在术后 2～3 周停用，类固醇滴眼液在数周至数月内逐渐减量。尽管在手术后很少进行干预，但仍需要密切随访以监测并发症。

据一项回顾性研究报道，植入 Ahmed 青光眼引流阀后，除了使用类固醇激素和抗生素滴眼液外，局部辅助使用酮咯酸者术后 6 个月的眼压更低[19]。一项前瞻性随机对照试验比较了术后局部使用酮咯酸与局部使用地塞米松的效果，发现酮咯酸组在术后 4 周所有测量时间点眼压明显低于地塞米松组，并呈继续下降趋势，且高眼压的风险更低。然而，酮咯酸组结膜收缩者更多，伤口渗漏的趋势也更大[20]。

对于术后未达到目标眼压的患者，眼球按摩也是一种有效的辅助手段。在一个病例系列研究中，按摩 1h 平均降低眼压幅度为 19%，通过持续按摩，50% 的受试者在术后 2 周，6 周和 6 个月能够维持 20% 的降压幅度[21]。

六、预后

自该青光眼引流装置问世以来，多项研究报道了 Ahmed 青光眼引流阀植入物治疗难治性青光眼的效果。在这些研究中，手术成功通常被定义为用或不用降眼压药下，术后眼压 < 21 或 22mmHg，但 > 4 或 5mmHg，且不需要再次行抗青光眼手术，或视力未进一步下降。这些研究倾向于报道成功率。大多数研究不是前瞻性随机试验，而是回顾性、非对照性病例系列研究。

（一）在难治性青光眼中的经验

在大多数研究中，Ahmed 青光眼引流阀植入术后的平均眼压通常维持在中低水平（图 48-9）[22-25]。术后所需抗青光眼药的平均数量通常为 1 种[16, 22-24]。不同研究报道的累积成功率在术后 1 年为 76%～87%，术后 2 年为 68%～77%（图 48-10）[22-25]。一项长期随访研究发现，术后 4 年的成功率为 76%[23]。

（二）儿童青光眼

多项研究发现，儿童青光眼患者植入 Ahmed 青光眼引流阀后，第 1 年成功率为 69%～93%，第 2 年为 46%～86%[26-30]。这些研究中的大多数患者为原发性先天性青光眼或无晶状体性青光眼。无晶

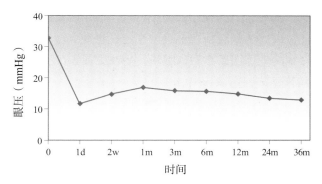

▲ 图 48-9 **Ahmed** 青光眼引流阀植入术后的平均眼压；在这项研究中，术前眼压为 **32.7mmHg**，术后 **1** 天降至 **11.7mmHg**，术后 **1** 年降至 **14.8mmHg**，术后 **2** 年降至 **13.3mmHg**

引自 Huang MC, Netland PA, Coleman AL, et al. Intermediate-term clinical experience with the Ahmed Glaucoma Valve implant. Am J Ophthalmol 1999;127: 27-33

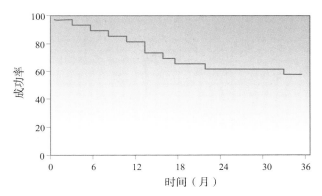

▲ 图 48-10 **Ahmed** 青光眼引流阀植入术后的累积成功率（**Kaplan-Meier** 分析）；术后 **1** 年的成功率为 **87%**，术后 **2** 年为 **75%**；这项研究中，患者在接受 **Ahmed** 青光眼引流阀植入术前，药物治疗、激光治疗或既往的抗青光眼手术均无效

引自 Huang MC, Netland PA, Coleman AL, et al. Intermediate-term clinical experience with the Ahmed Glaucoma Valve implant. Am J Ophthalmol 1999;127:27-33

状体性青光眼患者的手术成功率高于原发性先天性青光眼患者。一项针对原发性先天性青光眼患者的研究报道，Ahmed 青光眼引流阀植入术后 5 年成功率为 33%。在这项研究中，第二次植入 Ahmed 青光眼引流阀的患者，术后第 1 年成功率为 86%，术后 5 年成功率为 69%[31]。与成人相比，儿童中的高眼压期较少见[26]。儿童由于其强烈的愈合反应和术后形成白内障的风险，需要更仔细地监测。此

外，儿童出现引流管错位的概率似乎更高。一项研究发现，儿童中需要进行干预的引流管错位率为 26%[32]。

儿童青光眼患者首次植入 Ahmed 青光眼引流阀通常需要在全身麻醉下进行。与开放性引流管不同，Ahmed 青光眼引流阀通常不需要分两个阶段的操作来达到限流目的。但是，对于并发症风险高的儿童，如牛眼或合并青光眼的 Sturge — Weber 综合征的患者，术者也可以选择在 4～6 周内分 2 个阶段植入 Ahmed 青光眼引流阀，以达到在引流盘周围形成包裹的目的，从而防止术后低眼压及其相关并发症。

（三）新生血管性青光眼

新生血管性青光眼是一种难治性青光眼，手术失败率高。Ahmed 青光眼引流阀在这种难治性青光眼的治疗中取得了一些成功。一项回顾性研究报道了 Ahmed 青光眼引流阀植入术与小梁切除术联合丝裂霉素在术后 3 个月和 6 个月时的成功率相近，两组的术后视力和眼压也相似[33]。另一项回顾性研究比较了 Ahmed 青光眼引流阀在新生血管性青光眼和非新生血管性青光眼患者中的效果。发现新生血管性青光眼组术后 1 年、2 年和 5 年的成功率分别为 73%、62% 和 21%，明显低于非新生血管性青光眼组。新生血管性青光眼组出现失明的概率也更高，尽管这与视网膜病变也密切相关[34]。

（四）葡萄膜炎继发性青光眼

Ahmed 青光眼引流阀植入术已被证实是降低失控的葡萄膜炎继发性青光眼患者眼压的有效手段。在一项平均随访时间 24.5 个月的 21 只眼研究中，术前平均眼压为 35.1mmHg，术后平均眼压为 11.6mmHg，4 年的总成功率为 94%[35]。术后每眼平均减少使用 2.9 种抗青光眼药，并且没有患者出现视力下降。但在这项研究中，患者加强了抗炎治疗，包括积极使用免疫调节药，这可能对结果会有所影响。

在另一项 19 只眼的研究中，术后 1 年的成功率为 94%，2 年成功率为 60%，其中引流管堵塞被认为是导致手术失败的最常见并发症[36]。在一项葡萄膜炎患者使用皮质类固醇规范治疗的研究中，

Ahmed 青光眼引流阀植入术后 14 个月的成功率为 57%，患者由术前使用 2.8 种药物控制下平均眼压为 32.6mmHg，降至术后使用 0.7 种药物控制下平均眼压为 17.6mmHg[37]。在这项研究中，最常见的并发症是滤过泡包裹、低眼压和前房积血。

对于眼压失控的葡萄膜炎继发性青光眼患者，加强抗炎治疗通常会提高手术成功率，包括免疫调节药的使用，这在小梁切除术的研究中也是一样的[38]。

（五）青光眼与穿透性角膜移植术

角膜移植后经常发生眼压升高，并且常规滤过性手术失败的可能性大[39, 40]。一项研究报道，在既往曾行穿透性角膜移植术（PK）的 31 只眼中，Ahmed 青光眼引流阀植入术术后 12 个月的成功率为 75%，20 个月的成功率为 52%[41]。有感染性角膜炎或角膜葡萄膜炎病史的患者，Ahmed 青光眼引流阀植入术后角膜植片失败的风险是无相关病史者的 5.8 倍（见第 54 章）。在另一项研究中，术后 1 年和 3 年的眼压控制累积成功率分别为 92% 和 86%，而角膜植片成功率分别为 92% 和 50%[42]。在某些情况下，青光眼引流阀植入术后，由于术中和术后机械性内皮损伤或多次手术引起的炎症反应，角膜植片失败的风险可能增加。

但这些对 Ahmed 青光眼引流阀植入术后角膜植片失败的研究都是非对照性研究。一项病例对照研究表明，与小梁切除术或睫状体破坏术相比，青光眼引流阀植入术后角膜植片失败的风险并没有显著升高[43]。另外，其他抗青光眼手术，如小梁切除术，也与角膜植片失败有关。另外，未行抗青光眼手术的高眼压无法患者，其角膜植片失败风险也很高[43]。

（六）引流盘材料与双盘模型

Ahmed 青光眼引流阀配有柔性硅胶盘（FP7）或硬性聚丙烯盘（S2）。这些型号具有相同的表面积。硅胶盘（FP7）的低轮廓型面有利于稳定盘体。临床工作中发现，柔性硅胶盘更容易植入，因此，它比聚丙烯盘更受欢迎。

一项前瞻性随机临床试验发现，与聚丙烯材料引流盘相比，硅胶材料引流盘植入后的成功率稍高，具有统计学差异[44]。与硅胶材料引流盘组相比，聚丙烯材料引流盘组中 Tenon 囊发生囊肿的概率更高，但两组术后低眼压发生率方面并没有明显差异。

双盘模型有硅胶和聚丙烯两种引流阀。为了增加引流阀的表面积，第二个引流盘连接在主板的一侧。和单盘模型一样，房水通过主阀引流，第二个盘上没有阀门。

一项 50 只眼均植入了双盘 Ahmed 青光眼引流阀的非对照病例系列研究显示，植入双盘 Ahmed 青光眼引流阀的手术成功率、术后平均眼压、术后平均用药数量、低眼压发生率与既往报道的植入单盘 Ahmed 青光眼引流阀的结果相当[45]。但是，植入双盘 Ahmed 青光眼引流阀的患眼手术失败的风险更高。

（七）非洲裔美国人和高加索患者

多项研究表明，由于伤口愈合能力强，非洲裔美国人行小梁切除术联合丝裂霉素的手术失败风险高。在一项回顾性对照研究中，非洲裔美国人是 Ahmed 青光眼引流阀植入失败的一个危险因素[46]。白种人和非洲裔美国人植入 Ahmed 青光眼引流阀后 1 年成功率分别为 100% 和 91%，3 年成功率分别为 96% 和 79%。两组患者的术后视力和并发症相似。

（八）与严重眼表疾病相关的青光眼

对于角膜移植失败和角膜移植预后不良的患者，人工角膜是一种选择。这类患有严重角膜疾病的患者可能术前就有开角型或闭角型青光眼，并且无青光眼的患者也经常在人工角膜术后发生高眼压。在一项研究中，55 只眼患有严重眼表疾病且接受了人工角膜，青光眼的发病率为 64%[47]。若患者既往被诊断青光眼（35 只眼中的 20 只眼），在进行人工角膜移植术的同时行 Ahmed 青光眼引流阀植入术，或者确诊为角膜移植术后青光眼的患者后期行 Ahmed 青光眼引流阀植入术（35 只眼中的 15 只眼）。这些患者中，81% 眼压可控，25% 需要加用药物治疗。63% 的患者视力提高，20% 视力恶化，17% 视力不变。最常见的并发症是引流管阻塞和脉络膜渗出。

（九）视网膜脱离后的青光眼

复杂的视网膜脱离行玻璃体切割术和硅油填充会导致眼压升高（见第53章）。大多数病例可以用抗青光眼药物治疗。由于结膜瘢痕明显、硅油可能阻塞巩膜瘘口，以及其他不良反应，此种情况下行小梁切除术的预后不良。

在一项研究中，对药物治疗无效的患眼行Ahmed青光眼引流阀植入术[14]。术中在前房注射了黏弹剂，并且将引流阀放置在下方以防止硅油损失。眼压从术前平均44mmHg降至术后14mmHg，抗青光眼药数量从3.5种降至1.2种。

一项多中心回顾性研究比较了Ahmed青光眼引流阀对于硅油眼及无硅油眼患者的效果，平均随访时间为2年。两组患者在术后平均眼压、用药数量或并发症之间没有显著差异。然而，无硅油眼的手术成功率更高，并且发现硅油是手术失败的危险因素[48]。

在上述两项研究中，硅油眼在术后均需长时间使用类固醇激素。已报道硅油不会引起引流管的阻塞或功能丧失，但硅油可以通过Ahmed青光眼引流阀转移到结膜下和眼眶[49]。

七、并发症

任何类型的青光眼引流阀植入术后都可能发生并发症。Ahmed青光眼引流阀植入术后早期低眼压、脉络膜渗出和脉络膜上腔出血比非限流型青光眼引流阀植入术更少见（框48-3）。

（一）低眼压

在任何全层抗青光眼手术的术后即刻就可能会发生低眼压及其相关并发症，但在Ahmed青光眼引流阀植入术后较少见。在一项研究中，患眼植入了Baerveldt植入物，低眼压和脉络膜渗出的发生率分别为32%和20%[50]。类似地，放置Molteno植入物后，低眼压所致的脉络膜脱离和浅前房的发生率为20%[51]。据报道，Ahmed青光眼引流阀植入术后第一天低眼压发生率低于10%[22, 24]。年轻，近视及无眼内手术史是术后浅前房的危险因素[52]。低眼压和脉络膜渗出通常无须手术即可恢复。然而，对于无前房及晶状体—角膜贴附的情况，可以通过在裂隙

> **框48-3　并发症**
>
> **Ahmed青光眼引流阀比开放性引流管植入物少见**
> - 低眼压
> - 脉络膜渗出
>
> **与Ahmed青光眼引流阀相关 ***
> - 阀门故障（罕见）
>
> **与所有青光眼引流植入物相关，包括Ahmed青光眼引流阀**
> - 纤维蛋白、血液、虹膜、玻璃体阻塞引流管
> - 引流管后退和侵蚀暴露
> - 引流管弯曲
> - 眼球运动障碍
> - 角膜失代偿和植片失败
> - 眼内炎
> - 视网膜脱离

*. 通常认为不是"并发症"，但Ahmed青光眼引流阀植入术后高眼压时可能出现

灯下或手术显微镜下向前房注射黏弹剂来改善。脉络膜渗出可以局部用皮质类固醇和睫状肌麻痹药，而大量或持续的脉络膜渗出可以通过手术引流。严重时可以考虑拔出引流管。

（二）高眼压阶段

在Ahmed青光眼引流阀植入术后早期可以获得令人满意的眼压，但在某些情况下，通常是术后3～6周，会出现眼压升高。若眼压升高是短暂的，在非手术治疗后可改善，则被称为"高眼压阶段"。高眼压阶段可能是由于植入物的周围形成了厚的包裹泡。包裹泡或Tenon囊肿表现为光滑的高圆顶形滤过泡，致使房水外流阻力增加。在一项研究中，23%的患者在术后32d（中位数）形成了"包裹"泡，平均眼压为34.4mmHg[46]。术后降眼压方法包括药物治疗、眼球按摩、针拨（用或不用氟尿嘧啶），或手术切除滤过泡。不同研究中报道的术后高眼压阶段的发病率有所不同，聚丙烯（S2型）Ahmed青光眼引流阀植入术后的发生率为30%～82%[24, 25, 44, 46, 53]。硅胶Ahmed青光眼引流阀（FP7型）植入术后高眼压阶段的发生率低于聚丙烯引流阀（S2型）[44]。经Baerveldt植入物治疗后尚未出现这种情况[24, 25, 54]。

（三）其他原因引起的眼压升高

术中未用平衡盐溶液初始化可导致术后眼压升

高。阀门纤维化罕见，但曾经报道过[9]。

纤维血管长入 Ahmed 青光眼引流阀并不常见，但是成人和儿童患者晚期手术失败的原因。纤维血管内生可能发生在阀门腔和引流盘之间的后部连接处，也可能是由于植入引流阀时对阀门处理不当所致[55]。儿童强烈的愈合反应更容易导致纤维血管内生。

导致术后高眼压的其他原因与其他引流物相似。纤维蛋白、血液、虹膜、玻璃体或其他物质阻塞引流管可引起眼压升高。在一项研究中，11% 的患者术后眼压高，最常见的是新生血管性青光眼患者的血液堵塞引流管[24]。前房注射组织型纤溶酶原激活剂（0.1～0.2ml/5～20μg）可溶解纤维蛋白或血凝块。Nd:YAG 激光可用于消融阻塞引流管的虹膜组织或后囊。引流管中的玻璃体可能需要玻璃体切割术处理。

（四）眼球运动障碍和复视

眼球运动障碍可能是由于植入物和滤过泡的机械移位（占位效应），脂肪粘连综合征或与直肌下的瘢痕相关的后部固定缝线效应（Faden）。据报道，Ahmed 青光眼引流阀植入术后 3%～5% 的患者会出现复视[24]。Baerveldt 或双盘 Molteno 植入物出现这种并发症更多。据报道，2 例鼻上象限植入了 Ahmed 引流阀的病例出现了获得性 Brown 综合征[10]。

（五）引流管后退和侵蚀

任何类型的青光眼引流植入物手术后都可能发生引流管后退和侵蚀。已报道有一名患儿植入 Ahmed 青光眼引流阀后引流管穿透了角膜[56]。Ahmed 青光眼引流阀术前曾多次行眼部手术是植入物暴露的危险因素[57]。如果引流管后退并且因太短而无法复位，可以插入新的引流阀，将引流管重新插入睫状体平坦部，或者可以使用引流管延长器来延长引流管[58]。

（六）植片失败和角膜失代偿

据报道，在已行穿透性角膜移植术的患眼中，Ahmed 青光眼引流阀植入术后角膜植片失败率为 25%～35%[41]。反之，若先行 Ahmed 青光眼引流阀

植入术，随后再进行穿透性角膜移植术，角膜植片失败率在 3 年时为 59%[59]。失败的原因可能很多，包括存在潜在的慢性炎症、广泛的周边粘连和既往多次手术史。

在放置任何类型的青光眼引流植入物后都可能发生局部或弥漫性角膜失代偿。在一项前瞻性研究中，使用角膜内皮显微镜观察 Ahmed 青光眼引流阀植入术后的角膜内皮细胞密度，发现术后 24 个月时角膜内皮细胞计数减少了 18.6%，与基线和对侧眼测量值相比具有统计学意义。最接近引流管处的角膜内皮细胞损失最多（22.6%），中央区角膜内皮细胞丢失最少[60]。这些结果的长期临床意义尚不清楚。缩短引流管，将引流管放置在前房靠后的位置，或将引流管置于睫状体平坦部或虹膜后部可减少这种并发症。

（七）威胁视力的并发症

Ahmed 青光眼引流阀植入术后，威胁视力的并发症并不常见。据报道有 2%～5% 的患者可能会发生脉络膜上腔出血、脉络膜渗出和视网膜脱离[24, 25]。眼内炎是青光眼引流阀植入术的罕见并发症，它可与任何眼内手术相关。一项 542 只眼的研究发现眼内炎的发生率为 1.7%。流感嗜血杆菌和链球菌是最常见的致病微生物[61]。大多数眼内炎病例发生在引流物植入术后至少 6 周。最重要的危险因素是覆盖 Ahmed 青光眼引流管的结膜侵蚀暴露。

八、与其他技术的比较

由于阀门机制，Ahmed 青光眼引流阀比无阀门引流管植入物和小梁切除术更能有效避免低眼压。其引流盘外形较窄，适合放置在直肌之间。一些临床研究比较了 Ahmed 青光眼引流阀引流盘和其他类型引流盘的效果。

（一）Ahmed 青光眼引流阀对比 Baerveldt 植入物

Ahmed–Baerveldt 对照研究中随机分配了 276 名眼压不低于 18mmHg、计划在多个部位植入 Ahmed 或 Baerveldt 植入物的患者。两组术中并发症无差异。Ahmed 组的术后初始眼压较低，可

能是由于 Baerveldt 植入物中使用了早期的限流技术。术后 1 年时 Ahmed 青光眼引流阀组眼压较高（15.4mmHg vs 13.2mmHg）（图 48-11）。手术失败率或术后用药数量没有显著差异。Baerveldt 组术后并发症发生率明显增高，导致再次手术或视力丧失的严重并发症发生率明显增高[62]。在术后 3 年时，Baerveldt 组再次行抗青光眼手术的风险较低[63]。

在 Ahmed 对比 Baerveldt 研究中，238 名药物、激光、手术治疗均无效的难治性青光眼患者被随机

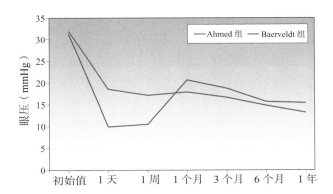

▲ 图 48-11　Ahmed-Baerveldt 对照研究的 1 年结果；Ahmed 组术后眼压较低，但术后 1 年 Baerveldt 组眼压更低
引自 Budenz DL, Barton K, Freuer WJ, et al. Treatment outcomes in the Ahmed Baerveldt Comparison Study after 1 year of follow-up. Ophthalmol 2011;118:443-452

分为在多个部位接受 Ahmed 或 Baerveldt 植入物。两组的术中并发症发生率相似。术后 1 年，Ahmed 组的手术失败率较高（43% vs 28%），眼压较高（16.5mmHg vs 13.6mmHg），且需要更多的抗青光眼药（1.6 种 vs 1.2 种）。Baerveldt 组在术后第 1 年需要更多的干预（42% vs 26%）[64]，但是术后第 3 年时两组没有显著统计学差异[65]。两组的术后视力或并发症没有显著差异[64]。

（二）Ahmed 青光眼引流阀对比 Molteno 植入物

一项前瞻性随机对照研究的研究对象是难治性青光眼患者，结果显示，引流物植入术后 24 个月，单盘 Molteno 的降眼压幅度显著大于 Ahmed 组（降低 49.7% vs 降低 41.9%）。两组在手术失败率、视力、视野、青光眼药物使用、术中或术后并发症方面并无显著差异[66]。

（三）Ahmed 青光眼引流阀对比小梁切除术

在一项随机对照临床试验中，小梁切除术组的累积成功率为 84%，Ahmed 组为 88%（$P = 0.43$）[5]。小梁切除术组在术后 11～13 个月时的眼压明显低于 Ahmed 组。在术后 20～24 个月至 52 个月，两组患者的眼压相似[6]。虽然术后远期滤过泡相关并发症令人担忧，但随访期间两组患者的并发症相似。

第 49 章　其他青光眼植入物
Other Glaucoma Implants

Remo Susanna Jr　Carlos Gustavo De Moraes　Mirko Barbic　Marcelo Hatanaka　**著**

刘　妍　**译**

才　瑜　**校**

本章概要

　　本章主要介绍一些历史上曾经广泛应用或者目前还在临床中应用的青光眼引流植入物装置，这些装置在以上三章内未有提及。主要介绍植入物的插入，以及并发症的预防及处理。

一、概述

　　青光眼手术的最终目的是建立一条滤过通道，将前房内的房水与 Tenon 囊下腔，或者脉络膜上腔相连通。与现有的药物治疗和激光治疗相比，这些引流装置的植入易导致大幅度的眼压下降，因而需要尽量避免有害的眼压波动[1-3]。一般情况下，药物或激光无法控制眼压，或青光眼的视功能损害很严重预计无法用药物或激光治疗控制稳定，我们首选应用抗瘢痕药的小梁切除术，第二选择为植入青光眼引流装置（glaucoma drainage device，GDD），最后选择睫状体光凝术。应用抗瘢痕药的小梁切除术失败后过多的上方结膜瘢痕，新生血管性青光眼或一些预计抗瘢痕药小梁切除术不会成功的情况下，选择植入青光眼引流装置类手术。与原发青光眼患者首选的小梁切除术相比，植入引流装置类手术可以将眼压控制在 21mmHg 或更低，小梁切除术的 1、2、5、10、15 和 20 年成功率分别为 95%、93%、89%、82% 和 68%，而植入装置类手术 1、2、5、10、15 和 20 年的成功率分别为 98%、97%、96%、96%、91% 和 91%，两者在统计学上有显著差别，植入引流装置类手术优于小梁切除术[4]。

　　本章主要介绍 GDD，而不是 Ahmed、Baerveldt 和 Molteno 植入物，GDD 同样是建立一条巩膜滤过通道将房水分流至巩膜表层的引流盘内，此装置放置于眼球的近赤道区域。为了与一些更新的装置区别，如 Ex-PRESS、iStent 和脉络膜上腔分流物，这种植入装置也被称为"长引流管型"（longer tube）。那些更新的装置如 Ex-PRESS、iStent 和脉络膜上腔分流物，在本书中的其他章节内有详细介绍（见第十篇）。

　　在美国过去的 10 年中最新数据表明 GDD 的应用有增加趋势，而小梁切除术的应用在减少[5, 6]。虽然引流物种类很多，但大致上可以根据房水引流限制机制将 GDD 分为两个类型，有阀门型和无阀门型。很多类型的有阀门和无阀门型植入物都已被尝试使用和发展。关于市面上有售的 GDD 美国眼科学会已经发布基于证据的摘要，阐述了目前关于这些装置的共识和分歧[6]。根据大多数青光眼专家的共识，新的植入物需要更好的生物相容性材料，更好的结膜下纤维化瘢痕控制药物，精确的引流量控制，以及眼内分流物。目前在用的装置尚无法全部满足这些需求，因而需要更多的研究。

　　以下介绍 OptiMed、Schocked，以及新出现的 Susanna 植入物。这些装置固定于巩膜表层，将前房水引流至 Tenon 囊下腔，与 Ahmed 或 Baerveldt 装置相比，这些装置的设计都不同。

二、OptiMed 植入物

OptiMed 植入物又称 OptiMed 青光眼压力调节阀（OGPR），是一种有阀门的带硅胶管的 PMMA 质地的盘状植入物。硅胶管的内径是 0.38mm，外径是 0.76mm。植入物有 5mm 的 PMMA 管插入硅胶部，硅胶部分的体积为 1mm×2mm×3mm。不具有调节功能的阻力部位位于该矩形内部，在引流管的根部。这里包含 180～200 个微管，房水通过微管渗透至结膜下。OptiMed 植入物的多个微管的"限流"单元提供了一个由 Poiseuille 公式控制的压力梯度（图 49-1）。当眼压超过 10mmHg 时，房水可以通过引流管部到达引流盘。当眼压升高时，房水通过毛细作用流入结膜下。

根据毛细微管的长度不同此装置分三种类型。此装置的眼外部分与其他引流装置不同。Eisenberg 与他的同事在体外将此装置与 Ahmed 和 Krupin 植入物比较，发现此装置的水流更强一些[7]。OptiMed 器械未显示起始压力，高流量的平均流量为 7.08μl/

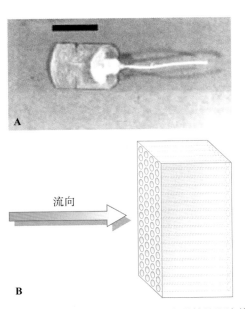

▲ 图 49-1　A. OptiMed 植入物；B. 多个微管的限流单位提供压力梯度
经许可引自 Lim KS, Allan BDS, Lloyd AW, et al. Glaucoma drainage devices; past, present, and future. Br J Ophthalmol 1998;82;1083–1089

（min·mmHg），低流量的平均流量为 6.20μl/（min·mmHg）。与其他植入物相比，OptiMed 属于高通量植入物。但并没有发现 OptiMed 植入物的引流量与眼压相关。

OptiMed 起源相对较早，但近年来并不常用。关于 OptiMed 植入物最后的文章发表于 1999 年，包含 7 例难治性青光眼患者[9]。术后未再行滤过术，眼压在 22mmHg 以下，或用药控制在 22mmHg 以下的眼定义为手术成功，平均随访 37 个月（16～39 个月）后 7 只眼中 4 只眼成功。早期并发症为，前房积血 1 例（14.3%），管道眼内部分堵塞 1 例（14.3%），高眼压 1 例（14.3%）。晚期并发症包括：结膜滤过泡失败 2 例（28.6%），纤维血管组织堵塞眼内部分管道 1 例（14.3%）[9]。

三、Schocket 植入物

Schocked 植入物是一种无阀门装置，被硅胶带包围，硅胶带类似于网脱扣带术中使用的硅胶带。一根 30mm 长的硅橡胶管（内径 0.3mm，外径 0.64mm）固定于硅胶带的凹陷部位[10, 11]。推荐使用微硅橡胶管绷带以减少低眼压，虽然有结膜侵蚀的并发症[12]。

360° 20 号和 220 号硅胶带用作外部植入物。20 号装置的表面积为 300mm²，并且根据带子的长度有所变化。硅胶带上事先已经制作了 1～1.5mm 的凹槽，手术中将硅橡胶管放置于硅胶带的凹槽部。凹槽内的硅橡胶管大约长为 15mm。9-0 尼龙线间断缝合 2～3 针将硅橡胶管固定于凹槽的中心部位。

之前安装巩膜扣带的眼，与其他 GDD 一样巩膜扣带被筋膜结膜覆盖封闭。在这些患者中，可以将包裹囊刺穿，与硅胶包围带之间的空间连通，然后修剪硅胶管，将其前部插入前房，从而模拟 Molteno 第二步的操作。Sidoti[13] 等报道了一项 13 例患者的研究，随访（21.7+14.1）个月。用或不用降眼压药眼压控制在 6～21mmHg 定义为手术成功，11 只眼成功（85%）。5 只眼需要进一步的硅橡胶管堵塞修复手术。术后第一天 3 只眼出现了低眼压（＜6mmHg）。

在另一项研究中，研究者试图比较几种不同引流管分流物的有效性。Smith 等 [14] 将双盘 Molteno 装置与 Schocket 装置进行比较。至少随访 6 个月，Molteno 组的平均眼压为 14.4mmHg，Schocket 组平均眼压为 15.1mmHg。Molteno 组需要药物干预的为 0.95，而 Schocket 组需要药物干预的为 0.43。尽管研究结果表明 Shocket 更理想一些，但数据上并未达到统计学上的标准。Spiegel 等 [15] 对 42 例难治性青光眼患者实行了 Schocket 植入手术，术后平均随访 17.5 个月，规定手术成功的标准为 5mmHg ＜眼压＜ 21mmHg，成功率达到 81%。4 只眼最后取出植入物，3 只因为低眼压，1 只眼因为结膜侵蚀。另一项随机临床试验中 Wilson 等 [16] 将拥有较大表面积引流盘的 Schocket 分流物与双盘 Molteno 植入物比较，发现 Molteno 植入物在术后 6 个月时患者眼压低于 Schocket 植入物组，数据有统计学差异，但术后视力、青光眼用药和并发症两者并无显著差异。

Scherwood 等 [17] 连续观察了接受 Schocket 植入手术的 50 个患者的 55 只眼。其中 30 个患者的 30 只眼至少随访 1 年（平均 18 个月）。30 只眼的成功率达到 80%（术后用或不用降眼压药滴眼液眼压＜ 25mmHg 为手术成功），术后 12 个月时眼压＜ 21mmHg 的眼达到 68%。文献中讨论了 55 只眼的并发症，失败原因主要有 6 个，失败和并发症原因主要包括：覆盖的结膜瓣侵蚀暴露硅橡胶管；硅橡胶管近端微孔阻塞；微管接触导致的角膜内皮失代偿；邻近引流盘的引流管被挤压；末端微孔堵塞；360° 包裹限制房水外流。21 只眼（38%）需要修复手术 [17]。

四、Susanna 青光眼植入物

Susanna 青光眼植入物是一种针对难治性青光眼设计的用于控制眼压的无阀门装置，由硅胶引流管和体部硅胶池（又称盘部）组成。最开始分为两种型号：200mm² 和 350mm²。近来此装置在形状上经过很重要的改良，使盘部和管部更适合植入。

新型的 Susanna 植入物在赤道处有一个与眼球形状一致的储液器，在盘的末端有个脊，脊可以防止硅胶管内部开口被纤维组织阻塞。Susanna 盘末端的脊还可以防止纤维包裹直接长到植入物上面 [18]。

盘的底部大约长 4mm，比 Molteno、Baerveldt、Ahmed 这些植入物更容易固定，距离角膜巩膜缘 6mm，盘距角膜巩膜缘的距离为 10mm，这样就减少了植入物脱出的可能性。

盘末端的微孔结构可以促进纤维组织附着，减少了其他部位的纤维活动，这些纤维活性能造成更多的炎症反应因而减少周围结膜筋膜组织的通透性 [18]。眼内压的减少幅度由盘周围组织及盘本身的通透性决定。为了使通透性加大并且容易固定，Susanna 植入物有两种型号：S-2 和 S-3（图 49-2）。因为装置是柔软的硅胶材质，如果植入装置空间不够的话，可以对装置进行修剪。另外，因为硅胶材质表面很平滑，因而与丙烯材质的植入物相比引起感染的概率更小 [18, 19]。植入物的侧面高 0.5mm。硅胶管内径 230μm，外径 330μm。以上特性可以减少管部与盘部脱出的可能性。

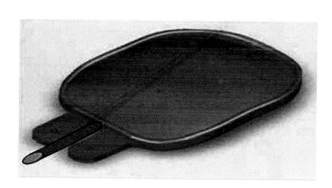

▲ 图 49-2　Susanna 植入物：S-2

五、手术技巧

（一）植入物准备

植入物在使用前要进行检查。检查方法可以通过向引流管内注入平衡盐溶液。将带 26～27G 针头充有平衡盐溶液的注射器插入引流管的开放端，缓慢注入大约 1ml 盐水，从植入物的盘体部流出。检查完毕可以应用。

（二）手术步骤

植入物放置于直肌之间的上赤道部，事先剪开结膜筋膜囊并分离筋膜囊下组织制成容纳植入物的空间。通常建议将植入物放置于颞上象限。此处可以保证眼睑能够最大限度地遮盖引流管前端、移植植片。并且可以减少植入物对上斜肌的影响，如果植入物放置于鼻上象限容易干扰到上斜肌。另外一个选择是将植入物放置于鼻下象限，眼球位于第一眼位时此位置可以使巩膜、角膜和移植片暴露最少。当放置于颞下象限时，可能会影响到外观并且易于出现植入物脱出。

通过植入物前缘的小孔将植入物缝合固定于距离角膜巩膜缘 8～9mm 的巩膜上，这样植入物的体部距离角膜巩膜缘 10～11mm。可以修剪引流管使前房内的长度为 2～3mm。管的眼内端可以修剪成 30° 的斜面。需要制作一个以角膜缘为基底的 2/3 巩膜厚度的巩膜瓣。用尖锐的针头在巩膜瓣下刺入前房。可以选择 23G 粗细的针头（Ahmed 和 Baerveldt 植入物）或 28G 粗细的针头（Susanna 植入物）沿虹膜平面水平刺入，形成通道后插入引流管。然后缝合巩膜瓣。也可以距离角膜缘 1～2mm 处以 23G 针头穿刺后，插入引流管，然后覆盖保存好的巩膜、人类的心包膜或者角膜补片。这些方法可以预防最常见的并发症：植入物脱出。

最开始必须限制房水引流进入无阀门植入物，可以通过以下几种文献中介绍的方法。最常见的是用 6-0 或 7-0 的 Vicryl 缝线，距离植入物盘部前方 4～6mm、巩膜瓣后缘处缝合引流管。不要以巩膜瓣覆盖缝合处，这很重要，因为需要断线时必须能看到缝合线。因为引流完全被缝合所阻断，为防止术后高眼压，需要用 10-0 尼龙线的缝合针在缝合处前方邻近处造成 2～4 个小裂隙使房水早期可以少量流出[20]。

另一个限制房水流出量的方法，可以用 4-0 尼龙缝线完全阻塞引流管，并放置于颞下穹隆部或置于完整的结膜下，然后以 10-0 聚丙烯线阻断前房内引流管[18, 19]。对于 Ahmed 有阀门型植入物推荐将黏弹剂如 Healon 留置于前房内，以减少术后早期低眼压的发生率。另外使用 Susanna 植入物建议用 6-0 尼龙线阻塞引流管内部，外部以 7-0 或 8-0 的 Vicryl 线缝合绷紧控制引流。内部尼龙线可以使引流管的内径由 300μm 变为 90μm[21]。Kee[22] 也介绍了相似的方法。用 6-0 的尼龙线或聚丙烯线放置于邻近引流管的表面，将低眼压的风险由 25% 降到

5%[22]。这种限制房水流出的方法在高度近视眼、小眼球和玻璃体切割术后眼上的应用尤为重要。但是以上早期限制房水流出的方法并不明确有效，还是有很多房水流出过多和房水流出不足的情况发生。

如果术后眼压高时需要早期开放引流管，Vicryl 缝线一般需要 6 周可以吸收，因而早期也可能需要氩激光断线。术后第二周可以通过结膜看到缝线。应用 Blumenthal 镜压迫结膜至血管不充盈，结膜变为白色，可以很容易看到缝线。氩激光断线的设置参数为：0.05s 曝光时间，500～600mW，50μm 光斑直径。

（三）高眼压的处理

术后 1～3 个月滤过泡壁的纤维浸润通常导致眼压升高[23-25]。大多数眼压升高的眼没有大幅度的升高，并且需要以往的降眼压滴眼液就可以控制[23]。在 Ahmed 植入物与 Baerveldt 植入物的长期随访研究中发现需要再次行青光眼类手术的眼通常是因为滤过泡包裹和高眼压[26]。

因为以上高眼压发生率高，并且所有需要植入引流物的眼都已经患有严重的青光眼，因而 Susanna 引入了一种强制引流管冲洗（forced tube irrigation，FTI）方法作为处理高眼压的可选方法之一（国际青光眼手术大会，多伦多，2006）。此方法事先预置角膜穿刺口，应用 3ml 注射器带 27G 针头由穿刺口进入前房，针尖插入引流管入口。当针尖插入引流管 2～3mm 时，注入 1～3ml 平衡盐溶液，从引流管进入引流植入物中，直至盘附近的结膜隆起。FTI 最好在手术室内进行，眼部准备要充分，开睑器开睑（图 49-3）。操作后局部抗生素滴眼液滴眼 1 周，第 1 周内每 2 小时 1 次皮质类固醇滴眼液，以后 2～3 个月内渐渐减量。此操作可以水分包裹囊壁和纤维黏附，也可以打开植入物阀门的小叶，还可以冲洗引流管末端的纤维增生组织。初步研究结果表明很少或者没有并发症，并且成功率很高。但是仅有 30% 的成功眼能维持 6 个月以上。

（四）为精确定位引流管的辅助装置

当精确定位引流管困难时此技术的应用很有意义，如一些小眼球眼或前房特别浅的眼[24]。

此操作将钢制指引针或者 27G 针穿入硅胶管内。当穿过孔时将钢制针放置于硅胶管内，3～4mm 留置于管外。管外的针可以作为指引，通过预先做好的巩膜通道进入前房或者后房。当硅胶管位置正确时，可以从硅胶管中抽出钢制针或 27G 针头（图 49-4）。

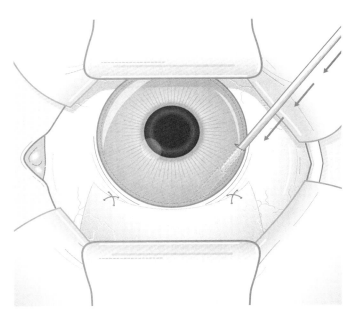

◀ 图 49-3 强制引流管冲洗（FTI）：通过 27G 针头向微管内注入 1～3ml 平衡盐溶液直至盘周结膜隆起

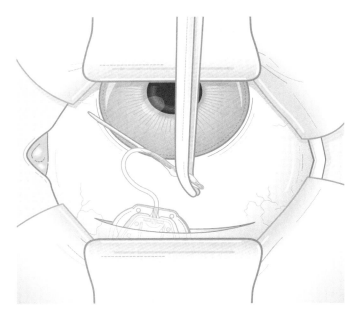

◀ 图 49-4 硅胶微管内放置钢针指引辅助定位穿入前房或后房的巩膜隧道

第50章 术中并发症
Intraoperative Complications

Steven H Mckinley　Peter T Chang　Ronald L Gross　**著**

张　军　**译**

才　瑜　**校**

本章概要

青光眼引流植入装置在青光眼手术中的价值逐渐增加。引流管对比小梁切除术（TVT）的研究中更好地介绍了他们的优点和缺点。使用引流管分流物装置增加了并发症的发生。手术经验是减少并发症发生率的有效手段之一。在手术过程中仔细的计划、思考和细致操作，确定和处理潜在的并发症，无疑可以促进患者获得良好的预后。

一、概述

青光眼引流装置（即房水引流管分流物或引流植入物）在青光眼手术中有重要的作用。这些植入物将房水通过引流管直接引流到结膜下来降低眼压。尽管有青光眼引流装置经得起青光眼引流手术的检验，但是在结膜瘢痕的眼中小梁切除术失败的风险更高（如新生血管性青光眼和葡萄膜炎性青光眼）[1-3]。这些和其他进行引流管分流物植入术的患者的潜在特征会增加术中并发症的风险。随着青光眼行引流管植入术病例的增多，手术中、术后并发症增多。

引流管分流物手术中涉及的每一个步骤都有可能出现并发症：麻醉、准备植入部位、放置和固定设备，以及最后的伤口闭合。及时发现并发症，细致熟练的术中处理，可预防更严重的并发症，降低手术后遗症。本章回顾了与引流管分流物植入相关的潜在术中并发症及其处理。

二、并发症及处理

与各种麻醉技术相关的风险已经在别处提到

过，此处将不作详细讨论。值得注意的是，当使用额外的结膜下麻醉药以加强麻醉时，可能会发生并发症，包括出血、邻近组织损伤和眼球穿孔。为了减少这些风险，使用钝头套管代替尖头针头进行麻醉。钝性剥离，提前打开结膜下空间，促进额外麻醉的分布，提高患者的舒适度。

暴露好既定象限进行引流管分流物置入是手术重要的第一步。缝合牵引线可以根据需要旋转眼球（图50-1）。上直肌束缝合有损伤肌肉或引起肌肉内或结膜下出血的危险。用镊子夹住整个肌腹部或肌腱，当它通过镊子顶端时，就能保护这些组织不受缝合针的伤害。当放置角膜牵引缝线时，将针穿过角膜，深度至少为50%。这可以防止由于牵引力太大而撕裂浅表角膜组织（奶酪线），以及防止通过全层角膜时过早进入前房。全层角膜通道的识别可通过观察针道房水的流出。术中前房变浅，在极端情况下，如果不能识别穿孔，可能导致晶状体—角膜接触。引流管的插入在低眼压的眼球或浅前房时变得更具有挑战性。如果发生这种情况，拆除缝线并在角膜邻近区域更换缝合线，缝合一定深度的角膜组织。此外，通过周边角膜侧切口注入黏弹剂可

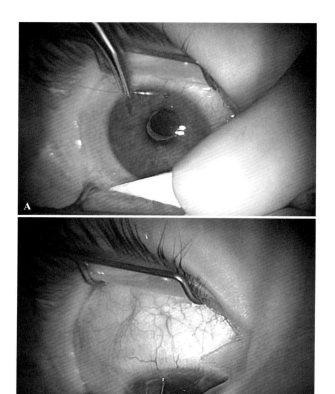

▲ 图 50-1 　放置板层角膜厚度的牵引线（A）眼球下转位（B）暴露出欲置入引流物的象限（Peter T Chang，MD 馈赠）

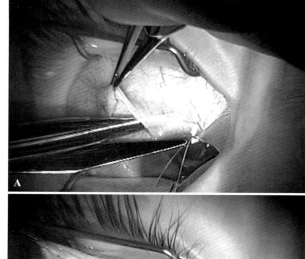

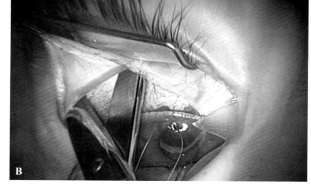

▲ 图 50-2 　沿角膜缘剪开球结膜（A）形成结膜下囊袋（B）（Peter T Chang，MD 馈赠）

以使眼球重建和增压。正常眼压和前房深度正常的眼球有助于手术中的后续步骤进行（即将引流盘固定在巩膜上，构建引流通路）。通过角膜侧切口可以在手术中随时进入前房反复填充黏弹剂。

角膜擦伤可能发生在放置角膜牵引缝合线或在手术过程中的任何时候。避免这种情况的方法是放置一个角膜保护器，如在平衡盐溶液中修剪和浸泡的显微外科海绵。治疗角膜擦伤的方法包括去除一层疏松的上皮，或在基底部进行修剪，以促进角膜再生。

在确定并暴露计划的植入象限后，切开结膜。制作结膜切口和分离结膜形成结膜下囊袋（图 50-2）便于植入引流植入物，这些操作可能会形成结膜针孔。如果结膜瘢痕阻碍了结膜的活动，可以在钝性套管上注射平衡盐溶液或麻醉药，以帮助评估结膜状态并识别有粘连的区域。如果发现可疑的针孔，在结膜下和 Tenon 囊下注射有助于确认和定位。用平衡盐溶液冲洗时，由于血管的缺乏和白色的外观，可将 Tenon 囊与结膜区区分开来。通

过使用锥形血管针单丝线修补，可以最好地修复针孔。可以将结膜下移，使用荷包缝合或多次环绕缝合技术。

在操作和分离结膜或附近组织时可能发生出血。出血来源包括结膜、巩膜上、巩膜和直肌腹部和肌腱内的血管。对于以前做过眼部手术的患者来说，该区域的瘢痕组织会造成额外的出血。钝性分离和锐器分离联合，并保持在开放象限的中心部分，与巩膜相邻，可以减少副损伤和出血。获得一个适当大小的球结膜切开和囊袋有助于防止在引流物植入时撕裂结膜，这也可能导致出血。出血过多会影响手术可视性，而且难以控制，尤其是当出血处靠近后部时。处理这一具有挑战性位置的出血包括用显微外科纱布加压该区域，或将浸泡在肾上腺素（1∶1000）或凝血酶（1000U/ml）中的纱布敷在出血区域[4]。此外，必要时扩大结膜切口，可增加暴露和帮助确定出血源。为了达到止血的目的，进行巩膜电凝很必要。然而，如果使用过度的烧

灼，可能会发生严重的组织变形。

眼外肌可在局部灼烧期间或在需要将巩膜定位于肌肉下方的引流管植入术中损伤。眼外肌任何部分的切除或错误的插入可能导致术后运动障碍。这可以通过用肌肉钩小心地隔离肌肉插入和轻轻移除任何黏附组织来避免。这将允许在插管时直视巩膜和肌肉下面的空间。当在眼球的鼻侧任一象限操作时，应该识别斜肌以减少创伤和出血的风险。

将引流器放置在结膜下至所需位置后，巩膜上引流盘应固定在下方裸露的巩膜上（图50-3）。这一步骤防止了引流管的移动，并确保稳定的囊袋形成，以保证吸收盘下的房水。

抓住和旋转眼球，并牵拉结膜，以便于固定引流盘，并可在手术助手的帮助下进行。部分厚度巩膜缝线以固定引流盘。穿针时巩膜穿孔可能导致脉络膜上腔出血、视网膜裂孔或视网膜脱离[4, 5]。避免巩膜变薄的区域，如葡萄肿或有葡萄膜显示的地方（深蓝的巩膜）。

当缝针进入和退出巩膜时检查缝合部位，发现任何液体或玻璃体的出现可能提示后段并发症的发生。使用角针将有助于限制针在板层巩膜内通过。纤维蛋白胶可作为一种选择，确保引流盘固定在巩膜上，尤其对薄的巩膜特别有用[6]。巩膜压陷法散瞳眼底检查能确认视网膜是否有损伤。根据视网膜破裂的位置，需要适当的透巩膜下视网膜冷冻术。

在手术期间或术后应当立即咨询玻璃体视网膜专科医生。如果在任何时候发现有脉络膜上腔出血

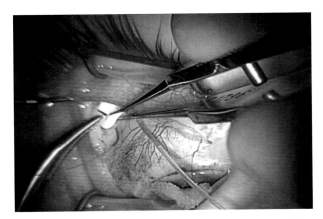

▲ 图50-3　在巩膜上缝合一针，固定引流阀的盘部；本图显示的是 Baerveldt 引流阀装置（Peter T Chang，MD 馈赠）

的迹象，如前房浅、红色反射消失或瞳孔中有暗色团块，即使需要引流管植入，也应尽早且最安全的时间结束手术。对患者的护理注重于眼压的控制和舒适度，同时遵循常规的治疗建议。

引流植入物在固定到眼球后，如果位置过于靠前或位置不够理想，可能会对术后功能、患者舒适度和眼球运动产生负面影响。需要去除并在更理想的位置更换引流装置。如果有必要的话，确保结膜下囊袋后部进行充分的分离，并隔离直肌，有助于植入。此外，在固定前，测量以确保引流盘边位于边缘后8～10mm，有助于以可重复的方式促进正确的定位。

在手术过程中对青光眼引流植入物处理不当可能会导致其他并发症。首先，硅胶管在使用有齿或无齿镊操作时，如果卷曲或刺穿可能会损坏。如果没有注意到，这可能对房水引流产生不利的影响，并使眼内压控制变得复杂。为了避免这种情况的发生，将管相对于盘的远端抓住，因为管子的这一部分可能会在插入前进行修剪。接下来，管道可能完全脱离其固定的引流盘，导致引流装置失效，此时需要使用一个全新的植入物。在 Ahmed 青光眼引流阀（New World Medical Inc.，Rancho Cucamonga，CA）的阀门系统中，如果使用30G注射器针头及平衡盐溶液初始化失败时，可能会导致引流功能不足。在此过程中，如果没有通过 Ahmed 管的液流，则不应使用，并应准备另一个新的装置进行植入。

在使用 Baerveldt 管引流物植入术（Advanced Medical Optics，Santa Ana，CA）时，预防术后早期低眼压的方法是采取某种方式阻断管。阻断 Baerveldt 管的一个例子是在管腔内放置可移动的缝合线（"开伞索"缝合线）。要做到这一点，要将不可吸收缝线的一端放在引流管的一端。另一个缝线端（用针固定）在结膜下走行，并留在术后容易取出的结膜位置（通常是下方末端处）。在结膜出口处打结。为了完全阻止房水流动，在引流管的周围放置一个单独的外部缝合线并与引流管一起系紧。另一个限制房水流出的例子是用缝合线结扎管道。这需要强有力的打结，这可能会切断硅胶管（图50-4）。仔细评估 Baerveldt 设备的流量（如果有的话），通过插管和注射平衡盐溶液帮助达到预期的术后早期眼压（图50-5）。

不充分的结扎管会造成低眼压，可能导致在手术期间或术后浅前房。在结扎的远侧用针刺或刀片开窗，可以允许一些早期的水流动（图 50-6），虽

然通常不可预测。必须小心避免切穿管壁，以免造成过量房水流出。如果开窗太大，那么通过它的流量可以通过使用"缠绕" 10-0 尼龙线或 9-0 尼龙线缝合来减少流量。穿进邻近的巩膜后，在开窗处的管周围放置几处缝合线，并将结系好。

当将导管插入前房的最后位置时，也存在潜在并发症的可能。为了将管—角膜接触的风险降到最低，将管平行于虹膜平面，在前房内不超过中深位置。一个超大的管道可以让房水流出到管周围。如果房水流出过量，就会发生低眼压和浅前房。23G 标准的尖针是最理想的尺寸，利于管道隧道的构建，插入后紧贴管道，尽量减少管周房水流量（图 50-7）。当进入前房的管通道几乎没有阻力时，通过观察形成前房的管周房水流动时，或者如果有伴随浅前房和降低眼压时，应怀疑管径过大。

排除其他可能引起浅前房和低眼压的原因，例如，在 Ahmed 装置中阻断缝线脱落或不提供流动

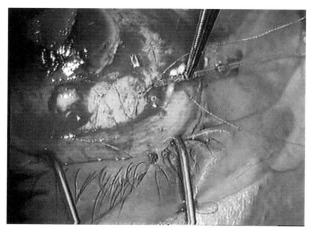

▲ 图 50-4　结扎力量过猛导致引流阀硅管部分被切断（Peter T Chang，MD 馈赠）

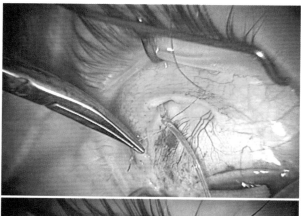

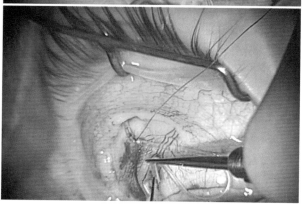

▲ 图 50-5　A. 使用可吸收缝线结扎 Baerveldt 引流管部分；B. 应用 30G 针头注入 BSS 来评估引流量（Peter T Chang，MD 馈赠）

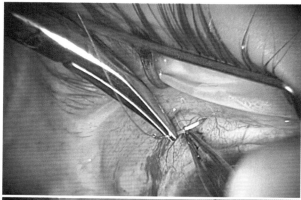

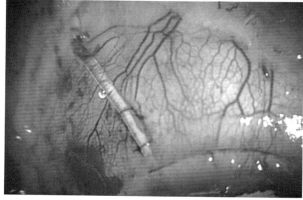

▲ 图 50-6　使用缝合针穿透 Baerveldt 引流管部分（A）允许微量的房水流出（B）在术后早期可以使眼压下降；显示引流阀植入后眼外引流管部分的房水渗出（Peter T Chang，MD 馈赠）

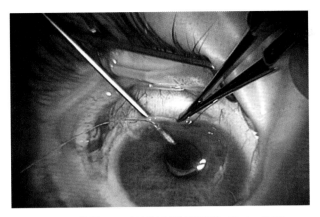

▲ 图 50-7　使用 23G 穿刺针制作穿刺道（Peter T Chang, MD 馈赠）

阻力的阀门故障。

　　处理这些可能性的策略包括使用额外的缝合线来结扎导管，移除有问题的 Ahmed 装置并替换为新的，或者将 Ahmed 装置视为非阀门式植入物并使用缝合线结扎。如果证实前房穿刺管径过大，使用不可吸收的环形缝合加强管插入周围的伤口，以防止管周房水流出。在导管插入附近使用单独的巩膜缝合有助于将管固定在一个特定的方向上，防止偏移或方向错误。

　　在管插入过程中，管的末端可能会损伤角膜内皮、角膜基质或虹膜。晶状体损伤或管尖刺破晶状体囊形成白内障。避免这种情况的方法是不要将 23G 针向后倾斜太靠后或进入前房太远。长管（如果没有足够的修剪）遮挡视轴需要额外的缩短。相反，短管（如果在管短的时候拔过管）可能需要一个扩展器来达到前房所需的位置，以避免可能的暴露。将这个扩展器放置在远处，以确保扩展器上的引流盘不会靠近角膜缘。

　　插入时虹膜被顶起，如果没有直接看到针或管，则表明进入后房，此时需要构造一条新的路径，除非预期是睫状沟植入。虹膜裂解或虹膜间质损害可导致瞳孔异位、多瞳孔或瞳孔功能不良。将导管嵌入虹膜基质中会阻碍正常房水流动。当将管子修剪到所需长度时，尖端的斜面方向使虹膜阻塞的风险最小化，同时促进管子插入（图 50-8 和图 50-9）。如果管长和管尖方向都不适合调整以避免与虹膜接触，则在不同的位置建立一个全新的通道以获得更合适的位置。如果先前的伤口渗漏，使

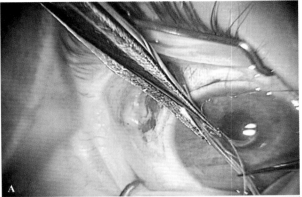
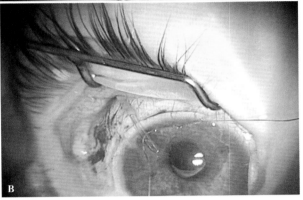

▲ 图 50-8　使用剪刀剪断硅管部分，断端部分斜面向上（A）剪后留下相应的长度（B）（Peter T Chang, MD 馈赠）

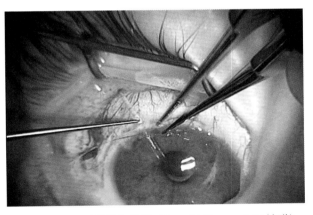

▲ 图 50-9　硅管植入前房（Peter T Chang, MD 馈赠）

用不可吸收缝线做一个水密缝合。

　　如果虹膜血管或新生血管组织在手术中被器械剪断，可能会发生前房积血。在前段新生血管形成的情况下，当眼压升高消失时，也可能发生前房积血。在管道制作过程中，眼压快速降低也增加了发生脉络膜上腔出血的风险。术前眼压明显升高是造成这种严重手术并发症的危险因素之一 [7]。为了减

少这种情况的发生，在手术早期进行前房穿刺。这提供了两个好处：一个是更可控的、渐进的眼压降低，一个是在管道插入之前正常眼压的时间更长。术前使用全身渗透剂也可能产生同样的效果。在制作引流管隧道之前，可以考虑使用黏弹剂。在那些涉及将管插入后节扁平部的病例中，这种方法特有一些额外的潜在术中并发症。首先，在引流管构建或插管过程中可能会发生悬韧带断裂或破裂。晶状体不稳定或偏心可能导致光学系统的改变，并可能影响视觉质量。

避免在有晶状体眼的睫状体平坦部插入管，并确认该管入口位于缘后 3.5～4mm 处。这可能是通过睫状体平坦部玻璃体切割术中预先存在的巩膜切口或通过向后引导针头制作的新切口，以避免对晶状体的可能损害。玻璃体积血和视网膜脱离仍然是任何通过扁平部手术的风险。

当放置引流管时，它可能被限制在视网膜下空间移动[8]。通过瞳孔直接观察引流管，确保不会发生这种情况。如果后段接受不完整的玻璃体切割术，玻璃体可能在手术过程中或术后脱出进入管内（如果玻璃体出现在插管前的巩膜造口处，应引起怀疑）。这损害了术后引流管的功能，需要一个完整的玻璃体切割术或巩膜造口和近角膜缘处插入管进入眼前节。

在定位和固定引流盘和引流管时，植片移植物覆盖，保护管和防止管暴露。有各种各样的移植材料，包括人类供体角膜和巩膜，以及心包。人类捐赠角膜比其他材料有一些优势。首先，可以通过板层分离使其变薄。除了美观方面，因为它是半透明的，可以进行额外的术后引流管开孔和用于断开缝合结扎管的缝线激光治疗（图 50-10）。

手术结束后，确认结膜完全闭合，以防止引流植入物装置或植片暴露（图 50-11 和图 50-12）。水密封闭将防止潜在的伤口渗漏和任何病原体进入可能导致严重的术后感染。当将结膜带回角膜缘遇到任何困难时，将眼球旋转到球结膜切口的方向，使两侧组织更容易接近。需要大面积移植时可以通过从他处自体结膜移植，如果可能的话 180° 位置也可以。

在某些情况下，结膜下注射抗生素和（或）类固醇是引流管分流物手术的最后一步。这种治疗有可能引起患者不适和结膜下出血。

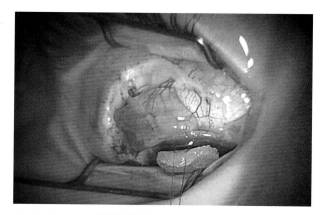

▲ 图 50-10　角膜移植片固定在硅管表面和附近的角膜缘处固定（Peter T Chang，MD 馈赠）

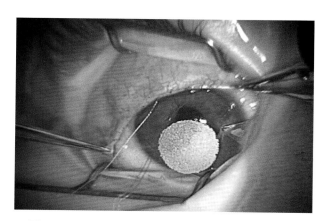

▲ 图 50-11　将结膜组织重新覆盖引流物缝合至角膜缘处，图片显示术中应用角膜保护棉片（Peter T Chang，MD 馈赠）

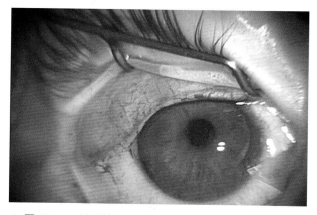

▲ 图 50-12　结膜缝合后硅管植入术的外观（Peter T Chang，MD 馈赠）

第 51 章　术后并发症
Postoperative Complications

Yara Paula Catoira-Boyle　Darrell Wudunn　Louis B Cantor **著**

张　军 **译**

谢　琳 **校**

本章概要

　　青光眼引流装置是青光眼手术中非常重要和有效的工具，尤其在复杂性及继发性青光眼手术应用中。术后并发症并不少见，并且表现各异。与引流装置相关的许多并发症风险可以被最小化，并且大多数并发症可以在保持良好成功率的同时得到控制。应用 GDD 治疗进展期的青光眼可能改变其并发症。术后并发症已被证明是 GDD 手术失败的主要危险因素。因此，我们的重点应该是通过精心的术前设计、精准的手术技术和谨慎的术后护理来避免并发症，以获得对眼睛和患者最好的结果。

一、概述

　　青光眼引流装置 (GDD) 已成为许多类型青光眼的手术选择，如新生血管性青光眼、葡萄膜炎性青光眼、先天性或婴幼儿小梁切除术失败、虹膜角膜内皮综合征，以及与穿透性角膜移植、人工角膜或视网膜脱离修复术相关的青光眼。其他适应证包括角膜接触镜依赖、化学灼伤、角膜表面疾病或创伤等不能进行标准手术者。最近，在原发性或继发性开角型青光眼和窄角型青光眼中，引流装置被用作替代小梁切除术的可选手术方法。

　　GDD 的手术适应证和手术技术的发展已经导致了并发症发生的变化。某些并发症在某些特殊的设备或特殊的植入技术下更为常见，但大多数都发生在所有 GDD。术后并发症已被证明与青光眼控制的失败有统计学的关系[1-4]，两项主要的随机对照临床试验最近报告了相关研究结果，包括其并发症。其中一篇研究将 Baerveldt 101-350（BGI 350）与小梁切除术进行了比较，并公布了 5 年的研究结果[2, 3]，而 ABC 的研究将 Ahmed FP7 管和 Baerveldt 101-350 管进行了比较，并公布了 1 年的结果[4]。

　　引流管分流手术的并发症可根据解剖位置或机制进行分类（框 51-1）。表 51-1 是最常见并发症发生率的比较。施行引流管分流手术的外科医师必须意识到可能出现的并发症，并通过仔细细致的手术计划和患者选择，将其发生率降到最低。

二、眼内并发症：与眼压相关

（一）术后早期低眼压

　　引流管分流物植入术最常见的早期并发症是低眼压及相关问题[1, 5-7]。房水可能会比预期更快地流过引流管，直到引流盘周围形成纤维组织囊从而造成流动阻力。即使是带阀的植入物，如 Ahmed 青光眼引流阀（AGV），在术后早期也存在与低眼压相关并发症的风险。

　　在 TVT 研究中，脉络膜渗漏和浅前房是 Baerveldt 350 植入物（BGI）术后最常见的两种并发症[1, 2, 8]。16% 的眼睛在术后 1 个月至少出现这些并发症中的一种，尽管在大多数情况下可以自行缓

框 51-1 文献报道的术后并发症综合列表

与引流盘或者外植体相关
- 机械性
  - 复视
  - 上睑下垂
  - 获得性 Brown 综合征
  - 眼球突出
  - 引流盘暴露
- 感染
  - 眶蜂窝织炎
  - 眼内炎
- 感染 / 瘢痕
  - 眼眶肌炎被激活
  - 引流盘上包裹和机化
  - 纤维血管膜长入盘内
  - 滤过泡造成眼睑凸出
- 出血
  - 球周 / 球后出血

与前房内引流管相关
- 机械性
  - 管周滤过
  - 引流管打折
  - 虹膜、血、纤维膜、玻璃体、硅油、堵塞引流管内口接触角膜或者管磨损
  - 瞳孔变形
  - 引流管移位出前房
  - 囊袋扩张综合征（CBDS）伴有浅前房（当与超声乳化联合做时）
  - 角膜干燥
- 感染 / 瘢痕化
  - 角膜失代偿
  - 纤维组织长入引流管外口
  - 上皮长入
- 出血
  - 前房积血

引流过畅
- 浅前房
- 脉络膜渗漏
- 伤口漏

引流不畅
- 短期眼压升高或者高眼压期
- 滤过泡包裹

视网膜 / 后极
- 视网膜脱离
- 玻璃体积血
- 脉络膜渗漏
- 迟发性脉络膜上腔出血
- 眼内炎
- 房水逆流 / 恶性青光眼
- 低眼压黄斑病变
- 黄斑水肿
- 减压性视网膜病变

框 51-1 文献报道的术后并发症综合列表（续）

视力丢失
- 白内障
- 眼球痨

特殊手术技术相关
- 开伞索缝合线移位
- 开伞索缝合线积脓

解。据报道，AGV 的低眼压患病率通常较低，特别是较老的 S2 型。与以前的报道相比较，ABC 随机试验一年的结果显示，BGI 350 与新型 AGV FP7 装置相比，AGV 的脉络膜渗漏和浅前房的发生率略高[4]。

在术后早期，可能会出现过多的房水渗漏：①通过过大的管腔；②如果通过没有结扎的管道；③通过导管周围的巩膜切口，特别是如果使用大于 23G 针的时候。有些眼睛，特别是葡萄膜炎、眼部缺血综合征或睫状体激光光凝术后的眼睛，可能减少了房水的产生，因此在引流管分流物植入术后更容易出现低眼压。Ahmed 阀可能是这些病例的更好选择。

预防早期低眼压的方法多种多样，特别是对于无阀门的植入物，如 Baerveldt 和 Molteno 装置（图 51-1）。最常用的方法是用可吸收的缝合线暂时性结扎引流管，4～6 周内溶解，联合引流管本身的孔，以控制早期眼压[9-11]。其他的方法包括两步法[12]。但此方法需要再次进入手术室，前房填充黏

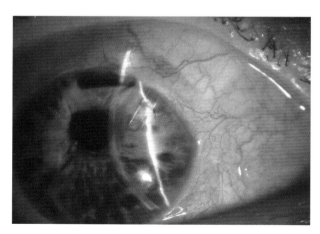

▲ 图 51-1 **Molteno 引流管眼内缝合**（Louis B.Cantor, MD 馈赠）

表 51-1　近期文献报道引流管分流物最常见并发症的发生率的比较

作者, 年份, 类型	GDD型号	患者 F/U 时间（均值）	盘管外露	积血（%NVG）	持续复视	NLP	脉络膜渗漏（早/晚）	持续角膜水肿（%PK）	浅前房	管堵塞	眼内炎	RD	脉络膜上腔出血	持续性低眼压	黄斑囊样水肿	低眼压黄斑病变
Gedde[1] 2007 前瞻	Baerveldt 350	107只眼, 1年	0%	2%(0%)	5%	0%	16%	7%(0%)	11%	0%	1%	1%	2%	0%	3%	1%
Gedde[8] 2009 前瞻	Baerveldt 350	107只眼, 3年	5%	2%(0%)	5%	0%	16% 2%	9%(0%)	1%	3%	1%	1%	0%	NR	5%	1%
Budenz[4] 2011 前瞻	Baerveldt 350	133只眼, 1年	1%	17%(29%)	8%	5%	10% 2%	12%(NR)	20%	9%	2%	0%	2%	NR	2%	2%
	Ahmed FP7	143只眼, 1年	1%	9%(29%)	10%	1%	15% 1%	6%(NR)	19%	2%	0%	2%	0%	NR	6%	3%
Gedde[2] 2012 前瞻	Baerveldt 350	107只眼, 5年	5%	2%(0%)	6%	0%	14% 2%	13%	1%	3%	1%	1%	0%	1%	5%	1%
Harbick[29] 2006 回顾	Baerveldt 250-425 Infranasal	182只眼, 19±15个月	<1%	7.5%(NR)	2%	1%	6%	10%(2%)	NR	4.3%	<1%	<1%	2%	1%	3%	NR
Wilson[63] 2003 前瞻	Ahmed S2	59只眼, 31个月	5.1%	16.9%(0%)	0%	0%	NR	0%(0%)	15%	0%	0%	0%	0%	0%	0%	0%
WuDunn[7] 2006 回顾	Baerveldt 250	108只眼, 23个月	1.8%	21%(35%)	4%	1%	7.4%	5.5%(9.2%)	NR	11%	0%	3%	4%	4%	0%	NR
Broadway[35] 2001 回顾	Molteno Singleplate	119只眼, 43个月	7.6%	<1%(16%)	2.5%	NR	15%	10%(20%)	7.6%	8.4%	0%	5%	<1%	0%	0%	0%
Topouzis[30] 1999 回顾	Ahmed S2	60只眼, 30.5个月	0%	20%(23%)	2%	3%	23%	27%(26%)	NR	12%	0%	3%	2%	0%	2%	0%
Ishida[23] 2006 前瞻	Ahmed S2	66只眼, 15个月	1.5%	4.5%(12%)	0%	0%	6%	1.5%(3%)	7.6%	4.5%	0%	0%	3%	4%	0%	0%
	Ahmed FP7	66只眼, 13个月	0%	1.5%(21%)	0%	0%	6%	0%(4.6%)	3%	3%	0%	0%	1.5%	0%	0%	0%

NLP. 无光感；RD. 视网膜脱离；NR. 未见报道

弹剂来控制眼压 [7, 13]。

引流管分流物手术早期的术后低眼压通常在不干预的情况下在几周内自发缓解，因为纤维组织包裹在导管周围。因此，在大多数情况下，低眼压可以用睫状肌麻痹药治疗维持前房并且限制患者的 Valsalva 动作来控制眼压。然而，低眼压的存在增加了更严重并发症的风险，如浅前房、角膜失代偿或脉络膜上腔出血。因此，需要谨慎的纠正具有并发症的高风险患者的低眼压。治疗低眼压最简单的方法是在前房内注射高黏度黏弹性物质。由于这种注射的效果只持续几天，可能需要多次注射。然而，在引流管植入术后 1~2 周，纤维囊通常开始形成于导管周围，以维持足够的眼压并形成前房。

（二）脉络膜渗漏

脉络膜渗漏在引流管分流物手术后并不少见。在 TVT 研究中，16% 接受 BGI 的眼睛发生术后脉络膜渗漏 [1, 2]。在 ABC 试验中，AGV FP7 和 BGI 的脉络膜渗漏率分别为 15% 和 10%[4]。低眼压是这种并发症的主要原因，通常随着低眼压症状的缓解而缓解。然而，如果大量或"接吻式"脉络膜渗漏（图 51-2）并伴随浅前房的，可能需要手术引流这些积液并进行前房重建以防止不可逆的角膜损伤[14]。

（三）扁平或浅前房

引流管分流物植入术后的扁平或浅前房通常伴有低眼压和脉络膜渗漏，使虹膜根部向前推（图 51-3）。在 TVT 5 年研究报告中，BGI 浅或扁平前房的发生率为 11%，而 ABC 研究中 AGV 为 19%，BGI 为 20%[2, 4]。角膜内皮接触晶状体囊膜，晶状体植入物，或引流管可能导致角膜水肿或瘢痕形成。在 ABC 的研究中，AGV 的角膜接触和角膜水肿的发生率分别为 5% 和 12%，BGI 的发生率分别为 6% 和 22%[4]。即使裂隙灯生物显微镜不能观察到直接接触角膜内皮细胞，角膜损伤仍然可能发生，因为眼睛移动和眨眼可能使角膜接触植入材料。扁平前房或非常浅的前房应立即注入黏弹性物质进行治疗。

（四）迟发性脉络膜上腔出血

引流管分流物手术最具潜在破坏性的并发症

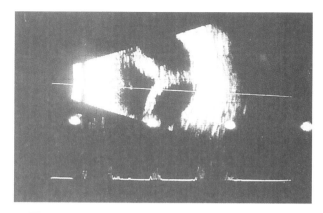

▲ 图 51-2　由于超滤过和低眼压极引大的"脉络膜接吻征"
引自 Stamper ,Lieberman, Drake，eds. Becker–Shaffer's Diagnosis and Therapy of the Glaucomas. 7th edn. St. Louis: Mosby; 1999

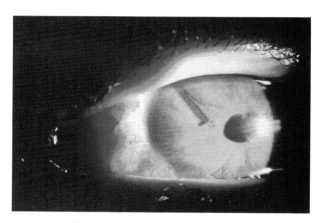

▲ 图 51-3　引流管分流物手术后扁平前房
引自 Kanski，J, Clinical Ophthalmology. 5th edn. Edinburgh: Butter–worth Heinemann;2003

之一是脉络膜上腔出血。迟发性脉络膜上腔出血（DSCH）的特点是眼球突然出现剧烈疼痛、视力下降，以及浅前房通常伴有眼压升高。在引流管分离物手术中发生率可达 8%，尤其是无阀门的植入物 [1, 5, 15]。引流管分流物手术后脉络膜上出血的风险似乎高于小梁切除术后，尽管 TVT 研究没有证实这一点，其中 BGI 为 2%，小梁切除术为 3%[1]。ABC 研究显示 AGV 的 DSCH 为 0%，BGI 为 2%[4]。各种危险因素包括术后低眼压、高龄、无晶状体眼、术前高眼压、高血压和抗凝血药的应用 [5, 15]。缺血性心脏病和呼吸系统疾病可能是附加的危险因素 [16]。伴随引流管分流物植入术本身或结扎线松解后眼压的急剧下降也可能是原因之一 [9, 17]。

脉络膜上腔出血通常发生在引流装置放置术后低眼压和脉络膜渗漏的情况下。脉络膜和睫状体血管的拉伸和撕裂导致血液从睫状体基底部或脉络膜上腔的血管渗出。预防低眼压是预防脉络膜上腔出血的最有效方法。对于这种并发症的风险较高的人，需要进行低眼压的治疗。在高危患者中，有人建议在放置引流管时通过侧切口向前房注射黏弹剂。

脉络膜上腔出血的治疗可能取决于其严重程度。脉络膜轻度或中度隆起，尤其是周边部位，通常可以观察，视力预后一般良好。大的或者在中心位置的血肿可以引起视网膜贴附在一起（"接吻征"），当血块溶解和液化的时候，需要脉络膜上腔引流术（图51-4）。脉络膜上腔出血相关的玻璃体积血通常意味着存在视网膜的破裂，需要进行玻璃体切割术治疗。严重脉络膜上腔出血，尤其是出血突破进入玻璃体的，视力预后通常较差[15]。

（五）长期低眼压

引流管分流物手术后长期低眼压比较罕见，常见于房水产生减少的眼睛，如葡萄膜炎及眼部缺血综合征。慢性脉络膜渗漏和低眼压性黄斑病变是长期低眼压的潜在后遗症。TVT研究显示在BGI治疗中有1%的低眼压黄斑病变[2]，而在ABC研究中，持续性低眼压是两名BGI患者治疗失败的原因[4]。一些作者主张在高风险患者（如葡萄膜性青光眼）中使用较小的植入物或有阀植入物，以避免长期低眼压[6, 9]。一些研究表明，与较老的S2 AGV（聚丙烯）相比，FP7 AGV（硅胶）具有更高的低眼压发生率和更低的纤维包裹发生率。最近一项在180只眼睛中以回顾性方式比较这两者的研究发现，FP7的低眼压（1.8% vs 0%）和浅前房的比率（3.6% vs 1.4%）略高，但这并没有达到统计学意义[18]。

（六）高眼压期

高眼压期定义为GDD手术的早期术后阶段与滤过泡形成相关的IOP短暂升高（图51-5）。这一阶段一般在术后第2~3个月，并在6~12个月内缓解。这种并发症发生在大约30%的接受GDD的眼睛中，并且在所有类型的植入物中都有报道[19, 20]。

与Baerveldt植入物（20%~30%）或双盘Molteno植入物（20%~44%）相比，Ahmed引流阀植入后高眼压期更常见（40%~80%）[21]。在一项研究中发现，从手术到发现高眼压期的时间为（5.2±4.7）周[20]。在这次大规模的回顾性分析中，Logistic回归分析未能显示年龄、性别、眼睛偏侧、种族、诊断、晶状体状况、既往青光眼手术次数、术前眼压或药物数量是高眼压期的预测因素[20]。高眼压期患者术后6~12个月平均眼压和药物用量呈升高趋势。另一项比较BGI和S2-AGV的研究显示，临床滤过泡包裹开始天数：AGV为（50±44）d，BGI为（69±23）d[22]。高眼压期出现的时间与观察到的最高眼压之间存在显著的负相关。

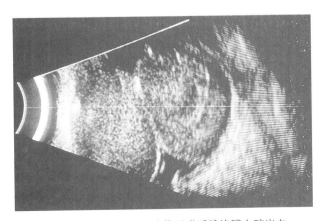

▲ 图51-4　引流管分流物手术后脉络膜上腔出血
引自 Stamper, Lieberman, Drake, eds. Becker-Shaffer's Diagnosis and Therapy of the Glaucomas. 7th edn. St. Louis: Mosby;1999

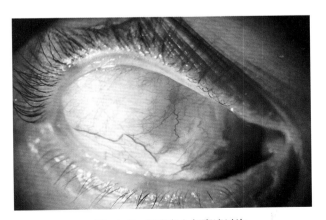

▲ 图51-5　引流盘上包裹滤过泡
引自 Kanski, J. Clinical Ophthalmology. 5th edn. Edinburgh: Butterworth-Heinemann; 2003

AGV 导致高眼压期发病率较高的原因可能包括植入物的较小表面积、生物材料、形状和相容性（采用刚性聚丙烯 S2 模型），以及与植入过程中没有结扎引流管，导致促进炎症反应的房水直接接触 Tenon 囊有关 [21]。在前瞻性研究中，较新的硅胶 AGV（FP7）比原来的聚丙烯 S2 AGV 高眼压期发生率显著降低（6 个月时为 36% vs 51%）[23]。S2 引流盘的使用和高眼压期的存在是 12 个月内手术失败的危险因素。

使用丝裂霉素作为 GDD 手术的辅助手段，不同的植入物进行了研究比较，结果没有统计学上的显著差异 [24, 25]。一项使用高剂量丝裂霉素（1mg/ml，持续 3min）的研究发现，Tenon 囊的部分切除可以延缓术后 1 个月高眼压发生 [26]。

密切的术后随访可以及早诊断和处理任何危险的眼压升高。处理方法包括抗青光眼药和仪器按摩 [27]。关于局部类固醇剂量的减少或增加尚无共识。通过针拨滤过泡（有或没有氟尿嘧啶或丝裂霉素的注射）可以修复有阀门或无阀门植入物的滤过泡。如果针拨滤过泡失败，推荐选择切除纤维囊包裹再次植入引流管分流物或者做冷凝术 [21]。

在一项大型研究中出现高眼压阶段的患者中，只有大约一半的患者能用药物控制，而另外 20% 的患者能用药物联合穿刺治疗控制 [19]。约 1/3 的患者需要再次手术。另一项最近的研究发现，在首次出现后的 6~9 个月中，只有 28% 的高眼压期患者出现高眼压缓解 [20]。

（七）房水逆流

房水逆流（恶性青光眼或睫状环阻滞性青光眼）的特征是前房在确切行虹膜切除术的情况下轴性变浅，眼后段解剖正常。眼压可以升高或正常，但通常持续上升直至治疗。据报道，在 1%~4% 的病例中，GDD 手术后发生房水逆流 [1, 5, 10, 21, 28-30]。危险因素包括闭角型青光眼和短眼轴。在这一系列中，80% 的眼睛在手术后 2 个月内出现 [28]。据推测，在体外结扎的无阀门植入物患者中，结扎线松脱可能导致一系列级联反应事件的发生，首先是突然滤过强，然后是前房变浅，晶状体 - 虹膜隔膜的前旋，以及随后的房水向后流入 [28]。

滤过术后浅前房的鉴别诊断还应包括瞳孔阻滞性闭角型青光眼，浆液性和出血性脉络膜脱离，以及隐匿性睫状体脱离，最好用超声生物显微镜（UBM）观察。如果诊断虹膜膨隆，需要激光或手术虹膜切除术来排除瞳孔阻滞。

睫状肌麻痹药、皮质类固醇和房水生成抑制药治疗的成功率为 10%~50%。当药物治疗不能加深前房时，建议在人工晶状体眼行 Nd:YAG 或在裂隙灯下用针进行玻璃体前界膜切开，并已报道约 60% 的病例成功 [31]。最后，当 YAG 激光失败（高达 75%）时，有或没有人工晶状体植入术 (IOL) 的玻璃体视网膜手术解决了 100% 需要手术的病例 [28]。如果处理了房水逆流的问题，大多数患者可以获得良好的眼压控制和视力（VA）恢复。另一项较小的研究发现，前玻璃体切割术、玻璃体前界膜切开术和虹膜切除术的成功率为 100% [32]，而其他人则发现该手术的复发率为 66%，主张在玻璃体虹膜切除术的同时进行完整的玻璃体切割术 [33]。早期诊断和一个熟练的玻璃体视网膜外科医师团队是获得良好结果的关键。

三、眼内并发症：机械性

（一）角膜相关并发症

角膜失代偿或持续性角膜水肿是 GDD 手术的主要并发症。在一项长期的研究中，角膜失代偿是 12 个月后最常见的并发症，且 56% 的角膜移植发生移植失败（图 51-6）[30]。角膜并发症可从管引流区轻度局部水肿到角膜移植失败不等。罕见的通过管侵蚀角膜与随后的低眼压也有描述 [34]。

在没有先前存在的角膜移植或角膜病变的患者中，1 年的 TVT 研究报告中角膜失代偿率为 7%（5 年内高达 16%），ABC 研究中 BGI 组高达 22% [1, 2, 4]。在另外的研究里笔者也发现了相似的结果 [9, 12, 29, 35]。在 TVT 研究 5 年报告中，角膜水肿是多因素分析预测视力下降的唯一并发症：81% 的角膜水肿患者和 38% 的非水肿患者的视力下降 [2]。

前房型 GDD 的平均随访时间为 18 个月，GDD 和角膜移植的情况非常不同，其中角膜失代偿率高达 70% [36]。在该研究中，移植物在 1 年和 2 年的存活率分别只有 58% 和 25%，而眼压对照组同期存

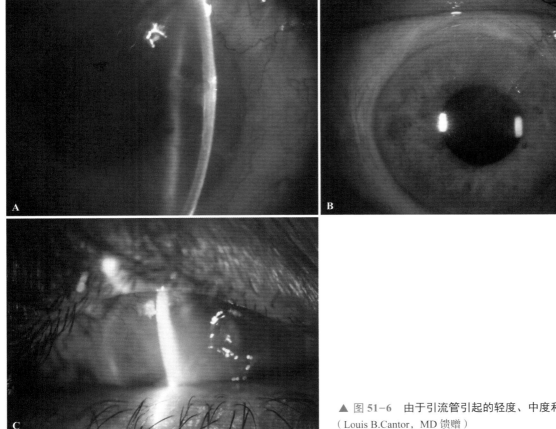

▲ 图 51-6　由于引流管引起的轻度、中度和重度角膜水肿
（Louis B.Cantor，MD 馈赠）

活率分别为 74% 和 63%。GDD 的存在是移植失败的独立危险因素 [36]。将 Baerveldt 引流管置入角膜移植眼的角膜缘部平面，在 1 年、2 年和 4 年分别眼压控制成功率为 88%、85% 和 82%；而在同一时期，角膜移植片保持清晰的比率分别为 89%、67% 和 41%[37]。另一项针对前房引流管和角膜移植患者的长期研究显示，3 年时青光眼控制成功率高达 82%[38]，但 3 年时只有 55% 的角膜移植存活。经睫状沟植入 BGI 后，7 个角膜移植物中有 6 个在 22 个月的随访中移植片清晰 [39]。其他研究表明移植的角膜在 20～36 个月时的存活率为 50%～62%[40-43]。

一些研究发现穿透性角膜移植 (PKP) 和 GDD 的相对时机对移植物存活没有影响 [36, 41]，但也有一些显示出当 GDD 跟随 PKP 时移植物存活率下降的趋势 [44]，而另一些研究发现在 PKP 之前进行 GDD 植入术，与同期或先行 PKP 手术相比，移植失败的可能性要高出 4～7 倍 [38]。

继发性青光眼，如外伤性青光眼、葡萄膜性青光眼和新生血管性青光眼，与角膜移植失败发生率增加 3 倍有关 [38]。其他睫状体扁平部 GDD 植入患者长期角膜移植失败的其他危险因素包括：前房型人工晶状体，闭角型青光眼，PKP 后的 GDD 植入及术后皮质类固醇药物的快速停药。在相同的系列研究中，在 PPV 期间进行应用临时性人工角膜进行手术（从而避免角膜植片在玻璃体切割术中被高流速流动液体冲刷）具有更长的移植存活率 [37]。术后 1、2、3、4 年移植物和眼压联合成活率分别为 84%、61%、54% 和 39%。明确的移植角膜存活率与既往前房中植入 GDD 的长期研究相似 [38]。

角膜失代偿和移植失败的病因可能是多因素的。术前因素包括高眼压，已被证实可引起内皮细胞丢失和形态学损伤 [21]。在一项角膜内皮细胞密度的前瞻性研究中，睫状体平坦 AGV 植入在第 12 个月时细胞密度平均降低 10%[45]。一个关于 AGV 在前房中相似的研究中，在 12 个月和 24 个月时，细胞密度损失分别为 15.3% 和 18.6%，而在植入导管的象限中，这种情况更严重[46]。

机械性内皮损伤可能发生于术中操作和术后管 – 内皮接触，据报道多达 23% 的眼睛发生，直接原因是管定位不当或眼睑摩擦或眨眼[36, 47]。尽管如此，对前房和平坦部的 GDD 研究表明，移植的角膜存活率相似。此外，对平坦部 GDD 的大多数研究已经显示了相当数量的严重并发症。最近，23G 和 25G 标准玻璃体切割联合 GDD 植入术成功地控制了眼压，减少了并发症，但角膜失代偿发生率为 13%～20%[48, 49]。

剥离式自动角膜内皮移植术（DSAEK）治疗引流管分流物患者的可行性是近年来研究的热点。这些患者手术中的一个挑战是在手术结束时在前房进行完整的气泡填充，使植片理想地附着在角膜上。对接受 DSAEK 治疗的 800 只眼进行的一项主要研究发现，在接受青光眼手术的患者中移植物脱位的发生率增加（9% vs 2%）[50]。6 只眼中有 3 例 GDD 眼发生移植物脱离，眼压在 6～11mmHg[50]。另一项研究发现，在手术治疗的青光眼患者中，供体脱位的发生率为 12.5%，但仅考虑到低眼压的眼睛则为 20%[51]。GDD 组中没有瞳孔阻滞的病例，由于虹膜后面的气泡滞留，可在术后即刻引起极高的眼压[51]。

有眼部手术史的患者，会加重术后炎症反应，并且还可能增加移植物失败的风险。免疫移植排斥反应的发生率通常为 15%～35%，可能是 GDD 手术后慢性血 – 房水屏障破坏所致。然而，尽管 Baerveldt 结扎技术提供了结膜下空间和前房之间通信的延迟，但 Baerveldt 和 Ahmed 植入物的移植失败率在文献中是相当的，一些研究支持一种或另一种。

前段解剖结构的评估是手术计划的核心，因为浅前房可能无法提供足够的空间。在这些情况下，提倡经睫状体平坦或睫状沟植入[52]。将引流管置于前房时，应在前房中使用 2～3mm 的引流管，无角膜或虹膜接触。使用 23G 针头制作通道时，眼部入口平面必须与虹膜平行（图 51-7）。

控制角膜失代偿的药物治疗包括增加局部类固醇或口服类固醇的频率，以及药物控制眼压。如果保守措施不能成功地扭转角膜混浊，或者如果有明

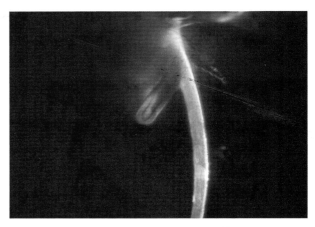

▲ 图 51-7　引流管通过部分角膜植入前房错误位置
（Louis B.Cantor 馈赠）

显的病因，如引流管 – 角膜接触，必须进行手术处理。在一项小型研究中，5 例患者中有 4 例浅前房的患者将引流管从前房重新置入玻璃体腔，成功地控制了与管 – 角膜接触有关的角膜失代偿，同时维持了可控的眼压和稳定的视力[47]。

（二）人工角膜

对于某些角膜移植失败风险过高的患者来说，波士顿 I 型人工角膜（KPro）已经成为一种可行的选择。作为该设备的候选者，青光眼的患病率很高，如化学烧伤眼、无虹膜眼、角膜移植术后眼。大量研究显示，在 KPro 手术围术期积极治疗青光眼会导致更好的视力结果[53]。另一 KPro 系列包括 16 只青光眼引流装置眼，报告了两种装置的长期并发症[54]。10 例青光眼引流装置患者 9 只眼出现结膜破裂和暴露。6 只眼必须去除 GDD。除 1 只眼外，大多数在 KPro 手术之前放置 GDD，所有被侵蚀的都放在 KPro 手术之前。KPro 放置与 GDD 糜烂的平均持续时间为 16.5 个月。术前青光眼的最佳矫正视力只有 45% 保持在 20/200 以上，而没有术前青光眼的眼为 62.5%，引流管引起糜烂眼为 25%。还值得注意的是，侵蚀最常见发生在这些患者都佩戴的 16mm 绷带式接触镜的边缘，其中 3 例引流管置于平坦部[54]。

KPro 患者的青光眼治疗具有挑战性，需要由角膜、视网膜和青光眼专科医师组成的警戒小组。这些患者中 GDD 的高并发症发生率及术后眼压控制

的需要是显著的，因此在手术规划中应当考虑诸如经巩膜或内镜光凝术之类的替代方法。

（三）瞳孔/虹膜并发症

为了减少角膜失代偿的风险，应该把管放在虹膜前面的前房深处。应注意避免或限制虹膜接触，特别是在新生血管性青光眼或葡萄膜炎的情况下。明显的引流管和虹膜贴附可导致瞳孔向管状突起，特别是在儿童和年轻人中[55]。在新生血管性青光眼或葡萄膜炎病例中，引流管可被纤维血管或炎性膜嵌入虹膜中，纤维血管或炎性膜也可阻塞通过管状突起的房水流动。

（四）引流管移位

随着时间的推移，引流管可以在任何眼内移动，尤其在儿童眼中[56]。GDD 沿巩膜壁的轻微移动可导致管收缩或延伸，并使管在眼内比原来位置短或长。必须小心将 GDD 固定到巩膜，使其尽可能固定不动。缝合过浅，穿过巩膜上层，而不是巩膜，可以使 GDD 在手术后随着纤维包裹在引流盘周围形成而移动。

显著的引流管移动可导致管从前房完全退出，并成为非功能性引流管。引流管进入眼内过长可以增加机械损伤眼内结构的风险。管子也有一种自然的倾向，即通过巩膜造口通道来拉伸它进入眼内时的弯曲度。因此，引流管尖部可以更靠近角膜内皮并引起问题。

如果导管移位或完全移出前房，植入物可能需要在手术室重新放置定位。然而，通常可以使用血管导管或扩管器（New World Medical，Rancho Cucamonga，CA）在不移动植入盘的情况下将导管延长到前房内[57-59]。

（五）引流管堵塞

所有 GDD 平均内径为 300μm 包括硅胶管。该管可被虹膜、纤维血管膜、玻璃体、纤维蛋白、硅油、前粘连、血液或色素碎片堵塞（图 51-8）。阻塞最常见于内口部，但后口部在引流盘插入处的阻塞也已描述。引流管也可能弯曲或扭结，通常在巩膜切开术，最常见的是扁平部植入的引流管[60,61]。在这些情况下，UBM 可以显示管腔被挤压。覆盖

在引流盘上的滤过泡高度变低是一个引流管阻塞的常用的指标。

研究表明，引流管阻塞的患病率为 2%～12%，不同类型的 GDD 大部分发生在术后早期[1,2,4,12,29,30,62]。前房积血（图 51-9）是导致引流管阻塞的常见并发症（20%），主要发生在手术后的前几天[1,2,4,12,29,30,63]。前房积血或纤维蛋白可由巩膜切开术、置管术、虹膜切除术、眼压快速变化或诸如新生血管等基础疾病引起。一系列观察发现前房引流管阻塞时，虹膜和纤维膜阻塞是最常见的（30.8%），其次是新生血管膜和纤维束（均为 15.4%）[64]。

当功能性引流管引流失败并且没有证据表明滤过泡变扁平或内口阻塞时，应考虑纤维组织向外口内生长，特别是如果腔内索状物残留[65]。在 Ahmed

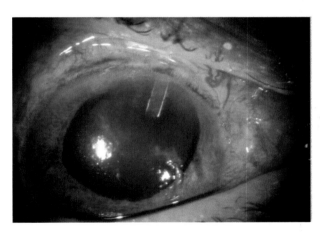

▲ 图 51-8　引流管被纤维素堵塞
（Louis B.Cantor，MD 馈赠）

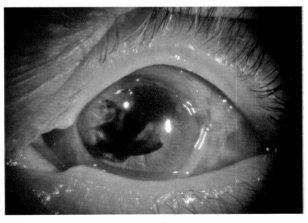

▲ 图 51-9　GDD 手术后前房积血
（Louis B.Cantor，MD 馈赠）

引流阀中，纤维血管向引流阀内生长，导致小叶的贴附，将阀门牢牢地夹在中线上，造成阀盖和阀体之间的间隙出现，引起引流装置失效[66]。此时建议将装置置于固定处的侧面或后面。

阻塞管的保守治疗可能包括房生成水抑制药和结膜下或口服类固醇。采用血管内组织型纤溶酶原激活剂 (tPA) 成功治疗了内口阻塞[67]。本研究成功病例 40% 需要多次注射，每次注射剂量为（9.8±3.1）μg。并发症发生在 22% 的患眼包括前房积血，低眼压和浅前房。用组织型纤溶酶原激活剂清除前房积血成功率 89%，次日视力相同或改善率 97%[67]。

Nd:YAG 激光清除内口阻塞已取得一定成功[64]。回顾 13 只阻塞的引流管，用 Nd:YAG 激光起始治疗其中 4 只成功打通，但 11 周时仅有 36% 例仍有引流功能。当用于虹膜或纤维蛋白阻塞时，该方法更为成功，但新生血管栓塞时会失败（图 51-10）。

手术成功与手术到引流管阻塞的时间无相关性，大部分发生时间较晚[（18±11）个月]。当激光失败时，可以考虑进行引流管腔内冲洗、机械地将虹膜或膜从管孔中清出、引流管重新定位、重复植入或睫状体破坏性治疗以控制眼压[64]。

当阻塞在外口处或看不见时，可以尝试经管内冲洗，但大多数情况下诊断是在修复手术中获得的。有时，一旦检查了引流盘，就会发现纤维血管组织栓子进入外口，取出后可能立即重新建立引流。使用能够产生引流管进入眼内的平滑弯曲的装

置，如平坦部夹或霍夫曼弯头[60, 61]，可以潜在地避免或处理管弯曲。在阻塞的引流管进行术中修复时，可使用台盼蓝评估其通畅性[68]。

四、眼内并发症

（一）视力丧失 / 白内障

在最近的研究中，包括大约 30% 的新生血管性青光眼病例，12 个月时眼球萎缩或无光感（NLP）的比率可高达 7%[29, 30]。两个或更多 Snellen 行的视力损失率约为 21%，而平均随访 43 个月 70% 的患者保持相同的视力[35]。

在 TVT 研究中，有或无并发症的患者视力明显下降，但有并发症的患者 1 年时平均对数 MAR Snellen 视力更差[1]。有手术并发症和无手术并发症的患者分别有 46% 和 24% 出现两条或更多条 Snellen 视力行的丢失。5 年时，有手术并发症和无手术并发症的患者分别有 51% 和 39% 出现两条或更多条 Snellen 行丢失[2]。术后并发症的出现显著增加了 1 年时视力丧失的风险，但 5 年时该风险并没有增加。持续性角膜水肿是视力丧失的多变量分析预测指标，即使在调整白内障进展的因素。持续性角膜水肿患者视力下降 81%[2]。

据报道，Baerveldt 分流术后 1 年有 33% 的有晶状体眼视力丢失两行以上，术后 5 年有 80% 的有晶状体眼视力丢失两行以上[1, 2]。术后 1 年内任何并发症的出现都与白内障的发生显著相关。前房变浅是唯一的独立可预测白内障进展的因素[1]。80% 浅前房的患者会发生白内障。5 年后白内障发生的风险与术后并发症的数量无关[2]。

大多数 GDD 手术后发生白内障的患者在小切口超声乳化术后视力恢复良好。大多数研究显示，白内障手术前后眼压没有差异，但使用 Ahmed 引流阀的患者中最多有 46% 的患者需要使用药物治疗[69]。基线视力为 20/400 或更差的大多数患者的术后视力得到了提高。在具有功能性 GDD 植入眼中，超声乳化术后眼压控制较差且需要额外的青光眼手术的可能性很小[69-72]。

（二）感染

虽然术后感染比较罕见，但一旦发生则情况比

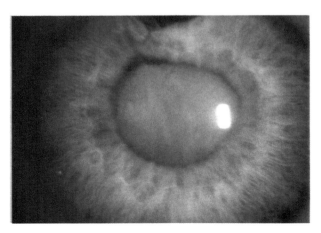

▲ 图 51-10　Molteno 被前房虹膜堵塞
（Louis B. Cantor，MD 馈赠）

较严重，由于眼内和眼外都存在异物，有管状分流的眼睛有发生眼内炎、全眼炎和眼眶蜂窝织炎的危险 [5, 73, 74]。引流管暴露是最重要的危险因素，因为细菌可以随着导管进入眼内或引流盘周围。为了降低感染的风险，任何有暴露引流管的眼睛都应该开始接受抗生素治疗，并立即进行修复或取出装置。有人建议，对于任何与引流管相关的感染，应该移除引流管，因为理论上可能很难或者不可能完全对植入物进行原位消毒。

（三）视网膜脱离

GDD 手术后的青光眼患者由于视网膜新生血管发生率高、先前多次眼科手术及经常存在的慢性炎症等因素而增加了视网膜脱离的风险。GDD 手术后 2%～16% 的患者发生视网膜脱离。最近的研究显示 5% 或更低的比率 [1, 2, 12, 29, 30, 62, 75, 76]。

GDD 后视网膜脱离几乎都孔源性的，并且往往在手术后 4 个月内出现。然而，在一系列 17 例 Molteno 植入术后视网膜脱离中，只有 3 例被认为与 GDD 手术直接相关。大多数患者有视网膜脱离的多种危险因素的病史 [76]。

在最近的一篇关于 GDD 手术后视网膜脱离处理的综述中，所有未接受经平坦部玻璃体切割术的患者都出现视网膜脱离复发 [77]。由于这些眼睛的复杂性，主张行经平坦部玻璃体切割术，从而 80% 达到视网膜复位。

理想情况下，治疗应包括青光眼和玻璃体视网膜专家。这里应该有一套努力保持已存在的 GDD 的完整性和功能，以促进视网膜手术后的眼压管理。挑战包括避免剥离纤维囊，因为引流盘通常位于或靠近视网膜外科医师放置巩膜扣带或进行冷凝术的位置。此外，引流盘有可能位于玻璃体切割术需要进行巩膜穿刺的部位，且大部分视网膜裂孔通常位于颞上方，也就是引流盘所在的位置。

五、外部并发症

（一）运动障碍和斜视

引流盘和相关滤过泡体积的增加可能导致眼球运动障碍及斜视的发生。在 Baerveldt 350mm² 或 Ahmed Valve FP7 的植入物中，约 5% 可发生继发

的持续性复视 [4, 10, 78]。在 TVT 试验中，需要进行充分的术前检查，以确定有无斜视，避免干扰。事实上，在手术前就有 28% 的患者存在运动障碍。术后 1 年，10% 的患者出现运动障碍恶化 [78]。由于引流管分流物手术的患者眼睛视力差，可能会掩盖运动缺陷，患者没有注意到复视的发生。此外，复视可能只在对植入物一侧的极端凝视时发生，因此患者并没有告知医生。

运动障碍的风险因素包括大尺寸的引流盘，引流盘内缺少孔隙，以及在鼻上象限放置引流分流物。由于过滤泡的大小直接取决于引流盘的尺寸，因此较大的引流盘会产生较大的滤过泡并因此产生更大的影响。在引流盘开窗前，盘上的滤过泡高度高，呈圆顶状。目前在 Baerveldt 和 Ahmed 植入物中存在的孔使得纤维瘢痕组织在滤过泡内形成固定作用，从而将滤泡固定在开窗处。这使得滤过泡轮廓减小并减少引流装置移动问题。在鼻上象限中的引流盘可以阻碍上斜肌的功能并导致 Brown 综合征。因此，手术眼可能在内聚时出现功能减弱。

除了来自引流盘和滤泡的单一且巨大的影响外，引流管分流物可以撞击直肌或在眼外肌的纤维囊或巩膜之间产生粘连。在大多数情况下的运动问题，限制在引流物植入的象限最明显。术后球周水肿可引起一过性肌肉紊乱和相关的复视产生，尤其是对有潜在上隐斜的患者。

大多数运动问题可以通过使用适当的手术技术，选择合适的植入物，避免鼻上象限来预防。因为 Baerveldt 植入物的引流盘常插入直肌下，因此必须注意避免引流盘与直肌下方或附近的纤维粘连，以使肌肉在引流盘上自由运动。

持续复视的治疗取决于复视严重程度。棱镜矫正可能缓解向前注视的轻度复视，但几乎不能矫正注视区域的所有复视。用注射器针头将引流盘上的滤过泡减压可以减少一些复视影响，但一般远远不够。在严重的情况下，必须移除植入物以缓解症状，并且可能需要替代方法来降低眼压，包括在另一象限中植入引流管分流物。某些患者也可能需要进行眼部肌肉手术。

（二）儿童人群中的其他并发症

用 GDD 治疗小儿青光眼的并发症略有不同。最近发表的一个大型系列描述了与接受 AGV 或 BGI 植入物的无晶状体性青光眼或先天性青光眼患儿的长期随访相关的并发症 [79, 80]。32% 的先天性青光眼和 7% 的无晶状体性青光眼出现前段异常。白内障在 20% 的先天性青光眼患者中发生。瞳孔异常发生在 16% 的先天性青光眼病例和 7% 的无晶状体性青光眼病例中。两组均为 22%～26% 的引流管需要重新调整修复，其中角膜接触占 50%。调整的另一个主要原因是由于导管缩短需要重新定位，可能因为眼球增长是导致导管回缩的原因，手术计划应包括在结膜下空间留下额外的弯曲管以备将来使用。没有发生需要角膜手术的角膜失代偿。在长达 10 年的随访中，没有出现眼内炎或引流阀暴露的病例。另一方面，8% 的病例发生视网膜脱离。正如所料，眼球运动并发症很常见。尽管约 57% 的先天性青光眼和 47% 的无晶状体性青光眼患者存在水平和（或）垂直斜视，但没有患者出现复视。作者确实注意到，所有患者都进行完善的斜视检查，正如小儿眼科实践中所预期的那样 [79, 80]。

（三）眼睑或眼眶并发症

与引流管分流物手术相关的眼睑问题包括术后上睑下垂、眼睑突出和滤过泡延伸至眼睑。上睑下垂通常发生在上方象限放置引流管分流物过程中，由于眼球下转和眼睑抬高而引起的提上睑肌拉伤 [81]。如果滤过泡过大，会引起眼睑突出 [81]。这些眼睑问题可能更常见于较大的 Baerveldt 植入物，因为它这需要更多的牵张力，将引流盘置于直肌下。通过使用较小的引流管植入物或将植入物放置在下方象限，可以减少这些问题的发生。矫正突出的问题可能需要移除引流管分流物。

与引流管分流物植入术相关的眼窝问题包括眼球突出和迟发性球后出血 [82, 83]。赤道后方的一个大的滤过泡可能会引起眼球突出。1 例球后迟发性球后出血发生在离外直肌非常近的 Ahmed 引流阀置放后。Ahmed 引流阀放置过于靠后部和其纵向直径较长的特性，视神经可能会受到压迫。

六、暴露 / 引流管或引流盘的露出

虽然将巩膜、心包膜、角膜或其他材料置于引流管上降低了结膜糜烂的风险，但引流管暴露仍然可能发生，甚至在植入手术后数年（图 51–11）[9]。在 TVT 术后 5 年研究中引流管上结膜糜烂，结膜在眨眼期间由于上眼睑不断的机械摩擦而特别脆弱 [2]。球结膜的轻微抬高增加了球结膜和睑结膜之间的摩擦，导致球结膜变薄。如果有过多的组织张力来关闭切口，或结膜薄或先前存在结膜瘢痕，术后早期结膜伤口破裂的可能性更大。如果覆盖的组织破裂，引流管就会暴露出来。如果不及时治疗，结膜裂口往往会向后延伸，使引流盘暴露。除了增加管植入物露出的风险外，管或盘的暴露显著增加了眼内炎的风险，因为细菌会通过导管直接进入眼内。

笔者认为，巩膜移植较心包板层或阔筋膜板层更不易发生变薄和糜烂。心包和阔筋膜往往比巩膜薄，因此一些作者主张使用折叠的双层心包来减少糜烂的风险。此外，通过长巩膜隧道插入管也可以降低引流管暴露的风险 [84]。

可以尝试用巩膜或角膜、羊膜甚至胶原蛋白植入物来修复暴露的引流管 [85, 86]。然而，即使用自体结膜移植、带蒂皮瓣 [87] 和附加的补片移植来修复受损的结膜也常常不成功。同样的机械损伤导致引流管暴露妨碍伤口愈合。如果因为上层的结膜不健康，引流管或植入物暴露在外面，那么伤口的再

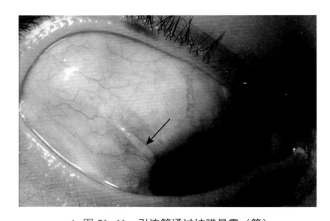

▲ 图 51–11　引流管通过结膜暴露（箭）
引自 Kanski，J. Clinical Ophthalmology. 5th edn. Edinburgh: Butterworth–Heinemann; 2003

次闭合也很可能破裂。在一项研究中，几乎一半的修复最终需要额外的手术干预，包括最终移除引流管植入物[88]。暴露部位的上皮向下生长也可能阻止完全的伤口闭合，这通常是反复引流管暴露的原因[89]。成功的修复可能需要将引流管转移到更后面的位置插入眼内，以减少眼睑直接的机械创伤。研究发现黑人种族、糖尿病、引流管植入前大量抗青光眼药的应用，与暴露修复后结果较差相关[88]。有一篇文章建议在结膜有限或质量较差的情况下进行颊黏膜移植可以改善预后[90]。完全去除引流管植入物通常是伤口愈合的唯一方式[88]。如果同时插入替换的引流管植入物，则应将其置于与第一次不同的象限。

患者对暴露的管或引流盘感到不舒适，需要立即取出植入物（图 51-12）。由于存在细菌污染的风险，植入物不应再次插入眼内。巩膜切开部位通常在取出引流管后几天内关闭，但可以缝合关闭以减少低眼压的风险。如果需要，可以在移除暴露的植入物时将新的引流管分流物植入不同的象限。

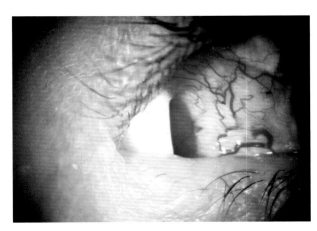

▲ 图 51-12 **Baerveldt** 植入物脱出
（Louis B.Cantor，MD 馈赠）

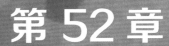

第 52 章　青光眼植入物：结果
Glaucoma Implants: Results

Oscar Albis–Donado　著

杨晓晗　译

杨新光　校

本章概要

　　植入物与传统的滤过术相比有一定的优势。对术后长期安全期的认识使青光眼外科医师考虑在结膜完整的原发性病例中使用，尤其是儿童患者和联合手术。

　　是否需要移植片覆盖引流管的观点仍存在争议，目前术中不覆盖引流管的操作尚不是主流操作，并且可能在将来的推广过程中遇到很大阻力。

　　从第一天开始的房水引流情况和眼压降低水平一直是避免术后即刻视力下降和失明的理想观察指标，目前主要通过各种限制性装置或改进的非限制性装置获得的，但在未来这一目标可能通过如毛细管、可调节直径的微管或纳米技术等新方法来实现。

　　当然，理想的植入物材料应该同时具备柔软性，无或炎症反应轻，以及使装置小型化的特点，但目前没有任何一种植入物具有所有这些特征。所以，青光眼植入物及其手术发展的方向为尽可能结合现有植入物和生物材料的多种特性，以最大限度地提高植入成功率、降低眼压和减少并发症的发生。

　　总之，虽然目前已有多种青光眼植入物可供青光眼医生在治疗疑难病例中使用，但是随着新技术、新材料的不断涌现，我们可以期待未来有针对各种类型青光眼的更理想的治疗方案。

一、概述

　　已有的青光眼植入物已经可以实现维持滤过通道长期通畅的目标。早期的植入物选择了各种不同的材料但是效果欠佳，失败的原因可能是采取了和当时的传统滤过术一样的角膜缘滤过通道，导致不仅没有避免传统手术的并发症，还因为植入物的存在而产生了新的问题。

二、最新进展

　　目前对 Ahmed 引流阀最有意义的改进可能是将引流盘的材料改为硅胶（见第 48 章）。改进后的阀也存在两种尺寸和双盘系统，并且与旧的聚丙烯引流阀相比，至少可多降低 1mmHg 眼压（表 52-1）。

　　第三代 Molteno 植入物也有其可取之处。与前几代相比，它仍然是一个无阀门装置，保留了压力脊（现在是椭圆形），更轻便，更薄，外脊的高度有所降低，材料则采用更加光滑的注射成型聚丙烯。临床研究结果显示，Tenon 囊上植入 Molteno 3 与传统 Molteno 相比眼压控制效果相当，并且组织相容性更好[33]。但是用传统的 Tenon 囊下植入方式（管结扎术和巩膜隧道术）并没有出现同样理想的结果[34]。

三、滤过面积的影响

　　双盘 Molteno 的引入及其初步观察结果显

表 52–1　直接比较两种 Ahmed 引流阀
研究的文献综述

变　量	聚丙烯 Ahmed 引流阀（S2）	硅胶 Ahmed 引流阀
已出版研究的数量	7	7
眼的总数（7个研究）	322	350
平均随访时间（月）	16.2±6.0	15.5±5.3
手术前眼压（mmHg）	32.8±10.5	35.9±12.1
手术后眼压（mmHg）	17.4±7.1	15.2±6.6*
眼压变化（%）	45.6±8.8	53.0±5.9
手术成功率（%）	75.5±13.9	89.1±9.5**
手术前用药的数量	3.2±2.1	3.5±1
手术后用药的数量	1.3±1.0	1.2±0.9

*. $P < 0.001$ ANOVA；**. $P < 0.001$ Fisher 确切检验

示出它更高的手术成功率和更好的眼压控制效果[34, 35]。然而，大样本量的长期随访研究发现，尽管双盘 Molteno 植入术有改善疗效的趋势，但手术成功率及眼压控制情况均无统计学差异[37]。Schocket 手术与双盘 Molteno 相比可能提供了更大的滤过面积，但长期效果欠佳[36, 37]。

使用硅胶作为生物材料来增加端板面积，如使用 Baerveldt 植入物的不同模型一样，对手术成功率及眼压控制效果并不明确。最初，350mm² 和 500mm² 模型的随机对照研究表明，就手术成功率（93% vs 88%）和脉络膜积液发生率（16% vs 32%）而言 350 型更受欢迎，但结果也表明 500 型术后需用药物更少（1.3 种 vs 0.7 种药物）[28]。

该团队还报道了对两个模型的长期随访结果，发现两组的成功率有很大的不同（350mm² 模型的 5 年累积生存率为 79%，而 500mm² 模型为 66%），但眼压控制情况没有区别[38]。此项研究和其他相关研究结果导致 500mm² 植入物最终被市场淘汰。最近，一项针对 250mm² Baerveldt 植入物的研究结果显示，术后两年的存活率高达 79%，所以"最理想"的 Baerveldt 大小很可能为 250～350mm²[39]。

虽然直接比较单盘（184mm²）和双盘（364mm²）Ahmed 引流阀的最终研究结果尚未发表，但初步研

究表明使用最多的聚丙烯双盘 Ahmed 在 12 个月时与原植入物的结果非常相似，而在 24 个月时在一定程度上要优于原植入物（81.5% vs 77.8% 累积生存率）[40]。

四、历史背景

尽管存在瘢痕化，Molteno 认为需要一种治疗方案来维持青光眼术后足够的引流空间，为此他尝试术中为患者在角膜缘附近放置一块 8mm 厚的丙烯酸板，目的是形成一个暂时的滤过泡，然后在几个月后移除植入物[1]。由于频繁的刺激、巩膜压陷及管板排斥反应的出现，手术效果欠佳。在 1973 年，他又提出了在远离角膜缘的位置后置更大的植入物的想法，并通过长管将其连接到前房，开创了青光眼植入手术的新时代。

这种新型植入物经历了漫长的时间才被人们所接受，主要是受制于术后早期低眼压并发症的出现。避免该并发症的第一种方法是将手术分成两个阶段进行：第一阶段将板置于 Tenon 囊下方，4～8 周后再将引流管置于前房内[2]。这种方案效果很好，但需要两次手术，使得该术式并未流行起来。

另一种方法是由 Krupin 开发的，利用在一个超长管末端连接一个腔内硅胶管的方式使房水可以在 11～16mmHg 的眼压下顺畅引流，而在眼压过低时停止引流[3]。在后续的研究中，该研究团队将装置连接到沟槽巩膜外植体（有效地为 Schocket 方法添加了一个限制性机制）以维持并增加滤过面积，并在几年后（大约 1990 年）将装置连接到硅胶滤过盘[5]。然而这种狭缝式的开口设计都有趋于关闭的倾向，使该方案未被广泛接受。

这之后的一个新发现成功地激起了全世界众多研究团队的兴趣，并促进了新植入物设计方案的涌现，它就是可吸收 Vicryl 缝线。这种缝线可将引流管扎紧，使得原本两阶段的手术操作可以在一次手术中完成[6]。虽然在植入时就将引流管插入前房，但一开始并不引流房水，有效地避免了术后早期低眼压。而在术后 3～6 周，Vicryl 缝线逐渐周围组织吸收，引流管得以开放并引流房水。在结扎点的前方略微增大切口也可以通过使部分房水经盘上方流出而一定程度上地在术后前几周达到眼压控制的效

果。铬酸盐 4-0 缝线的管内部分填塞作为一种替代技术，也可以降低术后早期低眼压的风险，而且无须二次手术 [7]。缝线穿过引流管并在结膜下留部分线端，以便后期取出。由于担心缝线暴露在眼表所带来的感染风险，人们又开发了新型缝线，即使在结膜覆盖的情况下也很容易取出。

另一种选择是在 Molteno 植入物中增加压力脊。脊与巩膜外组织相连，作为一种压力敏感装置，可以降低早期低眼压的风险 [10, 11]，但是这种手术方案的操作步骤并不统一，可能是由于在植入物上方拉伸 Tenon 囊的手术技术有所差异。

早在 20 世纪 80 年代，有两种设备通过不同的机制调节眼压，但都没有达到令人满意的效果，即 Mendez 青光眼引流线和 White 青光眼泵 [14, 15]。

在 20 世纪 90 年代初期问世的 Ahmed 青光眼引流阀作为一种可靠的单向阀，终于提供了一种方法在一期手术中实现眼压控制，而无须在管内或管周使用附加材料。当 IOP 降至 8mmHg 以下，该阀就会自动关闭，从而降低早期低眼压的风险 [16-20]。

所有植入物都会遇到的一个问题是滤过泡纤维化所致的长期眼压控制效果不佳甚至丧失。解决这个问题的第一种策略也是由 Molteno 提出的，方法是口服类固醇、非甾体抗炎药和秋水仙碱的组合 [21, 22]。另一个策略是增加房水流出面积，他于 1981 年推出了双盘植入物 [23]。新的植入物总表面积为 274mm^2，能更有效的维持眼压，代价是增加了手术时间和并发症的风险，但并不像 3 或 4 盘植入物那么严重 [23, 24]。

1992 年，George Baerveldt 开发了新的植入物。基于过往经验，他采用了大面积的（高达 500mm^2）引流盘，并将端板的生物材料改为硅胶。术中需要分离直肌，将引流盘放置在直肌下。第一代植入物产生了较大的滤过泡，这可能解释早期研究显示术后常常并发斜视的原因 [25-27]。这种并发症在采用端板开窗术之后得到了较好地改善，因为该术式通过限制滤过泡的高度缓解了眼肌之间的受力不均 [28-30]。

Joseph 和 Optimed 青光眼压力调节器（见第 49 章）也在 20 世纪 80 年代和 90 年代被应用，尽管最初的研究结果似乎很不错，但在实际临床应用中效果不佳，其体外特性也不如当时常用的装置。

除了上述的新型植入物，还有一些对已有常用植入物的结构改进。为置管扁平部设计的 Hoffman Elbow 和新世界医疗集团开发的扁平部夹有助于将管放置在后房中，保持相对于巩膜的径向和垂直位置 [31, 32]。还有人在 Ahmed 植入物中增加一块盘，使植入物表面积增加到 364mm^2，其优点在于可在手术过程中决定第二块引流盘在主体两侧的位置 [32]。

Wilcox 等在实验中提出了一个看似合理的理论来解释表面积的明显局限性 [41]。他们观察到随着表面张力的增加，滤过泡纤维化和囊膜厚度增加，表面张力随着端板尺寸的增大而增大，正如 Laplace 定律所预测的。通过使用具有大表面积的小体积系统，即一个在远端变成半管的乳胶管，他们实现了引流流畅度的优化（通过减少纤维化）。因此，当表面张力增加会导致渐进性增厚时，增大传统植入物被动滤过膜的表面积就失去了意义。他们的系统目前正处在临床试验中，但是他们所展示的原理应该符合现有新型植入物的临床结果。

五、辅助抗代谢药的应用

氟尿嘧啶（5-FU）和丝裂霉素（MMC）都被用于减少植入物旁组织纤维化。起初，Perkins 等的研究结果显示，丝裂霉素与氟尿嘧啶或不做特殊处理相比，在双盘 Molteno 植入物中表现出完全成功率更高的优势，但总体成功率相似 [42]。来自其他团队的后续随机临床试验并未得出相同结论，还发现了早期低眼压相关并发症和一些引流管和阀挤压的更高风险 [43-47]。一项来自拉丁美洲青光眼学会的前瞻性研究表明，在 Ahmed 引流阀植入术中使用 1% 丝裂霉素联合部分 Tenon 囊切除术，除了降低高眼压期 [48] 的发生率之外并无其他益处，就像 Costa 等 [45] 的研究结果一样。

一项研究报道了在儿童患者 Ahmed 引流阀植入术后应用 Healon GV 和氟尿嘧啶联合滤过泡针刺术的良好效果 [49]。这种好处的出现可能是由于手术创面暴露在溶解有氟尿嘧啶的黏弹剂中的时间延长。Healon GV 还可以防止氟尿嘧啶外流，降低了对角膜上皮的毒性。

关于丝裂霉素可以在小梁切除术中有效地避免纤维化而在青光眼植入物放置术中无效的原因尚不清楚。有研究认为，缺乏疗效可能与植入物作为增殖因子的存在有关[45, 48]，作为青光眼房水的直接影响因素[48]，由于角膜缘和远离角膜缘的 Tenon 囊成纤维细胞的性质不同[48]，以及在远离角膜缘的"成熟"成纤维细胞的存在[50]。

关于为何在角膜缘处使用丝裂霉素效果更佳，另一种可能的解释是该部位的几乎所有成纤维细胞都可以充分暴露在丝裂霉素中。因为角膜缘部组织较薄，成纤维细胞数量有限，在丝裂霉素暴露后可能难以更新，并且手术操作可能会使暴露更加完全。相反，植入物放置的部位组织较厚，富含成纤维细胞，可能在术中难以充分暴露于丝裂霉素，这些细胞很容易向滤过泡和盘周迁移，取代被抑制的细胞。这一机制可能也可以解释前述研究中提到的高眼压期延迟的现象。

六、生物材料的作用

不同类型植入物的成功率在相似病情的患者中是相似的而眼压控制效果似乎不尽相同。在 Hong 等进行的 Meta 分析中，与硅胶植入物的眼压（13～14mmHg）相比，聚丙烯植入物表现出更高的眼压（16～17mmHg）[50]。

眼压的差异可能与影响每个植入物的炎症反应和增殖反应的不同因素有关。两种材料都容易产生纤维蛋白原介导的反应，并表现出炎症和纤维化，但硅胶材料的这些反应相对更轻[51]。生物材料的柔韧性，植入物的形状，以及能否避免诱发炎症的微运动（这通常是通过 Baerveldt 开窗及现在常用的新型柔性 Ahmed 引流盘来实现的），都可能与临床效果有关。

通过比较经典的聚丙烯 Ahmed（S2 型）和新型硅胶柔性板 Ahmed（FP7 型）的结果，可以看出生物材料是否影响会临床结果。直接比较 FP7 与 S2 型的研究[52-58]显示，FP7 型的平均眼压比 S2 低 2mmHg（表 52-1）。较低的平均最终眼压与 FP7 的平均成功率 89% 直接相关。表 52-2 是对 Hong 等[50]工作的改进版本，列举了一些新的比较结果。

即使这些结果似乎解决了哪种生物材料更好的

问题，有一些其他因素也可以改善结果，即较低的脊（可能可以降低滤过泡表面张力）和开窗（可能比缝合更有效地消除引流盘的微运动）。此外，新材料也在研究中。第一代 FP7 的管入口相对于阀体更高，使弯管更容易暴露在阀体附近（图 52-1 和图 52-2）。而 2011 年 5 月上市的最新版本前部的轮廓更低，管更接近底部并保持开放（图 52-3）。最近，一种由聚（苯乙烯 –b– 异丁烯 –b– 苯乙烯）（SIBS）制成的小直径无阀管在家兔身上进行了实验。与正常直径的硅胶管相比，它在没有挤压、良好的眼压控制和植入物周围缺乏肌成纤维细胞等方面表现出良好的效果[59]。在 FP7 AGV 中，丝裂霉素缓释聚合物的应用作为一种新方法已经在体外和

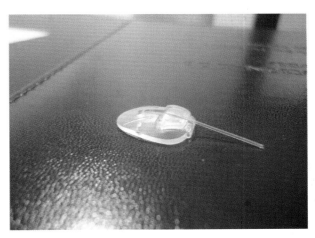

▲ 图 52-1　第一代 FP7 有一个相对高的管道插入阀内，增加了巩膜和管之间的距离

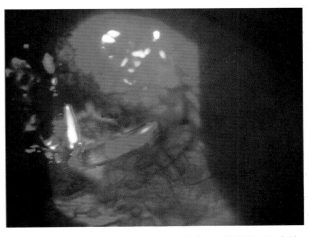

▲ 图 52-2　在第一代 FP7 中，可见靠近阀体的管道暴露在外
（V. Marina Gil-Reyes，MD 馈赠）

表 52-2　关于青光眼引流装置的系统文献综述

变 量	聚丙烯			硅 胶		
	未改良的 Molteno	改良的 Molteno	Ahmed 青光眼引流阀	Krupin 引流阀	Baerveldt 植入物	硅胶 Ahmed 青光眼引流阀
出版研究的数量	6	27	8	2	9	14
眼的总数（所有研究）	234	1297	526	75	550	834
平均随访时间（个月）	23.1±10.8	27.1±14.2	16.0±7.5	21.3±11.2	18.6±7.8	14.3±6.0
手术前眼压（mmHg）	42.1±2.1	34.1±4.8	33.9±4.5	36.3±1.5	30.8±4.2	33.1±10.7
手术后眼压（mmHg）	17.1±1.3	16.6±2.1	16.6±1.8	13.8±1.6	14.3±1.8	15.6±5.3
眼压变化（%）	59±3	51±6	51±8	62±5	54±8	53.1±6.1
手术成功率（%）	75±12	77±13	77±8	72±11	75±10	84.2±8.6
视锐度的下降（%）	33±18	30±13	24±7	28±4	27±10	13.1±12.0
手术前用药的数量	NR	2.3±0.3	2.7±0.3	2.7±0.3	2.2±0.3	3.3±1.0
手术后用药的数量	1.5±1.0	1.1±0.6	1.0±0.3	1.0±0.2	0.8±0.2	1.4±1.1
一过性低眼压（%）	26±14	12±7	14±8	17±12	15±8	16.5±14
长期低眼压（%）	5±3	6±5	2±1	2±2	6±3	0.5±0.8
复视（%）	NR	2±2	3±1	7±5	9±5	3.3±0.3
脉络膜上腔出血（%）	NR	4±3	3±3	8±7	5±3	0.6±1.7

引自 Hong CH, Arosemena A, Zurakowski D, et al. Glaucoma drainage devices: a systematic literature review and current controversies. Surv Ophthalmol 2005; 50:48-60

IOP. 眼压；± 值代表在已出版研究组中房水引流装置的平均重量和已出版研究的标准差；只更新了硅胶 Ahmed 引流阀那一列[52-58, 87-95]
NR. 没有报道

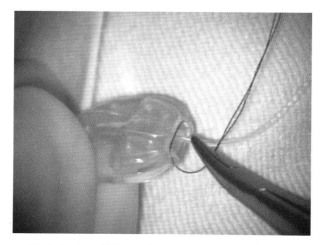

▲ 图 52-3　新一代的 FP7 在板中有一个凹槽，通过该凹槽，管子离开硅盘，使其与巩膜保持更紧密的连接

家兔中使用，显示出减少纤维化的作用，可能在以后的临床实践中得到应用[60]。

七、引流管植入与修补

前房内引流管的理想位置是穿过小梁网角度稍向后以避免与角膜内皮接触，且在前房内的长度 1～2mm。为了达到这一目的，已经诞生了多种置管方法。第一种是先做以角膜缘为基础的巩膜瓣，然后将引流管置于巩膜瓣下，并原位缝合固定巩膜瓣[1, 61]。该技术结合穿刺针插入管，并用 Vicryl 缝合线连接管，效果更佳[6]。

这种技术的主要问题是引流管暴露。为了解决该问题，发明了一种不需要巩膜瓣而是使用全巩膜覆盖引流管的技术——睫状体透析法。该术式确实减少了引流管暴露，但手术破坏性更大，更容易发生并发症。在 3 例患者中第一位支持者即 Molteno，但由于持续性的轻度葡萄膜炎他放弃该治疗[2]。在基于更大数量患者的观察中，Moorfields 的研究人员发现，该技术的主要缺点是睫状体无法支撑硬度相对较大的引流管，导致引流管与角膜接触的发生率增加[62]。

几乎同时发明的另一种技术叫作巩膜修补覆盖引流管[63-65]。实践证明，这种新技术操作更简便，效果也更好。此外，这种技术所需组织易于获取也易于保存。它的主要缺点是随着时间的推移，修补片变薄，最终导致修补片被引流管磨损。其他问题还包括结膜闭合不良，伤口渗漏[66]，滤过泡感觉障碍[66]，凹陷形成[67]，以及眼球内陷[67]。最近一项长期回顾性研究比较了巩膜和硬脑膜覆盖管的效果，结果显示 4 年后硬脑膜的暴露风险为 6.3%，而巩膜为 5.8%，这可能是最常见的长期并发症[68]。

角膜移植供体的残余边缘也可作为修补材料。初步结果是令人鼓舞的，尽管仍无长期随访结果，经验上来讲组织溶解也是可能发生的。

任何捐赠的组织都存在另一个潜在的问题，即交叉感染。常见的保存技术和培养基可以预防细菌和真菌感染。病毒感染主要包括肝炎病毒和艾滋病病毒，来自阳性捐赠者的组织需要通过筛查加以排除。对于其他对患者没有致命威胁的病毒，依然存在感染的风险。这些病毒可能仍有一定的致病性，而且它们对角膜和其他移植物的影响是未知的。一个更大的问题是朊病毒感染的可能性，因为我们没有常规的方法可以检测它们在捐赠者组织中的存在，也没有可靠的治疗方法[70, 71]。在英国，尽管可使用 γ 线作为硬脑膜的预杀菌剂，但是这种风险仍然导致巩膜和硬脑膜修补片无法在临床上被广泛应用[72, 73]。

自 1993 年以来，笔者所在的研究小组一直采用一种以上巩膜 23G 长针道为基础的无植入物的置管技术。这种技术已经在葡萄膜炎继发青光眼[74]及因其他原因行置管术的患者身上有过报道[75]。类似的无覆盖无修补的置管技术也有报道，均表现出极高的安全性、无挤压及操作便捷[73, 76]。在最近的一项对 912 个 Ahmed 植入物的回顾性研究中，发现挤压率为 0.4%（16 年内共有 4 例；这是未发表的结果，在 2012 年第六届国际青光眼手术大会上展示），在儿童患者中为 0%（在 204 个植入物中没有发生挤压，随访时间为 8 年）[77]。

不使用补片有几个优点。首先，23G 的长隧道使管道与周围组织紧密贴合，减少了笔者认为与轻度炎症和胶原激活导致的挤压有关的侧方微运动，也降低了管道周围滤过和之后早期超滤的风险[75, 78-80]。第二个好处是结膜与角膜之间有一个平坦的过渡，改善了角膜缘处的润滑性，从而降低了滤过泡疼痛的风险。也防止了滤过泡通过修补物[81]下面的瘘管泄漏而形成凹陷（图 52-4 和图 52-5）。其他益处包括更快的手术时间，没有供体组织移植相关的风险，以及更低的成本。最后，减少管挤压的风险有效地防止了置管相关眼内炎的发生[82-85]。

八、延迟滤过与即时滤过

如上文所述，无阀装置需要缝扎固定或一些其他限制性机制以避免术后早期低眼压。另一方面，从术后第一天起限制性装置就可以控制 IOP。房水延迟滤过可能有利于减少纤维化，因为这样通过手术释放到房水中的任何促炎因子或生长因子在开始时就不会到达滤过泡[86]。虽然它没有考虑到生物材

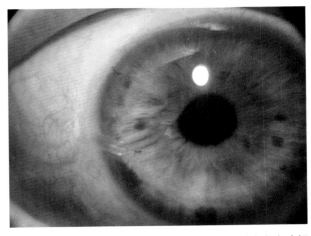

▲ 图 52-4　合并新生血管性青光眼的患者，联合白内障超声乳化术和同期 Ahmed 引流阀植入术 2 年后；邻近管入口的结膜是平坦的，角膜缘处的润湿角没有改变

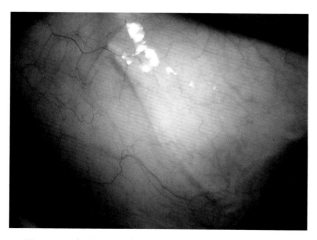

▲ 图 52-5　与图 52-4 相同的患者，可以在结膜下看到管道，但实际上是在距角膜缘约 4mm 的巩膜下

料的作用，但这也可能部分解释了为什么无阀装置似乎能够实现较低的最终 IOP 和较低的高眼压期发生率[50]。但眼压持续升高的时期也是可能发生进一步青光眼损害的时期。

Nasri 等[87] 最近的一项前瞻性研究发现，使用 Molteno 装置 2 年后的眼压明显低于 Ahmed FP-7（15.36mmHg vs 17.0mmHg，$P = 0.049$）。尽管 Molteno 组的最终平均 IOP 较低，但统计学上该组

的视野却显著恶化约 1dB（$P < 0.001$），另一组的结果则为 -0.03，这不能归因于随访期间晶状体混浊程度或视力的差异（两者都稍有恶化）[87]。似乎在结扎点和前房之间使用管开窗术（一种避免术后第 1 周内 IOP 过度升高的策略）并不能防止所有患者的眼内压损伤[87]。

ABC 研究（Ahmed 与 Baerveldt 的比较研究）也发现 Ahmed 比 Baerveldt 的 IOP 稍高（高 2.2mmHg），但较少发生严重并发症（需要返回手术室，丢失 2 个或更多 Snellen 视力行或两者兼而有之）和视力丧失（18% vs 27%，但无统计学意义）[88, 89]。

在晚期青光眼患者中，这可能造成功能进一步丧失。对于难治性青光眼，如新生血管性青光眼等，往往需要快速降低眼压，以便治疗相关疾病，如白内障，玻璃体积血和糖尿病性视网膜病变等。一旦眼压降低，眼前节及眼底可见，NVG 的病因也可能得以明确。在无阀植入物中存在较大比例的光感知损失倾向，这可能与初始眼压控制不佳有关（表 52-2），另一项 ABC 研究也发现了这一点（6 只眼 NVG 和 Baerveldt 植入物与 2 只眼 NVG 和 AGV），尽管没有统计学意义[88, 89]。

聚焦 1　TVT 研究

Steven J Gedde

小梁切除术和引流管分流植入术是全世界最常见的青光眼手术。小梁切除术在历史上一直是首选术式，除了滤过失败风险很高的难治性的青光眼。然而，越来越多的人开始关注与滤过泡相关的并发症（即渗漏、感染和感觉异常），这使得使用引流管分流物逐渐成为小梁切除术的替代选择。医疗保险索赔数据显示，1995—2004 年，小梁切除术的数量减少了43%，同时引流管分流术增加了184%[1]。美国青光眼协会最近的一项调查显示，引流管分流物的普及程度越来越高，而经常选择小梁切除术治疗难治性青光眼的外科医师比例下降[2]。该调查还表明，对于曾接受过眼科手术的患者治疗青光眼的最佳手术方法缺乏共识。特别是，一些外科医师更喜欢引流管分流植入术，而另一些人则喜欢在有白内障或青光眼手术史的眼睛中使用辅助抗纤维化药进行小梁切除术。

引流管对比小梁切除术（TVT）研究是一项多中心随机临床试验，比较了在既往眼科手术患者中，引流管分流手术与使用丝裂霉素的小梁切除术的安全性和有效性。曾接受白内障摘除人工晶状体植入和（或）失败的滤过术的难治性青光眼患者，随机接受引流管分流物（350mm² Baerveldt 青光眼植入物）或小梁切除术与丝裂霉素（0.4mg/ml，持续作用 4min）[3]。该研究旨在提供有效的循证信息，以协助特定患者群体的手术决策。

在 TVT 研究的 5 年随访期间，与小梁切除术相比，引流管分流术的成功率更高[4]。而两种术式在 5 年后眼压下降的效果相似。在研究的前 2 年，引流管分流术需要使用比丝裂霉素小梁切除术更多的抗青光眼药，但是药物使用情况随着随访时间的延长而趋于均衡。丝裂霉素小梁切除术相对于引流管分流术后早期术后并发症发生率更高，但两种手术后期并发症发生率相似，并且都需要再次手术来治疗严重并发症和（或）并发症导致的视力丧失[5]。

TVT 研究支持使用引流管分流物的广泛使用，而不仅仅局限于难治性青光眼。对于手术失败风险较低的患者群体，引流管分流术效果更佳。TVT 研究并没有明确证明一种青光眼手术优于另一种。对于难治性青光眼患者，在选择手术方案时必须考虑其他因素，包括外科医师的技术和经验，患者是否能够接受二次手术，以及医生手术失败的可能。

聚焦1　TVT 研究（续）

参考文献

[1] Ramulu PY, Corcoran KJ, Corcoran SL, et al. Utilization of various glaucoma surgeries and procedures in Medicare beneficiaries from 1995 to 2004. Ophthalmology 2007;114:2265–2270.

[2] Desai MA, Gedde SJ, Feuer WJ, et al. Practice preferences for glaucoma surgery: A survey of the American Glaucoma Society in 2008. Ophthalmic Surg Lasers Imaging 2011;42:202–208.

[3] Gedde SJ, Schiffman JC, Feuer WJ, et al. The Tube Versus Trabeculectomy Study: Design and baseline characteristics of study patients. Am J Ophthalmol 2005;140:275–287.

[4] Gedde SJ, Schiffman JC, Feuer WJ, et al. Treatment outcomes in the Tube Versus Trabeculectomy Study after five years of follow-up. Am J Ophthalmol 2012;153: 789–803.

[5] Gedde SJ, Herndon LW, Brandt JD, et al. Postoperative complications in the Tube Versus Trabeculectomy Study during five years of follow-up. Am J Ophthalmol 2012;153:804–814.

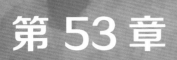

第 53 章　视网膜手术后房水分流
Aqueous Shunts after Retinal Surgery

Maria Papadopoulos　Keith Barton　著

杨晓晗　译

孙　红　校

本章概要

眼压升高是玻璃体视网膜手术后的常见并发症，并且随着手术的复杂性增加，如使用硅油或玻璃体内气体填充联合玻璃体切割术，眼压升高的可能性更大。眼压升高的原因是多因素的，应根据眼压升高的机制进行干预。这种眼压升高通常是短暂的，大多数患者仅局部药物就可以成功控制。也有少量患者发展为慢性难治性青光眼，而且很难控制。房水分流物植入术长期成功控制眼压的可能性最大，但具有挑战性，需要在技术上进行重大改进，并且在某些情况下，还需要对分流物本身进行改进。

一、概述

青光眼是玻璃体视网膜（VR）手术后的一个重要并发症。据报道，在 VR 手术和巩膜扣带术后，出现急性眼压（IOP）升高 > 30mmHg 的高达 35% 以上[1]。在需要进行硅油填充手术的复杂视网膜脱离修补术中，高达 48% 的患者的眼压升高。大多数患者对局部药物治疗有效，眼压升高往往是短暂的。

青光眼的确切发病率难以从文献中确定，因为青光眼通常被定义为在一定时期内变化的眼压升高，而不是杯盘比的扩大。一部分患者原先就存在青光眼，术后眼压升高的风险就更大[4]。在那些新发生的眼压升高的患者中，该机制可能是多因素的（框 53-1）。气体或者硅油填充后眼压升高是由于晶状体—虹膜隔位置前移引起房角关闭。继发性瞳孔阻滞可能发生在无晶状体眼硅油填充后。如果上述两种情况中的任何一种没有及时纠正，或者有新生血管形成，则可能导致慢性虹膜前黏性房角关闭（图 53-1）。

许多眼睛的眼压升高而房角开放，其眼压升高的机制包括炎症、局部使用皮质类固醇和房角乳化硅油的慢性排斥反应。尽管迅速清除硅油被认为可以最大限度地减少潜在的不良反应，但对于一些患有复杂玻璃体视网膜疾病的眼睛来说，并不可行。此外，小梁网的炎症可能是导致部分患者眼压升高的一个原因，这部分患者清除硅油并不

框 53-1　视网膜手术后继发青光眼机制

房角开放（小梁网阻塞）
- 炎症或红细胞
- 硅油乳化
- 皮质类固醇反应
- 视网膜色素上皮层细胞?

房角关闭
- 继发性瞳孔阻滞
  - 气体 - 瞳孔阻滞
  - 纤维蛋白 - 瞳孔阻滞
  - 硅油 - 瞳孔阻滞
- 气体膨胀
- 新生血管
- 睫状体水肿与旋转

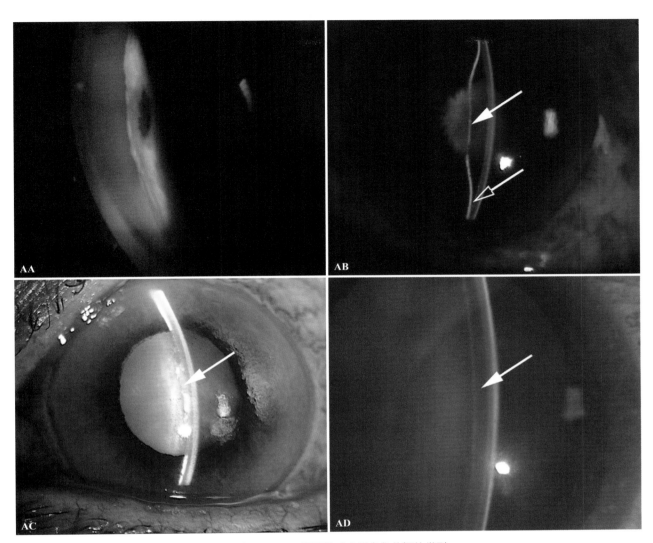

▲ 图片 53-1　A. 视网膜手术后房角关闭的类型

AA 和 AB. 在一个深的（AB）（纯白箭）或者相对深（AA）的前房中，周边虹膜膨隆（透明箭）表示了视网膜手术后继发性闭角的瞳孔阻滞机制；AA. 患者有一个相对浅的前房；AB. 瞳孔粘连导致瞳孔阻滞和周围虹膜膨隆；AC 和 AD. 代表虹膜晶状体隔前移的例子，这可能是由于巩膜扣带过紧、气体或硅油的过度填充、过度的全视网膜光凝或房水逆流；与瞳孔阻滞相反，这种类型的房角关闭以极浅的中央前房为特征（纯白箭）

一定能逆转眼压升高[5, 6]。因为治疗干预应针对眼压升高的机制，因此明确眼压升高的原因是非常重要的。

　　VR 手术后药物不能控制的青光眼患者的治疗通常是具有挑战性的。结膜瘢痕形成是滤过手术预后差的主要原因。还有一种风险是，即使使用抗代谢药，在滤过泡内残留的硅油也会导致结膜下的瘢痕形成[7, 8]。破坏性手术如经巩膜二极管激光睫状体光凝术（环二极管）可用于暂时治疗，但这常常需要重复治疗，重复治疗会增加低眼压风险。因

此，房水分流物植入术是视网膜手术后发生的难治性青光眼治疗的重要部分。

二、术前评估

　　术前评估是房水分流物植入术的第一步，特别是在先前做过视网膜手术的眼睛中，以确定成功植入时眼睛外部和内部的潜在影响因素（图53-2）。从外部看，第一步是避开巩膜扣带或巩膜软化的象限。除了对外眼的检查，检查视网膜周边扩张对于确定任何巩膜扣带的位置是必不可少的。随着时间

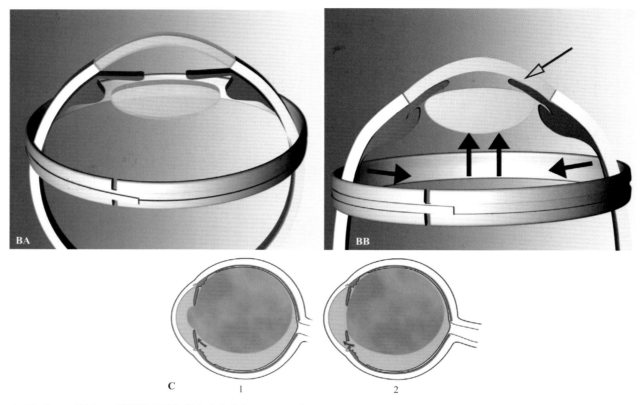

▲ 图 53-1 （续）B. 过紧的巩膜扣带和房角关闭；BA. 正常位置的巩膜扣带压陷巩膜和视网膜，但不足以引起虹膜晶状体隔的前移；BB. 过紧的环绕带可产生足够的压力使睫状突前旋和虹膜—晶状体前移（实心箭），导致房角关闭（空心箭）；过量的硅油、膨胀气体或玻璃体中房水（房水逆流）也通过该机制导致房角关闭；C. 硅油引起的瞳孔阻滞和下方虹膜切除术；1. 硅油和膨胀性气体也可能导致房角关闭，在无晶状体眼中造成瞳孔阻滞；2. 可通过下方周边虹膜切除术缓解

的推移，一个长期存在的巩膜扣带会变松弛，在视网膜检查时可能看不到明显的巩膜外加压嵴。眼部多次手术可能有广泛的结膜瘢痕或结膜退缩，因此检查结膜活动性是必要的。在这些情况下，仍有可能植入分流物，但极难在植入后关闭结膜。以前曾有过结膜内硅油暴露的眼睛，例如硅油从玻璃体切割口漏出时，结膜下可能有非常密集的结膜瘢痕，因此在 Tenon 囊下间隙内植入房水分流物没有足够的组织平面。另外还应避免其他潜在的影响因素，如滤过泡。

如果在扣带没有去除的情况下进行分流物植入是不可能的，这个必须在手术前与视网膜外科医师讨论。随时间推移，松动的巩膜扣带可能不起作用，通常可以安全地去除。在另一方面，巩膜扣带去除存在视网膜再脱离的风险，而且长期存在的紧的巩膜扣带可能也隐藏了巩膜坏死的区域，扣带去除后易发生巩膜穿孔。

如果房水分流物放置在下方象限，那么评估下方巩膜外露的程度非常重要，因为这会影响术后美观和结膜下房水引流管暴露的风险（图 53-3）。对于下方巩膜外露程度较大的眼，最好避免放置在下方。供体巩膜片在这个位置上的美观影响更明显，其次，如果房水引流管未被下眼睑覆盖，则存在更高的引流管暴露可能性。有时，如果不能避免在下方象限植入，则可以在手术时考虑对外侧睑板缝合以防止巩膜植片的融解和房水引流管的暴露。

在内部，需要仔细进行房角镜检查，以确定周边虹膜前粘连（PAS）可能影响前房（AC）内植入。通过一个未发现的 PAS 区域插入前房会撕裂虹膜根部导致前房积血。虽然小区域的 PAS 可以很容易地避免，但广泛的 PAS 对于引流管插入口是一个重大障碍。对这样一些病例的理想情况是，引流管应该插入较后的位置，如人工晶状体/无晶状体眼的睫

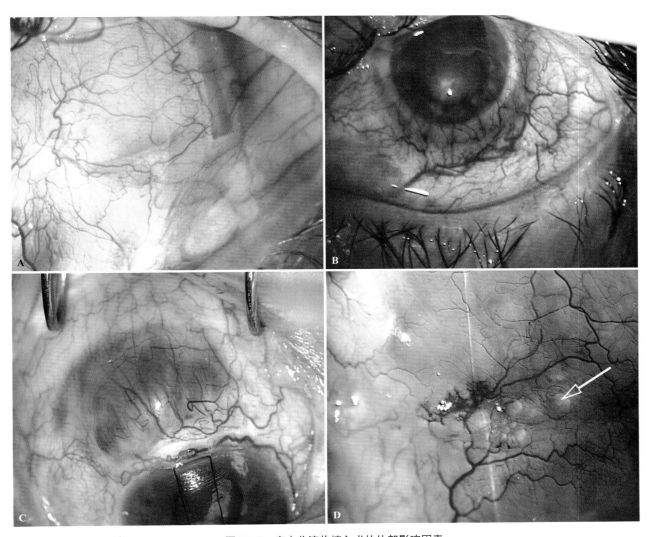

▲ 图 53-2　房水分流物植入术的外部影响因素

视网膜手术后植入房水分流物有许多潜在的外部影响因素；A.持续存在巩膜扣带；B.结膜瘢痕；C.巩膜软化；D.结膜下硅油（箭）

状沟或扁平部或在另外一个象限。在 PAS 前面插入管可能导致外周角膜周围有一个入口，从而导致慢性角膜内皮细胞丢失或引流管暴露。

选择植入物很大程度上取决于眼睛可能出现的瘢痕（见第 45 章）。一般来说，以前有过视网膜手术的眼睛有更高的瘢痕风险，并且应该选择具有大表面积和包裹可能性低的理想植入物。并非所有植入物都适合于所有象限，大表面积、低轮廓的植入物如 350 Baelvter 青光眼植入物，因其具有灵活性和外形符合球形的形状，通常在这些情况下它是有用的，特别是如果它被放置在巩膜扣带的上方或后面。新的 Molteno 3 植入物柔韧性较差，但轮廓非

常低，因此其优点就是不需要将引流盘的翼插入直肌下。

在硅油填充的眼中，一项在下方放入 Ahmed 青光眼引流阀 [9] 的研究报道了很好的结果，但在另一个相似但更大的研究中，病例对照研究中，硅油被认为是失败的危险因素 [10]。在这种类型的眼睛中，房水分流物植入通常是不适宜的，因为硅油会通过引流装置进入结膜下，甚至在下方放置分流物的情况下也有这样报道。因此应该与视网膜外科医师讨论取出硅油的可行性。Nguyen 等报道，在 14 只眼中，硅油注入 3 个月内取出的眼压控制的成功率为 57% [2]，而在没有硅油致房角关闭的情况下，取出

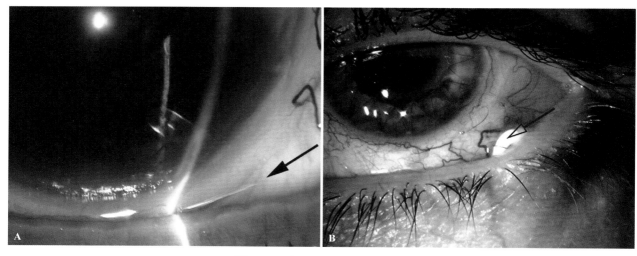

▲ 图 53-3　房水分流物位于角膜缘下方

A. 可能是因为在角膜缘下方，当眼睑睁开眼睛位于第一眼位时有一部分巩膜显露（实心箭），结膜糜烂的发生率高于在上方角膜缘植入分流物；B. 针对睫状体扁平部的改良房水分流物的边缘侵蚀暴露；它们的侵蚀率高于为前房设计的房水分流物；最好避免在角膜缘下方放置这些房水分流物

硅油后 IOP 降低的机制尚不清楚。

如果眼睛有严重的炎症，在手术前应该用短效皮质类固醇治疗。

三、手术技巧及植物位置

本书的其他部分对房水分流物植入技术进行了全面的描述。在本章中，笔者将强调在之前做过视网膜手术的眼中，植入分流物的手术要点。

一旦在手术中确定了植入的象限，一定要保证手术区域的充分暴露。一根或多根角膜缘牵引线可使手术区域充分暴露（带有 7-0 丝线或可吸收缝线的铲形针）。缝合深度足够深以提供足够的牵引力，特别是如果需要放置更后部的分流物时。剪开结膜前局部使用 0.1% 肾上腺素，以去氧肾上腺素或安普乐定（Apraclonidine）作为替代品，可以使出血最少。

笔者更喜欢做基于穹隆的结膜瓣，特别是如果存在广泛的角膜缘瘢痕。结膜切口的范围将取决于植入物的大小，除了带有双盘的 Molteno 植入物需要暴露两个象限，通常 90°～100° 的切口范围对于大多数植入物是足够的。两侧各有一个放射状的结膜切口，可以帮助进一步暴露。仔细解剖后方，以确保有足够的空间使植入物植入，而不会向前移位，特别是如果有巩膜扣带或环扎带存在的情况

下。350 Baerveldt 青光眼植入物通常放在邻近直肌的下方，但当存在巩膜扣带或广泛的 Tenon 囊下方瘢痕时，就无法植入了。在这种情况下，可以成功地植入另外的植入物，使翼位于直肌上方。所有手术病例均必须用不可吸收的缝线将植入物紧紧地固定在巩膜上，以避免以后形成的瘢痕引起植入物的移位。

如果存在巩膜扣带，植入物可以放置在其上方或后方，这取决于扣带的位置和高度（图 53-4）。如果扣带位于前部，则可将其插入其中。然而，如果放在扣带的后面，一定要确定好与角膜缘的距离，以保证植入物不会接触到视神经。Ahmed 青光眼引流阀前后径约为 17mm，350 Baerveldt 青光眼植入物约为 15mm。

低轮廓植入物如 Baerveldt 或 Molteno 3 青光眼植入物有时被放在颞侧较低巩膜扣带的上面，不会导致过大的滤过泡。在这种情况下，如果必要的话，植入物的前部可以用不可吸收缝线固定在扣带周围的纤维组织囊上。然而在鼻侧无法这样做，因为鼻侧空间小，植入物很有可能从过高的滤过泡中脱出。

前房、睫状沟或睫状体扁平部植入管进入的入口如其他地方所述。值得一提的是，扁平部入口需要广泛的玻璃体切割术，密切注意玻璃体基底以避

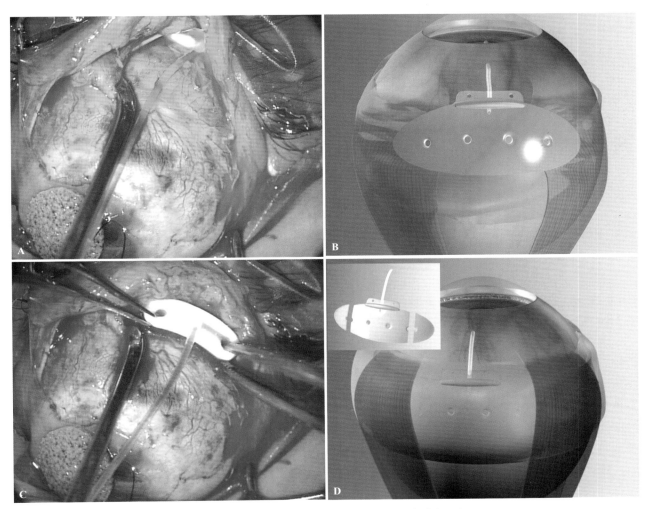

▲ 图 53-4　将房水分流物放在巩膜扣带的上方或者下方

A. 有时房水分流物可能需要放在巩膜扣带的后方，但接触视神经的风险大，尤其在鼻侧；B. 将分流物放在有低轮廓扣带的患眼中的最简单方法是放在扣带的顶部；C. 在这种情况下，Baerveldt 的轮廓略微高但不高于正常值；D. 需要更广泛的手术操作的方法是剪除 350 Baerveldt 青光眼植入物的翼（见图 D 的插入图），并将改良的植入物插入巩膜扣带下方

免玻璃体阻塞管道，并且即使之前已经通过睫状体扁平部进行玻璃体切割，也有必要在植入时进行进一步玻璃体切割术（图 53-5）。值得一提的是，引流管在睫状体平坦部与角膜缘插入时的并发症的发生率较高，包括脉络膜出血、脉络膜上腔出血、玻璃体积血和视网膜脱离[12]。

引流管的理想位置和长度如其他章节所述。在有硅油残留的眼睛中，如果放置在前房上方的位置，最好在前房留出稍长的管，以使硅油尽可能少地通过引流管流出。

无阀门植入物如 Baerveldt 青光眼植入物需要辅助的外结扎或内支架来防止早期低眼压。有阀门的

植入物如 Ahmed 青光眼引流阀有时也会导致早期低眼压[13]，在术后早期滤过过强时需要密切观察前房变浅和低眼压情况，Ahmed 青光眼引流阀术后早期的滤过过强通常可以通过前房内注射黏弹剂来尽可能降低。

如果患者是无晶状体眼，最好进行前段玻璃体切割术，因为术后低眼压可导致玻璃体脱出进入前房并阻塞引流管。在无晶状体眼患者中，如果引流管插入的位置接近虹膜周切口，这一点尤其要注意。

引流管道要用巩膜、角膜、心包膜或者阔筋膜覆盖。最好避免使用硬脑膜，因为传染朊病毒的风

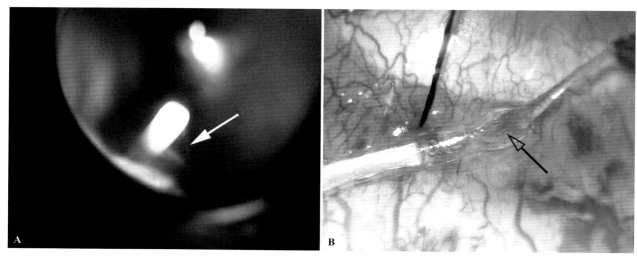

▲ 图 53-5 　经睫状体平坦部植入的分流物发生玻璃体阻塞

经睫状体平坦部分流物植入术是一种对浅前房或广泛粘连眼的有效植入方法；A. 必须注意避免玻璃体基底部的阻塞（实心箭），即使在进行玻璃体切割术后仍存在持续风险；B. 玻璃体脱出进入房水引流装置内可导致完全闭塞，可能需要手动切除

险较高。储存在酒精中的角膜不适合角膜移植，可以用于引流管的覆盖，与巩膜相比，它具有更好的美容效果。此外，如果结膜覆盖到角膜上，它的融解倾向可能会比较低。很重要的是要覆盖前巩膜和角膜缘部分的引流管，以尽量减少暴露的风险。如果眼库供体组织不可用，可以通过商业途径获得心包，心包具有长期储存而无须特殊设施的优点。

切口可以用可吸收缝线或者尼龙线关闭，角结膜缘结膜切口可以用 10-0 线缝合。手术结束时结膜下注射抗生素和皮质类固醇。如果结膜存在非常严重的炎症，在手术结束时可能需要 Tenon 囊下注射曲安西龙或眶底注射甲泼尼龙。

如果进行彻底的玻璃体切割术和晶状体切除术，在这些情况下可使用专门设计用于睫状体扁平部的房水分流物。在笔者的经验中，相比较传统的针对前房设计的植入物，特别是针对睫状体扁平部的植入物以后具有更高的侵蚀暴露风险。

四、植入物的改良

当有大的巩膜扣带和广泛存在的结膜瘢痕时，将一个没有引流盘的引流管插入到预先存在的巩膜扣带囊中是一种有用的技术。前房引流管和环形扣带组成了 Schocket 和 Joseph 分流物的基础。目的是利用已经存在的包裹着扣带的储液池进行引流，可以立刻降低眼压。由于预先存在的扣带的流出面积有限，因此术后过度引流导致的低眼压风险极小。然而，类似于传统的前房置管引流术包绕巩膜扣带手术，纤维组织阻塞引流管末端是两片式植入物引流管的问题之一（图 53-6）。

在 Sidoti 等[16] 的研究中强调了这一并发症。Sidoti 等曾经报道了在 13 只有巩膜环扎的眼中植入无阀门引流管。在平均 22 个月随访后，其中 85%（11/13 只眼）经用药或者不用药可以控制眼压，且视力维持现状或者提高，然而，31% 的引流道末端被纤维组织阻塞，需要手术修复。第二个最常见的并发症是脉络膜渗漏，在 23%（3/13 只眼）的眼中可见，可能是由于管插入到扣带囊的部位房水的渗漏，即使用 8-0 或 9-0 缝线关闭切口也不能避免。为了避免这种低眼压的风险，Smith 等[17] 描述了使用长 Krupin-Denver 分流物（无引流盘）植入的 7只眼，其远端有阀的引流管末端被放置在其纤维囊内的硅胶扣带的表面上。所有手术均在原发性 VR手术后至少 3 个月进行。虽然未观察到早期低眼压，但 2/7 只眼中有远端引流管阻塞的发生（29%），导致眼压升高，需要在植入后 4 个月内进行手术治疗。

同一研究中[17]，4 例患者在 VR 手术的 3 个月

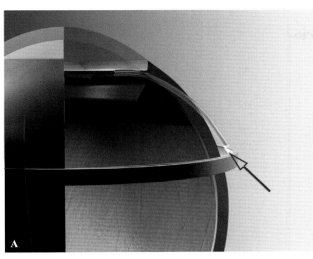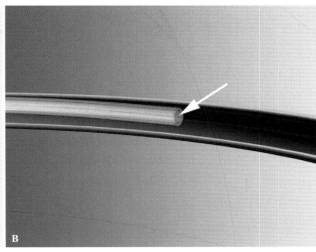

▲ 图 53-6　**Schocket 步骤**

前房分流管包绕巩膜环扎带或者 Schocket 手术利用巩膜扣带囊作为房水引流的滤过泡；A. 引流管将部分房水引流到巩膜扣带下方的空间或其部分空间（改良 Schocket）（透明箭）；B. 这种技术的缺点是在环绕带（实心箭）下的管开口容易被纤维内生阻塞

内，即在包裹完全稳定之前，将 200 或 250 Baelvter 青光眼植入物置于环扎带内。在术后 6～8 周内取出管腔内填塞的缝线（8-0 线），术后无任何低眼压。在 23 个月的平均随访期内，3/4 的患者用或不使用药物的眼压控制在 < 21mmHg（平均眼压 13.3mmHg）。即使放置在扣带的下方，也没有患者有明显的远端管闭塞，大概是因为 Baerveldt 板的残余部分阻止了纤维组织进入管内。Latina 和 Gulati[18] 报道了一例类似于眼部类天疱疮的病例，他们将截断的 Ahmed 青光眼引流阀植入巩膜扣带的前方。

手术中有时需要去除巩膜扣带，但如果术前评估需要避免的话最好尽可能避免。如果预估需要去除巩膜扣带，应在手术前咨询视网膜外科医师。有一个情况例外，就是当扣带松了，并且 Tenon 囊下的空间被瘢痕填充，这些瘢痕是由于结膜下的硅油渗漏导致。其中一位作者在去除扣带环后将 350 Baerveldt 植入物植入扣带囊中，因为没有其他组织空间可用。

为了避免晚期失败，Rubin 等描述了使用改良的 Ahmed 青光眼引流阀在角膜移植患者中使用眼整形技术来重定向房水引流到眶外位置（泪囊、前筛窦和上颌窦）。去除引流盘的 Ahmed 青光眼阀缝合在巩膜上，连接管连接到阀的远端孔，连接管的

远端放置在上述位置中的一个位置上，从而通过单向阀将房水从前房中转移到相关的组织空间。有趣的是，在平均随访 14 个月后没有眼内炎病例的报告。19 只眼中有 15 只用包括乙酰唑胺在内的药物治疗。然而，由于暴露在外，19 只眼中有 2 个植入物需要移除。这种技术在极端情况下是一种潜在的替代方法。

五、术后管理

手术后，患眼频点局部皮质类固醇，如 0.1% 的地塞米松每天每 2 小时 1 次和使用局部抗生素。在手术后严重结膜炎症的情况下，有时需要加用一疗程全身性非甾体抗炎药，偶尔甚至需要使用一疗程的全身用皮质类固醇。由于眼压可能不稳定，所以术后第 1 个月患者复查会比较频繁（大约每周 1 次），这取决于眼压的稳定情况。

在其他方面，术后管理和一般的房水引流手术相同。

六、结局

虽然在这些难治的患者中植入是有可能成功，但从现有的数据很难判断，这个亚组的分流物植入术的长期成功率。还没有足够的已发布的数据来比较不同技术的优点。Scott 等[20] 报道了手术后平

均 26 个月，患者加用药物以后眼压控制的比例从 56%（15/16 有巩膜环扎带）升高到了 100%。16 个 Baerveldt 青光眼植入物的患者（44% 用的 250mm² 的植入物，56% 的为 350mm² 的植入物），在随访期间都不用进一步手术来控制眼压。使用 350mm² 的植入物中，78% 的眼睛在 1 年内不需要额外的降眼压药就能达到眼压控制，而使用 250mm² 的植入物的这一比例为 29%，尽管研究中的数量很少没有统计学意义。重要的是，在 1 年的时候，88% 的患者视力稳定或改善。Al-Jazzaf 等[9] 报道了在玻璃体切割和高纯度（94% 患者使用了运动黏度为 5000mm²/s）硅油注入术后 450 只眼中，51 只眼对最大耐受量的药物治疗没有反应，其中 11 只眼进行 Ahmed 青光眼引流阀植入术。在这一系列硅油填充眼中，所有的分流物都是放置在颞下的，术中使用黏弹剂，以防止在手术过程中患者仰卧时硅油进入前房中。结果表明，包括药物治疗在内，1 年和 2 年的累积成功率为 76% 和 64%。27% 的患者在管道顶端发现有硅油，但没有阻塞的迹象。最常见的并发症（不包括高眼压时候）是 45%（5/11 只眼）的轻度炎症，1 年内需要使用局部类固醇的比例为 54%，2 年为 18%。脉络膜积液、低眼压和前房积血分别为 9%（1/11）。

Nguyen 等[2] 报道，在一组更少的相似的患者中，在平均 16 个月的随访后，3/5（60%）的患者进行了双盘 Molteno 植入物的植入，并用药物可以控制眼压。Budenz 等报道了单纯硅油取出术（32 只眼）、硅油取出术联合青光眼手术（8 只眼）和单纯青光眼手术（3 只眼）的眼压控制成功率，从 1 年的 60%，到第 3 年减少到 48%，三组之间无统计学差异。他们的结论是，单用硅油来控制眼压的患者更有可能发生持续的眼压失控，需要进行青光眼手术，而硅油取出同时进行抗青光眼手术的患者更容易出现低眼压。然而，由于采用的是回顾性设计，他们认为不能建议在硅油注入术后采用哪种手术方法能更好地控制青光眼。

七、与其他手术方式进行比较

有文献报道采用经巩膜二极管激光睫状体光凝术（环二极管）治疗硅油引起的高眼压，成功控制眼压（≤ 21mmhg）的成功率为 44%～100%，并且可维持很长的时间（随访时间为 22～68 个月）[22-24]。环二极管的应用可显著减少局部药物和乙酰唑胺的使用，并且似乎对不耐受药物的患者特别有用。然而，超过 50% 的病例需要再次治疗，低眼压（IOP < 5mmHg）发生率高达 13%[23]。有趣的是，在一个最大的环二极管治疗 210 例不可控制青光眼的系列报告中，36 例硅油导致的青光眼患者的最终平均最低眼压为 17.3mmHg[25]。

八、并发症

Scott 等[20] 在一系列带有巩膜扣带的 Baerveldt 青光眼植入物的眼中，报道并发症：脉络膜渗漏 5 只眼（31%）；前房积血 4 只眼（25%）；轻度玻璃体积血 1 只眼（6%）；局灶性脉络膜上腔出血 1 只眼（6%），脉络膜再脱离 1 只眼（6%）。Sidoti[26] 报道了 4 例上皮细胞长入结膜下间隙和滤泡内壁，导致巩膜扣带术后同时或不久后的 Burvrdt 青光眼植入物手术后瘘管形成和伤口渗漏。所有病例均经手术切除上皮组织和广泛烧灼，无复发。

在硅油存在的情况下植入房水分流物具有潜在问题。硅油进入滤过泡从而导致眼压升高，是最明显的并发症，特别是将管放在上方。硅油的密度与水相比较轻，导致硅油浮在上面。在无法取出硅油的情况下，已有报道分流物可放在鼻下或颞下象限。然而，在无晶状体眼患者中，即使分流物放在下方，在仰卧位可能还是难以避免硅油进入管的开口部位。在各种类型的上方[27-29]、下方[30] 植入物中，都有硅油通过管引流到结膜下的报道。通过分流物引流出的硅油可导致因为滤过泡形成引起的角膜凹陷[28]、很高的泡性隆起[30, 31] 和局部眶内及前间隙渗漏及严重的结膜下炎症。在不能取出硅油的眼睛中，应该考虑环二极管治疗而不是分流物植入[31]。

第 54 章

房水引流物和角膜移植术
Aqueous Shunts and Keratoplasty

Sameh Mosaed　Don Minckler　**著**

郝　洁　**译**

王军明　**校**

本章概要

在角膜移植术前、术中、术后，房水引流物均可有效控制眼压。与房水引流物和角膜移植术相关的特殊问题包括：宿主免疫监视和移植物排斥可能增强、引流管和移植物之间可能发生机械接触、引流管分流功能强大可能导致 DSEK 移植物偏心或脱位等。当前，角膜移植术的技术和效果正逐步改善，手术数量也大大增加。这些研究的早期数据表明，房水引流物与穿透性或板层角膜移植术的联合应用为这一领域的临床工作带来了挑战，同时也带来了改善患者预后的新机遇。

一、概述

房水引流物（青光眼引流装置、引流道、植入物、引流管）在手术控制复杂青光眼的眼压方面有着悠久的应用历史。其中，Ahmed 植入物（图 54-1）、Baerveldt 植入物（见图 47-1）和 Molteno 植入物（图 54-2）这三种装置均有多种型号，其在穿透性角膜移植术（PK）中控制眼压的作用在近年得到了诸多文献的肯定[2-5]。角膜移植术后报告的青光眼发生率是显著的，占 6.5%～45%，取决于多个术前和术后因素[5-9]。

二、适应证

房水引流物联合穿透性（或板层）角膜移植术的主要指征为局部或全身药物难以控制的结膜瘢痕化青光眼患者。在临床中经常可以看到经最大耐受性治疗后，眼压控制作用甚微或明显不符合术前要求。多次接受激光小梁成形术或因角膜混浊无法行激光小梁成形术。大多数接受穿透性角膜移植术的患眼都曾因接受过白内障手术或患有疱疹性角

膜炎等炎症性疾病，而导致部分甚至全部房角关闭[10]。部分接受了前房型人工晶状体植入的白内障患者，常在晶状体襻周围造成不同程度的周边房角粘连，从而加重房角关闭的范围。重复穿透性角膜移植术后，房角常部分或完全关闭，外周前粘连有时延伸至透明角膜，导致前房角节段性或完全阻塞[11]。因此，角膜移植后青光眼的发生受众多因素影响，但最常见的原因是由炎症性疾病、术后长期使用糖皮质激素或青光眼失代偿等引起的慢性粘连性房角关闭[9-12]。

需行房水引流的临床指征也包括以下情况：不能形成功能滤过泡的角膜接触镜依赖患者；不适合手术切除的上皮植入患者；常规抗青光眼手术（前房角切开术、小梁切除术）无作用的先天性青光眼患者；体表疾病患者（类天疱疮、Stevens-Johnson 综合征）；因外伤或化学烧伤无法进行常规抗青光眼手术的患者；常规手术失败的虹膜角膜内皮综合征（ICE）患者；葡萄膜炎继发性青光眼患者[5, 13-15]。由于房水引流需要较大的眼周间隙，因此可能不适用于先天性眼眶狭窄或眼球小的患者。

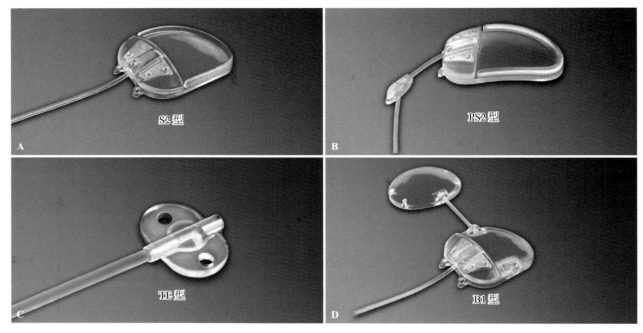

▲ 图 54-1　Ahmed 植入物

A. 标准单盘 Ahmed（184mm²）（FP7，硅胶）或（S2，聚丙烯）；B. 具有睫状体平面部夹（PS2，聚丙烯；FP7，硅树脂）的单盘 Ahmed 植入物；C. New World Medical 扩管器（硅胶）；D. 双盘 Ahmed 植入物（180mm²）（B-1 聚丙烯；FX-1 硅氧烷）（New World Medical 馈赠，www.ahmedvalve.com / products / index.html）

角膜移植术后，低眼压状态下的植片水肿提示内皮细胞功能不佳，提示即便安装了青光眼分流物，植片存活率仍旧很低。但若眼压过高，预计超过内皮承受限度，此时分流装置可以充分降低眼压，从而避免角膜水肿，延长移植物寿命。在眼压中度升高时，如果出现了植片存活困难的迹象，此时安装房水引流物降低眼压可以降低进行二次移植的可能性。在任何情况下，如果在引流管作用下眼压得到良好控制，则随后的二次穿透性角膜移植术也会有较好的手术效果。如果在二次移植前眼压未得到有效控制，或安装分流物后仍无法有效控制眼压，经巩膜二极管或内镜技术的睫状体破坏术可以在术前或移植术中达到积极控制眼压的作用。

在选择分流物时，尤其是选择引流盘面积"大"或"小"时，最好通过估计房水生成情况（正常或减少）及患者的预期寿命来进行选择。年轻健康的患者预期寿命较长，逻辑上倾向于为其选择大面积引流盘。身体虚弱老年患者，尤其是有终末期糖尿病，推测房水生成减少的患者，最好选择更安全的小装置，因为房水滤过强度与装置表面积相

关 [16-19]。房水引流物植入后极少出现超滤过的情况，一旦出现，可能需要关闭引流管或减小引流盘面积。若在植入较小装置后不能充分控制眼压，通常可以在相邻的象限中植入第二个装置 [20]。最好根据控制眼压的紧急程度来选择"有阀"或"无阀"分流物。如果要求眼压在术后即刻下降，最好选择植入 Ahmed 分流物，可以无延迟发挥作用。无阀门的 Baerveldt 或 Molteno 需要暂时结扎引流管形成囊腔，通常会延迟数周才能发挥房水引流作用。在结扎前行引流管开窗术可以使其立即发挥作用，但是效果相对难以预测。如果患眼的视神经相对健康，或许可以接受使用需要结扎的无阀装置造成的功能延迟。所有类型的分流物植入都可能即刻导致不良的低眼压，而单盘 Ahmed 引流物的长期功效可能弱于具有较大引流盘面积的 Molteno 或 Baerveldt 装置 [21, 22]。无阀门 Baerveldt 或 Molteno 装置需要暂时结扎引流管，以便于在引流管大量引流前结膜囊内引流盘植入部位形成局限性囊腔，避免造成严重的暂时性低眼压及其并发症。之前已经介绍了几种临时结扎无阀门引流管的方法，这些方法也可在睫状

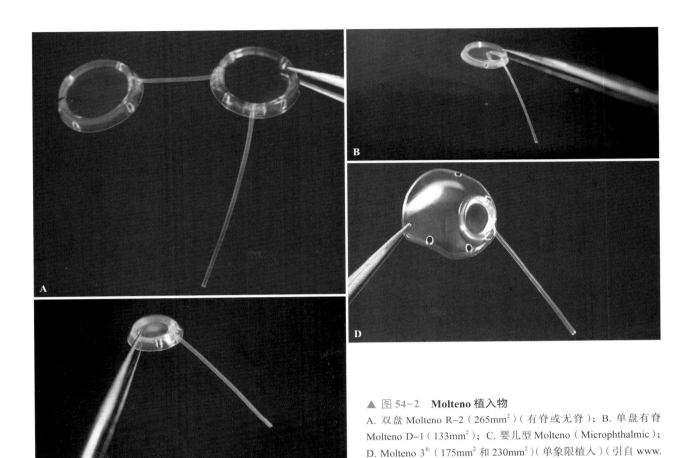

▲ 图54-2　**Molteno 植入物**
A. 双盘 Molteno R-2（265mm²）（有脊或无脊）；B. 单盘有脊 Molteno D-1（133mm²）；C. 婴儿型 Molteno（Microphthalmic）；D. Molteno 3®（175mm² 和 230mm²）（单象限植入）（引自 www. molteno.com）

体平坦部或前房引流管植入中发挥相同效果[23]。

　　研究已经证明，青光眼患者的角膜移植术手术失败率和并发症发生率更高，无论是穿透性角膜移植术还是内皮角膜移植术（DSEK）[24-26]。房水引流物与内皮接触可加速角膜移植失败，甚至当引流管尖靠近但实际上未接触内皮时，也会加速角膜移植失败。在引流管和内皮直接接触时，可能导致局部角膜水肿或内皮的局灶性纤维化生。纤维化生可能被局限，不会导致局灶性或弥漫性角膜水肿。甚至正常眨眼或间歇性摩擦眼部也可能压迫角膜变形或改变引流管位置，使内皮与紧密相邻的引流管尖接触。理论上认为位于引流管上方的角膜水肿（楔形或局部）是由于引流管引起的。即使引流管和内皮之间并无实际接触，理论上认为在允许双向流动的无阀引流物中生成的刺激足以引起局部内皮损伤。滤过泡的非上皮化（缺乏血—眼屏障功能）所诱导的宿主防御免疫反应，这或许能更加合理地

解释引流物植入术或其他形式的过滤手术后的弥漫性内皮衰竭（水肿）。而仅限单向流动的有阀门分流物似乎不太可能促成这种血—眼相互作用。无论如何，穿透性角膜移植术后的移植物排斥可能是通过角膜缘血管化介导的，而这也可能是最终导致大多数移植失败的原因，与是否植入分流物无关。

　　无论选择何种装置，对有既往手术史或病情复杂的病例植入分流物时，要主要考虑其结膜状态和创口闭合的可行性。大型单盘外植物（如 Baerveldt 350mm² 或 Molteno 3）的最理想植入部位是颞上象限，在鼻上象限和两个下方象限也可安全植入[23]。双盘外植物（Molteno 或 Ahmed）通常将第一块引流盘和引流管植入颞上象限，并在上直肌上方或下方互连引流管。在之前常规行白内障囊外摘除术和大角膜缘切口手术时，采用双盘 Molteno 装置上的左右标记指示将初始引流盘置于鼻侧。在鼻侧植入初始引流盘和引流管可在颞部留下更多空间，方便

随后进行白内障摘除术。白内障手术的发展在很大程度上解决了初始装置放置在哪个象限的问题。更小的外植物［单盘 Ahmed（儿科聚丙烯或硅胶；或成人聚丙烯或硅胶）、Baerveldt 250mm^2、Molteno 儿科用单盘、Molteno 成人尺寸单盘］均可相对容易地植入任何象限，但颞下象限植入能最大限度地减少滤过泡形成后斜视或眼球移位的风险。已有的结膜瘢痕组织，特别是在角膜缘区域，可能妨碍引流管插入前房。所有引流装置上的引流管都足够长，可绕过角膜缘周边结膜瘢痕，如若必要也可以通过相邻上方象限的睫状体平坦部或前房进行植入。判断一个象限中可否植入分流物的最佳指标可能是该象限内角膜缘周围结膜的移动性是否良好。

三、同时行穿透性角膜移植术和分流物植入术的操作顺序

在同一手术中同时进行房水引流物植入术和穿透性角膜移植术（伴或不伴经睫状体玻璃体切割术）时，推荐首先安装引流盘，因为这一步骤最好在眼球硬度高的时候进行。随后，将引流管暂时置于引流盘下方，再行穿透性角膜移植术和随后的玻璃体切割术，最后将引流管插入前房或睫状体平坦部。这样操作使得引流管的最佳定位远离角膜移植物。手术过程中前房和引流管的可见性对于安全完成前房内引流管定位至关重要。也提倡在睫状沟置入引流管，以减少引流管和移植物同位导致的内皮细胞损失，目前效果不错[27, 28]。

四、术后管理注意事项

穿透性角膜移植术并房水引流物植入术的术后注意事项，与前述其他情况下行相同手术的注意事项基本相同。通常，局部抗生素给药数天。植入任何规格的分流物（无论有阀门或无阀门）后均可能出现术后眼压峰值（高眼压期）。由于眼压升高被认为是由植入物周围的滤过泡壁过度纤维化刺激引起的，因此，必要时应通过恢复局部或全身药物尽可能维持正常眼压。根据临床特征持续数周使用局部激素，直至高眼压期和结膜炎症消退。在穿透性角膜移植术后，可使用低剂量激素，以尽可能避免角膜移植物排斥。一项单独的随机试验表明，房水

引流物安装后使用全身激素并无任何益处[29]。术后应持续观察引流管侵蚀迹象，引流管上方毛细血管消失是引流管即将被腐蚀的最佳预警征象，通常发生在角膜缘周围。在穿孔发生前通过从后方提高结膜并植入新的移植组织可以相对容易地修补引流管。

五、引流管分流和 Descemet 膜剥离式内皮角膜移植术

随着 Descemet 膜剥离式内皮角膜移植术（DSEK）的普及，药物难以控制眼压的患者数量也相应增加。DSEK 术后青光眼加重可能是由术后长期使用激素、前段手术操作造成的房角关闭、既往原发性开角型青光眼患者眼压失代偿等引起的。研究发现，DSEK 术后眼压升高的发生率在未患青光眼的患者中为 35%，而在有青光眼史的患者中高达 50%[30, 31]。Vajaranant 等[30]发现，在 DSEK 术后第 1 年，8% 具有青光眼史的患者需要接受手术治疗以控制眼压。选择在 DSEK 术中植入房水引流物的考量因素也适用于穿透性角膜移植术。引流管合理定位对于避免移植手术失败至关重要，手术时机需要提前计划。在这种情况下，通常不建议同时进行 DSEK 和房水引流物植入术，因为移植需在合适的眼压下进行以防止移植物脱位，而引流管分流物植入术后早期的眼压难以预测。最好将 DSEK 和引流管分流物植入分开进行，使新植入的角膜移植物更好地黏附于宿主组织。一项研究比较了有无青光眼手术史的患眼接受 DSAEK 后眼内移植物的脱位情况，发现 9% 既往有青光眼手术史的患眼发生了移植物脱位，且移植物脱位的患眼中有 83% 发生低眼压[38]。最近几项研究评估了 DSEK 术后引管分流物的结局，大多数研究表明移植物存活率和眼压控制方面的效果良好[24, 25, 31-33]。然而，已有研究表明，与未患青光眼的患者相比，已患青光眼和既往接受过青光眼手术的患者并发症发生率和角膜移植失败率更高[24-26]。DSEK 需形成巩膜通道，通过该通道植入供体移植物。通道形成后，巩膜和上覆结膜区域可能会出现瘢痕并变薄，如果可能的话应该注意避开这个区域。如上所述，对于穿透性角膜移植术，植入的引流管分流物也可以在 DSEK 后放

置在睫状沟或睫状体平坦部，以避免引流管前置引起的内皮损伤，尽管很少有文献评估引流管位置与 DSEK 结果的长期发展。

六、结局及与其他技术的比较

尚无已发表的随机试验比较小梁切除术与房水引流物植入合并角膜移植术的手术效果，以及与角膜移植相关的不同部位引流管植入的效果（睫状体平坦部或前房内）。因此在选择手术技术时，没有权威证据可供参考。在一项回顾性的比较病例报告中，Arroyave 等 [34] 认为睫状体平坦部植入引流管可提高角膜移植物的存活率。引流装置多选用 Baerveldt 350（$n=57$），也包括 9 个 Ahmed 和 2 个 Krupin 引流盘。患者多从前房植入引流管（$n=54$，75%），仅对有玻璃体切割术史的患眼行睫状体平坦部植入（$n=18$，25%）。睫状体平坦部和前房植入引流物的患眼在眼压控制方面并不具有明显的统计学差异，但术后 1 年睫状体平坦部植入的病例（$n=15$，83%）角膜移植物存活率显著高于前房内植入的病例（$n=26$，48%）（$P=0.013$）。

七、并发症

角膜移植中房水引流物的主要短期并发症包括与低眼压相关的术中或术后脉络膜渗漏和出血。在引流导致眼压大幅下降的老年患者中，脉络膜出血的风险最大。植入无阀门装置的引流管时，在已结扎的引流管上开窗可能加剧低眼压 [35]。如果使用大号针头制作巩膜沟或者巩膜组织过薄造成裂口，均可能导致房水经引流管插入部位向周边渗漏，从而引起低眼压。应慎重仔细检查插入部位，确保在缝合移植片及关闭结膜切口前没有渗漏发生。应提前数天指导患者停用阿司匹林和大剂量维生素 E 等抗凝血治疗药物。

前房房水分流术的主要长期并发症包括引流管直接接触角膜内皮细胞造成的机械损伤和角膜水肿 [36]。引流管触碰后的内皮反应可以表现为局部组织的纤维化生，也可导致局灶性或弥漫性角膜水肿，进而增加移植手术的失败概率。研究表明，引流管植入术后发生角膜移植手术失败的概率要高于小梁切除术后再接受角膜移植手术的患者 [37]。

聚焦 1　引流植入术后的内皮细胞计数

Etsuo Chihara

穿透性角膜移植术是小梁切除术和眼压控制失败的危险因素。因此，青光眼引流装置（GDD）优选用于角膜移植术后病眼的眼压控制。然而，将引流管插入前房可诱导血管反应，释放单核细胞，也可能机械性接触损伤角膜内皮，即便眼压控制良好，但是角膜移植手术的失败概率很高 [1]。即使接受的是 DSEK，内皮损失问题仍需关注，并且低眼压引起的浅表波动不利于移植物与宿主间的粘连。

GDD 术后角膜内皮细胞丢失的发病机制尚不完全清楚，但引流管—内皮直接接触可能是最重要的风险因素。如果引流管接触角膜，术后 6 个月内皮损失可能高达 63.8% [2]。在角膜缘 Baerveldt BGI-101 植入术后的引流管对比小梁切除术（TVT）研究中术后浅前房的发生率为 10%，这会增加引流管与角膜接触的风险。

即使引流管尖不接触角膜，眨眼和简单的眼球运动也会使引流管小幅滑动，这些动作可能足以使进入角膜的引流管刮掉内皮。

除了引流管—角膜接触，有害细胞因子和单核细胞的逆行流动、急性或慢性炎症、房水快速流动刮除损伤细胞、房水流动路径的变化导致局部的缺氧、术后眼压突增和外科手术的损伤都可能是角膜内皮细胞损伤的可能因素。

关于引流管周围的纤维瘢痕组织是否能够稳定前房中引流管、减缓内皮损伤仍存在争议。既往有文献认为这种内皮损伤可以忽略不计 [3]，然而，最近的研究发现内皮损伤是时间依赖性的，对于早先的研究结果应保持质疑态度 [4]。

引流管—角膜接触的可选治疗包括将引流管重新定位到相邻的角膜缘，改变插入部位重新进行巩膜沟内固定或睫状体平坦部固定，以及在前房使用固定缝线。

为避免角膜失代偿或移植手术失败，推荐行睫状体平坦部植入方式 [5]。这样可以避免前房并发症，如浅前房、引流管—角膜接触、引流管—虹膜接触和纤维化。然而，后段并发症的风险仍然存在，如玻璃体积血、玻璃体嵌顿、视网膜脱离和有害细胞的逆行流动。房水循环不足可能导致眼前段供氧不足和角膜内皮的缺血或营养不良。睫状体平坦部植入的优点和缺点可作为未来随机研究的主题。

聚焦 1　引流植入术后的内皮细胞计数（续）

参考文献

[1] McDonnel P, Robin JB, Schanzin DJ, et al. Molteno implant for control of glaucoma in eyes after penetrating keratoplasty. Ophthalmology 1988;95:364–369.

[2] Chihara E, Kubota H, Takanashi T, et al. Outcome of white pump shunt surgery for neovascular glaucoma in Asians. Ophthalmic Surg 1992;23:666–671.

[3] McDermott ML, Swendris RP, Shin DH, et al. Corneal endothelial cell counts after Molteno implantation. Am J Ophthalmol 1993;115:93–96.

[4] Ayuso VK, Scheerlinck LM, DeBoer JH. The effect of an Ahmed glaucoma valve implant on corneal endothelial cell density in children with glaucoma secondary to uveitis. Am J Ophthalmol 2013;155:530–535.

[5] Ritterband DC, Shapiro D, Trubnik V, et al. Cornea Glaucoma implant study group (COGIS) Penetrating keratoplasty with pars plana glaucoma drainage devices. Cornea 2007;26:1060–1066.

第八篇
先天性青光眼手术治疗
Surgery for Congenital Glaucoma

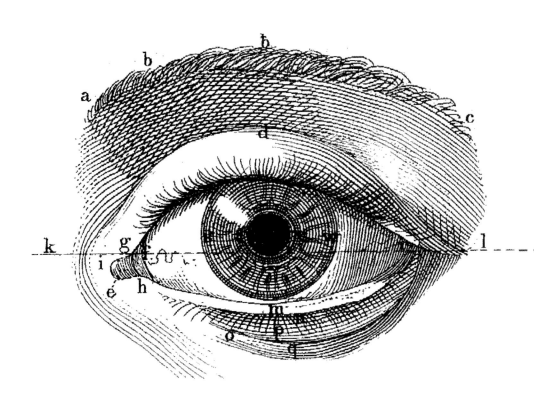

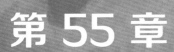

第55章 房角切开术和小梁切开术
Goniotomy and Trabeculotomy

Maria Papadopoulos　Sir Peng Tee Khaw　**著**
石　砚　王洪涛　**译**
王军明　**校**

本章概要

房角切开术

　　房角切开术是第一个用来治疗儿童青光眼并有显著疗效的房角手术。在角膜透明的情况下，房角切开术直接作用于房水流出的阻力部位，能够最小程度破坏眼球的完整性，因而较小梁切开术有更多的优势。因为可以直视前房角，术者可以精准定位房角切开的部位，从而损伤较小，更安全。较少和较小的切口意味着手术能够迅速完成，并能够在尽量保存眼球完整性的前提下重复进行。此外，由于此种手术保留了结膜，因此不会影响随后可能进行的滤过性手术的成功率。

小梁切开术

　　相对于房角切开术而言，小梁切开术要求手术医生更加熟悉角膜缘的手术结构。因为角膜的透明性不影响小梁切开术的操作，因此它在临床上的应用更为广泛并且有更好的适应性。但是小梁切开术的缺点在于即使是对于有经验的医生，从实际操作上讲不是每一次手术都那么容易确定 Schlemm 管的位置。总之，对于房角无法观察不能进行房角切开术的患者或者没有房角切开术手术经验的医生而言，小梁切开术似乎更为有用。大家要记住以上的内容，这两种手术的手术效果是相似的，手术效果很大程度上取决于房角的滤过状态而非手术方式，如果没有充分注意细节，两个手术操作起来都是有难度的。

一、概述

　　房角切开术在 20 世纪 40 年代就被用来治疗先天性青光眼，这是历史的一个重要转折点。在此之前，儿童青光眼的预后是很差的。1936 年，Otto Barkan 重新启用"虹膜角切开"技术，这个技术曾于 1893 年被 De Vincentiis 提出用来治疗青光眼。与 De Vincentiis 相似，他首先为慢性青光眼的成年人做了这种手术，不同的是他是在前房角镜的直视下做的手术。结果在成年人中手术成功率较低，但这并没有阻止 Barkan 接下来在儿童进行房角切开术的尝试。1942 年，他报道了先天性青光眼患儿的 17

只眼中有 16 只眼通过这个手术成功地降低了眼压，并且其中有 14 只眼还保留了视力[1]。这个结果对先天性青光眼的预后产生了很大的影响，虽然手术本身没有什么实质性的改变，但最终在先天性青光眼中取得了成功[2]。

　　房角手术的另一个发展则是小梁切开术。1960 年 Redmond Smith[3] 通过用尼龙线切断小梁网完成小梁切开术，几乎在同时 Hermann Burian 用一种特殊设计的小梁切开刀的器械达到了同样的目的，这种手术被命名为"外路小梁切开术"[4]。1962 年 Burian 和 Allen 描述了这种手术在发育性青光眼中的作用。这种手术技巧随后被 Harms、Dannheim、

Luntz 和 McPherson 进行了进一步的改良和推广。

二、适应证

房角手术，无论是内路的房角切开术还是外路的小梁切开术，均是对原发性先天性青光眼治疗的选择术式，因为先天性青光眼具有独特的房角异常。先天性青光眼确切的发病机制和房水流出阻碍的方式目前仍然是有争议的。然而，普遍认可的是原发性先天性青光眼的房角都具有不成熟的房角构造，而这一特征是在胚胎发育的第三个阶段发生终止而造成的。房角异常的严重程度部分取决于胚胎向正常房角发育过程中终止时间点的早晚[5]。

理论上而言，小梁切开术的适应证和房角切开术是相同的，但即使是在浑浊的角膜，小梁切开术也是可行的，所以它相对于房角切开术有更多的优势，能够适用于更多的患儿。但是，小梁切开术的损伤会更大，并导致结膜下瘢痕。这两种手术都是通过切开房角组织从而减轻由于异常房角结构导致的房水流出的阻碍，从而恢复房水流出的通路。进而，重要的是要谨记，虽然房角手术是可行的，但由于存在诸多导致预后不好的因素，我们应该考虑可能的替代手术，如小梁切除术。

房角手术在继发性婴幼儿青光眼中不像原发性先天性青光眼成功率那么高[6, 7]。然而，有一些例外的情况值得提出，在这些情况，房角手术具有一定的作用，即在：婴幼儿的 Sturge-Weber 综合征，此类疾病的发病机制中可能就包含先天性房角发育异常的因素；葡萄膜炎性青光眼可以用药控制[8]，但伴有前房积血及先天性风疹患儿，其房角结构与原发性先天性青光眼相似，此类病例可能房角手术效果较好[6]。房角切开术可以作为先天性无虹膜患者的预防性手术，但是并未得到广泛应用，因为会让那些不发展为青光眼的无虹膜患儿面临手术并发症的风险[9]。

三、手术前注意事项

术者决定做房角手术而不是其他手术很大程度上取决于患者角膜的透明性和术者自身的经验。房角切开术的关键是清晰地看到房角结构，以便清晰地定位及判断手术刀的位置。术前可以用药物尽

量地降低眼压，这样可以减轻角膜的水肿，改善房角的可见度。建议手术前用1%～2%的毛果芸香碱滴眼液来缩小瞳孔和保护晶状体。如果缩瞳效果不明显，术中可以进一步联合使用1∶100氯乙酰胆碱（Miochol，诺华眼科）。

四、手术技巧和可能的调整

如果没有注意细节，房角切开术和小梁切开术在手术技巧上很有挑战性，并且可能还很复杂。

（一）房角切开术

尽管房角切开术理论上很简单，操作流程也很简洁，但是真正实施手术时是有难度的，需要熟练的手术技巧和丰富的经验。暴露和进入周边角膜是至关重要的，针对"牛眼"患者的手术难度很大，有时甚至需要做外眦切开术。充足的暴露，清晰可见的前房角和稳定的前房是房角切开术手术成功的重要因素。10%～58%的先天性青光眼患者由于角膜的混浊而不适合做房角切开术[10, 11]。然而，笔者发现在原发性先天性青光眼的白种人中，90%的患者角膜混浊可通过清除角膜上皮获得改善，从而可以看清楚前房角（图 55-1）。术中可以用一根无水酒精棉签接触角膜，使角膜上皮松脱，直到上皮变皱并与基质剥离，然后用 15 号 Bard-Parker 刀片剥离和去除角膜上皮（图 55-2）。但是基质的混浊和 Haab 纹仍然可能会影响视线。此外也可以用甘油来

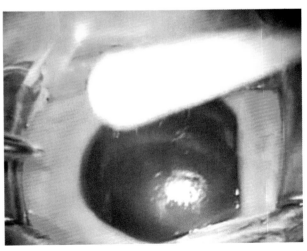

▲ 图 55-1　与原发性先天性青光眼相关的角膜混浊——上皮清创术前使用酒精的场景

改善角膜透明性，但往往效果不明显。

为了手术的安全，需要全身麻醉，手术显微镜调整至45°，还需要直接房角镜如 Barkan 房角镜和锥形的房角切开刀（图55-3）。作为 Barkan 房角镜的替代，包括 Lister 改良的附带灌注的镜头，带有手柄的 Swan–Jacobs 房角镜或广角镜头 Swan–Jacobs 房角镜（Ocular Instruments USA www.ocular instruments.com ref: Khaw lens OKSG），笔者更倾向于使用这些镜头。房角切开刀可以用 Swan 刀来代替，这是一种非锥形的刀，可以向任一方向切开，或者也可以用黏弹剂注射器针头或者灌注头的23G 或25G 针头代替。手术医生需要坐在被切开的房角的对侧，通常坐在颞侧进行鼻侧房角切开。先安置房角镜，然后手术医生用可以锁住的有齿镊在

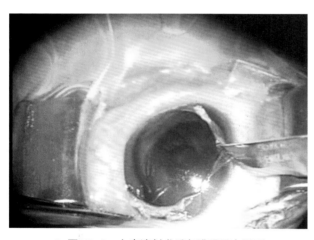

▲ 图 55-2　上皮清创术后角膜明显变透明

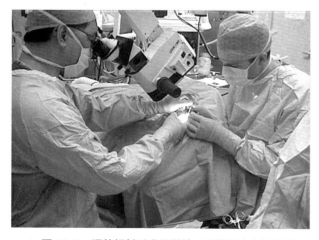

▲ 图 55-3　调整倾斜手术显微镜，以进行房角切开术

6点和12点角膜缘位置固定眼球（笔者使用改良的 Gifford 镊子，Osborne 和 Simmons，英国），再由手术医生对面的助手握住这两把有齿镊（图55-4）。助手必须非常清楚不能对眼球施加压力，因为可能会导致房水的流出和前房深度的变浅，也不能牵拉眼球，因为会导致角膜的扭曲变形。

镜头应该配合使用黏弹剂来减少气泡的形成（笔者使用的是 Healon GV）或者带有灌注。镜头放在角膜的表面，在手术刀进入眼球之前，使用相对的低倍镜获得清晰的房角图像，并且尽可能的看到更宽广的范围。在检查过手术刀没有诸如倒钩之类的问题之后，在钳夹固定下，由颞侧角膜进入，穿刺时避免角膜隧道过短，从而防止虹膜脱出。而且，手术切口距离角膜缘要有几毫米，可提高手术安全性，也便于调整手术刀接触小梁网的角度。一旦进入眼内，手术刀必须全程都在手术者的视野之中。手术刀越过前房到达对侧角膜缘，开始时手术刀应该略微向上避免损伤虹膜和晶状体。手术刀头轻柔地接触房角，在 Schwalbe 线和虹膜根部之间插入，环形切开房角，鼻侧房角切开范围为90°～120°（图55-5）。手术终止的标志是要观察到周边虹膜下沉后退及前房角的增宽。通过让助手内旋和外旋眼球，可以让房角的切口得到延伸。在进行极度角度切开的时候，要特别地小心，不要扭曲伤口导致前房消失。手术刀要缓慢地退出，此时会伴有前房的塌陷，可以通过平衡盐液快速地恢复前房。缝合角膜切口时，有时会使用无菌空气来支撑前房。手术刀退出后，会出现轻度的前房积血这个特征性的表现，这可能也是一个好的迹象，表明手术切开的部位是准确的。角膜切口可能需要缝合来防止渗漏，而这种渗漏经常见于牛眼，它可导致前房变浅，尤其是周边前房，一旦前房变浅可能会影响手术的效果。前房注入无菌空气和局部应用毛果芸香碱可以帮助保持房角的开放。然后结膜下注射激素和抗生素，在手术结束时术眼进行包盖及使用防护眼罩。

改进

稳定的前房可以提高手术安全性，通过术中使用黏弹剂，带有灌注的刀头和前房灌注这些手段可以实现。然而，它们也延长了手术时间和增加了

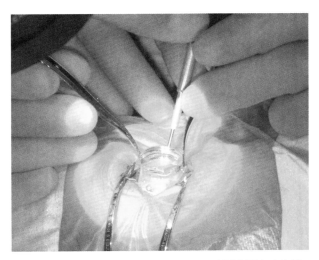

▲ 图 55-4　助手用固定钳固定眼位，手术医生固定房角镜

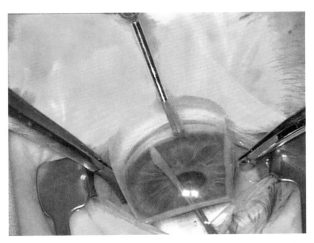

▲ 图 55-5　房角切开术中，切开刀沿着房角移动，同时可见虹膜向后方下沉

手术复杂性。例如，前房内的黏弹剂必须全部清除，否则可能会引起术后急剧的眼压升高，导致 Descemet 膜撕裂和视神经损伤。笔者一般不使用眼内黏弹剂，但是对于房角切开术经验较少的医生还是建议使用黏弹剂。

对于角膜混浊的患者，为了提高房角的可见度，有医生使用内置照明光纤的房角切开刀及内镜辅助下行房角切开术[12]。

为了提高手术成功率，1950 年，Scheie 改良使用前房角穿刺术，独立进行或者联合房角切开术[13]，通过刺穿小梁网和巩膜，从而进入结膜下建立一个小的通道来增加房水滤过。但是由于角膜缘切口的

瘢痕化，成功率并不理想。房角切开术还可与睫状体分离术联合进行。"内路睫状体分离术"与单独进行房角切开术手术成功率相仿。也有人改进后使用"小梁分离术"治疗儿童葡萄膜炎继发性青光眼，但是手术效果与单纯房角切开术相似。

尽管这些改进可能使得房角切开术更容易或更安全，但它们始终具有内眼手术本身的风险，诸如感染、驱逐性出血和对眼内组织的直接损伤。因此为了不进行侵入性内眼手术，Nd:YAG 激光也被用于行光破坏性房角切开术。尽管早期获得了令人鼓舞的结果，但与手术进行的前房角切开[14] 相比，长期疗效还未被证实。

（二）小梁切开术

必须准备手术显微镜和特殊的小梁切开刀。做以穹隆或以角膜缘为基底的结膜瓣，结膜瓣位置最好是在下方，保留上方结膜，为将来可能进行的滤过性手术留下空间。首先做一个前房穿刺，以便术中通过穿刺口可重新形成前房。然后做一个一半厚度的巩膜瓣，在巩膜床角膜缘方向的灰线区域附近，在高倍镜下缓慢和小心地行放射状切口，同时向深层扩展，以确定 Schlemm 管的位置。要格外小心，不要穿透巩膜。通常会有房水涌出，使用一个细小的 Rycroft 管或 6-0 尼龙线通过断端，若很容易通过，则可确定是 Schlemm 管。如果遇到阻力，很重要的一点是不要强行突破，否则可能会产生假道。这时切口应该进一步加深，或者另做一个与之前切口平行的放射状切口。

在 Schlemm 管确认后，小梁切开刀应平行角膜缘方向，轻柔地插入 Schlemm 管内，走行尽可能长的距离，平扫切入前房，很容易地穿破小梁网和 Schlemm 管的内壁，小梁切开刀将直接暴露于房水中。要点是小梁切开刀应该很容易地穿入 Schlemm 管，毫不费力地就可进入前房（图 55-6）。当小梁切开刀缓慢的向内旋转时，注意不要损伤虹膜和周边角膜，如果刀头牵拉住了虹膜，应退出小梁切开刀并调整位置。小梁切开刀缓慢地旋转时，可以在前房看见切开刀的头部，与此同时要小心地逐步撤出切开刀，以免损伤角膜内皮。然后，在另外一侧的 Schlemm 管用相反方向的小梁切开刀重复上述操

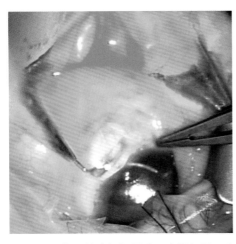

▲ 图 55-6　颞下象限的小梁切开术；小梁切开刀应毫不费力就可进入前房

作。但是，因为房水外流导致眼球变软，另外一侧的手术会变得更困难，这意味着在某些病例，如果不使用眼内黏弹剂，很难在双侧都完成上述的小梁切开术。术中可能发生轻度到中度的前房积血，通常几天内会吸收。巩膜瓣要用 10-0 尼龙线紧密缝合，以确保前房形成和减少滤过泡形成的风险。术中用于识别 Schlemm 管断端的放射状切口可以不缝合。结膜缝合就像小梁切除手术一样步骤。在手术结束时，结膜下注射激素和抗生素，术眼进行包盖及使用防护眼罩。

准确地定位 Schlemm 管的位置是这个手术成功的关键。然而，"牛眼"患者因为角膜缘解剖结构出现了异常的拉伸变形，使得识别 Schlemm 管变得很困难，有 4%～24% 的患者可能无法找到 Schlemm 管的位置。这种病例的手术方式可能要转变为小梁切除术。但是在缺少抗代谢药物辅助的情况下，小梁切除术远期效果可能不佳。

改进

已经有一系列研究对小梁切开术进行了改进，以期提高手术成功率。小梁切开术就像房角切开术一样，每次只能切开部分房角（90°～120°）。在 Redmond Smith 的原始工作基础上 [3]，Beck 和 Lynch[15] 开发了 360° 缝线小梁切开术，他们用钝头的 6-0 聚丙烯缝线从一个或者多个切口穿入 Schlemm 管，然后拉出，达到环形切开 Schlemm 管的效果。一项回顾性研究结果显示该手术方式比房

角切开术成功率更高，但房角切开术患者的平均随访时间超过 360° 缝线小梁切开术患者两倍多（9 年 vs 4 年）[16]。而且，在这个手术的最初描述中，缝线需要穿过 360° 的 Schlemm 管并从原切口穿出，26 只眼中只有 11 只眼顺利完成这个过程，其他部分病例需要在距离原始切开部位 180° 位置做第二个巩膜瓣，并穿入另外一根缝线。并发症包括严重的低眼压和穿线失误，如穿线进入视网膜下 [17]。对于一些伴有严重角膜水肿的病例，很难像通常一样在房角镜下看到缝线，但是最近有报道使用一种精巧的、柔韧的、头端发光的光导纤维来辅助完成这个手术，这种方法可能会对这种角膜水肿的特殊病例有帮助 [18]。

小梁切开术可以联合小梁切除术，理论上因为存在两条房水引流通路，可以提高手术效果，但实际的临床效果尚不明确。小梁切开术联合小梁切除术被认为较单一手术成功率更高，特别是针对失败风险较高的患者 [19, 20]。但是，目前尚无前瞻性对比研究结果。AlHazmi 等 [21] 在一个 532 例（820 只眼）沙特阿拉伯＜ 1 岁的原发性先天性青光眼患儿的回顾性研究中，发现在中重度病例中，小梁切开术联合小梁切除术，且术中使用丝裂霉素比单纯进行小梁切开术的患者眼压控制效果更好。然而，小梁切开术学习曲线较长，经过 10 年的学习，成功率可从 29% 上升至 82%。Dietlein 等 [22] 在一个 61 只眼的回顾性研究中，发现经过一个中等长度的 3 年随访，三种手术方式的成功率的差异无统计学意义。他们认为手术成功与否更多取决于疾病的严重程度而非手术方式。小梁切开术联合小梁切除术治疗 Sturge–Weber 综合征导致的婴幼儿型青光眼可能具有一定的作用，因为这类患者的发病机制中巩膜上静脉压增高的同时也存在先天性房角发育异常 [23]。

技术上而言，小梁切开术联合小梁切除术手术过程更复杂 [10, 24]，特别是联合使用抗代谢药时 [21]。为了能够进入 Schlemm 管，联合手术进入眼球的切口位置更靠近虹膜基底部。这可能增加虹膜睫状体脱出或嵌顿的风险，甚至会出现玻璃体脱出，当手术医生不熟练时发生风险可能更高（图 55-7）。也有研究者认为，这两种手术是相互冲突的，一个成功的小梁切除术后，因为没有充足的房水通过小梁

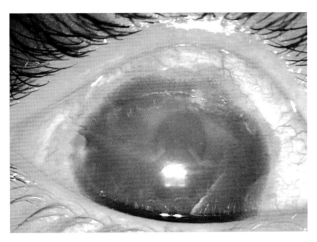

▲ 图 55-7　小梁切开术后，伴有上方 Descemet 膜脱离

网流出，会导致小梁切开部位的关闭，或者因为滤过过强引起的低眼压，会导致小梁切开部位的粘连性关闭。有针对中东 [19, 24] 和印度 [10, 25] 儿童开展的研究显示，小梁切开术联合小梁切除术，尤其是联合使用丝裂霉素等抗代谢药后，可以取得比较好的效果 [21]。但是最近的一个研究显示，小梁切开术联合小梁切除术对于一批西非的青光眼患儿效果较差，可能由于这批入组的患儿疾病较重，也可能是因为不同的种族因素及没有联合使用抗代谢药的原因 [26]。

为了防止切口随时间延长而关闭，有研究者针对一部分患者，通过把透热疗法与部分隔热的小梁切开刀相结合的方法，开展了外路—透热—小梁切开术。此外，还有研究者对小梁切开术进行改良，在深层巩膜床上切除一个长方形的组织块，暴露出 Schlemm 管，而且有助于更好的识别解剖标识，以方便进入 Schlemm 管。最近，有人研发了小梁消融术（内路小梁切开术），它使用一种一次性的高频电刀，去除掉 Schlemm 管的内壁。与房角切开术过程有些类似，高频电刀的头端从颞侧角膜插入前房，需要看见对侧清晰的房角结构才能进行手术。目前尚无针对儿童的详细研究结果发表。

五、术后的管理和干预

术后第一天要对患者进行检查，并开始使用局部的抗生素和毛果芸香碱。儿童在术后 4 周要在麻醉下对患儿进行再次检查，因为眼压下降至正常水平一般需要几周的时间 [13]。房角切开术后的房角镜检查通常可以发现切开部位的房角增宽。但是，研究显示术后房角的表现和眼压的控制情况之间没有明显的相关性 [14]，因为对于手术效果很好的患者，手术切开的房角区域通常仍可见周边虹膜前粘连。

如果患者在第一次房角切开术或者传统的小梁切开术后，眼压有适当的下降，但未达最佳效果的，可以在未进行手术的房角区域行再次手术。但是在第二次手术后，从操作上讲就很难对剩余的房角再进行切开手术，手术成功率也会随之下降 [6]。随着再次房角手术的进行，眼压的控制如果得到改善，那么意味着，可能是最初的房角手术操作有误，也可能是有些病例需要更大范围的房角切开才能控制好眼压，因为这些患者房角发育不良的程度范围可能更大。

六、效果及与其他手术方式比较

（一）房角切开术

房角切开术是一种非常有效的手术，大量的随访研究显示成功率可达到 70%～93%（110～335 只眼）[2, 6, 27-32]。Russell Eggitt 等 [2] 报道了 335 例原发性先天性青光眼进行一次以上的房角切开术，术后 1 年 93.5% 的患者眼压得到控制，术后 5 年这些患者眼压得到控制的仍占 93%。另有一小部分研究显示患者术后短期内成功率较高，随着时间延长，成功率逐渐下降，在 4～9 年的随访中，成功率会降到 60%[16, 33]。Russell Eggitt 及其合作者 [2] 报道最初进行房角切开术眼压获得控制的病例有 20% 的复发率（62/313 只眼）。这些病例在 30 年期间复发，复发率为每年（2～3）/100，复发年龄没有明显的峰值。在出生时就发病或者在婴幼儿期需要进行多次房角切开术的患者，比那些只进行一次手术病情就得到控制的患者复发的可能性更高。在 Shaffer 针对 52 只眼超过 15 年的随访研究中，仅有 3 只眼（6%）在术后 18 年复发，但还可以用药物控制 [30]。这些研究提示我们对患者进行长期随访的重要性。

房角切开术的失败常常与无法获得一个干净开放的房角切口有关，有的是手术时引起，有的是由于粘连关闭、纤维增殖导致切口闭合，特别是房角切口深达巩膜时更易发生。手术的预后受到诸多因素的影响。发病的年龄是手术成功与否的主要决定性因素。有研究显示如果是出生时或随后几个月内就发病的患儿预后更差 [29, 34]。Shaffer 发现年龄小于 1 个月发病或病程大于 2 年的患儿手术成功率较低（分别是 26% 和 38%），他们需要多次手术来控制眼压。但是在这个年龄范围里的患儿经过多次房角切开手术，成功率也可高达 94%[30]。相似的是，Morin 等发现该手术成功率随年龄增长而下降，到 3 岁时成功率仅有 33%[32]，Lister 报道 4 岁时成功率会降至 20%[34]。尽管 Becker 和 Shaffer 认为超过 1 岁和角膜直径超过 14mm 的患儿预后较差，但房角切开术因为自身比较安全，对于这些患儿还是有价值的 [35]。

眼球直径的增大也是预后的一个标志，因为这是房角结构持续损害程度的一个测量方法。角膜直径 ≥ 14mm 的患者已被发现预后更差 [27, 29, 34]。但是样本量较小尚不能发现明确相关性 [33, 36]。其他失败的危险因素包括家族史和女性患者 [34, 37]。据报道，非洲加勒比地区儿童的情况与高加索白人儿童类似，正如平均随访 1 年的东非儿童的结果也差不多 [37]。

（二）小梁切开术

在一个大样本量的小儿青光眼研究中（47～116 只眼），小梁切开术的成功率与房角切开术类似，波动在 84%～93%[7, 38-41]。在不同的种族人群，手术成功率可能会降低，特别是在来自中东地区有近亲结婚家族史的人群 [20, 42]。关于预后，Dietlein 等 [22] 发现在年龄 < 3 个月和眼轴长度超过 24mm 的儿童，预后会更差。但是他们发现手术成功率与角膜直径或术前眼压都没有相关性，这与其他研究者的结果相似 [38-40]。报道称发病年龄早预后会更差 [41]，但有些研究发现种族不会影响结果 [38, 40]。小梁切开术失败的原因被认为是组织再生遮挡小梁切开的部位所导致。

总之，房角切开术和小梁切开术都有自己的优点和缺点（框 55-1 和框 55-2），但两种手术都有一个相似之处，即年龄为 2～3 月龄至 12 月龄的原发性先天性青光眼未曾手术的患儿，手术后成功率较高，这个年龄之后成功率会下降。这种相似点可能是因为该疾病的手术成功率更多地取决于疾病的严

框 55-1　房角切开术的优缺点

优点
- 不侵犯结膜，不影响未来手术的成功
- 直接观察房角，可精确定位切口位置
- 创伤较小，更安全
- 快速
- 可以重复手术
- 无滤过泡相关的长期并发症风险

缺点
- 原发性先天性青光眼最成功的手术
- 若房角结构的细节不可见，则无法进行
- 需要丰富的手术经验
- 技术要求高
- 需要特殊的手术器械
- 并发症包括角膜内皮、房角和晶状体的损伤
- 若角膜上皮细胞剥离，最初几天会导致不适

框 55-2　小梁切开术的优缺点

优点
- 即使角膜不透明，也可手术
- 许多手术技巧与小梁切除术类似
- 可以重复手术
- 联合小梁切除术，成功率可能更高
- 若可用缝线或光导纤维沿 Schlemm 管全程插管，一次可切开 360° 的 Schlemm 管

缺点
- 损伤结膜，影响未来的滤过性手术
- 房角不能直接看见，可能会导致严重的并发症
- 需要特殊的小梁切开刀
- 4%～20% 的患者没有发现 Schlemm 管
- 为了行 Schlemm 管插管，手术入口靠近虹膜基底部，增加虹膜和睫状体嵌顿的风险
- 当联合小梁切除术时，手术更难
- 将小梁切开术入路部位改为小梁切除术，巩膜造口位置离虹膜根部非常近，更容易导致虹膜嵌顿
- 可能出现低眼压，因为 Schlemm 管的位置靠后，巩膜瓣严密的覆盖有困难，特别是如果使用抗代谢药，更难密闭缝合巩膜瓣
- 可能存在不需要的外滤过

重程度和持续时间，而非手术方法。换句话说，即使手术切开很准确，如果房角存在严重异常，导致疾病侵袭性强，或者由于眼前节过度扩张导致房角关闭，手术还是会出现失败。Anderson[43] 在一个小样本量的研究中证实房角切开术和小梁切开术的效果是相同的，不同的病例出现不同的反应，可能是

因为他们处于疾病的不同阶段。相反，有些研究显示，作为最初的手术，小梁切开术比房角切开术成功率更高[44, 45]。McPherson 和 Berry[44] 发现小梁切开术作为首选手术的话，其成功率更高。在经历多次手术后，两种手术方式在控制眼压上效果相当，但是房角切开术的次数需要更多。但是有意思的是大多数的房角切开术是在没有使用接触镜的情况下进行的，那么切开部位的准确性就有待研究。目前还没有这两种手术方式的前瞻性和对照性研究，这是因为变化因素太多，诸如病例组合及手术成功的标准不同，研究的对比很困难等。

（三）与其他手术的比较

最近有研究者使用深层巩膜切除术治疗先天性青光眼以期减少手术并发症，并将它与目前其他的手术方式进行对比。一个纳入 12 只眼的小样本研究，其中 9 只眼首次手术即采用深层巩膜切除术，研究结果显示手术成功率为 75%，而且没有明显的并发症，但是随访时间比较短，仅为 10 个月[46]。与此研究相反，Lüke 等在他们的研究着重强调了"牛眼"深层巩膜切除术的风险，包括巩膜较薄、角膜缘结构异常和 Schlemm 管位置异常[47]。最近的一项研究，针对 43 只眼平均随访了 2 年，有 30%（13 只眼）的患者需要改为小梁切除术。在随访结束时通过单一非穿透性手术治疗成功的病例（包括药物治疗）占 58%（25/43 只眼）[48]。当然，学习过程是艰难的，还需要更长的时间。

七、并发症和规避方法

（一）房角切开术

房角切开术的安全性取决于一系列因素，包括

手术医生的经验和技巧，完美的手术器械及对术中细节的把握。当一位经验丰富的手术医生仔细地去完成手术，手术的风险会降到最低。Shaffer 回顾了 40 年里连续开展的 577 例房角切开术，仅 13 例出现了手术并发症（2%）[49]。没有出现角膜损伤或晶状体损伤的情况，也没有并发眼内炎。Rice 对他的 246 例房角切开术进行分析，发现并发症发生率（4%）同样较低，其中视网膜脱离（1.6%）和虹膜嵌顿（1.2%）是最常见的问题[6]。最近也有较多报道称上皮向内生长是其并发症之一。

（二）小梁切开术

严重并发症很少见，但可能比房角切开术还是多见。由于手术不是在直视房角的情况下完成，并且常常还存在角膜缘解剖结构的变异，所以手术损伤的风险增加。并发症发生率为 11%~39%，包括 Descemet 膜的脱离，虹膜突出，虹膜根部离断，睫状体脱离伴持续性低眼压，晶状体不全脱位，进入前房或者向后进入睫状体的假道，严重的前房积血和意外形成的滤过泡[39, 40]。此外，上方的结膜切口可能会对以后的滤过性手术造成长期的影响。

致谢

笔者的儿童研究获得了美国导盲犬协会、为视力而战、国际青光眼协会、摩尔菲尔德信托公司的支持，为了纪念保罗·哈姆林，感谢海曼、罗恩、里奥拉·莫斯科维茨及海伦哈姆林的信任。同时笔者也获得了摩菲眼科医院和 UCL 眼科研究所的国家卫生健康研究所生物医学研究中心的支持。在此发表的仅是作者的观点，不代表研究部门。

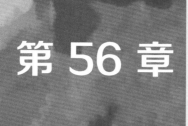

第 56 章　儿童进一步的手术选择
Further Surgical Options in Children

Mark Werner　Alana L Grajewski　**著**

王洪涛　石　砚　**译**

原慧萍　**校**

本章概要

　　表 56-1 比较治疗难治性小儿青光眼的手术成功率和各自手术特征。迄今为止，还没有任何一种治疗能够在所有患者的长期随访中显示出可靠的降低眼压效果。在选择一种治疗的时候，操作者必须考虑到长期的风险和获益。在一个成功的小梁切除术联合使用丝裂霉素术后伴随的前部滤过泡感染的倾向阻止了许多医生使用这个手术，而作为二线治疗。引流植入物具有较低的感染发生率，但仍然具有引流管移位和暴露的问题，而这种情况通常需要再次手术修复。睫状体破坏性手术，特别是睫状体光凝术，尽管会有包括视网膜脱离和眼球萎缩等严重并发症的危险，但在难治性青光眼仍具有一定作用。

一、概述和适应证

　　儿童青光眼包含了广泛的疾病，流行病学、病理生理学和解剖学的变化影响对手术方式的选择及手术的预后。前房角手术如小梁切开术或者房角切开术通常是最佳的初始治疗的选择，特别是在婴幼儿进展性青光眼，成功率为 75%～90%，并发症发生率较低。这些手术是针对婴幼儿型青光眼的主要病理部位。针对这些病例，笔者通常推荐在进行其他手术治疗之前，先进行整个房角的治疗。

　　仅有很少的一部分患者需要房角手术之外的干预。对于婴幼儿型青光眼的长期随访显示最初的房角手术可能会在若干年后失败[1]。在印度和中东地区，婴幼儿型青光眼可能处于更严重的时期，因此，最初的房角手术的失败率会更高[2, 3]。继发性青光眼的儿童，如 Sturge–Weber 综合征、无晶状体眼、先天性无虹膜、眼前节发育不全，需要其他替代疗法[4]。先天性白内障手术后伴有慢性粘连性房角关闭的患儿不应该进行房角手术。手术方式的选择依赖于可能的诊断、降低眼压的紧迫性、可能的视力、后续问题，以及获得三级护理和医疗用品的机会。

　　目前，对于难治性小儿青光眼的手术选择包括：①青光眼引流物植入（首选）；②滤过性手术（不太理想）；③睫状体破坏性手术（最不理想）。

二、麻醉考虑和麻醉下的检查

　　除年龄最大的、最配合的儿童外，其他所有患儿，本章中所有手术都需要全身麻醉。婴幼儿全身麻醉存在较少但却严重的风险，包括死亡。完善的术前全身评估是必不可少的，患有继发性青光眼的患儿容易发生麻醉并发症。例如高胱氨酸尿症的心脏问题，Rubinstein–Taybi 患者的气管软化。对于任何预期的手术，都要获得适当的同意，并备好需要的设备，因为在操作前不确定性可能就已经存在，如果出现，将按计划执行程序。当发现意外需要干预时，应尝试在患儿处于麻醉状态下与患儿父母进行讨论。

表 56-1　儿童难治性青光眼干预措施的比较

干预类型	成功率		并发症	较差的预后	评　论
	随访＜2年	随访＞2年			
小梁切除术联合丝裂霉素	50%～95%	60%～70%	低眼压 0%～40% 眼内炎 0%～17%	无晶状体；年龄＜1岁	薄壁囊样滤过泡与眼压控制相关联，但可能造成长期的感染风险
青光眼引流植入物	68%～91%	40%～79%	引流管修复 0%～42% 视网膜脱离 0%～18%	较小的年龄；原发性婴幼儿型青光眼；手术医生经验欠缺	高再手术率可能与眼睛的生长发育及较低的巩膜硬度有关
睫状体破坏术	17%～75%	44%～79%	视网膜脱离 0%～10% 眼球痨 0%～10%	无晶状体眼（更多并发症）	大多数眼曾经历手术失败；通常需要多次治疗；可能很难根治

在这些难治性病例中，通常在此前已经作出了初步诊断。进行全面的眼部检查要特别注意诊断青光眼的进展，以及可能影响手术决策的因素。为了避免全身麻醉导致的人为的眼压降低，眼压的测量和读取应该在全身麻醉后即刻进行。或者使用咪达唑仑或氯胺酮来镇静，因为它们可能对眼压没有影响。角膜厚度、眼轴长度、角膜直径、眼前节检查，包括 Descemet 膜的破裂和角膜水肿、视神经检查和照相都是有帮助的。

三、滤过性手术

小梁切除术目前是成人青光眼最广泛应用的青光眼滤过术；然而，由于失败率较高和长期的感染危险，这个手术已经较少用于婴幼儿和儿童青光眼。小梁切除术的技巧在本书的其他章节做了详细阐述（见第 12 章）。

儿童小梁切除术的特殊注意事项。幼童通常应用以角膜缘为基础的结膜瓣，可能是因为早期伤口渗漏的风险较小，并且使儿童破坏伤口的可能性降低。术后的干预通常需要全身麻醉。术中和术后使用激素和抗纤维化药来抑制伤口的愈合；然而，使用滴眼液比较困难。手术中应用丝裂霉素已经替代了氟尿嘧啶注射。由于门诊可配合做的检查有限，与成人相比通常患儿在较晚期出现并发症。

随后的研究强调了滤过性手术在儿童难治性青光眼的重要特性（表 56-2）。

四、早期经验

早期报道的应用于难治性青光眼的手术包括全层滤过术。后来保护性滤过术成为房角手术失败的替代治疗。Beauchamp 和 Parks[5] 报道 25 只难治性小儿青光眼，多数已经经历了多次抗青光眼手术。在平均随访的 18 个月里，他们报道的成功率为 50%，目标眼压为 24mmHg 或更低。两个患儿由于眼内炎完全丧失了视力。作者认为牛眼的解剖变异、巩膜硬度降低导致玻璃体脱垂，且增强的愈合反应是这个年龄组手术失败的主要原因。

五、小梁切开术联合小梁切除术

一些临床医师提出了在儿童青光眼进行小梁切开术联合小梁切除术。这在技术上很简单，就像许多医生在做小梁切开时最初先做一个部分厚度的巩膜瓣，在巩膜瓣的下方是 Schlemm 管的位置。这个手术在印度和沙特阿拉伯已经被奉为儿童青光眼首要的治疗方式，在这些地方首次的小梁切开术成功率可能更低 [2, 3]。

Mandal 等 [2] 在 182 只眼进行了联合手术，进行了 100°～120° 的小梁切开，没有联合使用抗代谢药。1 年后成功率为 87%。青少年型青光眼成功率更低。2/3 的患者存在滤过泡，显示为轻度到中度的弥散的无血管的滤过泡。2 只眼再次进行了前房重建，但是没有严重并发症的报道。

表 56-2 小儿青光眼滤过手术的研究

研究	患者数/眼数	研究设计	平均随访时间	平均年龄	原发性婴幼儿	无晶状体眼	丝裂霉素#/氟尿嘧啶	术后	术后IOP (mmHg)	滤过泡渗漏*	低眼压*	感染	评论
Beauchamp 和 Parks 1978[5]	16/22	?回顾性	18个月	?	50%	23%	无	IOP ≤ 24mmHg	50%	4%	0%	8%	• 晚期青光眼，多次手术史；视力20/200 • 12%发生玻璃体脱失
Zalish 等 1992[6]	2/4	案例分析	16.5个月	7岁	100%	0%	氟尿嘧啶（术中/术后）	无（IOP < 16）	100%	0%	0%	0%	• 需要全身麻醉，术中/术后使用氟尿嘧啶 • 薄壁，囊样滤过
Snir 等 1999[7]	12/8	前瞻性"随机"	23~27个月	3岁	25% 100%	25% 0%	丝裂霉素（术中）/氟尿嘧啶（术后）：8只眼 丝裂霉素（术中/氟尿嘧啶（术后）：4只眼	IOP ≤ 20mmHg 稳定的视神经	88% 0%	0% 0%	0% 0%	0% 0%	• 相同的（丝裂霉素/氟尿嘧啶）用于对侧眼
Rodrigues 等 2004[8]	91/91	回顾性	约60个月	45月龄 32月龄	100%	0%	丝裂霉素：30只眼 无丝裂霉素：61只眼	IOP < 22 (< 15)	60%~70% 60%~70%	23% 0%	0% 0%	0% 0%	• 比照之前的手术54%使用丝裂霉素，术次手术80%使用丝裂霉素；在成功率上无差异
Mandal 等 2003[9]	19/19	回顾性	18个月	9岁 11岁	0%	91%	丝裂霉素：8只眼 无丝裂霉素：11只眼	IOP 6~21mmHg	58%总体	33% 7%	0% 0%	22% 0%	• 丝裂霉素组的滤过更加无血管化；在成功率上无差异
Tsai 等 2003[10]	36/44	回顾性?随机	?	约19岁	0%	0%	丝裂霉素：15只眼 无丝裂霉素：29只眼	IOP ≤ 21mmHg 无再次手术和修补	(3年)73% 68%	20% 0%	0% 0%	0% 0%	• 100%青少年型开角型青光眼 • 丝裂霉素-小梁切除，都以角膜缘为基底
Ozkiris 和 Tamcelik 2005[11]	37/48	回顾性	51个月	4.6岁	84% 87%	0% 0%	丝裂霉素0.2mg/ml：23只眼 丝裂霉素0.4mg/ml：25只眼	IOP < 18mmHg (O. R.)；临床上稳定；无视力丢失	69% 72%	26% 40%	0% 4%	0% 4%	• 每个丝裂霉素浓度的成功率相等 • 趋势——0.4mg/ml的并发症更多

（续表）

研究	患者数/眼数	研究设计	平均随访时间	平均年龄	原发性婴幼儿	无晶状体眼	丝裂霉素#/氟尿嘧啶	术后	术后IOP(mmHg)	滤过泡渗漏*	低眼压	感染	评论
Mandal等1997[12]	13/19	回顾性	20个月	8岁	79%	5%	丝裂霉素 0.4mg/ml×3min	IOP<16mmHg (O.R.) IOP<21mmHg (clinic)	95%	32%	0%	0%	• 印度儿童：无晶体状体眼1例，视网膜脱离1例，术后视力20/200
Mandal等1999[15]	29/38	回顾性	20个月	8.6岁	89%	11%	丝裂霉素 0.4mg/ml×3min	IOP<16mmHg (O.R.) IOP<21mmHg (clinic)	65%	10.50%	0%	0%	• 无晶状体，低成功率 • 患者年龄<1岁，低成功率
Freedman等1999[14]	17/21	回顾性	16个月	2.6岁	38%	19%	丝裂霉素 0.4mg/ml×(3~5)min	IOP 4~16mmHg	52%	10%	23%	5%	• 无晶状体，年龄<1岁，失败的风险
Beck等1998[16]	49/60	回顾性	20个月	7.6岁	23%	33%	丝裂霉素(0.25~0.5)mg/ml×5min	IOP<22mmHg; 临床上稳定; 无视力丧失	(2年)59%	5%	2%	8%	• 高失败率；无晶状体，<1岁，前节发育不全，无虹膜
Al-Hazmi等1998[17]	180/254	回顾性	>1年	6~12岁	98%	0%	丝裂霉素(应用不固定)	IOP 3~21mmHg	(单独小梁切除)39%	<1%	2%	<1%	• 沙特阿拉伯儿童，患者年龄<2岁，联合小梁切除/切开更年轻的患者，更多并发症，更低成功率
Sidoti等2000[18]	29/29	回顾性	23个月	6.4岁	52%	10%	丝裂霉素 0.5mg/ml×(3~5)min	IOP 5~21mmHg; Va>NLP	(3年)59%	6%	7%	17%	• 趋势：继发性青光眼成功率低
Wells等2003[22]	37/37	回顾性	3年	8.5岁	0%	0%	丝裂霉素 0.4mg/ml 以角膜缘为基底的结膜瓣 以穹隆部为基底的结膜瓣	IOP>4, 无再次手术	60% 71%	20% 6%	20% 6%	20% 0%	• 100%青少年型开角型青光眼 • 趋势：以角膜缘为基底组：囊样滤过泡、渗漏、感染；相似成功率

*. 只有从数据中可以看出的持续性/临床意义的低眼压才包括在内

#. 原著表中删裂霉素单位有误，已修改

在国王哈立德眼科专科医院[3]，100 只眼进行了联合手术，大多数联合使用了丝裂霉素（0.2mg/ml 或 0.4mg/ml，按照医生的偏好）。在不到一年的随访期内，手术的成功率大约为 2/3。95% 的患者角膜是混浊的，提示为严重的青光眼。伴有眼前节异常的患者比其他患者更糟（成功率 45% vs 78%）。作者认为联合手术更胜一筹，因为初步手术成功预示着预后更好，一般而言，滤过泡不是薄的，也不是囊样的[3]。然而，他们承认联合小梁切除术的效益仍然有待于进一步证明，远期感染的风险仍不确定。

六、抗代谢药

最初报道：一些婴幼儿型青光眼应用氟尿嘧啶（5-FU）抑制伤口愈合取得成功[6]。术后在全麻下反复进行 6 次结膜下注射。另一个小的系列研究比较术中应用氟尿嘧啶和丝裂霉素，术后的氟尿嘧啶注射视需要而定[7]。用丝裂霉素治疗的 8 只眼中 7 只眼取得了成功，在氟尿嘧啶组全部的 4 只眼都失败了。

Rodrigues 等[8] 回顾性比较了 91 例原发性先天性青光眼患者进行小梁切除术使用丝裂霉素和未用丝裂霉素的效果（0.3mg/ml，3～4min）。生存分析显示成功率 8 年后下降到 30%。成功率在两组的结果相似；然而，更多应用丝裂霉素的眼往往之前有手术史。未发现严重的手术并发症。

Mandal 等[9] 对 23 只先天性白内障手术后的无晶状体眼（23 只眼中有 2 只眼是人工晶状体眼）进行了类似的研究。术后 2 年的成功率是 36.8%，使用和未使用丝裂霉素 C 没有明显差异。而且，丝裂霉素组滤过泡隆起，无血管和透明样，未使用丝裂霉素组滤过泡是弥散和较厚的。丝裂霉素组，2 只眼发生了眼内炎，3 只眼发生了低眼压性黄斑病变。

另一项回顾性研究[10] 对比了台湾青少年开角型青光眼进行小梁切除术，15 只眼应用了丝裂霉素（0.2mg/ml），29 只眼未用抗代谢药。术后 3 年丝裂霉素组成功率为 73%，未使用丝裂霉素的成功率为 68%（没有显著性差异）。应用丝裂霉素的 15 只眼中 3 只眼发生了低眼压性黄斑病变；巩膜扩张和近视在此组更为常见，而被列为易感因素。

对不同浓度的丝裂霉素也进行了对比[11]。25 只眼使用 0.4mg/ml 的丝裂霉素，23 只眼使用 0.2mg/ml 的丝裂霉素，药物的浓度由"家长偏好"选择决定。术后 2 年两组的成功率均为 70%。然而，较高浓度组产生了较大的无血管滤过泡。这些眼中，1 只眼用黏弹剂进行了前房形成，1 只眼发生了一过性滤过泡炎，1 只眼由于眼内炎丧失了视力。

印度儿童难治性青光眼的研究报道 19 只眼接受了角膜缘为基底的手术，术中使用 0.4mg/ml 的丝裂霉素 3min[12]。在 20 个月的随访中，95% 取得了完全成功，其他的眼可以用一种药控制。1 例伴有自发性晶状体后脱位 Axenfeld–Rieger 征的患者，术后发生了视网膜脱离，成功进行了手术修复，视力恢复到术前的水平（20/200）。他们认为较高的手术成功率是由于较高比例的有晶状体眼。丝裂霉素的应用导致术后滤过泡更薄壁和无血管化，没有观察到明显的并发症发生。因为浅前房在丝裂霉素组更为常见，建议紧密缝合巩膜瓣。

其中一些问题在 Freedman 的一篇随行社论中得到了强调[13]，他发表了一系列病例研究显示无晶状体眼和 1 岁以下患者的成功率较低[14]。来自印度研究小组的随访显示年龄小于 1 岁和无晶状体眼的失败率更高[15]。

Beck 等[16] 报道了 60 只眼，其中 1/3 为无晶状体眼。做以角膜缘为基底的结膜瓣，对于高风险的患者术中使用丝裂霉素的浓度相应提高。在手术室应用二极管激光断线。术后 2 年的成功率为 59%。小于 1 岁和无晶状体眼患者手术的失败率增高。3 只眼发生了低眼压性黄斑病变，5 只眼发生了迟发性眼内炎。

在沙特阿拉伯[17]，2 岁以下患儿的 104 眼接受了小梁切除术联合小梁切开手术，105 只眼单独接受了小梁切除术。所有的患者均是做以角膜缘为基底的结膜瓣，丝裂霉素浓度和持续时间可以改变，37% 的患者有既往手术史。联合手术的效果略好于单独小梁切除术（57% vs 39%）。年龄 < 6 个月的患儿成功率 48%，年龄较大的患儿成功率 85%。并发症在年龄较大组更为常见，1 例眼内炎和 3 例视网膜脱离。应用更高浓度丝裂霉素的患者，有形成囊样滤过泡的趋势和更高的手术成功率。

在纽约眼耳医院[18]，29例小儿患者，93%的患者术前接受过青光眼手术，进行应用丝裂霉素的以角膜缘为基底的小梁切除术。手术成功率从1年时的82%下降到3年时的59%。继发性青光眼手术成功率有更低的趋势（术后24个月：79% vs 44%）。在原发性先天性青光眼患儿有更多滤过泡相关感染的趋势，在全部病例中有17%的令人担忧的滤过泡感染率。

这篇文章的一条评论[19]报道了术后5年发生的滤过泡相关的眼内炎，强调了迟发性并发症的风险。Beck和Freedman[20]提出要小心下方的小梁切除手术；角膜接触镜佩戴者的小梁切除术，如无晶状体眼；高浓度丝裂霉素（5mg/ml，5min）；术后的氟尿嘧啶注射。他们还主张薄壁、渗漏滤过泡的修补。另一组在两个年轻患儿接受过联合丝裂霉素的小梁切除术后再手术后发生晚期巩膜软化症[21]。

小梁切除术的标志性研究[22]是在青少年开角型青光眼对比以角膜缘为基底的结膜瓣和以穹隆部为基底的结膜瓣联合应用丝裂霉素的小梁切除术。以角膜缘为基底组的囊样滤过泡发生率更高。尽管以穹隆为基底组的平均眼压高于以角膜缘为基底组的平均眼压（15.3mmHg vs 11.6mmHg），但每组均有相同数量的患者需要进一步针对升高的眼压（约20%）进行干预。此外，以角膜缘为基底的小梁切除术20%发生与滤过泡相关的感染，而以穹隆为基底的小梁切除术没有1例发生。作者假设，以穹隆为基底的手术允许更弥散的应用丝裂霉素，并将创口边缘（刺激瘢痕形成）与滤过区分开，避免形成"钢环"。

综上所述，儿童滤过性手术的挑战包括解剖差异、巩膜硬度低、积极的愈合反应和随访检查困难等。丝裂霉素可提高成功率，但代价是终生感染风险。小于1岁和无晶状体眼的患者成功率较低。年龄大的患儿做以穹隆为基底的小梁切除术已取得成功，产生低的弥漫性滤过泡，并发症风险较低，成功率相似。

七、青光眼引流植入物

由于儿童小梁切除术的缺点，青光眼引流植入物手术成为人们关注的焦点。青光眼引流植入物自20世纪70年代开始使用。它们由一根以水密方式插入眼睛的管组成，将眼内液体分流到固定于角膜缘后8～10mm处的硅胶或聚丙烯盘上。数周后，在盘周围形成囊，形成后滤过泡。

青光眼引流植入物可以分为无阀门植入物，如Molteno和Baerveldt，它们提供了通往盘上方区域的开放通道；有阀门植入物，如Ahmed，包括一个流量限制装置，旨在避免术后早期低眼压。一些措施，如临时缝合结扎管腔，需要与无阀门装置联合应用，以避免早期低眼压；引流管内腔的大小可以控制压力，直到引流管被打开为止。放置有阀门植入物后早期也可能发生过度引流，如果可能，应在手术时确定并处理（见第七篇）。

最初证明青光眼引流植入物对难治性成年青光眼有用，但其应用正在扩大[23]。最近，一项针对成人的随机临床试验显示，与小梁切除术相比，Baerveldt植入物取得了更好的效果，失败的可能性更低，并发症也更少[24, 25]。

Baerveldt、Molteno和Ahmed植入物都有儿童尺寸。然而，这些眼睛由于"牛眼"的原因通常是成人大小，同时更大的表面积可能与更好的结果相关，因此往往使用成人大小的植入物[26-29]。由于滤过泡壁的生物变化，青光眼引流植入物术后1～3个月伴有高眼压阶段，随后眼压可能会下降。

青光眼引流植入物的放置技术在本书的其他部分有详细介绍。这里将讨论一些患儿特有的问题（图56-1）。

由于眼睛的摩擦、外伤或眼睑与眼球之间的摩擦，儿童可能容易受到植入物的挤压和暴露。未能及时的诊断和治疗植入物的暴露可能导致眼内炎（图56-2）。引流管收缩也有报道[30-33]。

由于巩膜阻力降低，引流管向角膜内皮方向前移是一个常见的棘手问题，35%的病例会发生[30, 33-39]。这种并发症可能在易受影响的眼睛中迅速复发。因此，引流管的初始位置就应该远离角膜。

大多数医生同意，与小梁切除术后常见的薄的、囊性的、前滤过泡相比，引流管分流术后厚的后部滤过泡感染的可能性更小。然而，眼部异物的

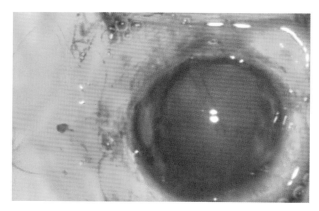

▲ 图 56-1　在一个年轻无晶状体眼患者的前部平坦部插入眼内的硅管
（Elizabeth Hodapp，MD 馈赠）

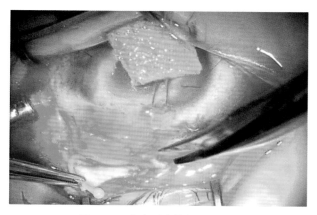

▲ 图 56-2　儿童引流管相关的眼内炎
注意：植入物引流盘周围的脓液，需要完全取出植入装置

长期存在有潜在的后果。炎症[38]、局灶性白内障的形成[40]和瞳孔向引流管插入位置的移位[40]通常是轻度或可治疗的并发症。

最近强调了儿童运动能力的限制[41]。也许因为儿童手术后眼往往视力较差，或者能够抑制非优势眼的图像，复视很少报道，这可能导致漏诊。

玻璃体阻滞[36]的原因是玻璃体后脱离和玻璃体切除不足[4]。无晶状体眼，白内障摘除时进行的玻璃体切割术可能不足以防止玻璃体向前移动并阻塞引流管。曲安西龙（用平衡盐溶液 1∶4 稀释）用于染色玻璃体，但需要植管前进行玻璃体切割术。留在眼睛里的管的长度应该＞ 6mm，以防止管堵塞，并可见到管。管插入虹膜后可能有助于防止管与角膜的接触。

八、无阀门植入物

见表 56-3。

青光眼引流植入术初期并发症较多。术后早期房水外流受限、供体组织对管的覆盖、盘孔的形成均防止了低眼压、管暴露和复视的发生率。目前可用的无阀门植入物包括 Baerveldt 或 Molteno 植入物。Molteno 3 植入物具有限制引流的机制，但需要采取措施来预防早期低眼压[42]。

Molteno 植入治疗晚期婴幼儿型青光眼的早期报道[43]是对 12 岁以下的 53 只眼进行了检查。1991年的这项研究中，单盘植入物用 8-0 铬胶原可吸收缝合线堵塞，置于板层巩膜瓣下，而不是自体组织补片。平均随访 18 个月，68% 的患者眼压成功下降。管侵蚀导致 1 只眼眼内炎而失明。2 只眼因视网膜脱离而失明，另 1 只眼则有严重的持续性低眼压。作者调整了他们的手术，包括自体巩膜片覆盖管，并开始使用 7-0 Vicryl 线结扎术。

马萨诸塞州眼耳医院的回顾性研究报道了 20 例 10 岁以下患者的 Baerveldt 或 Molteno 植入[30]。由于术后 6 个月内引流管侵蚀、引流管—角膜接触和眼睑畸形，3 个 Molteno 植入物被取出，平均随访 2 年；平均每眼都有两次青光眼手术失败的经历。Molteno 植入物分期放置，以避免早期低眼压。使用成人大小的 Baerveldt 350mm²（71%）或较小的 200mm²（29%）装置。两种植入装置的成功率均为 80%，大多数患者都需要药物治疗。报道了 23 例发症，其中 1 例视网膜脱离导致失明；2 例角膜水肿需要取管和修复；还有 2 例白内障需要手术。

本文还对巴斯科姆帕尔默眼科研究所接受一期 Baerveldt 植入术的儿童 62 只眼进行了回顾[34]。随访时间接近 2 年，距离之前的青光眼手术平均为 1.7年。虽然在 6 个月时成功率为 87%，但在 2 年时下降到 58%。原发性青光眼和继发性青光眼之间无明显差异。取出管 5 例，主要由于管暴露；2 只眼因管堵塞行玻璃体切除；另外 2 例成功切除包裹滤过泡。患有 Peters 异常的 1 只眼在多次膜切除后发展为眼球痨。

巴西圣保罗 48 只年轻的眼睛在 6 个月时接受了 Baerveldt 植入术，成功率为 95%，4 年后逐

表 56-3　儿童青光眼无阀门植入物的研究

研究	患者数/眼数	设计	平均随访时间	平均年龄	诊断		植入物	成功标准	成功率	并发症			评论
					原发婴幼儿	无晶状体眼				低眼压*	暴露/移位	视网膜脱离	
Munoz等 1991[43]	49/53	回顾性	18个月	34月龄	90%	0%	Molteno（单盘）	IOP≤21mmHg	68%	13%	10%	6%	1例眼内炎；管子位于板层巩膜瓣的下方；年龄越大成功率越高
Netland和Walton 1993[30]	13/20	回顾性	32个月 11个月	34月龄	35%	10%	Molteno（单盘） Baerveldt 350: 71%; 200: 29%	IOP<21mmHg	77% 86%	25%	35%	5%	平均2个失败的；Moltenos: 2阶段；Baerveldt: 相对更低的眼压，更多低眼压发生率；更短的随访期
Budenz等 2004[34]	62/62	回顾性	25个月.	6.5岁	37%	0%	Baerveldt	IOP 5~21mmHg Va>NLP，无再次手术	（2年）68%	1%	6%	8%	在原发性和继发性青光眼的成功率没有明显差异；1例眼内炎；2例玻璃体阻塞
De Moura等 2005[31]	48/48	回顾性	21个月	4岁	52%	11%	Baerveldt	IOP 6~21mmHg 或下降25% Va>NLP，无再次手术	77%	4%	10%	18%	4例管阻塞；没有再手术或持续性低眼压
Rodrigues等 2004[44]	24/24	回顾性	24个月	5岁	100%	0%	Susanna（硅胶）	IOP 6~15mmHg 或需要>1种药物控制	（2年）79%	0%	0%	0%	年龄越大的患儿预后越好

*. 只有从数据中可以看出的持续性/临床意义的低眼压才包括在内

渐下降到58%[31]。73%的眼睛接受了350mm² 或500mm² 的植入物。此外，白内障、管阻塞、缩回和暴露（29%）等并发症的发生率较高。有2只眼由于视网膜脱离而失去视力，另1只眼失去了光感。同一组研究了接受 Susanna 无阀植入的24只儿童眼睛，1年和2年的成功率分别为88% 和79%，白内障是唯一的并发症[44]。

最近的报道显示出更好的结果。Autrata 等[45] 回顾了76只眼使用双盘 Molteno 或 Baerveldt 250mm² 植入物的结果。仅有31例原发性婴幼儿型青光眼，大多数曾经历失败的小梁切除术。6个月时的成功率（IOP 7~22mmHg）为93%，6年后降至65%。有报道显示术后发生引流管阻塞、引流管收缩或暴露、眼内炎、玻璃体积血、浅前房、脉络膜脱离和视网膜脱离。年轻是手术失败的危险因素，但诊断不是。

Banitt 等[46] 报道了1990—2005年，30名无晶状体眼和假晶状体眼的儿童接受了睫状体平坦部玻璃体切割术联合睫状体平坦部 Baerveldt 置入术。无角膜并发症，术后视网膜脱离4例，管阻塞2例。笔者认为，对于无晶状体眼和难治性、与管相关的角膜水肿可以首选睫状体平坦部玻璃体切割术和后部置管手术。为了避免虹膜嵌顿，后部植管时，建议管的斜面朝向后方。

九、有阀门植入物

见表56-4。

Ahmed 引流阀包含一个流量限制装置，旨在减少早期低眼压的发生率。Ahmed 引流阀比 Baerveldt 具有更小的表面积，这可能限制了眼压的降低，并易于发生更严重的高眼压。Ahmed 可能更容易被植入，特别是在较小的眼球上。由于流量限制装置，管可以立即工作。

Coleman 等对 Ahmed 植入物在难治性儿童青光眼中的作用进行了前瞻性研究[32]。研究人员对24只眼进行了平均16个月的随访。1年和2年的成功率分别为78% 和61%。3只眼因挤出而取出；1只眼因脉络膜上腔出血而失明；还有2只眼因为未达到眼压标准而失败。与无阀门植入物相似，50%的眼需要进一步手术，最常见的是移植片修补。包括

上述作者在内的另一个多中心回顾性病例系列显示，先天性青光眼患者11只眼中有10只眼 Ahmed 植入术获得了成功[35]。

另一项研究由杜克大学观察的 Ahmed 引流阀治疗的27只眼[36]，平均随访1年。患者先前曾行睫状体破坏手术或 Sturge—Weber 征的患者进行了分期手术，或最初先结扎了管。1年和2年的成功率分别为91% 和58%。1/3的患者因伤口渗漏、低眼压、管与角膜接触或玻璃体阻滞需要进一步手术。2例因视网膜脱离及眼内肿瘤摘除而失明。在马德里[37]，Ahmed 植入35只眼，1年成功率为70%，2年成功率为64%。由于研究人员获得了更多的经验，并在更后的位置插管，因此就不需要频繁地对管进行调整。一只眼出现眼球痨，另一只眼在囊膜切开术后2周，发生眼内炎。

长期随访显示效果减退，如小梁切除术。Chen 等回顾性报道了接受了 Ahmed 植入的52只眼，成功率从1年的85% 下降到4年的42%[38]。其中一半需要额外的手术，另一半需要取出植入物。多伦多[33]，60只儿童眼睛的成功率从1岁时的93% 稳步下降到4岁时的45%。再次手术的发生率也相当高，有3例术后发生眼内炎。从结膜中分离出流感病毒。这些作者还注意到，在葡萄膜炎眼使用供体巩膜植片移植的管暴露的风险会增加，他们指出，在另一项使用供体包膜的系列研究中，这一风险却不那么突出。

加州大学洛杉矶分校的研究小组最近回顾了30只眼原发性先天性青光眼接受 Ahmed 植入术的治疗结果[47]。累积成功率1年为63%，5年为33%。在第二次 AGV 植入后，1年和2年的成功率分别提高到86% 和69%。儿童年龄相对较小，平均年龄1.8岁。有20% 需要再手术，这与管的问题有关。

同时对联合角膜移植和 Ahmed 植入术进行了研究[49]。20只眼中，只有8只眼的眼压控制良好，报道了2例 H 型流感性眼内炎；其中1例也从玻璃体中分离出来肺炎链球菌。只有35% 的人保留了清晰的植入物。作者对青光眼引流阀植入和角膜移植的最佳时机仍不清楚。

Pirouzian 等[50] 报道了使用眼眶钆 MRI 评价 Ahmed 功能。作者认为，眼眶磁共振成像可以用来

对现有引流装置调整作用进行评估。然而，对2例植入物进行了调整，植入了另一种植入物，使得调整本身的效果受到质疑。报道了6例由于纤维血管向引流阀内生长而导致儿童Ahmed植入术失败的病例；这些引流装置都是外植的[51]。笔者发现术中超声检查有助于确定引流装置上是否有滤过泡。然而，虽然经常可以通过外科手术来解决管尖端堵塞的问题，但由于成功率较低，很少对盘部或滤过泡囊腔进行修补。

一项回顾性研究比较了Ahmed和Baerveldt植入术（46只眼）与小梁切除术联合丝裂霉素手术（24只眼）的结果[39]。作者最初使用小梁切除术联合丝裂霉素作为难治性儿童青光眼的一线治疗，对小梁切除术失败的患者使用引流装置。由于效果不佳，他们后来开始在婴儿中应用小梁切除术。房水分流术的随访时间长于小梁切除术（31.5个月 vs 11.5个月）。尽管如此，植管手术更成功（72% vs 21%）。在46例分流手术中，有1例需要切除纤维组织，46%的分流手术需要进一步手术，这与其他报道类似。2只眼小梁切除术后出现与滤过泡相关的眼内炎。引流植入物有相同的成功率。作者认为小梁切除联合丝裂霉素对于2岁以上的有晶状体眼患者是一个很好的选择。

Colas-Tomas等最近报道了14例Ahmed植入物和3例Molteno植入物的中期随访结果[48]。患者在4～8年内的成功率为55%。研究人员对2例滤过泡包裹的患者进行滤过泡修补联合氟尿嘧啶注射取得成功。

Freedman和他的同事报道了不同类型植入物的长期随访[40]。1995—2006年，连续的病例包括38例原发性婴幼儿型青光眼和41例无晶状体眼。当眼球大小允许时，使用更大的植入物（350mm² Baerveldts）；如果迫切需要降低眼压，Ahmed是首选。1年的成功率为90%～92%，5年的成功率为70%，10年的成功率为42%～55%，每种诊断或植入物类型之间成功率无统计学差异。22%～26%的患者需要进行管调整。

总之，青光眼引流装置植入术是安全有效的。据报道，高的再手术率，最常见的原因是植入物移位或暴露。尽可能将管放置在远离角膜内皮的位置，可以减少需要再手术的比例。患者通常需要术后局部用药。特别是在易发生滤过性手术失败的情况下，例如2岁以下的患者或无晶状体眼，青光眼引流植入物可能是未来的首选方案。

十、睫状体破坏术

见表56-5。

睫状体破坏术不同于其他青光眼的干预措施，它通过破坏产生房水的睫状突来降低眼压。最初的睫状体破坏术是冷凝法。它会引起严重的炎症、疼痛、视网膜脱离、失明和眼球痨。因此，这种治疗被降级为用于有多次先前失败的手术经历，视力差的眼睛。Wagle等[52]对64只眼进行了平均5年的跟踪研究。只有38%的患者在一次治疗后获得成功，而在6个月时，多次治疗的成功率达到66%。在最后的随访中，成功率下降到36%。大多数眼睛需要继续医学治疗。10只眼（16%）经历了视网膜脱离或眼球痨的严重并发症，且与治疗程度无关。Jaafar推荐使用非甾体抗炎药来减少术后炎症和不适（见第九篇）。

这一手术演变为经巩膜睫状体光凝术，其耐受性更好，严重并发症更少，但仍难以预测。眼球痨的风险并没有被消除，尽管一些人认为，接受睫状体破坏治疗的眼发生这种毁灭性并发症的风险更高。"牛眼"具有扭曲的解剖结构，应利用透光定位治疗区域。与其他睫状体破坏术一样，需要全身麻醉或球后麻醉。

Phelan和Higginbotham[53]首次发表了儿童难治性青光眼10只眼用Nd:YAG CPC治疗的报告。能量为在7～9W，共22～40个点，每个点持续0.7s。一半眼的眼压≤21mmHg，复治率70%。4只眼失明，1只眼出现眼球痨。

810nm半导体二极管激光器具有穿透性好和能被睫状体色素上皮选择性吸收的优点（图56-3A）。G探针（Iridex Inc.）符合全球标准，并帮助定位激光束，以正确地治疗正常眼睛的睫状突（图56-3B）。一些研究人员已经将二极管激光CPC应用于儿童患者。Izqi等[54]回顾性研究了15例经巩膜二极管CPC治疗的儿童眼睛，其中31%的眼曾接受过睫状体破坏性治疗。18～20个点，范

表 56-4　儿童青光眼有阀门植入物的研究

研 究	患者数 / 眼数	设 计	平均随访	平均年龄	原发性婴幼儿	无晶状体	植入物	成功标准	成功率	低眼压*	管子修复	视网膜脱离	评 论
				诊 断							并发症		
Coleman 等 1997[32]	21/24	前瞻性（病例系列）	16 个月	4.8 岁	54%	46%	Ahmed	IOP < 22mmHg 或下降 20%	71%	0%	42%	0%	没有眼压低于 5mmHg；原发儿型婴幼儿型青光眼；增加手术失败的风险
Huang 等 1999[35]（子研究）	7/11	回顾性	13 个月	?	100%	0%	Ahmed	IOP 6~21mmHg；Va > NLP，无再次手术	91%	0%	0%	0%	
Englert 等 1999[36]	23/27	回顾性	12.6 个月	4.8 岁	52%	26%	Ahmed	IOP < 22mmHg；Va > NLP，无再次手术	（2 年）58%	7%	29%	7%	管结扎或作为 2 阶段程序在睫状体破坏之前或对患者同时进行（10）
Djodeyre 等 2001[37]	29/35	回顾性	12.6 个月	2.4 岁	49%	8%	Ahmed	IOP < 22mmHg；无药物治疗，无再次手术，无严重并发症，无进展	（2 年）64%	26%	26%	0%	原发性婴幼儿型青光眼；减少手术危险因素
Chen 等 2005[38]	41/52	回顾性	2.2 年	5 岁	39%	37%	Ahmed	IOP < 22mmHg；无严重并发症，无再次手术	（4 年）42%	21%	21%	2%	随时间推移成功率的减少；与原发幼儿型青光眼相关的失败与无晶状体相关的成功；1 例眼内炎

（续表）

研　究	患者数 /眼数	设　计	诊　断				植入物	成功标准	成功率	并发症				评　论
			平均随访	平均年龄	原发性婴幼儿	无晶状体				低眼压*	管子修复	视网膜脱离		
Morad 等2003[33]	44/60	介入性病例系列	24 个月	6 岁	42%	19%	Ahmed	IOP 5～21mmHg；无再次手术，无进展，无两行视力损害	73%	15%	25%	0%		眼内炎 5%；与暴露相关的葡萄膜炎
Al-Torbak 等2004[49]	17/20	回顾性	31 个月	11.7 月龄	0%	0%	Ahmed	IOP 5～21mmHg；Va > NLP，无再次手术，无严重并发症	40%	0%	15%	10%		所有病例合并PKP；在 2 年时有 17%的移植存活；眼内炎 10%

*. 只有从数据中可以看出的持续性 / 临床意义的低眼压才包括在内

表 56-5　小儿青光眼睫状体破坏术的研究

研　究	患者数/眼数	设计	诊　断				治疗	成功标准	成功率		并发症			
			平均随访	平均年龄	原发婴幼儿	无晶状体			Single tx	Mult tx	炎症/疼痛	视网膜脱离	眼球痨	评　论
Wagle 等 1998[52]	49/64	回顾性	5 年	4 岁	39%	28%	cryo	IOP＜22mmHg; 无进展，无严重并发症		（5 年）44%	?	8%	8%	89%有之前的手术史; 大多数眼球后退; 大多数眼在用药治疗
Izgi 等 2001[54] (subset)	13/15	回顾性	10 个月	11 岁	54%	0%	半导体CPC	IOP＜22mmHg 和下降 20%; 无再次手术	59%	75%	0%	0%	0%	在 1 个月时，仅有轻微的炎症
Autrata 和 Rehurek 2003[55]	53/69	回顾性	5.6 年	6.1 岁	28%	23%	半导体CPC	IOP＜22mmHg	（1 年）41%	79%	13%	3%	0%	所有并发症都是无晶状体眼
Kirwan 等 2002[57]	61/77	干预性病例系列	9.9 个月	7.4 岁	35%	45%	半导体CPC	IOP＜22mmHg 或 下降 30%	（1 年）37%	（1 年）72% （2 年）51%	6%	4%	4%	术后 1 个月 IOP ＜16 增长的成功率，所有的视网膜脱离和眼球痨都发生在无晶状体眼
Bock 等 1997[56]	20/26	回顾性	11~14 个月	12 岁	15%	65%	半导体CPC	IOP＜22mmHg	15%	50%	0%	4%	0%	15%失去视力
Phelan 和 Higginbotham 1995[53]	10/10	回顾性	15.5 个月	7 岁	10%	20%	Nd:YAG CPC	IOP＜21mmHg	≥30%	50%	0%	10%	10%	40%失去视力，70%眼球后退；回报率较成人高

（续表）

| 研　究 | 患者数/眼数 | 诊　断 | | | | | | 成功率 | | | | 并发症 | | | | 评　论 |
		设计	平均随访	平均年龄	原发婴幼儿	无晶状体	治疗	成功标准	Single tx	Mult tx	炎症/疼痛	视网膜脱离	眼球痨	
Plager 和 Neely 1999[61]	8/10	回顾性	>3 年	4.5 岁	40%	60%	内镜半导体	IOP＜23mmHg	50%		0%	0%	0%	无晶状体眼有较高的成功率1；主要是难治性病例
Neely 和 Plager 2001[59]	29/36	回顾性	19 个月	4.9 岁	28%	61%	内镜半导体	IOP＜22mmHg	34%	43%	0%	6%	3%	所有的 4 例并发症发生无晶状体眼；所有的患者有高的手术失败风险
Al-Haddad 和 Freedman 2007[60]	11/12	回顾性	7 个月	3 岁	9%	100%	内镜半导体	IOP＜22mmHg；无严重并发症	17%	17%	0%	0%	0%	所有患者角膜混浊 1 例低眼压/无光感

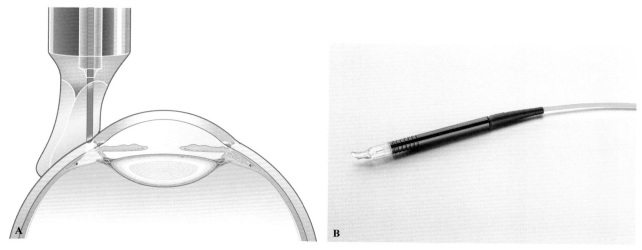

▲ 图 56-3　A. 经巩膜二极管单元；B. G 探头
引自 www.iridex.com

围超过 270°，功率为 1.7～2W，超过 2s。在平均 10 个月的时间里，66% 的患者在一次治疗后获得成功。15 只儿童眼睛中有 6 只眼再次接受治疗，整体成功率提高到 78%。无严重并发症报道。

Autrata 和 Rehurek[55] 对 69 只儿童眼二极管 CPC 术后平均随访 10.7 个月。1 年只有 46% 的眼在一次治疗后获得成功，而重复治疗后这一比例上升至 79%。近 50% 眼睛进行了 5 年的随访；在此期间，只有 48% 的眼睛处于控制之下。早期将眼压降低到 16mmHg 以下将预示着长期成功。5 岁以上的患者和无晶状体眼患者更有可能出现持续的眼压下降。10% 的眼失去视力，无视力的 2 只眼发展成视网膜脱离。Bock 等[56] 发现，在 18 个月的时间里，28 只儿童眼接受了二极管 CPC 治疗，其中 1 只眼发生视网膜脱离，成功率为 50%。

Moorfields 眼科医院的研究人员[57] 回顾了二极管 CPC 对 77 只眼 18 岁以下患者的疗效，这些患者主要是无晶状体眼和先天性青光眼。标准的 300° 治疗范围，保留了 3 点和 9 点的位置。平均 10 个月后，单次和多次治疗的成功率分别为 62% 和 72%。然而，2 年重复治疗的成功率下降到 51%。早期 IOP < 16mmHg、年龄 > 5 岁、无晶状体眼是良好的预后指标；在激光治疗后，3 只无晶状体眼发生视网膜脱离以至于无法治疗。

作者在讨论中指出，一些眼睛（无晶状体眼）

行引流管植入手术预后较差，提示在这些情况下 CPC 可能发挥作用[57]。与 YAG CPC 相比，二极管激光传输的能量较低，与并发症更少有关，包括交感眼炎，但可能需要更频繁地多次治疗。根据他们的经验，他们进一步建议，任何激光系统都应单独判定，但另一方面，随后的引流管植入手术造成低眼压的问题令人担忧。

Sood 和 Beck[58] 回顾性比较了在单一引流阀植入术后需要进一步干预的患者经巩膜二极管 CPC 和使用了 Ahmed 和 Baerveldt 植入物的第二次管分流术结果。两年后，第二次管分流术的成功率为 62.5%，CPC 为 66.7%，两组间无统计学差异。导管分流术后 3/8 只眼（38%）出现角膜失代偿或移植失败，而 CPC 术后 2/5 只眼（40%）行白内障手术。每组都有 1 只眼发展到没有光感。研究人员开始进行 CPC，因为他们对第二次导管分流的结果不满意。

最近人们开始关注眼内睫状体光凝术，即睫状突在直接可视化下被破坏。针对"牛眼"的畸形解剖，通过经巩膜的外部技术可能不太精确，而眼内睫状体光凝术具有独特的优势。微探头（Endo Optiks Inc.，Little Silver，NJ；图 56-4）同时提供了微内镜观察、激光瞄准光束和 1.2W 的二极管激光能量传输，用于在直接可视化下选择性治疗睫状突尖端（图 56-5）[59]。

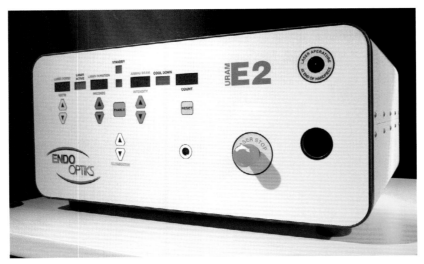

▲ 图 56-4 内镜二极管机（探头在其他附件中）
引自 www.endooptiks.com

Neely 和 Plager[59] 报道了 36 例儿童眼，平均随访 19 个月。200～800mW 的 1～2 个脉冲，持续 1～2s，直至每个睫状突突起的长度变白、挛缩，达 180°～270°。5 只眼完成 360° 治疗。在治疗时 40% 的眼是无晶状体眼在黏弹剂辅助下完成。大多数眼为无晶状体眼或先天性青光眼。只有 34% 的眼一次治疗后成功，43% 的眼在重复治疗后成功[59]。炎症轻微，无白内障发生。2 例患者出现大面积视网膜脱离；1 例可能因为青光眼而失明；第 4 只眼出现了慢性低眼压。作者的结论是眼内睫状体光凝术可能有一定的作用，特别是在解剖异常的眼睛，但并发症发生率可能高于经巩膜睫状体光凝术。

Al-Haddad 和 Freedman[60] 将这项技术应用于患

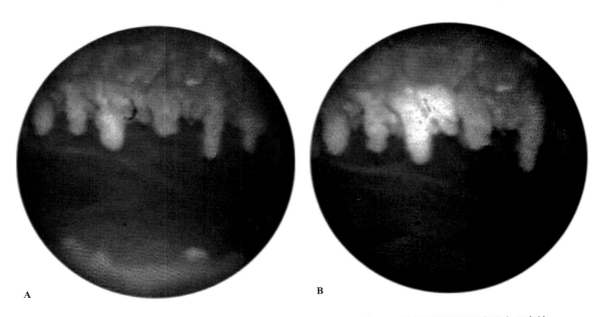

▲ 图 56-5 A. 通过内镜二极管机显示瞄准光束照亮睫状突过程；B. 激光照射致睫状突发白及挛缩
引自 www.meridian.ch

有角膜混浊的儿童眼睛。12 只眼中有 10 只眼曾经经历过睫状体破坏术。1 年时，成功治疗了 50% 的眼睛，经过 3 年以上的随访，成功率降至 17%。在这些病例中，重复治疗没有帮助。治疗后 1 只眼出现低眼压。作者还报道了在角膜混浊的情况下，使用内镜帮助放置引流管分流物。

Neely 和 Plager[61] 最近发表的一篇关于使用眼内睫状体光凝术治疗无晶状体眼或假晶状体眼青光

眼儿童的报道显示，34 只眼中的 18 只眼或治疗后 53% 的眼取得了成功。平均随访 44 个月。该术式允许再治疗，平均治疗 1.5 次。失败的患者接受了引流管分流术。2 例视网膜脱离，但无低眼压。

综上所述，睫状体破坏术随着时间的推移而发展，仍可用于难治性青光眼的治疗。然而，由于低眼压、视网膜脱离和眼球痨的风险，这些手术通常提供给那些没有其他措施可以采取的患者。

第九篇
循环破坏手术
Cyclodestructive Procedures

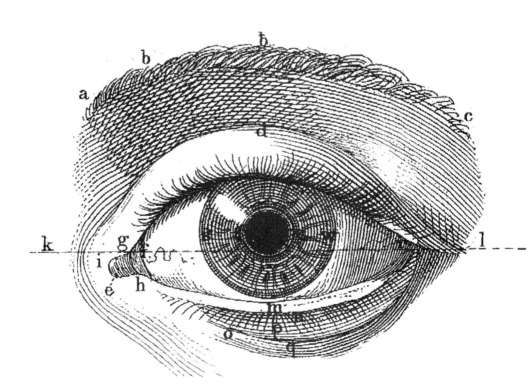

第 57 章　睫状体破坏术

Cyclodestructive Techniques

Philip A Bloom　Anil K Negi　Thomas L Kersey　Laura Crawley　**著**

颜繁诚 **译**

王涛 **校**

本章概要

睫状体破坏技术在 20 世纪得到了发展，目前可用于药物无法控制的青光眼患者或者为那些青光眼引流手术失败的高风险患者提供了另一种手术治疗方法。

Nd:YAG 和半导体激光睫状体光凝术都是短期和中期控制眼压的简单、有效、相对安全的手段，而半导体激光因其体积小、携带方便、成本低、使用方便而得到更广泛的应用。这两种技术的降眼压效果相似，但据报道，半导体激光的并发症发生率可能略低。两种激光中的任何一种通常都需要多次应用，才能成功并持久地降低眼压。

术后早期并发症（如严重的眼内炎症反应或视力丧失）和晚期的并发症（如低眼压）的风险可以通过使用较低的激光能量和分次激光手术来降低。还需要进一步评估经巩膜睫状体光凝术作为主要治疗方式的作用，以及作为对仍具备有用视力患者的治疗影响。内镜技术提供了更精确的睫状体上皮靶点，相对可控的治疗终点，更少的附带损伤，但仍具有眼内手术的相关风险。

睫状体破坏术的共同目的是通过破坏睫状突的分泌上皮来减少房水分泌，从而降低眼压（图 57-1）。自 20 世纪初以来，在青光眼的治疗中一直提倡破坏睫状体，使用各种方法，包括透热疗法[1]、手术切除、冷冻治疗[2]、超声波[3]、微波[4]和不同波长的激光[5-10]。大多数技术已被用来降低晚期青光眼和视功能很差的青光眼患者的眼压。睫状体破坏手术的有效性和风险与失活组织的数量[11]和所采用的手术方法有关。

一、作用机制

睫状体破坏后眼压降低的机制可能有数种。睫状体上皮破坏和丢失的共同特征是房水生成减少[11, 12]。

睫状体冷凝术（CCT）指的是由冷冻导致的睫状体损伤。睫状体冷冻是通过在巩膜外用 –80℃探头瞄准睫状突而产生的。快速降温会导致细胞内产生冰晶，在缓慢融化时会产生更大的晶状体，这一过程对睫状体上皮具有极大的破坏性。虽然冰冻组织中可因微循环阻断产生缺血现象，但其损伤的确切机制尚不完全清楚。对人类和灵长类眼睫状体冷冻疗法后组织学研究显示，随着瘢痕的置换，睫状体突起的上皮和毛细血管组成结构被破坏，血—房水屏障被破坏[13]。睫状体无色素上皮首先被破坏。邻近小梁网的侧支损伤可能会阻碍房水流出，随着睫状体上皮的再生，从长远来看，这会减少一些影响，导致经常需要再次治疗。这种治疗还被认为会导致角膜感觉神经功能的丧失，这样可使得一些由于持续高眼压导致眼睛疼痛的患者仍能感到较为舒适一些。

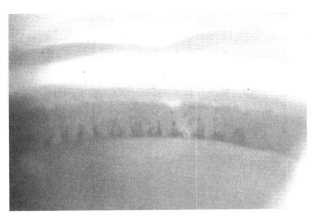

▲ 图 57-1 无虹膜眼的房角镜下观察到的睫状突

睫状体光凝术（CP）是利用激光能量造成睫状体损伤的一种治疗方法。使用激光能量的第一次尝试是用红宝石激光[14]，然后在自由振荡激光模式下[8]经巩膜应用 Nd:YAG 激光和半导体激光（810nm），对睫状体造成热组织损伤[15]。二极管波长比 Nd:YAG 激光有更大的黑色素吸收作用。尸眼组织学研究证实 Nd:YAG 激光对睫状突有破坏作用[16, 17]。半导体激光经巩膜对睫状体损伤与 Nd:YAG 连续模式相似，大体为烫伤，显微镜下为凝固性坏死，但相比而言，其对睫状肌的影响更大。

在直视下，内镜半导体激光应用可使睫状突组织变白和收缩，最终转化为纤维瘢痕组织[18]。

Lin 等[19]试图量化睫状体光凝后血管变化的演变；他们的结果表明，经巩膜睫状体光凝术(TSCP，有时被称为睫状体二极管光凝术)和内镜睫状体光凝术（ECP）都与急性闭塞性血管病变有关，但使用内镜方式，慢性血液灌注不足（通过内镜下治疗的睫状体突起的荧光素血管造影测量）比经巩膜途径要少[19]。

睫状体光凝术对房水分泌的影响是多因素的。人们普遍认为，睫状体光凝术后房水抑制的一个主要机制是由于色素性睫状体上皮吸收激光能量而对分泌性睫状体上皮造成凝固性坏死损伤[17]。进一步的影响是由于缺血造成的；在经巩膜睫状体光凝术（TSCP）和内镜睫状体光凝术（ECP）中，一些血管损伤是由于激光能量从睫状体上皮传播到睫状体突起附近的血管或组织破裂（POPS）造成的，尽

管这种情况在内镜睫状体光凝（ECP）中并不常见。组织破裂可能会引起侧支损伤，从而使血管闭塞（可能发生在大血管或小血管水平）的影响复杂化，临床疗效的差异可能部分是由于睫状突的损伤、再生和再灌注的差异造成的。

虽然以前均认为睫状体光凝术的影响是房水的生成，但有证据表明，TSCP 也可能起到影响房水流出的作用。这可能是由于睫状体的扁平部受损，使其"渗漏"，促进了通过葡萄膜巩膜通路的非常规流出的增加，类似于前列腺素类似物的降眼压作用[20, 21]。此外，有充分的报道称，侵袭性的睫状体消融术可以导致睫状体脱离裂隙，而更温和的睫状体治疗的一些效果也可能是由于小的睫状体裂隙造成的[20]。

二、适应证

半导体激光的使用仍有很大的地区和区域差异，睫状体光凝术的适应证也因多种因素而异，包括资源的可用性、患者的依从性和医生的偏好[22]。

一个基于美国眼科学会的眼科技术评估适应证框架[23]，在框 57-1 中详述。内镜睫状体光凝术（ECP）的适应证不同于外部睫状体消融术，因为它是眼内手术。因此，与经巩膜睫状体光凝术不同，它需要更多的器械和无菌技术，并且有风险，如眼内出血和眼内炎。

一个有争议的领域是使用睫状体光凝术作为青光眼在药物治疗前和治疗后作为主要的治疗方法[24]。加纳的一项小型研究的初步结果显示在无法随时获得药物或其他形式手术的地区，提高了TSCP 在这些地区发挥作用的可能性。然而，眼压下降幅度不大，随访时间短，部分眼治疗后眼压仍然升高，并观察到部分视力减退。确定睫状体光凝术在特定情况下能否作为主要治疗的作用，需要更长时间和更大规模的试验进行证明。

三、术前注意事项

经巩膜睫状体光凝术是一种外眼手术。在TSCP 后轻度的一过性葡萄膜炎相当常见，在手术前可使用局部皮质类固醇或非甾体抗炎药来最小化

这种反应。增加出血可能性的全身性药物（如抗血小板药或抗凝血药）通常在治疗前不会停止使用，但如果手术导致组织破裂（爆破音），这些药物的使用可能会与术前或术后眼内出血有关。

过度的眼表色素沉着（包括结膜和巩膜色素沉着）会增加眼表面激光吸收的风险（图 57-2）；这

框 57-1　睫状体破坏性手术的适应证

小梁切除术和（或）引流物植入术，即使应用抗代谢药，失败的概率也很高的情况：

- 使用丝裂霉素和（或）引流植物的小梁切除术曾失败的眼睛[29, 31]；睫状体破坏性手术已在以下项目中使用和评估，并取得了不同程度的成功
  - 原发性开角型青光眼
  - 闭角型青光眼[38, 39]
  - 新生血管性青光眼[39, 40]
  - 人工晶体和无晶状体眼继发青光眼
  - 外伤后青光眼
  - 儿童青光眼[41, 42]
  - 穿透性角膜移植术后青光眼[49]
  - 伴发葡萄膜炎性青光眼[47, 49]
  - 严重化学和热烧伤后青光眼[26]
- 复杂性视网膜脱离硅油注入术后继发青光眼[48, 50]
- 眼压高于目标眼压且视功能极差的青光眼
- 视功能极差且需止痛的青光眼[46, 51]
- 视功能极差且用药后眼压仍极高，高眼压可能会引发角膜并发症的青光眼
- 一般全身状况不允许行侵入性手术的青光眼患者
- 拒绝接受更加具有侵袭性的手术（即滤过术或引流物植入术）的青光眼患者
- 紧急情况（即新生血管性青光眼的急性发作）

基于美国眼科协会眼科学技术评估

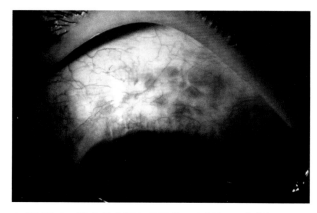

▲ 图 57-2　眼表的表层色素沉着；在行经巩膜睫状体光凝术时，应避免在这种色素沉着增加的区域进行

种对激光能量的吸收可能导致眼表部分或全部烧伤，也会减少激光对睫状体的能量传输。因此，最好避免在眼表色素沉着区域进行 TSCP。

正常的抗青光眼药，无论是局部的还是全身的，都要在手术当天服用，然后根据术后的眼压反应进行调整。

四、麻醉注意事项

绝大多数的睫状体破坏手术都是在局部麻醉下进行的。TSCP 需要有效的眼周局部浸润麻醉（LA）。大多数练习者使用球周阻滞（见聚焦 1）来提供足够的局部浸润麻醉。Tenon 囊下的局部浸润麻醉也可能在区域麻醉和真正的局部麻醉之间提供一个很好的组合。一些人声称结膜下麻醉是足够的[25]，可能是因为对睫状体神经的局部影响。次佳的局部麻醉可以辅以静脉镇静。Tenon 囊下和结膜下麻醉的一个潜在缺点是这些操作可能发生球结膜水肿和（或）结膜下出血。这样的出血或水肿可能会使激光能量有效通过眼表所需的结膜和巩膜加压变得困难。全身麻醉（GA）受到一些医生的青睐，特别是在双侧治疗、儿童治疗以及由于任何原因不适合局部渗透麻醉的患者的治疗中。

五、手术操作技术及潜在的可优化方向

（一）睫状体冷凝术

冷冻探头直径 2.5mm，连接在一氧化二氮或二氧化碳气体冷冻手术装置上，其前缘放置在角膜缘后约 1.5mm 处，鼻侧、颞侧和下侧分别约 1.5mm 和 1.0mm。向球体施加牢固的压力以降低巩膜的隔热性能。将温度调至 -80℃～-60℃，持续 60s。有效的治疗为在睫状突产生 -10℃ 的温度。允许冰晶球慢慢融化，直到冷冻头与眼球分离。对 180° 的眼球进行 5～7 次冻融循环。如果眼压降得不够充分，可以在 1 个月后重复治疗。通常，第二次行 180° 的治疗，已治疗区域为前 90°，在之前未治疗的区域再行 90° 治疗。

（二）经巩膜睫状体光凝术

经巩膜睫状体光凝术可采用非接触式或接触式 Nd:YAG 激光，或二极管半导体激光器。

（三）Nd:YAG 睫状体光凝术

波长较长的 Nd:YAG 激光器（1064nm）具有良好的巩膜穿透率（60%～70%），适用于非 Q 开关自由振荡热模。在非接触式激光器中，每个应用的功率设置为 4～8J，持续时间为 20ms，每个象限行 8～10 次。治疗范围通常为 270°～360°，对于有低眼压风险和睫状体色素沉着较重的患者，应减少治疗。当氦－氖瞄准光束聚焦在结膜上时，激光束被离焦，从而需将焦点向眼内偏移 3.6mm。带有标记的角膜接触镜的使用既可以保持眼睑张开，也可以压白结膜，从而改善激光传输。

在实际操作中，让患者仰卧，放置一个盖子窥镜。传送光纤手柄的 2.2mm 蓝宝石尖端的前缘放置在距角膜缘 0.5～1.0mm 处（探头中心位于角膜缘后 1.5～2.0mm），并用垂直于巩膜的探头施加轻柔的压力。使用持续时间长达 0.7s 的 5～8W 功率设置。每个象限应用 8～10 个点数，治疗范围为 270°～360°，治疗方法根据每个患者的不同进行调整。

（四）高强度聚焦超声睫状体破坏术

应用超声波对睫状体行破坏术可以追溯到 20 年前。其有着较为明确的理论阐述——因巩膜是高度光散射的组织，这意味着较低的超声总能量水平可能会产生与经巩膜睫状体光凝（TSCP）类似的效果。1984 年，Lizzi 等提出。在一项组织学研究中描述了 4.6MHz 超声波在白化兔模型中的应用。最近，随着可产生 21MHz 超声波新设备的生产，人们对这一领域重新产生了兴趣。早期的组织学和临床研究表明，这种装置有一定的前景，它使用一个包含六个换能器的环形探针进行操作[26, 27]。

（五）发光二极管睫状体光凝术

对于使用虹膜医用接触式 G 探头 ™ 的经巩膜睫状体光凝术，制造商建议将探头的前部放置在角巩膜缘处（图 57-3）；一些医生更喜欢将探头放在后面 1mm 处。G 探头 ™ 的设计使得弯曲的探头底部可以沿着角膜缘的弧度紧贴在结膜表面，手柄靠近并平行于视轴。光纤从探头尾部微微突出，确保了结膜和巩膜的压缩，还在眼表上留下了几秒钟的

轻微凹陷，这可以用来定位后续的治疗位置。

标准功率设置为持续时间 1500ms 和功率 1500mW，尽管有时在应用过程中会采取较低功率（1250mW）的较长时间（最多 4s）。放置一个盖式窥镜以获得足够的曝光量，以便将探针放置在角膜缘周围（图 57-4）。另一种工具，如斜视钩或镊子，可以用来旋转眼球，以适用那些眼睑狭窄的患者。睫状体的位置在角膜缘周围的四个象限有很大的不同，对于那些近视和眼球大的人来说，睫状体的位置可能更靠后。因此，在每次激光治疗前对睫状体

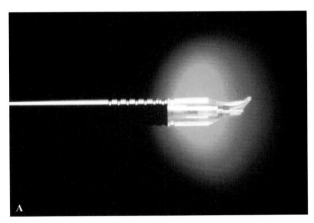

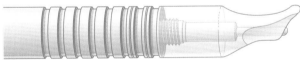

▲ 图 57-3　A. 虹膜医用 G 探头 ™；B. 凹型垫板的 G 探头 ™ 示意

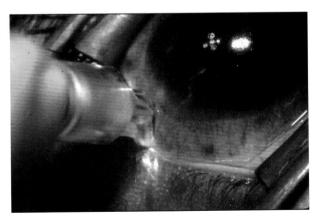

▲ 图 57-4　G 探头 ™ 放置于眼球上；注意相对于巩膜表面的正确位置

进行定位是至关重要的。大多数外科医师推荐通过角膜和对侧角膜缘进行透射术来引导探针放置，以便更准确地将激光能量输送到睫状突。

应用过程中对能量进行调整，以避免听到"啪"的一声。在每个象限 180°～360° 内应用激光能量 4～10 次，这些激光应用位置之间的间隔大约为探头尖端宽度的一半。大多数外科医师避免治疗 3 点和 9 点位置，以避免睫状长神经和血管，因为这里的治疗可能会增加疼痛、不适或炎症的风险。

G 探头 ™ 在治疗中可多次应用。然而，有一些证据表明，实际的激光能量输出在每次使用及灭菌周期结束时都会产生改变[28]。

建议避免大量、高能量、长时间的治疗，特别是对新生血管性青光眼，以减小低眼压的风险。建议使用更大直径的探头面积来减少结膜表面烧伤的发生率，与睫状体水平的激光烧伤同样有效。

一些医生提倡使用可重复的标准化方案[29]，试图使治疗结果更可预测，并避免远期的并发症。不同的研究，报道了经巩膜睫状体光凝术（TSCP）的功率、持续时间和激光应用总数使用不同的默认设置。对于持续时间 1.5～2.5s 和激光应用总数 15～40 点的情况，这些功率为 1.5～2.6W。一些学者主张根据"爆破音"出现的频率来设置功率和持续时间。这些"爆破音"是激光施加时由于葡萄膜黑色素过度吸收激光能量而导致组织破裂时听到（和感觉到）的爆裂声。

六、术后管理和干预

睫状体光凝术后用药的目的是预防和治疗术后并发症和不适。这些并发症和后遗症包括炎症、黄斑囊样水肿、眼内感染（使用内镜睫状体光凝术的术式时）和前房积血。已使用的药物类别包括睫状肌麻痹药、皮质类固醇、非甾体抗炎药（NSAID）和抗生素[30]。术后使用的最常见的睫状肌麻痹药是 1% 阿托品，通常每天 2 次，持续约 2 周。外用类固醇包括泼尼松和地塞米松，从每天 4 次到术后每小时（最初）1 次不等，疗程为 2～4 周。常规使用局部抗生素仅限于内镜睫状体光凝术，因为这一过程是通过眼内途径进行的，而采用此种术式其眼内炎的发生是一个潜在的并发症。

通常，术前使用的抗青光眼药，包括口服碳酸酐酶抑制药，在术后短期内需继续服用，并根据眼压反应逐渐减少。

患者应在手术后 1 周内进行评估，测量眼压，评估炎症程度，调整降眼压药和抗炎药。治疗效果应在 3～4 周后评估。

七、再次治疗和后续术后护理

经巩膜睫状体光凝术后的再治疗率为 7%～55%[31]，并有不同的随访周期。由于大多数已发表的文章都是回顾性的，因此没有定义再次治疗的具体标准。然而，一般情况下，当眼压再次增加到临床无法接受的水平时，就会进行最大耐受性药物的治疗。据报道，儿童青少年患者的再治疗率要高得多。

Lin 等[32] 在他们的 经巩膜 Nd:YAG 睫状体光凝术系列研究中发现，22% 的患者需要再次治疗，30% 的患者需要除睫状体光凝术之外的额外干预。干预措施包括引流管分流（8.8%）、眼球摘除术（7.3%）、睫状体冷凝术（16.2%）、小梁切除术（4.4%）。Bloom 等[33] 在一个大的系列研究中对 210 只眼睛术后进行观察，随访时间长达 30 个月，报道了 49% 的再治疗率。

八、经巩膜睫状体光凝术与其他治疗技术的比较

对于滤过手术失败的高风险患眼和那些因其他原因不适合行滤过手术的患眼，目前的选择是在引流阀植入术和睫状体破坏手术之间进行选择。一些回顾性病例系列比较了青光眼引流装置植入术和睫状体光凝术的结果，特别是在新生血管性和穿透性角膜移植相关性青光眼中。据报道，青光眼引流阀植入术的成功率约为 80%，睫状体光凝术的成功率约为 63%[34, 35]。

在少数新生血管性青光眼中，引流管分流术比非接触式 Nd:YAG 睫状体光凝术具有更好的眼压控制，较少的视力损失和低眼压。两组的失败率在前 2 年是相似的，但在第 3 年的随访中，激光组的失败率明显更高[36]。

缓解眼球疼痛是睫状体破坏手术的重要指

征[37]，成功减轻疼痛最重要的预测指标是眼压较基线下降 30% 以上。

发光二极管经巩膜睫状体光凝术后的一些预后预测因素包括年龄、青光眼类型和既往手术史。据报道，那些年龄在 50 岁以上、没有做过眼科手术的人眼压控制较好。青少年 / 先天性青光眼、无晶状体青光眼和外伤性青光眼的预后较差。

发光二极管经巩膜睫状体光凝术治疗儿童难治性青光眼的预后与成人患者相当，但可能不会减少对抗青光眼药物的需求，因为大多数儿童需要联合多种治疗方式[38]。儿童的降眼压效果很快就消失了，在接受治疗的患者中，只有一半患者在 6 个月后取得了成功；高达 70% 的患者需要重新治疗。有趣的是，此与睫状体冷凝治疗的成功率非常相似，儿童青光眼 6 个月的眼压控制率为 66%，4.8 年的控制率为 44%[39]，但并发症的发生率要高得多，特别是在无虹膜的眼睛。较新的治疗难治性青光眼的方法是使用同步或依次[36]行发光二极管经巩膜睫状体光凝术作为引流管分流术的辅助设备。

随着抗 VEGF 药的问世，人们对其在新生血管性青光眼中的应用越来越感兴趣。Fong 等的一项研究调查贝伐单抗在接受经巩膜二极管睫状体光凝术治疗新生血管性青光眼患者中的辅助使用。这项研究招募了 30 只眼，其中 20 只眼在标准激光治疗的基础上接受了辅助治疗，但两组之间的结果没有显著差异[40]。

经巩膜二极管睫状体光凝术由于其发生严重威胁视力的并发症风险较低，已被建议作为治疗视力良好的青光眼的一种方法。然而，在更广泛地使用它之前，需要进行更大规模的前瞻性试验。

各项报道成功控制眼压的成功率差异很大，在那些因不适而进行手术的人中，对疼痛症状缓解的有效性也是不同的。一项随访 2.0~6.3 年的回顾性研究显示，继发性开角型青光眼和闭角型青光眼的眼压分别下降了 7.9mmHg 和 24.3mmHg[41]。总体而言，29.4% 的患者眼压得到控制，但 30% 的患者失明，11.8% 的患者出现眼球痨，4 只眼需做眼球摘除。在接受缓解疼痛治疗的患者中，71% 的患者感到舒适，疼痛下降。

回顾性研究表明，睫状体冷凝术与激光睫状体消融术在控制眼压方面效果相同，但并发症发生率较低。在 Tzamalis 等的一项研究中，40 只眼被随机分成两组，分别接受半导体激光睫状体光凝术（CP）和睫状体冷凝术（CCT），并在 3 天、1 周，以及 1、3、6 和 12 个月进行随访。激光睫状体光凝术（CP）组就诊时眼压为 44.3mmHg，治疗 12 个月后降至 22.5mmHg（$P < 0.05$），睫状体冷凝术（CCT）组同期眼压也由 46.5mmHg 降至 20.6mmHg（$P < 0.05$）[42]。

使用非接触式 Nd:YAG 睫状体光凝术的研究比使用接触式技术的研究要多。大多数早期的非接触式 Nd:YAG 睫状体光凝术研究没有使用角膜接触镜。后来在角膜接触镜上使用标记可以更精确地聚焦激光束，组织学研究证实这对睫状突造成了最大的损害。Youn 等[43]报道了对 479 名患者的回顾性研究，随访时间为 3~75 个月。52% 的人眼压在 5~20mmHg；40% 的人失去了 2 行或 2 行以上的视力。视力丧失与新生血管性青光眼的诊断、非洲血统、治疗后的低眼压和超过 6 个月的随访显著相关。

在文献中评估接触式二极管睫状体光凝术的研究比其他睫状体光凝模式多得多。回顾性研究对不同诊断和激光参数的患者进行了评估，随访时间为 1~37 个月。成功的定义从最大限度用药后[44]眼压 < 21mmHg 的 38% 到使用或不使用药物的眼压 < 22mmHg 的 81%[29]不等。Bloom 等[33]报道了 210 只眼的回顾性研究，随访时间为 3~30 个月。诊断包括新生血管性青光眼、创伤后青光眼、无晶状体眼和眼内硅油填充术后引起的青光眼。18% 的人以前进行过睫状体破坏手术，49% 的眼睛需要 1 次以上的治疗，平均每只眼睛 1.75 次治疗。28% 的患者视力下降，更常见的是那些患有新生血管性和眼内硅油填充术后引起的青光眼患者。眼压由治疗前的平均 34.1mmHg 降至最后一次随访的 20.1mmHg。

半导体激光睫状体消融术研究工作组[45]报道 27 例 27 只眼，随访 6 周~28 个月。累积成功率（定义为眼压较基线下降 > 20% 或眼压 < 22mmHg）1 年为 72%，2 年为 52%。然而，其中有 30% 的人视力下降，33% 的人结膜灼伤，3.7%（1/27）的人出现低眼压。

据报道，接触式和非接触式二极管经巩膜睫状体光凝术在使用相同能量水平的随机对照试验中具有同等的降低眼压效果。非接触式的再治疗率稍高[46]。

九、手术并发症及其规避方式

睫状体光凝术的并发症可以有效地分为与睫状体破坏相关的并发症和每种光凝术后特有的并发症。

（一）常见并发症

在严重的房水流出阻塞的情况下，睫状体消融术的常见并发症，如新生血管性青光眼或完全闭角型青光眼，与部分无色素睫状体上皮实质上的破坏有关。过度低眼压是一种公认的远期并发症，可通过增加治疗次数和不对整个圆周睫状体治疗，可以减轻过度低眼压的风险。据报道，二极管睫状体光凝术的低眼压发生率低于老式技术。

关于睫状体破坏模式的主要担忧之一是据说会发生"无法解释的"视力丧失，与其他更具侵袭性的睫状体破坏形式（如睫状体冷凝和睫状体 YAG）相比，经巩膜睫状体光凝术（TSCP）的患者发生这种情况的频率较低。当这种情况发生时，很可能是由于发生了黄斑囊样水肿（CME），这可以被认为是类似于肾上腺素能药或前列腺素类似物发生 CME 的机制；推测葡萄膜巩膜流出增加对视网膜色素上皮功能和黄斑生理产生影响，从而促进 CME 的发生。在一系列的报道中，视力丧失的发生率较高，在新生血管性和眼内硅油填充术后诱发的青光眼中尤为常见[33]。晚期失控青光眼的进行性视力丧失也可能是由于眼压控制失败和进行性青光眼视神经损伤所致。

所有睫状体破坏术的其他潜在并发症包括眼内炎症、眼球肿大、术后疼痛和需要再次治疗。

角膜移植物的失败是那些接受睫状体破坏手术的人的主要担忧，这些人以前曾接受过穿透性角膜移植；在文献报道中，这种情况在 11%～65% 的患者中被报道过。

（二）睫状体消融类手术的特殊并发症

睫状体透热术是最早的消融手术之一，但其交感性眼炎等并发症的发生率很高。使用 Nd:YAG 睫状体光凝导致交感性眼炎也有报道，但没有使用半导体激光导致交感性眼炎的报道[48]。

行半导体激光接触式经巩膜睫状体光凝术 TSCP 治疗时，结膜表面灼伤已有报道。当组织碎片或血液聚集在探头尖端时，就可能会发生这种情况，可通过每次使用后检查和清洁探头尖端来预防。还应尽量避免在结膜色素沉着过多的区域操作，以防止表面烧伤。已经有使用 TSCP 技术的眼球穿孔的病例报道，一般建议避免在巩膜变薄的区域进行操作。

据报道，在治疗时，眼睛出现了过度的眼内炎症，出现了可听到的"砰"声。这代表着组织爆炸，可以看到高能量和较短持续时间的烧伤。虹膜颜色较深的眼睛是否会有更多的爆破，尚有争议，因为据报道睫状体色素沉着的数量与虹膜的颜色无关。

据报道，二极管经巩膜睫状体光凝术 TSCP 的其他一些罕见并发症包括恶性青光眼（尽管 TSCP 也可以用于治疗这种情况）、巩膜穿孔、瞳孔扭曲、瞳孔不张和晶状体半脱位。

聚焦 1　手术方法

David C Broadway

在没有充足麻醉的情况下，睫状体破坏术会是一个痛苦的手术。适当的 Tenon 囊下、球周或全身麻醉（对于儿童病例或有学习困难或高度焦虑的患者）是必不可少的[1]。在局部麻醉下，理想的做法是避免引起结膜下水肿或出血，这可能会影响经巩膜睫状体光凝术的效果。

通过内镜行睫状体光凝术（ECP），睫状突的直接可视化可确保激光能量释放位置的正确。然而，在实施经巩膜睫状体光凝术时（TSCP），为了改善睫状体的定位，眼球的透照照射可以起到帮助作用，特别是对于近视眼球和牛眼症眼球的睫状体后移位的情况[2]。

重要的是，在使用 G 探头 ™ 时，能量是在探头垫板凸起前唇后 1.2mm 处传递的。沿着其传送瞄准光束和激光能量的光纤突出到 G 探头 ™ 垫板的下方外侧。光纤突起能够相对牢固地防止探头来压缩结膜和巩膜，这是确保通过巩膜进行足够能量传输所必需的。

聚焦 1　手术方法（续）

　　光纤对巩膜的局部压缩在巩膜上形成一个小的灰点，可以用来显示应用的位置，并为后续在合适位置放置探头进行操作做出了指示。虽然用 G 探头 ™ 加压巩膜对于提高疗效很重要，但临床医师应该小心那些既往有手术或创伤性伤口的眼睛，这些伤口可能有裂开的风险。对于经巩膜睫状体光凝术（TSCP），正确的做法是确保每次应用后探头尖端清洁，以避免结膜灼伤。

　　由于通过内镜行睫状体光凝术是一种侵入性的眼内手术，最好在正在接受眼内手术的眼睛中进行[3]。对于接受透明角膜缘切口白内障手术的眼睛，可以使用相同的角膜切口入路进入内镜睫状体光凝探头[4]。行玻璃体切割术的人工晶状体眼或无晶状体眼可采用平坦部入路行内镜下睫状体光凝术（ECP）[4]。

　　关于行经巩膜睫状体光凝术（TSCP）时应用的点数和能量等级／持续时间已经进行了不同的描述[5]。然而，大多数临床医师一致认为，3 点和 9 点位置不应进行处理，以避免睫状长后神经和血管受损，从而减少激光后的不适感及发生葡萄膜炎的概率。对于大多数眼睛，行内镜下睫状体光凝术（ECP）建议 360° 治疗，但对于流入和流出之间存在微妙平衡的情况（如新生血管性或葡萄膜炎青光眼），建议行经巩膜睫状体光凝术（TSCP）和内镜下睫状体光凝术（ECP）治疗时均小于 270°，并且存在行睫状体光凝术后低眼压和继发眼球痨的风险。睫状体破坏手术前口服乙酰唑胺进行试验是一种非常有效的方法，可以用来识别容易发生低眼压的患眼，从而避免睫状体破坏手术时的过度治疗。

　　对于新生血管性青光眼，应考虑在实施经巩膜睫状体光凝术（TSCP）的同时进行经巩膜视网膜二极管激光治疗。这在观察视网膜的视野受到不透明介质影响的患眼中尤其适用，因为这影响了足够量的全视网膜氩激光光凝的传送。对于接受内窥镜下睫状体光凝术（ECP）治疗的患眼，可以在适当的时候直接使用内窥镜下的视网膜半导体激光治疗。

参考文献

[1] Tsatsos M, Burnett CAM, Broadway DC, et al. Local anaesthesia for trans-scleral cyclodiode laser procedures: surgeon and patient satisfaction with sub-Tenon's and peribulbar anaesthesia. Clin Exp Ophthalmol 2011;39:472–3.

[2] Agrawal P, Martin KR. Ciliary body position variability in glaucoma patients assessed by scleral transillumination. Eye 2008;22:1499–503.

[3] Uram M. Endoscopic cyclophotocoagulation in glaucoma management. Curr Opin Ophthalmol 1995;6:19–29.

[4] Weston J. Techniques of endoscopic cyclophotocoagulation. Tech Ophthalmol 2008;6:98–104.

[5] Agrawal P, Dulku S, Nolan W, et al. The UK National Cyclodiode Laser Survey. Eye 2011;25:168–73.

聚焦 2　术后管理和干预

David C Broadway

　　睫状体破坏术患者的管理很大程度上取决于个别病例。然而，在所有病例中，重要的是睫状体破坏术的效果可能需要长达一个月的时间才能显现。因此，对于有严重青光眼，但仍具有有效视觉潜力的患者，维持术前的药物治疗是很重要的，并且需要根据对睫状体破坏的反应分阶段的减少药物治疗的应用。因此，在行睫状体破坏术后，虽然口服碳酸酐酶抑制药（乙酰唑胺）的早期实验是合适的，但较为明智的做法是在适当的一段时间内继续使用局部的抗青光眼药物治疗。因为睫状体破坏手术后眼压的失控有可能在任何时候发生，所以术后对局部的仔细观察是非常必要的。此外，出现快速和严重反应的可能总是存在，因此一旦出现反应，尽早停止抗青光眼的药物治疗，以降低低眼压风险的发生。睫状体破坏手术后，患眼特别容易受到房水抑制药的影响，这种类型的药物及应用后效果需要仔细监测。

　　睫状体光凝术后（TSCP 或 ECP）的疼痛管理问题较少出现，因其对一般的止疼药物有很好的反应，如对乙酰氨基酚或对乙酰氨基酚类药。另外，如果没有明显的禁忌证，口服非甾体抗炎药（NSAID）如双氯芬酸钠，对激光后中度或重度疼痛的患者有较好的效果。对于因高眼压引起的疼痛而接受睫状体破坏手术以减轻疼痛的患者，可以尝试减少激光手术前的止痛，特别是在术后眼压至少降低 30% 的眼睛[1]。

　　睫状体光凝术后的炎症反应同样不能低估。在激光术后几周内行局部类固醇激素类滴眼液治疗，每天 4 次，然后随后几周用药次数适当逐渐减少，对于并发葡萄膜眼的患者，用药时间需更长时间。ECP 术后，围术期地塞米松联合术后局部类固醇激素治疗，在控制术后葡萄膜炎方面被证明是非常有效的[2,3]。需要注意的是，青光眼特别容易受到类固醇反应性眼压升高的影响，这在激光术后评估期间需加以考虑和处理。

　　TSCP 术后的其他并发症包括结膜灼伤、瞳孔扩张、前房积血、白内障、黄斑囊样水肿、原因不明的轻度视力下降和极少数的巩膜穿孔、恶性青光眼或交感性眼炎。ECP 术后潜在的并发症包括与 TSCP 相关的并发症和与眼内手术相关的并发症，尤其是虹膜损伤。睫状体光凝术后的术后处理应更具并发症的不同进行适当调整。

　　如果几个月后之前睫状体破坏手术的降眼压效果被证明仍不充分，仍然可以重复该手术。特别是使用非侵入性的 TSCP 进行分次治疗，比在对一只患眼进行单次治疗中行过度治疗要好得多。对于重复行 TSCP 治疗无效的患眼，ECP 可考虑作为下一步的合适治疗方法。回顾历史，睫状体破坏术往往是在不适合进行滤过手术的患眼上进行的，对于患有"难治性"青光眼的患眼是行青光眼引流装置植入术还是行睫状体破坏手术，一直存在争议。

聚焦 2　术后管理和干预（续）

　　最近，睫状体破坏术也开始应用于早期或中度青光眼，以及仍具备良好视觉潜力的青光眼患眼 [3-5]。因此，对于许多青光眼患眼来说，即使睫状体破坏术后眼压仍然失控，之后仍可行青光眼滤过术或引流装置植入术。

参考文献

[1] Martin KR, Broadway DC. Cyclodiode laser for painful, blind glaucomatous eyes. Br J Ophthalmol 2001;85: 474–6.

[2] Chang DT, Herceg MC, Bilonick RA, et al. Intracameral dexamethasone reduces inflammation on the first postoperative day after cataract surgery in eyes with and without glaucoma. Clin Ophthalmol 2009;3:345–55.

[3] Lindfield D, Ritchie RW, Griffiths MFP. 'Phaco-ECP': combined endoscopic cyclophotocoagulation and cataract surgery to augment medical control of glaucoma. BMJ Open 2012;2:e000578.

[4] Ansari E, Gandhewar J. Long-term efficacy and visual acuity following transscleral diode laser photocoagulation in cases of refractory and non-refractory glaucoma. Eye 2007;21:936–40.

[5] Rotchford AP, Jayasawai R, Madhusudhan S, et al. Transscleral diode laser cycloablation in patients with good vision. Br J Ophthalmol 2010;94:1180–3.

聚焦 3　再治疗和术后进一步护理

Stephen A Vernon

　　笔者认为睫状体二极管光凝术需采取分次治疗方式，治疗方式的标准方案需低于发生低眼压或眼球痨的阈值 [1]，通过对不同患眼行不同的治疗疗程来实现。但问题是，在大多数情况下，无法预测每只患眼需要多少疗程才能通过局部用药来控制眼压（这一点需要在第一次治疗之前向患者详细解释）。这并不奇怪，因为在治疗过程中有许多变量会影响结果。在我们的长期随访中，共有 64% 的眼睛（平均 65 个月，最少 36 个月）需要 1 次或 2 次治疗来控制眼压，另有 24% 需要 3 次治疗 [1]。

　　然而，我们也必须考虑为什么没有得到预期的反应。如果每一个激光点使用较低的能量设置进行治疗，请尝试使用我们的标准方案进行设置 [2]。在我们的标准治疗方案中，多次治疗是必需的，特别是对于高度近视和牛眼症的患者，这些患者的睫状体位置可能更加靠近眼球后，而且通常很难通过透射光照法来精确定位。在这些情况下，间隔 1mm 的双排激光点的操作可能会有所帮助，每个疗程仅治疗 180°。

　　再次治疗的时间制定是一个问题。在难治性的病例中，我们会在 48h 内就进行下一次治疗，但通常会留出至少两周的时间来控制可能发生的葡萄膜炎，而且大多数再治疗都是必要的，因为起初治疗后较好的眼压控制在一个月或更长时间后就会变得不像之前令人满意。同时要注意类固醇激素的应答反应。一周复查时的眼压升高可能是由于这个原因，特别是如果前一天眼压明显较低，更要考虑眼压升高可能是由于使用激素的原因。

　　对同一患者再次治疗时使用同一探针的前提是探针激光能量的输出经过了检查 [3]，并使用一种新型的探针保护套以避免交叉感染 [4]。

　　激光术后，继续眼局部用药，并尽早停止乙酰唑胺的服用。对高危患眼，在术后即刻额外应用乙酰唑胺或 1% 阿可乐定（Aproclonidine）进行治疗，同时，对非葡萄膜炎患者在治疗后每日使用地塞米松连续治疗一周。对眼部的仔细检查是非常必要的，因为眼压控制的丧失在任何阶段都可能发生。特别需要注意的是，经过睫状体光凝术治疗的患眼通常对房水抑制药非常敏感，而且这种倾向随着治疗疗程的增加而加大。

参考文献

[1] Vernon SA, Koppens JM, Menon GJ, et al. Diode laser cycloablation in adult glaucoma: long-term results of a standard protocol and review of current literature. Clin Exp Ophthalmol 2006;34(5):411–20.

[2] Spencer AF, Vernon SA. 'Cyclodiode' – results of a standard protocol. Br J Ophthalmol 1999;83:311–16.

[3] Hossain P, Ghosh G, Vernon SA. Assessing the 'cyclodiode G-probe' using a grey scale test: reproducibility and differences between probes. Eye 2003;17:167–76.

[4] Rootman DB, Howarth D, Kerr JQ, et al. Sterile single use cover for the G-probe transscleral cyclodiode. J Glaucoma 2001;20:260–5.

聚焦4 UC3 超声环形睫状体凝固术

Philippe Denis

自 20 世纪 80 年代以来，美国食品和药物监督管理局批准的第一个商用高强度聚焦超声系统（Sonocare™）一直在临床上用于治疗难治性青光眼，但该设备的普及也受到其笨重的设计、操作步骤的复杂和持续时间以及相关的并发症的阻碍[1]。

为了克服这些缺点，新的超声设备 EyeOP1（EyeTechCare，Rillieux，France）允许使用微型压电换能器执行 UC3 程序，随着微型压电换能器的使用，该程序的使用代表对超声循环睫状体凝固的发生。这种非侵入性治疗可于门诊在局部麻醉下实施。EyeOP1 系统包含一个命令控制模块，使手术医生能够在整个治疗过程中设置参数和控制 UC3 程序的进行。

设备的探头具有 6 个圆柱形换能传感器，但如果需要，可以选择使用更少的能量释放次数。在操作过程中，探头的位置可以通过特制的负压抽吸系统而保持不变。产生超声波的压电换能器被顺序激活。由于探头工作频率达 21MHz，可使睫状突产生凝固，并减少了术后炎症。

在白化兔身上进行的临床前研究表明，安全性没有问题，局部耐受性良好，在一些病例中，眼压持续下降可达 55%。组织学检查显示睫状体局部凝固性坏死，对巩膜和晶状体在内的邻近组织无损伤[2, 3]。

关于该系统的第一个临床试验是一项前瞻性、非比较性且干预性的临床研究，评估该装置在治疗难治性青光眼患者中的安全性和有效性。对 12 例（12 只眼）难治性青光眼进行了治疗。患者被分成两组：第一组患者接受 3s 的激光能量持续时间，而第二组患者接受 4s 的激光能量持续时间。虽然这些患者术前平均眼压很高（第一组为 35.6mmHg，第二组为 39.1mmHg），但第一组眼压较术前下降 33%，第二组较术前眼压下降 45%。在这项初步研究中，没有发生严重并发症。UBM 图像显示 12 只眼中有 8 只眼睫状体局限可再生囊性萎缩，对周围眼组织无损伤，6 只眼有脉络膜上腔积液[4]。在一项涉及 100 多名患者的试验中，这项初步研究已经扩展应用至不严重的青光眼病例，获得了可重复性的眼压结果。

超声环形睫状体凝固术是一种有效且患者耐受性好的降低青光眼患者眼压的方法。该技术的一大优点是简单易行。并且因其易开展、学习曲线短以及术后并发症少，使其具有较好的重复性。

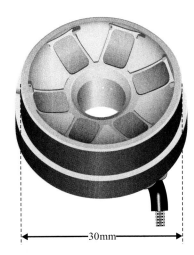

▲ 图 1 探头设计：6 块压电换能传感器放置在直径为 **30mm** 的环形治疗探头中，插入耦合锥体内

参考文献

[1] Charrel T, Aptel F, Birer A, et al. Development of a miniaturized HIFU device for glaucoma treatment with conformal coagulation of the ciliary bodies. Ultrasound Med Biol 2011;37:742–54.

[2] Aptel F, Charrel T, Palazzi X, et al. Histologic effects of a new device for high-intensity focused ultrasound cyclocoagulation. Invest Ophthalmol Vis Sci 2010;51:5092–8.

[3] Denis Ph, Aptel F. Glaucomes: un nouveau traitement chirurgical par cyclo coagulation aux ultrasons. Acad Nat Chir (Paris) 2013:77–83.

[4] Aptel F, Charrel T, Lafon C, et al. Miniaturized highintensity focused ultrasound device in patients with glaucoma: a clinical pilot study. Invest Ophthalmol Vis Sci 2011;52(14):8747–53.

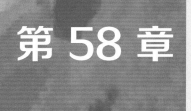

第 58 章 眼内睫状体光凝术

Endophotocoagulation

Stanley J Berke 著

颜繁诚 译

余敏斌 校

本章概要

内镜下睫状体光凝术（endoscopic cyclophotocoagulation，ECP）不同于经巩膜睫状体光凝术，后者是一种"盲目"的非直视手术，可能会造成大量的相邻组织损伤，并可能导致对睫状突的过度治疗或治疗不足。

内镜下睫状体光凝术可能并不适用于某些患有非常轻微或非常严重青光眼的白内障患者。然而，对于使用两种或两种以上药物治疗的中度青光眼患者来说，这是一种简单而容易的辅助治疗。

要点

内镜下睫状体光凝术是青光眼手术治疗的有效工具。

内镜下睫状体光凝术是抗青光眼药物治疗合理的替代或辅助手段。

内镜下睫状体光凝术可能是治疗青光眼的安全疗法之一。

内镜下睫状体光凝术是青光眼治疗中的一种有较高经济效益的方法。

内镜下睫状体光凝术的注意事项

◆ 每例的光凝范围至少治疗 200°，最佳治疗范围在 270°～360°，可以通过建立第二个透明角膜缘切口或使用弯型的内镜激光探头来完成，这种情况下不会发生低眼压。

◆ 从上到下治疗整个睫状突，以及睫状突之间的间隙（"山峰"之间的"凹谷"）。

◆ 治疗假性剥脱的患眼比较困难，因为睫状突较小、粗糙，并且覆盖有白色的假性剥脱物。可能需要增加激光功率，或者将内激光探头的尖端移动到更靠近靶组织的位置。

◆ 手术结束前应将所有眼内黏弹剂清除干净，包括虹膜前面和后面，以及人工晶状体后面的黏弹剂。

◆ 监测患眼的术后 24h 内眼压，在术后 3h 内患眼的眼压可能达到峰值。所有患者术后立即使用局部抗青光眼药和口服 500mg 乙酰唑胺。

◆ 如果眼压较低，减少使用降眼压药。可能需要术后 4～6 周的时间才能确定术后最终降低眼压的效果。

◆ 部分白内障超声乳化联合内镜下睫状体光凝术的患者与单纯白内障超声乳化患者的术后表现相同，可按标准治疗方案，持续 2～3 周每日 4 次使用局部类固醇和非甾体抗炎药进行治疗。其他超声乳化白内障联合内镜下睫状体光凝术患者表现为炎症反应明显加重，需要更长的时间和更强的抗炎药物治疗。

一、概述

内镜下睫状体光凝术（ECP）是一种安全有效的降低眼压治疗方法，笔者总结的几项新的、大型长期研究证实了这一点。由于睫状突术中直接可见，并能用半导体激光精确治疗，因此不会出现像经巩膜睫状体光凝术后的疼痛、炎症、低眼压和视力丧失等问题。内镜探头直径为18G，可以通过角膜缘或睫状体扁平部治疗几乎任何类型的青光眼。内镜下睫状体光凝术操作容易，非常适合于降低眼压治疗，无论其病因如何。在白内障和需行药物控制的青光眼病例中，通过将其与白内障超声乳化手术相结合，减少了对抗青光眼药的需求。

历史回顾

多年来，经巩膜睫状体破坏手术一直采用穿透透热和冷凝术，最近才采用Nd:YAG激光和二极管激光。传统上来说，对于多次行抗青光眼手术失败的眼睛（如已多次行小梁切除术和青光眼引流装置手术）或者对于失明且疼痛或视力非常差的患眼，一般认为经巩膜睫状体光凝术是最后的治疗手段。这种治疗选择是合适的，但是经巩膜睫状体光凝术有不可预测性。它是"盲目"的手术，因为正在治疗的组织是不可见的，这意味着过度治疗或治疗不足的可能性更高，术后并发症如疼痛、炎症、视力丧失和眼球萎缩的发生率也较高。

相比之下，内镜下睫状体光凝术比经巩膜睫状体光凝术要温和得多，因为术中能直接观察到睫状突的尖端，定位准确，光凝效果确切，可达到预期的效果。内镜下睫状体光凝术不会造成不良的相邻组织损伤，因此不会引起上述经巩膜睫状体光凝术相关的并发症。内镜下睫状体光凝术可以在具有较好视力的眼睛中进行，这两种术式不应该混为一谈。

由于内镜下睫状体光凝术可以在表面/前房内麻醉下进行，因此非常适合单眼或正在使用抗凝血药治疗的患者。而经巩膜二极管睫状体光凝术通常需要球后或球周麻醉下进行。

眼内镜检查最早是由Thorpe在1934年提出的。然而，直到1978年Norris和Cleasby描述了眼科内镜之前，并没有其他的相关报道。在1986年，Patel首次报道内路睫状体激光光凝治疗失控眼压青光眼，但这是通过手术显微镜对巩膜加压进行的，而不是通过内镜完成的。Uram开发了一种可应用于玻璃体、视网膜和眼前段的眼内激光内镜，并于1992年报道了他使用该技术治疗新生血管性青光眼的结果。

二、技术设备

为了更好地使用眼内镜进行手术，术者必须了解所使用的设备组件。此系统包括两组基本的仪器部件：激光内镜探头和设备控制台。

该激光内镜探头具有三组光纤：图像传输光纤、照明光纤和激光光纤。有一个具有110°视野的18G内置探头（图58-1A和B），焦点深度为1～30mm。图像光纤和它的高清晰度为这种激光内镜提供了宽景视野图像。这一优点对内镜新操作者特别有帮助，因为宽广的视野使解剖学定位更简单。

内镜激光探头连接到内镜主机（图58-1C），主机包含用于内镜检查的所有设备，如摄像机、光源、视频监视器和录像机。半导体二极管激光器应调谐到波长为810nm。术者将主机放在手术台旁边，通过观看视频监视器图像来控制手术操作，而不是通过手术显微镜。

可以从角膜缘入路，也可以从睫状体扁平部入路进入观察到睫状突。晶状体和玻璃体的状态是内镜下睫状体光凝术操作时的主要考虑因素。青光眼的发病机制、眼压水平、既往手术干预史、视力和视野状况相对而言并不重要。

（一）角膜缘入路

有晶状体眼、人工晶状体眼或无晶状体眼均可通过眼前段切口进入到达睫状突，并可联合行白内障手术及人工晶状体植入术。切口应为1.5～2.0mm，可位于透明角膜缘或巩膜隧道内。

1. 有晶状体眼

一旦内镜激光探头进入前房，可采用"晶状体囊膜外"入路。透明质酸钠注射在虹膜后面，但在晶状体前囊前表面。这可使虹膜前移和晶状体后

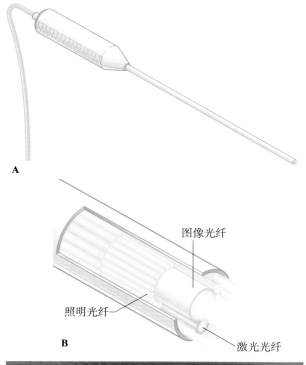

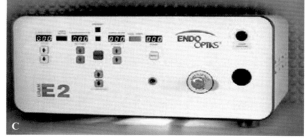

图像光纤

照明光纤

激光光纤

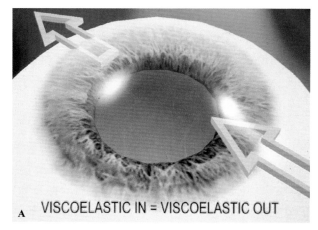

A. VISCOELASTIC IN = VISCOELASTIC OUT

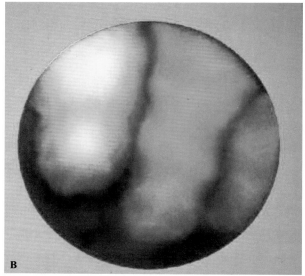

B

▲ 图 58-1 **A** 和 **B.** 内镜激光探头（直型）；**C.** Endo Optiks
E2 激光内镜系统

▲ 图 58-2 在手术结束时，所有的黏弹剂都应从眼内清除
A. 探头经角膜缘入路治疗睫状体；B. 光凝术中观察到的睫状突

移，形成一个通向睫状突的宽阔入路。晶状体囊膜和虹膜之间的任何粘连都可以通过黏弹剂或机械切开进行分离。然后，内镜下睫状体光凝术就可以继续进行。

一旦完成操作，将透明质酸钠从眼内取出以防止术后眼压升高是很重要的（图 58-2）。虽然有术者可能担心这种技术会导致白内障的形成，但是，如果使用足够的黏弹剂，内镜激光探头并不会与晶状体接触。当然，如果损伤晶状体囊，白内障形成的可能性要大得多，因此要避免内镜激光探头接触到晶状体。

2. 后房型人工晶状体眼

这里的操作方式与有晶状体眼相似，透明质

酸钠注射在虹膜后表面，晶状体囊和人工晶状体之前，形成了通往睫状突的开放通道。一旦完成内镜下睫状体光凝，要将黏弹剂从眼睛中清除，并对切口进行检查，以确定其是否密闭。

3. 无晶状体眼

当内镜激光插入前房时，激光内镜的尖端指向虹膜后方，并向睫状突推进。在该区域进行任何内镜操作之前，必须清除前部玻璃体。通常使用前房维持器，因此可不需要黏弹剂。虽然无晶状体眼进行内镜下睫状体光凝术比较简单，但往往有许多意想不到的情况等待着手术者。如晶状体残留物、机化膜和混浊的玻璃体可能覆盖在睫状突上，影响对睫状突的观察和治疗。在这些情况下，术者必须从眼前段切口切换到睫状体扁平部入路，通过不同区域进入观察睫状突，或者通过在晶状体残留物上注射大量透明质酸钠来改变睫状体表面覆盖物的状态，从而获得进入睫状体突的路径来进行治疗。有时，需要结合这些操作才能达到令人满意的效果。

4. 内镜下睫状体光凝术联合白内障手术

眼前段操作技术相同，不同的是，选择白内障囊外手术或超声乳化术可根据手术者自己设计的方式进行。内镜下睫状体光凝术可以在将后房型人工晶状体（IOL）植入囊袋之前或之后进行。黏弹剂应注射在囊袋上方和虹膜后方，这一操作可使囊袋后移和虹膜前移，使睫状突清晰可见（图58-3）。这个操作技术与有晶状体眼和后房型人工晶状体手术完全相同。手术切口最好是透明角膜缘切口，保持上方结膜完整，以防将来需要时进行滤过性手术。

（二）睫状体扁平部入路

虽然眼前段入路通常是最常用的，但睫状体扁平部入路也有其优点，它是最接近睫状突的手术入路。尽管人工晶状体或无晶状体眼并不妨碍成像或激光光凝术，但是，透明晶状体时不适合选择通过眼前段入路进行手术。人类的晶状体通常是球形的，所以当进行内镜下睫状体光凝术时，内镜的杆轴会损伤到晶状体，可能会导致白内障形成。而清除前部玻璃体后，将内镜激光探头距角膜缘3.5～4.0mm处的睫状体扁平部进入，尖端指向前方，很容易观察到睫状突并进行光凝治疗。

三、如何行睫状突光凝术

内镜下睫状体光凝术最突出的优点就是，尽管存在许多的解剖障碍，仍然能够以高度可确定的方式将激光能量传递到睫状突。治疗的物理目标是将睫状突光凝白化，并可见睫状突组织的收缩（图58-4）。所有的睫状突都应该纳入治疗范围，一般来说，睫状突光凝治疗范围为200°～360°（图58-5）。治疗区域应避免气泡形成、色素播散、可听到的"爆裂"声、非睫状突组织的光凝和假性材料的夹杂。

内镜激光可以通过角膜缘入路对有晶状体眼、人工晶状体眼和无晶状体眼的睫状突进行直接观察和光凝。如果术眼存在角膜混浊、瞳孔缩小或有既

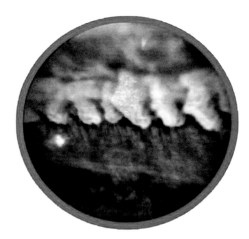

▲ 图58-4　光凝后睫状突缩小，呈白色

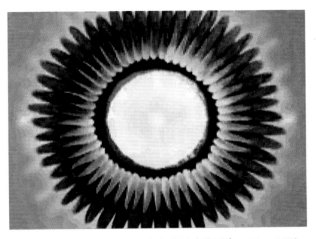

▲ 图58-5　内镜下睫状体光凝术治疗范围为**200°～360°**

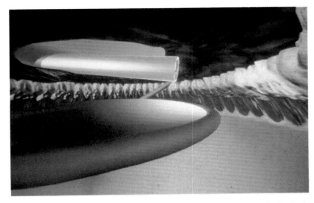

▲ 图58-3　后房型人工晶状体眼内镜下行睫状突激光治疗时从虹膜后观察到的睫状体

往的抗青光眼手术史，也可从睫状体扁平部入路对有晶状体眼和无晶状体眼的睫状体进行直接观察和光凝[4-6]。眼内镜下睫状体光凝术中看直接观察到睫状突的优点，避免了经巩膜睫状体光凝术相关的并发症。此外，810nm 波长的半导体激光器比氩激光光凝（经瞳孔和经玻璃体入路中使用的方式）更可取，激光能量能被睫状突组织更好吸收，减少了进行组织光凝所需要的能量，它也不会导致色素分散或气泡形成。最重要的是，手术者可以直接观察组织光凝的过程，当获得预期的光凝效果时，即可终止激光能量的应用。当然，不能选用可见光波长的激光器来进行光凝，因为内窥镜系统的摄像机和图像会因激光闪烁导致瞬间"失明"而无法观察到手术区图像。

四、手术适应证

对于任何需要抗青光眼手术的患眼，如果滤过或引流装置手术效果不佳，应考虑内镜下睫状体光凝术。这包括结膜有瘢痕的眼睛，或者对侧眼出现小梁切除术或有滤过泡相关并发症的病例。这些并发症包括浅前房、慢性脉络膜脱离、低眼压、滤过泡渗漏、症状性滤过泡（疼痛）、滤过泡炎、眼内炎、驱逐性出血、脉络膜上腔出血、大度数散光等。

对于不适合进行外引流手术的患眼，如存在巩膜上静脉压升高、眼内肿瘤、佩戴接触镜或睑缘炎，内镜下睫状体光凝术比滤过手术更合适。内镜下睫状体光凝术也是使用抗凝血药患者或独眼患者的首选，因为它可以在表面或前房内麻醉下进行手术。

内镜下睫状体光凝术比滤过手术或引流装置手术更快、更容易进行术中操作，而且相关的术后随诊和操作（如激光缝线松解术、滤过泡修复和氟尿嘧啶注射）要少得多。对于不能进行频繁的术后随访或不能配合激光缝线松解、缝线拆除或其他滤过泡操作的患者更合适。

同样，对于那些出现过与青光眼引流物植入手术相关并发症（如眼外肌功能障碍、引流管侵蚀、巩膜侵蚀或角膜失代偿）的患者，内镜下睫状体光凝术比青光眼引流物植入术更合适。

五、超声乳化联合内镜下睫状体光凝术与单纯超声乳化术在青光眼患者白内障手术治疗中的应用

在美国，每年有 300 多万例白内障手术，这些患者中的许多人也需要进行抗青光眼治疗。作为一名外科医师，每一次术前遇到这些患者，都面临着一个决定：是单独进行白内障超声乳化术，还是联合青光眼手术，选择小梁切除术还是内镜下睫状体光凝术？

在 1998 年之前，笔者治疗这些患者的选择仅限于单纯超声乳化或超声乳化联合小梁切除术。在那些接受单独超声乳化手术的青光眼患者中，一些人的眼压略有下降，但大多数人仍然需要使用与术前相同剂量的抗青光眼药。一些患者眼压没有变化，甚至眼压升高，随后需要进行小梁切除术，这与文献中的其他报道是一致的[8, 9]。

自 1998 年以来，笔者和合作者对 1000 多例需要药物控制的青光眼患者进行了超声乳化联合内镜下睫状体光凝术。在 2000 年 3 月的美国青光眼学会会议上已报道对前 25 例连续 1 年随访病例的结果[10]，接受光凝范围为 180° 的患者眼压平均下降 15%（从 20.2mmHg 降至 17.2mmHg），抗青光眼药使用减少 68%（从 1.6 种降至 0.5 种）。术后无视力损失，无明显术后并发症。

在最近的一项研究中，将 626 只白内障超声乳化联合内镜下睫状体光凝术和 81 只单独接受白内障超声乳化的青光眼患眼进行队列研究比较[11]，2000 年 1 月—2004 年 12 月，随访时间 6 个月～5.5 年，平均随访时间为 3.2 年。接受白内障超声乳化联合内镜下睫状体光凝术组眼压从 19.1mmHg 下降到 15.7mmHg，下降 3.4mmHg，而对照组眼压从 18.2mmHg 上升到 18.9mmHg，眼压上升 0.7mmHg。此外，更值得注意的是，在随访结束时，接受白内障超声乳化联合内镜下睫状体光凝术组的抗青光眼药数量从术前的 1.53 种减少到术后的 0.65 种，但单纯白内障超声乳化对照组保持 1.20 种不变（图 58-6）。两组均无严重并发症，两组黄斑囊样水肿发生率相似（不到 1%）（框 58-1）。

另一项涉及 1000 多只眼的研究显示，与单纯

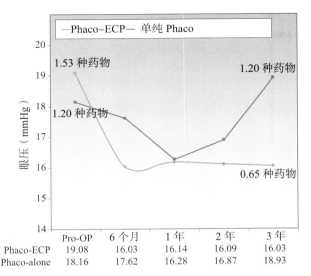

▲ 图 58-6　白内障超声乳化联合内镜下睫状体光凝术（Phaco-ECP）与单纯白内障超声乳化术（phaco）相比较（平均随访 3.2 年）

	Pro-OP	6 个月	1 年	2 年	3 年
Phaco-ECP	19.08	16.03	16.14	16.09	16.03
Phaco-alone	18.16	17.62	16.28	16.87	18.93

框 58-1　选择白内障超声乳化联合内镜下睫状体光凝术的 10 个理由

- 容易实施：仅增加几分钟的手术步骤（2～4min）
- 治疗可定量：以内镜下睫状体光凝术为主要手术方式的患眼，根据笔者自身 5 年来实施的 1000 多例的经验，以及 10 年来在全世界范围内实施的 50 000 多例，没有低眼压或眼球萎缩的报道
- 可重复性：可行 360° 治疗，因可选择性地对睫状突的尖端进行治疗，避开了睫状突之间的"凹谷"
- 为患者增加更大的手术受益：白内障超声乳化联合内镜下睫状体光凝术比单纯行白内障超声乳化术具有更好的降低眼压效果，以及可减少术后更多的抗青光眼用药
- 不会增加患者的术后随诊次数：患者在术后 1 天、1 周、1 个月进行复查，与单纯白内障超声乳化术的术后随访时间相同
- 术后远期并发症少见：黄斑囊样水肿（CME）、低眼压，以及视网膜脱离（RD）等发生率无明显增加
- 结膜不受干扰：除了选择性激光小梁成形术（SLT）和重复内镜下睫状体光凝术（ECP）以外，必要时还可再进行小梁切除术或青光眼引流装置植入术
- 无早期或晚期并发症：与小梁切除术和青光眼引流装置植入术刚好相反（见正文）
- 可报销：对手术医生和设施的规范要超过与手术相关的费用
- 内镜下睫状体光凝术可以带来更多额外的收获：这项手术技术及手术视野中的图像非常清晰；用内镜检查还可发现病理状态的睫状突、假性剥脱物质、晶状体悬韧带及晶状体囊膜的缺损、晶状体残留碎片等

白内障超声乳化相比，接受白内障超声乳化联合内镜下睫状体光凝术的患眼血管造影下黄斑囊样水肿并没有明显差异（两组均约为 2%）[12]。

1997 年，Alvarado 和他的团队报道了进行内镜下睫状体光凝术治疗的 68 只难治性青光眼术眼，平均随访 13 个月的成功率为 90%[13]。手术成功的定义为最终眼压 ≤ 21mmHg。眼压平均下降 34%，抗青光眼药的使用平均下降 38%。睫状突平均光凝治疗范围为 300°。94% 的患眼视力稳定或提高，无严重并发症。"失败"的 7 只眼术前眼压较高，7 名患者中有 4 名眼压下降了 20%，有 2 名患者的治疗目的只是缓解疼痛，有 1 名新生血管性青光眼（NVG）患者拒绝了第二次手术。

在上述研究工作的基础上，内镜下睫状体光凝术合作研究小组对 5 种类型青光眼的 5824 只眼进行短期和长期并发症的研究，随访范围为 1～13 年，平均为 5.2 年（表 58-1）[14]。对上述 2193 只眼中有 626 只需要治疗青光眼和白内障的患眼进行了白内障超声乳化联合内镜下睫状体光凝术，短暂的短期并发症和严重的长期并发症的发生率都非常低，主要发生在 NVG 和难治性青光眼。这项研究证明了内镜下睫状体光凝术对所有类型的青光眼都是相对安全的，特别是与任何其他形式的青光眼手术相比较。

笔者并没有对每一位需要接受白内障手术的青光眼患者实施白内障超声乳化联合内镜下睫状体光凝术。许多青光眼患者仍采用单纯白内障超声乳化或白内障超声乳化联合小梁切除术。笔者平均每个月要做 40 例白内障手术，其中大约有 10 只眼合并青光眼，而每月的 10 只眼中，单纯白内障超声乳化占 25%，白内障超声乳化联合内镜下睫状体光凝术占 50%，白内障超声乳化联合小梁切除术占 25%。虽然每个患者都进行了个体化评估，但一般的处理原则如下。

- 如果患眼病情较轻，降眼压药耐受良好且眼压控制良好的合并白内障青光眼患眼，可通过颞侧透明缘角膜切口单独进行白内障超声乳化人工晶状体植入术。这样可以更好地保留结膜，以防将来需要时进行小梁切除术。
- 如果是需要使用两种或两种以上药物治疗

表 58-1 内镜下睫状体光凝术光凝合作研究小组：5824 只术眼的术后并发症

	数量	眼压峰值	出血	严重的脉络膜渗漏	人工晶状体移位	丢失大于2行	视网膜脱离	脉络膜出血	低眼压性眼球萎缩	无光感	白内障	急性角膜植片排斥	慢性角膜植片排斥	慢性炎症	眼内炎
眼压无法控制的有晶状体眼开角型青光眼或角膜剥脱性青光眼	323	51	10	3	0	4	1	0	0	0	32 (32/119)	NA	NA	0	0
难治性青光眼	2641	344	87	18	9	34	7	3	0	0	151	NA	0	0	0
新生血管性青光眼	605	77	99	0	12	NA	3	2	7	7	78	NA	NA	0	0
角膜移植术后青光眼	57	4	1	0	0	1	0	0	0	0	NA	3	0	0	0
药物控制眼压+超乳手术青光眼	2193	368	24	0	0	15	5	0	0	0	NA	NA	NA	0	0
总数	5824	544	221	21	21	54	16	5	7	7	261	3	0	0	0
百分比	100	14.5	3.8	0.36	0.36	1.03 (54/5419)	0.27	0.09	0.12	0.12	24.5 (261/1066)	5.3 (3/57)			

随访 1~13 年，平均 5.2 年

的中度青光眼患者，笔者将通过透明缘角膜切口进行白内障超声乳化联合内镜下睫状体光凝术，以尽可能降低眼压，减少或停用降眼压药物治疗。由于采用透明角膜切口和超声乳化联合内镜下睫状体光凝术，上方结膜不受干扰，未来需要时仍可进行小梁切除术。

- 如果患者在应用最大限度药物治疗的同时还存在有晚期青光眼大视杯和视野的丢失，则进行白内障超声乳化联合小梁切除术，术中同时使用丝裂霉素 C。

- 激光内镜在眼科还有其他多种多样的用途，包括闭合睫状体脱离裂隙、先天性青光眼手术、分辨晶状体前段或后段的残留物等。

声明

笔者对本章所述的任何产品或技术没有经济利益。

聚焦1　超声乳化联合内镜下睫状体光凝术

Pieter Gouws

随着青光眼患者白内障摘除术联合降低眼压手术需求的增长，内镜下睫状体光凝术（ECP）在全球范围内日益普及。

一旦熟悉了相关设备并完成实验室的训练，其手术过程就变得相对简单了。在最初手术时，建议对手术医生及手术室工作人员进行监督和培训。考虑到相关手术设备的应用，内镜下睫状体光凝术将使白内障超声乳化和晶状体植入术增加大约10min的手术时间。

在进行手术时，要记住最重要的一点是避免与虹膜有任何的接触，因为这通常会导致术后明显的葡萄膜炎并伴有纤维蛋白的大量释放。手术时务必保证睫状沟内有充分的黏弹剂填充，并在人工晶状体植入结束时从囊袋中清除所有黏弹剂，这样可以更全面地观察睫状突和需要治疗的区域。手术结束时前房内注射地塞米松可显著降低术后炎症反应。

在手术中，笔者喜欢使用弯型探头及扩大穿刺口来进行360°的治疗，手术中不可能对所有的睫状体上皮进行光凝，所以术后造成低眼压的风险非常小（除了少数患有新生血管性青光眼的盲眼患者以外没有其他相关报道）。内镜下睫状体光凝术可降低眼压20%～35%，同时可使达到患者靶眼压所需的抗青光眼药量减少35%～60%[1, 2]。

术后管理的关键是将这些患者术后的不良反应降至最低。对于笔者的术后患者，术后会持续1周每天每2小时滴1次类固醇类滴眼剂控制术后炎症反应，然后改为持续4周每天4次。此外，在第1周内，如果前房内可见纤维蛋白，则给予球结膜下注射地塞米松治疗。除了晚期大视杯的青光眼患眼，笔者会在手术当天停止所有的抗青光眼的药物治疗；在术后随访期间，如果有必要笔者会重新给予患者使用局部抗青光眼药；而这种情况笔者将尽可能推迟到术后第6周的随访才开始，因为此时所有类固醇药都已停用。

在合并屈光不正的青光眼病例中，进行睫状体扁平部入路联合前部玻璃体切割术可让整个睫状体突和睫状体上皮向下延伸至锯齿缘，术中观察变得更加清晰。这些极具挑战性的病例中，都接受了光凝范围为360°的治疗，眼压也显著降低。

在临床上，笔者会对所有需要进行白内障摘除且使用两种或两种以上药物控制眼压的青光眼患者使用内镜下睫状体光凝术；或者决定进行青光眼手术降眼压，同时患眼还存在白内障时选择内镜下睫状体光凝术。内镜下睫状体光凝术后明显的眼压降低和相对简单的术后病程，通常不再需要再次青光眼滤过性手术。在目标眼压仍未达到的情况下，保留可手术区结膜不受影响非常重要！笔者认为行ECP治疗最合适的情况是联合白内障超声乳化术，而不要行激光的重复治疗，因为重复的激光治疗会有很大的发生低眼压的风险。所以笔者总是在开始的时候就选择行范围为360°的睫状体光凝治疗[3, 4]。

总之，内镜下睫状体光凝术有如下的优点。

- 可达到临床上有意义的、持续的眼压降低，且大大减少再次滤过性手术如小梁切除术或引流装置植入术等的需求。
- 减少降眼压滴眼液的使用，可减少滴眼液不良反应的发生，从而提高患者的用药依从性，从医疗经济角度有显著的成本效益。

参考文献

[1] Lindfield D, Ritchie RW, Griffiths MF. 'Phaco-ECP': combined endoscopic cyclophotocoagulation and cataract surgery to augment medical control of glaucoma. BMJ Open 2012;2(3).

[2] Clement CI, Kampougeris G, Ahmed F, et al. Combining phacoemulsification with endoscopic cyclophotocoagulation to manage cataract and glaucoma. Clin Exp Ophthalmol 2013;41(6):546–51.

[3] Carter BC, Plager DA, Neely DE, et al. Endoscopic diode laser cyclophotocoagulation in the management of aphakic and pseudophakic glaucoma in children. J AAPOS 2007;11(1):34–40

[4] Chen J, Cohn RA, Alvarado J, et al. Endoscopic photocoagulation of the ciliary body for treatment of refractory glaucoma. Ophthalmology 1997;124:787–96.

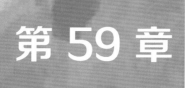

第59章

睫状体破坏术的并发症
Complications of Cyclodestructive Procedures

Malik Y Kahook　Joel S Schuman **著**

颜繁诚 **译**

张　旭 **校**

本章概要

睫状体消融术是控制各种形式青光眼眼压的有效方法。

经巩膜半导体激光睫状体消融术可能会导致严重的不良反应，经治医生必须认识到这一点。

对于某些患者群体，经巩膜睫状体消融术可能是首选的手术治疗方式。

内镜睫状体光凝术（ECP）是一种较新形式的睫状体消融术，可以对睫状体突起进行靶向治疗。

虽然 ECP 可以直接显示睫状突，但仍有可能对周围组织造成损伤，必须谨慎行事。

需要更多的研究来直接比较经巩膜睫状体光凝术与内镜睫状体光凝术治疗青光眼患者的有效性和安全性。

一、概述

睫状体破坏术的目的是通过消融睫状体组织来减少房水的产生。这种治疗方式传统上多用于晚期青光眼患者，他们的眼压（IOP）在最大限度的医疗治疗中没有得到足够的控制。过去，许多接受睫状体破坏术的患者滤过术失败或被认为是手术并发症的高危患者，包括无晶状体青光眼、新生血管性青光眼和穿透性角膜移植后的继发性青光眼。对于视力不佳和高眼压的患者，睫状体破坏术也是合适的，使他们能够避免侵入性手术。更新的内镜睫状体破坏技术经常在治疗方案中更早地使用，通常在某些特殊情况下的滤过术之前使用。

早期的睫状体破坏形式包括透热和冷冻，两者都与高并发症发生率和低成功率有关[1-8]。治疗性超声和睫状体切除术过去也曾使用过，并取得了一定程度的成功[9-14]。第一种形式的睫状体光凝是用氙弧光凝器进行的，随后在 1971 年引入了激光[15]。

经瞳孔和经巩膜的氙弧和激光睫状体消融术的成功率高于其他形式的睫状体破坏术，且不良反应相对较少。经瞳孔睫状体光凝术只治疗睫状突的一小部分，占整个手术过程的不到 20%，因此只能导致有限的短期眼压降低[16, 17]。经巩膜入路很快成为首选方法，首先是连续波 Nd:YAG 激光器，然后是使用 G 探头的固态半导体激光器[18]。使用半导体激光的内镜睫状体光凝术已经逐渐变得更受欢迎，因为它在组织靶向方面的精确度更高，附带损伤更少，并且具有良好的降眼压能力[19-21]。本章详细介绍目前使用的最流行的睫状体消融术，即经巩膜二极管睫状体光凝术和内镜睫状体光凝术的相关并发症。

二、经巩膜半导体激光睫状体光凝术的并发症

自从美国 FDA 于 1994 年批准以来，多项研究已经证明了接触式半导体激光睫状体光凝术（CDC）在各种形式的青光眼中的相对安全性和有效

性[22-27]。尽管与以前的经巩膜睫状体光凝方法相比，CDC的控制和治疗效果有所改善，但CDC术后的并发症仍然存在，包括疼痛、前房积血、持续性炎症和眼压波动。

CDC术后早期并发症包括疼痛、前房积血、结膜灼伤、前房炎症、高或低的眼压和白内障（框59-1）。与CDC相关的疼痛通常是短暂的，可用温和的非处方药止痛。少数患者需要短期服用更有效的止痛药来控制不适。前房积血在新生血管性青光眼患者中似乎比其他患者更常见，CDC术后的标准治疗方法是局部使用类固醇和睫状肌麻痹药。睫状体组织的破坏，以及某些情况下周围结构的破坏，可能会导致急性虹膜睫状体炎，并伴随着畏光和不适。这通常可以用局部类固醇治疗，直到痊愈。值得注意的是，由于血—房水屏障的破坏，一部分患者会出现少量的前房细胞和房水闪辉现象，几乎没有临床症状。这些患者不需要长期局部类固醇治疗，因为这仅仅只代表了前房组织内屏障的破坏，而不是真正的虹膜睫状体炎。

如果采取谨慎的措施和适当的技术，结膜烧伤是CDC罕见的并发症。结膜灼伤的常见原因包括两次激光治疗时未能将结膜表面弄湿，在结膜颜色较深的情况下设置不当，以及使用有缺陷、损坏或污染的接触式激光探头。重要的是要检查G探头的末端，以确保石英针尖没有表面不规则性和碎屑，并且在执行程序之前瞄准光束清晰可见。虽然G探头使用寿命较长，但其保质期有限，应在大约5次治疗后或发现有缺陷时丢弃[28]。结膜损伤通常较轻微，可通过观察、局部使用类固醇激素和（或）润

框59-1　接触式经巩膜二极管激光睫状体光凝术的并发症

- 疼痛
- 炎症反应
- 前房积血
- 结膜灼伤
- 白内障
- 慢性低眼压
- 眼压波动
- 失明
- 交感性眼炎
- 恶性青光眼

滑软膏获得成功治疗，但使用损坏或肮脏的探头治疗可能不仅会导致结膜灼伤，而且还会导致巩膜灼伤或直接穿透眼球。

CDC术后的眼压波动可能会令人沮丧，也很难管理。一小部分患者的眼压会出现短暂的峰值，通常可以通过药物治疗来控制。Contrera及其同事通过对116只眼（110名患者）难治性青光眼进行回顾性研究，评估了CDC术后眼压峰值的发生率[29]。眼压测量在治疗前即刻和治疗后1h进行，眼压峰值定义为升高 > 5mmHg。他们报道说，1h后平均眼压下降了6.96mmHg（$P < 0.001$）。然而，10.8%的接受治疗的眼睛经历了眼压峰值，这在新生血管性青光眼中更为常见。作者通常不会在CDC后立即检查眼压，而是指导患者第2天随访进行评估。

CDC术后低眼压仍然是某些患者的主要风险。具体地说，新生血管性青光眼（NVG）患者似乎更容易发生这种并发症。Nbili和Kirkness的一项研究发现，在接受CDC治疗的NVG患者中，以前的平坦部玻璃体切除是低眼压的额外风险因素[23]。治疗低眼压通常涉及长期局部使用类固醇、睫状肌麻痹药，并消除其他导致慢性低眼压的原因，如视网膜脱离和（或）脉络膜脱离。尽管进行了治疗，但很少有术眼发展为眼球痨，而需要摘除眼球。

CDC最令人担忧的并发症是早期或晚期的视力丧失。CDC术后视力丧失的发生率取决于研究人群、激光应用的积极程度和随访时间。虽然CDC视力下降的发生率似乎比以前的经巩膜睫状体切削方法要低，但目前还没有足够的前瞻性研究来充分解决这个问题，以循证医学的方法来指导医生的实践。Kosoko和他的同事研究了CDC在患有严重青光眼的患者中的作用[30]。在27只接受治疗的眼睛中，有一只术眼从光感视力下降到没有光感。其中3只眼失去了两行视力，5只眼（19%）失去了3行或更多行视力。大多数患者的视力维持在基线水平之内。Egbert和他的同事前瞻性地评估了CDC作为原发性开角型青光眼患者初始治疗的有效性[27]。他们报道说，在CDC治疗的79只眼中，18只眼（23%）的视力下降，而在仅用抗青光眼药物治疗的对侧47只眼中，10只眼（23%）的视力下降。

Ansari和Gandhewar对74只接受治疗的手术

眼进行了为期 4～30 个月的回顾性分析，评估了 CDC 对一系列青光眼疾病的长期疗效和安全性[24]。然后对"动态视力"达到或超过 6/36 的患者进行了亚分析。在该亚组中，3/23（13%）原发性开角型青光眼（POAG）患者因白内障（2 例）和青光眼进展（1 例）而丧失视力。8 名被诊断为慢性闭角型青光眼的动态视力患者的视力没有明显恶化。无低眼压（IOP < 5mmHg）或眼球痨病例发生，仅有一眼需要进一步治疗。CDC 术后视力下降的原因包括白内障进展、眼压控制不当和慢性低眼压。手术引起的炎症也可能导致黄斑囊样水肿和相关的视力障碍。一般来说，医生必须检查视力下降的原因，并适当地解决它。目前尚不清楚非甾体抗炎药（NSAID）的术后长期使用是否会降低黄斑水肿的发生率，就如白内障摘除术后的情况一样。需要更多的前瞻性研究来地评估 CDC 对视力的影响，以及青光眼不同亚型或激光设置是否可预测未来的视力丧失。

CDC 术后的其他罕见并发症包括坏死性巩膜炎、恶性青光眼和交感性眼炎[31-34]。尽管很少见，但治疗医生必须意识到它们的可能存在，并密切关注患者，以便及时和有效地进行干预。

三、内镜二极管激光睫状体光凝术

内镜睫状体光凝（ECP）由 810nm 半导体激光器、175W 氙气光源、氦氖激光瞄准光束和封装在 20 号探针系统（Endo Optiks，Little Silver，NJ）中的光纤成像系统组成。典型的 ECP 治疗包括通过一个或两个透明角膜切口消融 270°～360° 睫状突。对于接受玻璃体切除手术的无晶状体眼或人工晶状体眼患者，平坦部入路是可能的。连续曝光时，功率通常设置为 0.25W，并增加功率以实现组织增白和收缩（图 59-1）。评估 ECP 的研究发现，这种治疗方式在与超声乳化联合进行或单独进行时可以有效降低眼压[19-21]。虽然光纤成像系统允许特定的睫状突靶向，但这种手术的侵袭性仍会导致偶尔的并发症（框 59-2）。

与经巩膜睫状体光凝术相比，ECP 术后并发症较少。这种看法是基于临床经验，而不是基于证据的医学，因为没有以随机、前瞻性的方式进行面对

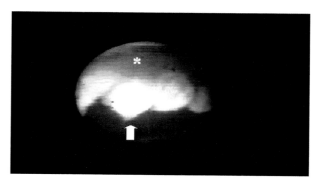

▲ 图 59-1　睫状突（箭）显示内镜下经靶向性的光凝治疗后变白和萎缩；请注意，相邻虹膜组织（星号）不会被处理

框 59-2　内镜下睫状体光凝术的并发症
疼痛
炎症反应
前房积血
眼压峰值
创伤性虹膜损伤

面的研究。ECP 的潜在并发症从术后炎症到视网膜脱离，并可能导致永久性失明。Chen 和他的同事做了一项最大的 ECP 并发症的回顾性分析[19]。他们对 68 例 ECP 患者（单独或联合超声乳化术）的研究报告详细介绍了几种并发症，包括纤维蛋白渗出（24%）、前房积血（12%）、囊样黄斑水肿（10%）、2 行或 2 行以上视力丧失（6%）和脉络膜脱离（4%）。大多数并发症都是短暂的，不会导致持久的视力下降。1 名被诊断为新生血管性青光眼的患者出现了前房积血，并需要前房内组织注射纤溶酶原激活物和进行前房冲洗。在失去 2 行或 2 行以上 Snellen 视力的 4 名患者中，控制不良的 IOP 是确定的原因，而先前存在的囊样黄斑水肿且恶化则被认为是另两名患者视力下降的原因。文献作者没有发现任何视网膜脱离、眼球痨或眼内炎的病例。尽管已有报道在 CDC 术后病例中有交感性眼炎发生，但没有 ECP 术后发生交感性眼炎的报道。

Lima 和他的同事前瞻性地评估了 ECP 与 Ahmed 引流阀植入术的疗效[20]。术后两组之间的并发症相似，包括脉络膜脱离（Ahmed 17.64%，ECP 2.94%），浅前房（Ahmed 17.64%，ECP 0.0%）和前房积血（Ahmed 14.7%，ECP 17.64%）。在一项

对 58 名患者的 58 只眼进行的随机前瞻性研究中，Gayton 及其同事比较了白内障手术时通过白内障切口进行内镜激光睫状体光凝术的结果，以及小梁切除术和白内障联合手术的结果[21]。ECP 组的总体并发症低于小梁切除术组，包括 5 例术后第 1 天眼压升高和 2 例持续性炎症（超过 1 个月）。ECP 组无前房积血或低眼压，仅有 1 例术后视力下降，部分原因是后囊混浊。尽管这项手术具有侵袭性，但到目前为止还没有关于 ECP 术后眼内炎的报道。

笔者在使用 ECP 的经验与上述报道的结果相似。最常见的并发症是持续性炎症发生，但在笔者的研究病例中不到 5%。逐步减少局部使用醋酸泼尼松龙可缓解炎症，减少长期视力缺陷。前房积血是一种罕见的情况，可以通过使用局部类固醇和睫状肌麻痹的药物治疗来解决。笔者没有观察到术后持续性低眼压或眼球痨的病例。已经有虹膜损伤的报道，无论是由于不适当地将激光应用于虹膜本身，还是由于机械损伤，在治疗过程中应谨慎使用，以确保探针的正确定位[35]。

四、结论

睫状体消融术是治疗青光眼患者的一项重要的治疗方式。CDC 允许对内科和（或）外科治疗失败的患者进行非侵入性治疗，在某些情况下有望成为一线手术治疗[36]。ECP 已成为一种更流行的治疗方法，允许有针对性地靶向睫状体上皮，其并发症发生率明显低于经巩膜途径。虽然这两种方法在临床和外科实践中都有一定的作用，但重要的是及早认识到潜在的缺陷和可能的并发症，以便采取适当的干预措施。只要早期诊断，大多数并发症都可以成功得到治疗，以确保患者良好的视觉健康。

聚焦 1　经巩膜二极管激光睫状体光凝术在视力良好患者中的应用

Stephen A Vernon

虽然最初提倡经巩膜二极管激光睫状体光凝术用来治疗视力差的患眼，但最近有许多研究者报道了用巩膜二极管激光睫状体光凝术来治疗视力尚好的患眼[1-3]。考虑到治疗时使用到较高的总能量会很容易出现并发症[1, 4]，因此，在治疗视力较好的患眼时，即使一次只治疗一半象限的睫状体，仍需记住分次治疗的原则，使用较低的总能量输出似乎是合理的。尽管对于大多数人来说，笔者仍然使用他们的标准方案，但现在笔者有时会对非常脆弱的患眼使用 2000mW×2000ms 的 7 次激发[1]。

在对视力 6/18（20/60）或更好的患眼使用标准方案治疗后，笔者发现由于激光治疗本身而失去 2 行或更多行的 Snellen 视力是不常见的。视力下降的原因是继发于其他病理或疾病进展，如青光眼本身的进展。因此，对于那些有固定威胁的暗点患者，必须进行非常仔细的随访，以便在早期发现眼压是否得到了控制。事实上，如果降眼压手术可行，在这种情况下行降眼压手术将是更加可取的。

黄斑囊样水肿是睫状体光凝术后可能发生的一种术后并发症。可采取在术后阶段同时使用非甾体抗炎药和类固醇，尤其是对有潜在风险的患眼（糖尿病、人工晶状体眼、既往各种原因引起的黄斑水肿）。

对于视力良好（或确实没有视力）的患眼，经巩膜二极管激光与滤过术或引流管手术的随机对照研究还是缺乏的。在引流管术与小梁切除术的对比研究中，视力丧失是常见的，22% 的引流管手术患者和 27% 的小梁切除术患者在 3 年内至少丧失了 2 行视力，在 5 年的随访中，63% 的患眼丧失了 2 行或 2 行以上的视力[5]。在对激光术后 5 年以上的平均随访中有 30% 的成功率[1]，但这项随机对照试验似乎已经过期了。

参考文献

[1] Rotchford AP, Jayasawal R, Madhusudhan S, et al. Transscleral diode laser cycloablation in patients with good vision. Br J Ophthalmol 2010;94:1180–1183.

[2] Ansari E, Ghandhewar J. Long-term efficacy and visual acuity following transscleral diode laser photocoagulation in cases of refractory and non-refractory glaucoma. Eye 2007;21:936–40.

[3] Wilenski JT, Kammer J. Long-term visual outcome of transscleral laser cyclotherapy in eyes with ambulatory vision. Ophthalmology 2004;111:1389–1392.

[4] Aujla JS, Lee GA, Vincent SJ, et al. Incidence of hypotony and sympathetic ophthalmia following trans scleral cyclophotocoagulation for glaucoma and a report of risk factors. Clin Exp Ophthalmol 2013;41(8):761–772.

[5] Gedde SJ, Herndon LW, Brandt JD, et al. Postoperative complications in the Tube Versus Trabeculectomy (TVT) Study during five years of follow-up. Am J Ophthalmol 2012;153:804–814.

聚焦 2　交感性眼炎

Annie K Baik 和 James D Brandt

　　长期以来，睫状体光凝术（CPC）等睫状体破坏术一直被认为是治疗难治性青光眼的主要手段，并被广泛用于视力不佳或失明、疼痛患眼的高眼压治疗。交感性眼炎（SO）可发生于睫状体冷凝术、非接触式和接触式 Nd:YAG 睫状体光凝术治疗和半导体激光睫状体光凝术治疗等术后，即使在未行手术或创伤的情况下也有发生报道[1-3]。虽然交感性眼炎罕见，但其仍为以上所列手术潜在的具有较大破坏性的手术并发症，在难治性青光眼的治疗中更应予以考虑。

　　目前是笔者随访一个在睫状体光凝术之后发生交感性眼炎男孩的第 5 个年头，他的案例让笔者重新评估了他们的治疗方式。他们的患者在 14 月龄时接受了 Coats 病的视网膜光凝治疗，但后来疾病进行性发展为视网膜全脱离和高眼压。在患儿 23 个月大时，对失明、疼痛的患眼进行了二极管睫状体光凝术。几个月后，当患儿随家人搬到笔者所在地区时，患儿母亲带患儿来到笔者所在眼科中心并主诉说，他的另外一只视力较好的眼睛存在间歇性充血和畏光的症状。对患儿进行麻醉后检查，笔者对之前健康的对侧眼检查，发现完全的虹膜后粘连、虹膜膨隆、角膜后沉着物和升高明显的眼压。检眼镜检查可见黄白色脉络膜病变，经超声检查发现两眼脉络膜弥漫性增厚。失明眼被摘除后行脉络膜组织病理学检查发现与交感性眼炎相一致。尽管进行了彻底的实验室检查，但没有发现肉芽肿性葡萄膜炎的其他原因。几周后，对视力较好的眼睛进行了小梁切除术，虹膜切除的组织标本行病理学检测与交感性眼炎相一致。从那以后，此患儿接受了许多其他的手术，包括白内障摘除，植入 Baerveldt 青光眼植入物，以及穿透性角膜移植。一年前（2012 年），患者摔倒后导致移植物部分裂开，行紧急修复术。现在患儿已 7 岁，无晶状体眼的视力是 20/80。尽管使用大剂量全身性皮质类固醇、英夫利昔单抗、甲氨蝶呤、玻璃体腔注射激素和局部皮质类固醇激素治疗，他的眼部炎症仍偶尔进行性加重。对此患儿未来长期的视力，笔者持谨慎态度。

　　交感性眼炎的治疗策略包括局部和全身应用类固醇及非类固醇免疫调节药。因具有反复发作的炎症特征，因此交感性眼炎需要持续监测并进行长期治疗。儿童面临着独特的挑战——成长中的儿童会加剧已知的药物并发症，包括对感染的易感性，高血压，肥胖，胰岛素抵抗，性腺功能低下，行为障碍，以及继发恶性肿瘤的长期风险都会被放大。

　　在决定治疗视力不佳或失明、疼痛眼睛的患者时，在与成年患者和儿科患者的父母讨论过程中，应明确指出在行睫状体破坏手术时可能出现的交感性眼炎的风险。在对侧眼正常的患者中，发生交感性眼炎这种情况的风险，无论多么微小，都要成为一个重要的问题进行讨论。一旦发生交感性眼炎，笔者首先停止睫状体光凝术的治疗，并向患者或他们的父母解释考虑眼球摘除术或剜除已无视力的疼痛的眼球，而不至于将有视力的对侧眼置于危险之中。这位不幸的患儿就是一个很好的例子，说明了一个在当时看来很简单的决定可能会带来患儿一生的不幸。

参考文献

[1] Kumar N, Chang A, Beaumont P. Sympathetic ophthalmia following ciliary body laser cyclophotocoagulation for rubeotic glaucoma. Clin Exp Ophthalmol 2004;32: 196–198.

[2] Bechrakis NE, Müller-Stolzenberg NW, Helbig H, et al. Sympathetic ophthalmia following laser cyclophotocoagulation. Arch Ophthalmol 1994;112:80–84.

[3] Harrison TJ. Sympathetic ophthalmia after cyclocryotherapy of neovascular glaucoma without ocular penetration. Ophthal Surg 1993;24:44–46.

第十篇
新设备与新技术
Devices in Development and New Procedures

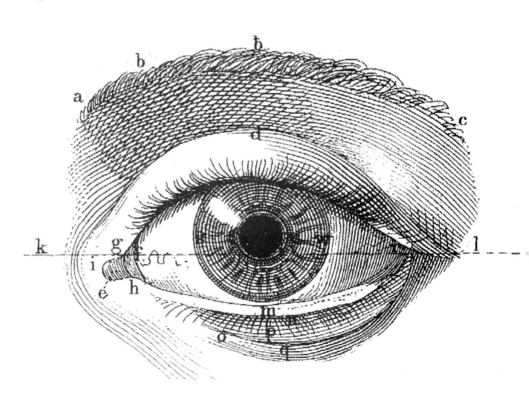

第60章 小梁消融术
Trabectome™

Sameh Mosaed **著**

万 月 **译**

吴慧娟 **校**

本章概要

　　小梁消融术作为微创小梁旁路手术的代表，已有数年的临床应用经验。它被证明是一个并发症发生率极低的安全手术，但是降眼压作用中等，故适用于早中期的青光眼患者。与传统的滤过性手术相比，小梁消融术虽然降眼压幅度有限，但并发症发生率显著降低[16]。白内障摘除联合小梁消融术的降眼压效果更加显著。更好的理解各种小梁旁路手术中影响眼压长期控制的因素，将有助于患者的选择和术中策略的设计，以获得更好的效果。

一、概述

　　小梁消融术（Trabectome™）设备已经过美国食品和药物监督管理局（Food and Drug Administration，FDA）认证，并且在世界上多个国家获得批准用于成人和青少年型青光眼的治疗。该设备为一个有注吸组件的带微电极手柄，用于烧蚀小梁网和schlemm管的内壁（图60-1和图60-2）。近些年，这种内路小梁消融术作为一种小梁旁路手术，逐渐普及开来。

　　小梁消融术的科学原理与房角切开术相同，在清亮角膜缘作一个小切口，在房角镜下切开小梁网结构，让房水绕过小梁网组织（长期被认为是房水引流通路的主要阻力部位）流入 Schlemm 管。小梁消融术与传统房角切开术的区别主要在于小梁消融术在烧蚀去除小梁网结构时，消融器尖端的保护垫板（图60-2）防止 Schlemm 管的外壁受到损害。传统房角切开术过程中需要切开小梁网组织，组织切缘相互附着后发生纤维化增生和切口关闭，这对成人房角切开术的远期疗效造成了影响。小梁消融

术通过烧蚀小梁网组织和 Schlemm 管内壁，产生一个没有多余组织附着的裂隙或空间，如显微电镜图像（图60-3）显示，切口关闭的可能性降低了。

二、手术步骤

　　局部麻醉是最理想的麻醉方式，这种麻醉状态下，患者可以调整眼位向鼻侧注视，此时房角镜下可以直接看到房角结构。然而，必要时，球后麻醉、眼筋膜囊内麻醉和全身麻醉也同样可行。缩瞳药被认为可以通过牵拉堆积在房角的虹膜组织为术者提供更好的房角视野。

　　患者躺在手术床上，头向鼻侧旋转20°，术者坐在患者的颞侧。在颞侧清亮角膜缘做 1.7～1.8mm 的切口。必要时可以使用黏弹剂填充前房，但这不是必需的。手柄尖端缓慢进入前房伸向鼻侧房角，要特别避免损伤角膜内皮或虹膜。再于角膜表面放置带手柄的专用直接房角镜，这是为配合手柄使用而专门设计的，可以协助术者看清鼻侧房角。术眼向鼻侧注视，同时手术显微镜向鼻侧倾斜20°，可以获得最佳鼻侧房角结构的术野。如果患者无法保

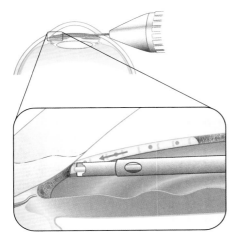

▲ 图 60-1　小梁消融设备手柄尖端正在烧蚀小梁网组织

持鼻侧注视眼位，助手可用镊子辅助眼球向鼻侧旋转。消融过程中应该使用连续灌注来维持前房深度。当小梁消融手柄的尖端插入小梁网组织时，术者踩下脚踏板启动注吸和消融手术。一旦消融过程启动，消融手柄尖端尽应可能的在房角镜视野允许范围内向上方和下方烧蚀产生引流旁路的裂隙。裂隙范围常常在 90°～180°。消融结束后，通过注吸清除前房内残留的黏弹剂，然后缓慢将消融手柄退出前房（图 60-4）。各种小梁旁路手术中多见前房积血，通常是由集液管到 Schelmm 管内的返血造成，可以用平衡盐溶液冲洗前房。可用单针 10-0 Vicryl 缝线或尼龙线缝合切口，或者用平衡盐溶液

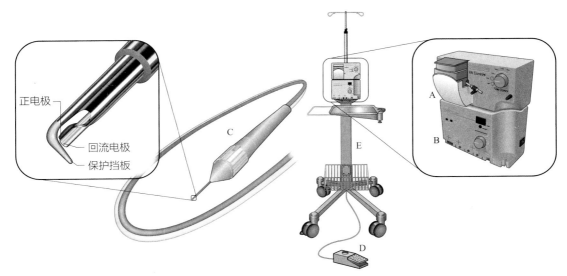

正电极
回流电极
保护挡板

▲ 图 60-2　小梁消融设备系统，展示消融手柄和尖端
A. 灌注 / 吸引装置；B. 高频发生器；C. 手柄；D. 脚踏；E. 主支架

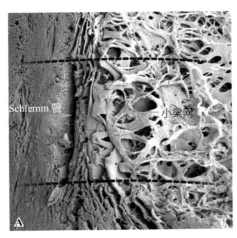

Schlemm 管
小梁网

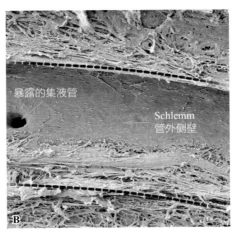

暴露的集液管
Schlemm 管外侧壁

▲ 图 60-3　小梁消融术之前（A）和之后（B）的小梁网组织

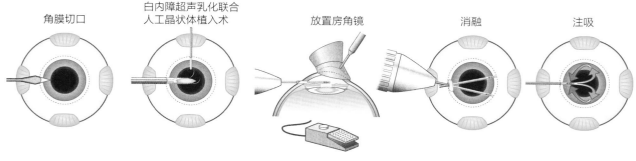

角膜切口　　白内障超声乳化联合　　放置房角镜　　消融　　注吸
人工晶状体植入术

▲ 图 60-4　小梁消融术手术步骤

水密切口。白内超声乳化吸除联合人工晶状体植入可以在消融术完成之前或者之后进行。如果消融术在前，需用角膜刀扩大切口后进行白内障手术。如果消融术在后，白内超声乳化吸除联合人工晶状体植入后，需用一针缝线从切口中间段缝合切口，保证消融手柄尖端进入前房后，角膜切口处的密闭性。

术后 1 周需要局部抗生素治疗，术后 2～4 周局部抗炎，最好联合缩瞳治疗，使虹膜伸展防止切开部位粘连。

三、并发症

已报道的短期并发症包括角膜上皮损伤，短暂前房积血和眼压骤升。术中由房角镜操作造成角膜上皮损伤的发生率不足 1%，并且可以通过在房角镜与角膜的接触面间放置黏弹剂来保护角膜上皮[2]。术后眼压骤升可能是由于血液或残留的黏弹剂造成的集液管引流通路阻塞，眼压升高可能会十分显著。对于一些顽固的高眼压的病例，如果用降眼压药无效，则需要滤过手术或引流物植入手术来降低眼压。

在小梁消融术后长期的并发症包括自发性前房积血，已有报道发现在术后随访 3 年中的发生率为 4.6%。在最近由 Ahuja 等报道的研究[3]发现，小梁消融术后发生自发性前房积血的时间中位数为 8.6 个月。大多数病例没有遗留长期后遗症，仅有不足 0.5% 的患者需要通过手术干预来控制由这种潜在并发症导致的眼压高峰。目前无报道发现小梁消融术后出现其他类型青光眼手术常见的术后并发症包括眼内炎，角膜内皮失代偿，低眼压和脉络膜渗漏。

四、患者的选择

小梁消融术适用于成人或青少年开角型青光眼的治疗。然而，大多数报告显示小梁消融术后眼压多控制在 10～20mmHg 的中间值[4-6]。对于目标眼压需要控制在 10mmHg 以下或者稍高于 10mmHg 的患者来说，小梁消融术及其他小梁旁路手术[13-15]往往无法达到合适的眼压。该手术适用于目标眼压是 15mmHg 左右的患者。

该手术不适用于由角膜薄翳导致视力损伤的患者，因为术中房角镜下清晰的视野对于消融手术的进行是十分必要的。眼部活动期炎症反应，有大范围房角粘连关闭，新生血管性青光眼和巩膜静脉压力升高的患者同样不是很适合，因为小梁网组织并不是导致这些类型青光眼发生的病理基础。

小梁消融术可以安排在青光眼治疗的各个阶段，因为它并不会影响到它之后滤过手术的成功率[7]。并且，它可以在失败的小梁切除术，引流物植入术或激光治疗之后进行[4, 8]。小梁消融术后效果并不受之前小梁成形术的影响[8]。小梁消融术不能与其他小梁旁路手术同时进行，如 iSten 支架或黏小管成形术。

五、结果

如上文所述，根据已有研究数据，小梁消融术在掌握手术适应证时实施可以获得良好的预后。已报道术后 5 年眼压持续控制在 10～20mmHg 的中间值，眼压从（23.8 ± 7.7）mmHg 下降到（16.5 ± 4.0）mmHg（下降 39%），降眼压药从 2.8 种减少至 1.2 种（减少 57%）；但有一些患者（占 7.5%）因为消融术后降眼压效果欠佳，再次进行滤过手术（5.9%）或引流管分流物植入手术（1.6%）[4]。

一项由 Mosaed 等开展的研究中，828 名患者术后持续随访至少 1 年。手术成功的标准定义为眼压＜ 21mmHg，较术前眼压水平下降 20% 且无再次手术[6]。单纯小梁消融术后 1 年时，538 例术眼达到成功标准，成功率 64.9%，眼压下降 31%［（26.3±7.7）mmHg～（16.6±4.0）mmHg］，减少使用 28% 降眼压药。小梁消融联合白内障超声乳化术（290 例）成功率为 86.9%，术眼眼压下降 18%［（20.2±6.0）mmHg～（15.6±3.7）mmHg］且减少 33% 用药［（2.54±1.07）种～（1.69±1.33）种］。未报道导致远期视力损害的并发症。

在另一项由 Francis 等开展的研究中，259 例白内障摘除合并小梁消融术术后 2 年，成功率为 80%，其中手术成功的标准定义为眼压＜ 21mmHg，较术前眼压下降至少 20% 且无再次手术[9]。从眼压控制和减少青光眼用药的角度来看，小梁消融术合并白内障摘除比单纯小梁消融手术的术后效果更好。其降眼压幅度（28%）比单纯白内障手术（2%）更大。

根据 Ting 等的报道，剥脱综合征继发青光眼患者 1 年手术成功率为 80%，眼压从 29mmHg 下降到 16.7mmHg。剥脱综合征患者单纯小梁消融术的累积成功率为 79.1%，小梁消融联合白内障摘除手术成功率为 91%。

鲜有小梁消融术在儿童青光眼应用的报道，虽然数据库资料显示已有几十例先天性青光眼和青少年型青光眼接受了小梁消融术。许多术者猜想术后眼压下降的幅度与术中消融的房角弧长相关。Sit 和 Khaja 的研究结果并不支持上述理论，不过较低的术后眼压与房角消融的弧长有相关趋势[11]。因此，尽可能在房角镜视野下扩大消融范围是十分有必要的。

导致小梁消融手术失败的原因争议颇多，其中包括下游集液管的纤维化和萎缩，因间断或连续的周边虹膜前粘连引起的消融裂隙关闭，因集液管沿 Shlemm 管分隔排列，消融范围局限无法接触到有功能的集液管。一些术后眼压升高的病例已被证明归因于消融裂隙的关闭，可以通过 YAG 房角穿刺达到眼压下降[12]。在这一研究中，激光房角穿刺术后眼压降低作用持续 10.5 个月。

第 61 章

Ex-PRESS™ 微型青光眼植入物
The Ex-PRESS™ Miniature Glaucoma Implant

Elie Dahan*　André Mermoud　**著**

万　月　**译**

段宣初　**校**

本章概要

　　Ex-PRESS™ 青光眼植入物是一种微型不锈钢装置，可为传统小梁切除术提供一种简单而安全的替代方案。由于植入物的管腔内径是预先设定的，Ex-PRESS™ 微穿透性青光眼手术可以被认为是一种标准的小梁切除术，且术后并发症的发生率低于小梁切除术。

　　它不需要切除巩膜或周边虹膜，故术后第一天前房深度表现平稳。微穿透性青光眼手术类似于非穿透青光眼手术，因为它可以控制一定量的房水从前房引流到巩膜下和结膜下间隙。与非穿透青光眼手术相比，微穿透性青光眼手术的操作过程更快且学习曲线更短。已熟练掌握小梁切除术或非穿透青光眼手术的术者可以很容易掌握 Ex-PRESS™ 微穿透性青光眼手术。

一、概述

　　Ex-PRESS™ 青光眼植入物是一种微型不锈钢装置，设计为传统小梁切除术提供一种简单而安全的替代方案。其发明人（Belkin 和 Glovinsky）和原制造商最初建议将它植入到结膜瓣下的角膜缘[1-5]，然而该技术很快就被放弃，取而代之的是更安全和有效的巩膜瓣下植入技术[6-16]。

　　本章节仅涉及巩膜瓣下植入技术。

　　Ex-PRESS™ 引流装置是一种由医用级可植入不锈钢（316LVM）制造的无阀门植入物，与世界上所有心脏支架所用材料相同[3]。这种材料经美国食品和药物监督管理局批准用于眼科器械，并且可以应用于磁共振（MRI）环境。现在，Ex-PRESS™ 引流装置有 2 种型号（图 61-1）。基本设计是 27-G（外径 0.4mm）管腔，长度 2.4~3.0mm。这种装置

的内径为 50μm 或 200μm。根据型号，该装置的远端可以是倾斜而尖锐或圆钝（图 61-1）。装置的近端有一个盘状凸缘，防止其穿透进入前房。引流钉远端的外下方有一个倒刺样的突出物，一旦装置被植入，它可以防止装置被从眼内挤出。凸缘和倒刺的倾斜角度是根据巩膜解剖结构设计的，并且它们之间的距离符合角膜缘的巩膜厚度。装置远端还设

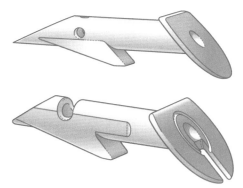

▲ 图 61-1　**Ex-PRESS™ R50 型号（上图）；Ex-PRESS™ P 型号（下图）（P 型号有 50μm 和 200μm 两种规格）**

---

*. 已逝。Elie Dahan 为本章第 1 版的共同编撰者。

计了额外的引流孔，一旦主引流孔被堵塞可以为房水引流提供替代通道。

Ex-PRESS™青光眼植入物的主要原理是允许房水从前房到巩膜层间和结膜下间隙的可控引流（图61-2）。该装置有限的内径（50μm或200μm）为滤过术提供了一种稳定而标准的滤过量。在传统的小梁切除术中，不仅不同术者的手术存在差异，甚至同一个术者的手术也有极大的变异度。这些差异发生在巩膜切除时，无论是采用手工切除或是采用咬切器。Ex-PRESS™植入并不需要切除或摘除

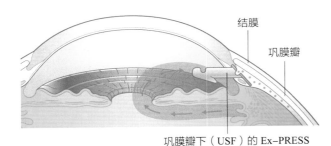

结膜

巩膜瓣

巩膜瓣下（USF）的Ex-PRESS

▲ 图61-2　巩膜瓣下的 Ex-PRESS™

任何组织，而小梁切除术中，巩膜切除术和常规的虹膜切除术是必需的。

因此，Ex-PRESS™植入可以被认为是一种微穿透性青光眼手术。不仅在于装置的微小，而且进入前房所需要的切口也是微型的。反观常用的两种抗青光眼手术，穿透性手术和非穿透性手术，Ex-PRESS™装置提供了一个折中方案。小梁切除术（穿透性手术）虽然是金标准，但是存在较高的术后早期并发症风险的缺点[17]。虽然非穿透性青光眼手术（NPGS）被认为是一种安全的滤过性手术，但是它的学习曲线过长并且效果难以掌控[18]。Ex-PRESS™植入治疗青光眼，原理类似于小梁切除术，不仅学习曲线较短，同时其控制房水引流量和减少眼内操作的特性又与非穿透青光眼手术相似。

二、Ex-PRESS™植入物微穿透性青光眼手术的适应证和禁忌证

（一）适应证

总体来说，它的适应证较传统小梁切除术更广更具包容性，有以下两点原因：①微穿透性青光眼

手术比小梁切除术安全，同时不降低疗效[10]；②适用于某些类型的青光眼，或小梁切除术常常失败或不可行[1-16]。在微穿透性青光眼手术出现之前，穿透性青光眼手术被认为是青光眼治疗的终极方案，当药物治疗和激光手术均不能将眼压控制到安全水平，青光眼医生会向其患者解释此时必须施行一种手术来阻止疾病的进展。然而，微穿透性青光眼手术，因为具有更低的手术并发症发生率，可以在病程的早期阶段施行。

事实上，微穿透性青光眼手术在那些药物治疗不能将眼压控制到安全水平的患者可以作为一线治疗方案，这对于50岁以下青光眼患者来说尤为重要，因为他们具有更长的预期寿命。此外，总体来说，大多数青光眼手术，尤其是微穿透性青光眼手术在未经药物治疗的青光眼患者中成功率更高[19-23]。已有研究表明局部用药对结膜组织有毒性反应[20-23]。某些药物局部使用会导致结膜组织瘢痕化，已有研究发现经过多年药物治疗后的患者，其瘢痕化的结膜组织与未经药物治疗的结膜组织相比，很难形成功能良好的弥散滤过泡，所以当利大于弊，在早期而不是晚期施行微穿透性青光眼手术是合乎逻辑的。在微穿透性青光眼手术带来可靠疗效的当下，原先"首选药物治疗和激光手术治疗，然后再行手术治疗"的观念需要被重新定义。

1. 开角型青光眼

开角型青光眼是最常见的青光眼类型，同时也是微穿透性青光眼手术的最佳适应证。微穿透性青光眼手术为病变部位，即小梁网开辟新的引流途径。微穿透性青光眼手术中，角膜缘在小梁网水平被切开，Ex-PRESS™装置被植入前房，流量可控的房水通过植入物从前房引流到巩膜层间和结膜下间隙。由于较低的短期术后并发症发生率，微穿透性青光眼手术具有较小梁切除术[24]引起白内障发生率低的优点。此外，微穿透性青光眼手术术后炎症反应较轻，归因于转化生长因子的浓度较低[8]。

2. 色素性青光眼和假性剥脱综合征继发性青光眼

色素性青光眼是微穿透性青光眼手术的适应证，因为局部用药疗效较差。色素性青光眼多发生于年轻、近视、男性成年人，通常安全的手术治疗较复合药物治疗效果好。微穿透性青光眼手术为病

变部位，即色素沉着的小梁网开辟新的引流途径。假性剥脱综合征继发性青光眼也是一种开角型青光眼，是因剥脱物质沉积于整个房水引流通路所致。剥脱物质常常沉积在小梁网和 Schlemm 管，微穿透性青光眼手术恰好为阻塞的小梁网开辟了新的引流通路，因此可选择用于治疗本病。根据患者的年龄、白内障程度和屈光状态，微穿透性青光眼手术可以选择单独或联合白内摘除术施行。

3. 无晶状体眼青光眼

以前青光眼治疗医师对于无晶状体眼青光眼的治疗多依赖于局部用药以降低眼压，达到安全水平，最终结局往往是患者视野损害进展甚至失明。小梁切除术并不是这类患者的有效选择，因为术中需要做周边虹膜切除术。然而在无晶状体眼青光眼，周边虹膜切除并不可取，因为玻璃体可通过周切口前移，并且阻塞滤过通道。因此需要作大范围的基底部玻璃体切除以预防玻璃体嵌顿，但这种方案很难实现，始终存在的残留玻璃体组织常常涌入滤过通道并形成阻塞。牵拉性视网膜脱离在这种小梁切除联合玻璃体切割术的术后并发症中并不少见。微创青光眼手术不需要切除周边虹膜，因此适用于大部分无晶状体眼青光眼。当无晶状体状态长期存在，小梁网常常会塌陷和瘢痕化，微穿透性青光眼手术为无功能的小梁网提供了新的引流通路。

4. Sturge-Weber 综合征

Sturge-Weber 综合征，是一种皮肤血管瘤疾病，常常伴随先天性或发育性青光眼。大量扭曲的结膜血管是这类青光眼的一个体征。Sturge-Weber 综合征合并青光眼患者常常存在较小的房角异常、虹膜异色和脉络膜血管瘤。这些患者施行造瘘手术后常见脉络膜渗漏，因此仅制作针尖大小的前房引流通路的微穿透性青光眼手术，为其提供了更安全的选择。

5. 葡萄膜炎继发青光眼

当葡萄膜炎症反应得到控制后，高眼压状态仍然持续，则需要行青光眼手术。微穿透性青光眼手术能为炎症反应后失去功能的小梁网提供新的引流通路，达到有效的眼压下降。此外，由于微穿透性青光眼手术的术后反应较轻，比传统小梁切除术更有优势。

然而，部分病例常常有多处周边虹膜前粘连，

术者对于 Ex-PRESS™ 装置的植入位置需要慎重考虑，以防止虹膜阻塞引流口。

6. 外伤后房角后退性青光眼

房角后退性青光眼的小梁网已经受损并且不可恢复，Ex-PRESS™ 植入物微穿透性青光眼手术因其微小组织创伤特性而具有可行性。

（二）相对禁忌证

微穿透性青光眼手术的相对禁忌证取决于前房深度和依据病变程度的预期效果。

1. 先天性青光眼和青少年型青光眼

先天性青光眼和青少年型青光眼患者因为较长的预期寿命，无法完全依赖药物治疗。一般来说，他们的青光眼更加严重，可以快速造成视神经损害和视力丧失。事实上，手术对于这类患者是唯一的治疗方案。房角切开术和小梁切除术是先天性青光眼和青少年型青光眼的优选方案；非穿透性青光眼手术在这些传统干预措施中是一个安全的选项，但是它需要术者有足够的手术技术和长期经验，并且不能被新手尝试。

当这些手术都失败之后，Ex-PRESS™ 植入物微穿透性青光眼手术才可以在谨慎考虑后选择，原因在于它仍然是一个仅有不足 12 年历史的新式式，术后远期并发症仍然未知，除非其他手术均失败，儿童不应该接受这种相对新型的植入物手术。

2. 无虹膜和前节异常综合征

在无虹膜和前节异常综合征中，房角结构异常可能不适合 Ex-PRESS™ 植入。这些病例，除非其他手术方式均失败且术者有信心找到一个安全的 Ex-PRESS™ 植入位置，否则应该避免施行微穿透性青光眼手术。对于不太复杂的病例，可植入 Ex-PRESS™ 装置，但只能由有经验的且已完成许多该术式的术者施行。

3. 窄房角型青光眼

迄今为止，许多青光眼专家认为白内障 / 晶状体摘除是窄房角型青光眼的永久治疗方案。激光周边虹膜切开或虹膜周切术仅是窄房角型青光眼的临时治疗措施，但未考虑不管晶状体透明程度如何的晶状体摘除术都能加深前房深度和增加房角宽度。当窄房角型青光眼持续时间较长，小梁网功能难以

恢复，需要行滤过性手术联合晶状体摘除术。对于这样的病例，Ex-PRESS™植入微穿透性青光眼手术可以作为窄房角型青光眼的合理治疗方案。

4. 前房型人工晶状体眼的青光眼

人工晶状体眼的青光眼若存在前房型人工晶状体，会对任何类型的滤过性手术的预后产生复杂影响。术后立即出现的低眼压和前房消失风险常常会进一步危害已经受损的角膜内皮细胞。这些病例较好的解决方案是取出前房型人工晶状体，期待部分小梁网功能能够恢复。前房型人工晶状体的取出比较复杂且具有创伤性，因此，这项操作最好留给有经验的眼前节医生施行。

巩膜瓣应该相对紧密缝合以防止这类术眼术后的浅前房，同时采用激光断线或松解缝线时亦应格外谨慎。

5. 新生血管性青光眼

新生血管性青光眼是由眼部或眼外疾病导致眼球缺血继而引起的一种特殊类型青光眼，特征性表现为由虹膜及前房角的新生血管形成引起的难治性高眼压。新生血管性青光眼发生于视网膜中央静脉阻塞或增殖性糖尿病性视网膜病变。因术中出血风险高和术后炎症反应强，新生血管性青光眼施行滤过性手术难度极大。微穿透性青光眼手术术后前房积血的风险较高，一旦发生，Ex-PRESS™植入物的引流孔将被血凝块完全阻塞，是此类青光眼手术的严重缺点。此外，强烈的术后炎症反应将引起严重的巩膜瓣粘连，减少有效的房水滤过。因视网膜中央静脉阻塞导致的新生血管性青光眼预后较增殖性糖尿病视网膜病变导致的新生血管性青光眼好，因为一旦术后眼压恢复到正常水平，前者的眼部缺血因素立刻消失，而对于后者，由于始终伴随着基础疾病——糖尿病，眼部缺血的因素始终存在。

（三）绝对禁忌证

年轻的窄房角型青光眼

因为Ex-PRESS™植入需要一个深的前房和开放的房角，禁用于未摘除晶状体的窄房角型青光眼。在一个拥挤的前房内，Ex-PRESS™植入物与虹膜和角膜的距离可能会过于贴近，植入物将会对这些组织造成损伤。

三、术后注意事项

微创青光眼手术患者术前用的局部抗青光眼药，常常已达最大剂量，其中某些药物会对结膜造成不良反应。

当条件允许，可暂时性口服乙酰唑胺片使眼部用药减少至最低剂量，这将会减少术后的炎症反应并且有利于有效的滤过作用。

四、麻醉注意事项

Ex-PRESS™植入物微穿透性青光眼手术常常能在局麻状态下完成。仅一些年轻、不能配合手术操作及神志不清的患者需要全身麻醉。

眼球筋膜囊下浸润麻醉在各种局麻方式中是最安全有效的，原因在于它不仅能镇痛还能麻痹眼外肌。

结膜下麻醉和表面麻醉适用于配合度非常高的患者。

五、手术操作和改良技术

在上方象限做以穹隆为基底的结膜瓣，并做一个放射状松解切口（图61-3）。再作以角膜缘为基底的巩膜瓣，5mm×5mm大小，约50%巩膜厚度，直达透明角膜，注意切开时要避开血管拱环（图61-4）。在高风险病例中，根据术者的考虑，酌情在巩膜瓣下应用0.05%丝裂霉素（Mitomycin C，MMC）。建议将丝裂霉素仅局限于暴露在巩膜床范围内，以保留健康的结膜。从笔者角度，所有患者均在巩膜瓣下应用0.05%丝裂霉素。在白色的巩膜和透明角膜之间蓝-灰色过渡区做一个进入前房的预切口（图61-5）。预切口的大小视所使用的Ex-PRESS™植入物型号而定。对于R50型号植入物，推荐应用27G穿刺针，而25G穿刺针适用于T50、P50和T200型号。对于X50和X200型号，需要用23G穿刺针，才会使Ex-PRESS™顺利植入。针尖进入前房时需与虹膜平面几乎平行且方向朝向瞳孔，以保证装置植入后在前房内处于恰当位置。此外，通过另外的前房穿刺口，向前房内注入低分子量黏弹剂。术中除了使用黏弹剂，还可以应用平衡盐溶液作为前房维持剂，它可以在整个手术过程中

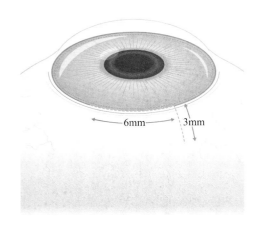

▲ 图 61-3　在上方象限制做以穹隆为基底的结膜瓣

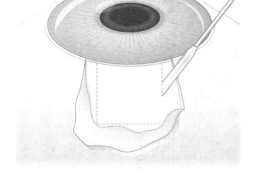

▲ 图 61-4　向前剥离 1/2 深度，5mm×5mm 大小的巩膜瓣，直达透明角膜

使术中的眼压得到控制。

　　检查推注器中植入装置的移动度后，植入物经预切口位置插入前房（图 61-6）。

　　然后用 10-0 或 9-0 尼龙线牢固缝合巩膜瓣，覆盖 Ex-PRESS™ 植入物的近端凸缘。缝线通常固定在巩膜瓣远端的两个角及两侧角膜缘与远端角距离 1/4 处（图 61-7）。结膜瓣用 1 针或 2 针 8-0 可吸收缝线原位包埋缝合（图 61-8）。一旦准确地植入，装置的凸缘平躺在巩膜瓣的下方，结膜瓣完全覆盖巩膜瓣，整个装置与虹膜表面平行。手术结束时，许多术者倾向于在前房内保留一定量的低分子量黏弹剂，目的是预防术后短期内的滤过过强、低

眼压和前房消失风险。建议黏弹剂的存留量要根据 Ex-PRESS™ 植入装置的不同型号而有所不同，并且因不同术者制作的巩膜瓣大小，形状和缝线松紧也有所不同。

　　较圆钝的 R50 和 T50 型号植入物，大约需要保留 1/2 前房的黏弹剂。而方形的 X50 和 X200 型号植入物则需要保留 2/3 前房的黏弹剂。

　　一些术者倾向于做以角膜缘为基底的结膜瓣和较小的三角形（3mm×3mm）巩膜瓣。这种情况下，一针 10-0 尼龙缝线足够密闭巩膜瓣，再用可吸收缝线连续缝合密闭结膜瓣。

　　一些术者在了解 Ex-PRESS™ 植入术之前对非

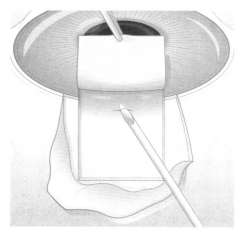

▲ 图 61-5　在巩膜与透明角膜之间的灰色带中央制作预切口；R50 型号用 27G 穿刺针，X 型号用 23G 穿刺针；预切口穿刺通道平行于虹膜面

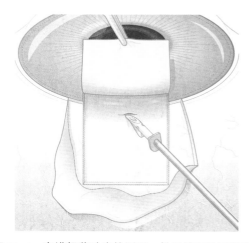

▲ 图 61-6　在进行移动度检测后，松开按压的可复原的推注器按钮，Ex-PRESS™ 植入物被插入前房

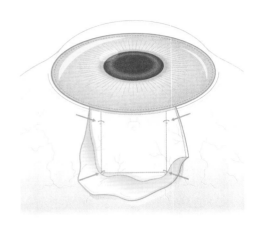

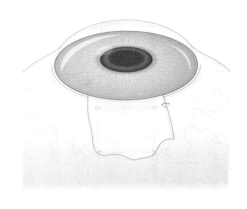

▲ 图 61-7　巩膜瓣用 10-0 或 9-0 尼龙线原位牢固缝合

▲ 图 61-8　结膜瓣通过埋线法原位缝合

穿透性青光眼手术比较熟悉，故建议在浅层巩膜瓣下再作深层巩膜切除，而不穿透 Schlemm 管。这种改良的深层巩膜切除创造一个巩膜层间空隙，可增加巩膜层间滤过泡的形成，同时减轻了结膜下滤过泡的形成（图 61-9 至图 61-13）。该技术可增加葡萄膜巩膜途径房水引流，故这种改良手术适用于部分难治性青光眼病例，但目前还没有已发表的研究证实这种额外的效果。

六、术后处理和再次干预

　　术后治疗包括局部使用复方类固醇-抗生素眼药水，每日 3 次或 4 次，至少 2 周。术后第 1 天，眼压可能会在 0～25mmHg 变化。万一发生非常严重的低眼压和极浅前房，可以通过前房穿刺术

向前房内注射黏弹剂；如果第 1 日眼压升高超过 22mmHg，可以通过已有的前房穿刺口从前房放出适量黏弹剂。

　　在术后 2 周或更长时间，期望有一个暂时性的眼压升高阶段。这种暂时性的眼压升高常常具有自限性且在 2 周内消退。此时，建议停用局部用激素类药，换用非甾体抗炎药。局部应用非甾体抗炎药每日 4 次持续 8 周，以减轻术后炎症反应，并有利于形成有效的滤过。有一些术者对缝线松解比较熟悉，在术后眼压升高时，可选择拆除一些巩膜瓣缝线。

七、手术效果及与其他术式比较

　　迄今为止，已报道的早期 Ex-PRESS™植入

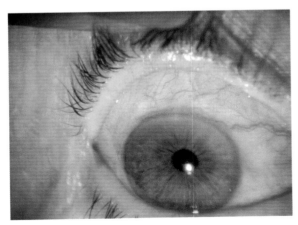

▲ 图 61-9　Ex-PRESS™ X200 型号被植入巩膜瓣下，注意无肉眼可见的滤过泡

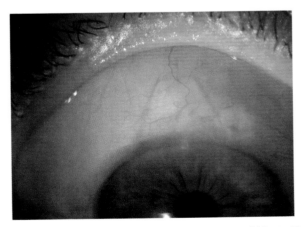

▲ 图 61-10　Ex-PRESS™ X200 型号被植入巩膜瓣下，注意可见轻度弥散的滤过泡

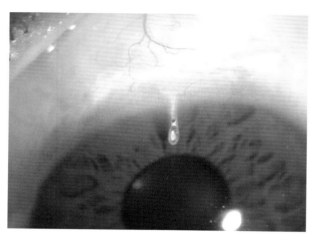

▲ 图 61-11　Ex-PRESS™ R50 型号被植入巩膜瓣下，注意可见弥散增强的结膜滤过泡

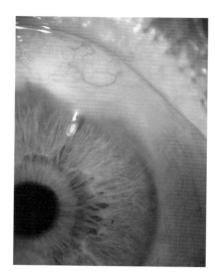

▲ 图 61-12　Ex-PRESS™ R50 型号被植入巩膜瓣下，注意可见被抬高的巩膜瓣，形成一个巩膜内滤过泡

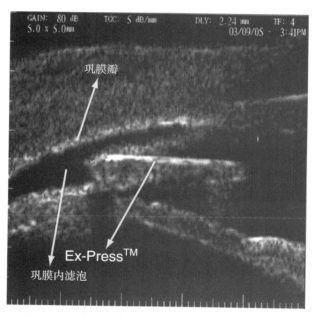

▲ 图 61-13　超声生物显微镜图像中 Ex-PRESS™ 形成一个巩膜内滤过泡（Andre Mermoud, MD 馈赠）

微穿透性青光眼手术的术后效果是非常好的，因为它模仿了两种已被广泛接受的术式，即小梁切除术和非穿透性青光眼手术。囿于术者巩膜瓣制作的技巧，微穿透性青光眼手术无论是否有结膜下滤过泡形成，均可以获得较好的术后眼压控制（图 61-9 至图 61-11）。一些病例有明显的巩膜层间滤过泡形成，特别是在浅层巩膜瓣下增加了深层巩

膜切除（图 61-12 和图 61-13）。熟悉小梁切除术和（或）非穿透性青光眼手术的术者过渡到微穿透性青光眼手术，因为从安全性和简易性的角度它更具优势。微穿透性青光眼手术不需要做虹膜切除，在无晶状体眼可以使用，所以相对于传统小梁切除术更具有优势。接触 Ex-PRESS™ 植入术前施行小梁切除术的青光眼术者，使用相同的基本手术操作能得到相当的术后效果，但 Ex-PRESS™ 植入术具有较低的早期术后并发症发生率[10]。也有报道，Ex-PRESS™ 植入术术后第 1 天的前房比小梁切除术安静。目前，还未见 Ex-PRESS™ 植入术与房水引流物植入术的比较结果。

八、并发症和预防措施

（一）普通并发症

滤过性手术通常遇到的并发症，Ex-PRESS™ 植入物微穿透性青光眼手术也会出现。术后短期低眼压、浅前房、前房积血和脉络膜脱离都会发生，但是归因于小的引流孔径，它们发生的程度较轻。其他滤过性手术中避免发生上述并发症的常规处理方法同样适用于微穿透性青光眼手术。

（二）特殊并发症

1. 早期术后高眼压

在手术操作的最后环节，推荐向前房内注射

黏弹剂。前房过多的黏弹剂会导致术后第1天的高眼压。当使用R50和T50型号植入物时，推荐注射1/3前房低分子量黏弹剂；而使用T200、X50和X200型号植入物时，推荐注射2/3前房标准黏滞性黏弹剂。管腔越大和（或）方形体部的X型号产生更多的引流量，因此早期术后低眼压的风险更高，术者可以根据自己固有的操作技巧自行决定更改黏弹剂的保存剂量。

当术后第1日眼压升高到25mmHg时，可以利用手术中预置的颞侧角膜缘的侧切口放液。裂隙灯下表面麻醉后，使用25G针尖从切口处放液使眼压降低，这项简单的操作可以立即降低眼压，并避免使用高渗剂。

2. 术后早期低眼压，前房消失和脉络膜脱离

一个大且安全密闭缝合的巩膜瓣是Ex-PRESS™植入物微穿透性青光眼手术术后早期滤过过强的最佳预防方法。当前房极浅且植入物与虹膜表面相接触时，可以在表面麻醉下，从术中预置的颞侧角膜缘侧切口向前房内注入黏弹剂，形成前房。当患者配合而且术者已熟练掌握此项技术，该操作可以在裂隙灯下完成。中度低眼压或浅前房可采用与传统滤过性手术相同的处理方法，如加压绷带或双层眼垫遮盖。

3. 植入物与虹膜接触

如果预切口的走向不当而不平行于虹膜表面，会造成虹膜与植入物相接触。该并发症在既往使用的R50型号中更常发生，原因在于其较长的体部和倾斜的尖端。当植入物反复呈锯齿状触碰虹膜，特别是在有晶状体眼中，建议立刻至手术室行Ex-PRESS™植入物复位手术。

复位手术要求将植入物取出，在邻近原切口处制作一个新的预切口隧道，重新植入Ex-PRESS™装置。取出植入物时，需要夹紧它的近端盘状物，通过旋转使远端倒刺样结构保持水平位置，用15°刀扩大切口至空间足够大，利于倒刺样结构退出，然后取出Ex-PRESS™装置。

第 62 章　黏小管成形术
Canaloplasty

Richard A Lewis　**著**

万　月　**译**

段宣初　**校**

> **本章概要**
>
> 　　黏小管成形术为开角型青光眼患者眼压的安全降低提供了一种不需要依赖于功能性滤过泡或外引流装置的手术方式。这种手术在 Schlemm 管内操作，既达到中等程度的眼压控制，又能避免传统滤过性手术的并发症。

一、概述

通过改变 Schlemm 管和集液管通路增加房水流出而降低眼压的理念，一直是青光眼手术治疗的目标。小梁切除术最早的设想是通过手术增加小梁网通路的房水流出。后来发现眼压降低的原因在于房水经巩膜造瘘口进入结膜下间隙形成滤过泡。但以 Schlemm 管为基础的非穿透性青光眼手术，不依赖于巩膜造瘘口或滤过泡，仍然是难以企及的目标。显微器械和黏弹剂的使用为 Stegmann 等提供了一个契机，他们由此发明了名为黏弹剂黏小管扩张术的手术技术，证实手术后开角型青光眼患者的眼压可以被成功控制[1]。黏弹剂黏小管扩张术可以扩张多达 4 个钟点的 Schlemm 管，并达到中等程度的眼压下降。要想扩张更大范围的 Schlemm 管和提供更大的眼压下降幅度，需要发明一种柔韧度高，可以穿过 Schlemm 管全周的微导管，这样就衍生出了黏小管成形术。它与黏弹剂黏小管扩张术有着相同的 Schlemm 管手术入口部位，却扩张支撑了全周 360°的 Schlemm 管，达到了持续时间更久、降压幅度更大的手术效果[2-11]。

二、适应证和禁忌证

（一）适应证

总的来说，黏小管扩张术的价值在于术后短期和远期安全性都比切口类青光眼手术强。黏小管扩张术的适应证仅局限于开角型青光眼。开放的房角对于足够量的房水由小梁网进入扩张的 Schlemm 管和集液管是十分有必要的。以下情况也有可能发生，当联合白内障摘除术时，窄房角或关闭的房角也可重新开放，当然这是一个例外。与其他青光眼手术，特别是小梁切除术或引流物植入术相比，黏小管扩张术更加安全，术后低眼压可以避免。滤过泡和滤过泡相关并发症，例如角膜缘凹陷形成和滤过泡炎非常罕见。角膜接触镜佩戴者可以继续使用接触镜，使用抗凝血药的患者脉络膜出血的风险极低。因此，施行侵袭性青光眼手术风险高的患者，从安全角度考虑可以选择黏小管成形术。

1. 开角型青光眼

从理想的术后效果来看，黏小管成形术需要房角是开放的，因此开角型青光眼是黏小管成形术的最佳适应证，包括色素播散性青光眼、假性剥脱综合征、激素性青光眼和青少年型青光眼。黏小管成形术对于一些继发性青光眼效果并不好，如外伤房角后退性青光眼和新生血管性青光眼。对于炎症（或葡萄膜炎）继发性青光眼，黏小管成形术是具有争议的，并且还没有研究报道。

2. 高度近视

青光眼患者，特别是在合并高度近视时，施行小梁切除术中联合使用丝裂霉素，容易出现低眼压性黄斑病变。所以，黏小管成形术对于高度近视患者是一种有效的选择，它在成功降低眼压的同时不引起低眼压。

3. 眼表疾病

滤过泡的形成需要健康的结膜组织，合并眼表疾病的术眼因为结筋膜变薄和血管扩张使得手术过程更具挑战性。术后慢性炎症反应会导致滤过泡瘢痕化。各种各样的眼表疾病，包括慢性局部药物过敏，反复发作的结膜炎，感染（包括滤过泡炎和结膜炎），以及既往结膜手术史等，滤过泡失败的风险极高。黏小管成形术不依赖于滤过泡和健康的结膜组织发挥引流效果，所以，对于合并眼表疾病的患者是一个好的选择。

4. 免疫功能不全的患者

滤过泡的存在是潜在的感染灶或渗漏区。小梁切除术中常规使用的抗代谢药物如丝裂霉素和氟尿嘧啶，导致薄壁和更多的无血管滤过泡，使感染和结膜变薄风险大为增加。这对于免疫功能不全患者，尤其是在小梁切除术后的早期和晚期阶段更有可能。由于黏小管成形术并不出现滤过泡，也不需要滤过泡发挥引流作用，免疫功能不全的患者术后感染和结膜糜烂的风险大为降低。

5. 使用抗凝血药的患者

使用抗凝血药的患者施行滤过性手术需要慎重。虽然术中出血并不常见，但是术后需要更加关注出血的发生。小梁切除术后低眼压和老年人的高血压共同增加了脉络膜出血的风险，这是一个灾难性的和疼痛剧烈的术后并发症。虽然施行黏小管成形术的患者也存在一定的术后出血可能，但是脉络膜上腔出血还未见报道。

6. 小梁切除术后出现并发症可能性大或对侧眼小梁切除术失败的患者

有一些特定的人群，施行滤过性手术，失败风险极高，是因为潜在的过度瘢痕化。最值得注意的是，非洲裔患者就属于这种手术失败风险极高的种族，原因在于较大可能性的结膜瘢痕化和滤过泡失败。在非洲裔和其他种族人群中，滤过性手术的成功率非常低或小梁切除术因瘢痕化在术后早期就宣告失败，黏小管成形术是一个好的选择。

（二）相对禁忌证

黏小管成形术的相对禁忌证取决于房角的外观，以及 Schlemm 管及集液管系统的开放程度。既往有青光眼手术史包括黏小管手术或小梁切除术的患者，有可能已有 Schlemm 管的瘢痕化会阻碍微导管进入的通路。有氩激光小梁成形术史的患者可能有局灶性的周边虹膜前粘连及对整个 Schlemm 管的间接热损害，Schlemm 管的引流可能会受到影响。选择性激光小梁成形术引起的热效应较低，不属于禁忌证。

1. 先天性青光眼

成功的黏小管成形术需要房水从前房流经小梁网通畅地进入 Schlemm 管。一些先天性青光眼可能并不存在房水流入 Schlemm 管或其他引流通道。在这些患眼，用微导管穿过 360° 的 Schlemm 管，然后进入前房作为小梁切除术的一部分，将会打开一个穿过小梁网通往 Schlemm 管的孔道。

2. 窄房角型青光眼

对于成功的引流手术，房角开放是必需的，才能使足够量的房水流进小梁网和 Schlemm 管。慢性房角关闭或者存在房角关闭风险的患眼并不适用于黏小管成形术。

（三）绝对禁忌证

患者有眼部钝挫伤合并房角后退，或者既往接受过 Schlemm 管内或 Schlemm 管周手术史，很可能出现瘢痕化，限制了微导管穿过 Schlemm 管全周。

新生血管性青光眼

活动性的虹膜表面新生血管形成，无论是否继发房角关闭，都是黏小管成形术的禁忌证。当眼压骤然下降，眼前节出血的风险极高。这类患眼最终出现的房角关闭将会阻碍眼压的成功下降。

三、术前准备

大多数符合青光眼手术适应证的患者，已经开始使用了 1 种或多种降眼压药，这将引起炎症反应和结膜血管的舒张，从而影响上巩膜房水的流出血管。停用局部降眼压药，尤其是那些产生持续的刺激反应和舒血管作用的药物，是理想的选择。计划行黏小管成形术的这些患者的炎症反应和舒血管作用情况，通过术前局部使用类固醇会得到改善。应该避免氩激光小梁成形术。

四、麻醉准备

黏小管成形术可以在表面麻醉、局部麻醉、球后麻醉或全身麻醉状态下进行。笔者倾向于表面麻醉联合结膜下注射利多卡因。另有一些术者倾向于通过球后麻醉达到眼外肌麻痹的效果。一般不需要全身麻醉，但对不能合作的患者包括 16 岁以下的儿童则需要全身麻醉。

五、手术操作和改良技术

手术操作在标准的眼科无菌手术室进行，有常规的术前准备和消毒铺巾。笔者习惯于先用 7-0 Vicryl 线穿过邻近上方角膜缘的透明角膜，然后将缝线固定在下方无菌单上，使眼球向下转，以暴露更多的上方结膜。拟切开部位的结膜下用 30G 针头注射 0.5～1ml 的利多卡因。制作一个 4mm 宽的以穹隆为基底的结膜瓣，暴露 3～4mm 的近角膜缘巩膜组织。止血很重要，但需要谨慎处理，避免对从 Schlemm 管穿过巩膜进入静脉循环的集液管引流通路造成热损伤。

制作一个 1/2 巩膜厚度的三角形浅层巩膜瓣，尽可能避开角膜缘血管环。浅层巩膜瓣向前延伸穿过角膜缘灰色区域进入透明角膜（图 62-1）。在 10 点或 2 点方位行前房穿刺术降低眼压，以软化眼球。大约在浅层巩膜瓣边缘内侧 1mm 范围再做一个深层巩膜瓣，深度以能够透见睫状体组织（但不能穿透）。深层巩膜瓣需仔细制作，向前穿过后弹力层上方的交叉排列的巩膜纤维组织，这个剖分过程是黏小管成形术的关键步骤之一（图 62-2）。它对 Schlemm 管的定位和在后弹力层制作引流窗，这两

个事关黏小管成形术成败的关键步骤，具有重要意义。理论上讲，出现串珠样房水（"水中出汗"）意味着深层巩膜瓣深度恰当。

准备好微导管的一端连接光源（图 62-3），另一端与装有黏弹剂的注射器相连。微导管在插入 Schlemm 管之前，先用黏弹剂填充，它被用来扩张 Schlemm 管。微导管的近端固定在头部一侧，避免穿管过程中无意识的移动。用平镊将微导管的尖端送入 Schlemm 管断端且缓慢前进。手术过程中，术者在闪烁的红色指示灯的引导下将微导管在 Schlemm 管内绕行 1 周。当微导管不能前进时，可向管内注射少量黏弹剂。如果 Schlemm 管内的阻塞部位阻碍了微导管的通过，需要小心地将微导管撤

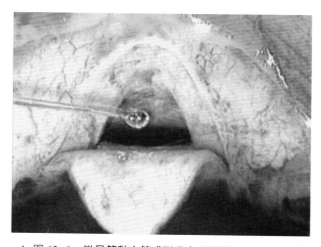

▲ 图 62-1 微导管黏小管成形术中巩膜瓣和 Schlemm 管

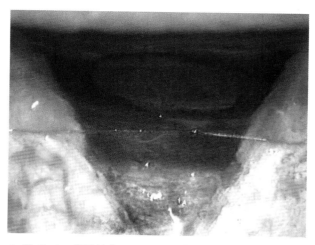

▲ 图 62-2 微导管在 Schlemm 管内；黏小管成形术中深层巩膜瓣的解剖

回，再从反方向插入 Schlemm 管。大多数病例中，微导管的穿行并不困难。

当微导管出现在 Schlemm 管远端切口时，用平镊夹住它（图 62-4）。用 9-0 或 10-0 的聚丙烯缝线打结系于微导管远端（图 62-5 和图 62-6）。微导管近端则从 Schlemm 管缓慢撤回，同时在每个钟点位注射黏弹剂。深层巩膜瓣从基底部切除，暴露出大面积的后弹力层窗。大部分术者会缝合浅层巩膜瓣以避免渗漏和滤过泡的形成。结膜复位且缝合（或用胶水粘）于巩膜表面。

六、术后处理和再次干预

术后治疗包括局部抗生素滴眼液每日 4 次，持续 1 周和类固醇滴眼液每日 4 次，持续 4～8 周。术后早期视力通常不受影响，但取决于是否存在回流出血和前房积血。黏小管成形术的术后护理比小梁切除术简单得多，因为很少遇到难题。大多数患者前房形成好，少量（1～2mm）的前房积血在术后第 1 天并不少见，但是很快会吸收，严重的前房积血罕见。术后第 1 天会有眼压升高，原因在于残留的黏弹剂，但是很少高至需要特别处理。

黏小管成形术后少见滤过泡的形成。如果出现，往往表现为低平弥散的滤过泡。术后做眼球按摩没有作用。如果眼压控制不理想，于后弹力层窗处 Schlemm 管缝线位置之前行 YAG 激光前房角穿刺术，可有效降低眼压。

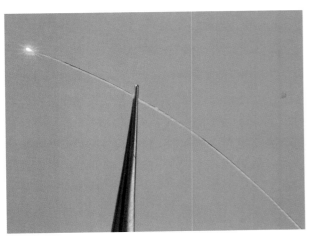

▲ 图 62-3 微导管

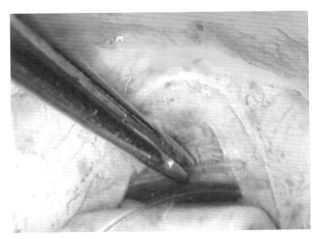

▲ 图 62-4 夹住微导管

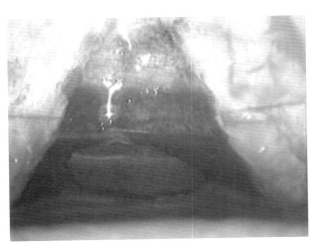

▲ 图 62-5 Schlemm 管内缝线结扎

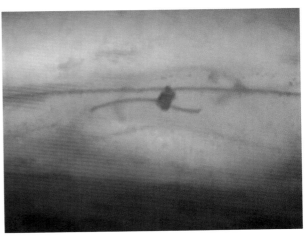

▲ 图 62-6 Schlemm 管内的缝线

七、结局及与其他术式比较

随机临床试验已证实黏小管成形术在开角型青光眼中可以使眼压安全下降至 13～16mmHg 水平[2-12]。当黏小管成形术联合白内障手术或在人工晶状体眼施行时，可以显著降低眼压。眼压下降持续至少 3 年，但 3 年以上的研究结果还没有发表[3,9]。Ayyala 等的前瞻性随机研究发现，接受黏小管成形术的患者比小梁切除术有着较高的再次手术率，然而在这项研究中，黏小管成形术的术后并发症少见（除外前房积血），特别是像脉络膜渗漏，滤过泡修复和低眼压等严重并发症。

八、术后并发症和预防措施

（一）普通并发症

黏小管成形术是一种安全的手术，其术后并发症比小梁切除术少。结膜切口缝线会引起术后中度刺激症状。低眼压、脉络膜渗漏和滤过泡相关并发症少有报道。然而，术后第 1 天少量（1～2mm）的前房积血并不少见，这是源于集液管回流出血进入 Schlemm 管和前房。前房积血很快会被吸收。术后早期阶段眼压可能会有显著升高，原因在于残留的黏弹剂。但通常是一个自限性问题，黏弹剂会在几日内排出。持续至术后数周药物无法控制的眼压升高，需要行 YAG 激光前房角穿刺术。

（二）特殊并发症

对于 Schlemm 管的识别需要仔细分离深层巩膜瓣。如果分离太浅，无法识别邻近 Schlemm 管结构的交叉性巩膜纤维，同时 Schlemm 管很难被切开。如果巩膜瓣剖分太深，前房（或睫状体）将会被穿透，导致房水流出，Schlemm 管塌陷。小的穿透孔可以向前房注射黏弹剂处理，大的穿透则需要将手术转变为滤过性手术如小梁切除术。

将微导管穿过 Schlemm 管全周通常会很顺利。微导管光滑的特性使得它毫不费力地通过平滑的通道。有一些患者微导管穿行的过程会遇到阻力，多见于微导管进入了集液管系统或 Schlemm 管内瘢痕化。这种情况发生在有巩膜切口手术或氩激光小梁成形术后伴随的局灶性周边虹膜前粘连。通过微导管注射黏弹剂可以扩张 Schlemm 管，易于通行。如果不起作用，可以通过从反方向穿行微导管来解决问题。重要的是，避免在微导管遇到阻力时过度用力插入。如此用力将会导致微导管扭曲变形，限制它进一步向前移动。同时，过度用力插入会形成假道，导致微导管穿出 Schlemm 管进入脉络膜上腔或者前房。

结扎 Schlemm 管内的聚丙烯线时，把握适当的力度也很重要。力度太小，Schlemm 管扩张也小，手术效果降低。打结力度太大，存在缝线断裂或穿透前房的风险。一些术者在微导管通行处放置双线，防止结扎时用力不当。鲜有缝线腐蚀进入前房的报道。过大的缝线张力也是导致术后散光的一个原因。

黏小管成形术的目标之一是制作 Descemet 窗增加房水滤过。做深部剖分，微导管穿行过程和缝线拉紧时，Descemet 膜的距离处置不当，都有可能引起潜在的 Descemet 膜脱离，最常见于缝线拉紧时，且好发于 4 点和 7 点位。有时候，血液会在 Descemet 膜脱离区域聚集[13]。若在脱离区域没有任何证据显示出血，将会是一个自限性过程，不需要干预可以在 6～8 周内自行吸收。如果存在出血，在手术几周后，针刺脱离区域下的凝血块可以加速血块吸收而变清亮。

术后远期，巩膜窗或（和）Schlemm 管和与集液管的房水高流出量会导致虹膜贴附于房角和局灶性周边房角前粘连。当眼压升高和房角镜下发现周边虹膜前粘连就可确定。推荐采用虹膜成形术，以使虹膜远离巩膜窗附近的房角区域，但要尽量避开醒目的 Schlemm 管内缝线。如果该治疗无效，尝试用黏弹剂推开房角处虹膜或者轻轻夹住虹膜将其从粘连部位分离开来。

第 63 章

青光眼手术新选择
New Glaucoma Surgical Alternatives

Tarek M Shaarawy　　Marilita M Moschos　　Mark B Sherwood　**著**

万　月　　康梦田　**译**

郭文毅　**校**

本章概要

近几年来，人们对青光眼手术的兴趣激增。相关技术、设备、植入物和手术流程得到了更多的关注和研究。

一些新的设备（和植入物）正在临床试验评估阶段，它们共同的目标是实现满意的疗效并减少潜在的威胁视力的并发症。

目前的研究致力于降低并发症和不良反应，使手术过程变得更加安全更加有效。它们都遵循一个共同的概念，即绕过房水引流阻力异常增加的小梁网，直接引流入 Schlemm 管或脉络膜上腔。

此外，将具有生物稳定性、可降低炎症反应和瘢痕形成等特性的新型生物材料运用在手术装置和植入物中，也是后续研究中值得关注的。

目前尚不清楚上述改良是否能达到中晚期青光眼患者所需的降眼压效果及长期的疗效与安全性。

需要考虑的一个要点是，如何将这些技术转化为手术设备应用于青光眼治疗。其中一些手术，具有较少的侵入性和对结膜和 Tenon 囊更小创伤的特性，增加了青光眼治疗的选择，使之可以应用于小梁切除手术之前，并且不会影响后续的手术治疗。

这些新型手术设备和手术技术理论上比外引流手术更具优势，其初步结果也令人鼓舞。未来几年的临床研究将致力于纳入有更多患者和更长随访时间的多中心研究，以进一步证实这些新型青光眼手术的长期安全性和有效性。

一、概述

可以肯定地说，人们对青光眼手术从来没有像今天这样感兴趣过[1]。青光眼手术在过去的几十年里一直处于相对停滞的状态，现在随着新技术的引入而重新焕发活力[2]。与永恒的金标准——小梁切除术相比，每一种新技术都可能改善手术的效率和安全性[3]。不过，理论是一回事，科学现实又是另一回事。这些技术中大多数仍处于临床试验的早期阶段，缺乏在青光眼治疗医师和普通眼科医师日常应用中的同行评议研究。事实上，此时很难对大多数技术和设备的效用做出准确的评估。这一章旨在列出迄今为止可以购买到的手术设备，讨论当前的文献，并推测未来这些新技术在眼科手术器械中的应用趋势和可能的定位。

二、术语

一直有人试图将这些设备和技术中的大部分归类为微创、微效和结膜保留手术[4-6]。由于种种原因，这些术语都不准确。将这些技术和设备称为微创，意味着它们比经典的抗青光眼手术（如小梁切除术、非穿透性青光眼手术和导管植入手术）侵入性更小。到目前为止，这种说法还没有得到循证医学的支持。在一些新技术中，结膜被打开，从而损伤了至少一个象限，这可能与"非侵入性"这一术语相违背。此外，自19世纪以来，每一种被引入的新方法都一直声称侵入性更低，这本身也是一种术语的滥用[7, 8]。

而将这些技术称为微效，可能会先入为主地将其归入了"有效性"这一概念中，使得我们对这些技术的认知出现偏差，因为它暗示我们对这些设备和技术的有效性已经有了足够的认知，而实际上我们并没有充分掌握这方面的知识。

三、分类

在笔者看来，按照各项技术的引流途径分类是一种安全且相对准确的分类方法，因此我们可以将这些技术列出来。

- 结膜下滤过途径。
  - 外引流途径。
    - Ex-PRESS 植入术（见第 61 章）。
    - CO_2 激光辅助巩膜切除手术（CLASS）。
  - 内引流途径。
    - Aquesys Xen 植入术。
- 增强 Schlemm 管引流途径。
  - 外引流途径。
    - 黏小管成形术（iScience 导管）（见第 62 章）。
    - Stegmann 管道扩张器。
  - 内引流途径。
    - iSent 植入术。
    - 高频深层巩膜切开术（HFDS）。
    - 内路小梁切开术（小梁消融术或 iScience 导管）。
    - Hydrus 植入术。
- 脉络膜上腔引流途径。
  - 内引流途径。
    - CyPass 植入术。
    - iStent 脉络膜上腔植入术。
  - 外引流途径。
    - Starflo 植入术。
    - Gold Solx 植入术。

四、结膜下滤过途径

（一）外引流途径

1. Ex-PRESS 植入术（见第 61 章）

长 2.64mm 的不锈钢植入物[3, 9-12]通过将房水从前房引流到巩膜下腔来发挥降低眼压的作用，手术步骤除了不需周边虹膜切除外与小梁切除术相同[13, 14]。眼压降低最初是植入物的长度和内径起作用，直到瘢痕完全形成，因此眼压的控制和小梁切除术有相同的作用机制。多项研究发现，在 Ex-PRESS 植入术后早期，其优势在于使滤过量标准化，这可能可以预防早期低眼压及其相关并发症[15, 16]。另一项研究也表明，与小梁切除术相比，Ex-PRESS 植入术后视力恢复更快，这是一个值得优先考虑的因素[17]（图 63-1）。

另一方面，考虑到已有的青光眼引流管研究显示角膜内皮细胞在长期随访过程中进行性丢失[18]，而目前尚缺乏关于 Ex-PRESS 植入术与小梁切除术在角膜内皮影响方面的长期随访结果。

另一个需要考虑的因素是将新设备引入日常手术中的经济成本[9, 19]。手术费用是一个主要方面，但并不是唯一的因素。有潜在并发症的手术的术后护理及针对这些并发症本身的处理也需考虑在内。并且这些研究需要在国家层面上进行，因为不同国

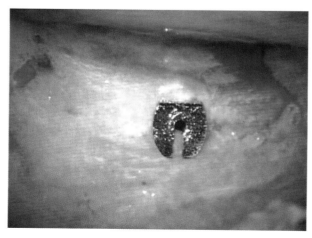

▲ 图 63-1　植入的 Ex-PRESS

家的成本相差很大，在许多情况下，在同一个国家内部也是如此。

2. CO_2 激光辅助巩膜切除手术（CLASS）

在手工剥离深层巩膜瓣的角巩膜交界部分时，总是存在穿孔进入前房或组织切除不足的可能性[20]。这很大程度上取决于术者的经验和技能[8]。为了克服这些困难，不同种类的激光（图 63-2）被用来消融深层的巩膜组织。准分子激光的实验和临床研究已经得到了令人鼓舞的初步结果[21]。但目前还没有激光辅助的深层巩膜切除术和小梁切除术的对比研究。

手术技术（见第 32 章，聚焦 4）如下。

在上方做以角膜缘为基底 1/3～1/2 巩膜厚度的矩形巩膜瓣（5mm×5mm）直至进入透明角膜（图 63-3）。

设定所需的扫描区域和形状，聚焦激光束，同时红外线瞄准光束会对该区域进行可视验证。然后，在该区域包括 Schlemm 管实施 CO_2 激光消融，以形成巩膜床（图 63-4）。

用海绵拭去残留的烧焦组织，继续消融直到房水渗透充分，此时渗透出的房水吸收了激光能量而阻止进一步消融（图 63-5）。

将巩膜瓣复位，并用 10-0 尼龙缝线间断缝

合 2 针固定，在巩膜瓣下注射高分子量的黏弹剂（Healon 5R）或使用巩膜层间植入物（例如，瑞士尼道 STAAR 公司的 Aquaflow 胶原植入物）。用 9-0

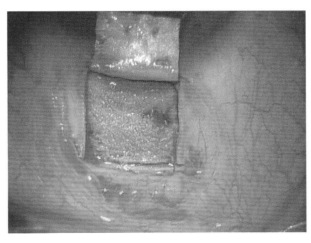

▲ 图 63-3　一个以角膜缘为基底的上方的矩形板层巩膜瓣（5mm×5mm）

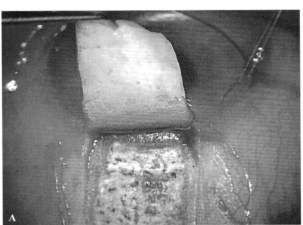

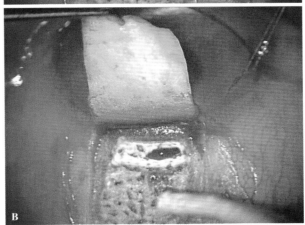

▲ 图 63-4　A. 在巩膜表面区域包括 Schlemm 管实施 CO_2 激光消融；B. 巩膜表面开始渗漏

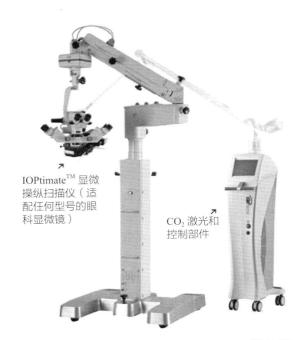

IOPtimate™ 显微操纵扫描仪（适配任何型号的眼科显微镜）

CO_2 激光和控制部件

▲ 图 63-2　**Ioptima™ CO_2 激光系统**（Ioptima™ 馈赠）

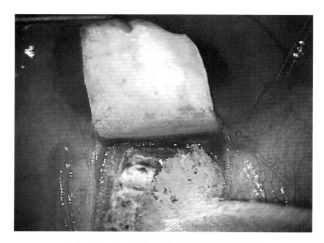

▲ 图 63-5　用海绵擦去残留的烧焦组织

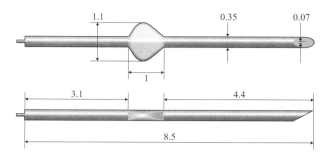

▲ 图 63-6　InnFocus 微型分流器 ™ 的结构；所有单位为 "mm"

可吸收缝线连续缝合结膜。

已报道的研究充分证明，CLASS 是一个容易学习和操作简便的手术，具有相对安全、有效的中短期疗效 [22, 23]。但仍需要 CLASS 和手工操作的深层巩膜切除术疗效的随机对照试验，来提高我们对这项技术的认知及更好地将它运用到现有的手术技术中。

CO_2 激光具有包括止血、干燥组织消融及被渗出的房水吸收能量等特性，为深层巩膜切除术提供了显著的优势。由于激光的能量很容易被渗出的房水吸收，小梁网组织在激光消融过程中受到了潜在保护。因此，手工操作深层巩膜切除术中最常见的并发症，即小梁网 –Descemet 膜穿孔的可能性被最小化了。

3. InnFocus 微型分流器

该微型分流器由一个软管组成，在管子的中央部有一个扁平的 "鳍"，以防止装置进入前房 [24-26]。鳍也起到了阻止管道周围房水漏出的作用，减少术后低眼压的可能。该装置内径 70μm，可起到限流的作用，既避免了术后低眼压，也减少了术后眼压峰值的出现（图 63-6）。

苯乙烯 – 异丁烯 – 苯乙烯聚合物简称 SIBS[24]，作为一种具有高度生物相容性的生物材料，是 InnFocus 微型分流器的一个重要特点，同时也是美国食品和药物监督管理局（FDA）批准的可用于制作长期植入的医疗装置的三种人造弹性材料之一。SIBS 材料具有生物稳定性，它的惰性特性几乎不

会引起炎症和瘢痕形成。基于兔眼的青光眼引流手术初步研究，对比了 SIBS 和硅胶管的组织反应。硅胶刺激炎症反应，促进植入物周围形成纤维包裹，使植入物很快失去作用，而 SIBS 材料周围有极少的纤维包裹，且在 1 年后仍有持续的房水引流作用。

InnFocus MicroShunt ™ 植入术相对简单，只需要打开结膜和 Tenon 囊，制作一个能容纳针头穿刺的巩膜隧道，然后将分流器插入，使其上的鳍嵌于隧道内。该手术为外引流手术，不需要使用房角镜和粘弹剂。与小梁切除术不同的是，该手术不需要切除巩膜和虹膜，唯一的巩膜创伤是针刺隧道（图 63-7）。

（二）内引流途径

Aquesys Xen 青光眼植入物

Xen 植入物是一种亲水性的管道，由猪明胶和戊二醛交联而成（图 63-8）。它通过制造前房到结膜下的房水引流通路发挥降眼压作用。

在植入的过程中，该装置遇水膨胀形成一个不可移动的软性的引流通路，并且具有组织顺应性（图 63-9 和图 63-10）。

手术步骤：XEN 青光眼植入物的作用机制与其他全层滤过手术（如有阀门和无阀门的引流管分流物和全层小梁切除术）都是一致的，它可以绕过所有潜在流出障碍部位。它在前房和结膜下腔隙之间形成一个微小的瘘管，而植入物周围组织会自然愈合。不需要切除虹膜，只需微小的创伤，使术后炎症反应和纤维化的可能性降到最小，并且避免了许多其他侵入性更强的手术（如小梁切除术和引流管分流植入术）的相关并发症（图 63-11）。

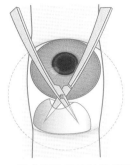

打开以穹隆为基底的结膜和 Tenon 囊，范围 90°～120°，向角巩膜缘后延伸至少 8mm

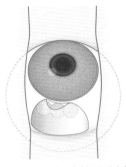

3 个浸润丝裂霉素的圆形小棉片置于结膜瓣下

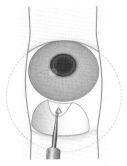

在角膜缘后 3mm 的巩膜表面作标记；做 1mm×1mm、1/2 厚度的巩膜隧道

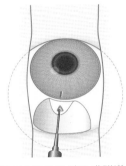

用 25G 针头通过巩膜隧道穿刺进入前房

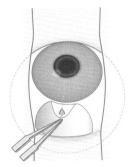

用镊子将 InnFocus MicroShunt 从针刺通道向前推进，将植入物的"鳍"挤入 1.0mm 宽的巩膜隧道内

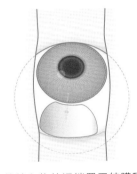

将植入物的远端置于结膜和 Tenon 囊下，10-0 尼龙缝线间断缝合关闭结膜切口

▲ 图 63-7　**InnFocus MicroShunt™** 植入术

五、增强 Schlemm 管引流途径

（一）外引流途径

1. 黏小管成形术（iScience 导管）

见第 62 章。

2. Stegmann 管道扩张器

Stegmann 管道扩张器（SCE）®（生产于 Ophthalmos 股份有限公司，瑞士）（图 63-12）是

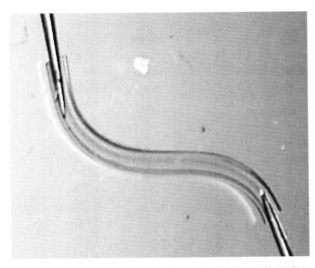

▲ 图 63-8　**Xen** 植入物是一种亲水性的管道，由猪明胶和戊二醛交联而成

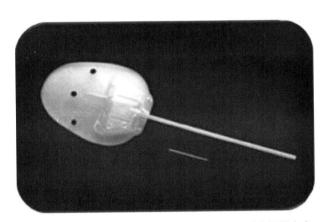

▲ 图 63-9　比较 **Xen** 植入物和 **Ahmed** 青光眼引流阀的大小

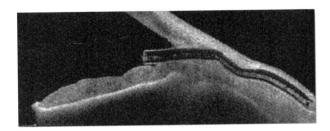

▲ 图 63-10　前节 OCT 图像显示的 **Aquesys Xen** 植入的位置

一种聚酰亚胺植入物，被设计用于植入 Schlemm 管内，使小梁网永久扩张。它的外径为 240μm。SCE 是一种专门用于房水引流的管道扩张器。SCE 的应用使得黏小管成形术不再需要缝线的扩张，而使其

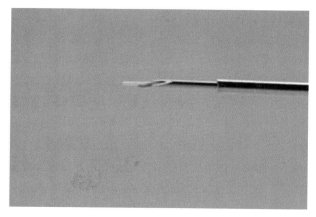

▲ 图 63-11 XEN 植入手术使用 25G 针头，使创伤减到最小

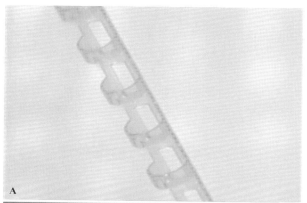

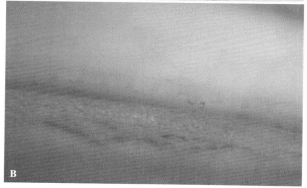

▲ 图 63-12 SCE 装置（M Greishaber，MD 馈赠）

成为更加容易和具有可重复性的手术。至少从理论角度来说，用缝线扩张 Schlemm 管依赖于缝线的张力，而这种张力不容易被评估和定量，同时存在缝线断裂的潜在风险。

将 Schlemm 管开口扩张后，插入微导管，向管内注射高分子量的透明质酸钠，来扩张管道，这个步骤同黏小管成形术。在完成扩张后，撤出导

管，在 Schlemm 管两个开口内植入 SCE。SCE 的基本工作原理是维持小梁网渗透性的持续增加，从而提高从前房进入 Schlemm 管的房水引流量。与黏小管成形术相同，表层巩膜瓣需水密缝合，防止滤过泡形成，以迫使房水通过生理引流通道排出。该植入物于 2013 年 4 月获得 CE 认证。临床试验正在进行中，至今尚未发表任何研究成果（个人交流，M.Greishaber，瑞士，巴塞尔大学）。

（二）内引流途径

1. 小梁消融术（内引流小梁切开术）

小梁消融术是另一种相对较新的手术技术[27]。它的操作手柄含有一个注吸头和一个由脚踏板控制的微型电消融系统[28]。该装置头端的挡板是为了保护 Schlemm 管的外侧壁和周边的血管系统。进入眼内部分（含注吸套管）的大小相当于 19-G 针头，可通过 1.6mm 的透明角膜缘切口插入。在房角镜直视下，将装置从鼻侧切口穿过前房，头端的挡板插入 Schlemm 管内，然后脚踏切换到注吸和消融模式，并将消融头沿顺时针和逆时针方向轻轻向前推进，消融一长条小梁网，开放 60°～120°（2～4 个钟点位）的区域。进入前房的短暂出血是通过切开的小梁网而来，可以通过颞侧切口冲洗流出。

一份初步报告[29]描述了 37 名眼压失控的墨西哥西班牙裔和高加索裔开角型青光眼患者，在用药或不用药的情况下，术后 6 个月（$n=25$）的平均眼压为 17.4mmHg，术后 1 年（$n=15$）为 16.3mmHg。并发症包括所有术眼均有由血液回流造成的不同程度前房积血，大多数患者在术后 1 周内吸收，没有造成远期的视力损害。3 例患者出现了暂时性的角膜后弹力层损伤，还有 9 例有周边虹膜前粘连。

Minckler 和他的同事[27]后来报道了最初行该手术的 101 例术眼的随访结果，其中 11 位患者随访时间长达 30 个月。术后 3 个月（$n=51$）平均眼压为 17.6mmHg（眼压下降 40%），12 个月（$n=37$）为 16.4mmHg（下降 44%），24 个月（$n=18$）为 15.2mmHg（下降 44%），30 个月（$n=11$）为 16.3mmHg。共 16 只眼（16%）手术失败，其中 9 只眼再次行小梁切除术，另外 7 只眼的眼压 > 21mmHg。

近期的一项研究报道了 246 例内路小梁消融术的随访结果 [30]。他们使用两种不同的手术成功标准进行 Kaplan-Meier 分析。第一个标准是术后眼压 ≤ 21mmHg，或较术前眼压下降 ≥ 20%。第二个标准是眼压 ≤ 18mmHg 且较术前眼压下降 ≥ 20%。失败标准包括抗青光眼药数量的增加或再次手术。术前眼压为（21.6 ± 8.6）mmHg；抗青光眼药数量为（3.1 ± 1.1）种。术后 24 个月，眼压为（15.3 ± 4.6）mmHg，下降 29%（$P < 0.001$），抗青光眼药数量为（1.9 ± 1.3）种，下降 38%（$P < 0.001$），依据第一个标准，成功率为 62%，而依据第二个标准则为 22%。失败的危险因素包括原发性开角型青光眼和氩激光小梁成形手术史。在这些病例中，66 例患者（26.8%）在术后平均 10 个月（2 天～3.2 年）需再次手术。作者认为小梁消融术 24 个月的成功率（以 IOP ≤ 18mmHg 为标准）很低，所以建议该手术只在目标眼压为 21mmHg 或以上的患者中进行。

在新的替代疗法中，小梁消融术可能是有最多文献报道的一种（见第 60 章）[5, 6, 27-41]。因此，现在人们对其局限性和优势已经有了较好的了解。

2. iScience 导管引导下 360° 内路小梁切开术

在之前章节提到的用于 Schlemm 管的外路穿通和定位的 iScience 导管，最近也被应用于内路途径 [42]。

手术技术：用 23G 针头作透明角膜穿刺，作为显微导管进入前房的隧道，并在另一个 1～2mm 长的角膜穿刺口中伸入 25G 的玻璃体镊，来操纵进入前房的显微导管。在前房注入黏弹剂后，NVR 刀片穿过前房，划开对侧小梁网，找到 Schlemm 管。进入前房的导管从内侧插入 Schlemm 管，并在房角镜下通过闪烁的红色光标的指示绕 360° 穿过管道。在到达起始点后，拉紧导管的两端，Schlemm 管的内壁被打开，房水从 360° 方向直接流入房水静脉。虽然一些患者后期存在术后纤维化瘢痕的问题，但初步结果是很有希望的，同时保留了结膜的完整，为后期可能需要的进一步手术保留了机会。

3. iStent

Glaukos iStent [43, 44]（加利福尼亚州拉古纳山的 Glaukos 公司）是一体式 "L" 形的钛合金装置，通过透明角膜切口，从内部置入 Schlemm 管内，位置通常在鼻侧象限。Schlemm 管内部分是半弧形，长 1mm，外径 180μm，有一个弯曲的可贴附于管道内壁的凸面来适应 Schlemm 管内腔。位于周边前房的小 "引流管"，长约 0.5mm，可使房水绕过 Schlemm 管内壁和邻管小梁直接进入 Schlemm 管，从而增加房水引流。前房被黏弹剂填充后，在房角镜下，夹持该装置穿过前房，将其尖端插入对侧的小梁网组织内。

Bahler 等使用人尸体眼前节进行体外灌注培养的研究表明，虽然一次就放置 2 个或更多的支架与仅放置 1 个支架的眼压水平相同，均为 12mmHg 左右，在统计学上不具有差异，但是后续在 Schlemm 管的其他部分再放置第二或第三个支架，可能会进一步降低眼压。

在最近的随机对照研究中 [46]，Craven 和同事报道了对比单个 iStent 植入术联合白内障手术与单纯白内障手术治疗轻中度开角型青光眼的长期安全性和有效性。将未用药眼压在 22 mmHg 和 36 mmHg 之间的轻中度青光眼患者随机分入单个 iStent 植入术联合白内障手术组（支架组）和单纯白内障手术组（对照组），术后随访 24 个月。结果显示两组的不良事件发生率都很低。在 24 个月时，支架组中未用降眼压药眼压为 21 mmHg 或更低的患者比例明显高于对照组（$P = 0.036$）。总体而言，支架组 12 个月和 24 个月的眼压稳定［分别为（17.0 ± 2.8）mmHg 和（17.1 ± 2.9）mmHg］，而对照组略有上升［分别为（17.0 ± 3.1）mm Hg 和（17.8 ± 3.3）mmHg］。支架组术后使用的降眼压药物在 12 个月时较对照组少且有统计学意义，在 24 个月时，尽管差异没有统计学意义，但仍较对照组少。

最近报道了第二代 iStent（GTS-400）（图 63-13 A 和 B）[47] 在非对照病例研究中的结果，该研究纳入了 20 例开角型青光眼或高眼压合并白内障的患者。术前用药下基线眼压为（19.95 ± 3.71）mmHg，未用药基线眼压为（26 ± 3.11）mmHg。术后最终眼压为（16.75 ± 2.24）mmHg，较术前基线眼压下降了 35.68%［（9.42 ± 3）mmHg；$P < 0.001$］。药物数量从 1.3 ± 0.66 降至 0.3 ± 0.57（$P < 0.001$）。有 75% 的患者在一年内停药。

4. 高频深层巩膜切开术（HFDS）

HFDS 是一种有趣的可为开角型青光眼患者

降低眼压的手术。它在小梁网上制造从前房到 Schlemm 管的房水引流通道（图 63-14）。

（1）手术技术：在透明角膜制作 2 个相距约 120° 的 1.2mm 切口，之后用黏弹剂填充前房。使用专门设计的透热探针（Abee 青光眼探针；生产于瑞士伯内克 Oertli 仪器公司），切口可以在颞侧，颞上或鼻上方制作。探针尖端的尺寸如下：长 1mm，高 0.3mm，宽 0.6mm。重复该步骤直至制作 4～6 个巩膜切开孔。

HFDS 是一种在鼻侧和（或）下方操作的内路手术，因此上方可以进行其他外路青光眼手术。目前，该手术方法对再次进行青光眼手术暂时没有已知的负面影响。据报道 HFDS 不仅并发症发生率低，学习曲线也相对简短（图 63-15）。

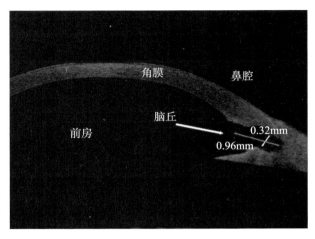

▲ 图 63-14　高频深层巩膜切开术（**HFDS**）

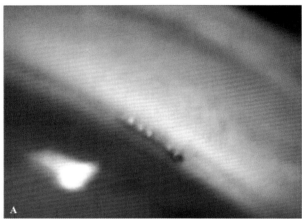

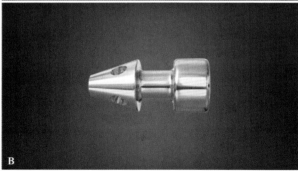

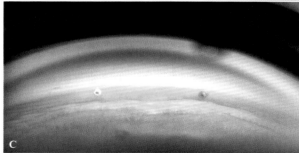

▲ 图 63-13　**A.** 第一代 **iSent**；**B** 和 **C.** 第二代 **iSent**（**GTS-400**）

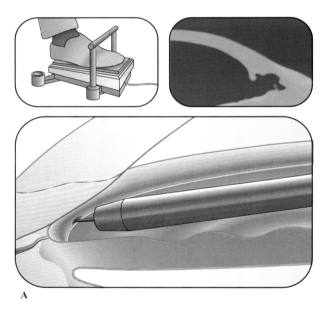

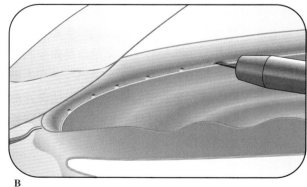

▲ 图 63-15　高频深层巩膜切开术

（2）结果：Pajic 和同事[48] 在 58 位连续患者的 58 只眼中进行了 HFDS，其中 53 例被诊断为开角型青光眼，5 例为青少年型青光眼。开角型青光眼组的基线眼压为（25.6 ± 2.3）mmHg（18～48mmHg），青少年型青光眼组为（39.6 ± 2.3）mmHg（34～46mmHg）。所有患者至少随访 72 个月。在此期间开角型青光眼组眼压为（14.7 ± 1.8）mmHg，青少年型青光眼组为（13.2 ± 1.3）mmHg。术后各个随访节点的眼压值均显著低于基线眼压值，差异有统计学意义（P < 0.001）。术后 72 个月，只有 11 只眼（20.8%）需要继续抗青光眼治疗。未报道严重的并发症。

5. Hydrus 植入术

这是一种类似支架的植入物[49]，通过内路途径插入 Schlemm 管内，使其保持管道开放，从而增强了生理性传统房水引流通路的房水流出。它是由生物相容的镍钛合金材料制成的柔性植入物。该支架全长 8mm，后表面开放，沿前表面体部具有 3 处开放的窗口，可用支撑 3 个钟点长度的 Schlemm 管，供多条集液管引流（图 63-16）。

六、脉络膜上腔引流途径

（一）内引流途径

1. CyPass 植入术

CyPass 是一个由生物相容材料聚酰亚胺制成的微型导管，长 6.35mm，内径 300μm，它的设计思路是将房水引流到脉络膜上腔。

步骤：通过 1.5mm 的切口，在房角镜辅助下从内路途径进行手术。在前房填充黏弹剂后，用装有 CyPass 植入物的注射器在房角结构的最深处进行植入。当植入物插入松软的脉络膜和相对坚

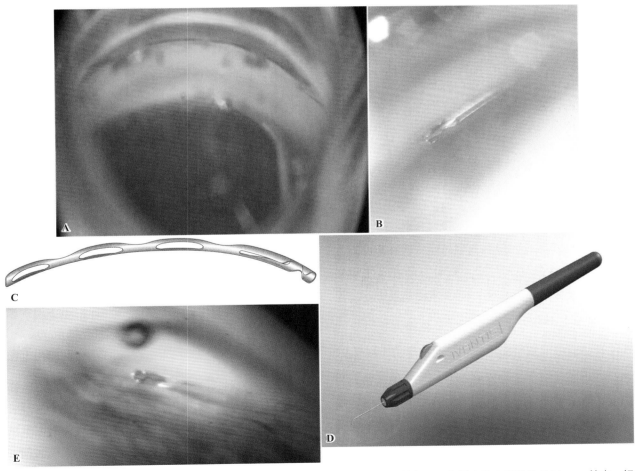

▲ 图 63-16　在一项眼部生物相容性的研究中，Grierson 等[50] 将 **Hydrus** 装置植入 **8** 只兔眼内和 **2** 只猴的 **Schlemm** 管中，相比假手术组，显示出极小的炎症反应（图 **D** 由 **Ivantis** 馈赠）

硬的巩膜之间时，引流管可以在组织间分离出一个平面，由于两个相邻结构之间硬度的显著差异，植入错误部位的可能性微乎其微（图 63-17 和图 63-18）。

2. iStent 脉络膜上腔植入术

第三代 iStent 的临床应用信息非常少。尽管仍然保留内路房水引流途径，iStent 脉络膜上腔植入术的目的是通过脉络膜上腔引流，这偏离了其以往增强传统 Schlemm 管引流途径的思路。迄今为止没有该植入术更深入的研究报道（图 63-19）。

（二）外引流途径

1. Starflo 植入术

该植入物设计的目的是可放置在脉络膜上腔以增强葡萄膜巩膜的生理引流途径，它是由柔软、海绵状的"组织友好型"不可降解的 STAR® 生物材料制成（图 63-20）[51, 52]。

该植入物长 11mm，由头（5mm 宽）、颈（3mm 宽）和主体（6mm 宽）三部分组成。植入物的边缘是圆形的。

步骤：在局部或表面麻醉下，制作以穹隆为基底的结膜瓣。

术中，利用黏弹剂或前房稳定器来维持前房深度。制作一个 8mm（宽）×3mm（长），1/2 巩膜厚度的浅层巩膜瓣。切开巩膜直达脉络膜，保留 1～2mm 巩膜桥（图 63-21）。

在前部巩膜瓣根部的中央制作一个 3mm 宽的穿过小梁网进入前房的切口。在后部深层巩膜切口处使用钝性小铲插入脉络膜上腔将巩膜和脉络膜分开，形成容纳植入物的腔隙。

植入物通过 7～8mm 宽的后部巩膜切口轻轻地向后插入直到其 2/3 进入脉络膜上腔。植入物头部的一角先通过前部 3mm 切口插入前房，然后再插入另一角。正确放置时植入物颈部应位于 3mm 切口的中心位置，并且与巩膜表面平行而不折叠。再

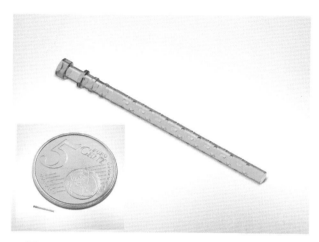

▲ 图 63-17　CyPass- 由生物相容性聚酰亚胺制成的微型导管，一个长 6.35mm，内径 300μm

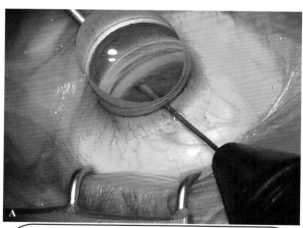

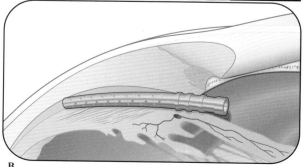

▲ 图 63-18　CyPass 植入术—内路途径。

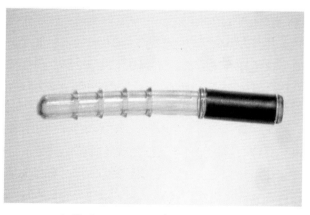

▲ 图 63-19　iStent 脉络膜上腔植入术

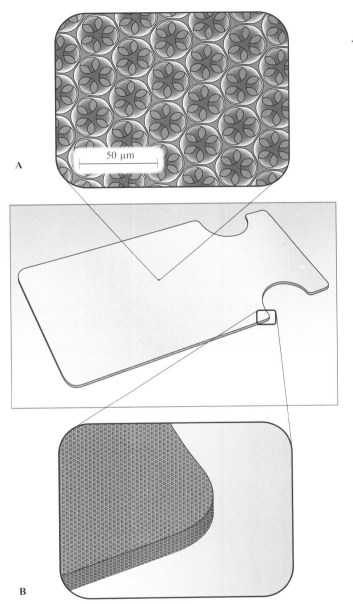

◀ 图 63-20 Starflo 植入物

将浅层巩膜瓣紧密缝合，避免滤过泡形成，最后关闭结膜。

内路植入物的想法并不新鲜。相同的概念过去在黄金微型引流器曾有过探索[6,53,54]。

在这个新的增强脉络膜上腔引流的外路手术中，引人注目之处是使用了新型不可降解的生物材料，对组织瘢痕形成和炎症调节具有潜在的益处。尽管这些益处尚未在临床研究中得到验证。

2. 黄金微型分流器植入术

黄金微型分流器[53-57]（GMS）是一块约长5.2mm，宽3.2mm，厚44μm 的24K 黄金薄片。

GMS 由 99.95% 纯金制成，这是一种具有生物相容性的材料，可以最大限度地减少组织向内生长或蛋白质黏附等可能导致房水引流受阻的因素。用特殊的植入装置通过 3～3.5mm 宽的巩膜下切口或透明角膜切口将其植入脉络膜上腔。研究者们已经开发出具有更大微管通道直径的新型模型［XGS-5 和XGS10（GMS+）］（图 63-22）。

由于前房和脉络膜上腔之间存在压力差，所以GMS 可以不依赖滤过泡而是利用这个生理压差来降低眼压。它包含一系列连接前房与脉络膜上腔的微管通道。

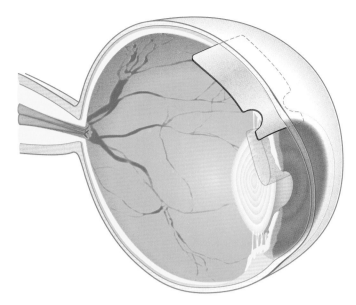

▲ 图 63-21　**Starflo** 植入术过程

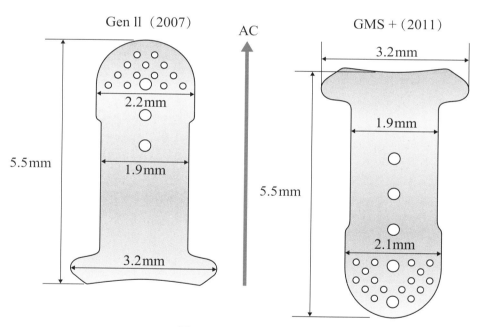

▲ 图 63-22　黄金微型分流器

　　该分流器的设计新颖之处在于它可以通过激光来调节引流量。在植入时 GMS 的 20 个通道中有 10 个是开放的。如果术后眼压过高，可使用 DeepLight®790 钛蓝宝石激光打开部分原本封闭的通道。这使得医师即使在术后多年仍然可以通过打开这些额外的通道来实现眼压的进一步下降，而不需要增加药物的使用。

　　最近一项回顾性研究报告了 31 例植入 GMS+ 的晚期青光眼病例的随访结果。手术的成功或失败的评价指标是眼压和不良反应。最长随访时间为术后 4 年。按作者定义的失败标准，该研究中 30 眼（97%）失败。在（7.3±7.7）个月内，31 例中有 24 例（77%）因眼压升高再次手术，2 例（6%）因术后并发症而再次手术，4 例眼压下降幅度不到 20%。

31 例中有 6 例因术后眼压升高而取出 GMS 植入物。术后并发症包括 2 例虹膜红变，2 例轻度炎症反应。他们认为 GMS 植入术并不是控制青光眼患者眼压的有效手术方式。但文中未提及 4 例（13%）出现慢性轻度炎症反应或虹膜红变的原因[58]。目前一项对比 GMS 与 Ahmed 引流阀的多中心研究正在进行中。

七、小型化的高强度聚焦超声设备

在 20 世纪 80 年代和 90 年代用于治疗青光眼的睫状体超声消融术就已经被广泛研究。小型化的高强度聚焦超声设备（HIFU）是有效的降眼压方法。最近[59]，一种小型化的圆形 HIFU 装置被用于睫状体光凝，同时开发了一个可直接与眼球接触的具有 6 个小型高频换能器的圆形设备。可以在大多数眼睛中进行恒定且可重复的定位，并减少了手术时间和错位风险。小型高频换能器可以创建更小的

对焦区域以便更好地瞄准睫状体。这种换能器的较高工作频率还允许在聚焦区域和未治疗区域之间进行更陡峭的过渡，从而降低了加热附近健康组织的风险。

使用 HIFU 的环形超声睫状体凝固术似乎相对安全，并且在降低难治性青光眼患者的眼压中可能有效[60]。早期研究中并没有在术中或术后观察到严重并发症，术后 3 个月，平均眼压下降可达 35.7%[60, 61]。HIFU 治疗后眼压降低的机制尚未阐明。据推测，降压的主要机制是减少睫状体产生的房水量。由于通过负压吸引环将耦合锥与眼球直接接触并固定，因此可以推测该手术能有效作用于睫状体，而不影响其他周围结构。

用小型高频换能器提供的高强度聚焦超声进行超声睫状体凝固术不失为一种降低眼压的有效方法，理论上可能比其他睫状体破坏性手术更安全（图 63-23）。

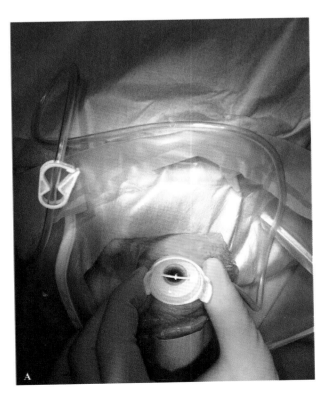

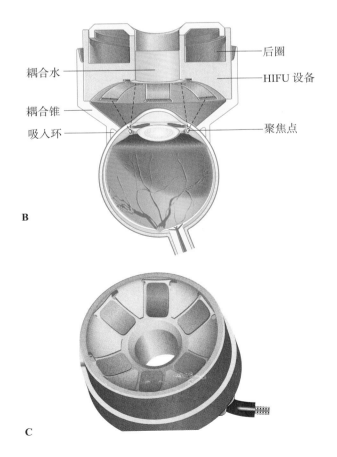

▲ 图 63-23　HIFU 手术过程

聚焦 1　小梁微型旁路支架植入术联合白内障手术

JuliánGarcía-Feijoó

　　人们对微创青光眼手术（MIGS）的兴趣日益增加[1]。Glaukos iStent™（Glaukos 公司，Laguna Hills，California）被设计用来绕过小梁网，直接连通前房和 Schlemm 管。

　　超声乳化完成后，前房再次填充黏弹剂，调整手术显微镜和患者的头位，并在角膜表面放置房角镜。此时在人工晶状体眼中更易看到房角，手术也更加容易操作。植入器通过颞侧进入前房，将 iStent 插入鼻侧的 Schlemm 管。应使其与虹膜根部平行，并靠在 Schlemm 管的后壁上（图 1）。

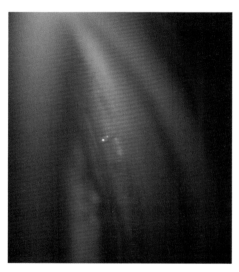

▲ 图 1　术后 1 周；Schlemm 管中的 iStent 与虹膜表面平行，引流管远离虹膜表面；注意 Schlemm 管内的血液

　　如果使用两个植入物，则将一个植入物置于鼻下方，另一个置于鼻上方。

　　拥有条件较好的 Schlemm 管或集液管的轻中度原发性开角型青光眼（POAG）患者合并白内障时，可以选择 iStent 联合白内障手术。Glaukos iStent 已获得 FDA 批准用于青光眼治疗。

　　根据笔者的经验，经过 53 个月的术后随访，平均眼压较术前显著下降 16.3%[2]。最近一项随机对照临床试验[3]进行了 iStent 植入术联合白内障手术和单纯白内障超声乳化术的比较，一年随访结果显示前者未用药物下眼压≤ 21mmHg 的患者比例明显更高，两者具有相近的安全性。该研究两年随访的安全性和有效性的数据也得出了类似的结果[4]。第二代微型旁路支架（iStent inject，Glaukos 公司，美国，加利福尼亚州，拉古纳山，）的初步临床结果也显示术后平均眼压降低[1]。

　　该手术具有较好的中短期疗效和安全性，并显示出出色的生物相容性。与其他联合手术相比，它提供一种更快速、侵入性更小的方法，并且保留完整的结膜为再次手术提供可能。

参考文献
[1] Saheb H, Ahmed II. Micro-invasive glaucoma surgery: current perspectives and future directions. Curr Opin Ophthalmol 2012;23:96–104.

[2] Arriola-Villalobos P, Martínez-de-la-Casa JM, Díaz-Valle D, et al. Combined iStent trabecular micro-bypass stent implantation and phacoemulsification for coexiStent open-angle glaucoma and cataract: a long-term study. Br J Ophthalmol 2012;96:645–9.

[3] Samuelson TW, Katz LJ, Wells JM, et al. Group. Randomized evaluation of the trabecular micro-bypass stent with phacoemulsification in patients with glaucoma and cataract. Ophthalmology 2011;118:459–67.

[4] Craven ER, Katz LJ, Wells JM, et al. iStent Study Group. Cataract surgery with trabecular micro-bypass stent implantation in patients with mild-to-moderate openangle glaucoma and cataract: Two-year follow-up. J Cataract Refract Surg 2012;38:1339–45.